SERIE RT
Revisión de temas



# Biología celular e histología

8.ª EDICIÓN

**Leslie P. Gartner, PhD**
*Professor of Anatomy (Retired)*
*Department of Biomedical Sciences*
*Baltimore College of Dental Surgery*
*Dental School, University of Maryland*
*Baltimore, Maryland*

**Lisa M. J. Lee, PhD**
*Associate Professor*
*Department of Cell and Developmental Biology*
*University of Colorado Anschutz Medical Campus, School of Medicine*
*Denver, Colorado*

Wolters Kluwer

Philadelphia • Baltimore • New York • London
Buenos Aires • Hong Kong • Sydney • Tokyo

Wolters Kluwer

Av. Carrilet, 3, 9.ª planta, Edificio D – Ciutat de la Justícia
08902 L'Hospitalet de Llobregat, Barcelona (España)
Tel.: 93 344 47 18   Fax: 93 344 47 16   e-mail: consultas@wolterskluwer.com

*Revisión científica*
**Paola Gabriela Valdez Patzy, MCS**
Escuela de Ciencias de la Salud, Universidad Autónoma de Baja California, México.

*Traducción*
**Wolters Kluwer**

*Dirección editorial:* Carlos Mendoza
*Editora de desarrollo:* Núria Llavina
*Gerente de mercadotecnia:* Pamela González
*Maquetación:* Laura Romero Vargas
*Adaptación de portada:* Alberto Sandoval
*Impresión:* QUAD / Impreso en México


ISBN de la edición en español: 978-84-10870-04-8
Depósito legal: M-2670-2025
Edición en español de la obra original en lengua inglesa *BRS. Cell Biology and Histology*, 9.ª edición, de Leslie P. Gartner y Lisa M. J. Lee, publicada por Wolters Kluwer.


Two Commerce Square
2001 Market Street
Philadelphia, PA 19103
ISBN de la edición original: 978-1-975219-72-7

QUADM0425

*A mi mujer, Roseann,*
*a mi hija, Jen,*
*y en memoria de mis padres.*

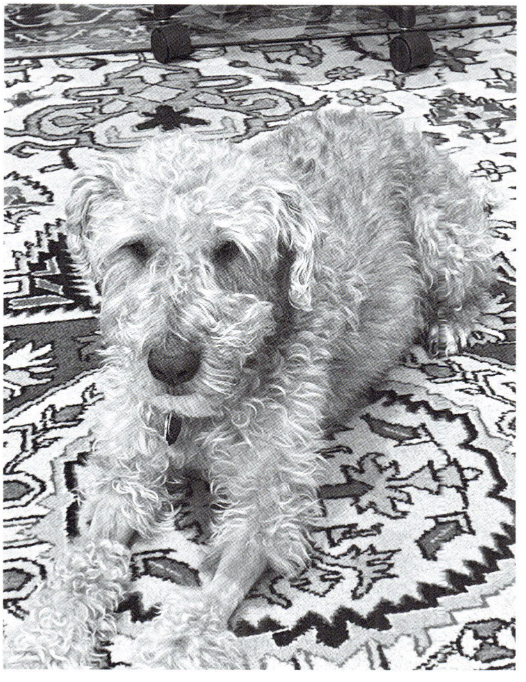

*A pesar de que se ha afirmado que escribir es una profesión solitaria, he tenido la gran suerte de contar con la compañía de mi fiel compañero canino Robbie, un Terrier irlandés, que me hizo compañía mientras trabajaba en este libro.*

*L.P.G.*

*A mis estudiantes, pasados, presentes y futuros.*
*L.M.J.L.*

# Prefacio

Me complace presentar a la Dra. Lisa M. J. Lee, mi nueva coautora de la 9.ª edición de *Revisión de Temas. Biología celular e histología*. Aquellos lectores que han utilizado la 8.ª edición de *Histología. Atlas en color y texto* de Gartner y Hiatt ya han tenido el placer de conocerla y percibir las numerosas mejoras que su contribución aportó a dicho atlas. Estoy seguro de que los lectores observarán su igualmente valiosa aportación en la edición presente de este libro.

Ambos estamos encantados con la acogida de las ediciones previas de esta obra, así como con los numerosos comentarios favorables de estudiantes de todo el mundo que lo han utilizado, ya sea en su versión original en inglés o en las diversas traducciones a otros idiomas, como preparación para el *United States Medical Licensing Examination (USMLE) Step 1* o como base y guía de estudio para sus cursos de histología y/o biología celular en colegios técnicos o universidades.

Todos los capítulos han sido revisados y actualizados para incorporar información actual, y el contenido del texto ha sido ajustado para presentar, de una manera lo más concisa posible, el material dirigido a las National Board Examinations, conservando al mismo tiempo el énfasis en la relación entre la estructura y la función celular a través del enfoque de la biología celular y molecular. Se ha comprimido una gran cantidad de contenido para dar lugar a una presentación concisa pero completa, con una gran cantidad de ilustraciones. La relevancia de la biología celular y la histología para la práctica clínica se ilustra mediante la inclusión de Perlas clínicas en cada capítulo, según corresponda. Además, casi todas las preguntas de los capítulos y las preguntas de la Autoevaluación general han sido revisadas para reflejar el formato de las preguntas del *USMLE Step 1*. Esperamos que estos cambios hagan de este libro de revisión un recurso más interesante y pertinente, y que la presentación del material en tablas ayude a ahorrar tiempo en el proceso de revisión para los estudiantes de medicina en su preparación para el *USMLE Step 1*.

Como siempre, los comentarios, las sugerencias y la crítica constructiva hacia este libro son bienvenidos. Por favor dirija todos los comentarios a LPG21136@yahoo.com.

Leslie P. Gartner
Lisa M. J. Lee

# Agradecimientos

Agradecemos a las siguientes personas por su ayuda y apoyo durante la preparación de este libro: Crystal Taylor, nuestra encantadora editora de adquisiciones que dirigió este y muchos de mis libros de texto previos a través de varios comités de publicación; Priyanka Alagar, coordinadora editorial, quien supervisó capítulo por capítulo la colección del manuscrito; Bridgett Dougherty, nuestra jefa de producto; Stephen Druding, coordinador de diseño, quien manejó de manera experta el diseño del libro; y especialmente Kelly Horvath, nuestra siempre servicial editora independiente, quien, con su buen humor y atención al detalle, se aseguró de que todo fuera consistente a lo largo de los capítulos y de que las tablas y figuras, a pesar de sus ocasionales intentos de indisciplina, mantuvieran sus posiciones correctas en cada página.

Finalmente, nos gustaría agradecer a nuestras familias una vez más por motivarnos durante la preparación de este trabajo. Su apoyo siempre hace del acto de escribir un logro.

# Contenido

*Prefacio* *v*
*Agradecimientos* *vii*

## 1. CÉLULA 1

**I.** La célula 1
**II.** Fundamentos de la membrana plasmática 1
**III.** Modelo de mosaico fluido de la membrana plasmática 2
**IV.** Procesos de transporte de la membrana plasmática 5
**V.** Comunicación intercelular 7
**VI.** Membrana plasmática: asociación del citoesqueleto 10
**VII.** Componentes estructurales citoplasmáticos 12
**VIII.** Interacciones entre orgánulos 27
**IX.** Núcleo 35
**X.** Envoltura nuclear 35
**XI.** Nucléolo 37
**XII.** Nucleoplasma y partículas nucleares 38
**XIII.** Cromatina 39
**XIV.** Cromosomas 39
**XV.** Ácido desoxirribonucleico 40
**XVI.** Ácido ribonucleico 41
**XVII.** Ciclo celular 44
**XVIII.** Meiosis 48
**XIX.** Apoptosis y necrosis 50
Autoevaluación 51

## 2. MATRIZ EXTRACELULAR 55

**I.** Puntos clave: matriz extracelular 55
**II.** Sustancia fundamental 56
**III.** Fibras 58
Autoevaluación 66

## 3. EPITELIOS Y GLÁNDULAS 69

**I.** Puntos clave: epitelios 69
**II.** Superficies epiteliales laterales 72
**III.** Superficies epiteliales basales 76
**IV.** Superficies epiteliales apicales 78
**V.** Glándulas 82
Autoevaluación 85

## 4. TEJIDO CONJUNTIVO 89

I. Puntos clave: tejido conjuntivo 89
II. Células del tejido conjuntivo 89
III. Clasificación del tejido conjuntivo 96

Autoevaluación 102

## 5. SANGRE Y HEMATOPOYESIS 105

I. Puntos clave: sangre 105
II. Componentes sanguíneos 105
III. Médula ósea 114
IV. Factores de crecimiento hematopoyéticos (factores estimulantes de colonias) 115
V. Hematopoyesis prenatal 116
VI. Hematopoyesis posnatal 116

Autoevaluación 121

## 6. CARTÍLAGO Y HUESO 124

I. Puntos clave: cartílago 124
II. Puntos clave: hueso 128
III. Articulaciones 139

Autoevaluación 140

## 7. MÚSCULO 143

I. Puntos clave: músculo 143
II. Estructura del músculo esquelético 143
III. Contracción del músculo esquelético 149
IV. Inervación del músculo esquelético 151
V. Músculo cardíaco 153
VI. Músculo liso 157
VII. Células contráctiles no musculares 159

Autoevaluación 160

## 8. TEJIDO NERVIOSO 163

I. Puntos clave: sistema nervioso 163
II. Desarrollo embrionario 163
III. Células del sistema nervioso 165
IV. Sinapsis 172
V. Fibras axónicas 176
VI. Nervios 178
VII. Ganglios 180
VIII. Organización de los sistemas nerviosos somático y autónomo 180
IX. Sistema nervioso central 181
X. Degeneración y regeneración del tejido nervioso 184

Autoevaluación 186

## 9. SISTEMA CIRCULATORIO 189

- **I.** Puntos clave: sistema circulatorio 189
- **II.** Sistema vascular sanguíneo 189
- **III.** Puntos clave: sistema vascular linfático 202

Autoevaluación 203

## 10. SISTEMA LINFÁTICO 206

- **I.** Puntos clave: sistema linfático (inmunitario) 206
- **II.** Células del sistema inmunitario 208
- **III.** Presentación del antígeno y el papel de las moléculas del complejo mayor de histocompatibilidad 217
- **IV.** Anticuerpos (inmunoglobulinas) 218
- **V.** Tejido linfático difuso 220
- **VI.** Órganos linfáticos 221

Autoevaluación 229

## 11. SISTEMA ENDOCRINO 232

- **I.** Puntos clave: sistema endocrino 232
- **II.** Hormonas 232
- **III.** Hipófisis e hipotálamo 233
- **IV.** Glándula tiroides 240
- **V.** Glándulas paratiroides 244
- **VI.** Glándulas suprarrenales 246
- **VII.** Glándula pineal (cuerpo pineal, epífisis) 250

Autoevaluación 252

## 12. PIEL 256

- **I.** Puntos clave: piel 256
- **II.** Epidermis 256
- **III.** Dermis 263
- **IV.** Glándulas de la piel 264
- **V.** Pelo, folículo piloso y músculo erector del pelo 266
- **VI.** Uñas 269

Autoevaluación 270

## 13. APARATO RESPIRATORIO 273

- **I.** Puntos clave: aparato respiratorio 273
- **II.** Porción conductora del aparato respiratorio 274
- **III.** Porción respiratoria del aparato respiratorio 281
- **IV.** Lóbulos pulmonares 286
- **V.** Red vascular pulmonar 287
- **VI.** Inervación pulmonar 287

Autoevaluación 288

## 14. APARATO DIGESTIVO: CAVIDAD BUCAL Y TUBO DIGESTIVO 291

I. Puntos clave: aparato digestivo 291
II. Región bucal 291
III. Estructura del tubo digestivo 298
IV. Digestión y absorción 309

Autoevaluación 312

## 15. APARATO DIGESTIVO: GLÁNDULAS 315

I. Puntos clave: glándulas extrínsecas del aparato digestivo 315
II. Glándulas salivales mayores 315
III. Páncreas 318
IV. Hígado 322
V. Vesícula biliar 327

Autoevaluación 329

## 16. APARATO URINARIO 332

I. Puntos clave: aparato urinario 332
II. Riñones 332
III. Túbulos uriníferos 333
IV. Circulación renal 343
V. Regulación de la concentración de la orina 345
VI. Vías excretoras 347

Autoevaluación 350

## 17. APARATO REPRODUCTOR FEMENINO 353

I. Puntos clave: aparato reproductor femenino 353
II. Ovarios 353
III. Tubas uterinas (trompas de Falopio) 361
IV. Útero 362
V. Cuello uterino 364
VI. Fecundación e implantación 365
VII. Placenta 367
VIII. Vagina 369
IX. Genitales externos (vulva) 369
X. Glándulas mamarias 370

Autoevaluación 373

## 18. APARATO REPRODUCTOR MASCULINO 376

I. Puntos clave: aparato reproductor masculino 376
II. Testículos 376
III. Conductos genitales 384

**IV.** Glándulas genitales accesorias 386
**V.** Uretra 389
**VI.** Pene 389
Autoevaluación 391

## 19. SENTIDOS ESPECIALES 394

**I.** Puntos clave: receptores sensoriales especiales 394
**II.** Receptores especializados difusos 394
**III.** Sentido de la vista: ojo 396
**IV.** Sentido de la audición y del equilibrio: oído (aparato vestibulococlear) 406
Autoevaluación 413

***Autoevaluación general 417***

***Índice alfabético de materias 433***

1

# Célula

## I. LA CÉLULA

La célula es el componente vital básico del cuerpo humano. Aunque el cuerpo está constituido por lo menos por 200 tipos distintos de células, cada una con funciones únicas, ciertas características fundamentales están presentes en la mayoría de ellas, y este capítulo se concentrará en la descripción de esos elementos en común.

Cada célula tiene una **membrana plasmática** (también conocida como **membrana celular**, **plasmalema**) que la rodea y mantiene su integridad. El material rodeado por la membrana plasmática, conocido como **protoplasma**, se divide en dos componentes: el **citoplasma** y el **nucleoplasma**. El citoplasma se halla entre la membrana plasmática y la envoltura nuclear, y tiene componentes estructurales y líquidos. Los componentes estructurales son de tres tipos: los **orgánulos**, las **inclusiones** y el **citoesqueleto**, que están todos suspendidos en el componente líquido. Este líquido, conocido como **citosol**, está **compuesto** principalmente por agua enriquecida con sustancias inorgánicas y orgánicas que se encuentran disueltas y suspendidas. Las interacciones funcionales entre ciertos orgánulos provocan la absorción y liberación de material por parte de la célula, la síntesis de proteínas y la digestión intracelular, entre otras. Los orgánulos son las unidades metabólicamente activas de la célula. Con la excepción de la membrana plasmática, que rodea el citoplasma, todos los demás orgánulos están suspendidos dentro del citoplasma.

El **nucleoplasma**, alojado en el **núcleo** y limitado por la **envoltura nuclear**, es un líquido algo viscoso en el que están suspendidas las partículas nucleares, la cromatina, el nucléolo y una variedad de macromoléculas.

## II. FUNDAMENTOS DE LA MEMBRANA PLASMÁTICA

**A. Estructura.** La membrana plasmática mide aproximadamente 7.5 nm de grosor y está constituida por una capa interna y otra externa, la **bicapa lipídica**, asociada con **proteínas integrales** y **proteínas periféricas**.

1. La **capa interior** está orientada hacia el citoplasma y la **capa exterior** está en contacto con el entorno extracelular.
2. Vista por microscopía electrónica de transmisión (MET), la membrana plasmática muestra una estructura trilaminar, denominada **unidad de membrana**.

### B. Función

1. Mantiene la integridad estructural y funcional de la célula.
2. Actúa como una membrana **semipermeable**, restringiendo el movimiento del material entre el citoplasma y el ambiente externo.
3. Ayuda en el reconocimiento no solo de macromoléculas, sino también de otras células.
4. Permite que otras células la reconozcan.
5. Controla la interacción entre las células.
6. Contribuye en la transducción de señales extracelulares en acontecimientos intracelulares.
7. Mantiene una diferencia de potencial eléctrico entre los lados citoplasmático y extracelular.
8. Actúa como sitio donde se localizan los receptores para moléculas de señalización.

# III. MODELO DE MOSAICO FLUIDO DE LA MEMBRANA PLASMÁTICA

**A. Bicapa de fosfolípidos.** Compuesta por fosfolípidos, glucolípidos y colesterol (**figs. 1-1** a **1-3**), es libremente permeable a pequeñas moléculas no polares solubles en lípidos, pero impermeable a los iones con carga.

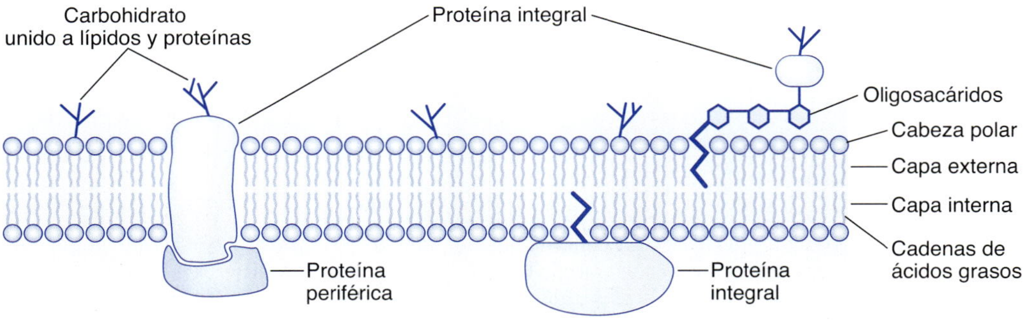


**FIGURA 1-1.** Membrana plasmática que muestra la capa externa (*arriba*) y la capa interna (*abajo*) de la unidad de membrana. Las colas hidrófobas de ácidos grasos y las cabezas polares de los fosfolípidos constituyen la bicapa lipídica. Las proteínas integrales se encuentran inmersas en la bicapa lipídica. Las proteínas periféricas se encuentran principalmente en la cara citoplasmática de la cara interna y están unidas a las proteínas integrales mediante interacciones no covalentes.

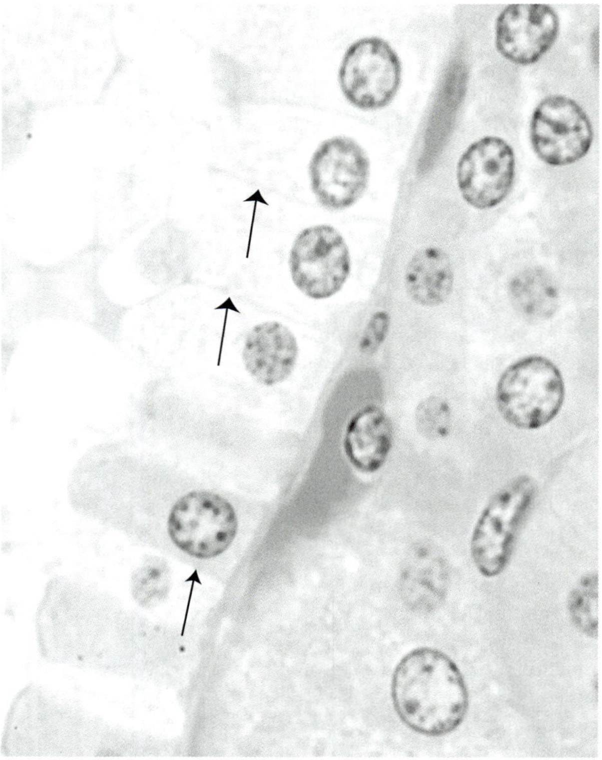

**FIGURA 1-2.** Micrografía de un conducto colector del riñón en la que se muestran células de epitelio cilíndrico altas. Las *flechas* indican las membranas celulares donde dos células hacen contacto entre sí (1 323×).

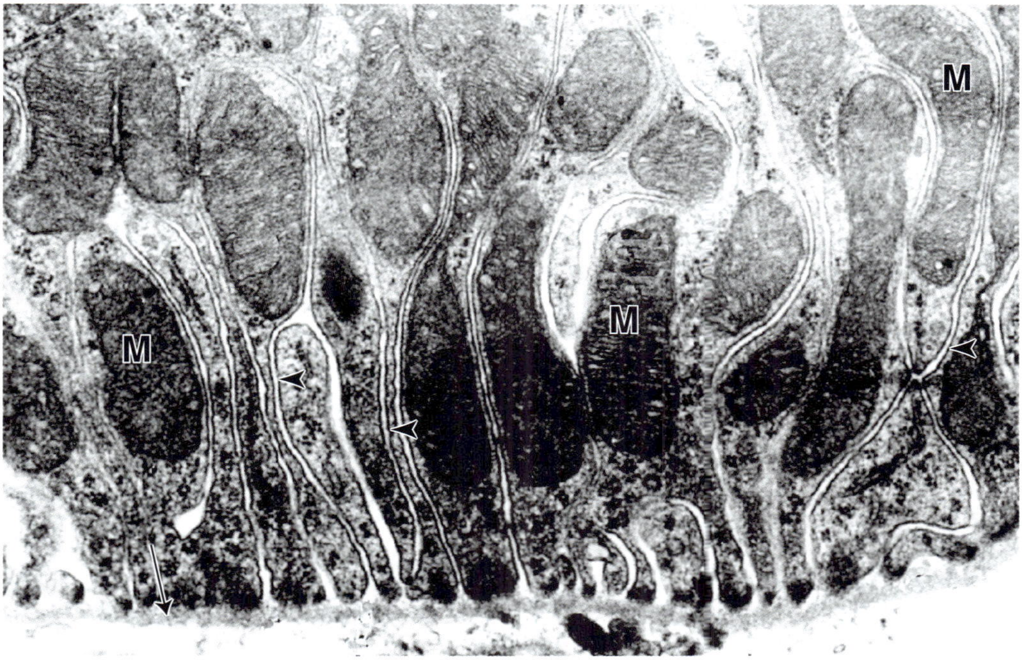


**FIGURA 1-3.** Micrografía electrónica de transmisión de la región basal de una célula de epitelio cilíndrico de un túbulo colector renal. La membrana plasmática basal forma numerosos pliegues complejos (*puntas de flecha*) para incrementar su área de superficie. M, mitocondrias; *flecha*, lámina basal (28 435×).

1. Los diversos tipos de **fosfolípidos**, el componente principal de las bicapas, son moléculas **anfipáticas**, que consisten en una cabeza **polar** (**hidrófila**) y dos colas de ácido graso **no polares** (**hidrófobas**), una de las cuales suele estar insaturada. La distribución de los distintos tipos de fosfolípidos es asimétrica en las dos capas.
   - **a.** La **cabeza polar** de cada molécula se orienta hacia la superficie de la membrana, mientras que las **colas** se proyectan hacia el interior de la membrana, orientadas una hacia la otra.
   - **b.** Las **colas** de las dos láminas son en su mayoría ácidos grasos de cadenas de 16-18 carbonos, y forman enlaces débiles **no covalentes** que hacen que las dos capas se adhieran entre sí.
2. Los **glucolípidos** suelen estar confinados a la parte extracelular de la capa externa. Sus **residuos de carbohidratos polares** se extienden desde la capa externa hasta el espacio extracelular, y forman parte del **glucocáliz**.
3. El **colesterol** conforma solo el 2 % de los lípidos de la membrana plasmática, está presente en ambas capas y ayuda a mantener la integridad estructural de la membrana. La **fluidez aumenta** con el incremento de la temperatura y con la disminución de la saturación de las colas de ácidos grasos, y **disminuye** con un aumento en el contenido de colesterol de la membrana.
4. Las **balsas lipídicas**, microdominios de la membrana plasmática, son ricas en **colesterol** y **glucoesfingolípidos**; por tanto, son menos fluidas y más gruesas que la membrana plasmática circundante. Algunas de estas balsas lipídicas tienen proteínas integrales y periféricas asociadas a estas y cumplen una función en la **transducción de señales**. Parece que los receptores activados se concentran en las balsas lipídicas, lo que mejora su capacidad para encontrarse con las moléculas de señalización posteriores y, por tanto, aumenta su capacidad para generar y propagar señales.

**B. Proteínas de membrana** (fig. 1-1). Hay dos tipos: **integrales** y **periféricas**; constituyen aproximadamente el 50 % de la composición de la membrana plasmática, aunque en algunas membranas, como en la mielina, el contenido de proteínas puede ser tan bajo como el 25 %. Algunas proteínas de membrana son libres para **difundirse lateralmente** en la bicapa de fosfolípidos (de ahí la denominación de la membrana plasmática como **modelo de mosaico fluido**); otras son **inmóviles** porque se mantienen en su lugar mediante componentes del citoesqueleto.

1. Las **proteínas integrales** están inmersas en la bicapa de fosfolípidos.
   - **a.** Las **proteínas transmembrana**, compuestas principalmente por **glucoproteínas**, abarcan todo el grosor de la membrana plasmática y **pueden** funcionar como receptores de membrana, enzimas,

**Tabla 1-1 Principales clases de proteínas transmembrana**

| Clase principal | Funciones |
|---|---|
| Proteína receptora | Reconoce y se une a las moléculas de señalización en la superficie extracelular de la membrana plasmática |
| Enzima | Sus funciones difieren dependiendo de la enzima (p. ej., uso de energía y digestión) |
| Bomba | Transporta iones y moléculas pequeñas a través de la membrana plasmática mediante gasto de energía |
| Canal | Transporta iones y moléculas pequeñas a través de la membrana plasmática sin gasto de energía |
| Proteína conectora | Funciona en la unión de la célula a la matriz extracelular |
| Proteína estructural | Funciona en la adhesión de células vecinas entre sí |

moléculas de adhesión celular, proteínas de reconocimiento celular, proteínas de transducción de señales y proteínas de transporte (**tabla 1-1**).

(1) Las proteínas transmembrana son **anfipáticas**, con constituyentes aminoácidos tanto **hidrófilos** como **hidrófobos**. Los primeros interactúan con las colas de hidrocarburos de los fosfolípidos de membrana, mientras que los segundos interactúan con las cabezas polares de los fosfolípidos de la membrana.

(2) La mayoría de las proteínas transmembrana son **proteínas multipaso**; se pliegan de tal manera que atraviesan varias veces la membrana plasmática.

**b.** Las proteínas integrales pueden anclarse a la capa interna (u ocasionalmente a la externa) a través de grupos grasos acilo o prenilo.

**c.** En las preparaciones de criofractura, las proteínas integrales permanecen preferentemente unidas a la **cara P**, la superficie externa (cara ***p***rotoplasmática) de la capa interna, en lugar de a la **cara E** (cara ***e***xtracelular; **fig. 1-4**).

## PERLAS CLÍNICAS

Para ciertas bacterias resistentes a la mayoría de los antibióticos (denominadas **bacterias resistentes a fármacos**), se utilizan antibióticos de *último recurso*, como las polimixinas, desarrolladas a mediados del siglo pasado. El mecanismo de acción de estos antibióticos no se conocía, pero recientemente se demostró que las polimixinas cristalizan la membrana plasmática bacteriana en estructuras cristalinas hexagonales, lo que altera su capacidad para realizar sus funciones normales y, de esta manera, mata a la bacteria.

**2.** Las **proteínas periféricas** se encuentran en los lados citoplasmático o extracelular de la membrana plasmática, pero no se introducen en la bicapa de fosfolípidos (fig. 1-1).

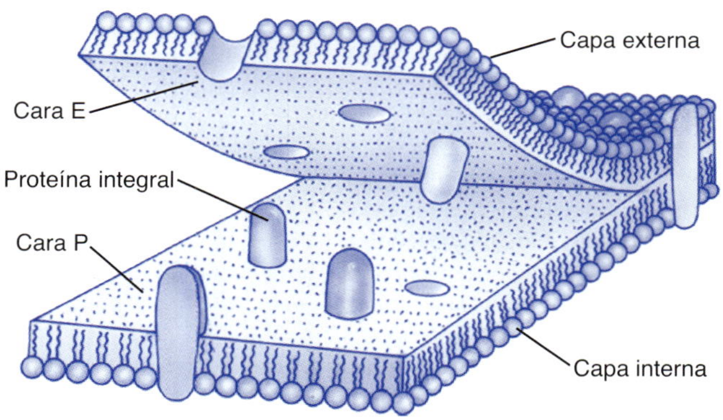


**FIGURA 1-4.** La criofractura separa la membrana plasmática (5). Las impresiones (2) de las proteínas transmembrana son evidentes en la cara E entre la capa interna (3) y la externa (4). Las proteínas integrales (1) quedan unidas de preferencia a la cara P (**A**), la superficie externa de la capa interna; menos proteínas permanecen unidas a la cara E (**B**), la superficie interna de la cara externa. La *punta de flecha* señala una proteína transmembrana anclada tanto a la cara E como a la cara P. (Reproducida con autorización de Elsevier Science & Technology Journals de Gartner LP. *Textbook of Histology*. 5th ed. Philadelphia, PA:Elsevier; 2021:16. Figura 2-9; permiso concedido a través de Copyright Clearance Center, Inc.).

**a.** Los glucolípidos unidos covalentemente en el lado externo de la membrana plasmática actúan como anclas para proteínas periféricas, que luego se extienden hacia el espacio extracelular.

**b.** Los carbohidratos pueden unirse a las proteínas periféricas ubicadas en el lado extracelular de la membrana plasmática, formando **glucoproteínas**.

**c.** Las proteínas periféricas también pueden unirse a los grupos polares de fosfolípidos o a proteínas integrales de la membrana a través de interacciones no covalentes; en este caso, funcionan como **portadores de electrones** (p. ej., citocromo c), como parte del **citoesqueleto** o como parte de un **sistema de segundo mensajero intracelular**.

**d.** Las **anexinas**, un grupo de proteínas aniónicas de unión a lípidos dependientes de calcio, son un tipo de proteínas periféricas que actúan para modificar las relaciones de otras proteínas periféricas con la bicapa de fosfolípidos y también para ayudar en el intercambio de la membrana y la formación de canales iónicos.

**PERLAS CLÍNICAS**

Una familia de proteínas transmembrana ubicadas en la superficie de las células, incluidas las inmunitarias, que se unen al carbohidrato ácido siálico se conoce como **Siglecs** (lectinas de tipo inmunoglobulina que se unen al ácido siálico). El ácido siálico se encuentra en la mayoría de las células de los mamíferos y les señala a las células inmunitarias que las células en las que está presente son «propias» y no deben ser destruidas. Las células inmunitarias, como los linfocitos citolíticos naturales (NK, *natural killer*), cuyos Siglecs se unen al ácido siálico, se inhiben y no matan la célula con la que se pusieron en contacto. Ciertas células cancerosas aprovechan este fenómeno al colocar muchos residuos de ácido siálico en su superficie, evitando así el ataque de las células inmunitarias.

**C. Glucocáliz (recubrimiento celular)**. Presente en la superficie exterior de la capa externa del plasmalema, varía en apariencia (a saber, su grado de difuminación) y grosor.

**1.** Consiste en cadenas laterales de oligosacáridos polares, así como **proteoglucanos**. Los oligosacáridos están unidos covalentemente a la mayoría de las proteínas y algunos lípidos (glucolípidos) de la membrana plasmática.

**2. Funciones del glucocáliz**

**a.** Ayuda en la **unión** de algunas células (p. ej., fibroblastos, pero no células epiteliales) a los componentes de la matriz extracelular.

**b.** **Une** antígenos y enzimas a la superficie celular.

**c.** Facilita el **reconocimiento** y la **interacción célula-célula**.

**d.** **Protege a las células** de lesiones al evitar el contacto con sustancias inapropiadas.

**e.** Permite a los linfocitos T y a las células presentadoras de antígenos **alinearse** entre sí de forma adecuada y ayuda a prevenir la escisión enzimática inapropiada de receptores y ligandos.

**f.** Reviste la superficie endotelial de los vasos sanguíneos para disminuir las fuerzas de fricción a medida que la sangre fluye, disminuye la pérdida de líquido del vaso y una capa intacta de glucocáliz inhibe la coagulación.

# IV. PROCESOS DE TRANSPORTE DE LA MEMBRANA PLASMÁTICA

Estos procesos incluyen el transporte de una sola molécula (**uniporte**) o el cotransporte de dos moléculas distintas en la misma dirección (**simporte**) o en la dirección opuesta (**antiporte**).

**A. Transporte pasivo (fig. 1-5)**. Incluye la **difusión simple** y **facilitada**. Ninguno de estos dos procesos requiere energía porque las moléculas se mueven a través de la membrana plasmática a favor de un gradiente de concentración o electroquímico.

**1.** La **difusión simple** es el transporte de pequeñas moléculas no polares (p. ej., $O_2$, $CO_2$ y $N_2$) y pequeñas moléculas polares sin carga (p. ej., $H_2O$ y glicerol) directamente a través de la membrana plasmática sin la presencia de canales iónicos o proteínas transportadoras. Este proceso tiene poca especificidad para las moléculas que transporta y la tasa de difusión es proporcional al gradiente de concentración de la molécula a difundir.

**2.** La **difusión facilitada** ocurre a través de **canales iónicos** y **proteínas transportadoras**, estructuras que muestran **especificidad** para las moléculas transportadas. Este proceso no solo es más rápido que la difusión simple, sino que también es responsable de proporcionar un método para que los iones y las grandes moléculas polares atraviesen membranas que son impermeables a ellos.

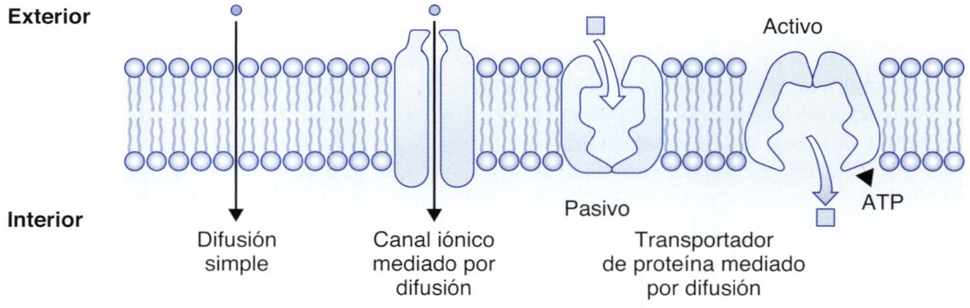


**FIGURA 1-5.** Transporte pasivo de moléculas a través de la membrana plasmática por difusión simple (*izquierda*) y por dos tipos de difusión facilitada: mediada por canales iónicos (*centro*) y mediada por proteínas transportadoras (*derecha*). ATP, trifosfato de adenosina.

- **a.** Las **proteínas de canales iónicos** son proteínas transmembrana multipaso que forman pequeños poros acuosos diseñados específicamente para el paso de pequeñas moléculas y iones solubles en agua, como el $Cl^-$, a favor de un gradiente electroquímico (**transporte pasivo**).
- **b.** Las **acuaporinas** son canales diseñados para el transporte rápido de agua a través de la membrana plasmática sin permitir el paso de protones a través de estos.
- **c.** Las **proteínas transportadoras** son proteínas transmembrana multipaso que tienen cambios estructurales reversibles para transportar moléculas específicas a través de la membrana; estas proteínas funcionan en el **transporte pasivo** y el **transporte activo**.

## PERLAS CLÍNICAS

La **cistinuria** es una enfermedad hereditaria causada por proteínas transportadoras defectuosas, incapaces de eliminar la cistina de la orina, lo que lleva a la formación de cálculos renales.

La **fibrosis quística** es una enfermedad hereditaria que implica una mutación en el **gen regulador de la conductancia transmembrana de la fibrosis quística**, el cual resulta en **proteínas de canal para el cloruro** defectuosas, que no son capaces de transportar los iones de Cl. Finalmente, esto conduce a una mayor concentración intracelular de NaCl y a un incremento del flujo de agua a la célula, mientras que la mucina que se libera en el ambiente extracelular no puede hidratarse del modo normal, lo que hace que el moco sea más espeso debido a la deshidratación. El moco espeso obstruye las vías bronquiales pequeñas de los pulmones y, conforme progresa la enfermedad, se generan infecciones, los pulmones se vuelven incapaces de funcionar adecuadamente y el individuo se enferma.

**B. Transporte activo.** **Proceso que requiere energía** para transportar una molécula **contra** un gradiente electroquímico a través de *proteínas transportadoras*. Los canales iónicos no pueden participar en el transporte activo.

1. La bomba **$Na^+$-$K^+$** es una proteína transportadora que lleva iones de $Na^+$ y $K^+$ en dirección opuesta (**antiporte**) con la mediación de la **$Na^+$-$K^+$ adenosina-trifosfatasa** (**ATPasa**). Tres iones de $Na^+$ son bombeados hacia **fuera** de la célula y dos iones de $K^+$ son bombeados hacia **dentro** de la célula mediante el uso de energía de la hidrólisis de una molécula de trifosfato de adenosina (ATP, *adenosine triphosphate*) por medio de la ATPasa.
   - **a.** Esta bomba mantiene el **volumen celular constante** disminuyendo la concentración iónica intracelular e incrementando la concentración extracelular de iones, y con ello reduce el flujo de agua hacia la célula.
   - **b.** La bomba de $Na^+$-$K^+$ también tiene un papel menor en el mantenimiento de la **diferencia de potencial** a través de la membrana.
2. El **transporte de glucosa** conlleva el movimiento de **simporte** de glucosa a través de un epitelio (**transporte transepitelial**). El transporte ocurre con frecuencia a lo largo de un gradiente electroquímico de $Na^+$, mediante proteínas transportadoras, donde dos iones de $Na^+$ y una molécula de glucosa son transportados al interior de la célula a través del **transportador de sodio y glucosa** (**SGLT1**).
3. Los **transportadores dependientes de ATP** (**transportadores ABC**) son proteínas transmembrana que utilizan ATP para la exocitosis de materiales, como toxinas y fármacos, desde el citoplasma hacia

el espacio extracelular. Los transportadores ABC pueden tener funciones adicionales, como en la placenta, que protege al feto en desarrollo de **xenobióticos** (macromoléculas como antibióticos) no sintetizados por las células de la madre.

### PERLAS CLÍNICAS

Las **proteínas de resistencia a múltiples fármacos** (**proteínas MDR**, *multidrug-resistant proteins*) son **transportadores ABC**. Se ha demostrado que, en más de una tercera parte de los pacientes con cáncer, las células malignas producen proteínas MDR que dificultan la modalidad de tratamiento mediante el transporte de los medicamentos citotóxicos administrados contra la neoplasia fuera de la célula y hacia el espacio extracelular.

**C. Difusión facilitada de iones**. Puede ocurrir por medio de proteínas de canales iónicos o ionóforas.

1. Las **proteínas de canales iónicos selectivas** permiten solamente el paso de iones específicos. Estos canales pueden ser con compuerta o sin ella.
   - **a.** Los **canales de fuga de $K^+$** son los canales iónicos más abundantes. Estos canales carecen de compuertas (es decir, están siempre abiertos) y, mientras exista un gradiente de concentración, los iones $K^+$ pueden salir de la célula sin obstáculos. Es la presencia de estos canales lo que hace que los iones de potasio sean los más responsables de establecer una diferencia de potencial a través de la membrana plasmática (*véase* cap. 8).
   - **b.** Los **canales iónicos con compuerta** se abren solo de forma transitoria en respuesta a varios estímulos. Estos incluyen los siguientes tipos:
     - **(1)** Los **canales dependientes de voltaje** se abren solo cuando cambia la diferencia de potencial de membrana (p. ej., los canales de **$Na^+$** regulados por voltaje); funcionan para generar los potenciales de acción (*véase* cap. 8).
     - **(2)** Los **canales regulados mecánicamente** se abren en respuesta a estímulos mecánicos (p. ej., la respuesta de las células ciliadas en el oído interno; *véase* cap. 19).
     - **(3)** Los **canales regulados por ligando** se abren en respuesta a la unión de una **molécula de señalización** o **ion**. Estos canales incluyen los canales regulados por neurotransmisor, los regulados por nucleótidos y los canales de $K^+$ regulados por proteína G de las células del músculo cardíaco (*véanse* caps. 7 y 8).

### PERLAS CLÍNICAS

1. Los **canales iónicos dependientes de ligandos** son la diana principal de los anestésicos administrados para bloquear la difusión de potenciales de acción.
2. Los **ionóforos** son moléculas miscibles en lípidos que forman complejos con iones y se insertan en la bicapa de fosfolípidos para llevarlos a través de esta. Los dos modos en los que realizan su función son:
   - a. Rodean el ion en su totalidad y pasan a través de la bicapa de fosfolípidos.
   - b. Se insertan en la membrana plasmática para formar un canal iónico con un poro hidrófilo.

Con frecuencia, se alimenta al ganado con **ionóforos**, en forma de fármacos antibióticos y sustancias para mejorar el crecimiento. En el ganado, los ionóforos actúan en el rumen para mejorar la fermentación, lo que reduce la formación de metano, que, a su vez, aumenta la eficiencia en la utilización del alimento y el crecimiento del animal.

## V. COMUNICACIÓN INTERCELULAR

**A. Células**. Se comunican con otras células mediante la liberación de **ligandos** (también conocidos como moléculas de señalización) **que se unen a moléculas receptoras presentes en la superficie de otras células**. La célula que sintetiza y libera la sustancia química es la **célula de señalización**, y la célula que recibe es la **célula diana**. Para recibir la señal, la célula diana debe tener una **molécula receptora** a la cual se unen las moléculas de señalización. Estas últimas pueden ser **neurotransmisores** (liberados hacia las hendiduras sinápticas) y **hormonas**. Hay tres tipos de hormonas: **endocrinas**, que utilizan el torrente sanguíneo para ser liberadas hacia las células diana; **paracrinas**, que se liberan en el espacio extracelular hacia una célula diana cercana a la célula de señalización; y **autocrinas**, que se liberan hacia el espacio extracelular para activar una señalización en sí misma. Los dos tipos principales de moléculas de señalización son los siguientes:

1. **Moléculas de señalización liposolubles** o **moléculas no polares** pequeñas (p. ej., NO), las cuales penetran la membrana plasmática y se unen a los receptores dentro del citoplasma o dentro del **núcleo**, activando mensajeros intracelulares. Algunos ejemplos son las hormonas que influyen en la transcripción de genes.
2. **Moléculas de señalización hidrosolubles**, que se unen a **receptores de superficie de membrana** y los activan (como sucede en algunas moléculas de señalización liposolubles), y tienen diversos efectos fisiológicos (*véase* cap. 11). Algunos ejemplos incluyen neurotransmisores y numerosas hormonas (p. ej., serotonina, hormona estimulante de la tiroides [tirotropina], insulina).

**B. Receptores de membrana**. Son principalmente glucoproteínas integrales de membrana. Se encuentran inmersas en la bicapa de fosfolípidos y tienen tres dominios: un **dominio extracelular** que sobresale hacia el espacio extracelular y tiene sitios de unión para ligandos, un **dominio transmembranario** que pasa a través de la bicapa de fosfolípidos y un **dominio intracelular** que se localiza en el lado citoplasmático y tiene contacto con varias proteínas periféricas u orgánulos celulares, ***transduciendo*** el contacto del ligando-receptor extracelular en un acontecimiento intracelular.

### PERLAS CLÍNICAS

Algunos **venenos** de serpientes venenosas inactivan los receptores de acetilcolina de la membrana de las células musculares esqueléticas (sarcolema) en las uniones neuromusculares y causan parálisis muscular.

Las **enfermedades autoinmunitarias** pueden llevar a la formación de anticuerpos que de modo específico se unen y activan determinados receptores de la membrana plasmática. Un ejemplo es un tipo de **hipertiroidismo** llamado **enfermedad de Graves** (*véase* cap. 11).

1. **Función de los receptores de membrana**
   a. **Controlan la permeabilidad de la membrana plasmática** al regular la conformación de las proteínas de canales iónicos.
   b. **Regulan la entrada de moléculas** hacia la célula.
   c. **Unen moléculas de la matriz extracelular** al citoesqueleto por medio de **integrinas**.
   d. **Actúan como transductores** para traducir acontecimientos extracelulares en una respuesta intracelular a través del sistema de segundos mensajeros.

### PERLAS CLÍNICAS

Ciertos patógenos han evolucionado para comportarse como ligandos normales, proceso denominado **mimetismo de los ligandos**. Estos patógenos se unen a los receptores de membrana y pueden generar su propio camino dentro de la célula. Un ejemplo de mimetismo de los ligandos es el poliomavirus SV40, que se une a la tirosina-cinasa Axl para entrar a la célula. Se trata de un virus de ADN que permanece en la célula como una infección latente y se cree que es un posible cocarcinógeno.

2. **Tipos de receptores de membrana**
   a. Los **receptores acoplados a canal** se unen a una molécula de señalización y abren o cierran la compuerta de forma temporal, lo que permite o inhibe el movimiento de iones a través de la membrana plasmática. Algunos ejemplos incluyen los **receptores nicotínicos de acetilcolina** en el sarcolema de la célula muscular en la unión mioneural.
   b. Los **receptores catalíticos** son proteínas transmembrana de paso único.
      (1) La porción extracelular es un receptor y su **componente citoplasmático** es una proteína cinasa.
      (2) Algunos receptores catalíticos carecen de la porción extracitoplasmática y, por tanto, se activan continuamente; algunos receptores defectuosos están codificados por unos protooncogenes mutados, conocidos como **oncogenes**.

### PERLAS CLÍNICAS

La unión de la insulina al **receptor de insulina** unido a la membrana ocasiona su autofosforilación y endocitosis. Una vez en el citoplasma, el complejo se vuelve funcional, lo que induce el transporte de la glucosa desde el líquido extracelular hacia el citoplasma (esto se produce sobre todo en los hepatocitos, adipocitos y células musculares).

**c.** Los **receptores acoplados a proteínas G** (**GPCR**, *G protein-coupled receptors*) son proteínas transmembrana de siete pasos asociadas con un canal iónico o con una enzima unida a la superficie citoplasmática de la membrana plasmática.

**(1)** Estos receptores interactúan con **proteínas G heterotriméricas** (proteínas reguladoras de unión a trifosfato de guanosina [GTP, *guanosine triphosphate*]) después de unirse al ligando. La proteína G heterotrimérica se compone de tres subunidades: la **α**, así como los **complejos β** y **γ**. Existen diferentes tipos de proteínas G heterotriméricas que desempeñan funciones distintas (**tabla 1-2**). La activación de los GPCR por un solo ligando ocasiona uno de los siguientes efectos:

**(a)** La disociación de la subunidad α del complejo β y γ, donde la subunidad α interactúa con su diana (**fig. 1-6**).

**(b)** Las tres subunidades no se disocian, pero tanto la subunidad α como los **complejos β** y **γ** se pueden activar e interactuar con sus dianas.

**1.** Esta interacción del ligando (**primer mensajero**) con el GPCR y la posterior activación de la proteína G da lugar a la activación de **segundos mensajeros intracelulares**; los más frecuentes son el monofosfato de adenosina cíclico (**cAMP**, *cyclic adenosine monophosphate*), el **$Ca^{2+}$** y el **trifosfato de inositol** (la vía de señalización fosfolipídica de inositol). Estos segundos mensajeros inician alteraciones en la célula, como la muerte celular programada o su opuesto, la supervivencia celular, la migración celular, la diferenciación de la célula hacia una forma más madura y la división celular.

**(2)** **Proteínas G monoméricas** (**proteínas G de bajo peso molecular, también conocidas como GTPasas**), que son pequeñas proteínas de cadena simple que se asemejan a la subunidad α de las proteínas G heterotriméricas. Las familias de proteínas Ras, Rho y Rab son ejemplos bien conocidos de GTPasas que desempeñan un papel crítico en la transducción de señales a través de la familia de receptores tirosina cinasa de los receptores de membrana.

**Tabla 1-2 Funciones y ejemplos de proteínas G heterotriméricas**

| Tipo | Función | Resultado | Ejemplos |
|---|---|---|---|
| $G_s$ | Activa la adenilato-ciclasa, lo que induce la formación de cAMP | Activación de proteína-cinasas | La unión de la adrenalina a los receptores adrenérgicos β aumenta las concentraciones de cAMP en el citosol |
| $G_i$ | Inhibe la adenilato-ciclasa, lo que impide la formación de cAMP | Las proteína-cinasas permanecen inactivas | La unión de la adrenalina a los receptores adrenérgicos $\alpha_2$ disminuye las concentraciones de cAMP en el citosol |
| $G_q$ | Activa la fosfolipasa C, lo que estimula la formación de trifosfato de inositol y diacilglicerol | Flujo de $Ca^{2+}$ hacia el citosol y activación de la proteína-cinasa C | La unión de antígeno a la IgE unida a la membrana estimula la liberación de histamina por los mastocitos |
| $G_o$ | Abre canales de $K^+$ y cierra canales de $Ca^{2+}$ | Inhibe la adenilato-ciclasa<br>Permite la entrada de $K^+$ y limita el movimiento de $Ca^{2+}$ | Induce la contracción del músculo liso |
| $G_{olf}$ | Activa la adenilato-ciclasa en las neuronas olfativas | Abre los canales de $Na^+$ regulados por cAMP | La unión de una molécula olorosa a los receptores acoplados a proteína G inicia la generación de un impulso nervioso |
| $G_t$ | Activa la cGMP-fosfodiesterasa en las membranas celulares de los bastones de la retina, lo que induce la hidrólisis del cGMP | Hiperpolarización de la membrana plasmática de los bastones | La activación por fotones de la rodopsina induce el desencadenamiento de los bastones |
| $G_{12/13}$ | Activan la familia Rho de las guanosina-trifosfatasas | Regulan el ensamble del citoesqueleto al controlar la formación de actina | Facilitan la migración celular |

cAMP, monofosfato de adenosina cíclico; cGMP, monofosfato de guanosina cíclico; IgE, inmunoglobulina E.

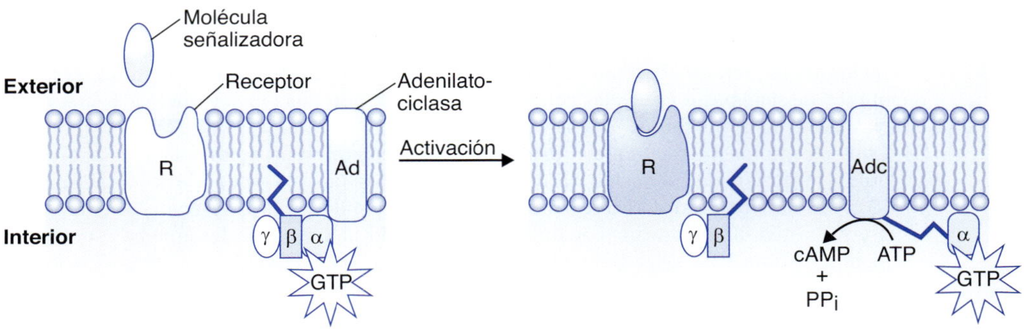


**FIGURA 1-6.** Funcionamiento de los receptores acoplados a proteína $G_s$. La molécula señalizadora se une al receptor, lo que provoca la unión de la subunidad α de la proteína $G_s$ al trifosfato de guanosina (GTP) y su disociación de las subunidades β y γ. La activación de la adenilato-ciclasa por el complejo GTP-subunidad α estimula la síntesis de monofosfato de adenosina cíclico (cAMP), uno de los mensajeros intracelulares más abundantes. ATP, trifosfato de adenosina.

**PERLAS CLÍNICAS**

La **toxina del cólera** es una exotoxina producida por la bacteria *Vibrio cholerae* que altera la proteína **$G_s$**, de tal manera que es incapaz de hidrolizar su molécula de GTP. Como consecuencia, aumentan las concentraciones de cAMP en la superficie de las células absortivas del intestino, lo que lleva a una pérdida excesiva de electrólitos y agua y, con ello, a la diarrea.

La **toxina *pertussis***, el producto de la bacteria que ocasiona la tosferina, introduce una ribosa-ADP en las subunidades α de las proteínas triméricas G, lo que produce la acumulación de la forma inactiva de las proteínas G y, en consecuencia, la irritación de la mucosa del lumen bronquial.

Los **defectos de las proteínas $G_s$** pueden generar una disminución de la respuesta a ciertas hormonas, y retraso en el desarrollo físico, sexual y cognitivo.

# VI. MEMBRANA PLASMÁTICA: ASOCIACIÓN DEL CITOESQUELETO

La membrana plasmática y el citoesqueleto se asocian por medio de proteínas de enlace transmembrana conocidas como **integrinas**. El dominio extracelular de las integrinas se une a los componentes de la matriz extracelular, y el dominio intracelular se une a los componentes del citoesqueleto. La importancia de la asociación entre la membrana plasmática y las fibras del citoesqueleto a través de las integrinas para mantener la forma y función celular se evidencia de manera más clara en los eritrocitos.

**A. Eritrocitos (fig. 1-7A).** Tienen una forma bicóncava que maximiza el intercambio de gases en relación con el área de superficie por volumen celular. Esta forma es mantenida por las proteínas del citoesqueleto, incluidas la espectrina, la actina, la proteína banda 4.1 y la anquirina, que están ancladas a las **integrinas, denominadas *proteínas banda 3*, en la membrana plasmática.**

1. La **espectrina** es una proteína larga y flexible (cerca de 110 nm de largo), compuesta por una **cadena α** y una **cadena β**, que forma **tetrámeros** y provee el andamiaje para el reforzamiento estructural.
2. La **actina** se une en los sitios de enlace en los tetrámeros de la espectrina y los mantiene juntos, por lo que ayuda a la formación de un entramado hexagonal de espectrina.
3. La **proteína banda 4.1** se une a los complejos de espectrina-actina y los estabiliza.
4. La **anquirina** se une a las proteínas banda 3 y a los tetrámeros de espectrina, enlazando el complejo espectrina-actina a las proteínas transmembrana.

**B. Citoesqueleto de las células no eritrocíticas (fig. 1-7B).** Está constituido por los siguientes componentes principales:

1. **Actina** (y quizá **fodrina**), que sirve como una espectrina no eritroide.

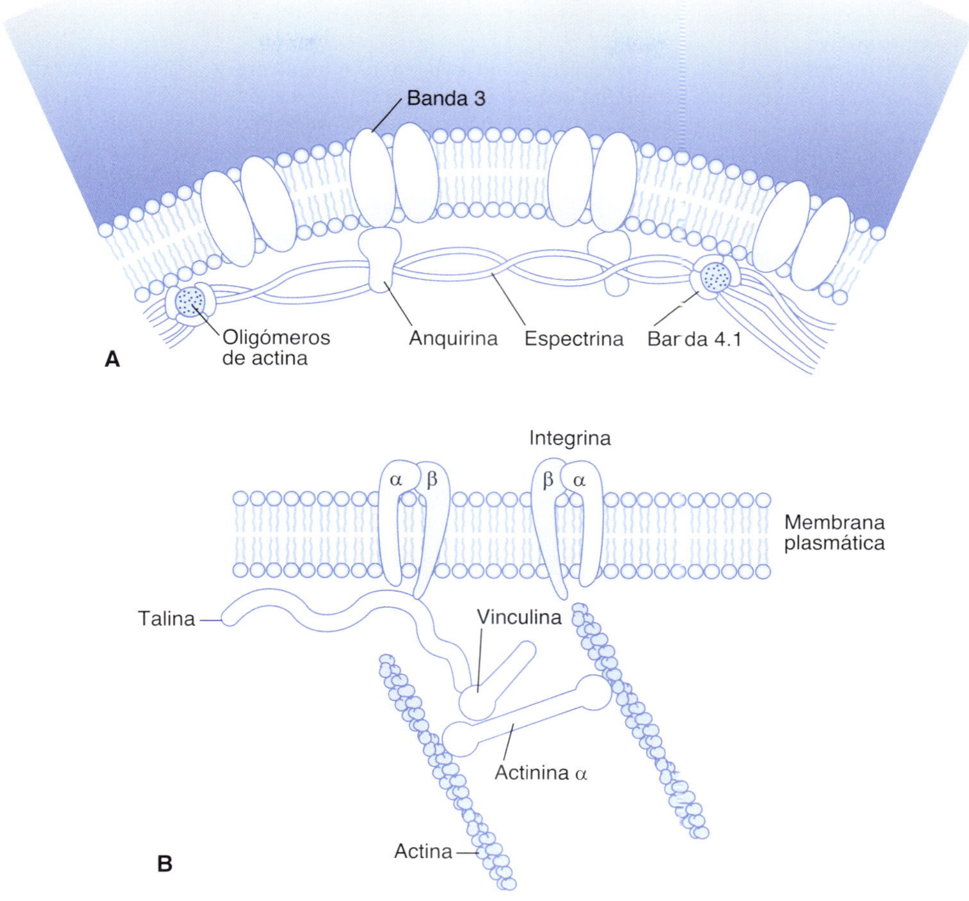


**FIGURA 1-7.** Asociación membrana plasmática-citoesqueleto en los eritrocitos (**A**) y en células no eritrocíticas (**B**). (Adaptada con autorización de Widnell CC, Pfenninger KH. *Essential Cell Biology*. Williams & Wilkins; 1990:82).

2. **Actinina α**, que enlaza de forma cruzada los filamentos de actina para formar una red.
3. **Vinculina**, que se une a la actinina α y a otras proteínas, denominadas ***talina***, que, en cambio, se unen a la integrina de la membrana plasmática.

## PERLAS CLÍNICAS

1. La **esferocitosis hereditaria** se debe a mutaciones en los genes que codifican las proteínas citoesqueléticas **espectrina**, **anquirina**, **proteína 4.2** o la integrina (**proteína banda 3**) que presentan baja capacidad de unión a sus proteínas complementarias, debilitando así la capacidad de los eritrocitos para mantener su forma bicóncava. La enfermedad se caracteriza por eritrocitos frágiles y esféricos, conocidos como **esferocitos**, que son eliminados y destruidos en el bazo, lo que lleva a síntomas sistémicos como esplenomegalia, anemia e ictericia.
2. En los accidentes de tránsito a alta velocidad y a menudo en el síndrome del bebé sacudido, las fuerzas de aceleración y desaceleración súbitas aplicadas al encéfalo causan daño de los axones por traumatismos cortantes, en especial en la interfaz entre las sustancias blanca y gris. El estiramiento de los axones da como resultado la **lesión axónica difusa**, una lesión generalizada cuya consecuencia es el inicio de coma persistente, del cual solo el 10 % de los individuos afectados recuperan la consciencia. La observación de tejido afectado revela la fragmentación irreparable de la **espectrina**, con destrucción resultante del citoesqueleto neuronal, lo que ocasiona pérdida de la integridad de la membrana plasmática y ulterior muerte celular.

## VII. COMPONENTES ESTRUCTURALES CITOPLASMÁTICOS

**A. Orgánulos. Son las unidades metabólicamente activas de la célula.**

1. **Ribosomas**
   a. **Estructura**. Los ribosomas son orgánulos no membranosos (de 12 nm de ancho y 25 nm de largo) que consisten en una **subunidad pequeña** y otra **grande**. Las dos subunidades se componen de varios tipos de ARN ribosómico (ARNr) y numerosas proteínas (**tabla 1-3**; **fig. 1-8**).
   b. Los ribosomas constituyen una población única intercambiable que puede localizarse (1) de forma libre en el citosol, (2) unida a las membranas del retículo endoplasmático rugoso (RER) y (3) unidas a la superficie citoplasmática de la membrana nuclear externa.
   c. Un **polirribosoma** (**polisoma**) es un grupo de ribosomas a lo largo de una cadena simple de **ARN mensajero** (**ARNm**), donde cada ribosoma está implicado en la síntesis proteínica.
   d. **Función**. Los ribosomas son orgánulos en los que el **código de ARNm es *traducido* en proteínas**. Las proteínas destinadas al transporte (secretoras, de membrana y lisosómicas) se sintetizan en los polirribosomas unidos al RER, mientras que las proteínas destinadas a permanecer en el citosol se sintetizan en los polirribosomas del citosol. La síntesis de proteínas citosólicas ocurre del modo siguiente (la síntesis de proteínas destinadas a transporte se menciona en la sección VIII.B, *Síntesis de proteínas*).
      (1) La **subunidad ribosómica pequeña** se une al ARNm y a los ácidos ribonucleicos de transferencia (ARNt) activados; entonces, los **codones** del ARNm se **parean con las bases** de los **anticodones** correspondientes del ARNt.
      (2) Enseguida, un ARNt iniciador reconoce el **codón de inicio** (**AUG**) en el ARNm.
      (3) La **subunidad ribosómica grande** se une entonces al complejo. La enzima **peptidil-transferasa**, localizada en la subunidad grande, cataliza la formación de enlaces peptídicos, lo que da lugar a la adición de aminoácidos a la cadena creciente de polipéptidos.
      (4) La liberación del polipéptido del ribosoma es ocasionada por un **codón de terminación de cadena** (**UAA**, **UAG** o **UGA**) y las subunidades ribosómicas se disocian del ARNm.
2. **RER** (**fig. 1-9**; *véase también* fig. 1-8)
   a. **Estructura**. El RER es un sistema de sacos de membrana unidos, o túbulos angostos, con una superficie más externa cubierta por **ribosomas**, cuya subunidad grande se une a proteínas denominadas **riboforinas**, localizadas en la membrana más externa del RER. El lumen del RER se conoce como **cisterna**. La membrana nuclear externa se **continúa** con el RER; por tanto, su lumen, la **cisterna perinuclear**, confluye con la cisterna del RER.
   b. El RER es abundante en las células que sintetizan **proteínas secretoras**; en ellas, el RER se organiza en numerosos arreglos paralelos de sacos aplanados. Para mantener la integridad del mecanismo de síntesis de proteínas del RER, existen tres grupos de proteínas integrales en las membranas del RER. Estos son los siguientes:
      (1) **Proteína de acoplamiento**.
      (2) **Proteína receptora de ribosomas** (**riboforina 1 y riboforina 2**).
      (3) **Proteína formadora de poros**.
   c. El saco del RER más cercano al aparato de Golgi se conoce como un **elemento transicional** y forma **vesículas de transferencia** empaquetadas con los péptidos recién traducidos que salen del RER con destino al aparato de Golgi.
   d. **Función**. El RER es donde las **proteínas** secretoras, de la membrana plasmática y lisosómicas se sintetizan y están empaquetadas. El RER **controla** el ensamble, la retención e incluso la degradación de ciertas proteínas.

**Tabla 1-3 Composición de los ribosomas**

| Subunidad | Tipos de ARNr | Número de proteínas |
|---|---|---|
| Grande (60S) | 5S<br>5.8S<br>28S | 49 |
| Pequeña (40S) | 18S | 33 |

ARNr, ARN ribosómico.

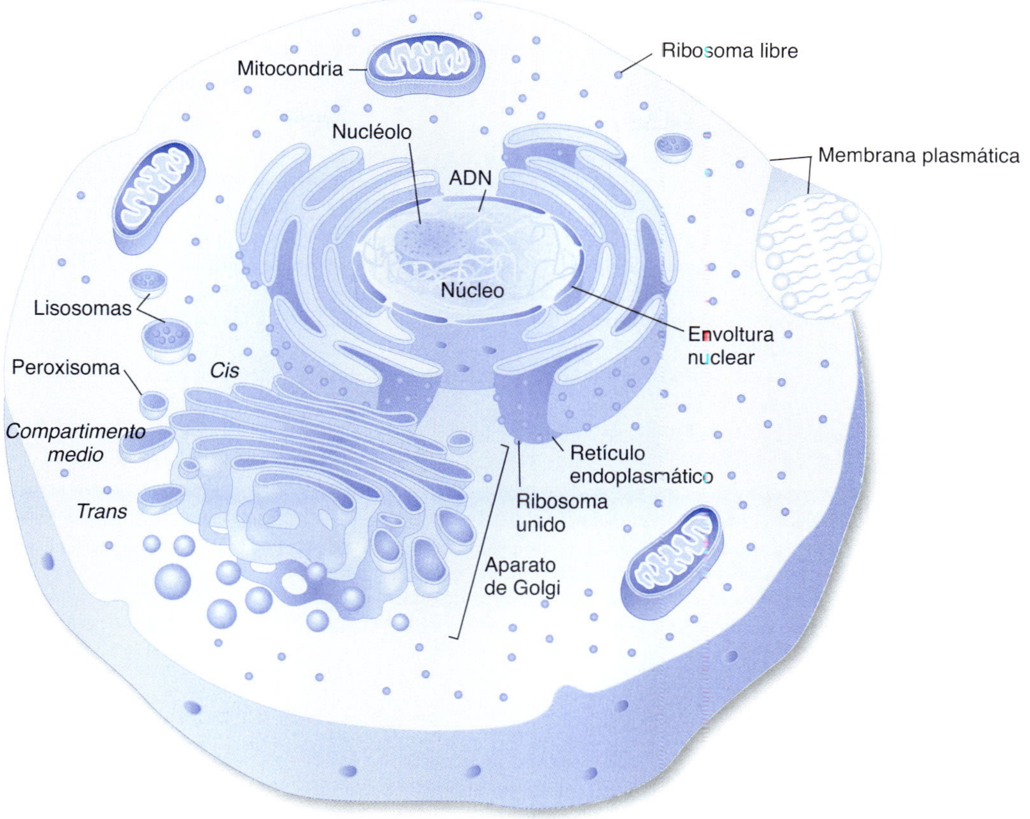


**FIGURA 1-8.** Célula eucariota y sus principales orgánulos e inclusiones. (Reimpresa con autorización de Chandar N, Viselli S. *Lippincott's Illustrated Reviews. Cell and Molecular Biology*. 2nd ed. Wolters Kluwer; 2018).

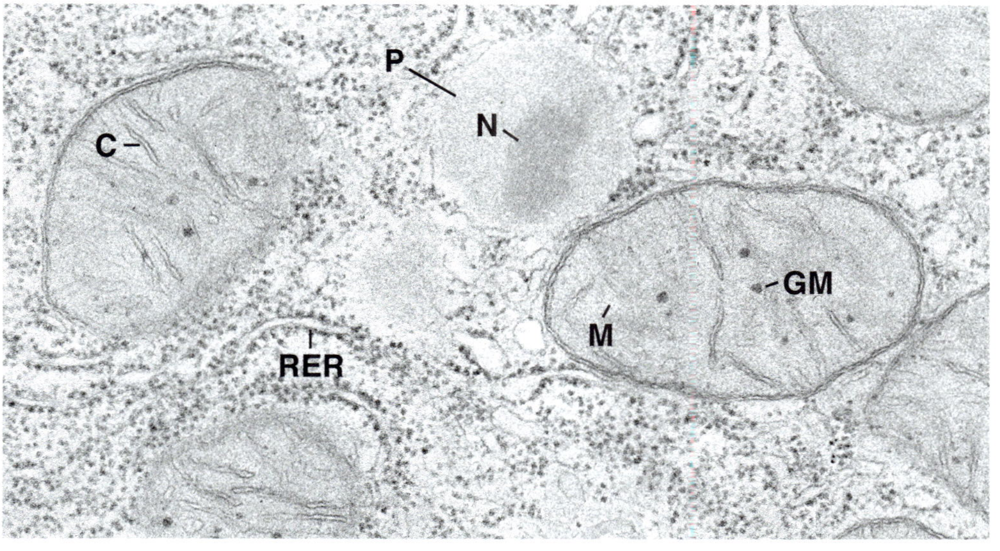


**FIGURA 1-9.** Micrografía electrónica que muestra retículo endoplasmático rugoso (RER), partes de varias mitocondrias y sus crestas (C), matriz (M) y gránulos de la matriz (GM), así como un peroxisoma (P) con una región con inclusiones cristalizadas (nucleoide N).

3. **Retículo endoplasmático liso (REL)**
   a. **Estructura**. El REL es una red irregular de túbulos ramificados y anastomosados de membrana unidos que carece de ribosomas en la superficie, lo que le brinda su apariencia lisa.
   b. **Función**. El REL tiene distintas funciones en distintos tipos de células como: la síntesis de esteroides, triglicéridos y colesterol, el sitio de desintoxicación, y el almacenamiento y secuestro de $Ca^{2+}$.
4. **Retículo endoplasmático rugoso periférico**. Estudios recientes han informado que, en algunos tipos de células, el retículo endoplasmático situado en la periferia puede parecer compuesto por láminas aplanadas, pero en realidad está formado por túbulos delgados, muchos de los cuales tienen ribosomas adheridos y que están frecuentemente en movimiento.
   a. Con la intención de mantener su morfología, ya sea de láminas planas o túbulos, para formar uniones entre sí, requieren la presencia de familias específicas de **proteínas moldeadoras del retículo endoplasmático** que actúan como andamios y bases.
      (1) Las proteínas de la familia **reticular** mantienen la estabilidad de las curvaturas del retículo endoplasmático.
      (2) Las proteínas de la familia **atlastina** permiten la formación de uniones con otros túbulos del retículo endoplasmático.
      (3) Las proteínas de la familia **kinectina** facilitan la formación de láminas aplanadas del RER y ayudan a mantener constante el tamaño del lumen.

## PERLAS CLÍNICAS

Las mutaciones de las proteínas moldeadoras del retículo endoplasmático (RE) tienen consecuencias clínicas graves. Algunas de estas proteínas alteradas causan una alteración conocida como **paraplejía espástica hereditaria** que afecta algunas de las neuronas a cargo del movimiento de los miembros. La ausencia de proteínas de andamiaje normales evita que los túbulos del RE formen enlaces de tres vías entre sí, por lo que se interfiere en la capacidad del RE para formar lípidos, ocasionando una anomalía en el metabolismo de los lípidos y en la formación de mielina. La reducción de mielina en los axones de las motoneuronas primarias ocasiona los movimientos espásticos de los miembros.

5. **Mitocondria** (figs. 1-8 y 1-9)
   a. **Estructura**. Las **mitocondrias** son orgánulos con forma de bastones (de al menos 0.5 μm de ancho y 7 μm de largo) que poseen una **membrana externa** que rodea al orgánulo y una **membrana interna**, rica en **cardiolipina**, que se invagina para formar **crestas**. Las mitocondrias se subdividen en un **compartimento intermembrana** entre las dos membranas y un **compartimento de matriz** más profundo que contiene líquido denso (**matriz**). Algunos gránulos dentro de la matriz se unen a los cationes divalentes $Mg^{2+}$ y $Ca^{2+}$.
   b. **Enzimas y aparato genético**. Las mitocondrias contienen las siguientes:
      (1) Todas las enzimas del **ciclo de Krebs** (**del ácido tricarboxílico**) se encuentran en la matriz, con excepción de la **succinato-deshidrogenasa**, situada en la membrana mitocondrial interna.
      (2) La **ATP-sintasa**, una **partícula primordial** (visible con microscopía electrónica de muestras con tinción negativa), es una enzima especial integrada en la membrana mitocondrial interna. Consiste en una parte sobresaliente (cabeza) y un transportador transmembrana de $H^+$ implicado en el **acoplamiento de oxidación** para la **fosforilación** de ADP para formar ATP (**fig. 1-10**).
      (3) El **aparato genético mitocondrial** en la matriz está compuesto por ADN circular con un número limitado de genes que codifican algunas de las proteínas mitocondriales; la matriz también alberga ARNm, ARNt y ARNr. Sin embargo, la mayoría de las proteínas mitocondriales se encuentran codificadas por el ADN localizado en el núcleo de la célula.
      (4) Las proteínas formadas en el citosol, que son destinadas a la incorporación en la mitocondria, deben tener **terminales** de aminoácidos con carga positiva y se deben acompañar de **proteínas de choque térmico 70**. Estas dos señales se reconocen por un portador de moléculas conocido como **translocasa de los complejos de la membrana mitocondrial externa**, integrado a la membrana externa de la mitocondria. El reconocimiento permite la translocación de la proteína en el compartimento intermembranario, lo que permite a la proteína el ingreso en la matriz por medio de los **complejos membranarios mitocondriales internos**. Una vez en la matriz, la proteína mitocondrial de choque térmico 70 escinde los aminoácidos positivos de la terminal y ayuda en el correcto plegamiento de la proteína translocada.
   c. **Origen y proliferación**
      (1) Es probable que la mitocondria se haya originado como un **simbionte intracelular** (parásito intracelular que tenía una relación simbiótica con la célula huésped).

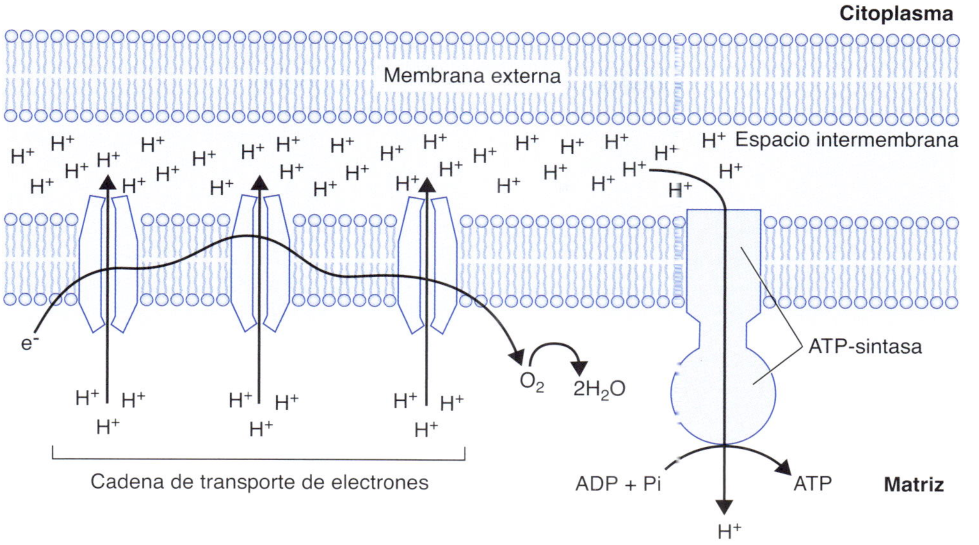


**FIGURA 1-10.** Mecanismo de acoplamiento quimiosmótico que genera ATP en las mitocondrias. Al mismo tiempo que los electrones se mueven (en secuencia) a lo largo de los complejos enzimáticos de la cadena de transporte de electrones, los iones $H^+$ (protones) son bombeados desde la matriz, a través de la membrana mitocondrial interna, hacia el compartimento intermembrana, lo que produce un gradiente de protones. Este gradiente electroquímico estimula la síntesis de ATP a medida que los protones atraviesan la ATP-sintasa y vuelven a entrar en la matriz. Conforme el $H^+$ pasa por la ATP-sintasa, esta enzima usa la energía del flujo de protones para impulsar la producción de ATP a partir de difosfato de adenosina (ADP) y Pi.

**(2)** La mitocondria prolifera mediante la división (fisión) de una mitocondria preexistente y, por lo general, tiene una vida media de 10 días. Las proteínas requeridas para sustentar la mitocondria son importadas desde el citosol.

**d.** **La síntesis mitocondrial de ATP ocurre por dos vías**:

**(1)** El ATP es sintetizado por medio del ciclo de Krebs (ácido tricarboxílico), que atrapa la energía térmica y produce ATP por la **oxidación** de ácidos grasos, aminoácidos y glucosa.

**(2)** El ATP también es sintetizado por un **mecanismo de acoplamiento quimiosmótico** que implica los complejos enzimáticos de la **cadena de transporte de electrones**, a través del cual **protones ricos en energía** entran al compartimento interno de la membrana; y la **ATP-sintasa** está presente en las partículas elementales de las crestas (fig. 1-10). Los protones ricos en energía dejan el compartimento intermembrana a través de la ATP-sintasa para entrar de nuevo en el compartimento de la matriz, donde transfieren su energía al **ADP + Pi**, donde Pi es el **fosfato inorgánico** proveniente del citosol, para formar **ATP**.

**(3)** El ADP es introducido al orgánulo por medio de las **proteínas de intercambio de ADP/ATP** localizadas en la membrana mitocondrial tanto interna como externa. Como su nombre lo indica, estas proteínas de intercambio permiten al ADP entrar y al ATP salir de la mitocondria.

**e.** La **mitocondria condensada** es la forma resultante de un **cambio conformacional** de la forma típica debido a un desacoplamiento de oxidación en la fosforilación. El tamaño del compartimento interno disminuye, por lo que se incrementa la densidad de la matriz y el compartimento intermembrana aumenta de tamaño.

**(1)** La mitocondria condensada está presente en los **adipocitos marrones**, que producen **calor**, más que ATP, debido a que tienen una proteína transportadora especial en la membrana interna, la **termogenina**, la cual **desacopla** la respiración de la síntesis de ATP (*véase* cap. 4).

## PERLAS CLÍNICAS

1. Se han observado **mitocondrias hinchadas** en respuesta al calcio, el fosfato y la tiroxina, ya que inducen un aumento de la captación de agua y acoplamiento de la fosforilación; el ATP revierte la hinchazón.

2. Algunas enfermedades mitocondriales, como la **enfermedad de Leigh**, se deben a mutaciones, ya sea del ADN mitocondrial o del ADN nuclear que codifica las proteínas mitocondriales. Aunque la enfermedad de Leigh es poco frecuente, es mortal en el primer año de vida y en contadas ocasiones los individuos afectados alcanzan los 10 años de edad o más. La mayoría de los tejidos corporales que tienen un alto requerimiento de energía (músculos cardíaco y esquelético; neuronas) disminuyen debido a que las mitocondrias de las células no son capaces de proveer energía suficiente para mantenerlas en condiciones saludables. Por tanto, el tejido muscular, el corazón y numerosas neuronas se deterioran progresivamente. Parece ser que la mayoría de las mitocondrias de un individuo afectado tienen malformaciones en una o más de las enzimas responsables de la fosforilación oxidativa. Recientemente, ha sido posible el nacimiento de niños con «tres padres», si la madre ha tenido antes un hijo con enfermedad de Leigh. El procedimiento implica la transferencia del núcleo de un óvulo de la madre biológica a un óvulo donado con su núcleo original retirado, que luego es fertilizado por el espermatozoide. El producto de la concepción es implantado en el útero. Debido a que todas las mitocondrias del feto derivan del óvulo, la mitocondria normal de la donante será capaz de reemplazar la mitocondria defectuosa de la madre biológica. Debido a que la existencia de bebés con «tres padres» es demasiado reciente, no se han observado o documentado complicaciones a largo plazo.
3. La **neuropatía óptica hereditaria de Leber** es una enfermedad causada por una mutación puntual en uno de tres *loci* en el ADN ubicado en las mitocondrias, lo que resulta en la degeneración de las células ganglionares en la retina del ojo. El momento de aparición varía de manera considerable; puede comenzar en cualquier momento entre los 7 y los 75 años de edad. El individuo afectado sufre pérdida de agudeza visual en un ojo, seguida de un curso similar en el otro ojo dentro de unas pocas semanas o meses. Si no se trata, la condición del paciente se deteriora, lo que resulta en una agudeza visual limitada, pero no necesariamente en ceguera total. En las mujeres, la terapia de reemplazo hormonal junto con una benzoquinona, idebenona, ha demostrado ser útil no solo para detener el avance de la pérdida de visión, sino incluso para mejorarla. En los pacientes masculinos, la administración de idebenona no ha demostrado mejora en la visión; sin embargo, el uso del fármaco ha prevenido un mayor deterioro de la visión del paciente.

**6. Aparato de Golgi** (**complejo de**; **figs. 1-11** y **1-12**; *véase también* fig. 1-8)

**a. Estructura**. El aparato de Golgi consiste en varias **cisternas** (**sáculos**) apiladas en una **pila** y posicionadas y sostenidas por microtúbulos. Las cisternas tienen forma de disco (cada una similar a una tortilla) y ligeramente curva, con centro aplanado y bordes dilatados, pero su forma y tamaño

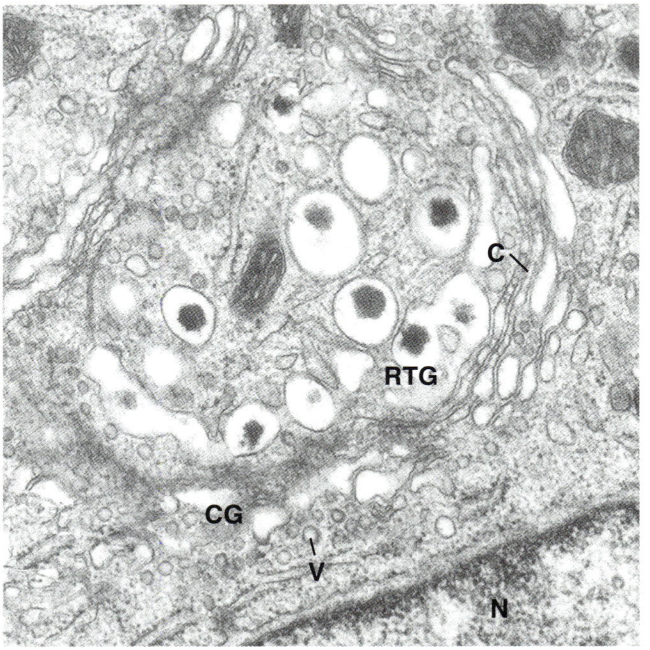


**FIGURA 1-11.** Micrografía electrónica de un aparato de Golgi que muestra una red *trans*-Golgi (RTG) con vacuolas y gránulos secretores en formación, cisternas de Golgi (C) y un grupo vesiculotubular que lleva proteínas a la red *cis*-Golgi (CG) mediante vesículas diminutas (V). También se observa parte del núcleo (N).

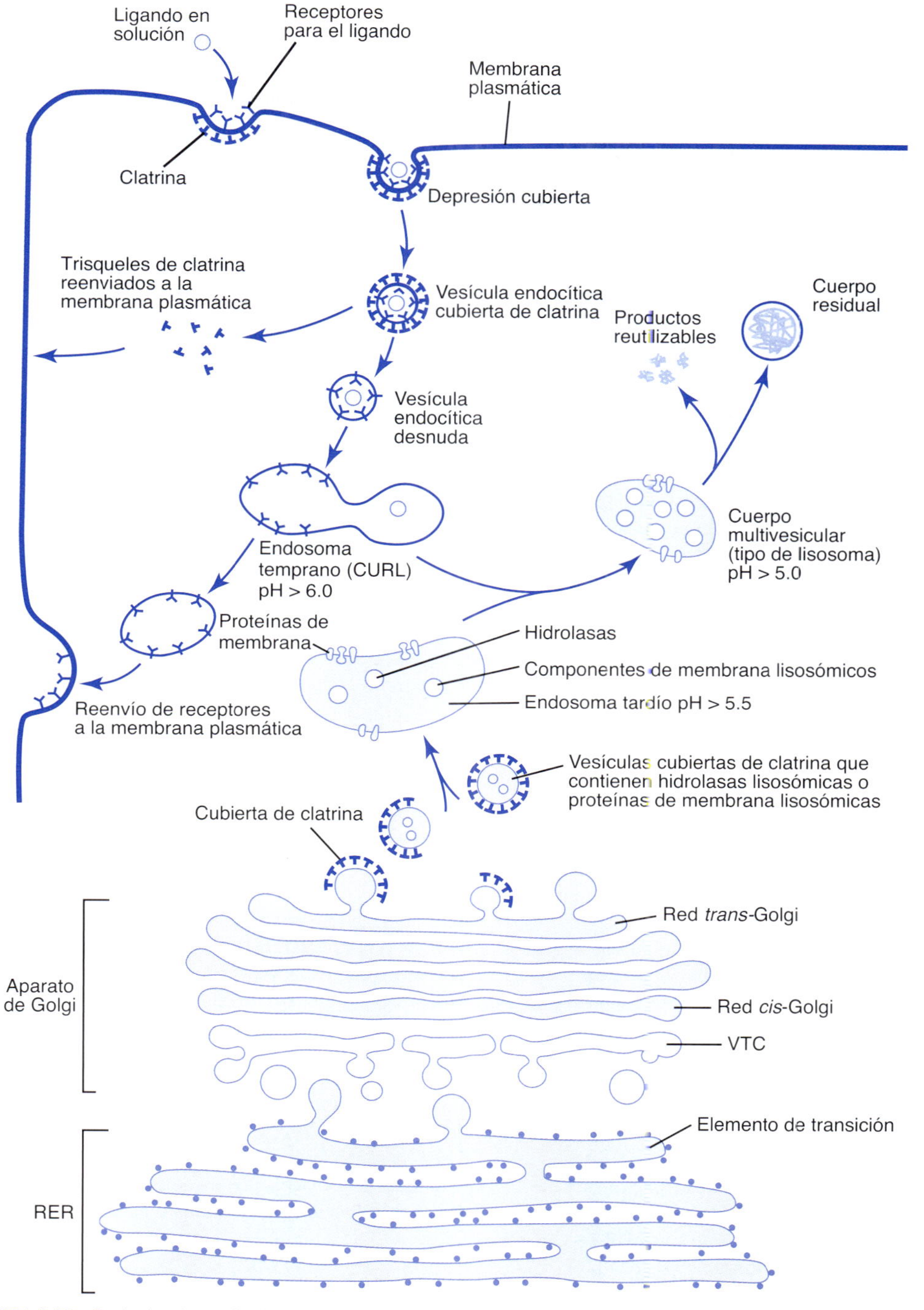


**FIGURA 1-12.** Endocitosis mediada por receptor de un ligando (p. ej., lipoproteínas de baja densidad) y vía de degradación lisosómica. Los trisqueles de clatrina se reenvían rápidamente a la membrana plasmática. Entonces, los receptores y los ligandos se desacoplan en el endosoma temprano (compartimento para el desacoplamiento de receptores y ligandos, CURL), a lo que sigue el reenvío de los receptores a la membrana plasmática. El endosoma tardío es el principal intermediario en la formación de lisosomas (p. ej., cuerpos multivesiculares). El material que es fagocitado y los orgánulos que experimentan autofagia no utilizan la primera parte de la vía endosómica. RER, retículo endoplasmático rugoso; VTC, grupo vesiculotubular (*vesicular-tubular cluster*).

varían. La morfología de estas unidades se debe a la presencia de las proteínas asociadas con la membrana de Golgi; además, las **actinas F** conectan una cisterna con otra. Existe distinta **polaridad** entre las pilas de Golgi, con múltiples vesículas presentes cerca del núcleo (lado de entrada al aparato de Golgi) y gránulos secretores más grandes (vacuolas) más lejanos al núcleo (lado de salida del aparato de Golgi).

**b. Regiones**

**(1)** La **cara *cis*** del aparato de Golgi por lo regular se observa en la profundidad de la célula hacia el núcleo, posicionado cerca del **elemento de transición** del RER. Su cisterna más externa se asocia con una red interconectada de tubos y vesículas, denominado **grupo vesiculotubular** (VTC, *vesicular-tubular cluster*, antes conocido como ERGIC), que recibe las **vesículas de transferencia** de los elementos de transición del RER (figs. 1-11 y 1-12).

**(2)** El **compartimento medial** del aparato de Golgi se compone de varias cisternas localizadas entre las caras *cis* y *trans*.

**(3)** La **cara *trans*** del aparato de Golgi se encuentra del lado de la pila que da hacia la membrana plasmática y se relaciona con vacuolas y gránulos secretores.

**(4)** La **red *trans*-Golgi (RTG)** yace aparte de la última cisterna en la cara trans y está separada del apilamiento del aparato de Golgi. Esta ordena las proteínas para su destino final.

**c. Funciones**. El aparato de Golgi sintetiza carbohidratos, procesa las proteínas empaquetadas por membranas sintetizadas en el RER y también recicla y redistribuye la membrana.

**7. Vesículas cubiertas**. Se caracterizan por una superficie de recubrimiento citoplasmática visible.

**a. Vesículas cubiertas de clatrina** (**fig. 1-13**)

**(1) Estructura**. Estas vesículas se encuentran recubiertas con **clatrina**, una proteína compuesta por tres cadenas de polipéptidos grandes y tres pequeñas que forman un **trisquel** (estructura de tres patas). Existen cuatro clases de adaptinas, dos grandes nombradas *adaptina* α y β, una mediana conocida como adaptina μ y la más pequeña, la adaptina σ, que forma una parte del recubrimiento de clatrina. Una adaptina μ, una adaptina σ y dos adaptinas grandes se combinan para formar un **complejo de adaptina** (también conocido como **adaptador**) y asisten en la captura de receptores que tienen moléculas específicas y ayudan a establecer la curvatura de la vesícula. Una proteína unida a GTP, denominada **dinamina**, constituye un anillo alrededor del cuello de una vesícula en formación y ayuda a liberarla de la membrana madre para formar una vesícula libre recubierta de clatrina (fig. 1-13).

**(2) Función**

**(a)** Las vesículas cubiertas de clatrina se forman durante la **endocitosis mediada por receptor** de moléculas específicas por parte de la célula. Las vesículas pierden rápidamente su recubrimiento después de la endocitosis, y los complejos de clatrina y adaptina regresan a la membrana plasmática (fig. 1-12).

**(b)** Las vesículas cubiertas de clatrina también funcionan en el **transporte de señalización directa** (**regulada**) de proteínas de la RTG, ya sea hacia la vía secretora del gránulo o la vía de lisosoma-endosoma tardío. Después de que la vesícula cubierta de clatrina pierde su recubrimiento, la vesícula «desnuda» se fusiona con un compartimento de una membrana donante, y las moléculas de clatrina y adaptina son reutilizadas dentro de la célula (fig. 1-13).

**b. Vesículas cubiertas de coatómero**

**(1) Estructura**. Estas vesículas tienen cubiertas de **coatómeros**, un complejo de proteínas grandes formadas por subunidades individuales de proteínas conocidas como **COP** (***co**at **p**ro*tein). Para el ensamble del coatómero, se necesita el factor de ribosilación de ADP (ARF, ADP *ribosilation factor*) que se une al GTP. Cuando se activa el ARF, no solo recluta subunidades de coatómero, sino que también ayuda en la selección de las moléculas de carga. Los dos tipos de COP son **COP-I** y **COP-II**.

**(2) Función**

**(a)** Las **vesículas cubiertas de coatómero** median a las **proteínas constitutivas de transporte** (vía predeterminada; flujo principal) dentro de la célula. Las proteínas específicas de unión a GTP se presentan en cada paso de la formación y fusión de la vesícula, mientras que las proteínas denominadas **SNARE** (***soluble NSF attachment protein*** [***SNAP***] ***receptors***) aseguran que las vesículas se acumulen y fusionen en el blanco correcto de la membrana (**fig. 1-14**). Las **vesículas recubiertas por SNARE** (v-SNARE) reconocen y se unen a las **dianas complementarias SNARE** (t-SNARE) para entregar no solo moléculas de carga, sino también la membrana para el compartimento diana. Una vez que las t-SNARE y las v-SNARE se reconocen entre sí, llaman a participar a dos proteínas

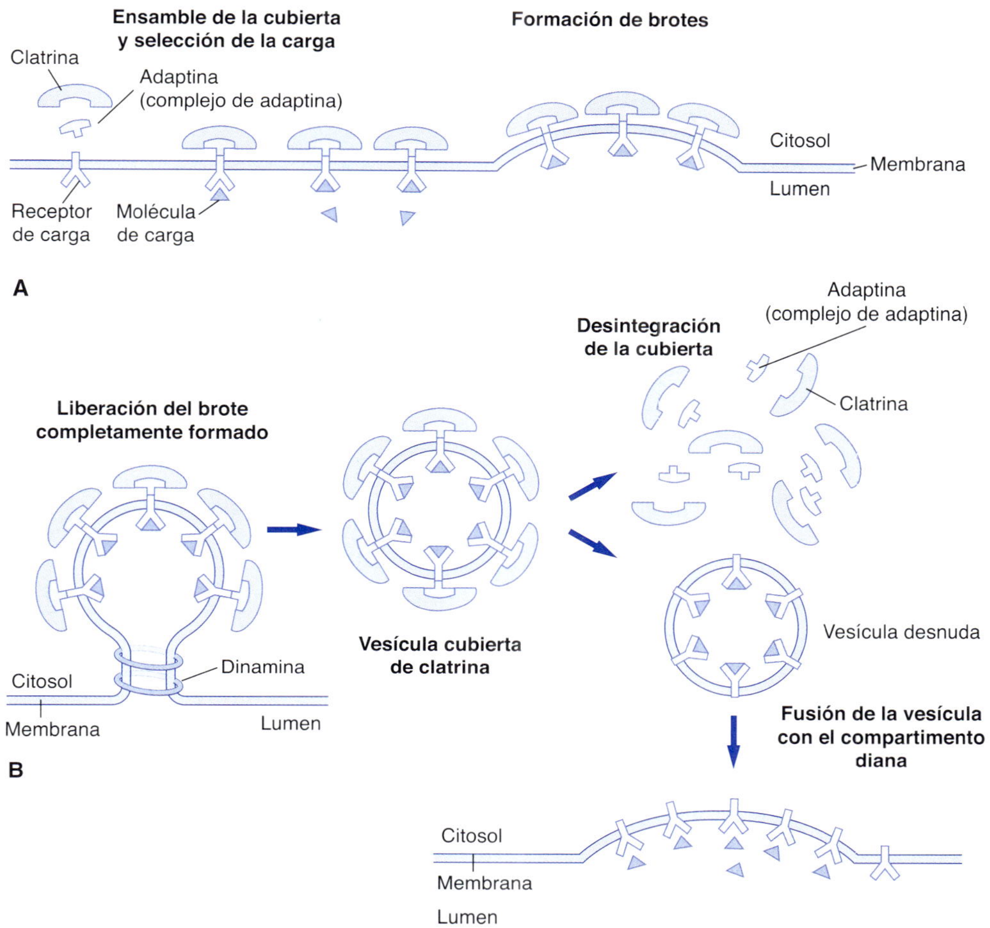


**FIGURA 1-13.** Formación y desensamble de una vesícula cubierta de clatrina implicada en el transporte de moléculas de carga específicas. **A**. Los receptores de carga de la membrana de un orgánulo donante reconocen las señales de transporte en las moléculas de carga y seleccionan moléculas específicas. Las proteínas de recubrimiento adaptinas (complejo de la adaptina) reconocen los receptores de carga específicos, que han capturado un determinado conjunto de moléculas de carga, y se unen a ellos. Esto asegura que solo estas moléculas de carga se incorporen al lumen de la nueva vesícula cubierta de clatrina. La adaptina también recoge clatrina y la ancla a la superficie externa del brote en formación. **B**. Cuando la nueva vesícula se ha formado por completo, las proteínas dinaminas se ensamblan alrededor de su cuello y lo constriñen para desprenderla. La clatrina y la adaptina se separan rápidamente, y la vesícula no cubierta (desnuda) se fusiona con la membrana de su orgánulo diana y libera las moléculas de carga en su interior. (De Alberts B, Johnson A, Lewis J, et al. *Molecular Biology of the Cell*. 4th ed. New York, NY: Garland Science; 2002:718. Figura 13-8. Copyright © 2002 de Bruce Alberts, Alexander Johnson, Julian Lewis, Martin Raff, Keith Roberts y Peter Walter. (c) 1983, 1989, 1994 de Bruce Alberts, Dennis Bray, Julian Lewis, Martin Raff, Keith Roberts, and James D. Watson. Usada con permiso de W. W. Norton & Company, Inc.).

citosólicas adicionales: ***N*-etilmaleimida sensible a la fusión** (**NSF**) y **SNAP**. Las cuatro proteínas, SNAP, NSF, t-SNARE y v-SNARE, llevan a cabo en conjunto el proceso de fusión entre la membrana diana y la vesícula con la carga.

**(b)** Las proteínas cubiertas de coatómero transportan proteínas del RER al VTC, luego al aparato de Golgi, y desde una cisterna de Golgi a otra.

**(1)** La COP-II transporta moléculas *hacia delante* desde el RER hacia el VTC y desde este hacia la porción *cis* del aparato de Golgi (**transporte anterógrado**).

**(2)** La COP-I facilita el **transporte retrógrado** (desde el VTC o cualquier compartimento de la cisterna de Golgi o desde la RTG) hacia el RER. Aún se pone en duda si la COP-I facilita el transporte anterógrado, pero algunos hallazgos recientes sugieren que pueden moverse hacia delante entre las regiones de Golgi (Golgi-*cis* hacia Golgi-*trans*) y la RTG.

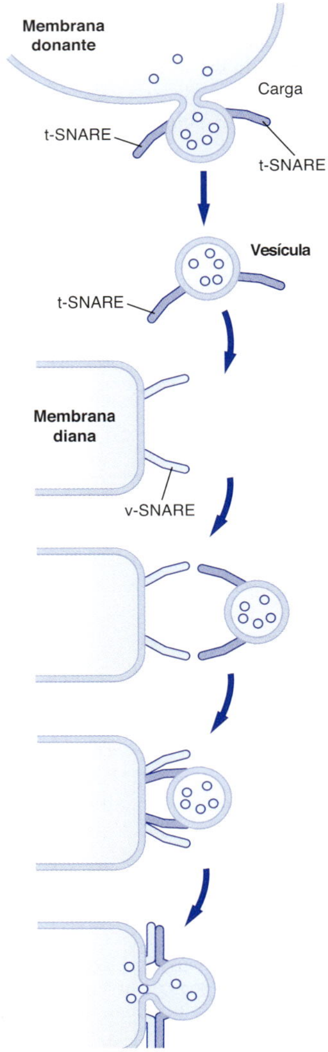


**FIGURA 1-14.** Las vesículas cubiertas son llevadas a lo largo de los elementos citoesqueléticos hacia su destino por moléculas motoras, y una vez que lo han alcanzado, reconocen solo la membrana del orgánulo diana correspondiente y se fusionan con ella. Esto es realizado por las proteínas de la superficie de las vesículas, llamadas *SNARE de vesícula* (v-SNARE), que reconocen las SNARE diana (t-SNARE, de *target*) complementarias de la membrana del orgánulo diana correspondiente y se unen a ellas. Primero ocurre el acoplamiento de la vesícula y luego su fusión, ya que la vesícula no solo aporta su contenido (carga), sino que también adiciona su membrana a la del orgánulo.

## PERLAS CLÍNICAS

La interacción de v-SNARE con t-SNARE es esencial para la liberación de neurotransmisores, vía exocitosis, en las sinapsis químicas. En la terminación nerviosa presináptica, una de las t-SNARE es SNAP 25, una proteína de fusión. El **bótox** (neurotoxina botulínica A) fragmenta el SNAP 25 e impide que las vesículas sinápticas se acoplen y liberen su neurotransmisor, con lo que impide la transmisión neuromuscular y la contracción. Esto causa la parálisis flácida del músculo postsináptico.

**c. Otras vesículas**

**(1) Vesículas cubiertas de caveolina**. Las caveolas son invaginaciones **recubiertas de caveolina** de la membrana plasmática en las células endoteliales y musculares lisas.

**(2) Vesículas cubiertas de retrómero**. Están presentes solo en la recuperación de carga desde los **endosomas** y son devueltas a la **RTG**. Los retrómeros se componen de cuatro subunidades que pueden ensamblarse solo si el componente citoplasmático correcto de la proteína receptora de la carga está disponible para la unión a una de las subunidades del retrómero, y si la membrana posee un **fosfolípido inositol** en particular, conocido como **fosfoinosítido** (**fosfatidilinositol fosfato** [**PIP**]), reconocido por otra de las subunidades del retrómero. La presencia de varios tipos de PIP y su capacidad para tomar formas distintas actúan como moléculas de señalización para varias COP.

**(3)** Las **proteínas Rab** (**Rab-GTP**) son otra gran familia de GTPasas monoméricas que también están implicadas en el mecanismo molecular del transporte de membrana. Existen más de 70 tipos de proteínas Rab, y estas se unen a la vesícula o membrana diana a través de los grupos prenilo. Las membranas diana también poseen **proteínas efectoras Rab** (**proteínas de anclaje**) que reconocen tipos Rab-GTP específicas, se unen a ellas y, de esta forma, dirigen la vesícula hacia la membrana diana, donde v-SNARE es capaz de contactar a t-SNARE, facilitando con ello la fusión de la membrana. Si no se reconoce Rab-GTP, entonces la vesícula no se puede anclar, lo que asegura que la vesícula en particular se pueda fusionar solo con la membrana diana correspondiente. Después de la fusión de la vesícula con su membrana diana, la proteína Rab es reciclada a su membrana de origen.

**8. Lisosomas**

**a. Estructura**. Los lisosomas son orgánulos rodeados por una densa membrana que se tiñen con **fosfatasa ácida** y participan en la degradación de material citoplasmático innecesario. Los lisosomas poseen proteínas de membrana especiales asociadas con carbohidratos en la parte luminal, que les protegen de aproximadamente 50 tipos de hidrolasas ácidas almacenadas en este orgánulo. Además, las membranas lisosómicas también son ricas en colesterol y **ácido lisobisfosfatídico**; se cree que este último protege a la membrana lisosómica de la autodigestión. Por otra parte, hay bombas de protones dependientes de ATP en la membrana lisosómica que mantienen un **pH ácido** ($< 5$).

**b. Formación**. Los lisosomas se forman cuando una vesícula con material endocitado se fusiona con un **endosoma tardío**, y entonces comienza la degradación enzimática. Los siguientes intermediarios están implicados en la formación de lisosomas por vía lisosómica (fig. 1-12):

**(1) Endosomas tempranos**

**(a)** Estas vesículas irregulares, también conocidas como **compartimento para el desacoplamiento de receptores y ligandos** (**CURL**, *compartment for uncoupling of receptors and ligands*), situadas cerca de la periferia de la célula, forman parte de la vía endocítica mediada por receptor y contienen complejos receptor-ligando.

**(b)** Su medio interno ácido (pH $< 6$), mantenido así debido a las bombas de protones impulsadas por ATP, ayuda al desacoplamiento de receptores y ligandos; los receptores retornan a la membrana plasmática y los ligandos se trasladan a un endosoma tardío.

**(2) Endosomas tardíos**

**(a)** Son vesículas irregulares (pH $< 5.5$) situadas en partes profundas del interior de la célula; reciben ligandos vía transporte microtubular de vesículas desde endosomas tempranos. Algunas de estas vesículas tienen **proenzimas lisosómicas** (**hidrolasas ácidas inactivas**) y otras contienen **proteínas de membrana lisosómicas**. Las proenzimas, formadas en el RER, son transportadas al aparato de Golgi para ser procesadas y se entregan en vesículas separadas a los endosomas tardíos.

**(b)** Las proteínas lisosómicas y las proenzimas se pliegan de tal manera dentro del RER que exhiben una **región señal** única que se modifica en el aparato de Golgi para aceptar **manosa-6-fosfato** (**M-6-P**), que se inserta en la región señal en la RTG. La presencia de M-6-P asegura que se empaquen de manera específica en aquellas vesículas destinadas a los endosomas tempranos y tardíos, orgánulos cuyas membranas poseen **receptores de M-6-P**.

**(c)** En el momento en que los endosomas tardíos reciben un juego completo de enzimas lisosómicas, empiezan a degradar sus ligandos y, a partir de este momento, se denominan **lisosomas**.

**c. Tipos de lisosomas** (**fig. 1-15**). Los lisosomas se clasifican en función del material reconocible que contienen; el término **lisosoma** hace referencia a todos ellos en general.

**(1)** Los **cuerpos multivesiculares** se forman por fusión de un endosoma temprano que contiene vesículas endocíticas con un endosoma tardío. También se ha demostrado que los cuerpos multivesiculares liberan sus componentes unidos a la membrana en el espacio extracelular como **vesículas extracelulares** que contienen ADN, ARN y proteínas funcionales para ser entregados a otras células vecinas.

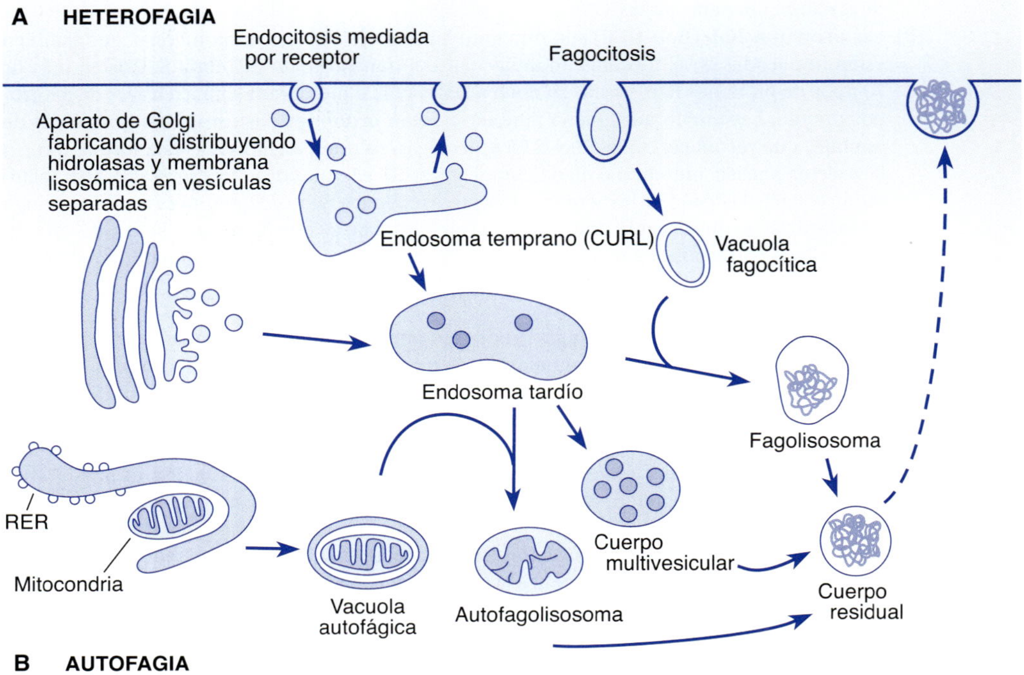


**FIGURA 1-15.** El término *heterofagia* se refiere a la digestión intracelular de material captado por la célula desde el exterior (**A**), mientras que la autofagia es la digestión de partes de la célula misma (**B**). Se muestran las diferentes vías de digestión lisosómica intracelular y los tipos de lisosomas implicados en cada una. CURL, compartimento para desacoplamiento de receptores y ligandos; RER, retículo endoplasmático rugoso.

**(2)** Los **fagolisosomas** surgen de la fusión de una **vacuola fagocítica** con un endosoma tardío o un lisosoma.

**(3)** Los **autofagolisosomas** se forman por medio de la fusión de una **vacuola autofágica** (**fig. 1-16**) con un endosoma tardío o un lisosoma. Las vacuolas autofágicas se forman cuando los componentes celulares marcados para ser destruidos se rodean de áreas membranosas lisas derivadas del RER.

**(4)** Los **cuerpos residuales** son lisosomas de cualquier tipo que han agotado su capacidad para degradar material. Contienen **material no degradado** (p. ej., lipofuscina y hemosiderina) y, eventualmente, pueden ser exocitados.

## PERLAS CLÍNICAS

La **glucogenosis tipo II**, también conocida como **enfermedad de Pompe**, se debe a la incapacidad de los lisosomas para degradar el glucógeno debido a la deficiencia de la enzima **α-glucosidasa ácida** (**maltasa ácida**). Esto provoca una acumulación de glucógeno en los lisosomas, especialmente en el músculo esquelético, el hígado, el corazón y las neuronas. A medida que el contenido de glucógeno en los lisosomas aumenta, estos orgánulos aumentan de tamaño e interfieren con la función de las células que los contienen. Además, la disminución del suministro de glucógeno en el cuerpo causa debilidad en el individuo. Esta afección autosómica recesiva se da en dos formas: infantil y de inicio tardío. La **forma infantil** se hace evidente poco después del nacimiento y es reconocida por una alteración del tono muscular del lactante, dificultades para respirar y alimentarse, afectación cardíaca y varios problemas cardíacos. La esperanza de vida media para los lactantes con esta afección era de menos de 9 meses. Sin embargo, la **terapia de reemplazo enzimático** (**TRE**), que consiste en la infusión intravenosa de **alglucosidasa α humana** recombinante, una enzima desarrollada en 2006 que tiene la misma acción que la α-glucosidasa ácida, aumenta de manera drástica la esperanza de vida, especialmente si se administra antes de la sexta semana de vida. Sin embargo, se produce mucho daño de manera prenatal, lo que complica el tratamiento y el pronóstico. Un informe reciente describió una TRE intrauterina (en 2020) que parecía sortear el daño prenatal, y el lactante, en el momento de la publicación, está respondiendo bien. Aún es demasiado pronto para conocer el resultado a largo plazo de este proceso.

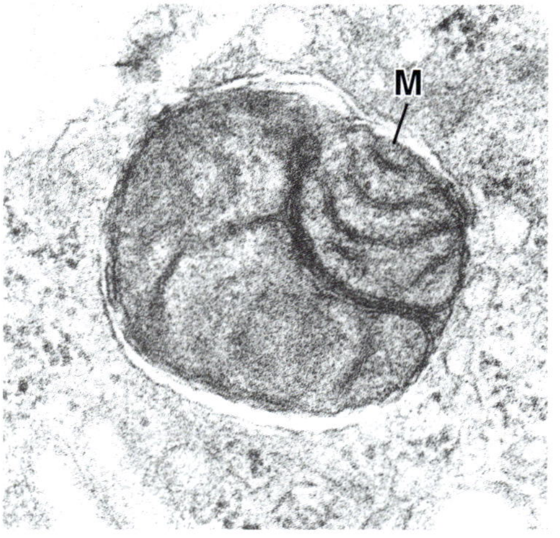


**FIGURA 1-16.** Micrografía electrónica de una vacuola autofágica que contiene mitocondrias (M). Una vez que una vacuola autofágica se fusiona con un endosoma tardío o lisosoma (para formar un autofagolisosoma), ocurre la digestión, lo cual vuelve irreconocibles los orgánulos en el interior y da como resultado una estructura que se identifica simplemente como lisosoma.

9. **Peroxisomas** (*véase* fig. 1-9)
   a. **Estructura**. Los **peroxisomas** (**microcuerpos**; diámetro de 0.15-0.25 μm) son orgánulos rodeados por una membrana esférica u ovoide que se caracterizan por la presencia de la enzima **catalasa**.
   b. Los peroxisomas se originan a partir de peroxisomas preexistentes, que crecen al importar proteínas citosólicas específicas que son reconocidas por proteínas receptoras (llamadas **peroxinas**) de la membrana peroxisómica. A continuación, el peroxisoma se divide por fisión; su período de vida es de aproximadamente 5-6 días.
   c. **Función**. Los peroxisomas contienen diversas **enzimas** cuyas numerosas funciones incluyen la oxidación de ácidos grasos de cadena larga, la síntesis de colesterol, la formación de acetil coenzima A y la desintoxicación de sustancias como el etanol. La degradación de etanol forma $H_2O_2$, una molécula excepcionalmente dañina para las células. Sin embargo, la enzima catalasa degrada el $H_2O_2$ a agua y oxígeno. Otras enzimas peroxisómicas inician el proceso de síntesis de **plasmalógeno**, el principal componente fosfolipídico de la mielina.

## PERLAS CLÍNICAS

### Enfermedades peroxisómicas

El **síndrome de Zellweger** es una enfermedad genética en la que no hay peroxisomas normales. Los niños que padecen este síndrome tienen graves alteraciones neurológicas, hepáticas y renales, y suelen fallecer a los pocos meses del parto. Las micrografías electrónicas de las biopsias revelan peroxisomas vacíos, desprovistos de enzimas. Aunque pueden sintetizarse enzimas peroxisómicas, estas se dispersan en el citosol.

La **suprarrenoleucodistrofia** es causada por la incapacidad de los peroxisomas para metabolizar ácidos grasos. En consecuencia, se acumulan lípidos en las células del sistema nervioso y las glándulas suprarrenales, lo que altera el funcionamiento de estos órganos.

La **deficiencia de plasmalógeno** se ha sugerido como posible factor contribuyente a la incidencia de trisomía 21, enfermedad de Alzheimer, parkinsonismo y esclerosis múltiple, así como síndromes que implican la formación defectuosa de vainas de mielina.

10. Los **proteasomas** se comentan en la sección VIII.C., *Digestión intracelular*.

**B. Inclusiones**. Las inclusiones son cúmulos de material **metabólicamente inactivo** que suelen estar presentes en el citosol solo de **forma temporal**.

1. El **glucógeno**, una fuente de energía almacenada que puede degradarse en glucosa, aparece en la TEM en forma de pequeñas masas (o en los hepatocitos, en forma de agregados mayores conocidos como **rosetas**) de partículas β electrodensas de entre 20 y 30 nm, parecidas a los ribosomas pero de mayor tamaño. El glucógeno no está rodeado por membrana, pero a menudo se encuentra cerca del REL.

2. Las **gotitas de lípido** no están rodeadas por membrana y, según el método de fijación, varían mucho en tamaño y aspecto. Las gotitas lipídicas son formas de almacenamiento de **triglicéridos** (una fuente de energía) y **colesterol** (usado en la síntesis de esteroides y membranas).
3. La **lipofuscina**, teñida con hematoxilina y eosina (H&E), aparece como pequeños cuerpos granulares de color marrón de tamaño variable y es un residuo del material no digerido presente en los cuerpos residuales de la célula (lisosomas de cualquier tipo que han agotado su capacidad para degradar material). Es más frecuente en las células que no se dividen (p. ej., células de músculo cardíaco, neuronas y hepatocitos).
4. Los **cristales** son infrecuentes en la mayoría de las células de mamíferos, con excepción relevante en los testículos, donde las células de Sertoli albergan **cristales de Charcot-Böttcher**, y las células intersticiales, que contienen **cristales de Reinke**.

**C. Citoesqueleto**. El citoesqueleto, el marco estructural de la célula, mantiene la forma de la célula y estabiliza las uniones celulares, facilita la endocitosis y exocitosis, y actúa promoviendo el movimiento celular. Sus componentes incluyen microtúbulos, centrosoma, filamentos de actina, filamentos intermedios y plectina.

1. **Microtúbulos**
   a. **Estructura**. Los microtúbulos son tubos huecos rectos (25 nm de diámetro) cuya pared rígida está compuesta por 13 protofilamentos, cada uno de los cuales consta de **dímeros de tubulina** dispuestos linealmente; cada dímero consiste en dos proteínas globulares, subunidades de **tubulina** $\boldsymbol{\alpha}$ y $\boldsymbol{\beta}$, enlazadas extremo con extremo, de modo que una subunidad de tubulina $\alpha$ de un dímero está unida a la subunidad de tubulina $\beta$ del siguiente dímero.
   b. Los microtúbulos son **polares**, es decir, tienen un **extremo positivo** (extremo de tubulina $\beta$) y un **extremo negativo** (tubulina $\alpha$). La polimerización (ensamble) y despolimerización (desensamble) ocurren de preferencia en el extremo positivo, pero solo cuando hay **GTP** en presencia de iones magnesio unido a los dímeros de tubulina. El extremo negativo de un microtúbulo no suele estar libre, sino asociado con un **centro organizador de microtúbulos** (**COMT**).
   c. Los **microtúbulos** tienen **proteínas asociadas con microtúbulos** (**MAP**, *microtubule-associated proteins*), como MAP1, MAP2, MAP3, MAP4 y MAP tau, así como Lis 1, que los estabilizan, controlan su crecimiento y los unen a otros componentes citoesqueléticos y orgánulos.

**PERLAS CLÍNICAS**

Los individuos que carecen de las MAP Lis 1 nacen con los hemisferios cerebrales lisos, un trastorno llamado **lisencefalia**. Los niños con este problema pocas veces sobreviven más de 15 años y exhiben diversos grados de retraso mental. Los más gravemente afectados mueren en los primeros meses.

   d. Los microtúbulos también están asociados con **cinesina** y **dineína citoplasmática**, dos proteínas generadoras de fuerza (**proteínas motoras**) que sirven de motor para el movimiento de vesículas y orgánulos. La cinesina transporta materiales hacia el extremo positivo del microtúbulo (de manera anterógrada, hacia afuera, hacia la periferia de la célula), mientras que la dineína citoplasmática los transporta hacia el extremo negativo (de manera retrógrada, hacia adentro, hacia el centro de la célula).
   e. **Función**. Los microtúbulos mantienen la forma de la célula; ayudan al transporte de macromoléculas, vesículas y orgánulos dentro del citosol; se ensamblan en el huso mitótico durante la mitosis y aseguran la correcta distribución de los cromosomas entre las células hijas; y colaboran en la formación de los apéndices celulares llamados *cilios* y *flagelos*, los cuales se mueven de manera rítmica y precisa.
2. **Centrosoma (COMT) y centríolos** (**fig. 1-17**)
   a. **Estructura**. El **centrosoma**, localizado cerca del núcleo, se compone de dos **centríolos,** un par de bastoncillos cilíndricos (de 0.2 μm de ancho y 0.5 μm de largo) colocados en ángulo recto, uno respecto del otro, rodeados por una nube amorfa de **material pericentriolar**. Cada miembro del par está formado por nueve tripletes de microtúbulos (patrón de axonema 9 + 0) dispuestos radialmente en forma de rueda. Los dos centríolos del par difieren entre sí en que uno es más antiguo, el **centríolo maduro**, dado que se formó en un predecesor de la célula actual. El otro miembro del par es el **centríolo inmaduro**. Los extremos proximales de ambos centríolos, los inmaduros y los maduros, están conectados a la envoltura nuclear por algún material proteináceo no caracterizado.

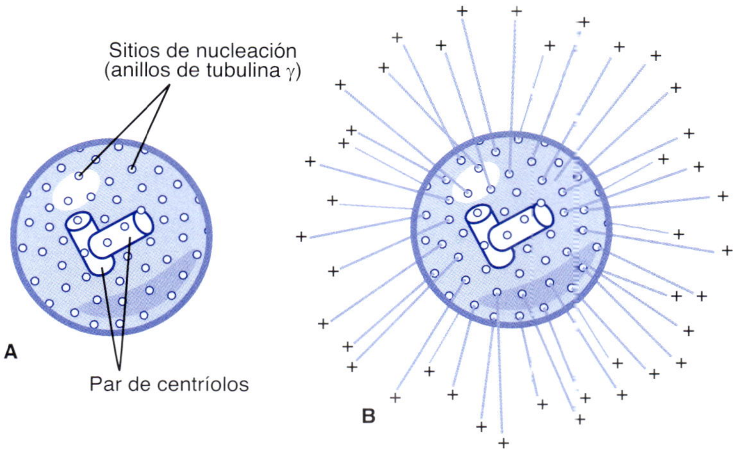


**FIGURA 1-17.** Polimerización de la tubulina en un centrosoma. **A**. Un centrosoma está formado por una nube amorfa de material que contiene anillos de tubulina γ, que inician la polimerización de los microtúbulos. Dentro de la nube hay un par de centríolos. **B**. Centrosoma con microtúbulos adheridos. El extremo negativo de cada microtúbulo está inmerso en el centrosoma y ha crecido a partir de un anillo de nucleación; en cambio, el extremo positivo de cada microtúbulo queda libre en el citoplasma. (Modificada de Alberts B, Bray D, Johnson A, et al. *Essential Cell Biology*: *An Introduction to the Molecular Biology of the Cell*. New York, NY:Garland Publishing; 1998:521. Figura 16-10. Copyright © 1998 de Bruce Alberts, Dennis Bray, Alexander Johnson, Julian Lewis, Martin Raff, Keith Roberts y Peter Walter. Usada con permiso de W. W. Norton & Company, Inc.).

**b.** Durante la fase S del ciclo celular (*véase* más adelante), los centríolos se **autoduplican** cuando cada centríolo paterno forma un **procentríolo** en ángulo recto respecto a sí mismo.

**c.** El centríolo maduro también puede formar **cuerpos basales**, que son idénticos a centríolos no pareados y originan los **axonemas** de cilios y flagelos.

**d. Función**

**(1)** El **centrosoma** es el **COMT** más importante de la célula.

**(2)** El **material pericentriolar** contiene centenares de estructuras en forma de anillo compuestas de **tubulina γ**, y cada anillo sirve de punto de inicio para la polimerización de un microtúbulo.

**(3)** Los centríolos no intervienen en la nucleación de los microtúbulos, pero ayudan a mantener la organización del centrosoma.

**(4)** El centrosoma mismo también se duplica a lo largo de la fase S del ciclo celular, y, posteriormente, se separa para formar los polos del huso mitótico, donde se originan y convergen los microtúbulos.

**3. Filamentos de actina (microfilamentos)**

**a. Estructura**. Los **filamentos de actina** (7 nm de diámetro) se componen de monómeros globulares de actina (**actina G**) enlazados para formar una **doble hélice** (actina F); son delgados, flexibles y abundan en las células.

**b.** Los filamentos de actina muestran **polaridad** parecida a la de los microtúbulos, es decir, su polimerización y despolimerización ocurren de manera preferente y más rápida en el **extremo positivo** (**extremo de púas**) que en el **extremo negativo** (**extremo en punta**). Las subunidades de actina G libres poseen ATP unido a ellas, y cuando se unen al filamento de actina en crecimiento, la subunidad actúa como una enzima e hidroliza el ATP, liberando energía. El ADP resultante queda sepultado en la profundidad del surco del filamento y este se alarga. Cuando los monómeros de actina G se eliminan del extremo negativo, el ADP unido se fosforila a ATP, de modo que el monómero de actina G está listo para unirse al extremo de un filamento de actina en crecimiento. Durante la formación del filamento, los monómeros de actina se agregan al extremo positivo y pueden eliminarse del extremo negativo. En determinadas condiciones se presenta el llamado **recambio estable**, en el cual el mismo número de monómeros de actina G que se agrega al extremo positivo se elimina del extremo negativo de un filamento de actina.

**c.** Muchas **proteínas acopladas a actina** se asocian con la actina G y F y, de este modo, aceleran o desaceleran el alargamiento o acortamiento del filamento de actina, además de estabilizar o permitir su ramificación (**tabla 1-4**). La tropomiosina es una de las proteínas de unión a la actina más conocidas, que estabiliza el filamento de actina y, en los músculos estriados, cubre el sitio de unión a la miosina.

**Tabla 1-4 Algunas proteínas de unión a actina y su función**

| Proteína asociada con actina | Función |
|---|---|
| Formina | Facilita la formación de filamentos y permanece unida al extremo creciente del filamento |
| Complejo PRA | Permanece unido al extremo negativo y permite la formación de una red de filamentos de actina al facilitar la ramificación de estos |
| Profilina | Se une a las subunidades de actina G y acelera la formación de filamentos |
| Timosina | Se une a las subunidades de actina G e impide que se fijen al filamento de actina |
| Cofilina | Se une al extremo negativo del filamento de actina y promueve el proceso de acortamiento |
| Gelsolina | Rompe el filamento y permanece unida al extremo positivo |
| Tropomiosina | Aumenta la estabilidad del filamento y, en el músculo estriado, enmascara el sitio de unión activo a la miosina |
| Proteína capuchón | Estabiliza el filamento y mantiene su longitud al impedir la adición o eliminación de subunidades de actina G |
| Fimbrina | Ayuda en la formación de haces de filamentos de actina |
| Actinina α | Ayuda en la formación de haces de filamentos de actina |

PRA, proteína relacionada con actina.

   d. Los filamentos de actina abundan en la periferia de la célula, donde están acoplados a la membrana plasmática por una o más proteínas intermediarias (p. ej., actinina α, vinculina y talina).
   e. **Función**. Los filamentos de actina intervienen en muchos **procesos celulares**, como el establecimiento de contactos focales entre la célula y la matriz extracelular, la locomoción de células no musculares, la formación del anillo contráctil (en las células en división), la formación de un centro rígido de microvellosidades y el plegamiento de los epitelios en tubos durante el desarrollo.

4. Los **filamentos intermedios** tienen 8-10 nm de diámetro. Constituyen una población de filamentos heterogéneos que son los productos de al menos 70 genes distintos. A pesar de su diversidad, los filamentos intermedios tienen numerosas características en común, a saber, el que su unidad básica es un **monómero** formado por proteínas en forma de bastón cuya región más larga es una estructura helicoidal α, el **dominio central**, con un extremo *N*-terminal globular (**cabeza**) y un extremo C-terminal globular (**cola**). Dos de estos monómeros se enrollan entre sí para formar un dímero. Dos dímeros se ensamblan de cabeza a cola, en una **formación tetramérica** escalonada antiparalela. Ocho tetrámeros se ensamblan lado a lado y se comprimen en **unidades alargadas de filamentos** (**UAF**) que forman subunidades de 10 nm de diámetro. Numerosas UAF se ensamblan extremo con extremo para formar los filamentos intermedios maduros. A pesar de que se creía que los filamentos intermedios eran de naturaleza rígida, se ha demostrado que se mueven, cambian de forma y se estiran en alguna medida sin romperse. Hay cuatro tipos principales de filamentos intermedios en el citoplasma, de manera específica para cada tejido; un tipo se encuentra en el núcleo y un tipo especial solo se localiza en el citoplasma de las células del cristalino del ojo (**tabla 1-5**). En general, los filamentos intermedios **proporcionan fuerza mecánica** a las células; carecen de polaridad y no requieren GTP ni ATP para su ensamble.
5. La **plectina** es una proteína de 500 kDa que une microfilamentos, filamentos intermedios y microtúbulos entre sí, y de esa manera da una configuración muy estable al citoesqueleto. La plectina también se encuentra en músculos estriados y ayuda a la desmina, un filamento intermedio específico del músculo, a mantener la disposición regular de las miofibrillas. Además, se ha demostrado que la plectina refuerza las uniones intercelulares al unir algunas de las moléculas estructurales al citoesqueleto.

## PERLAS CLÍNICAS

El **diagnóstico tumoral** suele basarse en la identificación inmunocitoquímica de los filamentos intermedios de las células tumorales, pues el tipo de filamento intermedio identifica el tejido en el que surgieron las células cancerosas metastásicas. Por ejemplo, un tumor indiferenciado que ha hecho metástasis en la vejiga puede identificarse como carcinoma (de origen epitelial) si se tiñe con inmunocitoquímica en un corte histológico después de aplicar un anticuerpo contra citoqueratina.

**Tabla 1-5 Principales tipos de filamentos intermedios**

| Tipo | Proteína | Localización | Función |
|---|---|---|---|
| I<br>II | Queratinas ácidas<br>Queratinas básicas | Diversos tipos de células epiteliales | Son los tonofilamentos relacionados con desmosomas y hemidesmosomas; en uñas y pelo se conocen como *queratinas tricocíticas* (duras) |
| III | Vimentina* | Células endoteliales, leucocitos, fibroblastos | Da soporte estructural a las membranas plasmáticas; fija orgánulos en su posición |
| | Desmina† | Células musculares | Une miofibrillas entre sí en los discos Z |
| | GFAP† | Glía y astrocitos | Da soporte estructural |
| | Periferina | Axones del sistema nervioso periférico (SNP) | Ayuda en la elongación de los axones |
| | Sinemina | Células musculares | Se une a actinina $\alpha$ y desmina |
| IV | NF-L (70 kDa)‡<br>NF-M (140 kDa)‡<br>NF-H (210 kDa)‡ | Axones neuronales<br>Axones neuronales<br>Axones neuronales | NF-L, NF-M y NF-H dan soporte a los axones y establecen el diámetro axónico |
| | Nestina | Neuronas en desarrollo y glía | Da soporte a las células embrionarias; no se encuentra en células maduras |
| | $\alpha$-Anternexina | Axones neuronales | Se copolimeriza con los otros neurofilamentos |
| | Sincoilina | Músculo | Se une a la desmina |
| V | Láminas nucleares A, B y C | Núcleo de todas las células humanas | Forma una malla bidimensional, la lámina nuclear, profunda respecto a la membrana nuclear interna, para organizar la cromatina nuclear periférica; también forma el armazón del nucleoplasma |
| VI | Faquinina y filensina** | Células fibrosas del cristalino del ojo | Estos filamentos con estructuras en forma de cuentas de las fibras del cristalino mantienen la transparencia |

GFAP, proteína ácida fibrilar glial.

*La vimentina es el filamento intermedio más abundante y tiene amplia distribución.
†La desmina y la GFAP pueden copolimerizarse con la vimentina; a veces se clasifican como filamentos tipo vimentina. La vimentina es el filamento intermedio encontrado con mayor frecuencia en una amplia variedad de células.
‡NF-L (neurofilamentos ligeros), NF-M (neurofilamentos intermedios) y NF-H (neurofilamentos pesados). NF-L se copolimeriza para formar neurofilamentos con NF-M o NF-H.
**La faquinina y la filensina se copolimerizan para formar filamentos con estructuras en forma de cuentas. Solo se encuentran en las células fibrosas del cristalino del ojo.

# VIII. INTERACCIONES ENTRE ORGÁNULOS

Los orgánulos intervienen en todos los procesos celulares, que incluyen la captación y liberación de material por la célula, la síntesis de proteínas y la digestión intracelular. Estas variadas interacciones proporcionan la base para un acercamiento funcional al estudio de algunas dinámicas de la biología celular.

## A. Captación y liberación de material por las células

1. La **endocitosis** es la **captación** (**incorporación**) de material por las células. Incluye la pinocitosis, la endocitosis mediada por receptor y la fagocitosis.
   - **a.** La **pinocitosis** («**bebida celular**») es la captación *no específica* (*aleatoria*) de líquido extracelular y material en solución hacia **vesículas pinocíticas**.
   - **b.** La **endocitosis mediada por receptor** es la *captación específica* de una sustancia (**ligando**), como lipoproteínas de baja densidad (LDL, *low-density lipoproteins*) y hormonas proteínicas, por una célula con receptor de membrana para ese ligando, según la siguiente secuencia de eventos (fig. 1-12):
     - **(1)** Los ligandos se **unen específicamente** a sus receptores en la superficie celular formando **complejos ligando-receptor** que se reúnen en una depresión **cubierta de clatrina**, que se invagina y crea una vesícula cubierta de clatrina que contiene al ligando.
     - **(2)** El recubrimiento de clatrina citoplasmático se **pierde** rápidamente, lo que origina una **vesícula endocítica desnuda** que contiene el ligando y se fusiona con un endosoma temprano.

**PERLAS CLÍNICAS**

La **hipercolesterolemia familiar** se asocia con una menor capacidad de las células para captar colesterol, que suele ingerirse mediante endocitosis de LDL mediada por receptor; es causada por un defecto genético hereditario que se traduce en la incapacidad para sintetizar receptores de LDL o en la síntesis de receptores defectuosos que no son capaces de unirse a las LDL ni a las depresiones cubiertas de clatrina. Se caracteriza por altas concentraciones de colesterol en sangre. Esto facilita el desarrollo temprano de **ateroesclerosis**, que puede ser mortal.

c. La **fagocitosis** (**«alimentación celular»**) es la captación de microorganismos, otras células y material particulado (a menudo de origen externo) por una célula, como los **macrófagos** y los **neutrófilos**, por lo general con la ayuda de receptores celulares de superficie.
   (1) Un macrófago se une a través de sus **receptores Fc** a una bacteria recubierta con el anticuerpo inmunoglobulina G (IgG), o mediante sus receptores C3b a una bacteria cubierta de complemento.
   (2) La unión avanza hasta que la membrana plasmática envuelve por completo la bacteria y se forma una vacuola fagocítica que se fusiona con un endosoma temprano o un fagolisosoma.

2. La **exocitosis** es la **liberación de material** por la célula mediante la fusión de la membrana de una vesícula secretora con la membrana plasmática. Requiere la interacción de receptores, tanto en la membrana de la vesícula secretora como en la membrana plasmática, así como la **coalescencia** (adhesión y unión) de las dos bicapas membranosas fosfolipídicas. La exocitosis ocurre en la secreción regulada y en la constitutiva.
   a. La **secreción regulada** (**dirigida por señal**) es la liberación de materiales (p. ej., neurotransmisores, enzimas) **almacenados** en la célula, como respuesta a una **señal extracelular**.
   b. La **secreción constitutiva** (**vía estándar**) consiste en la liberación más o menos **continua** de material (p. ej., colágeno y proteínas plasmáticas) sin ningún paso intermedio. La secreción constitutiva **no** requiere ninguna señal extracelular.
3. El **reciclaje de membranas** mantiene un área superficial relativamente constante de la membrana plasmática después de la exocitosis. En este proceso, la membrana de la vesícula secretora **añadida** a la membrana plasmática durante la exocitosis es **recuperada** mediante endocitosis por medio de vesículas cubiertas de clatrina. Esta membrana retorna a la RTG a través de endosomas tempranos para ser reciclada. En la **figura 1-18** se ilustran las vías endocíticas utilizadas por las células. En secciones anteriores de este capítulo se presenta más información específica acerca de los mecanismos del reciclaje y la transferencia de las membranas (*véase* sección VII.A.7, *Vesículas cubiertas*).

## B. Síntesis de proteínas

1. La síntesis de una proteína requiere lo siguiente:
   - **ARNm**, cuya secuencia de nucleótidos determina la secuencia de aminoácidos que componen la proteína.
   - **ARNt**, que entrega el aminoácido específico necesario para la formación de la proteína.
   - **Ribosomas**, en cuya superficie se ensambla la proteína a partir de los aminoácidos.

Si al comienzo de la molécula de ARNm hay una secuencia corta de nucleótidos que codifica una secuencia de aminoácidos, conocida como **secuencia señal**, es una indicación de que la proteína que está a punto de formarse tendrá que ser empaquetada, ya sea para su exportación fuera de la célula o para su uso dentro de un compartimento membranoso de la célula (p. ej., un endosoma). La ausencia de la secuencia de señal indica que la proteína que está a punto de formarse permanecerá en la célula sin necesidad de ser empaquetada.

La síntesis de las proteínas destinadas a ser empaquetadas **implica** lo siguiente:

- Traducción de los ARNm que codifican las proteínas en los polirribosomas de la superficie del RER.
- Transporte de la cadena polipeptídica en crecimiento a través de la membrana del RER y *hacia*:
  - el interior de las cisternas (lumen).
  - Procesamiento del polipéptido o proteína en el interior del RER.

Estas proteínas hidrosolubles en el interior del RER son empaquetadas en **vesículas de transferencia**, que forman brotes que se desprenden del RER y son transportadas hacia el aparato de Golgi.

   a. Un proceso de tres pasos **traduce el ARNm** como se muestra en la **figura 1-19**. El ribosoma se mueve a lo largo del ARNm en la dirección 5′ a 3′ por medio de ARNt acilados como adaptadores para agregar cada aminoácido al final de la cadena peptídica en crecimiento, que siempre se localiza en el sitio P de la subunidad grande del ribosoma.

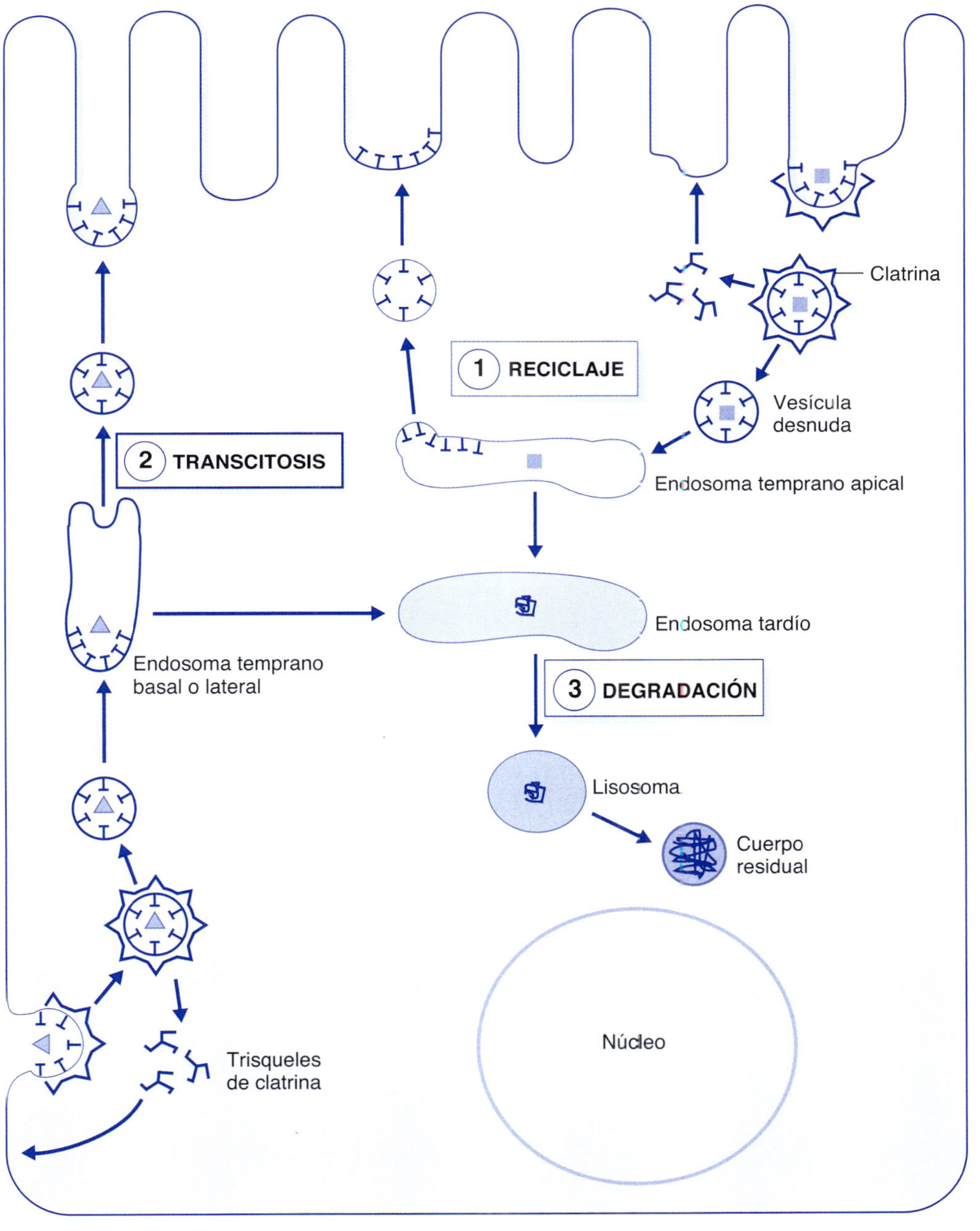


**FIGURA 1-18.** Vías utilizadas por receptores y ligandos después de la endocitosis. (**1**) Reciclaje de los receptores a la misma superficie de la membrana plasmática. (**2**) Transcitosis desde una superficie (p. ej., basal o lateral) a otra (p. ej., apical). La transcitosis puede realizarse en cualquier sentido, pero requiere compartimentos endosómicos tempranos separados cerca del punto de entrada de las vesículas. (**3**) Degradación: si no se recuperan de ningún compartimento endosómico temprano, los ligandos se trasladan a un endosoma tardío común, que en consecuencia se transforma en un lisosoma, donde se completa la degradación.

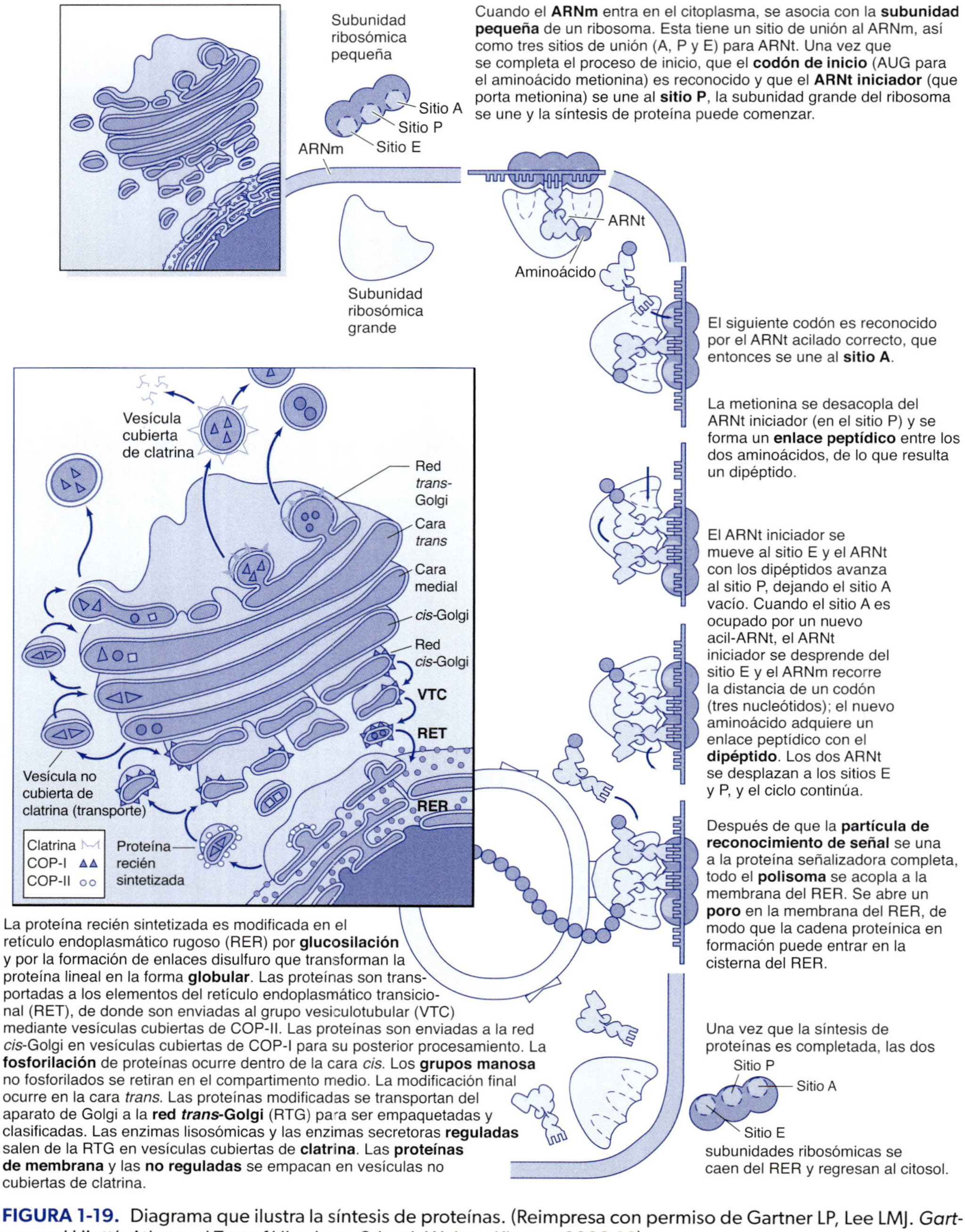


**FIGURA 1-19.** Diagrama que ilustra la síntesis de proteínas. (Reimpresa con permiso de Gartner LP, Lee LMJ. *Gartner and Hiatt's Atlas and Text of Histology*. 8th ed. Wolters Kluwer; 2023:18).

**b.** El **transporte** del péptido recién formado al interior de la **cisterna del RER** ocurre por un mecanismo descrito por la **hipótesis de la señal**, como se muestra en la **figura 1-20**.

**(1)** Cuando la secuencia señal se forma en el ribosoma, una proteína citosólica ribonucleada (un complejo de ARN y proteína) conocida como **partícula de reconocimiento de señal (PRS)** se une a esta, interrumpe la síntesis proteínica y facilita la colocación del polisoma en los **receptores PRS** en la membrana del RER.

**(2)** La subunidad grande de los ribosomas se une al receptor de proteínas del ribosoma en la membrana del RER. La PRS se desprende y una multisubunidad de **proteínas translocadoras**

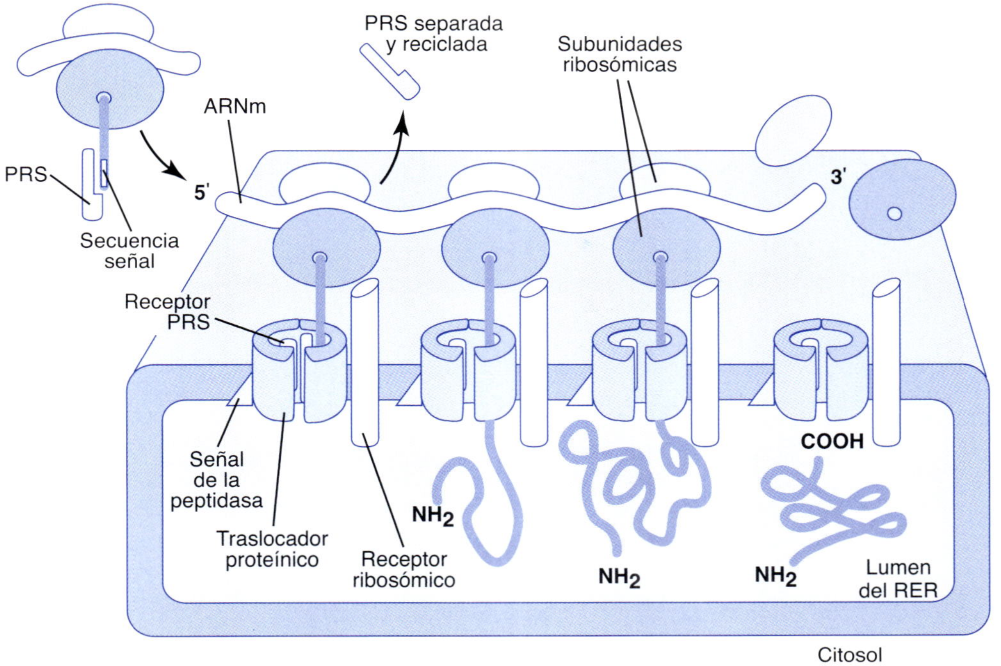


**FIGURA 1-20.** Hipótesis de la señal. La secuencia de señal de un polipéptido secretor recién formado se une a una partícula de reconocimiento de señal (PRS), que entrega el complejo PRS-péptido-ribosoma a un receptor en el retículo endoplasmático rugoso (RER). La PRS se recicla y el polipéptido entra en la cisterna del RER, donde una peptidasa de señal le corta la secuencia señal. ARNm, ARN mensajero.

da lugar a un **poro** a través de la membrana del RER. La síntesis se detiene y el péptido recién formado se inserta a través del poro hacia la cisterna (lumen) del RER.

**c. Modificación postraduccional en el RER**

(1) Una vez que el polipéptido recién formado penetra en la cisterna, una **peptidasa de señal** corta la secuencia señalizadora.

(2) El polipéptido es glucosilado y se forman enlaces disulfuro, que convierten el polipéptido lineal en una molécula globular.

**d. Transporte de la proteína** desde el RER hasta la porción *cis*-Golgi (**fig. 1-21**)

(1) Los elementos de transición del RER forman **vesículas cubiertas de coatómero II** (**revestidas de COP-II**) que contienen la proteína recién sintetizada.

(2) Estas vesículas cubiertas con COP-II se trasladan hacia el **VTC** (**cúmulo vesicular-tubular**), donde se fusionan con las membranas para liberar la proteína.

(3) El **VTC** funciona como la primera «estación» para la separación del transporte anterógrado contra el retrógrado en la vía secretora. Las proteínas pasan a la porción ***cis*-Golgi**, o si son proteínas residentes del RER que escaparon de aquí, son capturadas por una proteína receptora de membrana específica y devueltas al RER en **vesículas cubiertas de coatómero COP-I** a través de una vía dirigida por microtúbulos.

**e.** El **transporte anterógrado** desde el VTC hacia la parte *cis*-Golgi se realiza en vesículas cubiertas de coatómero COP-II.

**f.** El **transporte anterógrado de material** entre los varios subcompartimentos del aparato de Golgi puede llevarse a cabo mediante maduración de cisternas, transporte vesicular o ambas cosas, como se indica a continuación:

(1) Las cisternas que contienen proteínas pueden cambiar su composición bioquímica mientras se desplazan intactas a través de las pilas.

(2) Las vesículas (cubiertas de COP-II, según algunos investigadores) pueden desprenderse de una cisterna y fusionarse con el borde dilatado de otra cisterna.

(3) Aunque se han observado ambos mecanismos, no se conoce la manera precisa en la que ocurre el transporte anterógrado en las pilas de cisternas del aparato de Golgi.

(4) El transporte vesicular **retrógrado** ocurre entre las cisternas de Golgi y entre el aparato de Golgi y el VTC o el RER mediante vesículas cubiertas de COP-I.

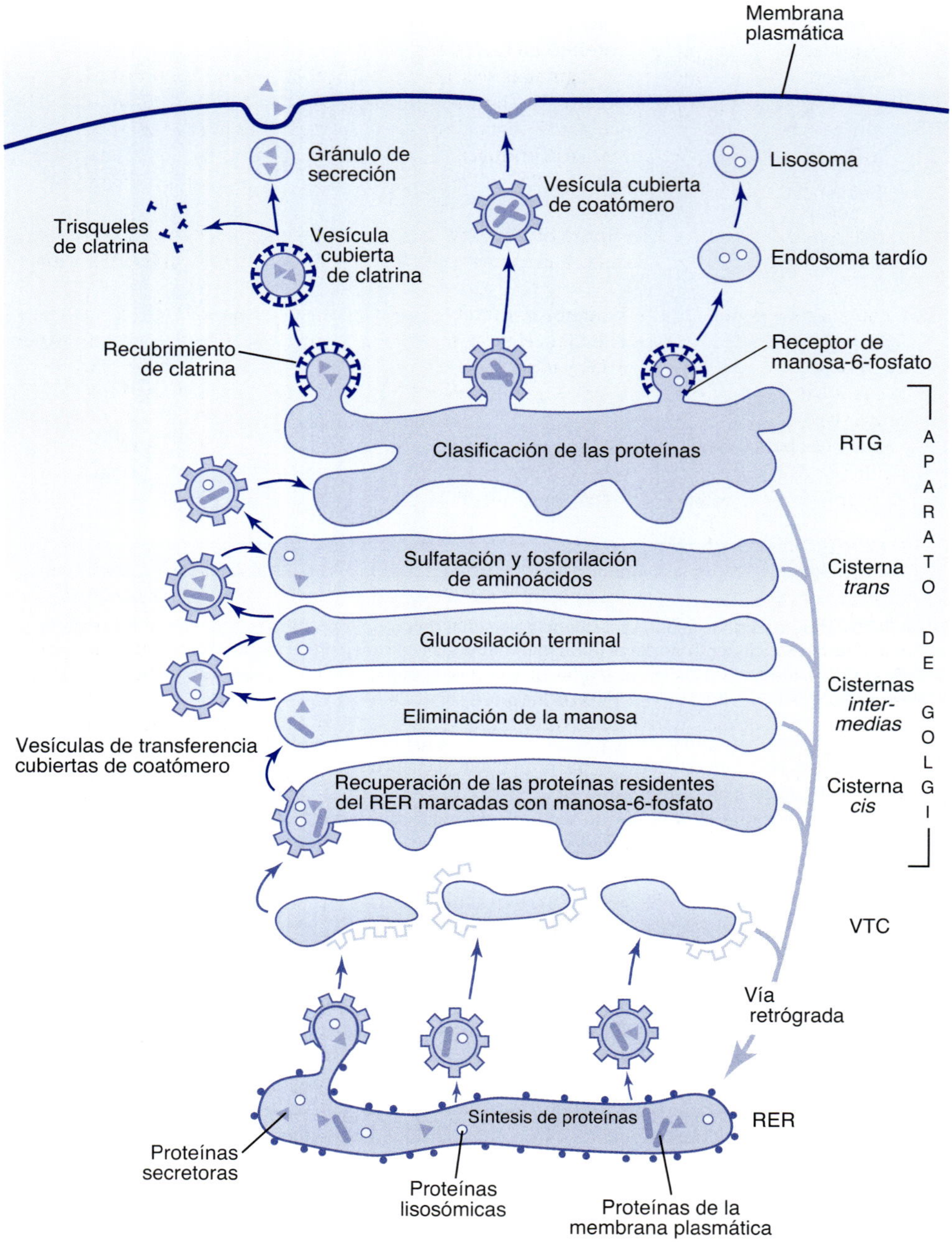


**FIGURA 1-21.** Vías seguidas por las proteínas secretoras en compartimentos separados del aparato de Golgi. Entre las proteínas sintetizadas en el retículo endoplasmático rugoso (RER), se encuentran las proteínas secretoras (▲), de membrana (/) y lisosómicas (o). Estas proteínas se desprenden del elemento de transición del RER mediante vesículas cubiertas de COP y penetran en el grupo vesiculotubular (VTC). Desde allí son transportadas a la red *cis*-Golgi mediante vesículas cubiertas de COP. El paso anterógrado a través de las cisternas de Golgi se realiza mediante vesículas cubiertas de COP o por maduración de las cisternas. La maduración de las cisternas acoplada al transporte vesicular retrógrado de enzimas del Golgi es actualmente el mecanismo más aceptado. Se piensa que solo las vesículas COP-I intervienen en el transporte retrógrado (del aparato de Golgi al VTC o al RER), pero tanto la COP-I como la COP-II pueden participar en el transporte anterógrado. No todas las proteínas experimentan todas las modificaciones químicas (p. ej., solo las proteínas lisosómicas son marcadas con manosa-6-fosfato). La distribución final ocurre en la red *trans*-Golgi (RTG).

**g.** El **procesamiento de las proteínas en el aparato de Golgi** se realiza mientras las proteínas se trasladan de la parte *cis* a la parte *trans* del aparato de Golgi, a través de **distintos subcompartimentos cisternales**. Este proceso se describe en la figura 1-21.

**h.** **Clasificación final de las proteínas en la RTG** (fig. 1-21):

**(1)** Las **proteínas secretoras reguladas** se separan de las proteínas de membrana y lisosómicas y, mediante vesículas cubiertas de clatrina, son enviadas a vacuolas de condensación, donde la extracción de agua mediante intercambios iónicos genera **gránulos de secreción**.

**(2)** Las **proteínas lisosómicas** se distribuyen en las regiones cubiertas de clatrina de la RTG que presentan receptores para M-6-P y son entregadas a endosomas tardíos mediante vesículas cubiertas de clatrina.

**(3)** Las **proteínas de membrana plasmática** se clasifican en regiones cubiertas de coatómero de la RTG y son entregadas a la membrana plasmática en vesículas cubiertas de coatómero COP-II.

**2.** La **síntesis de proteínas transmembrana** también ocurre en polirribosomas de la superficie del RER, pero, en vez de entrar en el lumen, el proceso de transferencia es **detenido** (por una **secuencia de detención de la transferencia**) y la proteína transmembrana se ancla a la membrana del RER. El destino final de esta proteína será la membrana del RER, la membrana de otro orgánulo o la membrana plasmática.

**3.** La **síntesis de proteínas citosólicas** ocurre en polirribosomas que están **libres** en el citosol y es dirigida por ARNm **desprovistos** de codones de señal. Tales proteínas (p. ej., proteína-cinasa y hemoglobina) son liberadas directamente en el citosol.

## C. Digestión intracelular

**1.** La **digestión no lisosómica** es la degradación de los constituyentes citosólicos a través de mecanismos externos a la vía lisosómica. El principal sitio de degradación de las proteínas que ya no son necesarias, están dañadas o alteradas, es el **proteasoma**, un complejo cilíndrico de proteasas no lisosómicas. Antes de que las proteínas puedan entrar en el proteasoma, deben ser marcadas para ser destruidas, para lo cual son señaladas de manera enzimática con **ubicuitina**, una proteína relativamente pequeña de 76 aminoácidos de longitud abundante en el citoplasma y el núcleo. Esta **ubicuitinación** conduce a las proteínas hacia el proteasoma, donde se fragmentan en pequeños péptidos, de 7 a 8 aminoácidos de longitud.

**a.** Cada proteasoma es un orgánulo no membranoso cilíndrico de 26S con centro hueco; consta de tres subunidades, una **partícula central** de 20S y dos **partículas reguladoras**, de 19S cada una, que cubren cada extremo (cara de entrada [arriba] y cara de salida [abajo]) del proteasoma. Vista de lado, la partícula central está compuesta por cuatro unidades en forma de anillo, llamadas α, β, β y α, mencionadas de la cara de entrada a la cara de salida. Las dos subunidades α unen las partículas reguladoras, mientras que los lados luminales de las dos subunidades β funcionan como enzimas proteolíticas. La subunidad reguladora en la cara de entrada actúa como una tapa que controla el acceso al lumen del proteasoma, mientras que la subunidad reguladora en la cara de salida permite la liberación de los productos de la proteólisis (**fig. 1-22**).

**b.** El proceso de ubicuitinación requiere un conjunto de tres enzimas que unen una molécula de ubicuitina a la proteína diana. La primera enzima, la **enzima activadora de ubicuitina** (**E1**), activa la ubicuitina de modo que la segunda enzima, la **enzima conjugadora de ubicuitina** (**E2**), pueda unirse a la proteína diana. La tercera enzima, la **enzima ubicuitina-ligasa** (**E3**), ahora puede transferir la molécula de ubicuitina a la proteína diana. Este proceso se repite varias veces, de modo que varias moléculas de ubicuitina pueden unirse entre sí formando una **cadena de poliubicuitina** unida a la proteína diana. E1 y E2, y en especial E3, existen en muchas formas, lo cual indica que el reconocimiento de una proteína diana específica quizá sea enzima-específico.

**c.** Una vez que la proteína diana está poliubicuitinada (deben unirse a ella por lo menos cuatro moléculas de ubicuitina), puede unirse, en presencia de ATP, a la partícula reguladora en el lado de entrada. La partícula reguladora se separa y, como la tapa con bisagra de un recipiente, se levanta para permitir el acceso de la proteína al lumen de la partícula central. Sin embargo, para que la proteína diana pueda entrar en el estrecho lumen deben ocurrir dos cosas:

**(1)** La proteína diana debe ser desubicuitinada.

**(2)** La proteína diana debe ser desplegada; este proceso requiere energía.

**d.** La proteína desplegada se introduce en el lumen de la partícula central, un proceso llamado **translocación**. La proteína diana es degradada entonces por la actividad enzimática de las subunidades β del proteasoma.

Aunque la mayoría de las proteínas deben ser ubicuitinadas antes de poder entrar en un proteasoma, hay algunas excepciones, en especial si la célula está en condiciones muy estresantes,

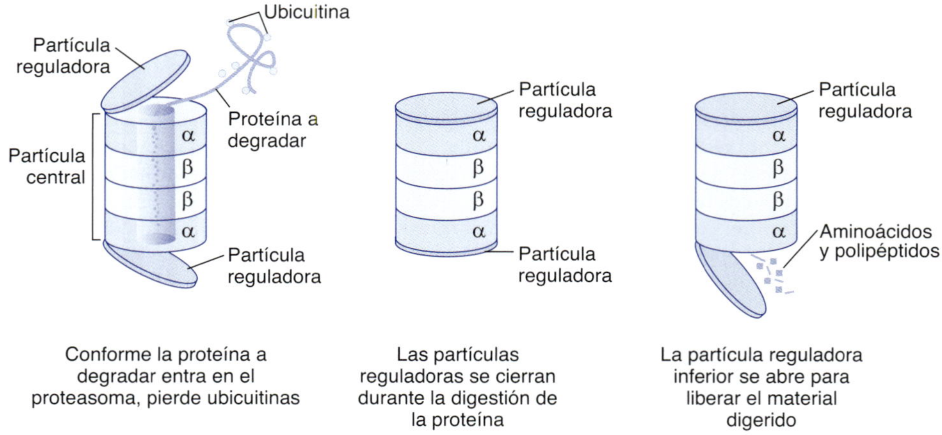


**FIGURA 1-22.** Proteasoma degradando una proteína marcada con ubicuitina.

como la exposición a una alta temperatura, agentes infecciosos o concentración de oxígeno mayor de lo normal.

2. La **digestión lisosómica** (fig. 1-15) es la degradación del material contenido en distintos tipos de lisosomas por enzimas lisosómicas. En este proceso intervienen distintos compartimentos lisosómicos, según el origen del material a degradar.
   a. La **heterofagia** es la ingesta y degradación de **material foráneo** que ha entrado en la célula a través de endocitosis mediada por receptor o fagocitosis.
      (1) La digestión de los ligandos **endocitados** ocurre en los **cuerpos multivesiculares** (fig. 1-15).
      (2) La digestión de los microorganismos **fagocitados** y las partículas extrañas se inicia, y puede completarse, en los **fagolisosomas**.
   b. La **autofagia** consiste en la separación de un orgánulo u otro componente celular por membranas del RER para formar una **vacuola autofágica** (fig. 1-16), que posteriormente es digerida en un **autofagolisosoma**.
   c. La **crinofagia** es la fusión de **gránulos de secreción hormonales** con lisosomas y su posterior digestión. La crinofagia resulta útil para eliminar un **número excesivo** de gránulos de secreción de la célula.

## PERLAS CLÍNICAS

Las **enfermedades por almacenamiento lisosómico** son alteraciones hereditarias causadas por la insuficiencia de hidrolasas ácidas lisosómicas específicas. Por tanto, los **lisosomas** son incapaces de degradar determinados compuestos, que se acumulan e interfieren en el funcionamiento celular.

1. La **enfermedad de Tay-Sachs** se caracteriza por la acumulación de glucolípidos (a saber, gangliósidos $G_{M2}$) en los lisosomas de las neuronas a causa de una deficiencia en la enzima hexosaminidasa A. La enfermedad es más frecuente en niños descendientes de judíos de Europa central. La gran acumulación de gangliósidos en las neuronas del encéfalo provoca cambios degenerativos importantes en el sistema nervioso central, y antes de los 4 años suele sobrevenir la muerte.
2. Un signo distintivo del **síndrome de Hurler** es la acumulación de glucosaminoglucanos (GAG) y proteoglucanos en corazón, encéfalo, hígado y otros órganos. Esta inusual enfermedad hereditaria se debe a la deficiencia de una de las diez enzimas lisosómicas implicadas en la degradación secuencial de los GAG. Las manifestaciones clínicas del síndrome de Hurler incluyen deformaciones esqueléticas, hipertrofia de órganos, deterioro mental progresivo, sordera y muerte antes de los 10 años de edad.
3. Las **glucogenosis** (al menos diez tipos) son causadas por un defecto hereditario en una enzima implicada en la síntesis o la degradación del glucógeno. En consecuencia, el glucógeno se acumula, más a menudo en hígado, músculo esquelético y corazón, aunque el principal órgano afectado depende del defecto enzimático específico.

# IX. NÚCLEO

**A. Estructura**. El núcleo, el orgánulo de mayor tamaño de la célula, está constituido por la **envoltura nuclear**, el **nucléolo**, el **nucleoplasma** y la **cromatina** (**fig. 1-23**).

**B. Función**. El núcleo contiene el material genético codificado en el ADN de la cromatina y dirige la síntesis de proteínas en el citoplasma por medio del **ARNr**, el **ARNm** y el **ARNt**. Todos los tipos de ARN, incluyendo los **ARN reguladores** (**ARN no codificantes**), son sintetizados en el núcleo.

# X. ENVOLTURA NUCLEAR

La **envoltura nuclear** rodea el material nuclear y está formada por dos membranas concéntricas (bicapas fosfolipídicas) separadas entre sí por un estrecho espacio, conocido como la **cisterna perinuclear**. Estas membranas concéntricas se fusionan en algunos puntos, de tal manera que dejan aberturas en la envoltura nuclear llamadas **poros nucleares** (**fig. 1-24**).

## A. Membrana nuclear externa

1. Mide aproximadamente 6 nm de grosor, y en determinados puntos se continúa con el RER.
2. Una malla holgada de filamentos intermedios (**vimentina**) rodea la membrana nuclear externa por su cara citoplasmática, y los **ribosomas** cubren parcialmente la cara citoplasmática. Las proteínas sintetizadas en estos ribosomas entran en la cisterna perinuclear.

## B. Membrana nuclear interna

1. La membrana nuclear interna (aproximadamente 6 nm de grosor) está orientada hacia el material nuclear pero está separada del mismo y su superficie interna está sostenida por la **lámina nuclear**, una lámina fibrosa (80-300 nm de grosor) compuesta principalmente por los filamentos intermedios nucleares, las **láminas A**, **B**$_1$, **B**$_2$ y **C**.

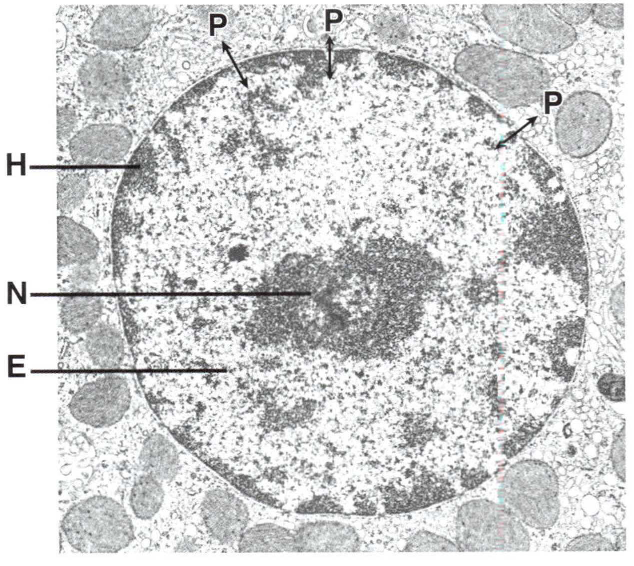


**FIGURA 1-23.** Micrografía electrónica del núcleo celular. La envoltura nuclear está interrumpida por poros nucleares (P). La heterocromatina inactiva (H) es densa y se concentra en mayor medida en la periferia del núcleo. La eucromatina (E), la forma activa, es menos densa y se distribuye uniformemente. N, nucléolo.

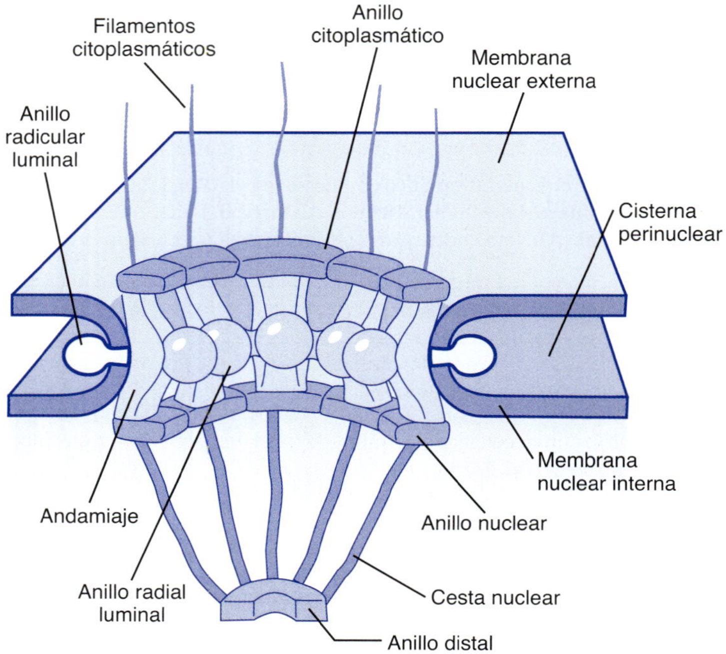


**FIGURA 1-24.** Complejo del poro nuclear. (De Alberts B, Johnson A, Lewis J, et al. *Molecular Biology of the Cell*. 4th ed. New York, NY: Garland Science; 2002:718. Figura 13-8. Copyright © 2002 de Bruce Alberts, Alexander Johnson, Julian Lewis, Martin Raff, Keith Roberts y Peter Walter. (c) 1983, 1989, 1994 de Bruce Alberts, Dennis Bray, Julian Lewis, Martin Raff, Keith Roberts y James D. Watson. Usada con permiso de W. W. Norton & Company, Inc.).

2. Estas proteínas de filamentos intermedios forman un entramado ortogonal que se une a moléculas receptoras transmembrana (como la **emerina** y diversos **polipéptidos asociados con la lámina**) que atraviesan la membrana nuclear interna. Estas laminas ayudan a organizar la envoltura nuclear, dirigiendo la formación de **complejos del poro nuclear** (**NPC**, *nuclear pore complexes*) y la organización de la cromatina perinuclear. Además, son esenciales durante los procesos mitóticos, en los que se encargan del desensamble y reensamble de la envoltura nuclear. La fosforilación de las láminas causa el desensamble, y la desfosforilación provoca el reensamble de la envoltura nuclear.

## C. Cisterna perinuclear

**C. Cisterna perinuclear.** La **cisterna perinuclear**, situada entre las membranas nucleares interna y externa (20-40 nm de ancho), se continúa con la cisterna del RER.

## D. Poros nucleares

1. Los **poros nucleares** (aproximadamente de 80 nm de diámetro) se forman por la fusión de las membranas nucleares externa e interna, asociadas con los **NPC**, que varían en cantidades de docenas a miles según la actividad metabólica de la célula.
2. Facilitan la circulación en ambos sentidos de determinadas moléculas entre el núcleo y el citoplasma, a través de canales de 9 nm de abertura.
3. Las moléculas más pequeñas de 40 kDa pueden atravesar pasivamente el poro, mientras que las moléculas más grandes solo pueden pasar a través del poro mediante transporte facilitado.

## E. Complejo del poro nuclear (NPC)

1. **Estructura**. El **NPC** se compone aproximadamente de 30 proteínas diferentes dispuestas en múltiples copias, de manera que hay entre 400 y 500 proteínas individuales (en conjunto conocidas como **nucleoporinas**) en cada uno. Algunas de las nucleoporinas se disponen en una estructura octamérica alrededor del margen del poro. La cara nucleoplasmática del poro presenta una **cesta nuclear**, mientras que la cara citoplasmática presenta fibras (**filamentos citoplasmáticos**) que se extienden hacia el interior del citoplasma. El transporte de material hacia adentro o afuera del núcleo se produce por **transporte mediado por receptor** a una asombrosa velocidad de aproximadamente 1 000 transportes por segundo.

a. El **anillo citoplasmático**, localizado en el margen citoplasmático del poro nuclear, se compone de ocho subunidades, cada una de las cuales posee un **filamento citoplasmático** formado por una **proteína de unión a Ran** (**proteína de unión a GTP**) que se extiende al citoplasma. Estas fibras quizá sirvan como área de preparación para el transporte de proteínas hacia el núcleo.
b. El **anillo nuclear** se localiza alrededor del margen nucleoplasmático del poro nuclear y está constituido por ocho subunidades. Una estructura en forma de cesta, la **cesta nuclear**, se extiende desde este anillo hacia el nucleoplasma. Sujeto al extremo distal de la cesta nuclear hay un **anillo distal**. Este anillo más interno ayuda a exportar el ARN, subunidades ribosómicas pequeñas y grandes, y otras sustancias desde el núcleo hacia el citoplasma
c. El **anillo interno** se ubica entre los anillos citoplasmático y nuclear. Nuevamente, ocho proteínas transmembrana se proyectan hacia el lumen del poro nuclear y anclan el complejo al borde del poro. Es posible que el lumen sea un canal regulado que impida la difusión pasiva. También se proyecta un dominio de cada una de estas proteínas transmembrana en la cisterna perinuclear.
d. El **anillo radial luminal** rodea el anillo interno, pero está ubicado en la cisterna perinuclear y está separado del anillo interno por la fusión de las membranas nucleares interna y externa.

2. **Función**. El NPC permite el movimiento pasivo a través de la envoltura nuclear por un canal abierto de 9-11 nm para la difusión simple. La mayoría de las proteínas, sin importar su tamaño, solo pueden cruzar en cualquier sentido mediante **transporte mediado por receptor**. Estas proteínas poseen grupos de determinados aminoácidos, conocidos como **segmentos de localización nuclear**, que actúan como señales de transporte.
3. En los **mecanismos de transporte** participa un grupo de proteínas transportadoras: **exportinas** e **importinas**. La función de estas proteínas es regulada por **Ran**, un grupo de proteínas unidas a GTP, en conjunto con **nucleoporinas** específicas. Las proteínas transportadoras reconocen secuencias polipeptídicas en las proteínas que van a transportarse en un sentido u otro. Las exportinas reconocen secuencias polipeptídicas llamadas **secuencias de exportación nuclear** y exportan al citoplasma moléculas que las poseen, mientras que las importinas reconocen **secuencias de localización nuclear** y facilitan su importación al núcleo. Las señales de transporte de este tipo reciben el nombre de **señales de transporte nucleocitoplasmático**.

### PERLAS CLÍNICAS

Las mutaciones en los **genes de la huntingtina** (**HTT**) son responsables de la alteración hereditaria conocida como **enfermedad de Huntington**, que afecta a 10 de cada 100 000 personas de ascendencia caucásica; hombres y mujeres son afectados por igual. Por lo general, esta afección inicia entre los 30 y 50 años de edad, pero en un pequeño porcentaje puede aparecer antes de los 20. Los síntomas inician con alteraciones del estado de ánimo que progresan rápidamente a pérdida de la coordinación muscular, que termina en movimientos erráticos involuntarios. Muchos pacientes pierden la capacidad para hablar y su agudeza mental se deteriora hasta llegar a la demencia. La mayoría de los pacientes mueren dentro de las dos décadas después de la aparición de la enfermedad. Las células más perjudicadas son las neuronas espinosas del cuerpo estriado en los núcleos basales y las neuronas piramidales en la corteza cerebral, donde se ha mostrado la acumulación de la proteína mutada huntingtina (codificada por los genes HTT) en el núcleo.

Recientemente, algunos investigadores han demostrado que la mutación afecta nucleoporinas que ocasionan las alteraciones funcionales en los NPC, lo que hace inviable el transporte de proteínas desde el núcleo hacia el citoplasma. Las proteínas acumuladas en el núcleo interfieren con las funciones de las neuronas, lo que ocasiona una condición debilitante y mortal.

## XI. NUCLÉOLO

El **nucléolo** es una inclusión nuclear que no está rodeada por membrana; se observa en las células en interfase que sintetizan proteínas de manera activa (algunos núcleos contienen varios nucléolos). Contiene principalmente ARNr y proteínas, como **nucleostemina**, **nucleolina** y **fibrilarina**, junto con una cantidad modesta de ADN. Cada nucléolo se forma alrededor de las **regiones organizadoras nucleolares** (**NOR**, *nucleolar organizer regions*), porciones de los cromosomas (en el ser humano, los cromosomas 13, 14, 15, 21 y 22) donde se localizan los genes del ARNr, junto con la ribonucleoproteína **PRS** y la **ARN-polimerasa I**, la enzima requerida para la transcripción de ARNr. Además, es notable la presencia de partículas **precursoras de ribosomas en maduración** de 15 nm, donde se ensamblan subunidades de ARNr 5.8S, 18S y 28S. Las proteínas ribosómicas, sintetizadas en el citoplasma e importadas hacia el núcleo, se combinan con ARNr para formar las subunidades ribosómicas pequeña y grande que entonces se exportan de manera individual al citoplasma, donde se completa el ensamble ribosómico. Con el objetivo de completar la formación de la subunidad ribosómica grande, también se requiere ARNr 5S. Sin embargo, este es codificado por una región de ADN afuera del nucléolo. La ARN-polimerasa III transcribe el ARNr 5S, que es transportado hacia el nucléolo para ser incorporado en la subunidad grande. Las NOR también están implicadas en la reconstitución del nucléolo durante la fase $G_1$ del ciclo celular. Aunque se ha demostrado por microscopía electrónica que el nucléolo se compone de tres a cuatro regiones distintas, estudios más recientes han descartado la importancia de esta distribución morfológica.

El nucléolo también retiene algunas proteínas nucleolares, como la nucleostemina, que funciona como una proteína señalizadora de punto de control en el ciclo celular. Estas proteínas reguladoras del ciclo celular son retenidas en el nucléolo hasta que se requiere su liberación para las dianas en el núcleo o el citoplasma. Algunas funciones adicionales incluyen la identificación y reparación del ADN dañado, por lo que controla el destino de los ARN no codificantes, así como el manejo de respuestas de las células ante varios estresores. Después de la profase del ciclo celular, el nucléolo se desintegra debido a que las NOR de los cromosomas 13, 14, 15, 21 y 22 no están disponibles para transcripción. Subsecuente a la telofase, las NOR se desenrollan y facilitan la reconstrucción del nucléolo.

**PERLAS CLÍNICAS**

Grandes cantidades en el nucléolo de una proteína que se parece a la proteína de unión al nucleótido guanina, conocida como **nucleostemina**, están presentes en las células del cáncer y las células madre, ya que esta proteína, al parecer, participa en la regulación del ciclo celular y también tiene influencia directa en la diferenciación celular.

## XII. NUCLEOPLASMA Y PARTÍCULAS NUCLEARES

El **nucleoplasma** es el protoplasma rodeado por la envoltura nuclear, donde están embebidos los cromosomas, los nucléolos y varias partículas nucleares. Es una matriz viscosa formada principalmente por agua; su viscosidad aumenta por efecto de diversos tipos de macromoléculas (algunas procedentes de los NPC) e iones junto con el aparato procesador de la transcripción, que están suspendidos o disueltos en ella. Aunque no es universalmente aceptado, parece que el nucleoplasma es ordenado por la presencia de un armazón similar al citoesqueleto conocido como **matriz nuclear**.

Las **partículas nucleares** incluyen las siguientes:

**A. Gránulos intercromatínicos.** Son grupos de partículas (20-25 nm de diámetro) distribuidas de forma irregular que contienen **partículas de ribonucleoproteínas (RNP)** y diversas enzimas.

**B. Gránulos pericromatínicos.** Son gránulos densos individuales (30-50 nm de diámetro) rodeados por un *halo* de menor densidad. Están en la periferia de la heterocromatina y muestran una subestructura de fibrillas empaquetadas de 3 nm. Los gránulos de pericromatina tienen ARN 4.7S (y quizá ADN) y dos péptidos semejantes a los que se ven en las RNP nucleares heterogéneas (hnRNP), y pueden ser **RNP mensajeras (mRNP)**.

**C. hnRNP.** Son complejos de *ARNm precursor (pre-ARNm)* y proteínas; intervienen en el procesamiento del pre-ARNm.

**D. RNP nucleares pequeñas.** Son complejos de proteínas y *ARN pequeños* que intervienen en el corte y empalme o en las reacciones de segmentación de las hnRNP.

**E. Cuerpos de Cajal.** De menos de 2 μm de diámetro, se localizan cerca del nucléolo, y algunos creen que están unidos al mismo. Se cree que no solo funcionan en la formación de la enzima telomerasa, sino que ayudan en la distribución de la enzima hacia los telómeros de los cromosomas. Debido a que los cuerpos de Cajal varían en número durante el ciclo celular, es probable que funcionen en la disposición de las estructuras nucleares responsables de la transcripción.

# XIII. CROMATINA

**A. Cromatina**. Consiste en **complejos de ADN de doble hélice con *histonas* y *proteínas no histonas***. Cada cromosoma contiene una larga molécula de ADN con sus proteínas asociadas (histonas), ensamblada en **nucleosomas**, las unidades estructurales del empaquetamiento de la cromatina. Cada nucleosoma tiene un **centro** de ocho **histonas** (**octámeros de histona**) alrededor de las cuales el **ADN de doble hélice** da dos vueltas en espiral. Dado que la doble hélice de ADN es extremadamente larga, conecta una enorme cantidad de octámeros de histona entre sí. El ADN entre los octámeros adyacentes de histonas se conoce como **ADN conector**, que asemeja una delgada cuerda que conecta los octámeros de histona vecinos entre sí.

**B. La cromatina se encuentra en el interior del núcleo** en forma de heterocromatina y eucromatina. La proporción eucromatina/heterocromatina es superior en las células malignas que en las normales.

1. La **eucromatina** (**cromatina extendida**), que constituye aproximadamente el 10 % de la cromatina total, es la forma **transcripcionalmente activa**, y al microscopio óptico se ve como una región que se tiñe de color claro dentro del núcleo. Vista en el MET, se presenta como regiones electrolúcidas entre la heterocromatina; está formada por cadenas de nucleosomas de 10 nm de grosor. La **eucromatina** está conformada por **nucleosomas** adyacentes, donde el **centro del nucleosoma** se forma de dos copias de cada una de las **histonas H2A**, **H2B**, **H3** y **H4**. Los nucleosomas están espaciados a intervalos de 200 pares de bases. Vista al MET, la cromatina extendida parece una serie de cuentas en un hilo; las cuentas son los **nucleosomas**, y el hilo entre nucleosomas adyacentes es el **ADN conector**. Los nucleosomas sostienen el ADN y regulan su accesibilidad para replicación, transcripción y reparación.
2. La **heterocromatina** (**cromatina condensada**) es cromatina que no se está transcribiendo y comprende alrededor del 90 % de la cromatina total de la célula. Se forma a partir de eucromatina que se pliega en filamentos de 30 nm de espesor. La heterocromatina contiene una histona adicional, la **H1**, que se enrolla alrededor de los grupos de nucleosomas y, de este modo, forma filamentos de 30 nm de diámetro de espirales helicoidales de seis nucleosomas por vuelta, que constituyen las unidades estructurales de los cromosomas.
   a. Al microscopio óptico, se ve como masas basófilas de nucleoproteína. Aunque es **transcripcionalmente inactiva**, algunos datos recientes indican que la heterocromatina interviene en el mantenimiento de la integridad de los centrómeros y telómeros cromosómicos y, durante la meiosis, en las interacciones intercromosómicas y la segregación cromosómica.
   b. Uno de los dos cromosomas X es inactivo en la transcripción y permanece condensado como heterocromatina; por consiguiente, está presente en casi todas las células somáticas de las hembras de los mamíferos. Durante la interfase, el cromosoma X inactivo, denominado **cuerpo de Barr** (o **cromatina sexual**), es visible como un cuerpo que se tiñe de color oscuro en el interior del núcleo.

# XIV. CROMOSOMAS

**A. Cromosomas**. Están constituidos por cromatina muy replegada en asas; esta disposición es mantenida por las proteínas asociadas con ADN (**fig. 1-25**). Los cromosomas solo son visibles al microscopio óptico durante la mitosis y la meiosis, cuando su cromatina se **condensa**; el resto del tiempo la cromatina está **extendida**.

**B. Cariotipo**. Indica el *número* y la *morfología* de los *cromosomas* y es característico de cada especie.

1. El **número haploide** (n) es el número de un grupo de cromosomas no pareados de las células germinales (23 en el ser humano).
2. El **número diploide** (2n) es el número de dos grupos completos de cromosomas de las células somáticas (46 en el ser humano).

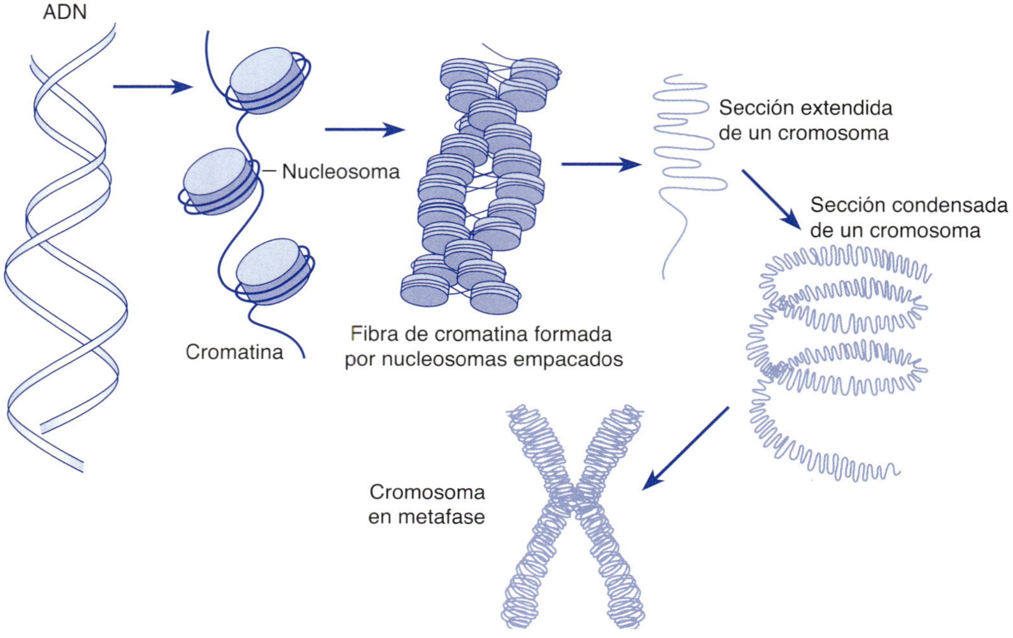


**FIGURA 1-25.** Empaquetamiento de la cromatina en un cromosoma metafásico condensado. En la cromatina extendida, los nucleosomas contienen dos copias de las histonas H2A, H2B, H3 y H4. En la cromatina condensada está presente una histona adicional, la H1. (Adaptada con autorización de Widnell CC, Pfenninger KH. *Essential Cell Biology.* Williams & Wilkins; 1990:47).

**C. El complemento genético total** de un individuo se almacena en los **cromosomas**. En el ser humano, el genoma consiste en 22 pares de **autosomas** y un par de **cromosomas sexuales** (ya sea **XX** [**mujeres**] o **XY** [**hombres**]), para un total de 23 pares homólogos o 46 cromosomas. Cada cromosoma duplicado, visible con microscopía óptica, consta de dos **cromátidas** unidas entre sí en un pequeño punto llamado **centrómero**.

**PERLAS CLÍNICAS**

Se ha observado que hasta 100 pequeñas moléculas diferentes (p. ej., grupos metilo y grupos acetilo), conocidos como **marcadores epigenéticos**, se unen a nucleótidos e histonas tanto durante la embriogénesis como durante la vida adulta, como consecuencia de la exposición al estrés y toxinas. Sorprendentemente, estos marcadores epigenéticos pueden heredarse a través de varias generaciones cambiando las expresiones de los genes con los que están asociados, a pesar de que la secuencia de ADN del gen no ha sido alterada. La investigación de estos procesos dio como resultado un nuevo campo de estudio conocido como **epigenética**. Curiosamente, la acetilación de las histonas H3 en una ubicación específica produjo una mayor actividad del gen relacionado, mientras que la metilación en la misma ubicación reprimió la actividad del gen.

## XV. ÁCIDO DESOXIRRIBONUCLEICO

El **ADN** es una larga molécula lineal helicoidal de doble cadena compuesta por múltiples secuencias de nucleótidos. Almacena la información genética del individuo y actúa como molde o **plantilla** para la **síntesis** de **ARN**. Las secuencias de nucleótidos completas de un ser humano se localizan en los 46 cromosomas de cada célula somática, y si se estiraran y colocaran extremo con extremo, medirían casi 2 m de largo.

**A. Nucleótidos.** Están compuestos por una **base** (**purina** o **pirimidina**), un **azúcar desoxirribosa** y un **grupo fosfato**.

1. Las **purinas** son la **adenina** (A) y la **guanina** (G).
2. Las **pirimidinas** son la **citosina** (C) y la **timina** (T).

**B. Doble hélice de ADN**. Está formada por *dos cadenas de ADN complementarias* que se mantienen unidas por puentes de hidrógeno entre los pares de bases **A-T** y **G-C**.

**C. Exones**. Regiones de la molécula de ADN que ***codifican*** **ARN específicos**.

**D. Intrones**. Regiones de la molécula de ADN, entre exones, que ***no codifican*** ningún **ARN**.

**E. Codón**. Secuencia de *tres bases* de la molécula de ADN que codifica ***un solo aminoácido***.

**F. Gen**. Segmento de la molécula de ADN localizado en una **región específica** de un **cromosoma**. Es responsable no solo de la formación de una única molécula de ARN, sino también de las secuencias reguladoras que controlan la expresión de un rasgo específico. En determinados virus, un gen puede constar de ARN en lugar de ADN.

**G. Genoma**. Conjunto completo de información hereditaria que posee un individuo. Esta información se clasifica en dos categorías: **genes** y **segmentos no codificantes** del ADN (o del ARN en algunos virus). De hecho, solo alrededor del 2% del genoma consta de genes (que codifican proteínas/polipéptidos), mientras que la mayor parte del resto es no codificante, en el sentido de que no codifica proteínas/polipéptidos, pero posee funciones regulatorias o de otro tipo.

### PERLAS CLÍNICAS

1. Varias formas de procesos mutacionales dan lugar al desarrollo de distintas formas de mutaciones, conocidas como **firmas mutacionales**. Se han recopilado al menos 20 firmas mutacionales diferentes, y algunas de estas firmas están casi siempre presentes en exposiciones a carcinógenos particulares. El humo del tabaco es uno de esos carcinógenos (responsable de las firmas 4 y 5) que se relacionó con la cantidad de cigarrillos fumados por día durante un año, conocido como **«paquetes año»**. Se ha calculado que un paquete año de consumo de tabaco causa 150 mutaciones en cada célula de los pulmones, 97 en la laringe, 39 en la faringe y 18 en la vejiga. Las **firmas 4** y **5** incluyen cánceres de vejiga, cabeza y cuello, riñón, hígado, pulmón y tiroides, así como linfoma, glioma de bajo grado, meduloblastoma y melanoma.
2. Se están desarrollando vacunas de ADN antivirales contra el **virus del Zika** (responsable de **microcefalia** y otras anomalías en fetos humanos) que, en lugar de utilizar virus atenuados, inserten una porción del ADN del virus del Zika que codifica las proteínas virales en un ADN circular conocido como **plásmido**. Se inyecta una gran cantidad de copias de este plásmido que contiene los genes del Zika, por vía intramuscular, con la intención de que algunos de estos plásmidos modificados ingresen al núcleo celular donde se forma el ARNm, que luego ingresa al citoplasma y se utiliza para sintetizar proteínas virales. Estas proteínas se ensamblan en partículas similares a virus que salen de la célula e inducen al sistema inmunitario a formar anticuerpos contra las proteínas del virus del Zika. Se espera que este proceso proteja a los fetos de madres embarazadas infectadas con el virus del Zika. Estas vacunas de ADN tienen mucho éxito en ratones, pero, al momento de redactar este texto, todavía no se han iniciado estudios clínicos en humanos.

## XVI. ÁCIDO RIBONUCLEICO

El **ARN** es una molécula lineal parecida al ADN; sin embargo, está formado por una sola cadena y contiene **ribosa** en vez del **azúcar desoxirribosa**, y **uracilo** (**U**) en vez de **timina** (**T**). El ARN se sintetiza por transcripción del ADN. La transcripción es catalizada por tres **ARN polimerasas, I**, **II** y **III**: la I para el ARNr, la II para el ARNm y la III para el ARNt (aunque el ARNr 5S también es transcrito por la ARN-polimerasa III). Algunos segmentos no codificantes del ARN se transcriben para formar ARNt, ARNr y ARN regulatorios. Además, otros ARN pueden actuar como enzimas, como las ribozimas que catalizan la formación de enlaces peptídicos durante la síntesis de proteínas.

**A. ARNm**. Lleva el código genético desde el núcleo hasta el citoplasma para dirigir la *síntesis de proteínas* (**fig. 1-26**).

1. Esta molécula de una sola cadena (monocatenaria) se encuentra formada por centenares o miles de nucleótidos.
2. El ARNm contiene codones que son **complementarios** a los codones del ADN a partir del cual se ha transcrito, incluido un **codón de inicio** (**AUG**) que **comienza** la síntesis de la proteína y uno de los tres **codones de terminación** (**UAA**, **UAG** o **UGA**) que **finalizan** la síntesis de la proteína.

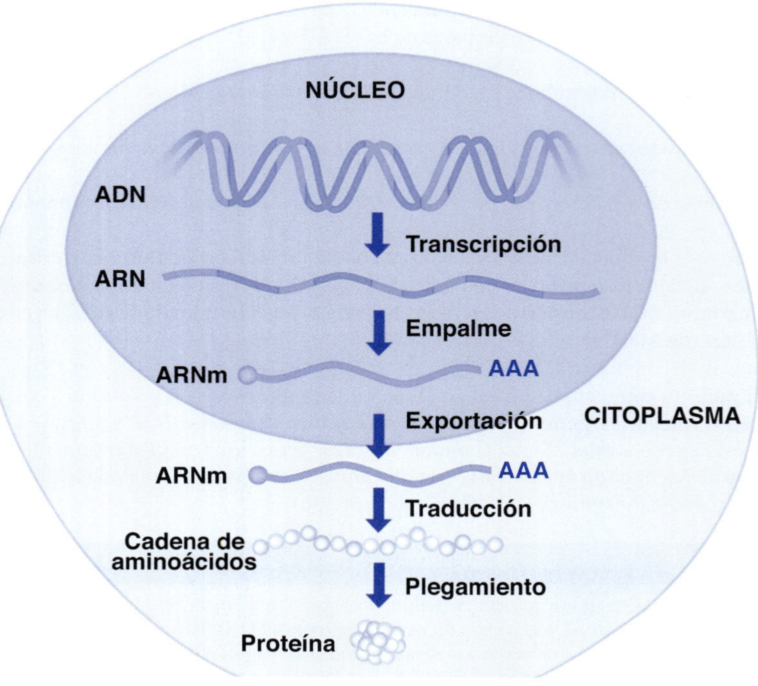


**FIGURA 1-26.** Pasos a través de los que la información genética codificada en el ADN se transcribe en un ARN mensajero (ARNm), que termina por convertirse en proteínas en el citoplasma. (Fuente: Alila Medical Media/ Shutterstock).

**B. ARNt**. Está plegado en forma de hoja de trébol y contiene cerca de 80 nucleótidos, terminados en un ácido adenílico (al que se unen los aminoácidos).

1. Cada ARNt se combina con un aminoácido específico que ha sido activado por una enzima.
2. Un extremo de la molécula de ARNt posee un **anticodón**, un triplete de nucleótidos que reconoce el codón complementario en el ARNm. Si hay reconocimiento, el anticodón asegura que el ARNt transfiera su molécula de aminoácido activada, en la secuencia correcta, a la cadena polipeptídica en crecimiento.

**C. ARNr**. Se asocia con distintas proteínas (incluidas enzimas) y forma ***ribosomas***.

1. El ARNr se asocia con el ARNm y el ARNt durante la síntesis de proteínas.
2. La síntesis de ARNr ocurre en el nucléolo y es catalizada por la ARN-polimerasa I. Para construir ribosomas, se forma un único **ARNr precursor de 45S** (**pre-ARNr**) y se procesa para formar ribosomas, como se describe a continuación (**fig. 1-27**):
   a. El pre-ARNr se asocia con proteínas ribosómicas y se fragmenta en los ARN de tres tamaños presentes en los ribosomas (28S, 18S y 5.8S).
   b. La **RNP** que contiene ARNr de 28S y 5.8S se combina con ARNr de 5S, que es sintetizado fuera del nucléolo mediante la ARN-polimerasa III, para formar la **subunidad grande** del ribosoma.
   c. La RNP que contiene ARNr de 18S forma la **subunidad pequeña** del ribosoma.

**D. ARN reguladores. Incluyen los micro-ARN** (**miARN**), ARN no codificante intergénico grande (ARNnc), ARN interferente pequeño (ARNip) y ARN asociado con piwi (piARN).

1. Los **miARN** son segmentos muy pequeños de moléculas de ARN monocatenario de solo 19-25 nucleótidos de longitud que ayudan a regular la expresión génica. Aunque los miARN se transcriben a partir de ADN, no son codificantes y no se traducen en proteínas. Se ha identificado la presencia de una diversa población de más de 1 000 miARN humanos que regulan procesos del desarrollo y fisiológicos, incluyendo la proliferación, la diferenciación e incluso la apoptosis. Algunos miARN metilan regiones específicas del ADN, con lo que impiden que ocurra la transcripción. Otros miARN se insertan en una porción correspondiente de la cadena de ARNm, lo que impide la traducción del ARNm. Se ha estimado que los miARN podrían regular un tercio o más de los genes humanos. Dado que cada miARN puede controlar cientos de dianas génicas, podrían influir en la mayoría de las vías genéticas.

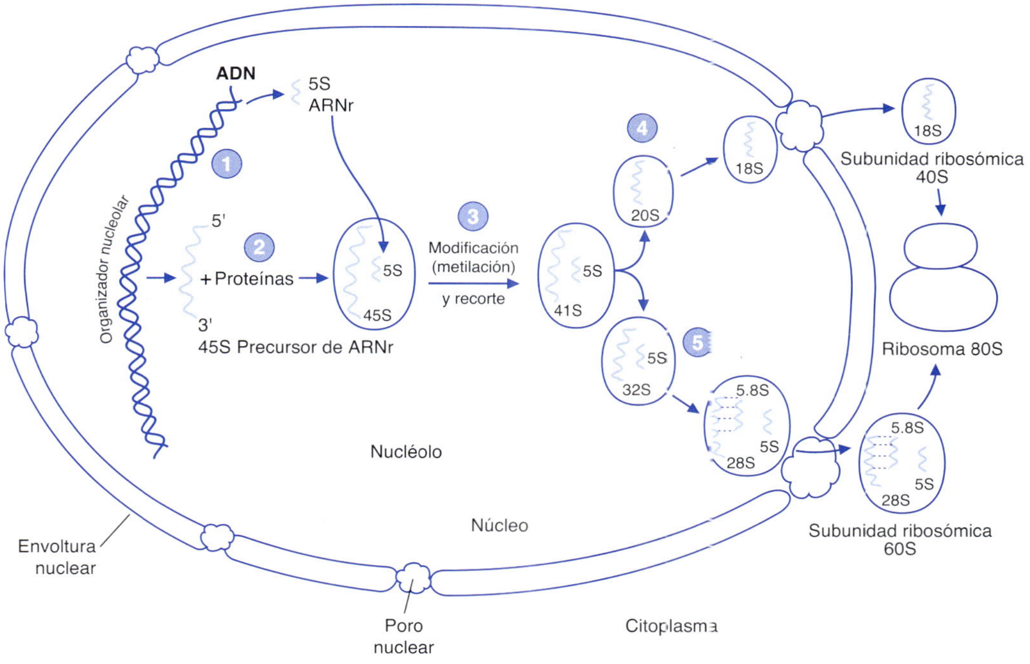


**FIGURA 1-27.** Formación de ARN ribosómico (ARNr) y su procesamiento hasta subunidades ribosómicas en el nucléolo. **1**. Transcripción de los precursores del ARNr 45S y 5S. **2**. Las proteínas ribosómicas se introducen en los precursores del ARNr. **3**. Modificación y recorte de los precursores ribosómicos. **4**. Formación de los precursores de las subunidades ribosómicas pequeña y grande. **5**. Modificación del precursor ribosómico grande antes de abandonar el núcleo y entrar en el citoplasma a través del complejo del poro nuclear. (Reimpresa con autorización de Swanson TA, Kim SI, Glucksman MJ. *BRS Biochemistry, Molecular Biology, and Genetics*. 5th ed. Wolters Kluwer Health/Lippincott Williams & Wilkins; 2009:265).

Además de funcionar en la expresión génica, los miARN también actúan como «conmutadores centrales» de redes de señalización que controlan la homeostasis de las células madre, así como diversos procesos patológicos, como fibrosis, metástasis y la biología de las células malignas.

2. Los **ARNnc** (**ARN largos no codificantes**), de más de 200 nucleótidos de longitud, también intervienen en la regulación génica. Debido a que cada célula de una persona posee dos cromosomas X, uno de ellos se transcribe para formar ARNnc, los cuales recubren de manera específica ese cromosoma X en particular e impiden la transcripción de sus genes. Otros ARNnc impiden la transcripción de diversos genes en diferentes cromosomas. Otros más compiten con determinados ARNm por los miARN, por lo que actúan como señuelos para proteger los ARNm de las acciones inhibidoras ejercidas por los miARN y facilitan la traducción de los ARNm para sintetizar una proteína específica.
3. Los **ARNip**, también conocidos como **ARN de silenciamiento**, son similares a los miARN; miden de 19-25 nucleótidos de longitud, pero con frecuencia surgen del genoma de virus de ARN que infecta una célula (aunque algunos ARNip se transcriben a partir del propio genoma de la célula). Se parecen al miARN en su modo de acción, porque también metilan regiones específicas del ADN y de este modo interfieren en el proceso de transcripción.
4. El **piARN** es un ARN pequeño, de 25-30 nucleótidos de longitud, que se combina con proteínas piwi, proteínas de unión al ARN altamente conservadas. Se cree que el complejo proteínico piARN-piwi es responsable no solo del proceso de colocar las marcas epigenéticas en los cromosomas, sino que también regula la formación de piARN maduro.

## PERLAS CLÍNICAS

Se ha demostrado que los **miARN** reprimen ciertos genes relacionados con el cáncer. Además, se sabe que los miARN deprimen la angiogénesis, lo cual puede ser útil para la restricción clínica del crecimiento canceroso. Por tanto, se espera que los miARN lleguen a ser útiles en el diagnóstico y tratamiento del cáncer. Se ha demostrado que otros miARN regulan la diferenciación (p. ej., reprimen la formación de adipocitos, lo cual podría llevar a una modalidad de tratamiento clínico para la obesidad). Otros miARN reprimen determinados genes relacionados con cáncer, como el carcinoma pulmonar; las células de cáncer de pulmón del ser humano tratadas con miARN han reducido su velocidad de proliferación, su capacidad de migrar y, por tanto, sus capacidades invasivas. Asimismo, las células tratadas tuvieron una mayor tasa de apoptosis; por ello, se espera que los miARN sean útiles en el diagnóstico y tratamiento del cáncer. Por otra parte, otros miARN han demostrado tener un papel en la fisiología y patología cardíaca, como en la remodelación de los ventrículos, la apoptosis e hipertrofia de los miocitos cardíacos en los infartos de miocardio y la fibrosis subsecuente a la muerte de células de músculo cardíaco.

# XVII. CICLO CELULAR

**A. Ciclo celular** (**fig. 1-28**). Varía en cuanto a duración en los distintos tipos de células, pero en todas se repite cada vez que una célula se divide. Consiste no solo en la serie de sucesos que preparan a la célula para dividirse en dos células hijas, sino también en los procesos de la división celular.

1. El ciclo celular queda **temporalmente suspendido** en las células en reposo que no se dividen (p. ej., en los linfocitos periféricos), que se encuentran en la **fase de quiescencia** (**fase $G_0$**). Estas células pueden reingresar al ciclo y empezar a dividirse de nuevo. Sin embargo, el ciclo está **permanentemente interrumpido** en células diferenciadas que no se dividen (p. ej., la mayoría de las células del miocardio y las neuronas).

**B. El ciclo está compuesto por dos períodos principales**: la ***interfase*** (**intervalo entre dos divisiones celulares sucesivas**) y la ***fase M*** (***mitosis*, período de división de la célula**).

1. La **interfase** es considerablemente más larga que la fase M y es el período durante el cual **la célula duplica su tamaño** y **su contenido de ADN**. La interfase se divide en tres fases separadas (**$G_1$**, **S** y **$G_2$**) en las que se realizan funciones celulares específicas.
   a. La **fase $G_1$** (**fase de intervalo 1**) se prolonga horas o incluso días.
      (1) Ocurre después de la mitosis y es el período durante el cual la célula crece y sintetiza proteínas, lo que restaura el volumen y el tamaño normal de las células hijas.

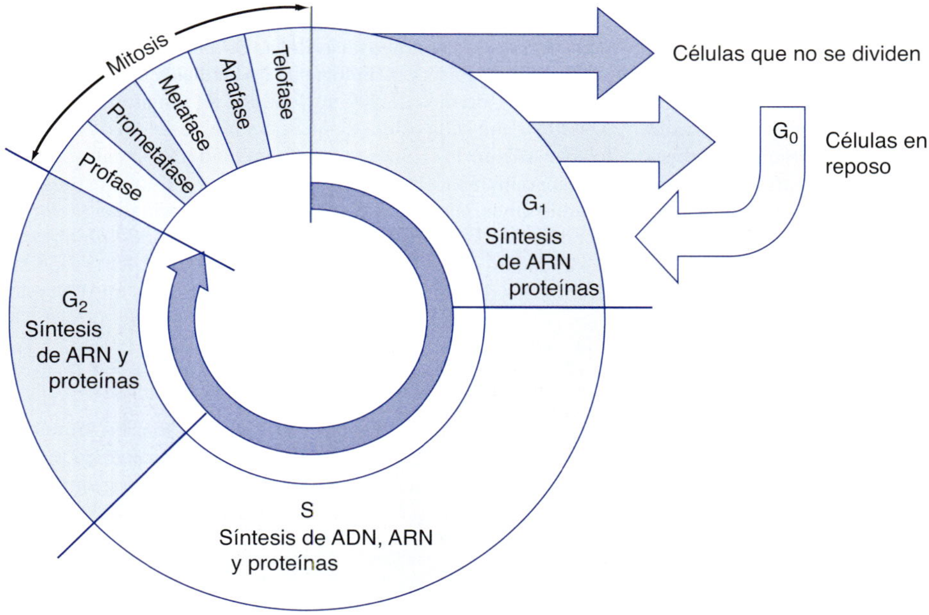


**FIGURA 1-28.** Fases del ciclo celular en las células en división. Las células diferenciadas que ya no se dividen han abandonado el ciclo, mientras que las células en reposo que están en la fase $G_0$ pueden reiniciar el ciclo y empezar a dividirse de nuevo. (Adaptada con autorización de Widnell CC, Pfenninger KH. *Essential Cell Biology*. Williams & Wilkins; 1990:58).

(2) Se sintetizan determinadas proteínas iniciadoras que permiten a la célula alcanzar el umbral (**punto de control**) y pasar a la fase S. Las células que no alcanzan el punto de control se convierten en células en reposo y entran en la **fase $G_0$**, donde pueden permanecer cierto tiempo (días, meses o años). Las células pueden reingresar al ciclo celular, o bien, quedarse en la fase $G_0$ permanentemente.

**b.** La **fase S** (**fase de síntesis**) dura 8-12 h en la mayoría de las células.

(1) El ADN se replica y se sintetizan proteínas histonas y no histonas, lo que causa la **duplicación de los cromosomas**. Los **centrosomas** también se duplican.

**c.** La **fase $G_2$** (**fase de intervalo 2**) se prolonga entre 2 y 4 h.

(1) Esta fase sigue a la fase S y perdura hasta la mitosis. Los **centríolos** se duplican y cada uno da origen a un nuevo centríolo hijo; almacenan la energía necesaria para completar la mitosis, y se sintetizan el ARN y las proteínas necesarios para la mitosis, incluida la tubulina del aparato mitótico.

**2.** Una categoría de proteínas conocidas como **ciclinas**, así como las **cinasas dependientes de ciclina** (**CDK**, *cyclin-dependent kinases*), inician o inducen la progresión del ciclo celular, que puede ser detenida en varios **puntos de control**. Se supervisa la precisión de los sucesos celulares en cada punto de control.

**a.** Durante la fase $G_1$, las **ciclinas D** y **E** se unen a sus respectivas CDK; estos complejos permiten a la célula iniciar la **fase S** y avanzar en ella. Durante las fases $G_1$ y S, la duplicación del ADN es supervisada, y si se detectan errores, el ciclo celular se interrumpe hasta que se corrijan. Esto se conoce como **punto de control de daños del ADN $G_1$** y **punto de control de daños del ADN S**, respectivamente.

**b.** La **ciclina A** se une a sus CDK, lo que permite a la célula abandonar la **fase S**, entrar en la **fase $G_2$** y producir **ciclina B**. Hay otros dos puntos de control del ADN en la fase $G_2$; uno es el **punto de control de ADN no replicado**, el cual no puede abandonarse a menos que todo el ADN se haya replicado en la fase S, y el otro es el **punto de control de daños del ADN $G_2$**, que impide la continuación de la fase $G_2$ si hay errores en el ADN replicado.

**c.** La ciclina B se une a su CDK, lo que induce a la célula a abandonar la **fase $G_2$** y entrar en la **fase M**. Al principio de la fase M, el aparato del huso se supervisa y, si el ensamble del huso es defectuoso, la célula no puede abandonar la fase M. Esto se conoce como **punto de control del ensamble del huso**. Hacia el final de la fase M, se supervisa el estado de los cromosomas, y si cualquiera de estos «se adhiere» a otro, no se permite que la célula salga de la fase M. Esto se conoce como **punto de control de segregación cromosómica**.

**C. Los protooncogenes y los genes supresores de tumores** regulan el ciclo celular, y las mutaciones en estos genes pueden llevar a una división celular descontrolada, lo que da lugar a la formación de tumores benignos y/o malignos.

**1.** Los **protooncogenes** tienen tres funciones principales: codifican proteínas involucradas en el crecimiento celular, la proliferación y la supervivencia. Hay aproximadamente 40 protooncogenes bien conocidos; los más estudiados son HER2, ciclina D, Ras y Myc.

**2.** Los **genes supresores de tumores**, a diferencia de los protooncogenes, bloquean la división celular, promueven la reparación del ADN dañado e instruyen a las células para que entren en la muerte celular programada (apoptosis). Existen varios genes supresores de tumores conocidos: los más estudiados son el *RB*, *p53*, *BRCA1* y *APC*.

## PERLAS CLÍNICAS

1. Los **oncogenes** son el resultado de **mutaciones de ganancia de función de *protooncogenes.*** Algunos accidentes genéticos o virus pueden llevar a la transformación de proto-oncogenes en oncogenes. Los productos de los oncogenes están constitutivamente activados (**mutaciones de ganancia de función**) y promueven la división no regulada de la célula que pueden conducir a neoplasias, como cáncer de vejiga y leucemia mieloide. Se requiere una mutación en solo uno de los dos alelos de los protooncogenes para transformarse en oncogenes, lo que hace que sus productos promuevan la proliferación celular no regulada. Por tanto, las mutaciones de ganancia de función en los protooncogenes se denominan **mutaciones dominantes**.
2. El gen ***p53*** es considerado uno de los más importantes en la **supresión tumoral**. También se conoce como el **guardián del genoma** porque codifica una serie de proteínas que regulan la división celular (mediante la afectación de las **proteínas de punto de control**). Eso hace que la célula permanezca en la fase $G_1$ del ciclo celular en caso de replicación defectuosa del ADN. La corrección del error permite que la célula continúe en el ciclo celular. Si el daño es demasiado extenso para ser reparado, la célula es inducida a la

apoptosis. Las mutaciones en el gen *p53* a menudo conducen a la inactivación de las proteínas p53 (**mutaciones de pérdida de función**), lo que impide que la célula detenga la división celular en caso de daños en el ADN y que no pueda inducir la apoptosis. Se ha sugerido que al menos la mitad de los tumores en humanos son causados por mutaciones en el gen *p53*. En la mayoría de las personas, el daño al gen es causado por diversos mutágenos; sin embargo, en casos infrecuentes, como en el síndrome de sarcoma, mama, leucemia y glándula suprarrenal (**síndrome SBLA** [*sarcoma, breast, leukemia, and adrenal gland*]) (**síndrome de Li-Fraumeni**), los individuos heredan una mutación germinal en el gen *p53*; por tanto, están predispuestos a desarrollar una variedad de cánceres, a menudo desde una edad temprana. Esto se explica mediante la **hipótesis de dos golpes** (**hipótesis de Knudson**), que establece que la mayoría de los genes supresores de tumores, como el *p53*, requieren mutaciones de pérdida de función en ambos alelos para que una célula escape de la regulación del ciclo celular. Aquellos con mutación germinal nacen con un golpe (mutación de pérdida de función en un alelo) en casi todas las células del cuerpo; por tanto, la probabilidad de recibir un segundo golpe en el otro alelo en cualquiera de las células es mayor, lo que resulta en el desarrollo temprano de una variedad de cánceres.

**D. Mitosis** (**fig. 1-29**; **tabla 1-6**). **Dura 1-3 h**. Sigue a la fase $G_2$ y completa el ciclo celular. Incluye la segregación de los cromosomas replicados, la división del núcleo (**cariocinesis**) y, finalmente, la división del citoplasma (**citocinesis**), de lo que resultan dos células hijas **idénticas**. La mitosis consta de cinco grandes fases: profase, prometafase, metafase, anafase y telofase.

1. La **profase** comienza cuando los cromosomas duplicados se condensan y se hacen visibles. Cada cromosoma consta de dos **cromátidas hermanas** (*cada futuro* ***cromosoma hijo***) unidas entre sí en el **centrómero**. Varias proteínas se ensamblan sobre cada cromátida hermana en la vecindad del centrómero, formando un **cinetocoro** en los lados opuestos de cada cromátida; así habrá un cinetocoro en cada cromátida hermana, de cara hacia polos opuestos de la célula. Durante la profase, el nucléolo y la envoltura nuclear empiezan a desintegrarse.
   a. El **centrosoma** contiene los **centríolos** y una nube pericentriolar de material donde hay **anillos de tubulina γ**. Es el principal **COMT** (**centro organizador de microtúbulos**) de la célula y se divide en dos centrosomas.
   b. A medida que cada centrosoma migra hacia polos opuestos de la célula, forman dos COMT, uno en cada polo de la célula en división, y cada COMT da origen a tres grupos de microtúbulos que formarán el **aparato del huso** de la célula.
2. La **prometafase** empieza cuando la envoltura nuclear desaparece, lo que permite a los cromosomas dispersarse, aparentemente de manera aleatoria, en el citoplasma. Las cromátidas hermanas se mantienen juntas por la acción de las **cohesinas**, un grupo de proteínas de unión, y su estado comprimido es mantenido por la proteína **condensina**.
3. Durante la **metafase**, los cromosomas condensados y duplicados se alinean en el plano ecuatorial del huso mitótico y se unen a los microtúbulos cinetocóricos por su cinetocoro. Si esta conexión no

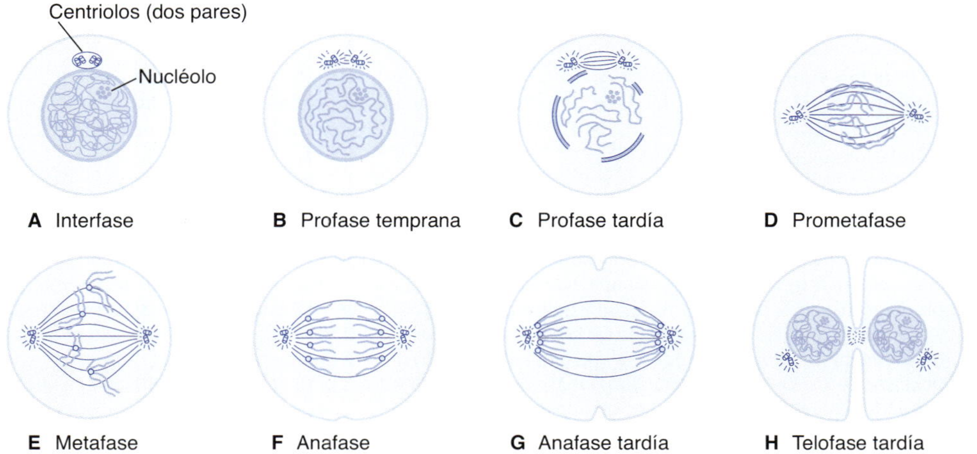


**FIGURA 1-29.** Acontecimientos en las diferentes fases de la mitosis. (Redibujada con autorización de Kelly DE, Wood RL, Enders AC. *Bailey's Textbook of Microscopic Anatomy*. 18th ed. Williams & Wilkins; 1984:89).

**Tabla 1-6 Fases de la mitosis**

| Fase | Contenido de ADN | Características que la identifican |
|---|---|---|
| Profase (temprana) | El contenido de ADN se duplica en la fase S de la interfase (4n); además, se duplican los centríolos | La envoltura nuclear y el nucléolo empiezan a desaparecer<br>Los cromosomas se condensan; están formados por dos cromátidas hermanas unidas por el centrómero |
| Profase (tardía) | | Los centríolos migran hacia polos opuestos y originan las fibras del huso y los radios del áster |
| Prometafase | Doble dotación de ADN (4n) | La envoltura nuclear ha desaparecido<br>Los cinetocoros se desarrollan en los centrómeros y se forman microtúbulos cinetocóricos |
| Metafase | Doble dotación de ADN (4n) | Máxima condensación de los cromosomas, que se alinean en el plano ecuatorial del huso mitótico |
| Anafase | Doble dotación de ADN (4n) | Las cromátidas hijas se separan en el centrómero |
| Anafase (tardía) | | Cada cromátida migra hacia un polo opuesto de la célula a lo largo del microtúbulo (cariocinesis)<br>Empieza a formarse un surco de división |
| Telofase | Cada célula hija contiene una sola dotación de ADN (2n) | El surco (cuerpo medio) entre las dos células hijas recién formadas se hace más profundo (citocinesis)<br>Reaparecen la envoltura nuclear y los nucléolos; los cromosomas se dispersan y originan un nuevo núcleo interfásico |

es estable, el **complejo promotor de la anafase** interfiere con la actividad de la ciclina E, y la célula no puede avanzar en la metafase.

4. La **anafase** empieza cuando las cromátidas hermanas se separan en el centrómero y los cromosomas hijos se desplazan hacia los polos opuestos de la célula.
   a. El huso se acorta.
   b. En las últimas etapas de la anafase empieza a formarse un **surco de división** alrededor de la célula a medida que se contrae el **anillo contráctil**, una banda de filamentos de actina.
5. La **telofase** se caracteriza por que cada juego de cromosomas ha alcanzado un polo y el surco de división se hace más profundo; el **cuerpo medio** (que contiene microtúbulos polares superpuestos) está ahora entre las células hijas recién formadas.
   a. Los microtúbulos del cuerpo medio se despolimerizan, lo que facilita la **citocinesis** y la formación de dos células hijas idénticas que son claramente más pequeñas que la célula que acaba de pasar por la mitosis.
   b. En las células hijas se restablece la **envoltura nuclear** alrededor de los cromosomas condensados y **reaparecen los nucléolos**. Estos últimos se originan de **regiones de organización nucleolar** específicas (llamadas **sitios de constricción secundarios**) en cinco cromosomas distintos en el ser humano (*véase* sección XI, *Nucléolo*).
   c. Los núcleos hijos aumentan de tamaño gradualmente y los cromosomas condensados se dispersan para formar el típico núcleo interfásico con heterocromatina y eucromatina.
   d. Al final de la citocinesis, el centríolo madre del par duplicado se traslada, aparentemente, desde el polo nuclear recién formado hasta el puente intercelular. Este proceso es necesario para iniciar el desensamble de los microtúbulos del cuerpo medio y para que las células hijas se separen en su totalidad. Si el proceso no ocurre, la duplicación del ADN se detiene en uno de los puntos de control de $G_1$ durante la interfase siguiente.

## PERLAS CLÍNICAS

Las **células transformadas** han perdido su capacidad para reaccionar a señales regulatorias que controlan el ciclo celular y, debido a ello, pueden experimentar la división celular por tiempo indefinido, por lo que se vuelven cancerosas. Los **alcaloides de la vinca** pueden detener el ciclo celular en la mitosis, mientras que los fármacos que bloquean la síntesis de purinas y pirimidinas pueden detenerlo en la fase S.

# XVIII. MEIOSIS

**A. Meiosis (fig. 1-30).** Es un tipo especial de división celular propia de las células germinales (oogonia y espermatogonia) en la que el *número de cromosomas* se reduce del ***conjunto de cromosomas diploide*** (***2n***) al ***haploide*** (***n***)**.** Estos acontecimientos ocurren a través de dos divisiones reduccionales.

1. Esto ocurre en las células germinales en desarrollo durante la preparación para la reproducción sexual. La fecundación ulterior origina un **cigoto diploide**.
2. El contenido de ADN de la célula diploide original se duplica (ADN 4C) durante la fase S preparatoria para la meiosis.
   a. Esta fase viene seguida por dos divisiones celulares sucesivas que dan lugar a **cuatro células haploides**.
   b. Además, ocurre la **recombinación** de los genes maternos y paternos por **entrecruzamiento** y **distribución aleatoria**, lo que asegura que el genoma haploide del gameto sea único.

**B. Fases de la meiosis.** Son la **división reduccional** (**meiosis I**) y la **división ecuatorial** (**meiosis II**).

1. La **división reduccional** (**meiosis I**) ocurre después de la interfase, cuando el contenido de ADN se duplica en preparación para la división celular, de modo que mientras el número de cromosomas (46) se mantiene constante, la célula tiene el doble del contenido de ADN (**ADN 4C**).

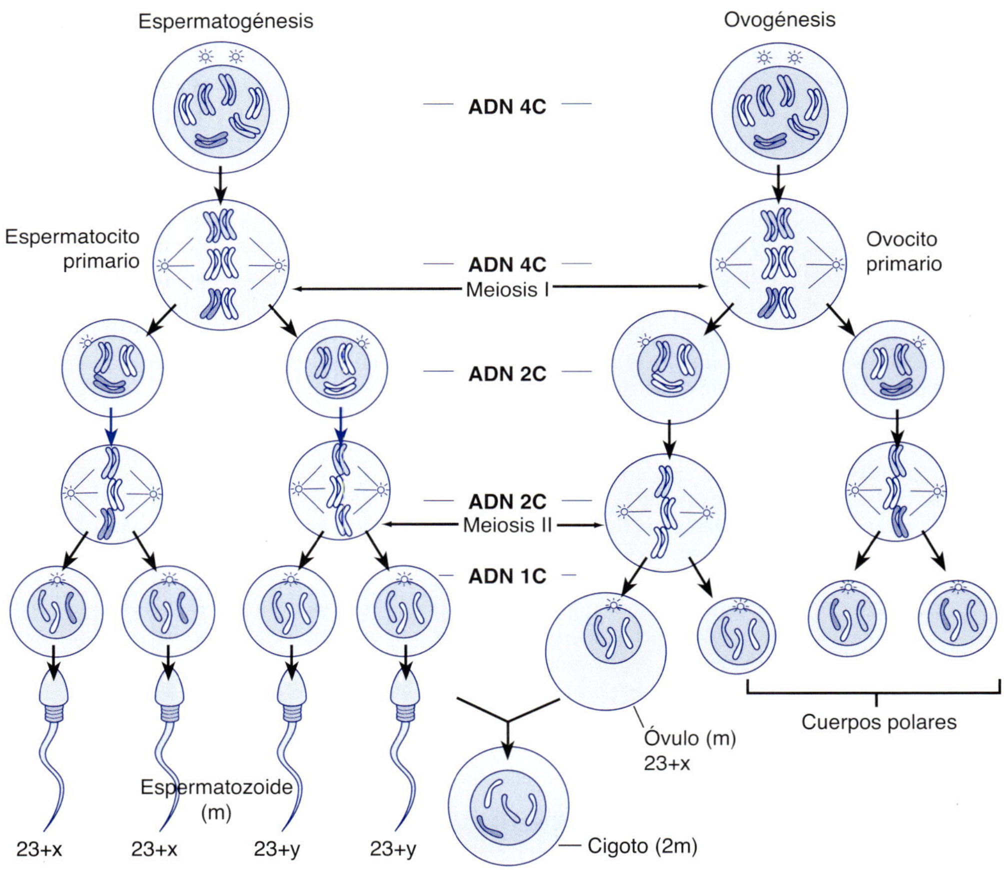


**FIGURA 1-30.** Meiosis en el hombre y la mujer. En el hombre, la espermatogénesis origina los espermatozoides, cada uno de los cuales contiene el número haploide de cromosomas. En la mujer, la ovogénesis da origen a un óvulo con el número haploide de cromosomas. La fecundación restaura el número diploide de cromosomas en el cigoto resultante. (Adaptada con autorización de Widnell CC, Pfenninger KH. *Essential Cell Biology*. Williams & Wilkins; 1990:69).

a. La **profase I** se divide en cinco estadios (leptoteno, cigoteno, paquiteno, diploteno y diacinesis), en los que ocurre lo siguiente:
   (1) La cromatina se condensa en cromosomas visibles, cada uno formado por dos cromátidas unidas en el centrómero.
   (2) Los cromosomas homólogos maternos y paternos se parean mediante el **complejo sinaptonémico** y forman una **tétrada**. En la formación del **quiasma** se produce el **entrecruzamiento** (intercambio aleatorio de genes entre segmentos de cromosomas homólogos), lo que **incrementa la diversidad genética**.
   (3) El nucléolo y la envoltura nuclear desaparecen.

b. **Metafase I**
   (1) Los pares de cromosomas homólogos se alinean en el plano ecuatorial del huso en una disposición aleatoria, lo que facilita la mezcla genética.
   (2) Las fibras del huso de cada polo se adhieren al **cinetocoro** de cualquiera de los pares de cromosomas y, de esta manera, se asegura la mezcla genética.

c. **Anafase I**
   (1) Esta fase es similar a la anafase de la mitosis, excepto que en la mitosis las dos cromátidas son separadas y cada una es enviada a un polo distinto de la célula, mientras que en la anafase I de la meiosis los cromosomas homólogos son separados de tal modo que **dos cromátidas hermanas** (**cromosomas**) permanecen unidas mientras son llevadas hacia cada polo de la célula.
   (2) Los cromosomas migran hacia los polos.

d. La **telofase I** es parecida a la telofase de la mitosis en que se restituye la envoltura nuclear y se forman dos células hijas por citocinesis.
   (1) En este caso cada célula hija contiene 23 cromosomas (1n), pero su **contenido** es de **ADN 2C**.
   (2) Cada cromosoma está formado por **dos cromátidas hermanas** parecidas (pero no genéticamente idénticas después de la recombinación).

2. La **división ecuatorial** (**meiosis II**) empieza poco después de que se ha completado la meiosis I, seguida de una breve interfase, **pero *sin* replicación de ADN** (***sin fase S***).
   a. Las cromátidas de cada cromosoma se separan y cada célula hija se divide, de manera que los cromosomas se distribuyen en cuatro células hijas, cada una de las cuales contiene su propio **material genético recombinado único** (**ADN 1C**; **n**). En otras palabras, cada gameto haploide contiene su propio conjunto único de material genético.
   b. Las fases de la meiosis II son parecidas a las de la mitosis; por ello, se nombran de forma similar (profase II, metafase II, anafase II y telofase II).
   c. La meiosis II se produce más rápidamente que la meiosis I o la mitosis.

## PERLAS CLÍNICAS

### No disyunción de cromosomas

Durante la profase I de la meiosis I, los pares de cromosomas se alinean en la placa ecuatorial e intercambian material genético. Durante la anafase I, así como en la anafase II, los pares de cromosomas o cromátidas, respectivamente, se separan y comienzan su migración hacia los polos opuestos. A veces, los miembros de un par no se separan, con el resultado de que una célula hija contiene un cromosoma adicional (n + 1 = 24), mientras que la célula hija en el polo opuesto tiene un cromosoma menos (n − 1 = 22). Esto se conoce como **no disyunción**. Si ocurre la fecundación con un gameto normal que contiene 23 cromosomas, el cigoto resultante contendrá 47 cromosomas (trisomía para el cromosoma extra) o 45 cromosomas (monosomía para el cromosoma faltante). Los cromosomas 8, 9, 13, 18 y 21 son los más frecuentemente afectados por la no disyunción.

La **aneuploidía** se define como la presencia de un número anómalo de cromosomas; puede detectarse por cariotipificación.

1. El **síndrome de Down** (**trisomía 21**) se caracteriza por retraso mental, baja estatura, apéndices cortos, malformaciones cardíacas congénitas y otros defectos.
2. El **síndrome de Klinefelter** (**XXY**) es la aneuploidía de los cromosomas sexuales y se caracteriza por esterilidad y grado variable de masculinización y feminización, que incluye la presencia de testículos pequeños, ginecomastia y caderas anchas.
3. El **síndrome de Turner** (**XO**) es la **monosomía** (una forma de aneuploidía) de los cromosomas sexuales y se caracteriza por baja estatura, cuello alado, esterilidad y otras anomalías. Esta es la única monosomía compatible con la vida, y tiene desarrollo mental normal.

## XIX. APOPTOSIS Y NECROSIS

**A. Apoptosis**. Es la muerte celular programada, el mecanismo por el cual se eliminan células de los tejidos de manera ordenada como parte del mantenimiento normal o durante el desarrollo.

1. Las células que experimentan la muerte celular programada muestran **características morfológicas** específicas.
   a. Entre otras, presentan **picnosis** (condensación de la cromatina), **cariorrexis** (fragmentación del núcleo) y formación de vesículas en la membrana plasmática.
   b. La célula se contrae y se rompe en fragmentos rodeados por membranas denominados **cuerpos apoptóticos**.
2. Las células apoptóticas no representan una amenaza para las células circundantes, porque determinados cambios en su membrana plasmática hacen que sean fagocitadas con rapidez por macrófagos. Dado que estos macrófagos fagocitan células apoptóticas, no liberan citocinas que inicien la respuesta inflamatoria.
3. Las señales que inducen la apoptosis pueden ocurrir de varias formas.
   a. Los genes que codifican las enzimas llamadas **caspasas** tienen una participación importante en el proceso.
   b. Algunas citocinas, como el **factor de necrosis tumoral**, también pueden activar las caspasas que degradan proteínas reguladoras y estructurales del núcleo y del citoplasma, lo que causa los cambios morfológicos característicos de la apoptosis.
4. Las células se pueden proteger a sí mismas de la apoptosis mediante varios factores de supervivencia, incluidas algunas proteínas conocidas como **inhibidores de la apoptosis**. Estas proteínas pueden unirse a caspasas activas, con lo que inhiben el desarrollo de sus funciones.

### PERLAS CLÍNICAS

Los **defectos en el proceso** de muerte celular programada contribuyen a muchas enfermedades importantes. La apoptosis excesiva causa pérdida extensa de células nerviosas en algunas enfermedades neurológicas y el ictus; en cambio, una apoptosis insuficiente se ha relacionado con el cáncer y las enfermedades autoinmunitarias.

**B. Necrosis**. También es una forma de muerte celular, pero la muerte no ocurre de forma regulada como la apoptosis; en su lugar, la célula es destruida por uno o más episodios traumáticos. Cuando la célula inicia la necrosis, por lo general se rompe, su contenido es liberado en el espacio extracelular y el cuerpo inicia una respuesta inflamatoria. La necrosis puede ocasionar problemas graves en el individuo y, si se disemina, incluso puede ocasionar la muerte.

# Autoevaluación

***Instrucciones***: cada reactivo en esta sección va seguido de posibles opciones. Seleccione la *mejor* opción (**A**, **B**, **C**, **D** o **E**) para cada caso.

**1.** Un herpetólogo que ha sido mordido por una víbora venenosa llega al servicio de urgencias con parálisis muscular progresiva. ¿Qué moléculas celulares son las más probables de ser el objetivo de este veneno?

**(A)** Canales de $Na^+$
**(B)** Canales de $Ca^{2+}$
**(C)** Fosfolípidos
**(D)** Receptores de acetilcolina
**(E)** Receptores de dopamina

**2.** La observación de un frotis de sangre de un paciente joven revela eritrocitos deformes, la mayoría de los cuales parecen esféricos, en lugar de bicóncavos. ¿Los defectos en cuál de las siguientes proteínas causan esta enfermedad?

**(A)** Segundos mensajeros
**(B)** Proteínas G
**(C)** Espectrina
**(D)** Hemoglobina
**(E)** Catalasa

**3.** Un lactante es llevado al hospital inconsciente y muere poco después de ser ingresado. Los hallazgos de la autopsia son significativos por una lesión axónica difusa, particularmente notable en la interfaz entre la sustancia gris y blanca del cerebro. La histopatología del tejido afectado muestra una pérdida diseminada de la integridad de la membrana plasmática, lo que sugiere un defecto en el citoesqueleto. ¿Qué proteína del citoesqueleto asociada a la membrana es más probable que esté defectuosa en este lactante?

**(A)** Anquirina
**(B)** Espectrina
**(C)** Integrina
**(D)** Vinculina
**(E)** Banda 4.1

**4.** Un hombre de 30 años se presenta en el departamento de urgencias con signos de infarto de miocardio. Su análisis de sangre es significativo por una concentración de colesterol de 290 mg/dL (intervalo de referencia: $< 200$ mg/dL). La historia médica del paciente es significativa por una concentración alta de colesterol en cada revisión anual. Los antecedentes familiares son relevantes porque su padre falleció debido a un ataque cardíaco a los 45 años, y su madre fue diagnosticada de arteriopatía coronaria desde los 44 años. La siguiente es la explicación más probable de la alteración:

**(A)** Enfermedad por almacenamiento lisosómico e incapacidad para digerir el colesterol
**(B)** Alteración peroxisómica y producción insuficiente de peróxido de hidrógeno
**(C)** El REL de los hepatocitos ha proliferado y producido cantidades excesivas de colesterol
**(D)** Alteración genética y síntesis de receptores de LDL defectuosos

**5.** Las masas tumorales metastásicas de múltiples sitios en el cuerpo se tiñen positivamente para la proteína acídica fibrilar glial (GFAP), un marcador de filamentos intermedios. ¿Cuál de las siguientes poblaciones celulares fue probablemente el origen de las células tumorales metastásicas?

**(A)** Oligodendrocitos
**(B)** Condrocitos
**(C)** Neuronas
**(D)** Células endoteliales
**(E)** Fibroblastos

**La pregunta 6 se basa en la micrografía que se muestra a continuación:**

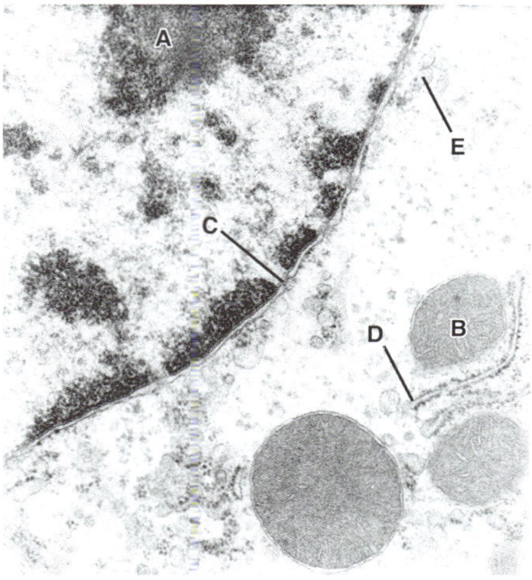

**6.** Hombre de 42 años con enfermedad de Huntington, ¿cuál de las estructuras señaladas en la micrografía es responsable de la interferencia en el funcionamiento normal de la célula?

**(A)** A
**(B)** B
**(C)** C
**(D)** D
**(E)** E

**7.** Un paciente de 15 años, cuyo sexo determinado al nacer es masculino, se presenta al pediatra con la principal preocupación de desarrollo mamario y tamaño pequeño del pene. ¿Cuál de las siguientes condiciones congénitas debería incluirse en el diagnóstico diferencial?

**(A)** Síndrome de Down
**(B)** Síndrome de Klinefelter
**(C)** Síndrome de Turner

**8.** ¿Qué orgánulos presentan defectos en la enfermedad de Leigh?

**(A)** Lisosomas
**(B)** Peroxisomas
**(C)** Mitocondrias
**(D)** RER
**(E)** RTG

**9.** ¿Cuál es la causa de la enfermedad de Leigh?

**(A)** Acumulación de productos de la degradación lisosómica
**(B)** Sobreproducción de catalasas
**(C)** Desacoplamiento de la fosforilación con la oxidación
**(D)** Mutaciones en el ADN
**(E)** Falta de riboforina

**10.** En el síndrome de Turner, ¿cuál de los siguientes cromosomas está ausente?

**(A)** 23
**(B)** 22
**(C)** 21
**(D)** Y
**(E)** X

**11.** ¿Cuál es el mecanismo de acción del antibiótico colistina, un miembro de la familia de los polimixinas, utilizado para tratar infecciones bacterianas multirresistentes (MDR)?

**(A)** Prevención de la síntesis de proteínas
**(B)** Detención de la división celular
**(C)** Cristalización de la plasmalema
**(D)** Destrucción de los citoesqueletos
**(E)** Inducción de la apoptosis

**12.** En pacientes con fibrosis quística, las mutaciones resultan en canales proteicos que no pueden transportar... ¿cuál de los siguientes iones?

**(A)** Sodio
**(B)** Cloruro
**(C)** Potasio
**(D)** Calcio

**13.** ¿Cuál de las siguientes enzimas tiene una deficiencia en los lactantes con enfermedad de Pompe?

**(A)** Pirofosfatasa
**(B)** Fosfatasa alcalina
**(C)** Catalasa
**(D)** ATP sintasa
**(E)** Maltasa ácida

**Las preguntas 14 y 15 se basan en la micrografía que se muestra a continuación:**

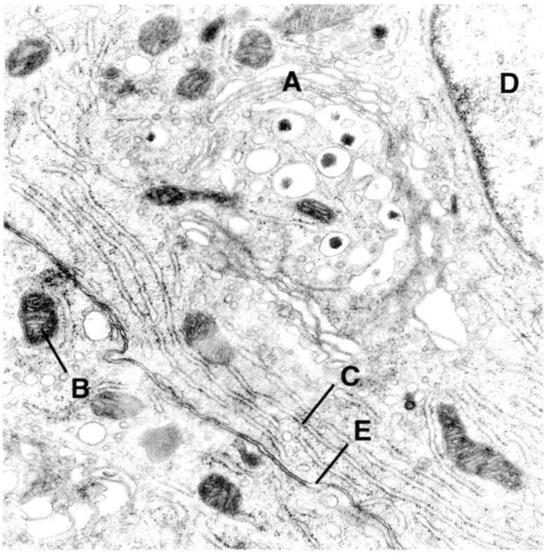


**14.** ¿Cuál de las siguientes estructuras en esta micrografía electrónica de una célula presenta un defecto y es responsable de la neuropatía óptica hereditaria de Leber?

**(A)** A
**(B)** B
**(C)** C
**(D)** D
**(E)** E

**15.** ¿Cuál de las siguientes estructuras es responsable de la paraplejía espástica hereditaria?

**(A)** A
**(B)** B
**(C)** C
**(D)** D
**(E)** E

# Respuestas y explicaciones

1. **D.** El veneno de víbora por lo general bloquea los receptores de acetilcolina, lo que evita la despolarización de la célula muscular. Los canales de $Na^{+}$ y $Ca^{2+}$ no son alterados por el veneno de ofidio.

2. **C.** La esferocitosis hereditaria es ocasionada por un defecto en la espectrina, la anquirina, la proteína banda 3 o la proteína 4.2 que controla las interacciones entre estas proteínas defectuosas, por lo que se desestabiliza el complejo espectrina-actina del citoesqueleto. Aunque los defectos en la hemoglobina (la proteína respiratoria de los eritrocitos) también pueden causar anomalías eritrocíticas, la esferocitosis hereditaria no es una de ellas.

3. **B.** Espectrina. La lesión axónica difusa en los lactantes suele ocurrir por daño en los axones, sobre todo en la interfaz de la materia gris y la materia blanca. Esto ocasiona un daño irreparable en la espectrina, con destrucción subsecuente del citoesqueleto neuronal que lleva a pérdida de la integridad de la membrana plasmática y eventualmente a muerte celular. El paciente se torna comatoso y en el 90 % de los casos nunca se recupera. Aunque la anquirina, la integrina, la vinculina y la banda 4.1 están asociadas con el citoesqueleto y la membrana plasmática, no intervienen en la lesión axónica difusa en los lactantes.

4. **D.** Las células importan colesterol mediante la captación de LDL mediada por receptor en vesículas cubiertas. Algunas personas heredan genes defectuosos y no pueden producir receptores de LDL, o sintetizan receptores defectuosos incapaces de unirse a las depresiones cubiertas de clatrina. Por tanto, no pueden internalizar las LDL, lo que se traduce en excesos de LDL en sangre. Estos valores altos de LDL predisponen a la persona a sufrir ateroesclerosis prematura e incrementan el riesgo de ataque cardíaco.

5. **A.** La proteína filamentosa intermedia GFAP se encuentra en células gliales, incluyendo la microglía, oligodendrocitos, astrocitos fibrosos y células de Schwann. La vimentina se halla en células que se originan en tejido conjuntivo, como fibroblastos, condrocitos y células endoteliales. Las neuronas contienen neurofilamentos intermedios, que no serían positivos con la tinción para GFAP o vimentina.

6. **C.** Algunas neuronas han mostrado acumulación de proteínas mutadas de huntingtina (codificadas por los genes mutados *HTT*) en los núcleos. La mutación afecta a las nucleoporinas y ocasiona alteraciones funcionales en los NPC, lo que hace inviable el transporte de proteínas desde el núcleo hacia el citoplasma. Las proteínas acumuladas en el núcleo interfieren con las funciones de las neuronas, lo que ocasiona la invalidez y la muerte.

7. **B.** El síndrome de Klinefelter solo afecta al sexo masculino. Esta enfermedad se debe a la no disyunción del cromosoma X durante la meiosis, lo que hace que las células somáticas lleven un cromosoma X de más. Por tanto, estas células tienen una dotación normal de cromosomas autosómicos (22 pares) y, en vez de un par de cromosomas sexuales (XY), un cromosoma X adicional. El genotipo de estos individuos es XXY, es decir, tienen 47 cromosomas en vez de los 46 de la dotación normal. Este síndrome es un ejemplo de trisomía de los cromosomas sexuales. El síndrome de Down es un ejemplo de trisomía autosómica, concretamente es la trisomía del cromosoma número 21. Ambos síndromes tienen complicaciones graves.

8. **C.** La enfermedad de Leigh es una alteración mitocondrial. Las células que tienen altos requerimientos energéticos son especialmente vulnerables a esta condición, ya que la enfermedad altera la enzima responsable de la fosforilación oxidativa, lo que evita la formación del ATP necesario.

9. **D.** La enfermedad de Leigh es causada por mutaciones, ya sea en el ADN de la mitocondria o en el ADN nuclear que codifica las proteínas de la mitocondria.

10. **B.** El síndrome de Turner ocurre en pacientes del sexo femenino con recuento anómalo de cromosomas (aneuploidía). En lugar de poseer 46 cromosomas, es decir, 22 pares de autosomas y 2 alosomas XX o XY, las células de estos individuos tienen 45 cromosomas, el número normal de autosomas, pero solo un cromosoma X. La falta del otro cromosoma sexual se debe

a la disyunción durante la gametogénesis. Por tanto, el síndrome de Turner, una monosomía, también se conoce como «45,X» (también como «45,X0»). Esta es la única monosomía de los cromosomas sexuales que es compatible con la vida, y las personas que la tienen presentan desarrollo mental normal; sin embargo, estas pacientes tienen una serie de complicaciones médicas que incluyen diabetes y problemas cardiovasculares, lo que probablemente influya en la esperanza de vida más corta.

11. **C.** La colistina, miembro de la familia de antibióticos de último recurso de la polimixina, mata algunas bacterias resistentes a los fármacos convirtiendo su membrana plasmática en una estructura cristalina.

12. **B.** La fibrosis quística es una enfermedad hereditaria que implica la mutación en el gen regulador del conductor transmembrana de la fibrosis quística que provoca la fabricación de proteínas de canal de cloruro malformadas que son incapaces de conducir iones de cloruro fuera de la célula.

13. **E.** La enfermedad de Pompe infantil, glucogenosis de tipo II, es una afección autosómica recesiva que afecta tanto a hombres como a mujeres. El individuo afectado presenta una deficiencia de la enzima lisosomal α-glucosidasa ácida (maltasa ácida), que impide la degradación del glucógeno con la consiguiente acumulación de glucógeno en los lisosomas. El aumento del contenido de glucógeno en los lisosomas incrementa el tamaño de estos orgánulos hasta tal punto que el gran volumen de los lisosomas interfiere en el funcionamiento normal de las células. Dado que las células más afectadas son las del músculo esquelético, el hígado, el corazón y el sistema nervioso, los lactantes que nacen con esta enfermedad tienen una esperanza de vida muy corta.

14. **B.** La neuropatía óptica hereditaria de Leber está causada por una mutación puntual en uno de los tres *loci* del ADN circular presente en la matriz mitocondrial.

15. **D.** Las mutaciones en las proteínas formadoras del RE son responsables de la paraplejía espástica hereditaria que afecta algunas de las neuronas responsables del movimiento de los miembros.

# 2

# Matriz extracelular

## I. PUNTOS CLAVE: MATRIZ EXTRACELULAR

**A. Estructura.** La **matriz extracelular** (**MEC**) es una malla organizada de **macromoléculas** que rodea a las células. Aunque su composición es variable, en general está formada por una **sustancia fundamental** amorfa (combinación de glucosaminoglucanos, proteoglucanos y glucoproteínas) y **fibras** (**fig. 2-1**).

**B. Funciones.** El medio extracelular consiste en MEC y **líquido extracelular** (**LEC**), en el que se encuentran disueltos iones y otras moléculas pequeñas. Como influye en las actividades metabólicas de las células que están en contacto con ella, la MEC puede modificar las células e influir en su forma, migración, actividad mitótica, diferenciación e interacción intercelular. La MEC mantiene la presión hidrostática y oncótica en el tejido, lo que proporciona resistencia contra fuerzas de compresión y tensión.

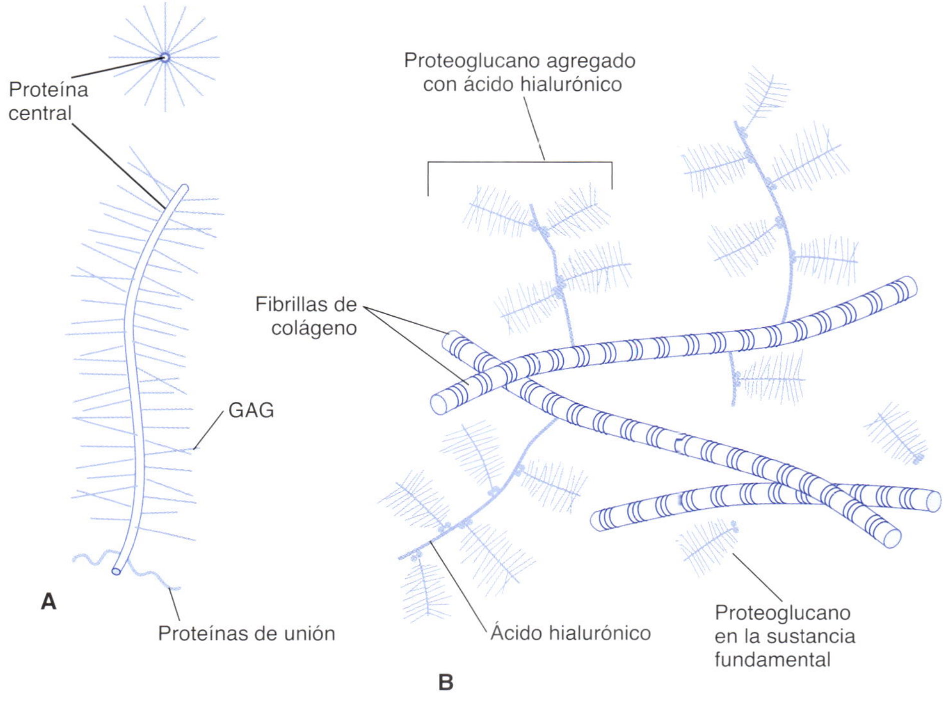


**FIGURA 2-1.** Componentes de la matriz extracelular (MEC). **A.** Molécula de proteoglucano, en dos vistas. **B.** Relaciones entre diversas moléculas de la MEC. GAG, glucosaminoglucano. (Adaptada con autorización de Henrikson RC, Kaye GI, Mazurkiewicz JE. *NMS Histology*. Lippincott Williams & Wilkins; 1997:104).

# II. SUSTANCIA FUNDAMENTAL

**A. Glucosaminoglucanos (GAG).** Son polisacáridos largos y no ramificados formados por unidades repetitivas e idénticas de disacáridos.

1. Uno de los disacáridos repetitivos es siempre un **aminoazúcar**, ya sea *N*-acetilglucosamina o *N*-acetilgalactosamina. Dado que los GAG a menudo están **sulfatados** y poseen un **azúcar de ácido urónico**, tienen una fuerte **carga negativa**, por lo que los GAG atraen cationes osmóticamente activos (p. ej., $Na^+$), que a su vez atraen agua, lo que resulta en una matriz hidratada que **resiste la compresión**.
2. En función de su **estructura química**, los GAG pueden clasificarse en cuatro grupos principales (**tabla 2-1**).
   a. El **ácido hialurónico** (**hialuronano**) es una molécula no sulfatada muy grande, de hasta 20 µm de longitud y hasta 10 000 kDa de peso molecular, que no está unida a una proteína central.
   b. Los otros tres grupos GAG son **condroitín-sulfato** y **dermatán-sulfato**; **heparina** y **heparán-sulfato**; y **queratán-sulfato**.

**PERLAS CLÍNICAS**

Se ha informado que el consumo del popular suplemento alimenticio **condroitín-sulfato**, con o sin **glucosamina**, reduce el riesgo de artrosis, degeneración articular y deterioro del cartílago. Los pacientes con artrosis de rodilla tuvieron significativamente menos dolor y mejor funcionamiento mientras tomaban estos suplementos, comparados con aquellos que recibían placebo. Sin embargo, las pruebas radiográficas al examinar la degeneración de la rodilla fueron complicadas debido a que el grupo placebo tenía una menor pérdida de cartílago de lo que se había anticipado con base en resultados previos de la investigación, de modo que no pueden formularse conclusiones definitivas respecto a la eficacia de estos suplementos.

**B. Proteoglucanos.** Están formados por una *proteína central* de la que se extienden muchos GAG en tres dimensiones, por lo que estas grandes moléculas tienen forma de cepillo limpiabotellas (fig. 2-1A).

1. Sus proteínas centrales, tamaño molecular y número y tipos de GAG contenidos muestran una marcada heterogeneidad en los proteoglucanos, que con frecuencia sirven como sitios de unión para **moléculas de señalización**.
2. Los proteoglucanos se pueden unir al ácido hialurónico a través de sus proteínas centrales para formar grandes y complejos agregados (p. ej., los agregados de proteoglucanos de agrecano del cartílago).
3. Debido a los abundantes GAG, los grandes proteoglucanos contribuyen a que la matriz se encuentre altamente hidratada y resista fuertemente la compresión. Estas enormes moléculas tienen dominios grandes y evitan la infiltración rápida de líquidos a través del tejido conjuntivo, como es evidente al observar la forma lenta en la que se absorbe el líquido de una inyección subcutánea.

**C. Las glucoproteínas son proteínas glucosiladas**, es decir, proteínas a las que se les han unido cadenas laterales de carbohidratos. Se unen *tanto a* componentes de la MEC como a receptores de la superficie celular, y de esta manera promueven la adhesión entre la célula y la MEC. Existen seis tipos principales de glucoproteínas (**tabla 2-2**).

**Tabla 2-1 Clasificación de los glucosaminoglucanos**

| Grupo | Glucosaminoglucano | Unión a proteína central | Sulfatado | Localizaciones principales en el cuerpo |
|---|---|---|---|---|
| I | Ácido hialurónico | No | No | Líquido sinovial, humor vítreo, cartílago, piel, mayoría de los tejidos conjuntivos |
| II | Condroitín-sulfato<br>Dermatán-sulfato | Sí<br>Sí | Sí<br>Sí | Córnea, cartílago, hueso, adventicia de las arterias<br>Piel, vasos sanguíneos, válvulas cardíacas |
| III | Heparina<br>Heparán-sulfato | Sí<br>Sí | Sí<br>Sí | Pulmones, piel, hígado, células cebadas<br>Láminas basales, pulmones, arterias, superficies celulares |
| IV | Queratán-sulfato | Sí | Sí | Córnea, cartílago, núcleos pulposos de los discos intervertebrales |

**Tabla 2-2 Principales glucoproteínas de la matriz extracelular**

| Glucoproteína | Localización | Funcionamiento |
|---|---|---|
| Fibronectina | Mayoría de los tejidos conjuntivos | Se une a colágeno, heparán-sulfato, diversos receptores de superficie celular y MAC, con lo que media la adhesión celular a la MEC |
| Laminina | Láminas basales de células epiteliales y láminas externas de células musculares y células de Schwann | Ancla células a sus láminas basales (y láminas externas), con lo que ayuda a adherir las células epiteliales al tejido conjuntivo subyacente |
| Entactina | Láminas basales de células epiteliales y láminas externas de células musculares y células de Schwann | Une la laminina al colágeno de tipo IV de las láminas basales (y las láminas externas) |
| Tenascina | Tejido conjuntivo embrionario | Facilita la adhesión célula-matriz, con lo que ayuda a la migración celular |
| Condronectina | Cartílago | Ayuda a las células de cartílago a adherirse a su matriz |
| Osteonectina | Hueso | Ayuda a las células óseas a adherirse a su matriz<br>Influye en la calcificación de la matriz ósea |

MAC, moléculas de adhesión celular; MEC, matriz extracelular.

1. La **fibronectina** tiene tres tipos:
   a. La *fibronectina de la matriz* forma fibrillas en la MEC. Se une a los componentes de la MEC, así como a **receptores de superficie celular** y **moléculas de adhesión celular** (**MAC**), de modo que media la adhesión celular a la MEC.
   b. La *fibronectina de la superficie celular* se une transitoriamente a la superficie de las células y se une a los componentes de la MEC, anclando así la célula a dicha matriz.
   c. La *fibronectina del plasma* es una proteína plasmática circulante que interviene en la coagulación de la sangre, la cicatrización de las heridas y la fagocitosis.

## PERLAS CLÍNICAS

La **cicatrización de heridas** en el adulto implica la formación de **haces de fibronectina** a lo largo de los cuales las células migran hacia su destino. En el **tejido conjuntivo**, la cicatrización de heridas suele caracterizarse por la migración de fibroblastos rodeando a los coágulos de sangre, donde se adhieren a la fibronectina. En el **epitelio**, la cicatrización requiere de reepitelización, que depende de la **lámina basal que sirve como andamio** para la migración de células que cubrirán el área denudada; entonces ocurre la proliferación y el reemplazo de células epiteliales.

Las **infecciones bacterianas**, causadas por patógenos como *Staphylococcus aureus* y *Streptococcus pyogenes*, pueden propagarse rápidamente porque estos organismos liberan la enzima hialuronidasa, que degrada el GAG de gran tamaño llamado ácido hialurónico, lo que permite el movimiento rápido de estos patógenos a través del líquido extracelular (LEC). Las citocinas liberadas debido al daño bacteriano en los tejidos provocan un proceso inflamatorio que se propaga relativamente rápido.

2. La **laminina** es una molécula grande cruciforme que se localiza en las láminas basales, donde es sintetizada por las células epiteliales adyacentes; en las láminas externas que rodean las células musculares y las células de Schwann.
   a. Los brazos de la molécula de laminina tienen sitios de unión para receptores de la superficie celular (integrinas), heparán-sulfato, colágeno de tipo IV y entactina; con ello, permiten a la laminina mediar la interacción entre las células y la MEC mediante el anclaje de la superficie celular a la lámina basal.
3. La **entactina**, una glucoproteína adhesiva sulfatada, es un componente de todas las láminas basales (y externas). Se une a la laminina para asociarla con el colágeno de tipo IV en la lámina densa de la lámina basal.
4. La **tenascina**, secretada por las células gliales en el sistema nervioso en desarrollo, es la glucoproteína de adhesión más abundante en los tejidos embrionarios que promueve la adhesión a la matriz celular, por lo que tiene un papel sumamente importante en la migración celular.
5. La **condronectina**, una glucoproteína del cartílago, une los condrocitos al colágeno de tipo II. Esta molécula posee sitios de unión para los proteoglucanos y para los receptores de la superficie celular; también tiene un papel en el desarrollo y mantenimiento del cartílago.

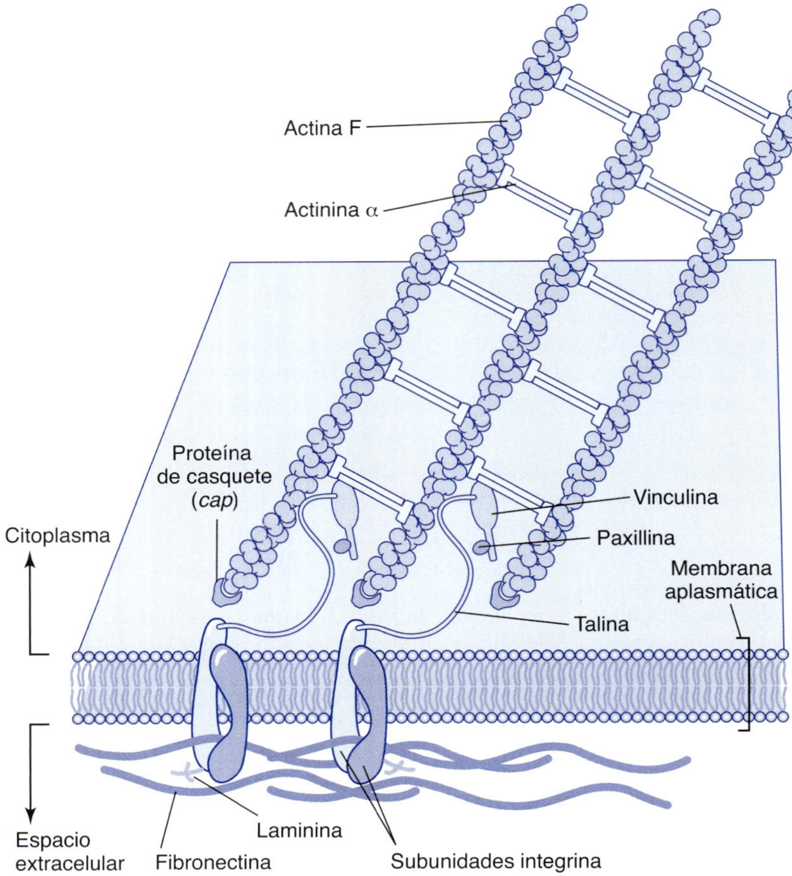


**FIGURA 2-2.** Los receptores de integrina, como el receptor de fibronectina, unen moléculas del exterior de la célula con componentes del interior. Esto es habitual en los contactos focales (placas de adhesión), donde las integrinas funcionan como lazos de unión transmembrana y median las interacciones recíprocas entre el citoesqueleto y la matriz extracelular. (Adaptada con permiso de Elsevier Science & Technology Journals de Gartner LP. *Textbook of Histology*. 4th ed. Elsevier; 2017:50; permiso transmitido a través de Copyright Clearance Center, Inc.).

6. La **osteonectina**, una glucoproteína de unión a calcio que se encuentra en el hueso, es sintetizada por los osteoblastos. Posee sitios de unión para el colágeno de tipo I y para las integrinas de osteoblastos y osteocitos; funciona en la formación del hueso y el remodelado y mantenimiento de la masa ósea mediante su influencia en la calcificación.

**D. Receptores de fibronectina**. Son **MAC** que pertenecen a la **familia de integrinas de receptores**. Son proteínas transmembrana que se unen a la fibronectina por medio de una secuencia tripeptídica específica (Arg-Gly-Asp; **secuencia RGD**). Estos unen la fibronectina localizada en el exterior de la célula con los componentes del citoesqueleto (p. ej., actina) dentro de la célula (**fig. 2-2**). Se cree que activan vías de señalización celular que determinan el comportamiento celular y, a la inversa, pueden favorecer o inhibir en la célula su capacidad para unirse a la MEC.

## III. FIBRAS

**A. Colágeno**. Es la proteína estructural más abundante de la MEC. Está presente en al menos 28 tipos moleculares en los seres humanos, basados en la secuencia de aminoácidos de sus tres cadenas α (**tabla 2-3**). Hay cuatro categorías principales de colágenos: los formadores de fibrillas, los asociados con fibrillas, los formadores de redes y los transmembrana (proteínas parecidas a colágeno).

**Tabla 2-3 Características de algunos de los tipos de colágeno más conocidos**

| Tipo molecular | Células que lo sintetizan | Localizaciones principales en el cuerpo | Funcionamiento |
|---|---|---|---|
| I | Fibroblastos<br>Osteoblastos<br>Odontoblastos | Dermis, tendones, ligamentos, dentina, fibrocartílago, cápsulas de algunos órganos | Resiste la tensión |
| II | Condroblastos | Cartílago hialino | Resiste presiones intermitentes |
| III | Fibroblastos<br>Células reticulares<br>Músculo liso<br>Células de Schwann<br>Hepatocitos | Sistema linfático, sistema cardiovascular, hígado, pulmón, bazo, intestino, útero y endometrio | Forma el andamio estructural de los órganos expandibles |
| IV | Células endoteliales<br>Células epiteliales<br>Células musculares<br>Células de Schwann | Lámina basal<br>Lámina externa | Provee soporte y filtración<br>Actúa como andamio para la migración celular |
| V | Células mesenquimatosas | Abundante en la mayoría de las matrices de tejido conjuntivo en el embrión y en el adulto; se incorpora en colágeno de tipos I y III<br>Unión dermoepidérmica | Regula la formación de colágenos de tipo I y III |
| VII | Queratinocitos | Unión dermoepidérmica | Forma anclas de fibrilina que aseguran la lámina densa en el tejido conjuntivo subyacente |
| IX | Condrocitos | Asociados con colágenos de tipo II y XI | Se une al colágeno de tipo II, afín a los proteoglucanos de la matriz del cartílago |
| XI | Condrocitos<br>Fibroblastos | Asociado con cartílago hialino y elástico, así como con colágeno de tipo I | Actúa para estabilizar la estructura del colágeno en la matriz del cartílago; forma el centro del colágeno de tipo I |
| XII | Fibroblastos<br>Células mesenquimatosas | Dermis de la piel<br>Placenta | Se une a la superficie y apoya al colágeno de tipo I en la resistencia de fuerzas de tensión |
| XIII | Varios tipos de células | En varios tejidos | Asiste en la formación de adhesiones centrales por la unión a fibronectina, integrinas y componentes de la lámina reticular |
| XVII | Epidermis | Componente del hemidesmosoma | Se une a la queratina con las células epiteliales, así como a integrinas y laminina |
| XVIII | Células epiteliales | Lámina basal de la retina del ojo | La proteólisis forma endostatina que inhibe la formación de nuevos vasos sanguíneos e induce la apoptosis de células endoteliales |

**1.** La síntesis de colágenos formadores de fibrillas y redes, que promueven su ensamblaje en **fibrillas**, se produce a través de una serie de eventos tanto **intracelulares** como **extracelulares** (**fig. 2-3**).

**a.** Los **procesos intracelulares** de la síntesis de colágeno se producen en la siguiente secuencia:

**(1)** La síntesis de las tres cadenas α, **preprocolágenos**, inicia *sobre* el retículo endoplasmático rugoso (RER).

**(2)** *Dentro* de la cisterna del RER, residuos específicos de prolina y lisina son hidroxilados por la enzima hidroxilasa, que requiere un cofactor de vitamina C (ácido ascórbico); a continuación, residuos específicos de hidroxilisina son glucosilados. Por último, tres péptidos modificados (cadenas α) forman un **procolágeno** de triple hélice, regulado con precisión por *propéptidos* (secuencias adicionales de aminoácidos no helicoidales) en ambos extremos de cada cadena α.

**(3)** Las vesículas de transporte llevan el **procolágeno** desde el RER hasta el aparato de Golgi, donde se añaden residuos de carbohidratos a las moléculas de procolágeno.

**(4)** La secreción de **procolágeno** se produce por exocitosis, después de que las vesículas secretoras provenientes de la red *trans*-Golgi son guiadas a la superficie celular a lo largo de los microtúbulos.

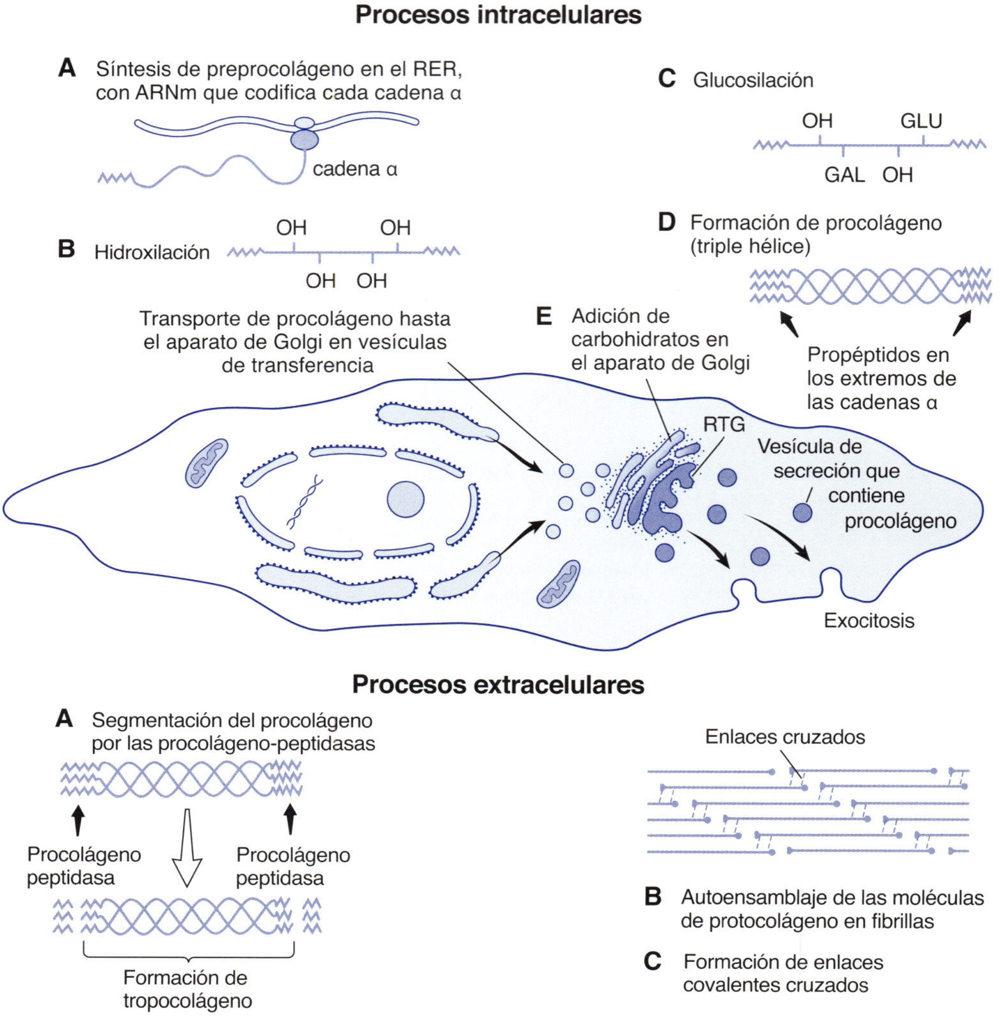


**FIGURA 2-3.** Pasos intracelulares y extracelulares de la síntesis de una fibrilla de colágeno. ARNm, ARN mensajero; RER, retículo endoplasmático rugoso; RTG, red *trans*-Golgi. (Adaptada con autorización de McGraw Hill LLC, de Junqueira LC, Carneiro J, Kelley RO. *Basic Histology*. 9th ed. Appleton & Lange; 1998:101; permiso transmitido a través de Copyright Clearance Center, Inc.).

**PERLAS CLÍNICAS**

El **escorbuto** se asocia con la **insuficiencia de vitamina C**. Es causado por la síntesis de un procolágeno insuficientemente hidroxilado, el cual es incapaz de formar triples hélices estables o fibrillas de colágeno. Entre los **síntomas** se incluyen fatiga, irritabilidad, despigmentación de la piel con cabello rizado quebradizo, dolor en articulaciones, sangrado de las encías y pérdida eventual de dientes. La administración de vitamina C, un cofactor del hierro en la hidroxilación de los residuos de prolina y lisina, revierte la enfermedad.

**b.** Los **procesos extracelulares de la síntesis de colágeno** suceden en la siguiente secuencia:

**(1)** Las **procolágeno-peptidasas**, que se hallan en la cara extracelular de la membrana plasmática, dividen la mayoría de las secuencias de propéptidos de los extremos de cada cadena α, lo que lleva a la formación de moléculas de **tropocolágeno** que se ensamblan a sí mismas en surcos longitudinales de la membrana celular.

**(a)** Se producen las **fibrillas** características del colágeno formador de fibrillas (especialmente en los colágenos de tipos I, II y II) con bandas transversales cada 67 nm (**figs. 2-4** y **2-5**).

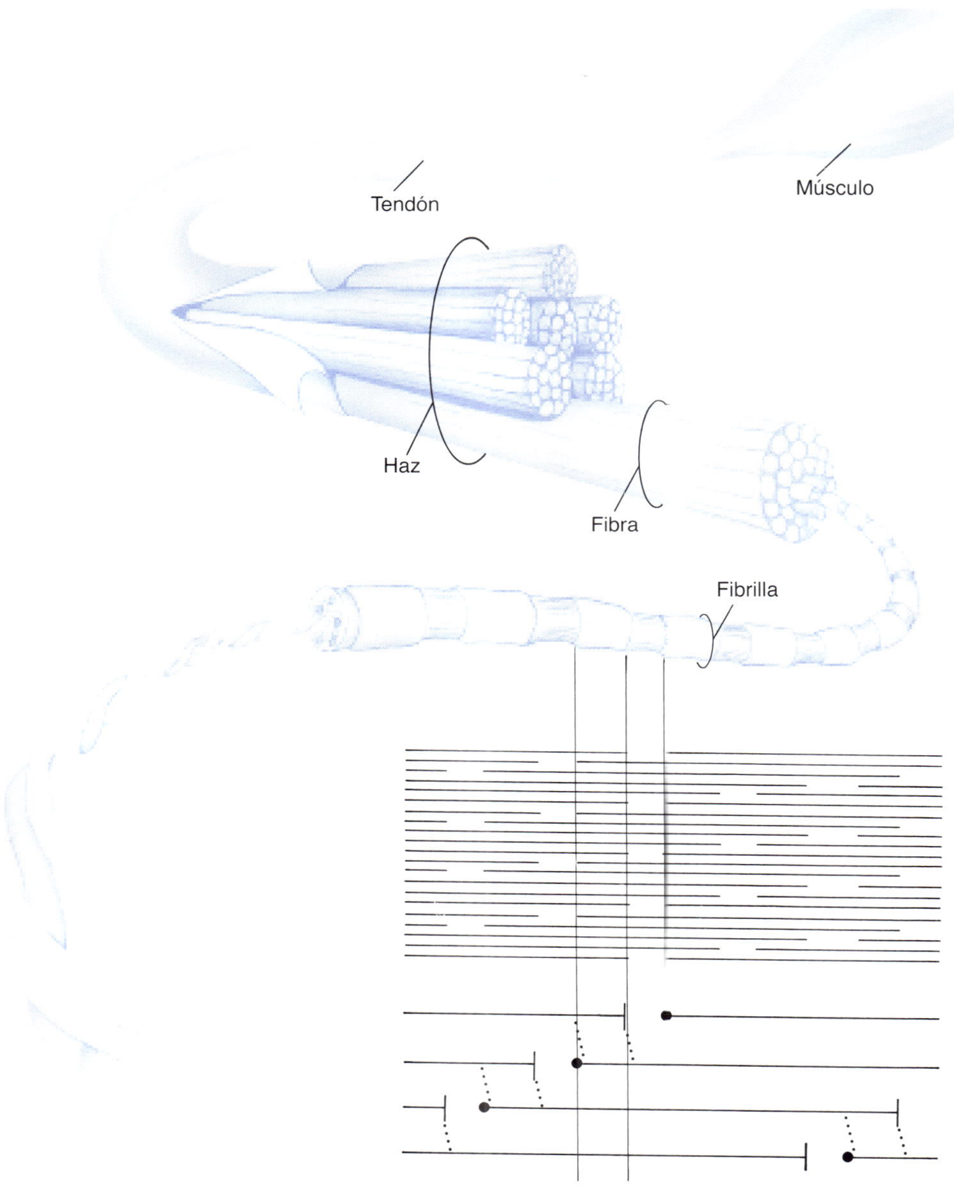


**FIGURA 2-4.** Niveles de organización de las fibras de colágeno. Como revela el microscopio óptico, las fibras de colágeno están formadas por fibrillas de colágeno, que suelen presentar bandas transversales cada 67 nm cuando se observan al microscopio electrónico. Esta periodicidad de las bandas a lo largo de la fibrilla de colágeno se debe a la disposición precisa de las moléculas de protocolágeno, que se superponen entre sí, produciendo regiones vacías donde las tinciones electrodensas penetran y producen bandas transversales a través de la fibrilla. (Reimpresa con autorización de Gartner LP, Lee LMJ. *Gartner and Hiatt's Atlas and Text of Histology*. 8th ed. Wolters Kluwer; 2023:65).

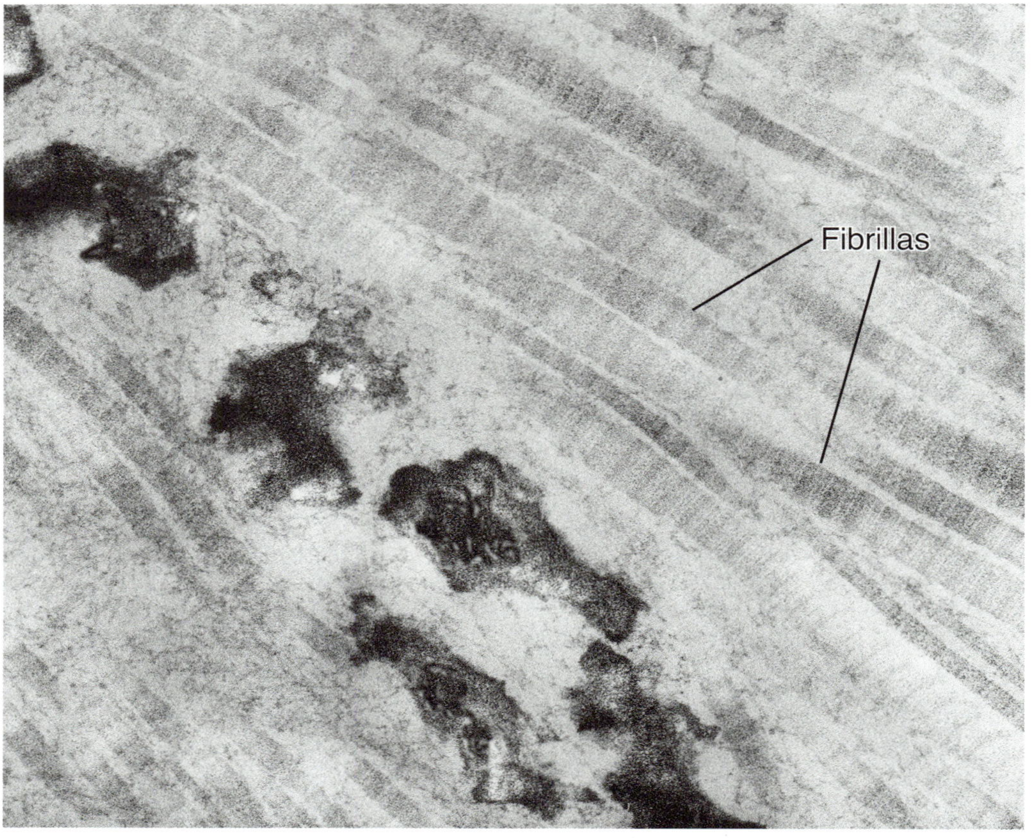


**FIGURA 2-5.** Micrografía electrónica de varias fibrillas de colágeno con su patrón característico de bandas cada 67 nm. Las estructuras negras grandes representan depósitos de fosfato de calcio.

**(b)** La formación de colágeno de tipo I requiere un centro de colágeno de tipo XI, así como la inclusión de colágenos de tipo V y XII, mientras que para la generación de fibras de colágeno de tipo II se requieren fibras de colágeno de tipo IX enriquecido con condroitínsulfato.

**(2)** Se forman enlaces covalentes (cruzados) entre moléculas de tropocolágeno adyacentes, lo que implica la formación de aldehídos derivados de lisina e hidroxilisina. Estos enlaces cruzados confieren a las fibrillas de colágeno una considerable resistencia a la tensión.

## PERLAS CLÍNICAS

El **síndrome de Ehlers-Danlos de tipo I/II** se debe a mutaciones en los genes *α1(V)* o *α2(V)* que codifican para dos de las cadenas α del colágeno de tipo V. Los hallazgos clínicos incluyen piel delgada, translúcida y frágil que se torna equimótica con facilidad y, en ocasiones, elástica; se reduce la capacidad de cicatrización de heridas y las articulaciones son anormalmente flexibles, de forma que hay luxaciones con facilidad. Los pacientes con síndrome de Ehlers-Danlos de tipo vascular (tipo IV) suelen presentar rotura de intestino o grandes vasos.

**2.** La síntesis de colágenos formadores de redes, específicamente de **tipo IV**, que constituye la mayor parte de la **lámina densa** de las láminas basales y de las láminas externas, es especial en el sentido de que el ensamblaje forma una malla en vez de fibrillas. Además, existen otras características que lo diferencian de otros tipos de colágeno:

**a.** Las secuencias de propéptidos no son eliminadas de los extremos de sus moléculas de procolágeno.

**b.** Su estructura helicoidal de triple cadena se interrumpe en muchas regiones.

**c.** Forma dímeros enfrentados, cabeza con cabeza, que interactúan para establecer asociaciones laterales, lo que crea una malla laminar.

## PERLAS CLÍNICAS

El **síndrome de Alport** es una afección que se desarrolla principalmente en población infantil y adulta joven. Las características clásicas de este síndrome incluyen sangre en la orina (hematuria), proteinuria, niveles elevados de creatinina en suero, pérdida de audición que puede ocurrir antes o después de la pérdida de la función renal, y problemas visuales, incluyendo la formación de cataratas y un defecto del cristalino ocular conocido como *lenticono*, una protuberancia que se forma en el cristalino durante el desarrollo; la consecuencia puede ser una hernia del cristalino. El síndrome de Alport se desarrolla en aproximadamente el 0.001% de la población infantil y se debe a mutaciones en los genes encargados de la formación de colágeno de los tipos III, IV y V, que resulta en el ensamblaje anómalo del colágeno de tipo IV. Dado que la lámina densa de la lámina basal está formada en mayor medida por colágeno de tipo IV, los individuos con síndrome de Alport presentan glomerulonefritis, que provoca frecuentemente enfermedad renal en etapa terminal. Debido a que el gen que codifica el colágeno de tipo IV se localiza en el cromosoma X, este síndrome es mucho más frecuente en individuos con cromosomas 46:XY que en aquellos con cromosomas 46:XX.

3. **Tipos de colágenos**
   a. Los **colágenos formadores de fibrillas** (tipos I, II, III, V y XI), cuyas subunidades son las moléculas de tropocolágeno, forman haces largos y flexibles de fibras que muestran, en micrografías electrónicas, **bandas transversales de 67 nm**. Su resistencia a la tensión es mayor que la del acero inoxidable del mismo diámetro. Las moléculas de tropocolágeno están formadas por tres cadenas α (cada una compuesta por aproximadamente 1 000 aminoácidos) enredadas entre sí. Dado que cada tercer aminoácido de cada cadena α es **glicina**, el más pequeño de los aminoácidos, **las tres cadenas pueden formar una hélice muy compacta al enrollarse entre sí en estos aminoácidos**. Asimismo, en las tres cadenas α también abundan las moléculas de **hidroxiprolina** e **hidroxilisina**; las hidroxiprolinas de cada cadena α forman enlaces fuertes entre sí, lo cual ayuda a mantener la hélice tensa, mientras que las hidroxilisinas se unen entre las moléculas de tropocolágeno adyacentes, con lo que contribuyen a la formación de haces de fibras de colágeno.
   b. Los **colágenos asociados con fibrillas** (tipos IX y XII) se unen a las superficies de colágenos formadores de fibrillas. Estos estabilizan la red de colágeno de los tejidos en los que residen al adherirse no solo a las fibras de colágeno, sino también a las moléculas de la sustancia fundamental. Los **colágenos de tipo IX** se asocian con colágenos de tipo II del cartílago, y los **colágenos de tipo XII** se encuentran en la superficie de los colágenos de tipo I.
   c. Los **colágenos formadores de redes** (tipos IV y VII), a diferencia de los otros tipos de colágeno, tienen subunidades de procolágeno. Las secuencias propeptídicas en ambos extremos de la molécula no son eliminadas por la procolágeno-peptidasa en el ambiente extracelular; por tanto, son incapaces de ensamblarse en la forma de moléculas de tropocolágeno. Por ello, no forman fibras. En cambio, las moléculas de procolágeno forman dímeros cabeza con cabeza que interactúan estableciendo asociaciones laterales, de lo que resulta una **malla tipo lámina**. El **colágeno de tipo IV** forma la lámina densa de la lámina basal (y de la lámina externa), y el **colágeno de tipo VII** forma las fibrillas de anclaje que aseguran la lámina densa a la lámina reticular del tejido conjuntivo subyacente.
   d. Los **colágenos transmembrana** (tipos XIII, XVII y XVIII) se relacionan con las adhesiones focales, los hemidesmosomas y las láminas basales, respectivamente. También son conocidos como *proteínas parecidas a colágeno*.

## PERLAS CLÍNICAS

El **síndrome de desprendimiento de retina-encefalocele occipital** (**síndrome de Knobloch tipo I**) es una enfermedad hereditaria debida a la formación incorrecta del colágeno de tipo XVIII. Entre los síntomas se incluyen encefalocele, la formación de grandes vesículas encefálicas que protruyen a través de un defecto del cráneo a causa de la fusión incompleta del tubo neural durante el desarrollo embrionario, así como desprendimiento esporádico de la retina y miopía, que puede ser evidente cuando el niño tiene un 1 año

La **artrooftalmopatía progresiva hereditaria** (**síndrome de Stickler**), un grupo de trastornos hereditarios del colágeno, implica mutaciones en los genes que codifican la formación de los colágenos de tipos II, IX y XI. Los colágenos IX y XI están asociados al colágeno de tipo II, en el sentido de que el colágeno de tipo XI forma el núcleo y regula la formación y el diámetro de las fibrillas de colágeno de tipo II, mientras que el de tipo IX se une a la periferia de las fibrillas de colágeno de tipo II y las fija entre sí para formar haces de colágeno de tipo II. Estos tres tipos de colágeno se localizan principalmente en cartílagos hialinos, articulares y elásticos; placas epifisarias; membranas timpánicas; y el humor vítreo (cuerpo vítreo) del ojo. Los más comunes de estos síndromes son las formas autosómicas dominantes, que afectan aproximadamente a 1 de cada 10 000 individuos. En función de los tipos de mutación, algunos individuos afectados solo muestran síntomas menores, mientras que otros pueden desarrollar síntomas graves. Los síntomas y las manifestaciones de este síndrome incluyen una cara ligeramente aplanada; hendiduras palatinas altas y abovedadas; lengua agrandada; infecciones de oído; artrosis de aparición temprana; pérdida de audición; y problemas visuales que incluyen miopía, glaucoma y (el síntoma más problemático) alteraciones de la viscosidad del humor vítreo que causan desprendimiento de retina regmatógeno. En esta afección, la retina presenta una rotura de tamaño medio a grande, y la parte líquida del humor vítreo fluye detrás de esta y la desprende de la coroides, la pared de tejido conjuntivo del globo ocular, lo que, si no se trata a tiempo, puede provocar un desprendimiento completo de retina y ceguera en uno o ambos ojos.

## B. Fibras elásticas

1. Las **fibras elásticas** (fig. 2-6) se pueden estirar hasta el 150 % de su longitud en reposo antes de romperse. Tienen tres componentes principales: elastina, fibrilina 1 y fibulina 5, usualmente asociadas con el colágeno de tipo VIII.
   - **a.** La **elastina**, proteína estructural amorfa, constituye el 90 % de las fibras elásticas (láminas elásticas). Es rica en el aminoácido **lisina**, y los residuos de este aminoácido de cuatro cadenas diferentes forman enlaces covalentes deformables, denominados **enlaces cruzados de desmosina**, para crear una extensa red elástica. Después de estirar la elastina y liberar la resistencia a la tensión, los enlaces deformados de desmosina regresan a su forma original.
   - **b.** La **fibrilina 1**, una glucoproteína, organiza la elastina en fibras y es el componente principal de las **microfibrillas periféricas** de las fibras elásticas.
     - **(1)** El extremo amino-terminal de una fibrilina 1 interactúa con el extremo carboxilo-terminal de otra molécula de fibrilina 1 para formar un ensamblado de tipo cabeza a cola similar a un lápiz entre moléculas de fibrilina 1, de lo que resultan microfibrillas.
     - **(2)** La fibrilina 1 posee sitios de unión para tropoelastina, que forma enlaces cruzados entre sí.
     - **(3)** La heparina compite con la tropoelastina por los sitios de unión en la fibrilina 1, lo cual probablemente tenga un efecto regulador en la formación de fibras elásticas.

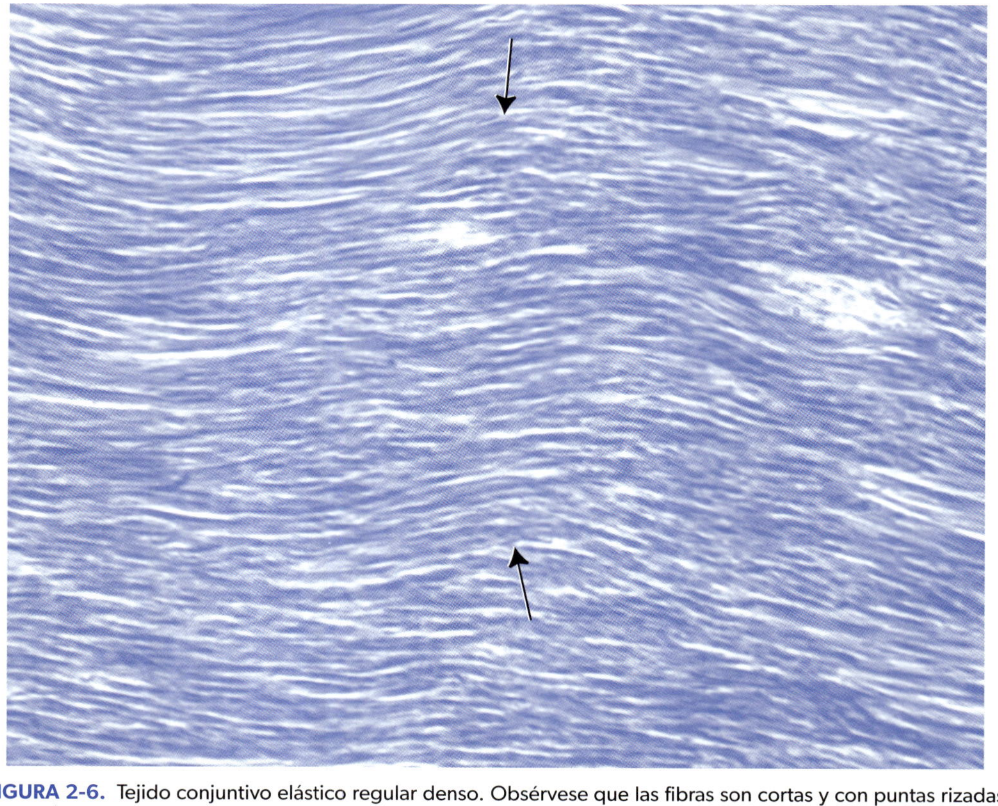

**FIGURA 2-6.** Tejido conjuntivo elástico regular denso. Obsérvese que las fibras son cortas y con puntas rizadas (*flechas*).

c. La proteína **fibulina 5** forma enlaces con moléculas de integrina de células como las de músculo liso vascular y células endoteliales de los vasos sanguíneos, así como con las microfibrillas y la tropoelastina; también facilita la formación de fibras elásticas. La fibulina 5 está presente en mayor concentración durante la cicatrización de heridas, en comparación con los vasos sanguíneos sin daño.

d. El **colágeno de tipo VIII** a menudo se asocia con fibras elásticas, más probablemente protegiéndolas al limitar el grado de estiramiento.

2. La **síntesis de fibras elásticas** es realizada por **fibroblastos** en los ligamentos elásticos, **células de músculo liso** en las grandes arterias, y **condrocitos** y **condroblastos** en el cartílago elástico.

   a. La síntesis se inicia con la elaboración de **plantillas de microfibrillas de fibrilina**, que se disponen en paralelo en regiones indentadas de la superficie de la célula.

   b. Estas células producen y expulsan por exocitosis una forma soluble de elastina, llamada **tropoelastina**, y fibulina 5, las cuales se unen no solo entre sí, sino también a la fibrilina 1.

   c. Las moléculas de tropoelastina forman enlaces cruzados entre sí para generar elastina madura insoluble.

   d. En el ensamblaje de las fibras elásticas se han involucrado otros factores, como heparán-sulfato, glucoproteínas asociadas con microfibrillas y fibrilina 2.

## PERLAS CLÍNICAS

El **síndrome de Marfan** es ocasionado por mutaciones en el gen que codifica la **fibrilina**, un componente crítico de las fibras elásticas. Los pacientes con esta enfermedad tienen los miembros y los dedos más largos y delgados de lo normal. Es frecuente la luxación del cristalino del ojo, así como los problemas cardiovasculares; puede haber rotura de la aorta, lo que causa la muerte. El tratamiento consiste en fármacos que reducen la presión arterial y, en casos graves, cirugía de reemplazo de aorta.

# Autoevaluación

***Instrucciones***: cada reactivo en esta sección va seguido de posibles opciones. Seleccione la *mejor* opción (**A**, **B**, **C**, **D** o **E**) para cada caso.

**Las preguntas 1 y 2 se basan en el caso descrito a continuación:**

Una mujer de 24 años se presenta en el servicio de urgencias con un inicio repentino de dolor abdominal grave. Las imágenes muestran una rotura intestinal. Los antecedentes familiares de la paciente son significativos, ya que su padre fue diagnosticado con síndrome de Ehlers-Danlos de tipo IV a los 38 años.

**1.** Durante la atención médica de urgencia de la paciente, ¿qué otros problemas deberían ser investigados por el equipo?

**(A)** Aneurisma de grandes arterias
**(B)** Hematocrito elevado
**(C)** Disminución del volumen respiratorio
**(D)** Esófago de Barrett

**2.** Si la prueba genética de la paciente resulta positiva para el síndrome hereditario, ¿un defecto en cuál de los siguientes tipos de colágeno causó la ruptura intestinal?

**(A)** Tipo I
**(B)** Tipo II
**(C)** Tipo III
**(D)** Tipo IV
**(E)** Tipo V

**Las preguntas 3 a 5 se basan en el caso descrito a continuación:**

Un hombre cisgénero de 28 años acude a su médico por presentar fatiga, irritabilidad, dolor articular y manchas de despigmentación en la piel, con cabello reseco, quebradizo y rizado, además de encías inflamadas que sangran con facilidad. Durante la entrevista, comenta al médico que inició una nueva dieta hace 5 meses que consiste en comer solo carne y algunos tipos de quesos.

**3.** ¿La carencia de cuál de los siguientes nutrientes podría ser la causa subyacente de los síntomas de este paciente?

**(A)** Aminoácidos
**(B)** Ácido ascórbico
**(C)** Calcio
**(D)** Ácido fólico
**(E)** Lípidos

**4.** ¿Cuál es la función normal del nutriente que falta?

**(A)** Componente esencial de las fibras elásticas
**(B)** Secuestro de iones de calcio
**(C)** Cofactor en la síntesis de colágeno
**(D)** Enzima en la síntesis de vitamina B
**(E)** Transporte intracelular de triglicéridos

**5.** ¿Cuál es el mecanismo del dolor articular resultante de esta carencia de nutrientes?

**(A)** Sangrado en las articulaciones
**(B)** Cristalización de calcio en la articulación
**(C)** Condrogénesis insuficiente
**(D)** Reducción de la producción de líquido sinovial

**Las preguntas 6 y 7 se basan en el caso descrito a continuación:**

Una adolescente de 12 años, cuyo sexo asignado al nacer es femenino, fue ingresada al hospital debido a que una abrasión superficial, que ocurrió durante un juego de fútbol, se tornó excesivamente dolorosa, inflamada y caliente al tacto. Además, tuvo fiebre, diarrea y vómito. Los antecedentes familiares y sociales de la paciente no son relevantes. Fue diagnosticada con fascitis necrosante debido a una infección por estreptococo del grupo A.

**6.** ¿Cuál de los siguientes elementos es responsable de la rápida progresión de la afección?

**(A)** Fibrilina defectuosa
**(B)** Exceso de colágeno de tipo V
**(C)** Hialuronidasa
**(D)** Procolágeno-peptidasa
**(E)** Reducción del colágeno de tipo XVIII

**7.** ¿Cuál es la explicación celular e histológica de que la herida esté caliente al tacto?

**(A)** Modificación bacteriana de las fibras de colágeno
**(B)** Liberación de citocinas debido al daño bacteriano
**(C)** Respuesta de emesis
**(D)** Aumento del metabolismo inducido por el dolor

**8.** ¿Cuál de las sustancias siguientes es una glucoproteína a través de la cual los fibroblastos migran durante la cicatrización de una herida?

**(A)** Fibrilina
**(B)** Fibronectina
**(C)** Elastina
**(D)** Entactina
**(E)** Laminina

**9.** ¿Cuál de los acontecimientos siguientes de la síntesis de colágeno ocurre fuera de la célula?

**(A)** Síntesis de preprocolágeno
**(B)** Hidroxilación de residuos lisina
**(C)** Formación de la triple hélice
**(D)** Adición de carbohidratos al procolágeno
**(E)** Segmentación por procolágeno-peptidasas

**La pregunta 10 se basa en la micrografía que se muestra a continuación:**

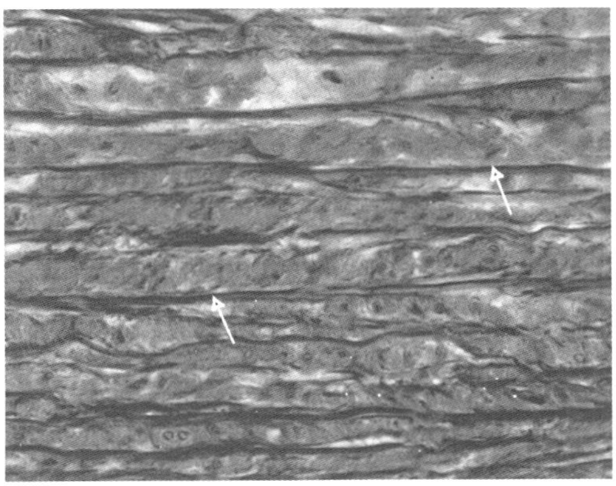

**10.** En pacientes con diagnóstico de síndrome de Marfan, ¿cuáles son las fibras de la MEC indicadas por las flechas que están defectuosas?

**(A)** Fibras elásticas
**(B)** Fibronectina
**(C)** Laminina
**(D)** Colágeno de tipo I
**(E)** Colágeno de tipo II

**Las preguntas 11 y 12 se basan en la figura que se muestra a continuación:**

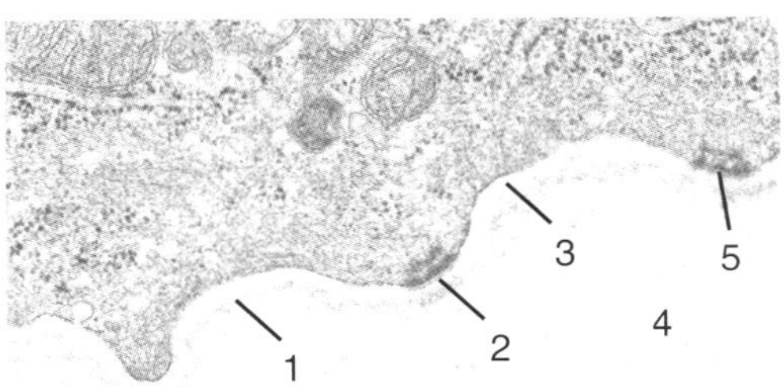


**11.** ¿Cuál de las siguientes estructuras se compone principalmente de la marcada con el número 1?

**(A)** Colágeno formador de fibrillas
**(B)** Colágeno asociado a fibrillas
**(C)** Colágeno formador de redes
**(D)** Colágeno transmembrana
**(E)** Tropocolágeno

**12.** ¿Cuál de los siguientes elementos ocupa mayoritariamente la región marcada con el número 3?

**(A)** Heparina
**(B)** Fibrilina
**(C)** Tenascina
**(D)** Laminina
**(E)** Entactina

**13.** Se sospecha que un paciente pediátrico que presenta hematuria, creatinina elevada, proteinuria, pérdida de audición, lenticono y cataratas tiene una mutación genética en los genes que codifican... ¿qué tipo de colágeno?

**(A)** Tipo IV
**(B)** Tipo VI
**(C)** Tipo VII
**(D)** Tipo XI
**(E)** Tipo XII

**Las preguntas 14 y 15 se basan en el caso descrito a continuación:**

Un lactante de 1 año es llevado por su padre y su madre al servicio de urgencias porque ha comenzado a llorar de repente y ha dejado de responder a cualquier estímulo visual. La anamnesis del paciente es significativa por un encefalocele diagnosticado al nacer, que desde entonces ha sido tratado mediante cirugía y controlado. Las imágenes revelan un desprendimiento sustancial de la retina.

**14.** ¿Qué enfermedad hereditaria debe incluirse en el diagnóstico?

**(A)** Síndrome de Alport
**(B)** Síndrome de Knobloch
**(C)** Escorbuto
**(D)** Síndrome de Stickler
**(E)** Síndrome de Hurler

**15.** Si se confirma que es la enfermedad hereditaria, las mutaciones en este paciente dan lugar a defectos en... ¿qué tipo de colágeno?

**(A)** Tipo I
**(B)** Tipo III
**(C)** Tipo IX
**(D)** Tipo XII
**(E)** Tipo XVIII

# Respuestas y explicaciones

1. **A.** Las grandes arterias también resultan afectadas en el síndrome de Ehlers-Danlos de tipo IV debido a que sus paredes son débiles y con frecuencia presentan aneurismas.
2. **C.** El síndrome de Ehlers-Danlos de tipo IV se asocia con un defecto en la síntesis de colágeno de tipo V.
3. **B.** El ácido ascórbico (vitamina C) ha sido insuficiente en la dieta del paciente durante más de 5 meses, y esta es la causa de que presente escorbuto. Se debe indicar la toma de suplementos de vitamina C y ajustar su dieta de forma balanceada.
4. **C.** El ácido ascórbico (vitamina C) y el hierro son cofactores necesarios para la hidroxilación de los residuos de prolina y lisina, que se requieren para la integridad de las fibras de colágeno.
5. **D.** Los vasos sanguíneos se vuelven débiles debido al defecto en el colágeno de sus paredes. Esta es la causa por la que hay encías inflamadas que sangran con facilidad. La sangre también se escapa hacia las articulaciones, lo que las hace muy dolorosas.
6. **D.** La hialuronidasa es una enzima que fragmenta el ácido hialurónico, lo que permite el movimiento rápido de LEC a través de la matriz de tejido conjuntivo. Algunas bacterias, como *Staphylococcus aureus* y *Streptococcus pyogenes*, pueden invadir la piel lesionada y liberar hialuronidasa, lo que permite que esas bacterias se dispersen de forma rápida a través del tejido conjuntivo. Estas liberan toxinas que pueden ocasionar mayor daño y alteraciones que ponen en riesgo la vida.
7. **B.** La presencia de bacterias patógenas en el tejido conjuntivo del paciente induce liberación de citocinas y una respuesta inflamatoria que produce fiebre y aumento de la temperatura localizada en la herida.
8. **B.** La fibronectina forma vías por las cuales migran las células. Durante la cicatrización en el tejido conjuntivo, los fibroblastos se adhieren a la fibronectina en los coágulos sanguíneos, lo que facilita el proceso de cicatrización.
9. **E.** En el espacio extracelular, las peptidasas cortan las secuencias finales de procolágeno y forman tropocolágeno, que se autoensambla para formar fibrillas de colágeno.
10. **A.** Esta es una micrografía de la aorta, y las estructuras señaladas por las flechas se conocen como *membranas fenestradas*, compuestas por fibras elásticas. El síndrome de Marfan es ocasionado por la mutación en el gen que codifica la fibrilina, un componente crítico de las fibras elásticas.
11. **C.** La estructura etiquetada con el número 1 es la lámina densa de la lámina basal, compuesta principalmente por colágeno de tipo IV, uno de los colágenos formadores de redes.
12. **D.** La estructura etiquetada con el número 3 es la lámina lúcida de la lámina basal, ocupada principalmente por la glucoproteína laminina.
13. **A.** Los síntomas de hematuria, concentración elevada de creatinina, proteinuria, pérdida de audición, lenticono y formación de cataratas, se deben a un defecto genético en la formación de colágeno de tipo IV.
14. **B.** El síndrome de Knobloch de tipo I causa los síntomas presentados en este lactante. Estos incluyen encefalocele, la formación de grandes vesículas cerebrales que sobresalen a través de un defecto en el cráneo óseo debido a la fusión incompleta del tubo neural durante el desarrollo embrionario, desprendimiento esporádico de la retina y miopía, que puede manifestarse cuando el niño tiene 1 año de edad.
15. **E.** El síndrome de Knobloch (tipo I) es una enfermedad hereditaria resultante de la malformación del colágeno de tipo XVIII.

3

# Epitelios y glándulas

## I. PUNTOS CLAVE: EPITELIOS

**A. Estructura**. Los epitelios son uno de los cuatro tipos principales de tejidos en el cuerpo. Se caracterizan por presentar láminas de numerosas células fuertemente adheridas, con cantidades mínimas de matriz extracelular (MEC) entre ellas. Las tres capas germinales embrionarias dan lugar a diversos epitelios que recubren las superficies externas y revisten las cavidades de estructuras huecas y las luces del cuerpo, salvo en determinadas partes como en superficies dentales y cartílagos articulares. Los tejidos epiteliales también forman diversas glándulas exocrinas y endocrinas que están especializadas en secretar sus productos celulares hacia el lumen, sobre superficies externas o en el torrente sanguíneo, respectivamente.

1. Un epitelio está compuesto por numerosas **células** estrechamente empaquetadas; están conectadas entre sí mediante uniones intercelulares que les permiten funcionar como una unidad. Hay una cantidad mínima de MEC entre las células, pero se acumula MEC, que forma la **membrana basal** que separa el tejido epitelial del tejido conjuntivo adyacente. Cada célula epitelial tiene regiones de su membrana plasmática especializadas para realizar funciones específicas que difieren de las de otras regiones de la misma célula. Estas diferencias confieren polaridad estructural y funcional no solo a cada célula, sino también al epitelio completo. La membrana plasmática que mira hacia la luz o la superficie externa se llama **dominio apical**, y está especializada en la protección, la unión de ligandos y el transporte de materiales a través de la membrana. Las regiones de la membrana plasmática que miran hacia las membranas celulares vecinas se denominan **dominios laterales** y están especializadas en las uniones intercelulares, la comunicación intercelular y la reducción del transporte transcelular de moléculas a través del epitelio. Los **dominios basales** (en ocasiones las caras basales de los **dominios basolaterales**) miran hacia la membrana basal y están especializados en las uniones célula-tejido conjuntivo y en el transporte de materiales a través de la cara basal (o basolateral) de la membrana plasmática.
2. Los epitelios son **avasculares** y dependen de la vascularización del tejido conjuntivo adyacente para su abastecimiento. El oxígeno y los nutrientes difunden a través de la **membrana basal** para alcanzar el epitelio. Por tanto, el grosor de los epitelios está limitado por la tasa de difusión de los nutrientes desde el tejido conjuntivo subyacente, y la mayoría de las células apicales en epitelios más gruesos tienden a ser planas, morir y desprenderse con el tiempo.

**PERLAS CLÍNICAS**

Los tejidos epiteliales son ricos en células; por tanto, en comparación con los demás tipos de tejidos básicos, presentan el **índice mitótico** más elevado para reemplazar las células que se desprenden continuamente, sufren apoptosis o resultan dañadas por lesiones o agentes patógenos. Como consecuencia de estos altos índices mitóticos, existe una mayor probabilidad de adquirir mutaciones durante el ciclo celular, lo que da lugar a displasias que pueden progresar a cáncer. Así pues, la mayoría de los cánceres se originan en tejidos epiteliales.

**B. Clasificación**. Los epitelios se clasifican por una combinación de dos características morfológicas: **número** de capas celulares (si están formados por una sola capa son **simples**; si tienen más de una capa son **estratificados**), y **forma de las células superficiales** (**tabla 3-1** y **fig. 3-1**). En un epitelio simple,

**Tabla 3-1 Clasificación de los epitelios**

| Tipo | Forma de las células de la capa superficial | Localización característica |
|---|---|---|
| ***Una sola capa de células*** | | |
| Plano (escamoso, pavimentoso) simple | Aplanada | Endotelio (recubrimiento interno de los vasos sanguíneos), mesotelio (revestimiento del peritoneo y la pleura), revestimiento de los alvéolos pulmonares |
| Cúbico simple | Cúbica | Revestimiento del túbulo del riñón y los conductos de algunas glándulas, superficie del ovario |
| Cilíndrico (columnar) simple | Cilíndrica con cilios<br>Cilíndrica sin cilios | Revestimiento de las tubas uterinas<br>Revestimiento de los intestinos, el estómago y los conductos excretores de algunas glándulas |
| Seudoestratificado | Forma y altura variables; así, mientras todas las células reposan en la lámina basal, no todas alcanzan la luz dando lugar a un aspecto falsamente estratificado (la mayoría de las células altas son ciliadas) | Revestimiento de tráquea, bronquios principales, cavidad nasal y conductos excretores de las glándulas paratiroides |
| ***Más de una capa de células*** | | |
| Plano estratificado no queratinizado | Aplanada (con núcleo) | Revestimiento de esófago, vagina, boca y cuerdas vocales verdaderas |
| Plano estratificado (queratinizado) | Aplanada (sin núcleo) | Epidermis |
| Cúbico estratificado | Cúbica | Revestimiento de los conductos de las glándulas sudoríparas |
| Cilíndrico estratificado | Cilíndrica | Revestimiento de los conductos excretores grandes de algunas glándulas, de la uretra cavernosa y conjuntiva |
| De transición | Cupular (cuando están relajadas); aplanada (cuando están contraídas) | Revestimiento de las vías urinarias que comunican el cáliz renal con la uretra |

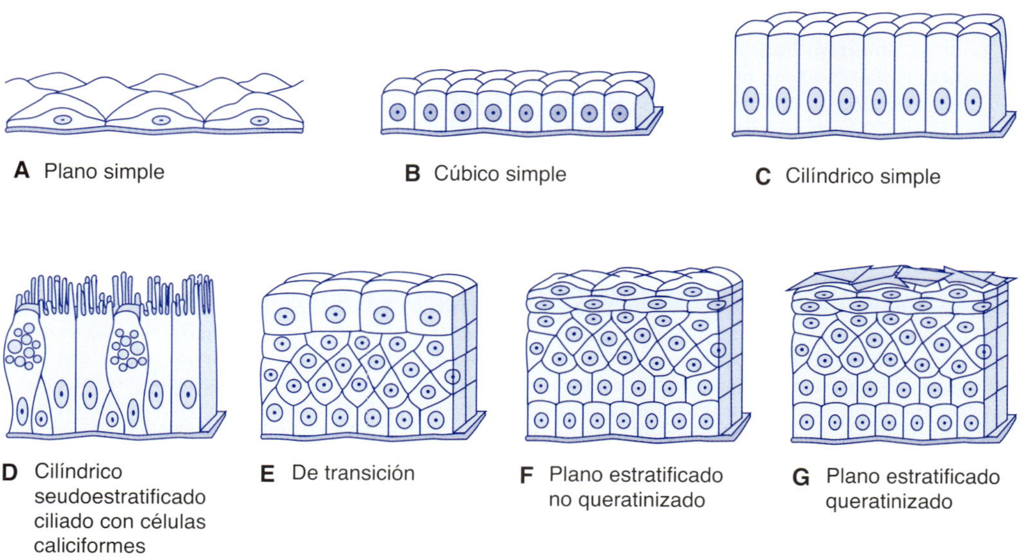


**FIGURA 3-1.** Clasificación de los epitelios.

todas las células hacen contacto con la lámina basal, mientras que en los epitelios estratificados solo la capa celular más profunda establece ese contacto. Los epitelios **seudoestratificados** tienen el aspecto de poseer múltiples capas celulares, pero realmente están formados por una sola capa de células de diversas formas y alturas, y todas las células están en contacto con la lámina basal (**fig. 3-2A,B**).

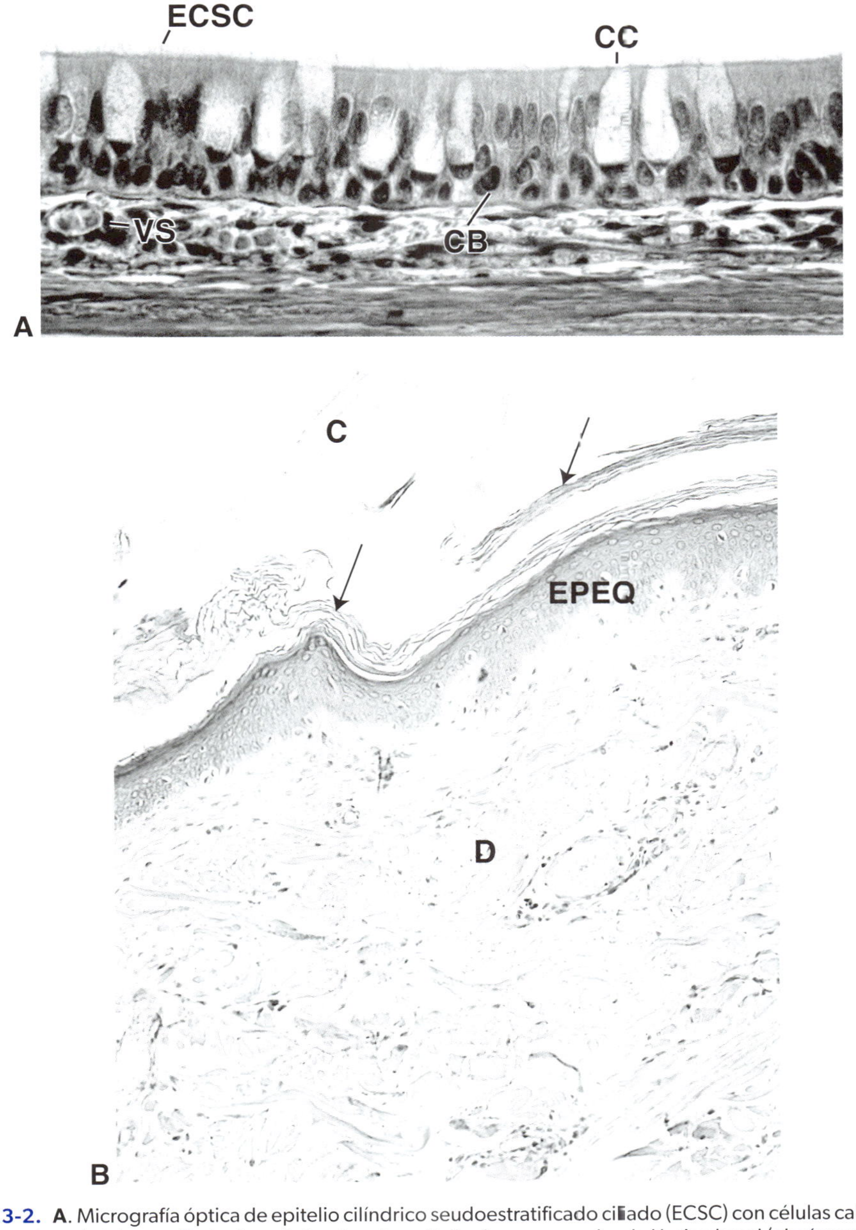


**FIGURA 3-2.** **A**. Micrografía óptica de epitelio cilíndrico seudoestratificado ciliado (ECSC) con células caliciformes (CC) que revisten la tráquea. Todas las células de este epitelio descansan sobre la lámina basal (obsérvese la célula basal [CB]), pero no todas se extienden hasta la luz, lo que brinda la falsa apariencia de estar estratificadas. Los vasos sanguíneos (VS) contienen eritrocitos que se observan en el tejido conjuntivo subyacente. **B**. Micrografía óptica de piel delgada. Obsérvese que la epidermis es un epitelio plano estratificado queratinizado (EPEQ). Las *flechas* señalan la capa de queratina en descamación, y se muestra un cabello (C). El tejido conjuntivo que está debajo de la epidermis se conoce como *dermis* (D).

**C. Función**. El epitelio transporta, absorbe, secreta, protege y muestra permeabilidad selectiva.

1. El **transporte transcelular** de moléculas ocurre a través de los epitelios mediante lo siguiente:

a. **Difusión** (p. ej., oxígeno) a través de las células epiteliales de los alvéolos y capilares de los pulmones.
b. **Transporte mediado por una proteína portadora** (p. ej., aminoácidos) a través de los epitelios intestinales.
c. **Transporte mediado por vesículas** (p. ej., inmunoglobulina A) a través de las células del epitelio intestinal.

2. La **absorción** ocurre vía **endocitosis** o **pinocitosis** por células epiteliales de diversos órganos (p. ej., el túbulo contorneado proximal del riñón).
3. La **secreción** de distintas moléculas (p. ej., hormonas) ocurre por **exocitosis**.
4. Algunos epitelios, como la **epidermis** de la piel, proveen **protección** contra la abrasión y las lesiones.
5. La **permeabilidad selectiva** de las células epiteliales restringe lo que puede o no puede cruzar la membrana plasmática, lo que permite mantener líquidos con distintas composiciones y concentraciones separados a ambos lados de una capa epitelial (p. ej., en el riñón).

**PERLAS CLÍNICAS**

La alteración de las funciones normales del tejido epitelial conduce a una serie de afecciones y estados inflamatorios, frecuentemente como respuesta a antígenos o lesiones. La función protectora de los epitelios a la hora de prevenir lesiones e impedir la entrada de patógenos en el organismo es el principal mecanismo por el que se mantiene un estado saludable. Determinados patógenos son capaces de sortear las células epiteliales protectoras para introducirse en los espacios del tejido conjuntivo del organismo. Para combatir estos patógenos y la inflamación, los fármacos también deben sortear las células epiteliales protectoras para alcanzar sus objetivos.

## II. SUPERFICIES EPITELIALES LATERALES

Las superficies laterales contienen moléculas especializadas que forman **complejos de unión** que permiten la adhesión mutua de las células epiteliales y restringen el tránsito de materiales entre células adyacentes (**vía paracelular**) hacia y desde el tejido conjuntivo subyacente (**fig. 3-3**).

**A. Complejo de unión.** Es una intrincada estructura de **moléculas de adhesión celular** (**MAC**) asociadas a la membrana, que intervienen en la adhesión mutua de las células epiteliales. Corresponde a la barra terminal observada en los epitelios al microscopio óptico y consta de tres categorías de uniones distintas que pueden identificarse por medio del microscopio electrónico.

1. **Unión ocluyente o estrecha**

a. La **unión ocluyente** (**zónula de oclusión**, unión impermeable) es una zona que rodea todo el perímetro apical de células adyacentes y está formada por la **fusión de las capas externas** de las membranas plasmáticas de todas las células adyacentes (**tabla 3-2**; *véase también* fig. 3-3).

(1) En la micrografía electrónica de barrido de preparaciones por criofractura de epitelios podemos ver la unión ocluyente como una red ramificada y anastomosada de cadenas intramembrana en la capa interna de la membrana plasmática en contacto con el citoplasma (cara P). En la cara E externa correspondiente se observan como surcos en la cara interna de la capa externa (*véase* fig. 3-3). Las cadenas están formadas por **proteínas transmembrana** que se unen a las de la célula adyacente para formar un sello entre estas, lo que bloquea la difusión paracelular de moléculas grandes y con carga. Por tanto, el número y la complejidad de las cadenas intramembrana están directamente relacionados con la permeabilidad de la unión ocluyente y, en última instancia, con la del epitelio.

(2) Cuatro clases de proteínas transmembrana forman la unión ocluyente:

(a) Las **claudinas**, cuya expresión crea una barrera física, impiden el movimiento paracelular de material, pero presentan pequeños poros acuosos que permiten la entrada de agua y iones de tamaño reducido.

(b) Las **ocludinas** contribuyen a la estabilización de las uniones ocluyentes y ayudan a optimizar su función de barrera. Además, estudios recientes indican que estas proteínas pueden interactuar con moléculas de señalización y localizarlas en las uniones ocluyentes. Curiosamente, ciertos virus y bacterias atacan tanto a la claudina como a la ocludina, lo que rompe su enlace entre sí. Las ocludinas liberadas pueden entrar en el citoplasma y activar el mecanismo de muerte celular programada, forzando así a la célula a la apoptosis.

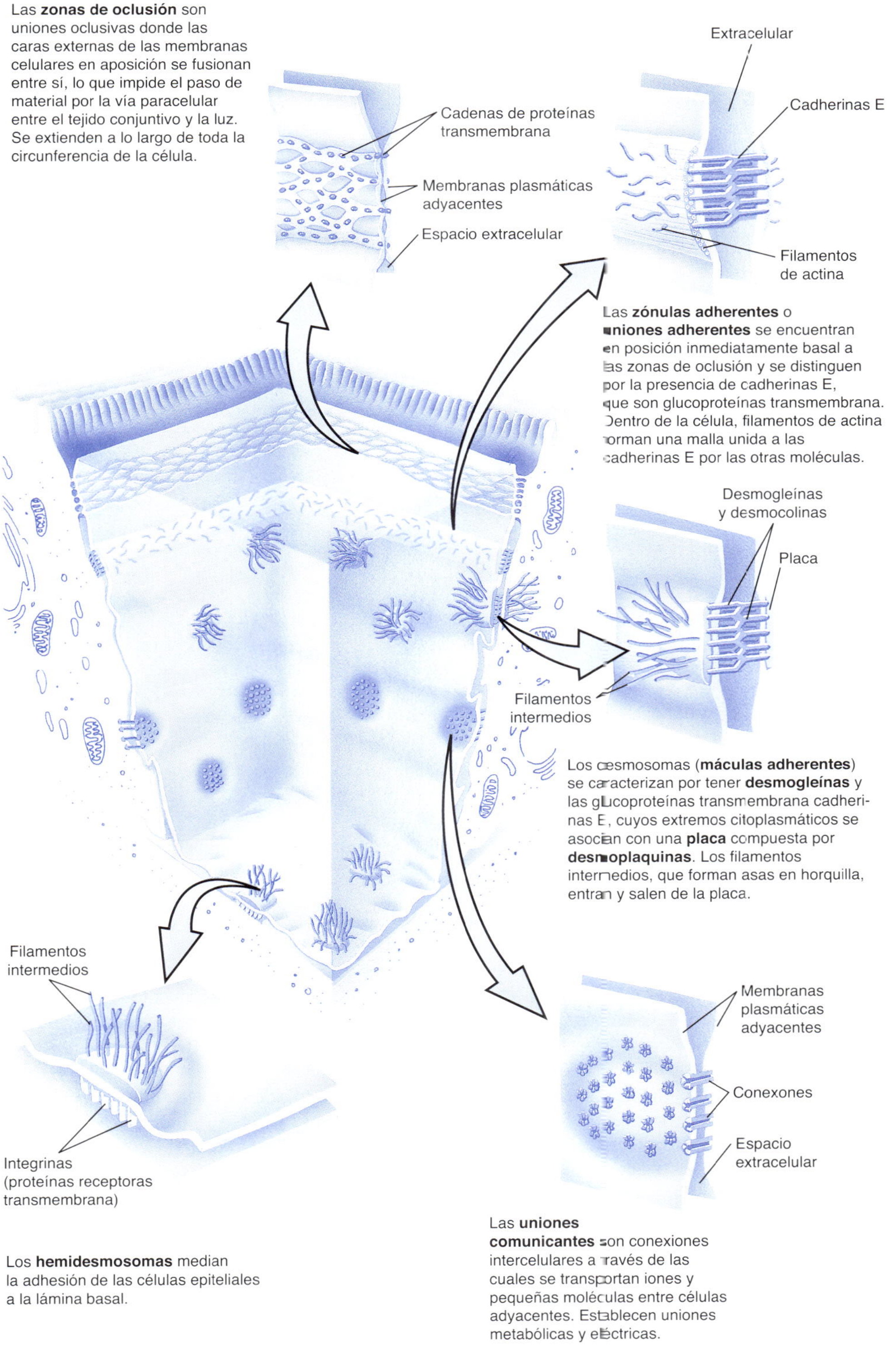


**FIGURA 3-3.** Diagrama en el que se ilustran la ubicación y las características de las especializaciones de unión presentes en las células epiteliales: complejo de unión, desmosoma, unión comunicante y hemidesmosoma. (Reimpresa con permiso de Gartner LP, Lee LMJ. *Gartner and Hiatt's Atlas and Text of Histology*. 8th ed. Wolters Kluwer; 2023:44).

**Tabla 3-2 Componentes de los complejos de unión**

| Unión | Distancia entre células (nm) | Componentes de los dientes | Funciones |
|---|---|---|---|
| Zónula de oclusión (rodea la célula entera) | 0 | Claudinas (ptm) | Cierran la ruta paracelular |
| | | Ocludinas (ptm) | ¿? |
| | | Nectinas (ptm) | Cierran la ruta paracelular |
| | | MAU (ptm) | ¿? |
| | | Actina (pic) | Provee soporte a las ptm |
| | | ZO-1, ZO-2, ZO-3 (pic) | Proveen soporte a las ptm |
| | | Afadina (pic) | Provee soporte a las ptm |
| Zónula adherente (rodea la célula entera) | 10-20 | Cadherinas E (ptm) | Se adhieren a su contraparte |
| | | Actina (pic) | Provee soporte a las ptm |
| | | Actinina α (pic) | Se une a filamentos de actina |
| | | Vinculina (pic) | Une la actina a la catenina |
| | | Catenina (pic) | Se une a la vinculina en la cara citoplasmática de la cadherina E |
| Desmosoma (se presenta en sitios específicos; no rodea por completo la célula) | 30 | Desmogleínas (ptm) | Se adhieren a su contraparte para formar un centro extracelular |
| | | Desmocolinas (ptm) | Se adhieren a su contraparte para formar un centro extracelular |
| | | Placoglobinas (pic) | Se unen a las desmogleínas y desmocolinas (forman la placa densa externa) |
| | | Placofilinas (pic) | Se unen a las desmogleínas y desmocolinas (forman la placa densa externa) |
| | | Desmoplaquinas (pic) | Se unen a las placoglobinas y placofilinas (forman la placa densa externa) |
| | | Queratina | Filamentos intermedios que se unen a las desmoplaquinas (forman la placa densa interna) |

MAU, moléculas adhesivas de unión; pic, proteínas intracelulares; ptm, proteínas transmembrana/glucoproteínas.

**(c)** Las otras dos clases de proteínas, las **nectinas** y las **moléculas adhesivas de la unión** también están presentes en las zónulas de oclusión y sus dominios extracelulares forman parte de la barrera física.

**(3)** Las cuatro proteínas transmembrana son reforzadas por **filamentos de actina** (**actina F**) del citoesqueleto, por las proteínas de enlace **ZO-1**, **ZO-2** y **ZO-3**, así como por la **afadina**. Las proteínas de enlace forman un fuerte enlace entre las proteínas transmembrana (claudinas y ocludinas) y la actina F, y contribuyen a la integridad de la unión ocluyente.

**(4)** Las uniones ocluyentes ayudan a mantener la polaridad de las células epiteliales al prevenir el movimiento de las proteínas transmembrana del dominio basolateral al dominio apical o viceversa. Esto permite que la célula mantenga ciertas proteínas de membrana en el dominio apical, al bloquearlas físicamente para que no pasen más allá de la unión ocluyente hacia la membrana basolateral.

**2.** **Las uniones de anclaje de las células epiteliales** (*véanse* fig. 3-3 y tabla 3-2) son basales (por debajo) a las uniones ocluyentes. Existen dos tipos: la **zónula adherente** y el **desmosoma** (**mácula adherente**) en el dominio lateral de la célula. Otros dos tipos de uniones de anclaje, los **hemidesmosomas** y las **adhesiones focales** en el dominio basal de la célula, se consideran en la sección siguiente (superficies epiteliales basales).

**a.** La **zónula adherente**, situada de forma basal y como refuerzo de la zónula de oclusión, rodea el perímetro completo de la célula epitelial. Se caracteriza por una separación de 10-20 nm entre las membranas plasmáticas adyacentes, donde las partes extracelulares de las moléculas de la glucoproteína transmembrana **cadherina E** (**proteína transmembrana de enlace**; *Epithelial **cal**cium-**d**ependent **adhering***) se adhieren a su homóloga en la célula aledaña.

**(1)** Las **cadherinas E** son glucoproteínas transmembrana cuyas moléculas extracelulares se enlazan a las de las células adyacentes en el espacio extracelular de forma dependiente del $Ca^{2+}$, lo que facilita la **adhesión** de células adyacentes entre sí. El dominio intracelular de las cadherinas E está asociado a **cateninas** que unen las cadherinas E con los **filamentos de actina** del citoesqueleto.

**(2)** Las **moléculas de actina** forman un conjunto de **filamentos** en la superficie citoplasmática de la zónula adherente y están conectadas entre sí por medio de las proteínas de unión a actina, la **actinina α** y a las cateninas a través de la **vinculina**. Los filamentos de actina transfieren, distribuyen y, por tanto, soportan la fuerza aplicada a la zónula adherente y a las uniones ocluyentes adyacentes, lo que estabiliza y refuerza las uniones celulares entre sí.

**(3)** Las **fascias de adhesión**, zónulas adherentes acintadas en los **discos intercalares** del músculo cardíaco, son análogas a las zónulas adherentes, pero no rodean la totalidad del perímetro de las células del miocardio.

**b.** Los **desmosomas** (**máculas adherentes**) son **sitios de adhesión** y bien delimitados en forma de disco (*véanse* fig. 3-3 y tabla 3-2) distribuidos aparentemente al azar a lo largo de la membrana celular lateral basal a la zónula adherente. Los desmosomas pueden soportar fuerzas más fuertes, lo que proporciona una mayor adherencia entre las células epiteliales. Cuantos más desmosomas posean las células epiteliales, más resistente será el epitelio.

**(1)** Las proteínas transmembrana **desmogleína** y **desmocolina** son miembros de la superfamilia de la cadherina E, cuyos componentes extracelulares se unen a los de la célula adyacente en presencia de $Ca^{2+}$. El patrón interdigitante de estas cadherinas crea una región densa en electrones, similar a una cremallera, en las micrografías electrónicas de transmisión, lo que se denomina **núcleo extracelular**, en el espacio extracelular del desmosoma entre dos células.

**(2)** Los componentes intracelulares de las desmogleínas y desmocolinas forman enlaces con las proteínas de la placa desmosómica, las **placoglobinas** y **placofilinas**, que están unidas por las **desmoplaquinas**. Juntas, estas proteínas crean una región densa en electrones del desmosoma en la cara citoplasmática de cada membrana celular, denominada **placa densa externa**.

**(3)** Las colas de las desmoplaquinas se extienden hasta el citoplasma, donde se asocian con los **filamentos intermedios** (**queratina** en células epiteliales). Esta región también forma la **placa densa interna**. Debido al mayor diámetro y la naturaleza más estable de los filamentos intermedios involucrados en la estabilización y distribución de la fuerza aplicada, los desmosomas proporcionan una adhesión más fuerte entre las células.

**B. Uniones comunicantes** (**uniones en hendidura, nexos**). Están compuestas por proteínas transmembrana que crean pequeños poros acuosos en la membrana celular y, al unirse a las proteínas correspondientes de la célula adyacente, las uniones comunicantes forman un continuo citoplasmático entre las células conectadas. Además de en los epitelios, estos complejos de no-unión están presentes en otros tipos de tejidos que requieren que sus células estén acopladas metabólica y eléctricamente para funcionar como un sincitio (p. ej., tejido neural, y músculos cardíaco y liso).

**1.** Una unión comunicante está formada por subunidades transmembrana denominadas **conexones** (**hemicanales**). La región extracelular del conexón de una célula contacta con la del conexón en la membrana de la célula adyacente en el **espacio de 2 nm** entre las células, lo que forma un único canal de **unión comunicante** (*véase* fig. 3-3).

**a.** Los **conexones** están constituidos por seis subunidades (conocidas como **conexinas**) que se disponen radialmente alrededor de un canal central con diámetro de 1.5 nm.

**b.** **Las variaciones en la secuencia de aminoácidos** de las conexinas forman diferentes tipos de conexones, a saber, uniones comunicantes homotípicas (conexones del mismo tipo formando un canal) o heterotípicas (conexones de diferentes tipos formando un canal).

**c.** Las conexinas pueden cambiar su conformación para cerrar la comunicación entre células, en especial si una de ellas está muriendo.

**d.** La **alineación** precisa de los conexones de células adyacentes es crítica para formar una unión en la que los **canales entre células** permitan el paso de iones y moléculas pequeñas ($<1$ kDa) sin escapar al espacio extracelular.

**e.** En algunos sitios, puede haber hasta 10 000 uniones comunicantes que se agrupan para formar una **placa de unión comunicante**, donde puede ocurrir el intercambio de iones y moléculas pequeñas llamadas segundos mensajeros.

**f.** Los canales de placa de unión comunicante en el centro son los más antiguos, mientras que los de la periferia son más nuevos. Sorprendentemente, los canales de placa de unión comunicante tienen una vida media aproximada de 2 h.

**g.** Los pequeños grupos de canales de placa de unión comunicante son eliminados en masa en forma de pequeñas vesículas membranosas, conocidas como **conexosomas**, que luego son degradados por los lisosomas.

**h.** Los nuevos hemicanales, liberados a la periferia de las placas de unión, se unen con hemicanales liberados de las células adyacentes para formar nuevos conexones, lo que mantiene el tamaño original de la placa de unión comunicante.

**PERLAS CLÍNICAS**

Se ha demostrado que un conjunto de condiciones anómalas, como la sordera, la epilepsia, las cataratas y algunas enfermedades cardíacas, se deben a mutaciones en uno o más genes que codifican para las conexinas (Cxs).

La **neuropatía motora y sensorial hereditaria** (**enfermedad de Charcot-Marie-Tooth**) es el trastorno neuromuscular hereditario más frecuente debido a mutaciones del gen *GJB1*, que dan lugar a una alteración de las proteínas conexinas 32 (Cx32) y de los conexones que forman en las vainas de mielina. Los conexones alterados provocan la desmielinización progresiva de los nervios y la consiguiente desnervación y atrofia de los músculos. Al principio, los músculos afectados son los de los miembros inferiores, lo que provoca dificultades para caminar, tropiezos, tropiezos y caídas. Los pacientes a menudo muestran alteraciones en la marcha al levantar su pie más de lo necesario. Con la progresión de la enfermedad, se afectan los músculos de los miembros superiores, y los pacientes experimentan una disminución gradual de la destreza manual. Por fortuna, esta alteración no es mortal.

La **displasia oculodentodigital** (**DODD**), que afecta a más de un componente y es causada por cerca de 70 mutaciones en el gen que codifica para la proteína conexina 43 (Cx43). Estas mutaciones varían desde la formación de conexinas que no pueden entrar en la membrana plasmática hasta la formación de conexinas de apariencia normal que tampoco pueden formar conexones funcionales, o si lo hacen, no se pueden acoplar a los conexones de las células adyacentes. Los pacientes con DODD tienen un conjunto de alteraciones que incluyen microftalmia y otros problemas oftalmológicos que llevan a la pérdida de visión; presentan dientes pequeños con esmalte poco calcificado y numerosas caries, lo que ocasiona la pérdida de los dientes; también hay sindactilia en algunos dedos de manos y pies.

Se ha demostrado que la **sordera** puede ser ocasionada por mutaciones en los genes que codifican para las conexinas 26, 30 y 31 (Cx26, Cx30 y Cx31). El mecanismo definitivo de cómo la alteración de estas proteínas causa sordera no es clara, pero se sugiere que los conexones defectuosos podrían no ser capaces de transmitir ciertas moléculas de segundos mensajeros necesarios para la activación del órgano de Corti. Otros estudios sugieren la posibilidad de que estas alteraciones de las conexinas provoquen trastornos del desarrollo coclear, lo que llevaría a la sordera congénita.

**C.** Los **pliegues laterales** son proyecciones irregulares de la membrana digitiformes que se entrelazan y *sujetan* con las células epiteliales adyacentes. Los pliegues laterales son más frecuentes en células que intervienen en el transporte de líquidos, electrólitos o ambos (p. ej., recubrimiento epitelial de los intestinos, túbulos proximales de los riñones).

# III. SUPERFICIES EPITELIALES BASALES

**A.** Las **superficies epiteliales basales** (**dominios basales**) poseen uniones de anclaje, hemidesmosomas y adhesiones focales que conectan las células epiteliales con la membrana basal y el tejido conjuntivo subyacente. Estas células utilizan moléculas de adhesión transmembrana dependientes de calcio, cuyos componentes intracelulares están unidos y reforzados por los filamentos del citoesqueleto, mientras que sus componentes extracelulares se unen a las fibras extracelulares en la lámina basal. Los eventos de señalización intracelular y extracelular regulan la formación, el mantenimiento e incluso el desensamblaje de las uniones de anclaje, muchas de las cuales desempeñan un papel crucial en la cicatrización de heridas y en la migración de células cancerosas.

1. Las **adhesiones focales** son regiones con uniones de anclaje relativamente débiles que ayudan a la fijación del epitelio a la lámina basal. Los principales componentes son grupos de proteínas transmembrana, las **integrinas** $\alpha$ y $\beta$, cuyos componentes citoplasmáticos están unidos a la **laminina** y la **fibronectina** de la lámina basal; los dominios citoplasmáticos están unidos a **filamentos de actina** del citoesqueleto mediante las proteínas de anclaje intracelulares **actinina** $\alpha$, **talina**, **paxilina** y **vinculina**. Las adhesiones focales son dinámicas, ya que se desprenden y vuelven a fijarse continuamente a la lámina basal a medida que las células migran a lo largo de esta. Las señales intracelulares, extracelulares o ambas regulan los movimientos de las células epiteliales al alterar la conformación tridimensional de las integrinas, lo que provoca que formen o rompan enlaces con las proteínas de anclaje intracelular y con las proteínas de la matriz de la lámina basal.
2. Los **hemidesmosomas** son uniones de anclaje especializadas que semejan medio desmosoma. Sin embargo, en lugar de unir células entre sí, los hemidesmosomas median la **adhesión** fuerte de las células epiteliales a la lámina basal subyacente (*véase* fig. 3-3). Los hemidesmosomas son estructuras

típicamente estables y duraderas que proporcionan una fuerte adhesión de la célula a la lámina basal. Además, en lugar de unirse a los filamentos de actina, están unidos a los filamentos intermedios, más estables y robustos (filamentos de queratina en las células epiteliales), para soportar las fuerzas que se les aplican.

## PERLAS CLÍNICAS

El **penfigoide ampolloso** es una enfermedad autoinmunitaria en la que se producen anticuerpos contra los hemidesmosomas; se caracteriza por **ampollas** crónicas generalizadas en la piel, lo que ocasiona que la epidermis se separe de la capa subyacente de tejido conjuntivo.

**B. Repliegues de la membrana plasmática basal**. Son comunes en el **transporte iónico epitelial** (p. ej., túbulo contorneado distal del riñón, conductos estriados en las glándulas salivales).

1. Forman invaginaciones profundas que a su vez forman compartimientos donde se pueden alojar mitocondrias.
2. **Función**. Aumentan el área de superficie y acercan las bombas iónicas ($Na^+/K^+$-ATPasa [adenosina-trifosfatasa]) de la membrana plasmática a su suministro energético (el ATP producido en las mitocondrias).

**C. Membrana basal**. Es una estructura de soporte acelular estrecha, flexible y positiva para el ácido peryódico de Schiff (PAS) que se interpone de manera constante entre el epitelio y el tejido conjuntivo subyacente. El espesor de la membrana basal varía en función de su ubicación, pero en promedio suele medir 0.3 µm. La membrana basal está constituida por dos capas, la más delgada **lámina basal**, en contacto con la superficie basal de la célula epitelial, y la **lámina reticular**, el doble de gruesa (**fig. 3-4**). Muchos autores usan los términos *lámina basal* y *membrana basal* como sinónimos. En otros tipos de tejidos, una estructura análoga, la **lámina externa**, envuelve a las células de los músculos liso y esquelético, los adipocitos y las células de Schwann.

1. **La lámina basal** es producida por las **células epiteliales** y está compuesta por dos regiones observables con microscopía electrónica; la **lámina lúcida**, que es electrolúcida y se encuentra en contacto directo con la superficie basal de las células epiteliales, y la **lámina densa**, que es electrodensa y se localiza entre la lámina lúcida y la lámina reticular. Actualmente, numerosos autores consideran a la lámina lúcida como un artefacto de fijación y sugieren que la **lámina densa** constituye por completo la lámina basal. Sin embargo, los resultados de las investigaciones no han sido aceptados universalmente; por tanto, en este libro los componentes serán explicados con detalle.

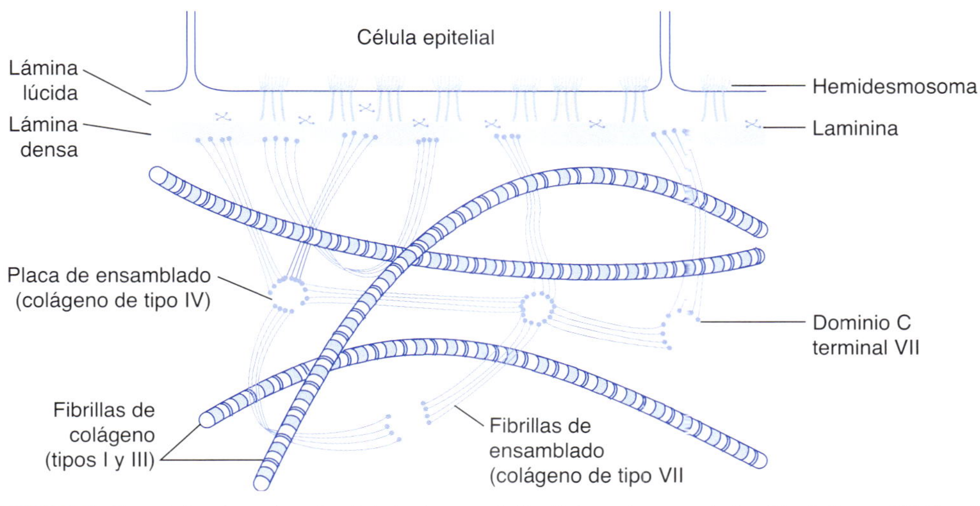


**FIGURA 3-4.** Especializaciones basales debajo de un epitelio. (Adaptada con autorización de Keene DR, Sakai LY, Lunstrum GP, Morris NP, Burgeson RE. Type VII collagen forms an extended network of anchoring fibrils. *J Cell Biol*. 1987;104(3):611-621. Originalmente publicado en *Journal of Cell Biology*. doi:10.1083/jcb.104.3.611. Copyright © 1987 Rockefeller University Press).

   a. La **lámina lúcida** está formada por las regiones extracelulares de los receptores de laminina, **integrina** y **moléculas de distroglucano** de la membrana epitelial plasmática basal. Forman enlaces con los proteoglucanos **laminina** y **entactina** de la lámina lúcida, a los cuales anclan la célula.
   b. La **lámina densa** es una red densa y flexible de **colágeno de tipo IV** interpuesta entre la lámina lúcida y la lámina reticular. Las laminínas y las entactinas de la lámina lúcida están fijadas en la lámina densa, lo que asegura una firme adhesión del epitelio a la lámina basal. La mayor parte de las células no pueden salir del tejido conjuntivo para entrar en el epitelio; sin embargo, células como los linfocitos y macrófagos tienen la capacidad de liberar **colagenasas**, que degradan el colágeno de tipo IV de la lámina densa; ello permite que estas células migren desde el tejido conjuntivo hacia el epitelio.

2. La **lámina reticular** suele medir 200 nm o más de espesor y está formada por **colágeno de tipo III** (**fibras reticulares**), **colágeno de tipo IV** (**fibrillas de anclaje**), **colágeno de tipo XVIII** y algunas fibras de **colágeno de tipo I**, así como **microfibrillas** (constituidas por **fibrilina**). Los componentes de la lámina reticular se adhieren no solo entre sí, sino también a los componentes que posee la lámina densa. Las fibras de colágeno de los tipos I y III forman asas desde el tejido conjuntivo, con lo que fijan la lámina reticular a la superficie de ese tejido. Todos estos enlaces e interacciones unen firmemente el epitelio al tejido conjuntivo.
3. La membrana basal tiene una variedad de funciones que incluyen las siguientes:
   a. Provee **soporte** al epitelio que subyace al tejido conjuntivo.
   b. Facilita la **adhesión** de epitelio al tejido conjuntivo.
   c. **Evita** que ciertas células la crucen.
   d. **Confiere** polaridad a algunas células.
   e. Actúa como **filtro** molecular y como plataforma a través de la cual pueden **migrar** las células.
   f. Provee señales a las células para iniciar la **diferenciación** y **proliferación**.
   g. Hace posible la **regeneración** de las uniones neuromusculares.

**PERLAS CLÍNICAS**

La **epidermólisis ampollosa juntural** (**EAJ**) se reconoce por la presencia de ampollas en la piel. Se debe a mutaciones en los genes que codifican para la laminina o para el colágeno de tipo XVII, que ocasionan reducción en la capacidad del epitelio para adherirse a la membrana basal. La formación de ampollas, debida al debilitamiento de la unión epitelio-tejido conjuntivo, también puede afectar la mucosa de la tráquea, la cavidad bucal y el esófago. Los dos tipos de EAJ incluyen una forma más grave (EAJ de Herlitz) y otra menos grave (EAJ no herlitziana). La **EAJ de Herlitz** se debe a la mutación en los genes que codifican para la laminina. Esta afección ampollosa generalizada se diagnostica sobre todo en recién nacidos y lactantes debido a síntomas graves tales como zonas desnudas de la piel, la tráquea, la cavidad bucal y el tubo digestivo. La EAJ de Herlitz presenta secuelas complicadas que incluyen infecciones frecuentes, dificultad respiratoria, formación de tejidos de granulación, carencias nutricionales y retraso del crecimiento, lo que conduce a un promedio de supervivencia menor a los 2 años de edad. En la **EAJ no herlitziana**, en la que la mutación ocurre en el gen que codifica para el colágeno tipo XVII, se observa una afección mucho más leve debido a que solo se alteran algunas regiones del cuerpo y los individuos suelen tener una esperanza de vida relativamente normal.

# IV. SUPERFICIES EPITELIALES APICALES

Las membranas celulares apicales de las células epiteliales polarizadas suelen tener abundantes canales iónicos, proteínas receptoras, proteínas transportadoras, acuaporinas y una variedad de enzimas, según las funciones de la célula. Algunas células epiteliales también poseen estructuras especializadas como microvellosidades, estereocilios y cilios en sus dominios apicales. Los flagelos, que son cilios modificados presentes únicamente en los espermatozoides, se discuten en el capítulo 18.

A. Las **microvellosidades** son proyecciones digitiformes de 1 µm de largo de la membrana celular apical que se **extienden hacia una luz** y aumentan la superficie de la célula. Las microvellosidades están densamente cubiertas de **glucocáliz** y, en conjunto, constituyen el **borde en cepillo** de las células del túbulo proximal del riñón y el **borde estriado** de las células de absorción del intestino.
   1. Un haz de aproximadamente 25-30 **filamentos de actina** recorre longitudinalmente el centro de cada microvellosidad. Los **extremos positivos** (**con púas**) se extienden hasta la punta de la microvellosidad, mientras que los **extremos negativos** (**en punta**) están fijadas a la **red terminal**, una zona de filamentos citoesqueléticos que se entrecruzan en el citoplasma apical.

2. Las moléculas de **miosina II** y **tropomiosina**, situadas en la red terminal, pueden interactuar para contraer la región apical de la célula, con lo que hacen que las microvellosidades diverjan entre sí y aumentan los espacios intermicrovellosos. Esto último facilita el mayor transporte de materiales a la célula.

**B. Estereocilios**. Son **microvellosidades** mucho más largas (15-20 μm) (a pesar del nombre, no son cilios) con filamentos de actina que forman el núcleo citoesquelético de estas proyecciones apicales. Como en las microvellosidades, los extremos con púas del haz de filamentos de actina se extienden hasta la punta de los estereocilios y los extremos con punta llegan a la red terminal. Los estereocilios se encuentran en las **células ciliadas del oído interno** y en el epidídimo y el **conducto deferente** del aparato reproductivo masculino.

**C. Cilios**. Son de dos tipos: móviles e inmóviles (primarios).

1. Los cilios con motilidad activa son prolongaciones apicales de 7-10 μm de longitud de determinadas células epiteliales (p. ej., traqueobronquial y de las tubas uterinas) e impulsan sustancias a lo largo de su superficie. **Microtúbulos** organizados longitudinalmente (que forman el **axonema**), en lugar de los haces de actina, conforman el centro del cilio. Durante la ciliogénesis, los microtúbulos del axonema surgen de los **cuerpos basales** posicionados en el citoplasma apical y en la base de cada cilio.
   a. El **axonema** (**fig. 3-5**) está formado por nueve dobletes de microtúbulos uniformemente espaciados alrededor de dos microtúbulos centrales (**configuración 9 + 2**), donde cada doblete está formado por un microtúbulo completo, denominado **microtúbulo A**, que consta de los 13 protofilamentos normales, y un microtúbulo incompleto, llamado **microtúbulo B**, que está conformado por solo 10 protofilamentos. El microtúbulo A comparte tres de sus protofilamentos con el

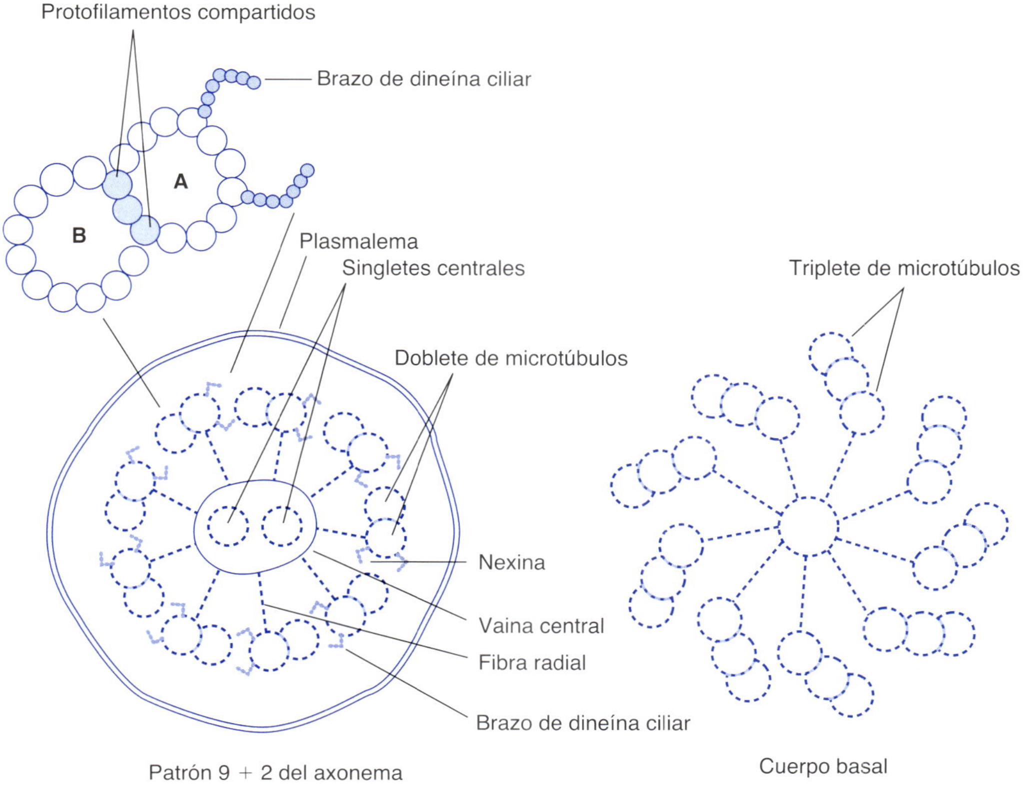


**FIGURA 3-5.** Cortes transversales de un cilio y un cuerpo basal. Obsérvese que los brazos de dineína surgen del microtúbulo A. (Parte A adaptada con autorización de McGraw Hill LLC de Junqueira LC, Carneiro J, Kelley RO. *Basic Histology*. 9th ed. Appleton & Lange; 1998:45; permiso solicitado a través de Copyright Clearance Center, Inc. Parte B adaptada con autorización de West JB. *Best and Taylor's Physiological Basis of Medical Practice*. 12th ed. Williams & Wilkins; 1991:12).

microtúbulo B, de modo que este tiene una estructura completamente cerrada. Cada microtúbulo central consta de 13 protofilamentos. Los cilios tienen los componentes adicionales que siguen:

**(1)** Los **brazos de dineína ciliar interno y externo** están formados por la proteína **dineína**, que se extiende unidireccionalmente desde el **microtúbulo A** de cada doblete de microtúbulos e interactúa con el **microtúbulo B** de los dobletes adyacentes. La cabeza de la dineína es una **ATPasa** que hidroliza ATP, lo que proporciona la energía para cambiar la conformación de los brazos de dineína; esto provoca que los dobletes de microtúbulos se deslicen unos sobre otros, lo que finalmente conduce al movimiento activo de un cilio.

**(2)** **Fibras radiales**, que se extienden desde cada uno de los nueve dobletes externos hasta la vaina central.

**(3)** Una **vaina central** que rodea los dos microtúbulos centrales; junto con las fibras radiales, regula el batir de los cilios.

**(4)** La **nexina**, una proteína elástica que conecta los dobletes de microtúbulos adyacentes y ayuda a mantener la forma del cilio.

**(5)** Las **tectinas**, proteínas parecidas a filamentos intermedios que dan soporte físico al axonema al formar esqueletos lineales que se unen a las caras externas (lejos de la vaina central) de la unión de cada microtúbulo A con su microtúbulo B.

**b.** El **cuerpo basal** (*véase* fig. 3-5) es una estructura cilíndrica que se encuentra en la **base de cada cilio**; está compuesto por nueve tripletes de microtúbulos dispuestos radialmente en forma de rueda de cabillas (**configuración 9 + 0**). Se parece al centriolo (**fig. 3-6**; *véase* fig. 1-8), pero su organización central no es tan compleja. Los dos microtúbulos internos (siendo el más interno equivalente al microtúbulo A) de cada triplete del cuerpo basal originan el doblete de microtúbulos del axonema ciliar. El tercer microtúbulo del triplete, más externo, se denomina **microtúbulo C**, y también consta de 10 protofilamentos y comparte 3 con el microtúbulo B para cerrar los túbulos. La región donde el cuerpo basal y el axonema se fusionan entre sí a menudo recibe el nombre de **zona de transición**. Los cuerpos basales, junto con sus estructuras circundantes, aseguran el cilio a la célula y garantizan que todos los cilios de la célula latan en la misma dirección.

**c.** El movimiento ciliar ocurre cuando los brazos de dineína de un doblete de microtúbulos en el axonema sujetan y «trepan» por la «parte posterior» del doblete de microtúbulos adyacente, con lo que flexionan los cilios en un sentido preferente. Se trata de un proceso que requiere energía y es impulsado por la actividad de la ATPasa de los brazos de dineína. Cuando el cilio se flexiona, las proteínas elásticas del axonema se estiran. Una vez que el cilio se flexiona lo suficiente, los brazos de dineína relajan su sujeción del doblete adyacente, y el cilio salta de regreso a su posición original, impulsando materiales situados en su punta, como moco en la luz traqueal, a lo largo de la superficie del epitelio. El proceso de «salto» no requiere energía porque es impulsado por las proteínas elásticas estiradas que retornan a sus posiciones de reposo.

**d.** Dentro de cada cilio, los materiales celulares son transportados bidireccionalmente a lo largo del cilio, un proceso conocido como **transporte axonémico** (o también **transporte intraciliar**; dentro

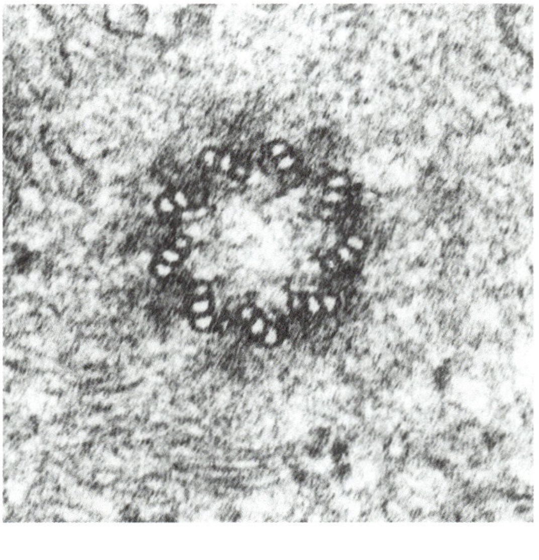

**FIGURA 3-6.** Micrografía electrónica de un centriolo cortado transversalmente. Obsérvense los nueve tripletes de microtúbulos acomodados de manera radial en forma de una rueda. Esto se conoce como la «configuración 9 + 0» (en comparación con un cilio), y se observa la organización discreta al centro.

de los cilios y **transporte intraflagelar** dentro de los flagelos). El transporte axonémico de material (tales como dímeros de tubulina, receptores transmembrana, enzimas, y materiales endocitados desde la punta del cilio) recae en unas proteínas portadoras llamadas **proteínas balsa**, que recogen el material y lo fijan a una de las proteínas motoras, **cinesina** o **dineína**, que llevan materiales a lo largo de los microtúbulos en sentido anterógrado (desde el cuerpo basal hasta la punta) o retrógrado (desde la punta hasta el cuerpo basal) respectivamente. Las mutaciones que provocan alteraciones en cualquier aspecto del transporte axonémico pueden causar una multitud de enfermedades sistémicas y variaciones congénitas, conocidas colectivamente como ciliopatías.

**2.** En casi todas las células humanas en la etapa $G_0$ del ciclo celular hay un **cilio inmóvil** (**cilio primario**) único. Se pensaba que estas estructuras eran remanentes evolutivos no funcionales, pero en fechas recientes se demostró que tienen funciones esenciales en la organización de vías de señalización y el ciclo celular, no solo durante el desarrollo embrionario, sino también a lo largo de la vida. Se ha demostrado que los defectos de los cilios primarios provocan diversas **ciliopatías**.

   **a.** El axonema de los cilios primarios difiere del de los cilios móviles en que, aunque poseen nueve dobletes de microtúbulos, no posee singletes centrales (**configuración 9 + 0**). También carece de lámina central, brazos de dineína externo e interno y la mayoría de las fibras radiales.

   **b.** Un grupo de proteínas, llamado «**BBSoma**» (debido al síndrome de Bardet-Biedl), se localiza en el extremo distal del cuerpo basal y se encarga de la formación y el funcionamiento correctos del cilio primario. Este complejo proteínico es el que determina a cuáles moléculas se les permite entrar en el citoplasma del cilio primario. La alteración del «BBSoma» es la causa de varias ciliopatías, como el síndrome de Bardet-Biedl.

   **c.** Si una célula sale de la fase $G_0$ del ciclo celular y entra en la fase $G_1$, el cilio primario se reabsorbe y el **cuerpo basal** vuelve a su función previa como un centriolo.

   **d.** Los cilios primarios de una región específica, como el túbulo renal o los fibroblastos, están orientados en el mismo sentido; esta alineación precisa es determinada por el **cuerpo basal**. Esta organización permite a los cilios primarios realizar sus funciones, ya sea en la vigilancia del flujo del ultrafiltrado en el riñón o en la migración de fibroblastos en el sentido correcto durante la cicatrización de heridas.

   **e.** Varios canales iónicos y receptores de señalización selectos están localizados exclusivamente en las membranas de los cilios primarios, lo que los convierte en un centro crucial de transducción de señales. Las alteraciones en el **mecanismo de transporte intraciliar** que entrega estas proteínas a las puntas de los cilios o las retira según sea necesario pueden provocar diversas **ciliopatías**.

## PERLAS CLÍNICAS

El **síndrome de inmovilidad ciliar** (**discinesia ciliar primaria, síndrome de Kartagener**) se debe a mutaciones que dan lugar a axonemas disfuncionales, más comúnmente la malformación de los brazos de dineína, que causan un movimiento ciliar anómalo o la ausencia del mismo. La ineficacia o la ausencia del movimiento ciliar deteriora el aclaramiento mucociliar en las vías respiratorias, lo que provoca infecciones recurrentes y crónicas de las mismas. La disfunción ciliar también puede reducir la fecundidad en ambos sexos debido a la falta de movimientos ciliares o flagelares por parte de las células del oviducto y los espermatocitos, respectivamente. En hasta el 50 % de los pacientes, esta afección se asocia a transposición visceral, lo que llevó a reconocer que los movimientos ciliares coordinados desempeñan un papel crítico en el patrón izquierda-derecha del cuerpo durante el desarrollo embrionario.

Otra forma de **síndrome de inmovilidad ciliar** es ocasionada por mutaciones que provocan la ausencia del par central de microtúbulos en el axonema. Debido al movimiento interrumpido o ausente de los cilios de las células ependimarias que recubren los ventrículos cerebrales, el movimiento normal del líquido cefalorraquídeo (LCR) se interrumpe, lo que provoca una acumulación excesiva del miso en el encéfalo y, con ello, una afección que se conoce como **hidrocefalia**.

La **poliquistosis renal autosómica dominante** (**PQRAD**) es una enfermedad genética hereditaria que ocurre en aproximadamente 2 de cada 1 000 nacidos vivos. Se debe a mutaciones en los genes *PKD-1*, *PKD-2* y *PKHD-1* (sobre todo *PKD-1*). Los individuos con estas mutaciones presentan centriolos primarios aberrantes, de lo que resultan ciclos celulares anómalos, así como transporte intracelular de calcio disfuncional, lo que provoca la proliferación excesiva de células epiteliales tubulares defectuosas que forman quistes. Como estos quistes siguen acumulando líquido y creciendo, presionan en el parénquima funcional, lo que altera la función normal y causa daños diseminados. Con el tiempo, la afección evoluciona a una enfermedad renal terminal y, por lo general, hacia los 40 años de edad, los pacientes deben recibir diálisis y es posible que requieran trasplante renal.

El **síndrome de Bardet-Biedl** es una ciliopatía causada por mutaciones en el grupo de proteínas denominadas «BBSoma», concentradas en la base del cuerpo basal del cilio primario, que actúan en el transporte axonémico. Las manifestaciones de este síndrome son variadas, y entre ellas se incluyen ceguera nocturna, alteraciones del habla, distrofia de los bastones y conos de la retina con ulterior pérdida de la visión, polidactilia, insuficiencia renal, defectos urogenitales y obesidad. Muchos pacientes mueren por insuficiencia renal.

**Tumorigénesis**

Dado que el cilio primario debe retraerse dentro de la célula antes de que esta pueda entrar en el ciclo celular, se cree que desempeña un papel fundamental en la prevención del crecimiento celular incontrolado. Se ha demostrado que varios genes asociados a los cilios están desregulados, lo que provoca un deterioro de su función o la pérdida de los cilios en muchos tipos diferentes de cáncer.

# V. GLÁNDULAS

Durante el desarrollo embrionario, las glándulas se originan a partir de un epitelio de revestimiento que crece hacia el tejido conjuntivo (pero aún está separado de este por la membrana basal) y forma unidades secretoras.

**A. Estructura**. Una glándula consiste en una porción funcional (**parénquima**) de células secretoras y epiteliales de conducto, la cual está separada por una lámina basal de los elementos de tejido conjuntivo de soporte (**estroma**).

**B. Clasificación**. Las glándulas se clasifican en tres grupos con base en el sitio de secreción. Las **glándulas exocrinas** secretan en un conducto o en una superficie. Las **glándulas endocrinas** no poseen conductos y secretan en el torrente sanguíneo. Las **glándulas paracrinas** secretan en el espacio extracelular local.

**1. Glándulas exocrinas**

**a.** Las **glándulas unicelulares** están formadas por una sola célula cuya función principal es secretar sus productos celulares principalmente a través de la exocitosis. A diferencia de las glándulas multicelulares, que se describen más adelante, estas células glandulares solitarias están presentes en algunos epitelios de revestimiento con el fin de apoyar su función. Por ejemplo, las células caliciformes secretoras de moco se encuentran dispersas en el epitelio de revestimiento de la tráquea y, junto con las células ciliadas, contribuyen a la depuración mucociliar de las vías respiratorias.

**b.** Las **glándulas multicelulares** (**fig. 3-7**) están compuestas por múltiples células, típicamente incrustadas y sostenidas por el estroma de tejido conjuntivo. Estas glándulas realizan diversas funciones según sus células secretoras y la disposición de sus conductos, lo que también permite su clasificación.

**(1)** Las glándulas multicelulares se clasifican con base en dos criterios:

**(a)** Las glándulas multicelulares se clasifican de acuerdo con el número de conductos y su ramificación o patrones de enrollamiento. Una glándula con conductos sin ramificar se conoce como **glándula simple**, y las glándulas con conductos ramificados son conocidas como **glándulas compuestas**.

**(b)** Además, de acuerdo con la **forma de la unidad secretora**, se clasifican en **acinares** (forma de saco) o **tubulares** (rectas, espirales o ramificadas); **tubuloacinares** (mixtas); y, en ocasiones, **alveolares** (sacos más grandes).

**(2)** La glándula puede estar rodeada por una cápsula de tejido conjuntivo o dividirse en **lóbulos** y **lobulillos** (más pequeños) mediante tabiques de tejido conjuntivo, grupos de unidades secretoras más grandes y más pequeñas con su respectiva red de conductos.

**(3)** Las glándulas pueden tener **conductos** entre los lóbulos (**interlobulares**), dentro de los lóbulos (**intralobulares**), entre los lobulillos (**interlobulillares**) o dentro de los lobulillos (**intralobulillares**), tal como los conductos estriados e intercalados.

**(4)** Las glándulas multicelulares secretan distintas sustancias:

**(a)** El *moco* es una sustancia viscosa que suele proteger o lubricar las superficies celulares.

**(b)** Las secreciones *serosas* son acuosas y a menudo ricas en enzimas.

**(c)** Las secreciones *mixtas* contienen tanto componentes mucosos como serosos.

**(5)** Los mecanismos de secreción varían:

**(a)** En las glándulas **merocrinas** (p. ej., glándulas paratiroides), las células secretoras liberan su contenido por exocitosis.

**(b)** En las glándulas **apocrinas** (p. ej., glándulas mamarias en lactancia), parte del citoplasma apical de la célula secretora se libera junto con su contenido.

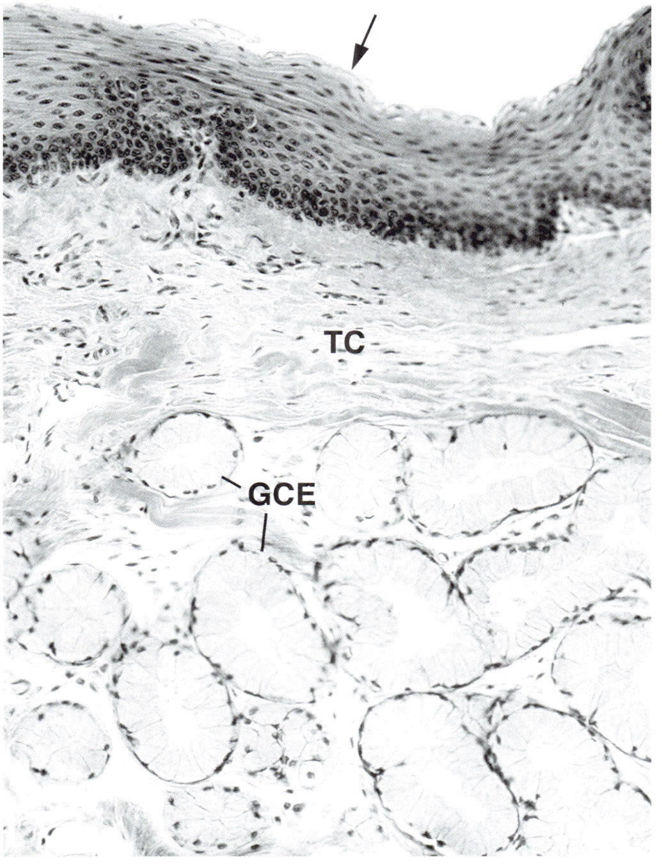


**FIGURA 3-7.** Micrografía óptica que muestra el epitelio plano estratificado no queratinizado (*flecha*) que reviste la luz del esófago. El epitelio es grueso y las capas superiores son aplanadas o escamosas, mientras que las basales llevan a cabo mitosis y proporcionan crecimiento a las células de capas más superiores con forma cúbica. Las glándulas cardiales del esófago (GCE) se encuentran en la capa de tejido conjuntivo (TC) (lámina propia) en la profundidad del epitelio. Estas glándulas se localizan en la vecindad de la unión gastroesofágica y están revestidas por células de epitelio cilíndrico simple que secreta moco.

(c) En las glándulas **holocrinas** (p. ej., glándulas sebáceas), se libera la célula secretora entera junto con su contenido.

2. Las **glándulas endocrinas** pueden ser **unicelulares** o **multicelulares** sin necesidad de un **sistema de conductos**. Las glándulas endocrinas unicelulares son células secretoras individuales, dispersas a lo largo de un epitelio de revestimiento (p. ej., las células endocrinas individuales de los epitelios gastrointestinal y respiratorio), que secretan sus productos hacia la lámina basal y el tejido conjuntivo donde están presentes los capilares. En las glándulas multicelulares (p. ej., las glándulas suprarrenales), el material de secreción es liberado en capilares fenestrados, que son abundantes en el lado del tejido conjuntivo de la lámina basal del epitelio glandular.

## PERLAS CLÍNICAS

En respuesta a una lesión persistente o a la exposición a determinados irritantes, un tipo de epitelio puede ser sustituido por otro que ofrezca una mayor protección frente al irritante. Este cambio adaptativo de los epitelios se denomina **metaplasia**. Lo más habitual es que un epitelio glandular se transforma en uno plano. Sin embargo, en caso de reflujo ácido crónico desde el estómago hacia la parte inferior del esófago, el epitelio plano estratificado no queratinizado se sustituye por un epitelio glandular secretor de moco (**epitelio de Barrett**), similar al revestimiento protector del estómago. Esto ayuda a proteger el esófago contra los efectos nocivos del ácido y la pepsina; sin embargo, las células metaplásicas pueden adquirir pronto características anómalas, lo que da lugar a una **displasia** que puede progresar a una **neoplasia** benigna o maligna (formación de un tumor).

Por tanto, el diagnóstico de esófago de Barrett se asocia a un riesgo inherente de progresión a adenocarcinoma esofágico.

Los **epitelios** tienen el mayor índice mitótico entre los cuatro tipos básicos de tejidos y, como tales, las células epiteliales son susceptibles de sufrir mutaciones de sus protooncogenes y genes supresores de tumores, lo que conduce a una división y crecimiento celular desordenados. Por tanto, no es de extrañar que la mayoría de los tumores (**neoplasias**) sean de origen epitelial. Se considera que los tumores son **benignos** mientras permanecen **locales**, y se consideran **malignos** cuando **invaden tejidos adyacentes**. En este último caso, pueden (o no) crear **metástasis** en partes distantes del cuerpo. Los **carcinomas** son tumores malignos que surgen de un **epitelio** de revestimiento. Los **adenocarcinomas** son tumores malignos que se originan en las **glándulas**.

# Autoevaluación

***Instrucciones***: cada reactivo en esta sección va seguido de posibles opciones. Seleccione la *mejor* opción (**A**, **B**, **C**, **D** o **E**) para cada caso.

**Las preguntas 1 y 2 se basan en el caso descrito a continuación:**

Una mujer de 31 años acude al servicio de urgencias con dolor abdominal intenso de aparición repentina. Está febril, tiene escalofríos y un aspecto ceniciento, sin lesiones físicas aparentes. La ecografía abdominal revela un gran volumen de líquido que se sospecha que es sangre en el abdomen, sin un origen claro de la hemorragia. Le realizan una cirugía urgente, en ella se identifica una rotura del oviducto izquierdo como origen de la sangre, probablemente de un embarazo tubárico. Durante la cirugía, también se observa incidentalmente que la posición de los órganos abdominales está invertida en la paciente, y la revisión posquirúrgica de los registros médicos de la paciente es significativa para infecciones respiratorias crónicas y transposición visceral completa.

**1.** Con base en la anamnesis de esta paciente, ¿cuál es la causa más probable del embarazo tubárico?

**(A)** Metaplasia del revestimiento cervical
**(B)** Pénfigo vulgar
**(C)** Discinesia ciliar primaria
**(D)** Crecimiento no regulado de la placenta

**2.** En esta paciente, ¿los genes que codifican para cuál de las siguientes proteínas es probable que estén mutados?

**(A)** Actina
**(B)** Cadherina
**(C)** Dineína
**(D)** Laminina

**Las preguntas 3 a 5 se basan en el caso descrito a continuación:**

Un lactante nacido a término fue trasladado de urgencia a la unidad de cuidados intensivos neonatales (UCIN) con grandes ampollas y descamación de la piel en varias zonas del cuerpo que aparecieron durante el parto. El lactante fue intubado en la UCIN, pero pronto desarrolló dificultad respiratoria y murió al cabo de 3 días. Se realizó una autopsia fetal y se solicitaron pruebas genéticas. La histología de una de las ampollas revela el epitelio de la piel despegado de la capa de tejido conjuntivo.

**3.** ¿Cuál de las siguientes uniones puede tener una malformación en este paciente?

**(A)** Uniones comunicantes
**(B)** Hemidesmosomas
**(C)** Mácula adherente
**(D)** Zónula adherente
**(E)** Zónula ocluyente

**4.** Las pruebas genéticas pueden revelar mutaciones en los genes que codifican para ¿cuál de las siguientes proteínas?

**(A)** Claudinas
**(B)** Conexinas
**(C)** Cadherinas E
**(D)** Lamininas
**(E)** Kinesinas

**5.** ¿Con cuál de las siguientes estructuras celulares el estudio ultraestructural de la tráquea del paciente probablemente revele anomalías?

**(A)** Axonemas
**(B)** Lámina basal
**(C)** Lamina reticular
**(D)** Redes terminales

**6.** La masa tumoral metastásica de un paciente biopsiada del pulmón muestra una neoplasia rica en células formada por múltiples lobulillos que comprenden células parecidas a células secretoras y conductos que parecen invadir el parénquima pulmonar normal. Con base en esta observación histológica, ¿cuál es la clasificación más probable del tumor?

**(A)** Adenocarcinoma
**(B)** Carcinoma
**(C)** Metaplasia
**(D)** Sarcoma

**Las preguntas 7 y 8 se basan en el caso descrito a continuación:**

Un niño de 13 años es llevado al pediatra por uno de sus padres porque ha empezado a tener problemas de tropiezos. Refiere que siente las piernas cansadas y, durante la exploración física, se observa una marcha inusual en la que levanta los pies mucho más de lo necesario. El estudio de conducción nerviosa revela actividades eléctricas reducidas en los nervios que irrigan las piernas.

**7.** ¿Es probable que las pruebas genéticas revelen mutaciones que codifican para qué proteínas celulares?

**(A)** Claudinas
**(B)** Conexinas
**(C)** Cadherinas E
**(D)** Kinesinas
**(E)** Lamininas

**8.** ¿Es probable que las proteínas malformadas resultantes interfieran con cuál de las siguientes estructuras celulares?

**(A)** Cuerpos basales
**(B)** Uniones comunicantes
**(C)** Hemidesmosomas
**(D)** Máculas adherentes
**(E)** Zónulas ocluyentes

**Las preguntas 9 a 11 se basan en el caso descrito a continuación:**

Un hombre de 39 años acude a su médico con dolor de espalda, cefalea y dolor en el costado que ha ido aumentando en intensidad en el último año. Refiere haber visto sangre en la orina y experimentar un dolor sordo en la región abdominal. No hay registros médicos preexistentes disponibles, pero el paciente afirma que su padre y dos de tres tíos por parte del padre tuvieron problemas de salud similares y murieron a los 40 y principios de los 50 años.

**9.** ¿Cuál es el diagnóstico más probable?

**(A)** Cálculos renales
**(B)** Enfermedad renal poliquística
**(C)** Discinesia ciliar primaria
**(D)** Cáncer de próstata
**(E)** Infección urinaria

**10.** ¿Cuál es la etiología probable de la enfermedad de este paciente?

**(A)** Borde en cepillo anómalo
**(B)** Disfunción de la dineína
**(C)** Hipercalcemia
**(D)** Malformación de los cilios primarios
**(E)** Neoplasia renal

**11.** ¿Cuál de los siguientes órganos es probable que presente anomalías en la ecografía del paciente?

**(A)** Apéndice
**(B)** Cerebro
**(C)** Riñones
**(D)** Próstata
**(E)** Uréteres

**Las preguntas 12 y 13 se basan en la micrografía que se muestra a continuación:**

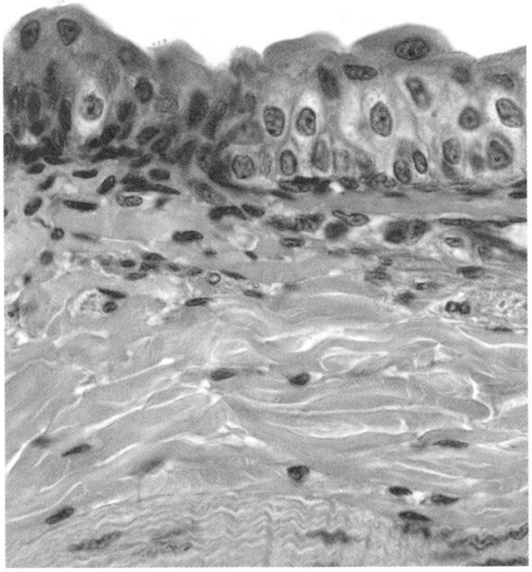

**12.** Se extirpa quirúrgicamente un tumor maligno y se observa el margen quirúrgico (en la imagen) al microscopio para asegurarse de que está libre de células cancerosas. Según la micrografía, ¿dónde se localiza este cáncer?

**(A)** Esófago
**(B)** Vesícula biliar
**(C)** Piel
**(D)** Paladar blando
**(E)** Vejiga urinaria

**13.** ¿Cuál es la clasificación probable del tumor de este paciente?

**(A)** Adenocarcinoma
**(B)** Carcinoma
**(C)** Leiomiosarcoma

**14.** Un paciente de 67 años se recuperó de un infarto hace 3 meses, pero desde entonces ha desarrollado arritmia. ¿Qué alteraciones de las estructuras celulares son la etiología más probable del nuevo síntoma?

**(A)** Uniones comunicantes
**(B)** Hemidesmosomas
**(C)** Máculas adherentes
**(D)** Zónulas ocluyentes

**15.** ¿En cuál de los siguientes tejidos se forma el esófago de Barrett?

**(A)**

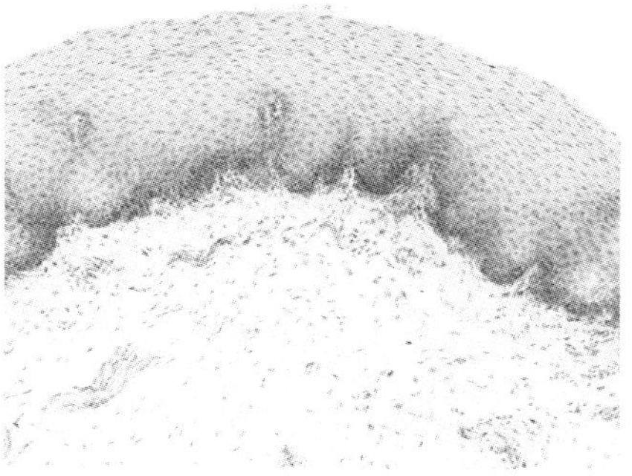

**(B)**

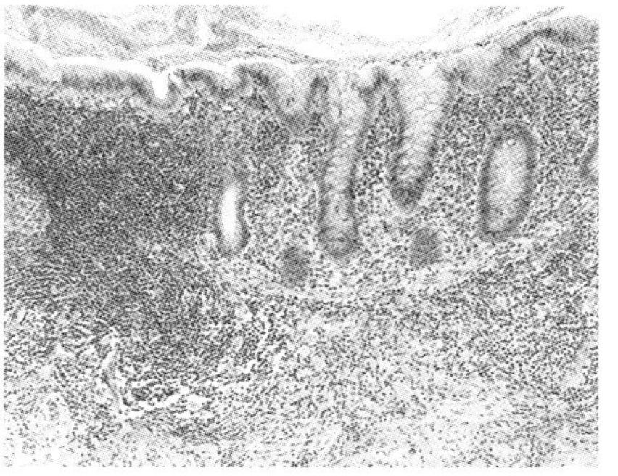

**(C)**

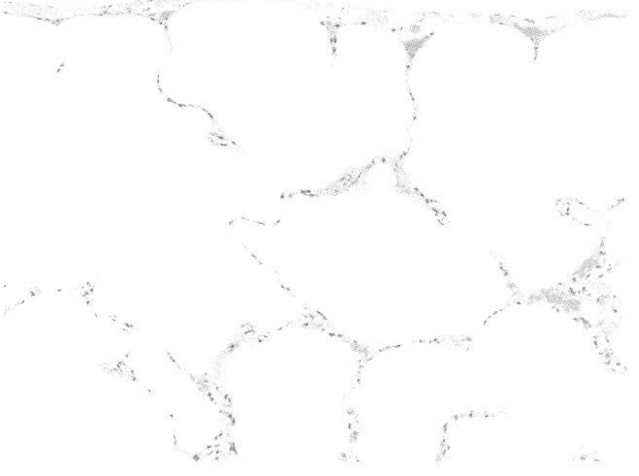

**(D)**

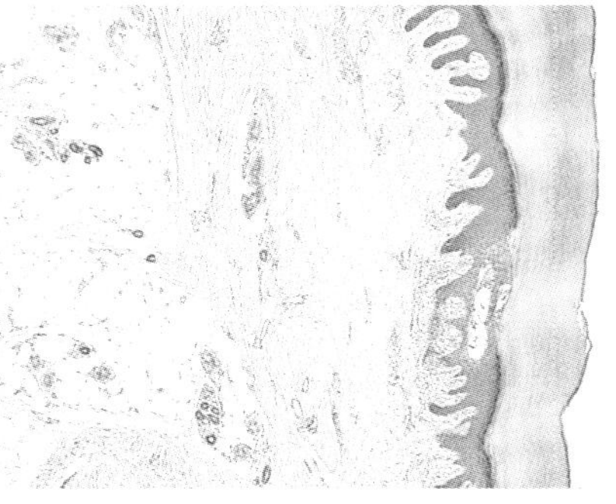

# Respuestas y explicaciones

1. **C.** La transposición visceral completa y las infecciones respiratorias crónicas se relacionan con la discinesia ciliar primaria. El movimiento descoordinado o insuficiente de los cilios en el epitelio cilíndrico ciliado del revestimiento del oviducto puede haber contribuido al transporte incompleto del producto de la concepción al útero y a la eventual rotura del oviducto a medida que el producto de la concepción superaba el espacio restringido.
2. **C.** La causa más común de la discinesia ciliar primaria son las mutaciones en los genes que provocan la ausencia o la no funcionalidad de los brazos de dineína en los axonemas, lo que hace que los cilios sean inmóviles o ineficaces en sus movimientos. La actina es una proteína del citoesqueleto delgado; las cadherinas están en las uniones adherentes; y las lamininas son proteínas extracelulares de la lámina basal.
3. **B.** La separación del epitelio del tejido conjuntivo sugiere la existencia de hemidesmosomas debilitados o ineficaces que normalmente fijan los dos tejidos entre sí.
4. **D.** Las lamininas son las proteínas extracelulares de la lámina basal que interactúan con las integrinas, las proteínas transmembrana. Así, las lamininas ayudan a la formación de hemidesmosomas que fijan las células epiteliales al tejido conjuntivo.
5. **B.** Las lamininas ausentes o disfuncionales pueden alterar la lámina basal. Los axonemas son los núcleos microtubulares de los cilios; la lámina reticular es parte de la membrana basal producida por las células del tejido conjuntivo, que contiene fibras de colágeno de tipos IV y III; y las redes terminales son los centros de fijación y organización de las microvellosidades.
6. **A.** La neoplasia invasiva se asemeja a glándulas exocrinas multicelulares, lo que sugiere que el tumor se originó a partir de un epitelio glandular, que se clasifica como adenocarcinoma. Carcinoma es un término paraguas que incluye el cáncer que surge tanto de epitelios de revestimiento como glandulares, por lo que no es la respuesta más precisa ni la mejor. Metaplasia se refiere a un cambio adaptativo de un epitelio a un tipo diferente de epitelio normal. Sarcoma se refiere a los cánceres que surgen de los tejidos blandos.
7. **B.** La disminución de la actividad eléctrica en los nervios y los síntomas que presenta sugieren un deterioro de la comunicación entre las células. Las uniones comunicantes que permiten la transferencia rápida de iones y actividades eléctricas son las uniones comunicantes, formadas por las proteínas conexinas que forman los conexones.
8. **B.** Las conexinas se ensamblan en conexones que se adhieren a los conexones de las células adyacentes para formar las uniones comunicantes.
9. **B.** La combinación de los síntomas y los antecedentes familiares sugieren una enfermedad genética hereditaria que afecta el sistema renal, la poliquistosis renal autosómica dominante (PQRAD). Esta enfermedad suele diagnosticarse en la cuarta década, cuando el parénquima renal es reemplazado por quistes en continuo crecimiento.
10. **D.** La PQRAD suele estar asociada a una mutación en el gen *PKD-1*, que da lugar a la formación anómala de cilios primarios. Esta mutación provoca el desarrollo continuo de quistes en el riñón, lo que finalmente causa insuficiencia renal.
11. **C.** La ecografía muestra múltiples quistes de varios tamaños en ambos riñones.
12. **E.** La fotomicrografía muestra el epitelio de transición que recubre el aparato urinario, incluida la vejiga urinaria.
13. **B.** El epitelio transicional recubre las luces del aparato urinario y no forma glándulas; por tanto, carcinoma es la mejor respuesta. El leiomiosarcoma es un cáncer maligno de la musculatura lisa.
14. **A.** Los latidos irregulares tras un infarto sugieren una interrupción de la comunicación celular y de la conducción eléctrica a través de las uniones comunicantes debido a que los tejidos cicatriciales reemplazan a las células muertas del músculo cardíaco.
15. **A.** El esófago de Barrett es un cambio metaplásico que reemplaza el epitelio escamoso estratificado no queratinizado del esófago por el epitelio cilíndrico simple del estómago. A es el esófago. B es el apéndice con epitelio cilíndrico simple de las glándulas tubulares. C es el pulmón con epitelio escamoso simple que recubre el espacio aéreo, y D es el epitelio escamoso estratificado queratinizado de la piel.

# 4

# Tejido conjuntivo

## I. PUNTOS CLAVE: TEJIDO CONJUNTIVO

El tejido conjuntivo está formado principalmente por **matriz extracelular** (**MEC**; *véase* cap. 2), constituida por **sustancia fundamental** y **fibras**, en la que están inmersas **células** conjuntivas de distintos tipos. El tejido conjuntivo **sostiene** los órganos y las células, actúa como **medio para el intercambio** de nutrientes y desechos entre la sangre y los tejidos, aloja diversas células inmunitarias que **detectan** microorganismos y otros patógenos, además de organizar la **respuesta inmunitaria** con estos, **repara** los tejidos dañados y **almacena grasa**. Los tejidos conjuntivos son diversos en su estructura y función e incluyen una categoría de tejido conjuntivo propiamente dicho, que es el objeto de este capítulo; un tejido conjuntivo especializado, como la sangre, que será detallada en el capítulo 5; y una categoría de tejido conjuntivo de apoyo, como el hueso y cartílago, que serán explicados en el capítulo 6.

## II. CÉLULAS DEL TEJIDO CONJUNTIVO

Las células del tejido conjuntivo propiamente dicho se clasifican en dos grupos. Las **células fijas** (**residentes**) **del tejido conjuntivo** se originan y permanecen en el tejido conjuntivo, e incluyen fibroblastos, pericitos, adipocitos (células adiposas), células cebadas (mastocitos) y macrófagos fijos. Las **células transitorias del tejido conjuntivo** son principalmente leucocitos que se originan en la médula ósea roja y normalmente circulan por los vasos sanguíneos. En respuesta a las citocinas liberadas en el sitio de lesión tisular o celular, ciertos leucocitos entran temporalmente en el compartimento del tejido conjuntivo, donde pueden diferenciarse, desempeñar sus funciones inmunitarias y luego morir; otros pueden regresar al vaso sanguíneo para reincorporarse a la circulación. Estas células transitorias incluyen determinados macrófagos, linfocitos, células plasmáticas (plasmocitos), neutrófilos, eosinófilos y basófilos (**fig. 4-1**).

### A. Células fijas (tabla 4-1)

1. Los **fibroblastos**, las células predominantes en el tejido conjuntivo propiamente dicho (**fig. 4-2**), derivan de células mesenquimatosas del embrión. Son responsables de sintetizar la mayor parte de la MEC. Los **fibroblastos activos** presentan una forma fusiforme; tienen un núcleo ovalado, eucromático, con dos o más nucléolos; un citoplasma basófilo (tinción con hematoxilina y eosina [H&E]) debido a un retículo endoplasmático rugoso (RER) bien desarrollado; y muestran un aclaramiento perinuclear, indicativo de abundantes complejos de Golgi. Los fibroblastos maduros (**fibroblastos inactivos**, **fibrocitos**) rara vez experimentan mitosis, excepto durante la cicatrización de heridas y, bajo ciertas condiciones, pueden diferenciarse en otros tipos de células.

**PERLAS CLÍNICAS**

Se pensaba que los **fibroblastos** solo experimentaban mitosis durante la cicatrización de heridas; sin embargo, investigaciones actuales sugieren que, bajo determinadas condiciones, desempeñan roles activos en la reclutación de leucocitos, en la angiogénesis y en la inflamación crónica. También pueden diferenciarse en adipocitos, condrocitos durante la formación de cartílago; y, en afecciones graves, en osteoblastos.

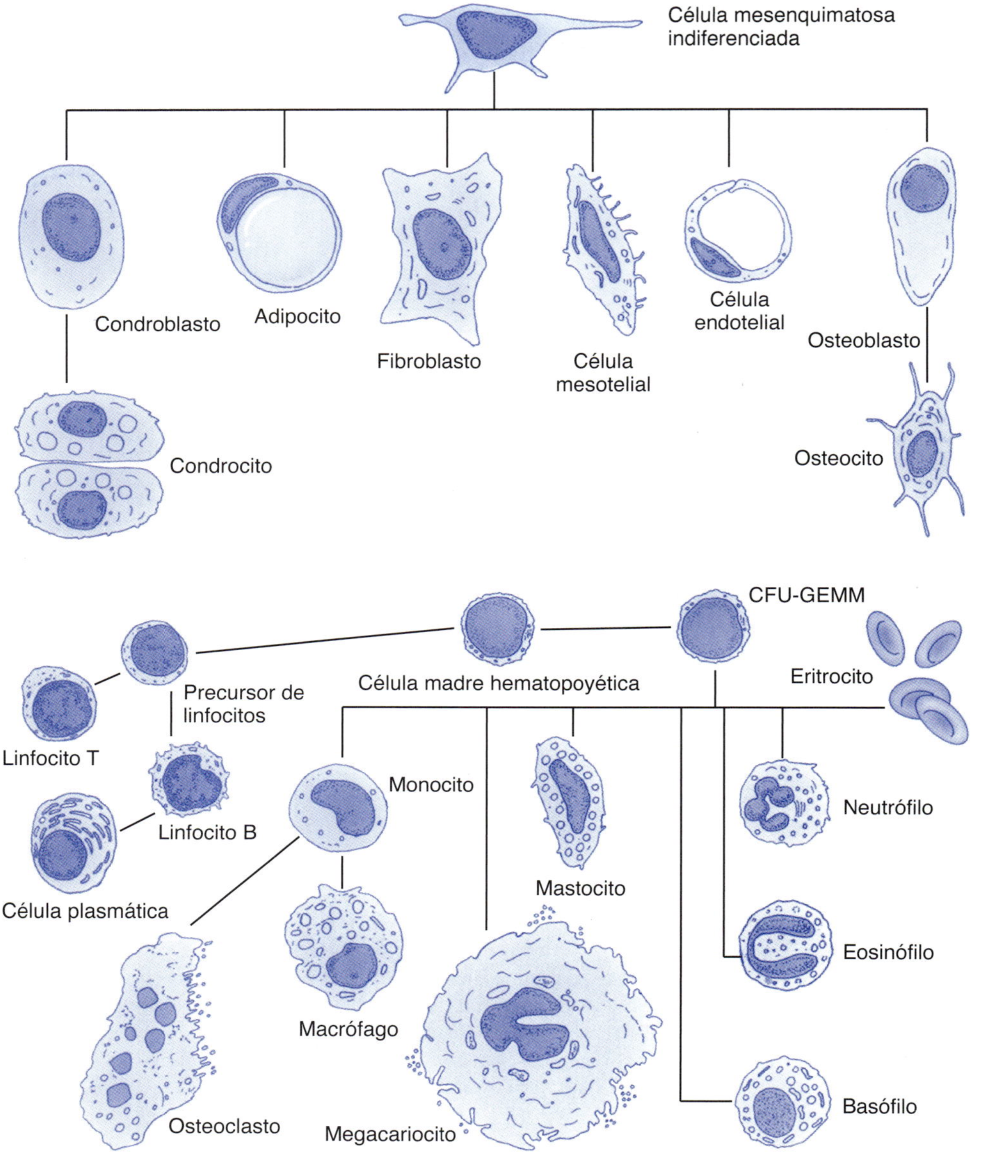


**FIGURA 4-1.** Origen de las células del tejido conjuntivo. Las células derivadas de células mesenquimatosas indiferenciadas se forman en el tejido conjuntivo y permanecen en él. Las células derivadas de células madre hematopoyéticas se forman en la médula ósea y se encuentran de manera transitoria en el tejido conjuntivo. CFU-GEMM, unidades formadoras de colonias de granulocitos, eritrocitos, monocitos y megacariocitos. (Reproducida con autorización of Elsevier Science & Technology Journals de Gartner LP. *Textbook of Histology*. 4th ed. Philadelphia, PA: Elsevier; 2017:128; permiso solicitado a través de Copyright Clearance Center, Inc.).

2. Los **pericitos** (**células adventicias**, **células perivasculares**) rodean el exterior de las células endoteliales capilares y comparten sus membranas basales. También derivan de las células mesenquimatosas embrionarias y pueden tener **capacidad pluripotencial**.
   a. Poseen características de células endoteliales y de células musculares lisas, y expresan actina, miosina y tropomiosina. Estas proteínas permiten que los pericitos se contraigan y ayuden a regular el diámetro capilar, lo que influye en el flujo sanguíneo capilar.
   b. Durante la formación y la reparación de los vasos sanguíneos, pueden diferenciarse en componentes celulares de las paredes vasculares, células endoteliales, fibroblastos y células musculares lisas.

**Tabla 4-1 Principales mediadores liberados por las células cebadas**

| Sustancia | Fuente intracelular | Acción |
|---|---|---|
| ***Mediadores primarios*** | | |
| Histamina | Gránulos | Tiene acción vasodilatadora; incrementa la permeabilidad vascular; provoca la contracción de la musculatura lisa bronquial; incrementa la producción de moco |
| Heparina | Gránulos | Anticoagulante; inactiva la histamina |
| Factor quimiotáctico de eosinófilos | Gránulos | Atrae eosinófilos al sitio de inflamación |
| Factor quimiotáctico de neutrófilos | Gránulos | Atrae neutrófilos al sitio de inflamación |
| Aril-sulfonato | Gránulos | Inactiva el leucotrieno $C_4$, lo que limita la respuesta inflamatoria |
| Condroitín-sulfato | Gránulos | Se une a la histamina y la inactiva |
| Proteasas neutras | Gránulos | Segmentan proteínas para activar el complemento; incrementan la respuesta inflamatoria |
| ***Mediadores secundarios*** | | |
| Prostaglandina $D_2$ | Lípido de membrana | Provoca la contracción de la musculatura lisa bronquial; incrementa la secreción de moco; vasoconstrictor |
| Leucotrienos $C_4$, $D_4$, $E_4$ | Lípido de membrana | Son vasodilatadores; incrementan la permeabilidad vascular; contraen la musculatura lisa bronquial |
| Bradicininas | Lípido de membrana | Producen permeabilidad vascular; son responsables de la sensación de dolor |
| Tromboxano $A_2$ | Lípido de membrana | Provoca la agregación de las plaquetas; vasoconstrictor |
| Factor activador de plaquetas | Activado por fosfolipasa $A_2$ | Atrae neutrófilos y eosinófilos; produce permeabilidad vascular; contrae la musculatura lisa bronquial |

3. Los **adipocitos** (**fig. 4-3**; *véase también* fig. 4-1) surgen a partir de células mesenquimatosas y, bajo determinadas condiciones, de fibroblastos. La adipogénesis se produce antes y después del nacimiento, pero no suele haber división celular después de los 2 años. Sin embargo, en personas con obesidad grave (obesidad de clase III, índice de masa corporal [IMC] ≥40), los adipocitos experimentan tanto hipertrofia como hiperplasia. Los adipocitos están rodeados por una lámina basal y desempeñan funciones metabólicas importantes, tales como la **síntesis**, el **almacenamiento** y la **liberación de grasa**, así como una función endocrina, la liberación de ciertas hormonas. Hay dos tipos de adipocitos: uniloculares y multiloculares.
   a. Los **adipocitos uniloculares**, rodeados por una lámina basal, contienen una sola gota lipídica de gran tamaño que desplaza el citoplasma y el núcleo en una banda fina en la periferia celular. Sintetizan, almacenan y liberan grasa.
      (1) Estas células poseen **receptores** de membrana de insulina, hormona del crecimiento (somatostatina), noradrenalina y glucocorticoides para controlar la captación y liberación de ácidos grasos libres y triglicéridos.
   b. Los **adipocitos multiloculares** son más pequeños y, en estos, la grasa se almacena en numerosas gotas lipídicas pequeñas a lo largo del citoplasma. Estas células poseen numerosas mitocondrias y tienen un núcleo esférico, el cual está situado en el centro. Son capaces de metabolizar gotas lipídicas para generar calor.
4. Los **mastocitos** (*véase* fig. 4-1) derivan de células madre mielógenas en la médula ósea, pero migran hacia los compartimentos del tejido conjuntivo, se diferencian, maduran y después residen como células fijas, generalmente cerca de vasos sanguíneos pequeños. Desempeñan funciones similares a los basófilos (inician y controlan el proceso inflamatorio), pero se desarrollan a partir de distintos precursores y no están emparentados con ellos.
   a. Los **mastocitos** se encuentran entre las células más grandes del tejido conjuntivo propiamente dicho. Poseen un núcleo central heterocromático y esférico, y por todo su citoplasma hay esparcidos gránulos gruesos que se tiñen intensamente con tinción metacromática (pardo en tejidos teñidos con H&E), que son vesículas secretoras que contienen **mediadores primarios** (tabla 4-1).

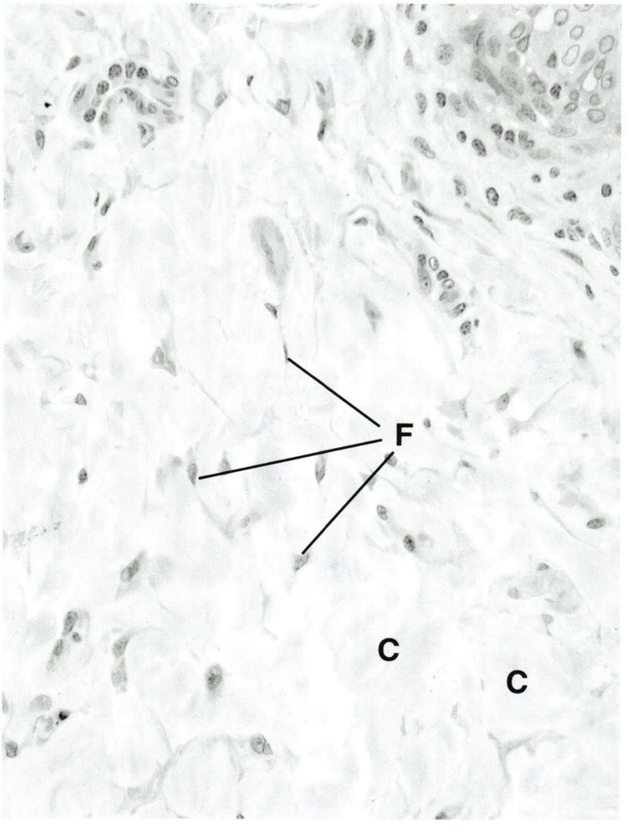


**FIGURA 4-2.** Micrografía óptica de la vejiga de un mono (270×) que muestra fibroblastos (F) y haces de colágeno (C) dentro del tejido conjuntivo.

**b.** Existen dos poblaciones de células cebadas. Los **mastocitos del tejido conjuntivo** tienen un mayor tamaño y poseen gránulos que contienen heparina, y los **mastocitos de la mucosa**, que se encuentran en la mucosa del tubo digestivo y en la de las vías respiratorias, y contienen condroitín-sulfato en sus gránulos de secreción. El sistema nervioso central (SNC) no presenta mastocitos, acaso para evitar la posibilidad de una respuesta inflamatoria.

**c.** Los mastocitos median las reacciones de **hipersensibilidad de tipo I** (**reacciones anafilácticas**, **reacciones inmediatas**) de la siguiente manera:

**(1)** En la *primera exposición* a un **alérgeno** específico (como el polen, venenos de insectos, suero extraño), las células plasmáticas producen **inmunoglobulina E (IgE)** específica del alérgeno, la cual se une a los **receptores FcεRI** en las membranas de los mastocitos y basófilos. Este evento sensibiliza estas células.

**(2)** Durante una *exposición posterior* al mismo alérgeno, este se enlaza a la IgE unida a la membrana de los mastocitos, lo cual provoca la formación de enlaces cruzados en el **complejo IgE-alérgeno**. Esto desencadena la liberación en masa de vesículas secretoras llenas de mediadores por parte de los mastocitos, en un proceso conocido como desgranulación. Además, los fosfolípidos de la membrana de los mastocitos pueden ser convertidos, por la enzima **fosfolipasa $A_2$**, en **ácido araquidónico**, que se convierte, a su vez, en **mediadores secundarios** (p. ej., leucotrienos y prostaglandinas; *véanse* tabla 4-1 y **fig. 4-4** para el detalle de las consecuencias; *véase también* cap. 10).

**5.** Los macrófagos (*véase* fig. 4-1) se consideran como células fijas y transitorias. Se describen en la categoría de las células transitorias.

**a.** En el pasado, algunas células solían denominarse sin saber que eran macrófagos localizados en diversas regiones del cuerpo (p. ej., las células de Kupffer en el hígado, los macrófagos alveolares en los pulmones, los osteoclastos en el hueso, las células de Langerhans en la piel y la microglía en el SNC). Estos nombres específicos de los órganos todavía son de uso común.

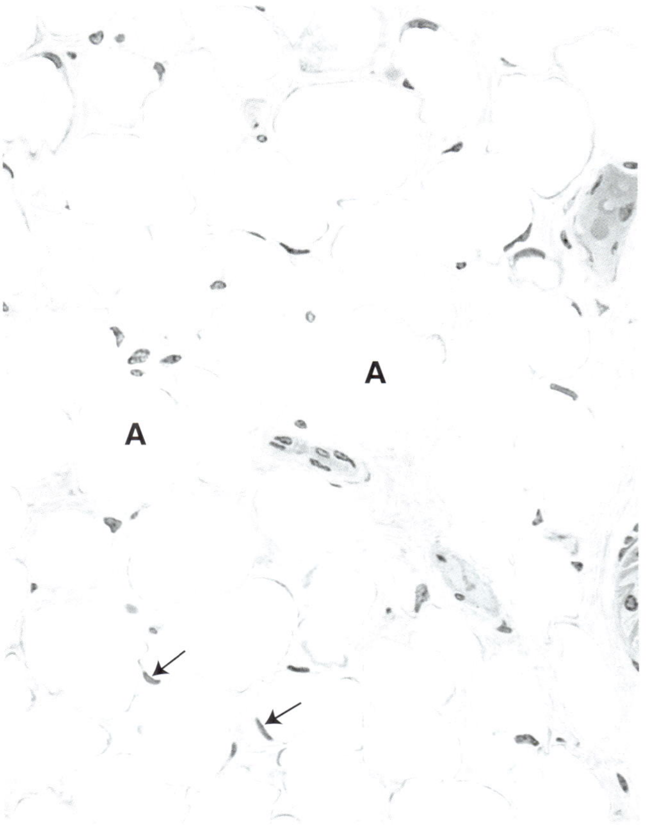


FIGURA 4-3. Micrografía óptica de la piel de un mono (270×). Obsérvense las células grasas (adipocitos, A) y sus núcleos (*flechas*), que han sido desplazados a la periferia de la célula. La grasa se extrajo durante el procesamiento.

## PERLAS CLÍNICAS

La **rinitis alérgica** (**fiebre del heno**) se caracteriza por estornudos, picazón, cefalea, fatiga y congestión nasal debidos a la liberación excesiva de histamina de los mastocitos en las membranas mucosas del ojo, la nariz y el conducto auditivo. Esta liberación aumenta la permeabilidad de los pequeños vasos sanguíneos, lo que resulta en edema mucoso e inflamación localizada.

Las personas con **asma** tienen dificultades para respirar debido al broncoespasmo provocado por la liberación de mediadores secundarios (**leucotrienos**) en los pulmones.

La **anafilaxis** (**choque anafiláctico**) es un caso agudo y grave de reacción inmunitaria (tipo I reacción de hipersensibilidad, reacción inmediata) en individuos sensibles a alérgenos durante una segunda o posterior exposición al alérgeno, cuando los mediadores primarios y secundarios se liberan en masa. Entre los signos y síntomas se incluyen disnea, hipotensión arterial y choque cardiógeno. Esta reacción puede ocurrir a los pocos segundos o minutos de haber entrado en contacto con un alérgeno.

### B. Células transitorias (tabla 4-2)

1. Los **macrófagos** (*véase* fig. 4-1) son los **fagocitos** principales del tejido conjuntivo propiamente dicho.
   a. Los macrófagos se originan de las células madre (blastocitos) hematopoyéticas en la médula ósea, inicialmente como monocitos que circulan por el torrente sanguíneo. Una vez que salen del vaso sanguíneo y migran hacia el tejido conjuntivo en un proceso denominado **diapédesis**, los monocitos se diferencian en macrófagos e incrementan en número en respuesta al factor estimulante de colonias de macrófagos (M-CSF, *macrophage colony-stimulating factor*) y el factor de la unidad formadora de colonias de monocitos (CFU-M, *colony-forming unit monocyte*).
   b. Los macrófagos pertenecen al **sistema fagocítico mononuclear** y funcionan como **células presentadoras de antígeno** (**CPA**) mediante la fagocitación de antígenos y su rotura en epítopos.

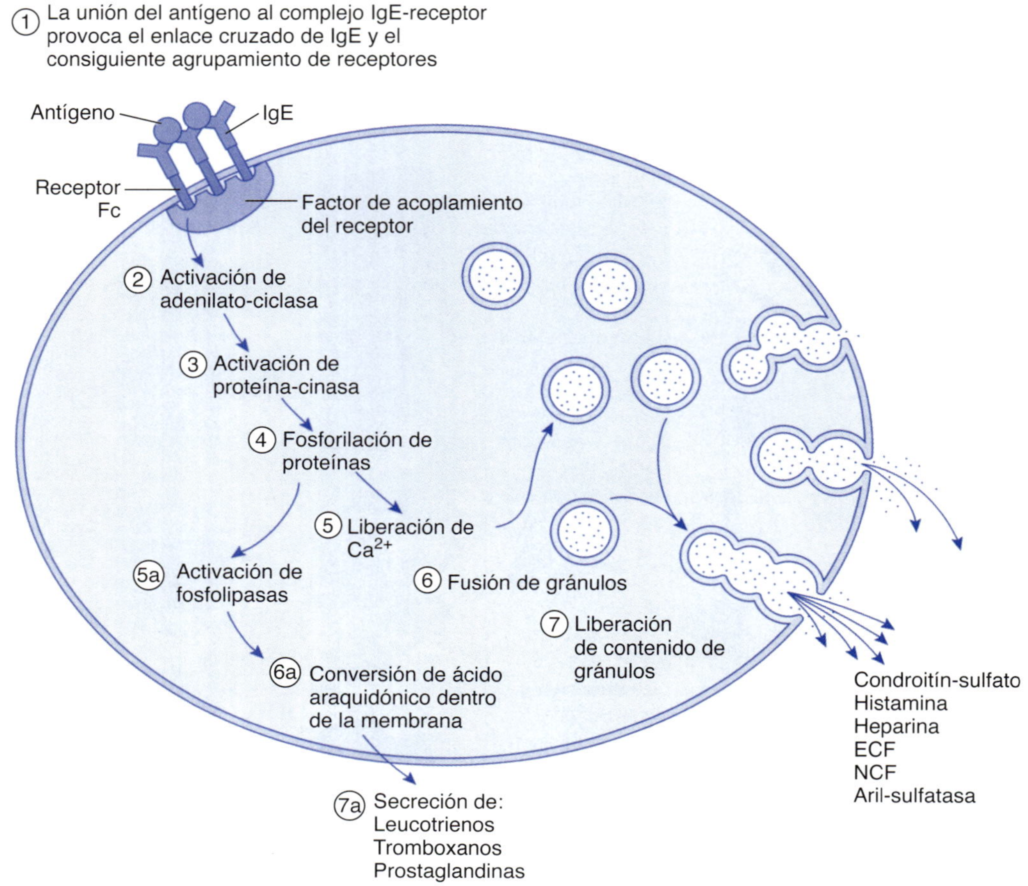


**FIGURA 4-4.** Activación y desgranulación de un mastocito. ECF, factor quimiotáctico de eosinófilos; IgE, inmunoglobulina E; NCF, factor quimiotáctico de neutrófilos. (Adaptada con autorización of Elsevier Science & Technology Journals de Gartner LP. *Textbook of Histology*. 4th ed. Philadelphia, PA: Elsevier; 2017:135; permiso solicitado a través de Copyright Clearance Center, Inc.).

**Tabla 4-2 Células del tejido conjuntivo propiamente dicho**

| Célula | Tipo | Función |
|---|---|---|
| Fibroblastos | Fijas | Generan la mayor parte de la matriz extracelular |
| Pericitos | Fijas | Tienen capacidad pluripotencial; su capacidad contráctil regula el flujo sanguíneo a través de los capilares |
| Adipocitos uniloculares | Fijas | Sintetizan, almacenan y liberan grasas; tienen función endocrina |
| Adipocitos multiloculares | Fijas | Desacoplan la oxidación de la fosforilación para liberar calor |
| Mastocitos | Fijas | Inician y controlan el proceso inflamatorio |
| Macrófagos | Fijas y transitorias | Fagocitan y presentan antígeno, por lo que participan en las reacciones inmunitarias |
| Células linfáticas | Transitorias | Funcionan en el proceso inmunitario |
| Células plasmáticas | Transitorias | Generan inmunoglobulinas (anticuerpos) |
| Neutrófilos | Transitorias | Fagocitan y matan bacterias |
| Eosinófilos | Transitorias | Destruyen parásitos; fagocitan complejos antígeno-anticuerpo |
| Basófilos | Transitorias | Inician y controlan el proceso inflamatorio |

Las CPA colocan los epítopos, por medio de moléculas del complejo mayor de histocompatibilidad (MHC, *major histocompatibility complex*) I o II, en su superficie celular para poder presentar el complejo MHC-epítopo a los linfocitos T inmunocompetentes (*véase* cap. 10).

**c.** Los macrófagos muestran receptores FcεRI que se unen a la IgE, y también muestran receptores para el complemento.

**d.** Los macrófagos activados presentan filopodios, un núcleo excéntrico arriñonado, vacuolas fagocíticas, lisosomas y cuerpos residuales.

**e.** Los macrófagos son responsables de la destrucción de partículas de materia extraña presentes en el tejido conjuntivo propiamente dicho y coadyuvan en la **respuesta inmunitaria**. En ocasiones, abundantes macrófagos pueden fusionarse para envolver y fagocitar cuerpos extraños de gran tamaño, y formar células multinucleadas denominadas **células gigantes de cuerpo extraño**.

**f.** Los macrófagos secretan sustancias que facilitan la cicatrización de heridas.

**2.** Las **células linfáticas** (*véase* fig. 4-1) derivan de células madre linfoides durante la hematopoyesis (*véase* cap. 5) y se distribuyen en los órganos linfáticos secundarios y por el tejido conjuntivo subepitelial de todo el cuerpo, en donde se concentran de manera difusa o focalmente y especializadas en desarrollar la respuesta inmunitaria. Hay tres categorías principales de células linfáticas, cada una con una función y un perfil molecular especializado.

**a.** Los **linfocitos T** (**células T**) inician la **respuesta inmunitaria mediada por células**.

**b.** Los **linfocitos B** (**células B**) se diferencian en **células plasmáticas** en el tejido conjuntivo, que producen anticuerpos e intervienen en la **respuesta inmunitaria humoral**.

**c.** Los **linfocitos citolíticos naturales** (**NK**, *natural killer*) carecen de los determinantes superficiales característicos de los linfocitos T y B, pero son **citotóxicas** contra células tumorales.

**3.** Las **células plasmáticas** (*véase* fig. 4-1) derivan de linfocitos B que se diferencian y producen **anticuerpos** que facilitan la **inmunidad humoral** en los compartimentos del tejido conjuntivo.

**a.** Las células plasmáticas son ovoides y contienen un núcleo excéntrico que posee **masas de heterocromatina**, cuya disposición semeja los radios de una rueda.

**b.** El citoplasma es basófilo en tinción de H&E debido al abundante RER involucrado en la producción de anticuerpos.

**c.** Un aclaramiento perinuclear indica un área de complejos de Golgi (imagen negativa del aparato de Golgi) que se tiñe poco con H&E debido a sus redes ricas en fosfolípidos.

**d.** Las **células plasmáticas** se concentran particularmente en la entrada de las heridas y en sitios de inflamación crónica.

**4.** Los **granulocitos** (*véase* fig. 4-1) son leucocitos que derivan de células madre mieloides durante la hematopoyesis en la médula ósea y circulan en los vasos hasta que penetran en los compartimentos del tejido conjuntivo a través de la diapédesis. Los tres tipos de granulocitos presentan estructuras y funciones especializadas, pero comparten algunas características comunes, como núcleos multilobulados, almacenamiento de gránulos citoplasmáticos específicos y vidas más cortas que las células linfáticas (*véase* cap. 5).

**a.** Los **neutrófilos** son a menudo los primeros en responder para **fagocitar**, **destruir** y **digerir bacterias** en los sitios de inflamación aguda. El **pus** es una acumulación de neutrófilos muertos, bacterias muertas, líquido extracelular y otros desechos de un sitio de inflamación.

**b.** Los **eosinófilos** están especializados en unirse a complejos antígeno-anticuerpo en la superficie de los parásitos (p. ej., helmintos), y a continuación los dañan con las citotoxinas que liberan.

**(1)** Los eosinófilos abundan en sitios de inflamación crónica o alérgica, donde fagocitan los **complejos antígeno-anticuerpo**.

**(2)** Los eosinófilos siguen el gradiente de concentración del factor quimiotáctico de eosinófilos, que es secretado por mastocitos y basófilos en los sitios de inflamación alérgica. Una vez allí, los eosinófilos liberan enzimas que degradan la histamina y el leucotrieno C, lo que **modera la reacción alérgica**.

**c.** Los **basófilos** se parecen a los mastocitos en su expresión de FcεRI y el almacenamiento de gránulos que alojan los mismos mediadores primarios. Además, los mismos mediadores secundarios se elaboran *de novo* a partir de fosfolípidos de su plasmalema. Sin embargo, los basófilos son marcadamente diferentes de los mastocitos en su capacidad para responder a estímulos no relacionados con IgE, exocitar citocinas y quimiocinas, y sintetizar eicosanoides inflamatorios. Además, los basófilos circulan en el torrente sanguíneo, mientras que los mastocitos son células permanentes en los compartimentos de tejido conjuntivo.

# III. CLASIFICACIÓN DEL TEJIDO CONJUNTIVO

La clasificación se basa en la proporción de células respecto a la de fibras y en la disposición y el tipo de fibras (tejido conjuntivo embrionario, tejido conjuntivo propiamente dicho o tejido conjuntivo especializado).

## A. Tejido conjuntivo embrionario

1. El **tejido mucoso** (**gelatina de Wharton**) está compuesto por una matriz gelatinosa en la que están inmersas fibras de colágeno y grandes fibroblastos estrellados.
2. El **tejido mesenquimatoso** (**mesénquima**; fig. 4-5) se encuentra casi exclusivamente en los embriones; consta de una MEC gelatinosa amorfa que contiene algunas fibras reticulares esparcidas. Células mesenquimatosas estrelladas de tinción pálida se distribuyen de manera uniforme a lo largo de la MEC. En estas células pluripotenciales a menudo se observan figuras mitóticas. Los tejidos mesenquimatosos se forman a partir de cualquiera de las tres capas germinales embrionarias principales (ectodermo, mesodermo y endodermo).

## B. Tejido conjuntivo propiamente dicho

1. El **tejido conjuntivo laxo** (**tejido areolar**) está bien vascularizado, es flexible, bastante denso en células, y tiene poca resistencia al estrés, dado que posee menos fibras. La mayoría de los tejidos epiteliales son adyacentes a y reciben soporte de tejido conjuntivo, laxo en todo el cuerpo.

### PERLAS CLÍNICAS

El **edema** es una hinchazón que resulta de un **aumento en el volumen de líquido extracelular** en el tejido conjuntivo. Hay muchas causas de edema, incluidas obstrucción venosa o disminución del flujo sanguíneo venoso (como en la insuficiencia cardíaca congestiva), aumento de la permeabilidad capilar (debido a una lesión o inflamación), liberación excesiva de histamina, obstrucción de los vasos linfáticos, insuficiencia nutricional o exceso de sodio, embarazo y gravedad. El **edema de bajo grado** (**leve**) es común y puede resolverse por sí solo; sin embargo, el **edema de alto grado** (**con fóvea**) puede formar una hendidura notablemente profunda en la piel debido a la presión localizada y puede tardar varios segundos o minutos en recuperarse.

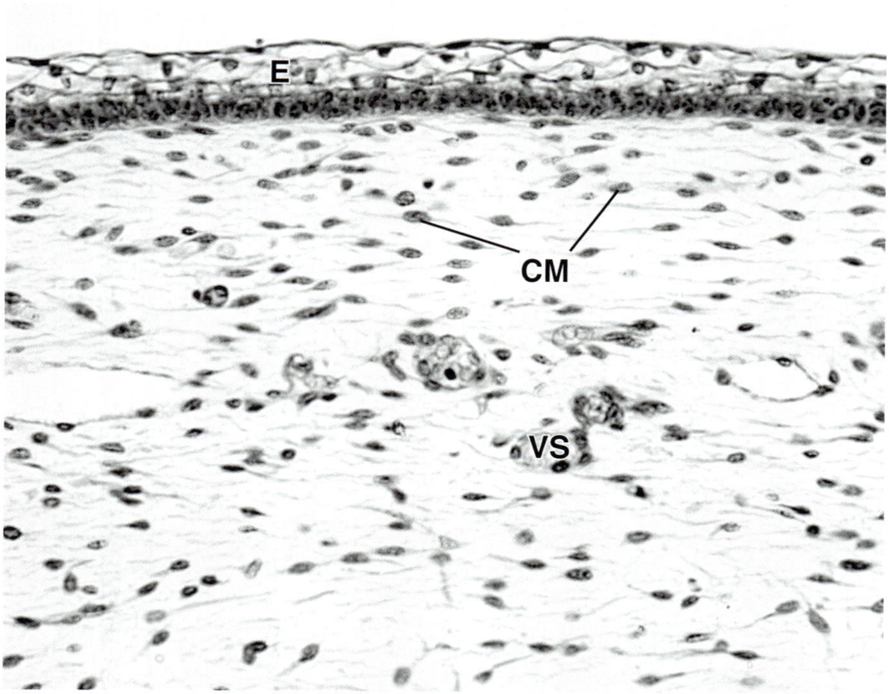


**FIGURA 4-5.** Micrografía de un embrión de cerdo. Obsérvese que el epitelio (E) recubre el tejido conjuntivo embrionario rico en células mesenquimatosas (CM). VS, vasos sanguíneos.

2. El **tejido conjuntivo denso** contiene más fibras pero menos células que el tejido conjuntivo laxo. Según la orientación de sus haces de fibras, se clasifica en dos tipos:
   a. El **tejido conjuntivo denso irregular colagenoso** está compuesto por abundantes haces de fibras de colágeno de tipo I dispuestos en una orientación desorganizada, lo que le da una apariencia densa, pero desordenada. A pesar de no ser tan numerosas ni evidentes, también están presentes fibras elásticas y reticulares en la MEC. La densa red de fibras de este tejido proporciona cierta elasticidad, flexibilidad y resistencia a las fuerzas de tracción multidireccionales. La capa profunda de la **dermis** y las **cápsulas** de muchos órganos están compuestas por este tipo de tejido.
   b. El **tejido conjuntivo denso regular colagenoso** está compuesto principalmente por haces de fibras de colágeno de tipo I y fibroblastos atenuados que se disponen de manera paralela. Debido a la densidad y orientación de estas fuertes fibras, este tipo de tejido conjuntivo proporciona resistencia a la tracción en tendones y ligamentos.
3. El **tejido elástico** está principalmente compuesto por fibras elásticas ramificadas gruesas (compuestas por elastina y fibrilina), con una red dispersa de fibras de colágeno y algunos fibroblastos que ocupan los espacios intersticiales. Se encuentra en la dermis, los pulmones, los ligamentos elásticos y los vasos sanguíneos grandes (conductores), donde forma vainas fenestradas. Ciertas estructuras de tejido conjuntivo denso regular, como el ligamento nucal y los ligamentos amarillos, contienen fibras elásticas entremezcladas con algunas fibras de colágeno.
4. El **tejido reticular** está formado principalmente por una red de cortas fibras reticulares ramificadas (**colágeno de tipo III**; **fig. 4-6**). Este tejido rodea los sinusoides del hígado, las células de la musculatura lisa y los adipocitos, y forma el estroma de órganos linfáticos, médula ósea y glándulas endocrinas, así como la lámina reticular de las membranas basales.

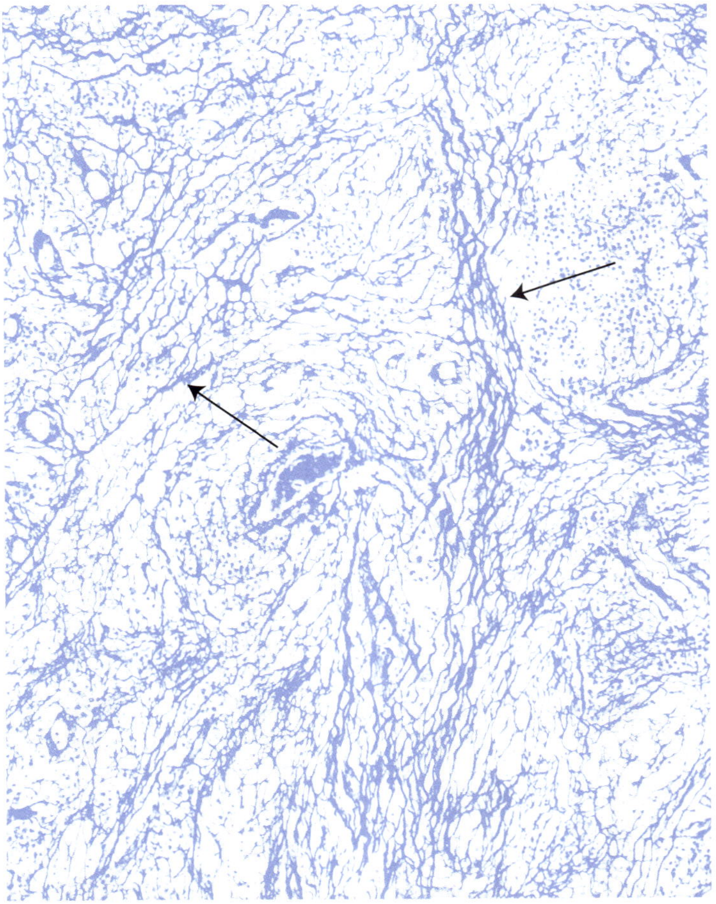

**FIGURA 4-6.** Micrografía óptica del tejido reticular (tinción de plata) (132×). Obsérvense las fibras reticulares en las puntas de las flechas.

**5.** El **tejido adiposo** (**fig. 4-7**) consta de tres tipos de adipocitos: blancos, *beige* (parecidos a los pardos, pero brillantes) y pardos. Los blancos tienen un rico suministro neurovascular, almacenan grasa (triglicéridos) y, como tejido, aíslan y amortiguan el cuerpo y actúan absorbiendo los impactos. La insulina y las prostaglandinas ayudan en el control del almacenamiento de lípidos en los adipocitos blancos. Los adipocitos pardos generan calor; los *beige* también lo hacen, aunque solo en determinadas circunstancias.

**a.** El **tejido adiposo blanco** se compone de adipocitos **uniloculares** y constituye casi todo el tejido adiposo del cuerpo. Controla la homeostasis de los ácidos grasos del organismo al acumular ácidos grasos libres durante un exceso de ingesta calórica y liberarlos cuando ese consumo es escaso.

**(1)** El tejido adiposo blanco **almacena** y **libera lípidos** de la siguiente manera:

**(a)** La enzima **lipoproteína-lipasa**, sintetizada en los adipocitos, se transfiere a la cara luminal del endotelio capilar.

**(b)** Las **lipoproteínas de muy baja densidad** (**VLDL**, *very low density lipoproteins*) y los **quilomicrones** son transportados por vasos sanguíneos a capilares del tejido adiposo. La lipoproteína-lipasa hidroliza estas sustancias en **ácidos grasos libres** y **glicerol** que pueden atravesar la membrana celular para entrar en el citoplasma del adipocito, donde son reesterificados y almacenados en forma de triglicéridos (en pequeñas gotas lipídicas).

**(c)** La **insulina** estimula los adipocitos para incrementar la síntesis de lipoproteína-lipasa, y la captación de glucosa y aminoácidos, así como para sintetizar ácidos grasos a partir de glucosa y aminoácidos.

**(d)** Los estímulos neuronales simpáticos y/o la adrenalina pueden afectar la **lipólisis** (liberación de lípidos de los adipocitos) mediante el aumento del monofosfato de adenosina cíclico (AMPc). La enzima **sensible a hormonas lipasa**, activada por el AMPc, hidroliza los triglicéridos almacenados en ácidos grasos libres que son liberados en la MEC y penetran en la luz de los capilares.

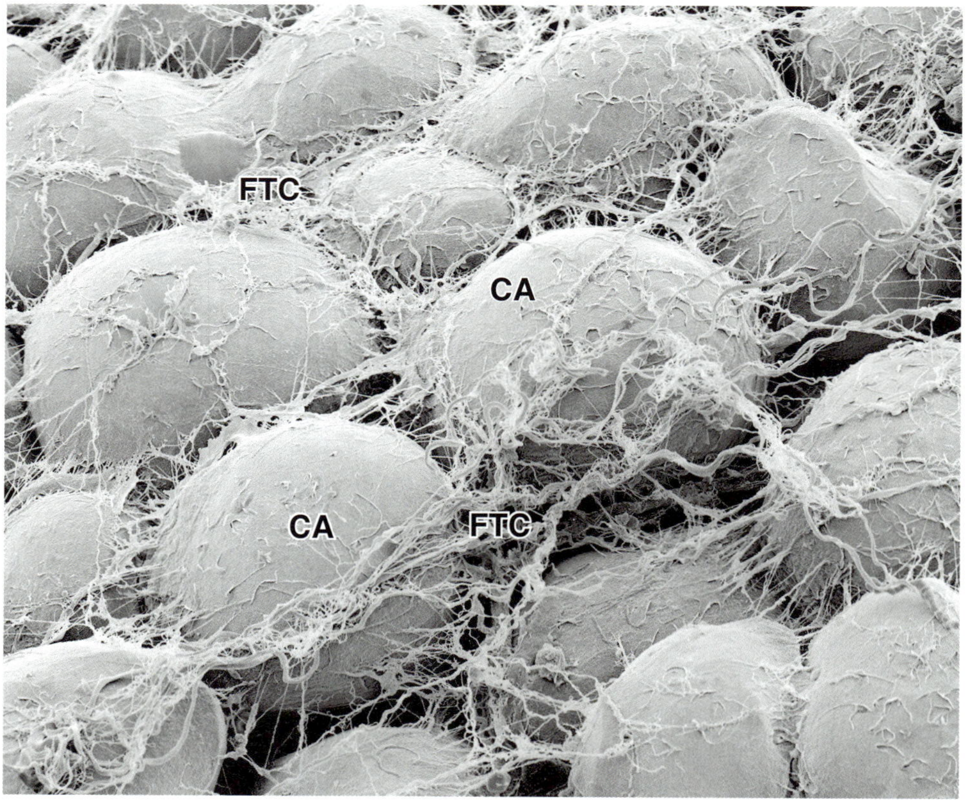


**FIGURA 4-7.** Micrografía electrónica de tejido adiposo teñida artificialmente. Obsérvense los adipocitos (CA) rodeados de fibras del tejido conjuntivo (FTC). (Cortesía de Steve Gschmeissner/Science Source).

## PERLAS CLÍNICAS

Las **células madre adultas (CMA) del tejido adiposo** son células similares a fibroblastos que se aíslan del tejido adiposo; han sido objeto de una sólida investigación clínica y médica regenerativa. Además de ser un excelente material de autoinjerto para que los pacientes mejoren estéticamente ciertas características o para amortiguar sitios de amputación, las CMA también tienen la capacidad de reconfigurarse para formar condrocitos, mioblastos, osteoblastos, neuronas, hepatocitos, fibroblastos y adipocitos. Además, las CMA tienen propiedades inmunomoduladoras y muestran promesas como agentes terapéuticos en enfermedades neurodegenerativas, vasculares y metabólicas, así como en defectos de cicatrización. Los ensayos clínicos en los que se utilizaron CMA autólogas para tratar la osteoartritis han demostrado que estas células pueden responder al microentorno nativo, diferenciarse en consecuencia y conducir a una reducción del dolor, rigidez y una mayor función física sin efectos secundarios graves en los pacientes. Se ha demostrado que las CMA secretan factores paracrinos que reducen la inflamación e inhiben la replicación viral, lo que disminuye la carga viral. Ensayos clínicos recientes han mostrado que la infusión de CMA autólogas en pacientes con COVID-19 condujo a la inhibición de la sobreactivación del sistema inmunitario, lo que mejora el microentorno pulmonar y promueve la reparación de tejidos.

Las CMA también son prometedoras en el ámbito de la ingeniería de tejidos a medida que la investigación avanza para una mejor manipulación de estas, en combinación con medios condicionados y andamiajes, con el fin de crear estructuras complejas como organoides en 3D y modelos de órganos en un chip, así como para cultivar tejidos y órganos *in vitro*.

**(2)** El **tejido adiposo blanco** también se considera un **órgano endocrino** que produce muchas hormonas conocidas como **adipocitocinas** (tabla 4-3). Algunas de estas hormonas, como la **leptina**, la **adiponectina**, la **resistina** y la **proteína fijadora de retinol 4**, son producidas por los adipocitos, mientras que otras hormonas o factores, como el **factor de necrosis tumoral α** (**TNF-α, tumor necrosis factor α**), la **interleucina 6** (**IL-6**) y la **proteína fijadora de ácidos grasos de los adipocitos**, son producidos por los macrófagos que residen en el tejido adiposo de algunas personas con un IMC elevado. Se ha informado que la obesidad casi siempre se acompaña de **inflamación crónica**, y las citocinas liberadas en respuesta a tejido dañado por inflamación reclutan macrófagos al estroma del tejido conjuntivo entre los adipocitos crecidos.

**Tabla 4-3 Origen y función de las adipocitocinas**

| Adipocitocinas | Células de origen | Función |
|---|---|---|
| Leptina | Adipocitos | Reduce el apetito mediante la unión al neuropéptido Y |
| Adiponectina | Adipocitos | Reduce la liberación de glucosa por el hígado; incrementa la sensibilidad de las células del músculo esquelético a la insulina; facilita la pérdida de peso |
| Resistina | Macrófagos[a] en humanos | Induce la resistencia a la insulina; contribuye a la respuesta inflamatoria; promueve la liberación de glucosa por el hígado |
| Proteína fijadora de retinol 4 | Adipocitos | Induce la resistencia a la insulina; contribuye a la respuesta inflamatoria; promueve la liberación de glucosa por el hígado |
| Factor de necrosis tumoral α | Macrófagos[a] | Es la causa principal de la resistencia a la insulina; impide a las células del hígado la oxidación de ácidos grasos |
| Interleucina 6 | Macrófagos[a] | Incrementa la resistencia a la insulina; promueve la captación de glucosa por las células del músculo esquelético |
| Proteína fijadora de ácidos grasos de los adipocitos | Macrófagos[a] | Denota la presencia de síndrome metabólico y tiene efectos adversos en el sistema cardiovascular |
| Apelina | Adipocitos | Probablemente reduce la hipertensión arterial pulmonar e induce la vasodilatación dependiente de óxido nítrico |
| Vaspina | Adipocitos | Incrementa la sensibilidad a la insulina en ratones, pero su efecto en humanos es incierto |

[a] Macrófagos residentes en tejido adiposo.

**(a)** La **leptina** es una hormona peptídica producida principalmente por los adipocitos. La leptina se une a sus receptores en los núcleos hipotalámicos y regula el equilibrio energético y la masa corporal, además de suprimir el apetito durante períodos prolongados al inhibir la síntesis de estimulantes del apetito, como el neuropéptido Y (NPY) y la proteína relacionada con la agutina (AgRP). La leptina también afecta la transcripción de la pro-opiomelanocortina (POMC), cuyo producto, la hormona estimulante de melanocitos $\alpha$ ($\alpha$-MSH), inhibe el apetito. Los individuos con mutaciones en el gen de la leptina o en los genes de los receptores de leptina muestran hiperfagia y desarrollan obesidad debido al aumento en el número de adipocitos hipertróficos. Las concentraciones sanguíneas de leptina en individuos con un IMC elevado pueden ser hasta siete veces mayores que el intervalo de referencia.

**(b)** La **adiponectina** también es una hormona peptídica producida solo por los adipocitos uniloculares. Esta hormona aumenta la sensibilidad a la insulina, con lo que facilita la captación de glucosa y la oxidación de ácidos grasos en las células del músculo esquelético, a la vez que reduce la gluconeogénesis y la liberación de glucosa por los hepatocitos. De este modo, la adiponectina regula el metabolismo energético del organismo y facilita la pérdida de peso. La concentración sanguínea de adiponectina es mayor en personas con un IMC bajo.

**(c)** La **resistina** es una hormona peptídica sintetizada por los adipocitos en roedores, pero por los macrófagos en el ser humano. Se ha sugerido que esta hormona induce **resistencia a la insulina**, con el resultado de hiperglucemia y diabetes *mellitus* tipo 2 en pacientes con obesidad. Cada vez hay más evidencia que sugiere que la resistina también contribuye a los procesos patológicos que conducen a enfermedades cardiovasculares, incluidas inflamación, disfunción endotelial y del músculo liso, trombosis y angiogénesis.

**(d)** Se ha demostrado que la **proteína fijadora de retinol 4**, otro producto de los adipocitos uniloculares, eleva la resistencia a la insulina, la inflamación y la esteatosis hepática, con aumento concomitante de la liberación de glucosa por los hepatocitos.

**(e)** El **TNF-$\alpha$** es producido por macrófagos que residen en tejidos adiposos de individuos con obesidad, y se piensa que es la causa principal de resistencia a la insulina. Además, el TNF-$\alpha$ también limita la capacidad de los hepatocitos para oxidar ácidos grasos.

**(f)** La **IL-6** es producida y liberada también por macrófagos en los intersticios de tejido conjuntivo del tejido adiposo unilocular de las personas con obesidad. De modo similar al TNF-$\alpha$, la IL-6 no solo aumenta la resistencia a la insulina, sino que también incrementa la capacidad de las células del músculo esquelético para captar glucosa y oxidar ácidos grasos.

**(g)** La **proteína fijadora de ácidos grasos de los adipocitos** es otro producto de los macrófagos en el compartimento de tejido conjuntivo fibroso del tejido adiposo, y su cantidad aumenta en personas con obesidad. Su presencia indica posibles problemas cardiovasculares, aunque puede no ser precisamente un factor causal.

**(h)** La **apelina**, un péptido, es formada por varios tipos de células, como los adipocitos, los hepatocitos, las neuronas y los cardiomiocitos. La insulina promueve su síntesis a través de los adipocitos, y se presenta en cantidades altas en personas con obesidad. Puede reducir la hipertensión arterial pulmonar y parece mitigar los efectos de la angiotensina II mediante la inducción de la vasodilatación dependiente de óxido nítrico.

**(i)** La **vaspina** es un inhibidor de la serina-proteasa producido por los adipocitos viscerales. Se ha demostrado que en ratones incrementa la sensibilidad a la insulina, pero su efecto en humanos es incierto. Investigaciones recientes han revelado que la vaspina está relacionada con factores de riesgo cardiovascular que influyen en el proceso ateroesclerótico en pacientes con espondiloartritis axial.

## PERLAS CLÍNICAS

La obesidad se considera una enfermedad por la American Medical Association desde 2013. Los individuos con un IMC de 30 kg/m$^2$ o mayor se diagnostican como personas con obesidad. La obesidad es una enfermedad crónica, multifactorial y neuroconductual, con una mayor susceptibilidad a adquirir un conjunto de problemas de salud denominado **síndrome metabólico** que, en consecuencia, disminuye la esperanza de vida. La resistencia a la insulina, la diabetes *mellitus* tipo 2, la esteatosis hepática y la enfermedad cardiovascular suelen incluirse bajo la etiqueta de síndrome metabólico.

La **obesidad** puede ser **hipertrófica**, caracterizada por un incremento del tamaño de los adipocitos como resultado del aumento de la grasa acumulada (**inicio en la edad adulta**), o **hipercelular** (**hiperplásica**), caracterizada por el incremento del **número** de adipocitos que se inicia en la infancia y suele perdurar toda la vida.

La **base genética de la obesidad** son las mutaciones en el gen que codifica la hormona leptina o en los genes para receptores de leptina, lo que resulta en una alteración de las vías de señalización de leptina. Dado que la leptina interviene en la regulación del hambre, las personas afectadas por cualquiera de estas dos alteraciones tienen hambre insaciable (hiperfagia), lo que conduce a un aumento de peso descontrolado.

El **síndrome de Prader-Willi** es una enfermedad con base genética que afecta a 1 de cada 20 000-30 000 individuos, con múltiples signos y síntomas característicos, incluyendo la obesidad. La causa más habitual de la afección es una deleción de genes en el brazo 15q del cromosoma del padre o a la duplicación de genes en el cromosoma 15 de la madre (con ausencia de los alelos en la parte del padre). Los síntomas presentes en la infancia incluyen ojos en forma de almendra, hipotonía, cuando un bebé se sienta como «muñeca de trapo» al ser sujetado, así como reducción en el reflejo de succión; también hay dificultad para despertar, desarrollo lento y genitales pequeños. El individuo en la infancia muestra alta demanda de alimento y rápida ganancia de peso, hipogonadismo, estatura baja y limitada coordinación muscular; además, presenta discapacidad cognitiva, bajo coeficiente intelectual (aunque en algunos pacientes el coeficiente suele estar en el límite del intervalo de referencia) y apnea del sueño. Los pacientes adolescentes y adultos con síndrome de Prader-Willi exhiben hiperfagia y desarrollan obesidad grave. Suelen presentar diabetes *mellitus* de tipo 2 a temprana edad, complicaciones cardiovasculares y concentraciones elevadas de lipoproteínas de baja densidad. Estos pacientes también son estériles y tienen problemas intelectuales y del aprendizaje.

**b.** El **tejido adiposo pardo** está formado por adipocitos **multiloculares**, que contienen abundantes y pequeñas gotas de lípidos, así como numerosas mitocondrias de gran tamaño en su citoplasma. Se encuentra principalmente en la columna vertebral, encima de los riñones y en la región supraclavicular.

- **(1)** El tejido adiposo pardo es capaz de **generar** calor desacoplando la fosforilación oxidativa. La **termogenina** (**proteína desacoplante 1** [**UCP1**]), una proteína transmembrana de las mitocondrias, aumenta la permeabilidad de la membrana mitocondrial interna y permite que los protones regresen a la matriz mitocondrial antes de ser utilizados en la cadena respiratoria para la síntesis de trifosfato de adenosina (ATP), lo que resulta en la producción de calor.
- **(2)** El feto y el recién nacido poseen mayores acumulaciones de grasa parda en su cuello y espalda (región interescapular) y en las proximidades de la tráquea, el pericardio, los riñones y el páncreas, en comparación con los niños mayores y las personas adultas. Esto también es cierto en los animales que hibernan, donde la región interescapular contiene grandes acumulaciones de grasa parda que se activa para liberar calor y despertar al animal de su estado de hibernación.

**c.** Los **adipocitos *beige*** (parecidos a los pardo, adipocitos brillantes) son multiloculares con un glóbulo grande de grasa y numerosos glóbulos pequeños en el citoplasma. Se encuentran entremezclados con los adipocitos blancos, especialmente en la región inguinal. Al parecer, tienen una función intermedia entre los adipocitos blancos y los pardos.

## PERLAS CLÍNICAS

Los **tumores adiposos** pueden ser benignos o malignos. Los **lipomas** son tumores benignos de tejido adiposo que suelen producirse en tejidos conjuntivos subcutáneos de cuello, espalda y regiones proximales de los miembros de personas adultas de mediana edad y personas mayores.

Los **liposarcomas** son el tumor maligno de tejido adiposo más común en la edad adulta, y frecuentemente surgen del estroma profundo, como los tejidos retroperitoneales y los tejidos blandos profundos de las extremidades. Los liposarcomas son difíciles de diagnosticar, dado que se parecen a los lipomas, aunque la progresión de un lipoma benigno a liposarcoma es infrecuente. Las células malignas de los liposarcomas se asemejan a adipocitos uniloculares o multiloculares. Además de las pruebas de imagen (tomografía computarizada [TC], resonancia magnética [RM]) y la histopatología, la citogenética es valiosa para detectar anomalías cromosómicas específicas identificadas en diferentes subtipos de liposarcoma.

## C. Tejido conjuntivo embrionario especializado

1. La sangre se describe en el capítulo 5.
2. El cartílago y el hueso se describen en el capítulo 6.

# Autoevaluación

***Instrucciones***: cada reactivo en esta sección va seguido de posibles opciones. Seleccione la *mejor* opción (**A**, **B**, **C**, **D** o **E**) para cada caso.

**Las preguntas 1 a 4 se basan en el caso descrito a continuación:**

Un hombre de 46 años se presenta a su nuevo médico con episodios periódicos de rinorrea, ojos llorosos, cefalea, estornudos y tos productiva. El paciente está afebril y no refiere dolores musculares ni otros malestares. Informa que recientemente se mudó a Virginia desde Maine durante los meses de invierno, y los síntomas comenzaron a principios de la primavera, cuando el clima comenzó a ser más caluroso. En las últimas semanas, el paciente ha notado que los síntomas disminuyen cuando llueve.

**1.** ¿Cuál es el diagnóstico más probable de este paciente?

**(A)** Edema de alto grado
**(B)** Hipersensibilidad de tipo I
**(C)** Liposarcoma
**(D)** Infección parasitaria
**(E)** Artritis reumatoide

**2.** ¿Qué células del tejido conjuntivo del paciente son responsables de la mayoría de los síntomas?

**(A)** Eosinófilos
**(B)** Mastocitos
**(C)** Neutrófilos
**(D)** Pericitos
**(E)** Células plasmáticas

**3.** ¿Qué desencadena que las células identificadas en la pregunta 2 causen los síntomas presentados?

**(A)** Ácido araquidónico
**(B)** Aril-sulfatasa
**(C)** IgE
**(D)** Neutrófilos
**(E)** Células plasmáticas

**4.** ¿Qué sustancia liberan las células identificadas en la pregunta 2 para controlar la reacción iniciada?

**(A)** Aril-sulfonato
**(B)** Heparina
**(C)** Histamina
**(D)** Leucotrieno $C_1$
**(E)** Tromboxano $A_2$

**Las preguntas 5 a 7 se basan en el caso descrito a continuación:**

Un niño de 7 años es trasladado al servicio de urgencias por su padre después de colapsar en la fiesta de cumpleaños de un amigo. El paciente apenas respira y sus ojos están hinchados. El padre informa que el paciente acababa de comer un trozo de pastel de chocolate con mantequilla de maní y estaba perfectamente bien hasta entonces. Cuando se le pregunta sobre antecedentes de alergias, el padre menciona que el paciente tuvo un ataque de estornudos y describió tener la garganta «rasposa» después de comer un pastel similar hace un mes.

**5.** ¿Cuál es el diagnóstico más probable?

**(A)** Anafilaxia
**(B)** Neumonía por aspiración
**(C)** Insensibilidad a la insulina
**(D)** Síndrome metabólico

**6.** ¿Cuál es el mecanismo que subyace a la aparición de síntomas graves ahora, en comparación con la reacción leve experimentada 1 mes antes?

**(A)** Agregación de macrófagos
**(B)** Desgranulación de eosinófilos
**(C)** Complejo IgE-receptor de leptina
**(D)** Sensibilización de mastocitos

**7.** Se intenta intubar al paciente, pero se observa que el lumen de la laringe está significativamente estrecho debido a la hinchazón del revestimiento laríngeo. ¿Cuál de los siguientes tejidos es responsable de estrechar el lumen?

**(A)** Tejido conjuntivo irregular denso
**(B)** Tejido conjuntivo regular denso
**(C)** Tejido epitelial glandular
**(D)** Tejido conjuntivo laxo
**(E)** Tejido muscular liso

**Las preguntas 8 y 9 se basan en el caso descrito a continuación:**

Un niño de 3 años es llevado con el pediatra por sus padres porque ha subido mucho de peso en los últimos meses y constantemente tiene hambre. La exploración física del paciente revela un IMC de 32, hipotonía y una estatura por debajo del intervalo de referencia.

**8.** ¿Qué anomalía cromosómica debería incluirse en el diagnóstico diferencial?

**(A)** Duplicación de cromosoma Y
**(B)** Inactivación del cromosoma X materno
**(C)** Deleción del cromosoma 15q paterno
**(D)** Translocación del cromosoma Y en Xp
**(E)** Trisomía 21

**9.** ¿Cuál de las siguientes afecciones tiene un mayor riesgo de desarrollar el paciente?

**(A)** Choque anafiláctico
**(B)** Gigantismo
**(C)** Hipertensión
**(D)** Liposarcoma
**(E)** Diabetes *mellitus* tipo 1

**10.** A un paciente se le realizó una biometría hemática completa, la cual mostró concentración elevada de eosinófilos, pero valores normales en el resto de los elementos. ¿Cuál es la causa más probable de este hallazgo que debe ser incluida en el diagnóstico diferencial?

**(A)** Inflamación aguda
**(B)** Inflamación crónica
**(C)** Infección por parásitos
**(D)** Tétanos
**(E)** Linfoma

**Las preguntas 11 y 12 se basan en el caso descrito a continuación:**

Una mujer de 28 años se presenta a la consulta de su médico con dolor agudo en la rodilla derecha y edema en la articulación de la rodilla, que está caliente y eritematosa. Se extrajo líquido sinovial para reducir el edema. El médico ordena el análisis del líquido después de notar que este es de color amarillo-verde y opaco. El análisis revela un recuento de leucocitos mayor a 50 000 (intervalo de referencia: <200 leucocitos/$mm^3$), y un cultivo bacteriano es positivo para *Staphylococcus aureus*.

**11.** ¿Qué tipos de leucocitos son los más probables en el líquido sinovial de la paciente?

**(A)** Basófilos
**(B)** Eosinófilos
**(C)** Linfocitos
**(D)** Monocitos
**(E)** Neutrófilos

**12.** Una cantidad elevada de colágeno de tipo II en el líquido sinovial de la paciente puede indicar daño... ¿en cuál de las siguientes estructuras?

**(A)** Cartílago articular
**(B)** Hueso compacto
**(C)** Membrana sinovial
**(D)** Endotelio vascular
**(E)** Músculo liso vascular

**Las preguntas 13 y 14 se basan en el caso descrito a continuación:**

Una mujer de 52 años se presenta en urgencias con una pierna izquierda hinchada y que produce dolor, que es casi el doble del diámetro de su pierna derecha. Al presionar con un dedo, se forma una depresión notable que no desaparece rápidamente.

**13.** ¿Cuál es el diagnóstico más probable?

**(A)** Infección aguda
**(B)** Anafilaxis
**(C)** Edema
**(D)** Lipoma
**(E)** Obesidad grave

**14.** ¿Cuál es el mecanismo más probable que subyace a la presentación de la paciente?

**(A)** Hipotensión arterial
**(B)** Vasodilatación linfática
**(C)** Osmolaridad intersticial reducida
**(D)** Obstrucción venosa

**La pregunta 15 se basa en la micrografía que se muestra a continuación:**

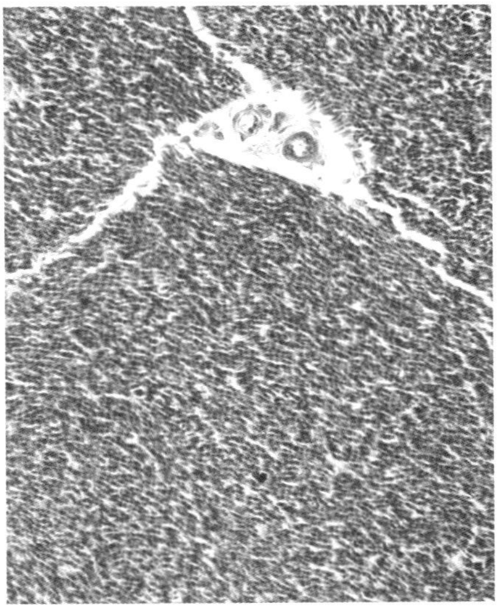

**15.** La micrografía muestra el margen quirúrgico de un tumor canceroso extirpado en un niño pequeño. ¿Dónde se localiza el tumor?

**(A)** Aponeurosis
**(B)** Dermis profunda de la piel
**(C)** Ligamento nucal
**(D)** Cápsula renal
**(E)** Tendón del cuádriceps

# Respuestas y explicaciones

1. **B.** Los síntomas son altamente sugestivos de una reacción alérgica estacional, que es una hipersensibilidad de tipo I.
2. **B.** Los mastocitos liberan una serie de sustancias inflamatorias, las cuales incluyen la histamina, responsable de la mayoría de los síntomas que presenta el paciente.
3. **C.** La hipersensibilidad de tipo I implica la unión de IgE unida al alérgeno a los receptores FcεRI en la membrana de los mastocitos.
4. **B.** La heparina es un anticoagulante y también es responsable de inactivar la histamina.
5. **A.** Los síntomas del paciente de dificultad para respirar y la hinchazón de la mucosa en la cabeza y el cuello indican una reacción anafiláctica.
6. **D.** Los síntomas previos del paciente (estornudos y garganta rasposa) al comer el primer trozo de pastel indican que podría haber sido el primer evento sensibilizante que desencadenó la producción de IgE específica para el alérgeno, que forma el complejo IgE-receptor. Una vez unido al alérgeno por segunda ocasión, puede inducir la desgranulación masiva de mastocitos.
7. **D.** Los tejidos conjuntivos laxos tienen relativamente menos fibras y más sustancia fundamental, lo que permite acomodar un gran volumen de líquido.
8. **C.** Los síntomas son consistentes con el síndrome de Prader-Willi, que comúnmente surge de la deleción del cromosoma 15q paterno.
9. **C.** El síndrome de Prader-Willi está asociado con complicaciones cardiovasculares como hipertensión, concentración elevada de lipoproteínas de baja densidad, esterilidad, retrasos en el desarrollo cognitivo y diabetes de tipo 2.
10. **C.** Los eosinófilos están especializados en reconocer y responder a infecciones parasitarias, así como en participar en reacciones alérgicas.
11. **E.** La apariencia del líquido sinovial y los resultados del cultivo bacteriano sugieren que se trata de una infección bacteriana aguda para la cual los neutrófilos son los «respondedores» especializados.
12. **A.** Las fibras de tipo II predominan en el cartílago hialino, que, en la articulación de la rodilla, forma el cartílago articular.
13. **C.** La pierna izquierda hinchada y con depresión es altamente sugestiva de edema.
14. **D.** La causa más común de edema regional es una obstrucción venosa o linfática.
15. **C.** La micrografía muestra tejido conjuntivo denso regular compuesto por fibras elásticas, por lo que el tumor debía encontrarse en el ligamento nucal. El tendón y la aponeurosis están compuestos de tejido conjuntivo denso regular colagenoso. La cápsula renal y la dermis profunda están compuestas por tejido conjuntivo denso irregular colagenoso.

5

# Sangre y hematopoyesis

## I. PUNTOS CLAVE: SANGRE

**Sangre**. Tejido conjuntivo especializado que consta de elementos formes (**eritrocitos, leucocitos** y **plaquetas**) y un componente líquido llamado **plasma**. Los elementos formes de la sangre tienen un promedio de vida corto, por lo que son reemplazados continuamente por un proceso denominado hematopoyesis. El volumen de sangre del adulto promedio es de alrededor de 5 L, y circula por un sistema cerrado de vasos y transporta elementos formes, así como nutrientes, productos de desecho, hormonas, proteínas, iones, oxígeno ($O_2$) y dióxido de carbono ($CO_2$). También regula la **temperatura** corporal y ayuda a regular el equilibrio **acidobásico** y el **osmótico**.

## II. COMPONENTES SANGUÍNEOS

**A. Plasma**. Está conformado en un 90 % por agua, un 9 % por compuestos orgánicos (como proteínas, aminoácidos y hormonas) y un 1 % por sales inorgánicas, gases disueltos y nutrientes. El plasma que sale de los vasos sanguíneos para pasar al espacio de tejido conjuntivo se llama **líquido extracelular** (**líquido intersticial**, **líquido tisular**).

1. Las principales **proteínas** del plasma son la albúmina, las globulinas, las proteínas asociadas a la coagulación de la sangre y las proteínas del complemento.
   a. La **albúmina**, una proteína pequeña (66.5 kDa), ejerce presión osmótica coloide en el sistema vascular para mantener el agua dentro del torrente sanguíneo, lo que mantiene el volumen sanguíneo y ayuda a transportar ciertos metabolitos.
   b. Las **globulinas** $\gamma$ son **anticuerpos** (**inmunoglobulinas**).
   c. Las **globulinas** $\alpha$ y las **globulinas** $\beta$ transportan iones metálicos (p. ej., hierro y cobre) y lípidos (en forma de lipoproteínas).
   d. Las **proteínas de la coagulación** intervienen en la coagulación de la sangre e incluyen el **fibrinógeno**, una proteína soluble que se transforma en fibrina durante la coagulación sanguínea.
   e. Las **proteínas del complemento** (C1-C9) son parte del **sistema inmunitario innato**, participan en la defensa inespecífica del hospedero e inician el proceso inflamatorio.
2. El **suero** es el líquido de color pajizo amarillento que queda después de que la sangre ha coagulado. Se parece al plasma, pero tiene factores de crecimiento y carece de fibrinógeno y de factores de la coagulación.

**B. Elementos formes de la sangre** (**tabla 5-1** y **fig. 5-1**)

1. **Eritrocitos**. Son los más numerosos de los elementos formes de la sangre.
   a. **Características generales**
      (1) Los eritrocitos son células redondas y bicóncavas que se tiñen de color rosa pálido con las tinciones de Wright y de Giemsa (fig. 5-1). Diversas **proteínas del citoesqueleto**, como anquirina, banda 4.1, banda 3, espectrina y actina, mantienen la forma bicóncava de estas células. Los eritrocitos maduros no poseen núcleo ni orgánulos, pero están llenos de **hemoglobina** (**Hb**). Los eritrocitos también contienen **enzimas solubles** que son responsables de la glucólisis en la vía del monofosfato de hexosa (vía de la pentosa fosfato) y de la producción de trifosfato de adenosina (ATP, *adenosine triphosphate*).

**Tabla 5-1 Tamaño y número de los elementos formes de la sangre humana**

| | Diámetro (μm) | | | |
|---|---|---|---|---|
| Tipo de célula | Frotis | Sección | Células/mm³ de sangre | Leucocitos (%) |
| Eritrocito | 7-8 | 6-7 | $5 \times 10^6$ (hombres) | - |
| | | | $4.5 \times 10^6$ (mujeres) | |
| ***Agranulocitos*** | | | | |
| Linfocito | 8-10 | 7-8 | 1 500-2 500 | 20-25 |
| Monocito | 12-15 | 10-12 | 200-800 | 3-8 |
| ***Granulocitos*** | | | | |
| Neutrófilo | 9-12 | 8-9 | 3 500-7 000 | 60-70 |
| Eosinófilo | 10-14 | 9-11 | 150-400 | 2-4 |
| Basófilo | 8-10 | 7-8 | 50-100 | 0.5-1 |
| ***Trombocitos (plaquetas)*** | 2-4 | 1-3 | 250 000-400 000 | - |

Adaptada con permiso de Gartner LP, Lee LMJ. *Gartner and Hiatt's Atlas and Text of Histology*. 8th ed. Wolters Kluwer; 2023:119.

**(2)** El promedio de vida de los eritrocitos es de 120 días. Los eritrocitos viejos son frágiles y en su superficie de membrana expresan oligosacáridos que son reconocidos por los macrófagos del bazo, el hígado y la médula ósea, los cuales se encargan de destruir eritrocitos envejecidos.

**(3)** Los **antígenos A**, **B** y **H**, son secuencias cortas de **moléculas de carbohidratos** genéticamente determinadas que son idénticas entre sí, se localizan en la superficie externa del plasmalema

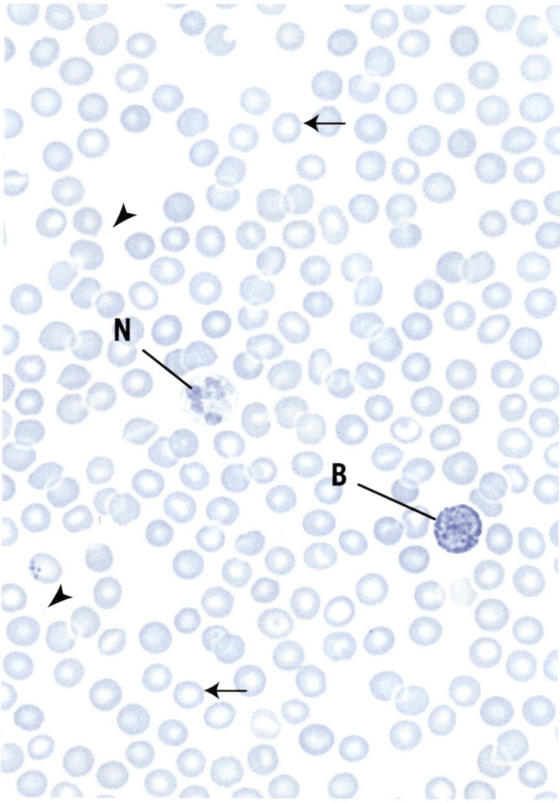


**FIGURA 5-1.** Micrografía óptica de un frotis de sangre humana. Tinción de Wright (540×). B, basófilo; N, neutrófilo; flechas, eritrocitos; puntas de flecha, plaquetas.

de los eritrocitos. *Son responsables de los tipos de sangre A, B, AB y O.* El antígeno H forma el grupo sanguíneo O. Los antígenos tipo A y B tienen una molécula de azúcar terminal adicional unida al extremo terminal de la cadena de carbohidrato de los antígenos tipo H (***N*-acetilgalactosamina** en el tipo A y la ***D*-galactosa** en el tipo B). Las tres cadenas de carbohidratos se unen al componente extracelular de proteínas transmembrana (**glucoforinas**). Un individuo puede tener el grupo sanguíneo O, A, B o AB. En Estados Unidos, la distribución es la siguiente: población blanca (A, 40 %; B, 11 %; AB, 4 %; y O, 45 %), población negra (A, 26 %; B, 20 %; AB, 4 %; O, 50 %) y población hispana (A, 31 %; B, 10 %; AB, 3 %; O, 57 %).

## PERLAS CLÍNICAS

Las personas con el tipo de sangre AB son **receptores universales** y pueden recibir transfusiones de individuos con tipos de sangre A, B, AB u O. Las personas con el tipo de sangre O son **donantes universales** y pueden ofrecer sangre a los individuos cuyo tipo de sangre es A, B, AB u O.

**(4)** Los **antígenos de grupo sanguíneo Rh** son de varios tipos, pero el más importante es el **antígeno D** (**factor Rh**) porque tiende a desencadenar la máxima reacción inmunógena y es el responsable de la **eritroblastosis fetal** en el neonato. «Rh» proviene del **mono Rhesus**, cuyas células sanguíneas se usaron en la investigación original sobre este antígeno. Los eritrocitos de cierto individuo pueden expresar (Rh positivo, **$Rh^+$**) o no (Rh negativo, **$Rh^-$**) el antígeno D.

## PERLAS CLÍNICAS

Cuando una persona gestante con sangre $Rh^-$ lleva un feto $Rh^+$, los eritrocitos del feto pueden entrar en contacto con la sangre de la persona gestante durante el tercer trimestre o en el momento del parto. El sistema inmunitario de la persona gestante con sangre $Rh^-$ producirá anticuerpos inmunoglobulina M (IgM) contra el antígeno D, pero estos anticuerpos son demasiado grandes para atravesar la barrera placentaria. Durante un embarazo posterior con otro feto $Rh^+$, la persona gestante volverá a producir anticuerpos, pero esta vez serán anticuerpos IgG. Estos son lo suficientemente pequeños como para penetrar la barrera placentaria y generar una respuesta inmunitaria contra el feto. Esta situación se conoce como **eritroblastosis fetal** y puede ser mortal para el feto. Para proteger a futuros fetos, a la persona gestante con sangre $Rh^-$ que lleva un feto $Rh^+$ se le administra inmunoglobulina anti-D (**RhoGAM**) después del parto. La inmunoglobulina anti-D se adhiere a los sitios antigénicos del antígeno D, de modo que el sistema inmunitario de la persona gestante no lo reconoce y no produce anticuerpos contra los antígenos D; de esta manera se logra proteger a futuros fetos $Rh^+$ del sistema inmunitario de la persona gestante.

**b.** El **hematócrito** es un porcentaje estimado del **volumen de eritrocitos por unidad de volumen de sangre**. Los intervalos de referencia en adultos son del 40-50 % para los hombres y 35-45 % para las mujeres. Los intervalos de referencia en niños son del 45-60 % en recién nacidos y del 35 % en niños de 10 años o menos.

**c.** La **Hb** es una proteína formada por cuatro cadenas polipeptídicas unidas de modo covalente a un grupo hemo. Las cuatro variedades de cadena polipeptídica más comunes en el ser humano son las cadenas **$\alpha$**, **$\beta$**, **$\gamma$**, y **$\delta$**, que difieren en su secuencia de aminoácidos. La Hb presenta varias formas que difieren en la composición de sus cadenas. La forma de Hb predominante en los adultos es la **$HbA_1$** ($\alpha_2\beta_2$); una forma menos frecuente es la **$HbA_2$** ($\alpha_2\delta_2$); y la Hb fetal se designa como **HbF** ($\alpha_2\gamma_2$).

**d.** El **transporte** de $O_2$ y $CO_2$ hacia y desde los tejidos del cuerpo es realizado por los eritrocitos y el plasma.

**(1)** Las células del cuerpo forman aproximadamente 200 mL de $CO_2$ por minuto. Como la presión parcial de $CO_2$ es mayor en los tejidos que en los capilares, el $CO_2$ entra en los capilares por difusión simple.

**(a)** De esa cantidad, aproximadamente 20 mL del $CO_2$ se transportan en el plasma, 40 mL se unen al componente globina de la Hb (formando **carboxihemoglobina**) y 140 mL entran en el citosol de los eritrocitos.

**(b)** Dado que la presión parcial de $O_2$ es mayor en los eritrocitos que en los tejidos, el $O_2$ se libera de la Hb formando **desoxihemoglobina**, y el lugar del $O_2$ se ocupa con la unión de **2,3-difosfoglicerato**.

**(2)** La presión parcial de $O_2$ es mayor en el espacio aéreo alveolar de los alvéolos pulmonares que en los capilares; por tanto, el $O_2$ entra en los capilares por difusión simple.

(a) El $O_2$ entra en el citosol del eritrocito y se une al componente hemo de la molécula de Hb para formar **oxihemoglobina**.

(b) Los iones bicarbonato del plasma reingresan en el citosol del eritrocito y se combinan con iones $H^+$ para formar $H_2CO_3$, que es escindido por la anhidrasa carbónica en $CO_2$ y $H_2O$. El $CO_2$ pasa al plasma y, de ahí, al espacio aéreo alveolar por difusión simple para ser exhalado.

(3) Dado que el **monóxido de carbono** (**CO**) se une ávidamente a la Hb, si se inhala en cantidades suficientes, bloquea la unión de $O_2$ y causa **asfixia por CO**.

(4) El **óxido nítrico** (**NO**) es una sustancia neurotransmisora que se une a la Hb; en zonas deficientes de $O_2$, facilita la dilatación de los vasos sanguíneos y un intercambio más eficiente de $O_2$ por $CO_2$.

## PERLAS CLÍNICAS

1. La **anemia drepanocítica** o **falciforme** se debe a una mutación puntual del ADN que codifica la molécula de Hb, lo que causa la producción de una hemoglobina anómala (HbS). En un solo punto en la cadena β de la HbS, el aminoácido **valina** es sustituido por **glutamato**. Esta enfermedad afecta a 1 de cada 500 personas negras y a 1 de cada 1000-1400 personas hispanas en los Estados Unidos. La HbS se cristaliza ante la baja tensión de $O_2$, lo que le da al eritrocito su forma característica. Los **eritrocitos drepanocíticos** son frágiles y tienen una **mayor tasa de destrucción** que las células normales. Las personas con anemia drepanocítica suelen presentar hipoxia, concentraciones elevadas de bilirrubina, bajo recuento de eritrocitos y estasis capilar.
2. La **eliptocitosis hereditaria** (**ovalocitosis**), un trastorno autosómico dominante, es una afección relativamente leve en la que la mayoría de la población afectada es asintomática. Es más frecuente en personas de ascendencia africana y mediterránea y, en Estados Unidos, se detecta en aproximadamente 5 de cada 10000 personas. Los eritrocitos se desarrollan con la forma normal de disco bicóncavo, pero, después de pasar por capilares de muy pequeño calibre, donde se deforman, no recuperan su forma de disco bicóncavo y conservan una forma elíptica. Esta afección resulta de un defecto en el citoesqueleto, específicamente en una o más de las siguientes proteínas: espectrina, banda 4.1, banda 4.3 y glicoforina C. Cuantos más componentes del citoesqueleto estén afectados, mayor será la gravedad de la enfermedad. En los casos más graves, el individuo puede desarrollar diversos grados de anemia hemolítica que incluso pueden poner en peligro su vida.
3. La **anemia perniciosa** es una de las causas de la **insuficiencia de vitamina $B_{12}$**, que es resultado de la producción anómala del **factor intrínseco gástrico** por las células parietales de la mucosa gástrica. Este factor es necesario para la absorción apropiada de la vitamina $B_{12}$.
4. Por lo general, los neonatos presentan insuficiencia de **vitamina K**, un cofactor esencial para el proceso de coagulación, y, si no reciben la administración exógena de esta vitamina, pueden fallecer por un tipo de enfermedad hemorrágica del recién nacido, conocido como **sangrado por insuficiencia de vitamina K** (**VKDB**, *vitamin K deficiency bleeding*). Puesto que la vitamina K es producida por las bacterias intestinales y los intestinos de los recién nacidos son estériles, dependen de la transferencia placentaria de esta vitamina, la cual almacenan en el hígado hasta que adquieren la microbiota bacteriana necesaria. Si las reservas hepáticas de vitamina K son insuficientes, el neonato puede comenzar a presentar hemorragias en una de tres etapas: **temprana**, en el útero o el día del nacimiento; **clásica**, dentro de la primera semana de vida; o **tardía**, dentro de los primeros 6 a 12 meses de vida. En muchos de estos casos de VKDB, el factor causal son medicamentos recetados a la madre, como anticoagulantes, antiepilépticos, anticonvulsivos, antituberculosos y ciertos antibióticos. En los últimos años, la incidencia de VKDB ha disminuido gracias a la práctica estándar de la administración profiláctica de vitamina K al recién nacido. Los síntomas del VKDB incluyen sangrado excesivo en el ombligo, dificultad respiratoria debido a hemorragia intratorácica, sangrado bucal, abundantes petequias, dificultad para controlar el sangrado después de una circuncisión y, en los casos graves, hemorragia intracraneal (frecuentemente subdural). El tratamiento de elección para las formas tempranas y clásicas de la afección es la administración oral de vitamina K; en las formas tardías, la administración es intramuscular. En casos de hemorragia grave, puede ser necesaria una transfusión de plasma y/o sangre.
5. El **paludismo** o malaria es una enfermedad transmitida por mosquitos (*Anopheles* spp.) y causada por cinco especies de un parásito del género *Plasmodium*. La forma más grave de paludismo, asociado con la mayor tasa de mortalidad, se debe a la infección por *P. falciparum*. Un paciente con la infección suele tener vómito, cefalea, malestar y fiebre, que, si no se tratan, pueden llevar a convulsiones, coma y, en gran parte de los casos, la muerte. Se ha sospechado siempre que los mosquitos muestran una atracción especial por las personas infectadas con paludismo, pero la razón se desconoce. Algunos estudios recientes indican que el *Plasmodium* libera **pirofosfato de (E) 4-hidroxi-3-metil-but-2 enilo** (**HMBPP**) en la sangre de las personas infectadas; el HMBPP ocasiona que los eritrocitos infectados liberen más $CO_2$, lo que atrae a los mosquitos. Además, los eritrocitos también liberan monoterpenoides y aldehídos, que atraen a los mosquitos.

2. **Leucocitos** (*véanse* tabla 5-1 y fig. 5-1)
   a. **Características generales**. Hay dos categorías principales de **leucocitos**: **granulocitos** y **agranulocitos**, basadas en la presencia o ausencia de **gránulos específicos** en su citoplasma. Obsérvese que los **gránulos azurófilos** están presentes en todos los leucocitos y son, de hecho, **lisosomas**, no gránulos específicos.
   b. Los tres tipos de **granulocitos** (**tabla 5-2**) son: **neutrófilos**, **eosinófilos** y **basófilos** (**fig. 5-2**; *véase también* fig. 5-1).
      (1) Los granulocitos poseen **gránulos específicos** con contenidos diferentes; generan ATP a través del ciclo de Krebs (eosinófilos y basófilos) y por vías anaeróbicas (neutrófilos).
      (2) Los neutrófilos destruyen los microorganismos fagocitados mediante dos mecanismos:
         (a) Los gránulos azurófilos liberan **enzimas hidrolíticas** en el interior de los fagosomas para destruir los microorganismos.
         (b) Dentro de los fagosomas se forman compuestos reactivos de $O_2$: **superóxido** (**$O_2^-$**), peróxido de hidrógeno ($H_2O_2$) y ácido hipocloroso (HOCl), por medio de **mieloperoxidasas**, en un proceso que se denomina como **estallido respiratorio**, que destruye microorganismos.
   c. Los **agranulocitos** (**tabla 5-3** y **fig. 5-3**) se dividen en dos tipos: **linfocitos** y **monocitos**. Ninguno tiene gránulos específicos (*véase* el cap. 10 para una descripción más completa de los linfocitos y monocitos).
      (1) Existen tres tipos de linfocitos: **linfocitos B**, **linfocitos T** y **células nulas**. En general, los linfocitos B son responsables de la respuesta inmunitaria humoral, y los linfocitos T de la respuesta inmunitaria celular. Las células nulas constituyen aproximadamente el 5% de los linfocitos circulantes y son de dos tipos: células madre hematopoyéticas pluripotenciales (CMHP) y células citolíticas naturales (NK, *natural killer*). Las células nulas son similares a los linfocitos, pero carecen de los determinantes característicos en la superficie de membrana.

**Tabla 5-2 Algunas características de los granulocitos**

| Características | Neutrófilos | Eosinófilos | Basófilos |
|---|---|---|---|
| Forma del núcleo | Lobulados (3 o 4 lóbulos) | Bilobulados | Con forma de «S» |
| Número de gránulos azurófilos | Numerosos | Escasos | Escasos |
| ***Gránulos específicos*** | | | |
| Tamaño | Pequeños | Grandes | Grandes |
| Color[a] | Rosa pálido | Rosa oscuro | Azul oscuro a negro |
| Contenido | Fosfatasa alcalina, colagenasa | Fosfatasa ácida, aril-sulfatasa | Factor quimiotáctico de eosinófilos |
| | Lactoferrina | Glucuronidasa β | Heparina |
| | Lisozima | Catepsina | Histamina |
| | Fagocitina | Proteína básica principal | Peroxidasa |
| | | Peroxidasa | |
| | | Fosfolipasa | |
| | | Ribonucleasa | |
| Tiempo de vida | 1 semana | Algunas horas en sangre, 2 semanas en tejido conjuntivo | Muy longevos (1-2 años en ratones) |
| Funciones principales | Fagocitan, destruyen y digieren bacterias | Moderan las reacciones inflamatorias desactivando la histamina y el leucotrieno C | Median las respuestas inflamatorias de manera parecida a como lo hacen los mastocitos |
| Propiedades especiales | Generan $H_2O_2$ durante la fagocitosis | Los corticoesteroides reducen su número | Tienen receptores para la inmunoglobulina E (IgE) en su membrana plasmática |

[a] Células teñidas con colorante de Giemsa o de Wright.

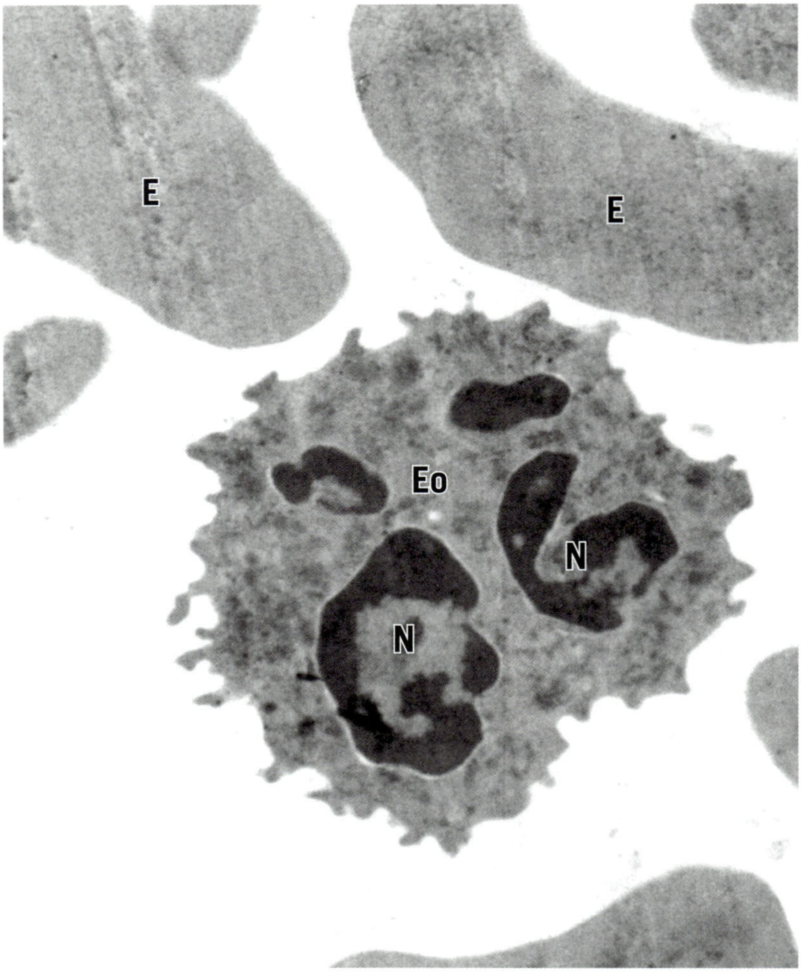


**FIGURA 5-2.** Micrografía electrónica de un eosinófilo (Eo) con núcleo bilobulado (N) y citoplasma de apariencia granular. También son evidentes algunos eritrocitos (E). (Cortesía del Dr. Zulmarie Franco).

**(2)** Los **monocitos** son las células sanguíneas circulantes de mayor tamaño y poseen un núcleo en forma de riñón. El citoplasma de los monocitos es azul claro y relativamente abundante. Cuando abandonan el torrente sanguíneo, se diferencian en macrófagos, células presentadoras de antígenos y células dendríticas.

**Tabla 5-3 Algunas características de los agranulocitos**

| Características | Monocitos | Linfocitos T | Linfocitos B |
|---|---|---|---|
| Membrana plasmática | Forman filopodios y vesículas pinocíticas | Poseen receptores de células T | Poseen receptores Fc y anticuerpos |
| Número de gránulos azurófilos | Numerosos | Escasos | Escasos |
| Tiempo de vida | $<$ 3 días en la sangre | Varios años | Pocos meses |
| Funciones principales | Se convierten en macrófagos en el tejido conjuntivo | Generan la respuesta inmunitaria celular, secretan numerosos factores de crecimiento | Generan la respuesta inmunitaria humoral |

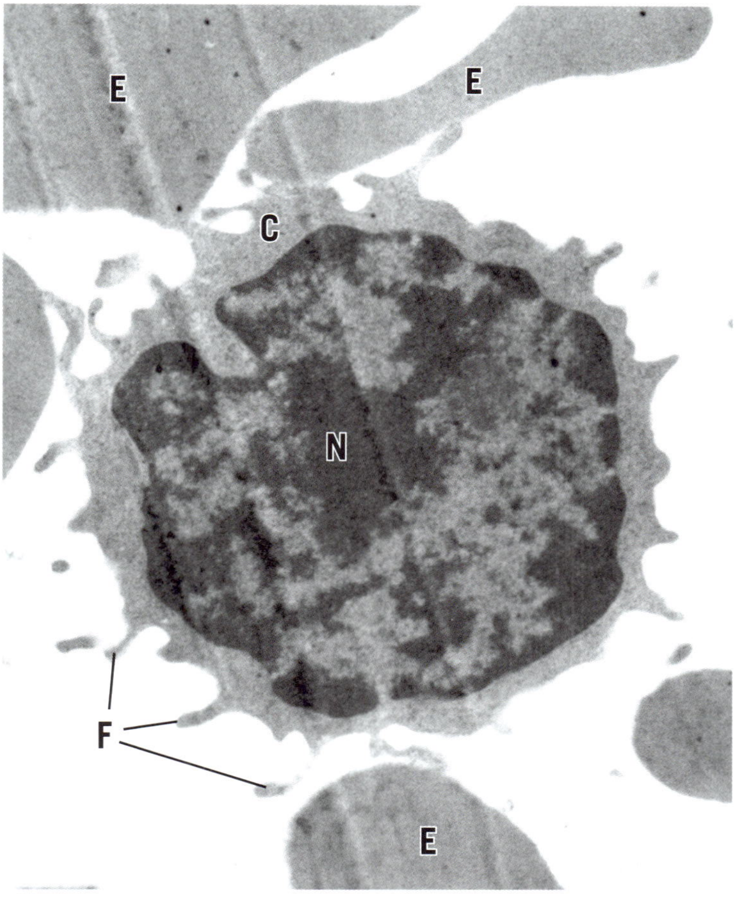


**FIGURA 5-3.** Micrografía electrónica en la que se muestra un linfocito de núcleo grande (N) rodeado por una delgada banda de citoplasma (C). También son evidentes algunos eritrocitos (E). F, filopodios. (Cortesía del Dr. Zulmarie Franco).

## PERLAS CLÍNICAS

1. La **mononucleosis infecciosa** es ocasionada por el **virus de Epstein-Barr** (**VEB**), relacionado con el virus del herpes. Esta enfermedad afecta en mayor medida a jóvenes en edad escolar o universitaria, y el virus se transmite por la saliva (al besar), con un período de incubación de 1-2 meses. El virus infecta a los linfocitos B en el espacio bucofaríngeo y provoca respuestas humorales y celulares que involucran células NK y linfocitos T citotóxicos. Entre los signos y síntomas se incluyen fatiga, hinchazón y sensibilidad de ganglios linfáticos, esplenomegalia, fiebre, dolor de garganta y aumento de los linfocitos circulantes. Aunque suele ser benigna, puede poner en riesgo la vida de personas inmunocomprometidas e inmunodeficientes. Otras enfermedades, como la infección por citomegalovirus, faringitis, toxoplasmosis, gripe, infección por VIH, leucemia y amigdalitis, pueden simular mononucleosis y se deben descartar en el examen médico.
2. El **linfoma de células pequeñas no hendidas** (**linfoma de Burkitt**) es un tumor agresivo no hereditario formado por **linfocitos B** y es un tipo de linfoma no hodgkiniano. Tiene tres formas: **endémico** (**variante africana**), **esporádico** (**variante no africana**) y **asociado con inmunodeficiencia**. Las tres formas tienen apariencia similar bajo el microscopio, y las tres parecen ser causadas por una por desregulación y mutaciones de ganancia de función en un protooncogén, *c-myc* progresión del ciclo celular.
   a. La **forma endémica** es la más frecuente en regiones del mundo donde el paludismo es prevalente, y ocurre en común con la infección por el VEB. Los tumores por linfoma endémico de Burkitt aparecen primero en la región bucofacial y después se diseminan a las mamas, los ovarios, las vías digestivas y el cerebro.
   b. La **forma esporádica** es frecuente en las regiones del mundo donde el paludismo no es endémico; solo el 20 % de los casos se asocian con el VEB. Esta enfermedad aparece primero en los intestinos, formando grandes tumores que pueden invadir el bazo, la médula ósea, el hígado y el cerebro.

c. La **forma asociada con inmunodeficiencia** se presenta en individuos infectados por el VIH (el 40 % de los casos están asociados con el VEB). Así como en la forma esporádica, esta alteración aparece primero en los intestinos, formando tumores que pueden invadir el bazo, la médula ósea, el hígado y el cerebro. Si no se trata, es mortal, pero la quimioterapia agresiva puede ofrecer una cura en el 70 % de los casos si se detecta de forma temprana, en el 50 % de los casos si no hay compromiso del sistema nervioso central (SNC), y en el 20 % si hay afección del SNC y la médula ósea.

3. Las **leucemias** se caracterizan por el reemplazo de células hematopoyéticas normales de la médula ósea por células neoplásicas, y se clasifican según el **tipo** y la **maduración** de las células implicadas.
   a. Las **leucemias agudas** afectan principalmente a niños y consisten en **células inmaduras**. Los signos y síntomas siguientes se manifiestan **con rapidez**: anemia; recuento leucocítico elevado o abundantes leucocitos inmaduros circulantes (o ambas cosas); recuento plaquetario bajo; dolor óseo; hinchazón de ganglios linfáticos, bazo e hígado; vómito, y dolor de cabeza.
   b. Las **leucemias crónicas** afectan en mayor medida a adultos e inicialmente implican de forma relativa a **células maduras**. Los primeros signos y síntomas son de **inicio lento**, con leucocitosis leve e inflamación de ganglios linfáticos; más tarde, hay anemia, debilidad, esplenomegalia, hepatomegalia y recuento plaquetario bajo.

**3. Plaquetas** (**trombocitos**; **tabla 5-4**; *véanse también* tabla 5-1 y fig. 5-1). Son fragmentos celulares en forma de disco, desprovistos de núcleo, que se originan a partir de los megacariocitos en la médula ósea. Las plaquetas están rodeadas por un **glucocáliz** que cubre el plasmalema y consta de componentes extracelulares de proteínas integrales, glucosaminoglucanos, glucoproteínas (GP) y diversos factores de la coagulación. Los **iones de calcio** y **difosfato de adenosina** (**ADP**, *adenosine diphosphate*) incrementan la adhesividad del glucocáliz y, por tanto, de las plaquetas.

**a.** En frotis de sangre teñidos se aprecia una región periférica libre, el **hialómero**, y una región que contiene gránulos de color púrpura, el **granulómero**.

**(1)** El **hialómero**, visto por microscopia electrónica, está ocupado por un pequeño haz de 10-12 microtúbulos dispuestos en círculo que adoptan la forma discoide y ayudan a mantenerla. Hay además otros componentes citoesqueléticos, como **actina**, **miosina** y diversas proteínas, que unen los componentes del citoesqueleto entre sí y con el plasmalema. Existen aquí dos sistemas de canales citoplasmáticos: uno que comunica con el espacio extracelular, el **sistema canalicular abierto**, y otro que no, el **sistema tubular denso**.

**(2)** El **granulómero** está ocupado por tres tipos de gránulos: α, δ y γ, de los cuales los últimos son **lisosomas** (en la tabla 5-4 se explican el contenido, además de las funciones de estos elementos tromboplásicos).

**Tabla 5-4 Componentes plaquetarios**

| Hialómero | | Granulómero | | | |
|---|---|---|---|---|---|
| **Estructura** | **Función** | **Gránulos** | **Tamaño (nm)** | **Contenido** | **Función** |
| Actina y miosina | Contraen las plaquetas | α | 300-500 | Fibrinógeno, tromboplastina plaquetaria, factores V y VIII, factor de crecimiento derivado de plaquetas | Reparación de los vasos, agregación plaquetaria, coagulación |
| Haces de microtúbulos | Mantienen la forma de las plaquetas | δ (cuerpos densos) | 250-300 | Pirofosfato, difosfato de adenosina, trifosfato de adenosina, histamina, serotonina, $Ca^{2+}$ | Vasoconstricción, agregación y adhesión plaquetarias |
| Sistema canalicular abierto superficial | Facilita la exocitosis y la endocitosis en las plaquetas activadas | γ | 200-250 | Enzimas lisosómicas | Desintegración de los coágulos |
| Sistema tubular denso | Evita que las plaquetas se agreguen secuestrando $Ca^{2+}$ | | | | |

**b.** Las plaquetas intervienen en la **coagulación sanguínea** agregándose al sitio lesionado de las paredes de los vasos sanguíneos y produciendo distintos factores que ayudan a la formación de un coágulo.

**(1)** La coagulación sanguínea contribuye a la hemostasia (detención del sangrado) y generalmente está sometida a un control riguroso, de manera que *solo ocurre en las regiones donde ha sido dañado el endotelio.*

**(2)** La coagulación de la sangre ocurre por dos **vías** interrelacionadas: la **extrínseca** y la **intrínseca**; en ambas intervienen las plaquetas. La etapa final de ambas vías, llamada **vía común**, implica la transformación de la **protrombina** en **trombina**, una enzima que cataliza la conversión del **fibrinógeno (factor I)** en **monómeros de fibrina**, que bajo la influencia de **iones** $Ca^{2+}$ y el **factor XIIIa** se fusionan y forman un tapón hemostático (**retículo de trombo**).

**(3)** Una vez que se repara el vaso sanguíneo, ya no es necesario el coágulo y debe eliminarse. Este proceso es iniciado por enzimas que se hallan en las membranas celulares luminales del endotelio y el plasma sanguíneo. Estas enzimas activan el **plasminógeno**, un precursor enzimático sintetizado por los hepatocitos y liberado en el torrente sanguíneo. Tras su conversión en la enzima activa **plasmina**; esta última, junto con los macrófagos, disuelve el tapón hemostático secundario.

## PERLAS CLÍNICAS

Con frecuencia, las **alteraciones de la coagulación** se deben a defectos hereditarios o adquiridos en los factores de la coagulación.

1. La **hemofilia A** (**deficiencia del factor VIII**) es una enfermedad ligada al sexo que afecta sobre todo a hombres, pero dado que estos contribuyen con el cromosoma Y a su descendencia masculina, no pueden pasarles la afección. Sin embargo, pueden heredar un cromosoma X defectuoso a las hijas, quienes se vuelven portadoras. Cerca del 65 % de los casos se deben a factores hereditarios y el 35 % a mutaciones espontáneas.

   La gravedad varía según la reducción de las concentraciones del factor VIII (producido por los hepatocitos), pero cerca de 50 % de los pacientes con hemofilia A tienen una **forma grave** (< 1 % del factor VIII en suero) y muestran episodios de sangrado excesivo, incluso en articulaciones y músculos. Las personas con la **forma moderada** (1-5 % del factor VIII en suero) también pueden tener episodios de sangrado espontáneo, pero presentan sobre todo sangrados prolongados causados por lesiones. Aquellos con la **forma leve** (6-50 % del factor VIII en suero) suelen tener sangrados prolongados después de cirugías, extracciones dentarias o laceraciones graves.

   Los individuos con esta enfermedad tienen recuentos plaquetarios normales, tiempos de sangrado normales y no presentan petequias, pero el **tiempo de tromboplastina parcial (TTP)** está aumentado. El TTP es una medida de la rapidez de la coagulación por los factores de las vías de coagulación intrínseca y común, pero **no** de la extrínseca que requiere factor VIII. Por lo general, no se requiere tratamiento de rutina en las formas leve y moderada, pero sí se vuelve necesaria la infusión del factor VIII antes de una cirugía o una extracción dentaria. Las formas graves suelen necesitar infusiones profilácticas del factor VIII de manera regular.
2. La **enfermedad de Von Willebrand** es un trastorno genético autosómico dominante que provoca una **disminución** de la cantidad del **factor de Von Willebrand** necesaria para la vía intrínseca de la coagulación. La mayoría de los casos son benignos y no manifiestan hemorragias en las articulaciones. Los casos graves se caracterizan por sangrado excesivo o espontáneo de las membranas mucosas y las heridas.
3. El **síndrome de Bernard-Soulier** es un trastorno hereditario autosómico recesivo poco frecuente que se distingue por plaquetas muy grandes (de hasta 7 μm de diámetro) que no poseen suficientes moléculas de glucoproteína Ib (GPIb) integrina en su membrana plasmática. Debido a este defecto, las plaquetas no pueden formar enlaces con el factor de Von Willebrand y, por tanto, no pueden formar un tapón hemostático primario, con el resultado de hemorragia excepcionalmente grave.
4. La **trombastenia de Glanzmann** es también una alteración hemorrágica poco frecuente; consiste en un rasgo autosómico recesivo en el que las plaquetas poseen **GpIIb/IIIa** defectuosa. Dado que esta molécula integrina del plasmalema plaquetario es responsable de la unión al fibrinógeno y, por tanto, asegura que las plaquetas del **tapón hemostático primario** se adhieran entre sí, un defecto en esta molécula impide la formación de dicho tapón. Puesto que la hemostasis no se controla de manera apropiada, pueden ocurrir sangrado masivo que puede poner en riesgo la vida.
5. La **trombocitosis** es un recuento elevado de plaquetas. Aunque existen numerosas razones para incrementar las concentraciones de plaquetas, un estudio mostró que la trombocitosis prolongada (durante 6 meses o más) puede ser un signo de que el individuo va a desarrollar cáncer en los 12 meses siguientes (probabilidad del 18 % en hombres y del 10 % en mujeres). Los tipos de cáncer más frecuentes en estos individuos son el colorrectal y el pulmonar.

## III. MÉDULA ÓSEA

La médula ósea, sustancia gelatinosa que ocupa los espacios medulares del hueso, es la responsable de la formación de los elementos formes de la sangre. Existe en dos formas: amarilla y roja.

**A. Médula amarilla**. Se localiza en los huesos largos de los adultos y tiene una gran proporción de **grasa**. Esta médula no es hematopoyética, pero tiene el *potencial* de llegar a serlo si es necesario.

**B. Médula roja**. **En los adultos** se localiza en los huesos planos, cortos e irregulares, así como en las epífisis de los huesos largos (**fig. 5-4**). Está altamente vascularizada y se compone de un **estroma**, **sinusoides** irregulares e islotes de **células hematopoyéticas**. En la médula ósea roja se **diferencian** y **maduran** las células sanguíneas. Las células más grandes de la médula ósea son los **megacariocitos** (*véase* fig. 5-4), que son precursores de las plaquetas.

1. Los **sinusoides** son vasos venosos extensos con endotelio muy atenuado y amplios espacios entre ellos. Su superficie extravascular posee **células reticulares adventicias** y **fibras reticulares**.
2. Las **células del estroma** son macrófagos, células reticulares adventicias, fibroblastos y células endoteliales. Estas células se encargan de sintetizar y liberar distintos **factores de crecimiento hematopoyéticos** (**tabla 5-5**).
   a. Los **macrófagos** se localizan en las áreas extravasculares cercanas a los sinusoides y extienden sus prolongaciones entre las células endoteliales hacia los lúmenes sinusoidales. Fagocitan núcleos expulsados y citoplasma desprendido por las células diferenciadas; además, transfieren hierro a las células del linaje eritrocítico.
   b. Se piensa que las **células reticulares adventicias** (fig. 5-4) subdividen la cavidad medular en compartimentos más pequeños, que son ocupados por los **islotes de células hematopoyéticas**. Las células reticulares adventicias (en vez de los adipocitos) acumulan grasa y, de esta manera, transforman la médula roja en médula amarilla.

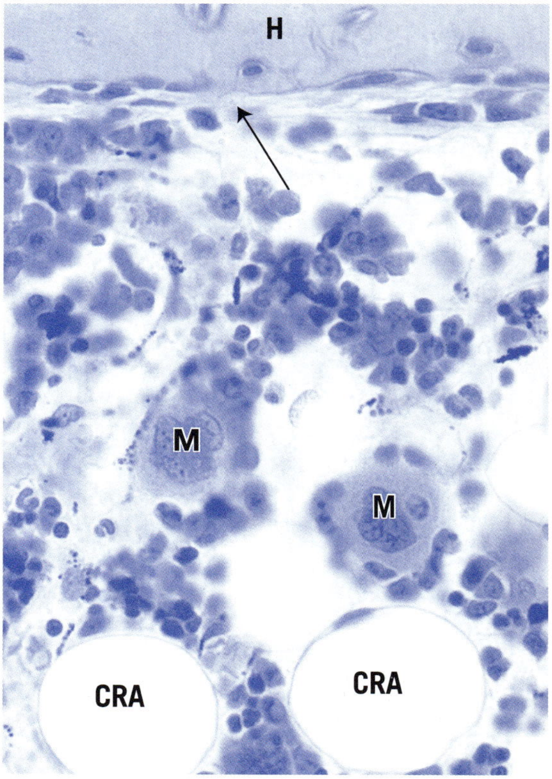


**FIGURA 5-4.** Micrografía óptica del corte transversal de una costilla humana que expone su médula ósea. CRA, células reticulares adventicias; H, hueso; M, megacariocitos; flecha, endostio (540×).

# IV. FACTORES DE CRECIMIENTO HEMATOPOYÉTICOS (FACTORES ESTIMULANTES DE COLONIAS)

**Hematopoyesis**: proceso regulado por diversos **factores de crecimiento** y **citocinas** (tabla 5-5), que pueden circular por el torrente sanguíneo actuando como hormonas, o bien, actuar como factores locales producidos en la médula ósea, facilitando y estimulando la formación de células sanguíneas en su vecindad inmediata. Funcionan a concentraciones bajas y se unen a receptores específicos de la membrana de células diana individuales. Entre los distintos efectos que tienen sobre las células diana, se incluyen: control de la frecuencia de mitosis, incremento de la supervivencia celular, control del número de veces que se dividen las células antes de diferenciarse y estímulo de la diferenciación celular. Las células madre hematopoyéticas que no tienen contacto con factores de crecimiento, en especial el factor de células madre, suelen sufrir apoptosis y eliminación por macrófagos. El **factor de células madre** es quizá el más importante de los CSF, porque debe estar presente para mantener una población suficientemente grande de CMHP, así como de células madre hematopoyéticas multipotenciales y células progenitoras.

**Tabla 5-5 Factores de crecimiento hematopoyéticos**

| Factores | Acción principal del factor | Lugar de origen del factor |
|---|---|---|
| Factor de células madre (factor Steel, ligando c-kit) | Estimula la proliferación de células madre pluripotenciales y multipotenciales y la formación de mastocitos | Células del estroma de la médula ósea |
| GM-CSF | Induce la mitosis de las CFU-GM, así como la diferenciación y la actividad de los granulocitos | Linfocitos T, células endoteliales |
| G-CSF | Induce la mitosis de las CFU-GM, así como la diferenciación y la actividad de los granulocitos | Macrófagos, células endoteliales |
| M-CSF | Facilita la mitosis y la diferenciación de las CFU-M | Macrófagos, células endoteliales |
| IL-1 | En conjunto con IL-3 e IL-6, facilita la proliferación de CMHP, CFU-S y CFU-Ly; suprime los precursores eritrocíticos | Monocitos, macrófagos, células endoteliales |
| IL-2 | Induce la proliferación de linfocitos T y B activados; facilita la diferenciación de las células NK | Linfocitos T activados |
| IL-3 | En conjunto con IL-1 e IL-6, promueve la proliferación de CMHP, CFU-GEMM y CFU-Ly, así como de precursores unipotenciales, excepto LyB y LyT; también facilita la proliferación de BFU-E | Linfocitos T y B activados |
| IL-4 | Promueve la activación de linfocitos T y B; facilita el desarrollo de mastocitos y basófilos; promueve la formación de BFU-E | Linfocitos T activados |
| IL-5 | Facilita la proliferación de CFU-Eo; activa los eosinófilos | Linfocitos T |
| IL-6 | Junto con IL-1 e IL-3, promueve la diferenciación de CMHP, CFU-GEMM y CFU-Ly; también promueve la diferenciación de CTL y linfocitos B | Monocitos y fibroblastos |
| IL-7 | Estimula la diferenciación de CFU-LyB y CFU-LyT; favorece la diferenciación celular de células NK | Células del estroma |
| IL-8 | Promueve la migración y desgranulación de los neutrófilos | Leucocitos, células endoteliales, células del músculo liso |
| IL-9 | Estimula la activación y proliferación de mastocitos; modula la síntesis de IgE; estimula la proliferación de linfocitos T cooperadores | Linfocitos T cooperadores |
| IL-10 | Inhibe la síntesis de citocinas por células NK, macrófagos y linfocitos T; promueve la diferenciación de CTL y linfocitos B y la proliferación de mastocitos | Macrófagos y linfocitos T |
| IL-12 | Estimula las células NK; promueve la actividad de CTL y células NK | Macrófagos |

*(continúa)*

**Tabla 5-5 Factores de crecimiento hematopoyéticos *(continuación)***

| Factores | Acción principal del factor | Lugar de origen del factor |
|---|---|---|
| IL-15 | Promueve la maduración de las células NK | Macrófagos |
| Interferones γ | Activan los monocitos y los linfocitos B; promueven la diferenciación de CTL; favorecen la expresión del antígeno leucocitario humano | Células NK y linfocitos T |
| Eritropoyetina | Promueve la diferenciación de CFU-E y la proliferación de BFU-E | Células endoteliales de la red capilar peritubular del riñón, hepatocitos |
| Trombopoyetina | Incrementa la mitosis y la diferenciación de CFU-Meg y megacarioblastos | Hepatocitos y células renales que recubren las células sinusoidales; células tubulares proximales; células del estroma de la médula ósea |
| Factor de transmisión GATA3 | Promueve la diferenciación de linfocitos B y T | Se expresa en células importantes |
| Factores de transmisión de la familia Ikaros | Promueve la diferenciación de linfocitos B y T | Se expresa en células importantes |
| Factor de transmisión Pax5 | Promueve la maduración de linfocitos B | Se expresa en células importantes |
| Factor de transmisión PU.1 | Promueve el desarrollo de granulocitos, macrófagos y linfocitos B | Se expresa en células importantes |

BFU-E, unidad formadora de brotes de eritrocitos; CFU, unidades formadoras de colonias; CMHP, células madre hematopoyéticas pluripotenciales; CSF, factor estimulante de colonias; CTL, linfocito T citotóxico; Eo, eosinófilo; G, granulocito; GEMM, granulocito, monocito, megacariocito; GM, granulocito-monocito; IL, interleucina; Ly, linfocito; LyB, linfocito B; LyT, linfocito T; M, monocito; Meg, megacariocito; NK, *natural killer*; S, bazo.
Modificada con autorización de Elsevier Science & Technology Journals de Gartner LP. *Textbook of Histology*, 4th ed. Philadelphia, PA: Elsevier; 2017:276; permiso solicitado a través de Copyright Clearance Center, Inc.

## V. HEMATOPOYESIS PRENATAL

Este proceso ocurre sucesivamente en el saco vitelino, el hígado, el bazo y la médula ósea.

**A.** La médula ósea empieza a participar en la hematopoyesis hacia el sexto mes de gestación, y a partir de entonces tiene una participación cada vez más importante.

**B.** En el hígado y el bazo, la actividad hematopoyética cesa hacia el momento del nacimiento.

## VI. HEMATOPOYESIS POSNATAL

En este proceso están implicados tres tipos de células: **células madre**, **células progenitoras** y **células precursoras**.

### A. Comparación de células madre, progenitoras y precursoras

1. Las **células madre** se encuentran en la circulación y en la médula ósea. Cuentan con la capacidad de autorrenovarse, pueden experimentar una enorme proliferación y pueden diferenciarse en múltiples linajes celulares.
2. Las **células progenitoras** (hay quien las denomina **progenitoras de linaje restringido**) tienen una potencialidad reducida y están comprometidas con un linaje unicelular. Son morfológicamente indistinguibles de las células madre y también parecen pequeños linfocitos. En presencia de factores de crecimiento adecuados, proliferan y se diferencian en células precursoras.
3. Las **células precursoras** son todas las células de un linaje que muestran características morfológicas distintivas. Estas no se encargan del desarrollo de otras células precursoras.

## B. Primeros pasos en la formación de la sangre (células madre)

1. Las **CMHP** (también conocidas como **células madre hemopoyéticas** [**CMH**]) son reconocibles no por su morfología, sino por sus marcadores de membrana celular (CD34, CD38, CD59, CD133, Thy1 y factor Steel [o factor de células madre]) y por la ausencia de otros marcadores celulares. Las CMHP dan lugar a **CMH multipotentes** en la médula ósea.
2. Las **células madre hematopoyéticas multipotenciales** son de dos tipos: células CFU-GEMM y CFU-Ly
   a. Las **unidades formadoras de colonias de granulocitos, eritrocitos, monocitos y megacariocitos** (**CFU-GEMM**, también llamadas **células progenitoras mielocíticas comunes** [CPM] o células madre mieloides) son las células madre multipotenciales que originan eritrocitos, granulocitos, monocitos y plaquetas. Probablemente los genes **Hox 2** estén activos en los primeros estadios de diferenciación de las líneas eritrocíticas, mientras que los genes **Hox 1** lo estén en las de granulocitos, monocitos y plaquetas.
   b. Las **células formadoras de colonias de linfocitos** (**CFU-Ly**, también conocidas como **células progenitoras linfoides comunes** [**CPL**] o **células madre linfoides**) son las células madre multipotenciales que originan los linfocitos T y B y las células NK.

Las células CFU-GEMM y CFU-Ly se dividen y se diferencian en la médula ósea para formar **células progenitoras** (denominadas progenitoras restringidas en linaje por algunos autores).

## C. Formación de eritrocitos (eritropoyesis)

Produce diariamente alrededor de $2.5 \times 10^{11}$ eritrocitos en un adulto normal (**tabla 5-6**). Empieza con la formación de dos tipos de células progenitoras: la **unidad formadora de brotes de eritrocitos** (**BFU-E**), que deriva de la CFU-GEMM (CPM), y la **unidad formadora de colonias de eritrocitos** (**CFU-E**), que se origina a partir de la BFU-E.

1. **Células progenitoras eritrocíticas**
   a. La **BFU-E** tiene intensa actividad mitótica y reacciona a *altas* concentraciones de **eritropoyetina**.
   b. La **CFU-E** reacciona a concentraciones *bajas* de eritropoyetina y origina el primer precursor eritrocítico reconocible histológicamente, el **proeritroblasto**.
2. Las **células precursoras de eritrocitos** son una serie de tipos celulares (la **serie eritrocítica**) que se diferencian secuencialmente para formar eritrocitos maduros (**tabla 5-7** y **fig. 5-5**).

## D. Formación de granulocitos

Empieza con la producción de tres células unipotenciales o bipotenciales, todas ellas descendientes de la **CFU-GEMM** (**CPM**). El proceso de formación de CFU-GEMM a partir de **CMHP** requiere altas concentraciones del **factor de transcripción PU.1**, una proteína con afinidad por segmentos de ADN ricos en purina presente en la vecindad de genes promotores. Al unirse al segmento rico en purina, el gen promotor se activa y las CMHP se diferencian en células GEMM. Otras citocinas (tabla 5-5), como el **factor estimulante de colonias de granulocitos y monocitos** (**GM-CSF**), el **factor estimulante de colonias de granulocitos** (**G-CSF**), e **interleucina** (**IL**)-**3**, **IL-6** e **IL-8**, son responsables de la formación de granulocitos. La presencia adicional de **IL-5** conduce la diferenciación hacia la línea de los eosinófilos; mientras que si no hay IL-5 presente, la diferenciación procede hacia la formación de basófilos. Se producen alrededor de un millón de granulocitos diarios en un adulto promedio.

1. Las células **progenitoras granulocíticas** originan **mieloblastos** y **promielocitos** histológicamente idénticos en los tres linajes celulares de granulocitos.
   a. La **unidad formadora de colonias de eosinófilos** (**CFU-Eo**) es la progenitora del linaje de los **eosinófilos**.

**Tabla 5-6 Promedio de células sanguíneas y plaquetas formadas diariamente en un adulto**

| Célula | Número de elementos formados por día |
|---|---|
| Eritrocitos | $2.5 \times 10^{11}$ |
| Neutrófilos | 800 000 |
| Eosinófilos | 170 000 |
| Basófilos | 60 000 |
| Monocitos | $10^{10}$ |
| Linfocitos | $10^{8}$ |
| Plaquetas | $4 \times 10^{11}$ |

**Tabla 5-7 Algunas características de las células precursoras de eritrocitos**

| Características | Proeritroblasto | Eritroblasto basófilo | Eritroblasto policromatófilo (normoblasto) | Eritroblasto ortocromatófilo | Reticulocito |
|---|---|---|---|---|---|
| Forma del núcleo | Redondo | Redondo | Redondo y pequeño | Redondo | Ninguno |
| Color[a] | Rojo borgoña | Rojo borgoña | Azul intenso | Oscuro, puede estar extruido | Ninguno |
| Red de cromatina | Muy fina | Fina | Gruesa | Picnótica | Ninguna |
| Número de nucléolos | 3-5 (gris claro) | 1-2 | Ninguno | Ninguno | Ninguno |
| Mitosis | Sí | Sí | Sí | No | No |
| Color del citoplasma[a] | Gris pálido con manchas azules | Rosado grisáceo con manchas de azul intenso | Rosa amarillento con fondo azulado | Rosa con rastros azules | Rosa[b] |
| Hemoglobina | No (posee ferritina) | Escasa | Abundante | Abundante | Abundante |

[a]Células teñidas con colorante de Giemsa o de Wright.
[b]Las células sometidas a tinción supravital con azul de cresilo brillante muestran un retículo.

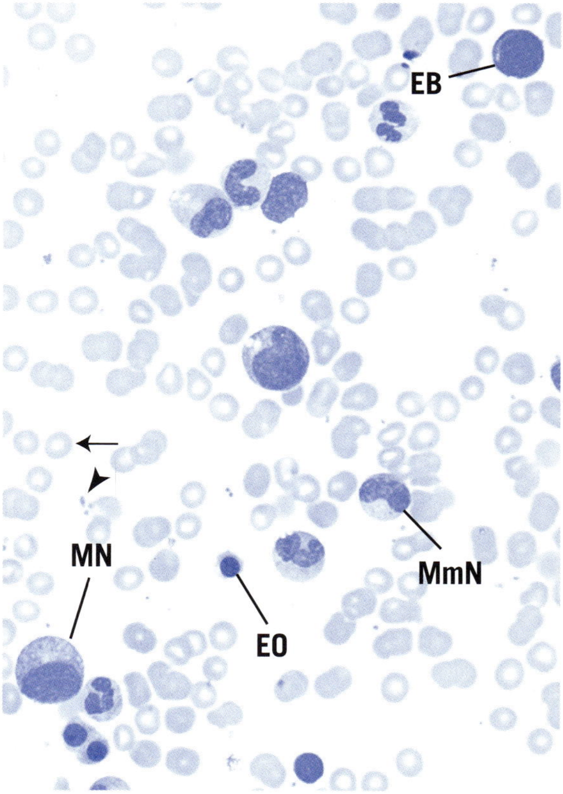


**FIGURA 5-5.** Micrografía óptica de un frotis de médula ósea humana. Tinción de Wright (540×). EB, eritroblasto basófilo; EO, eritroblasto ortocromatófilo; MmN, metamielocito neutrófilo; MN, mielocito neutrófilo; flecha, eritrocito; punta de flecha, plaqueta.

b. La **unidad formadora de colonias de basófilos** (**CFU-Ba**) es la progenitora del linaje de los **basófilos**.

c. La **unidad formadora de colonias de granulocitos y monocitos** (**CFU-GM**), progenitora común de **neutrófilos** y **monocitos**, origina **CFU-G** (granulocitos, específicamente neutrófilos) y **CFU-M** (monocitos).

2. Las **células precursoras de granulocitos** desarrollan gránulos característicos de cada tipo celular durante el estadio de mielocito y una forma nuclear distintiva durante el estadio de cayado o banda (**tabla 5-8**; *véase también* fig. 5-5).
   Cabe mencionar que, bajo la influencia del **factor de células madre**, el precursor celular **mieloblasto** brinda paso a los **mastocitos**.

E. **Formación de monocitos** (CFU-M). Inicia con la progenitora común: la unidad formadora de colonias de neutrófilos y monocitos (CFU-NM), e implica solo dos células precursoras: monoblastos y promonocitos. Se producen aproximadamente 10 billones de monocitos diarios en un adulto normal.

1. Los **promonocitos** son células grandes (16-18 μm de diámetro) que contienen un núcleo excéntrico arriñonado, numerosos gránulos azurófilos, retículo endoplasmático rugoso (RER) y aparatos de Golgi extensos y muchas mitocondrias. Experimentan división celular y se convierten en **monocitos**.
2. Los **monocitos** abandonan la médula ósea y entran en el torrente sanguíneo. De aquí pasan al tejido conjuntivo, donde, bajo ciertas condiciones, se diferencian en **macrófagos**, **células presentadoras de antígenos**, **precursores de osteoclastos**, **microglía** y **células dendríticas**.

F. **Formación de plaquetas**. Empieza con la célula progenitora CFU-Meg (también llamada **célula progenitora de megacariocitos** [**CPM**]), un derivado de CFU-GEMM. La UFC-Meg da lugar al megacarioblasto, la célula precursora, que madura en forma de **megacariocito**, una célula de gran tamaño que permanece en la médula ósea y desprende pedazos de su citoplasma en forma de proplaquetas hacia los sinusoides.

1. **Megacarioblasto**
   a. Estas células de gran tamaño (25-40 μm de diámetro) tienen un único núcleo grande que puede presentar muescas o lóbulos y muestra una fina red de cromatina. Poseen un citoplasma basófilo agranular que contiene mitocondrias grandes, numerosos polisomas, algo de RER y un extenso aparato de Golgi.

**Tabla 5-8 Algunas características de las células precursoras de neutrófilos**

| Característica | Mieloblasto | Promielocito | Mielocito neutrófilo | Metamielocito neutrófilo | Célula en banda neutrófila |
|---|---|---|---|---|---|
| Diámetro celular (μm) | 12-14 | 16-24 | 10-12 | 10-12 | 11-12 |
| Forma del núcleo | Grande, redondeado | Grande, redondeado | Aplanado (excéntrico) | Arriñonado (excéntrico) | En herradura |
| Color[a] | Azul rojizo | Azul rojizo | Azul claro a oscuro | Azul oscuro | Azul oscuro |
| Red de cromatina | Muy fina | Fina | Gruesa | Muy gruesa | Muy gruesa |
| Número de nucléolos | Dos o tres (gris claro) | Uno o dos (gris claro) | Quizá uno | Ninguno | Ninguno |
| Mitosis | Sí | Sí | Sí | No | No |
| Aspecto del citoplasma[a] | Manchas azules en un fondo azul claro, burbujas citoplasmáticas en la periferia de la célula | Matiz azulado, sin burbujas citoplasmáticas | Azul claro | Azul | Parecido a los neutrófilos maduros |
| Gránulos | Ninguno | Azurófilos | Azurófilos y específicos | Azurófilos y específicos | Azurófilos y específicos |

[a]Células teñidas con colorante de Giemsa o de Wright.

   **b.** Bajo la influencia de la hormona **trombopoyetina**, los megacarioblastos se dividen endomitóticamente (sin que se formen células hijas) y crecen; la ploidía del núcleo se incrementa hasta 64 N y se originan megacariocitos.

**2. Megacariocitos**

   **a.** Estas células extremadamente grandes (40-100 μm de diámetro) tienen un solo núcleo **poliploide** de gran tamaño altamente dentado o lobulado por endomitosis (*véase* fig. 5-4). Poseen un aparato de Golgi bien desarrollado asociado con la formación de gránulos α, lisosomas y cuerpos densos (gránulos δ); también contienen numerosas mitocondrias y un RER extenso.

   **b.** Los megacariocitos se encuentran inmediatamente afuera de los sinusoides de la médula ósea y forman **canales de demarcación plaquetaria**, que se fragmentan en proplaquetas (masas de plaquetas adheridas) o plaquetas individuales que son liberadas en la luz de los sinusoides.

**G. Formación de linfocitos (linfopoyesis).** Comienza cuando la **CFU-Ly** (**CLP**), la célula madre linfoide, se diferencia en las células progenitoras que no son todavía **inmunocompetentes CFU-LyB** y **CFU-LyT**. Este paso requiere la presencia de concentraciones intermedias del **factor de transcripción PU.1** y de **factores de transcripción dedos de cinc** intranucleares, como la **familia Ícaro** (***Ikaros***) **de factores de transcripción**. Estas proteínas dedos de cinc tienen extensiones en forma de horquillas para el pelo, mantenidas por iones cinc y hierro que se ajustan en surcos en el promotor u otras regiones reguladoras de la molécula de ADN y, por tanto, activan o inhiben un gen específico (debe hacerse notar que las proteínas dedos de cinc se unen no solo a ADN, sino también a ARN, proteínas y lípidos). Estos **prelinfocitos** experimentan una secuencia de modificaciones para convertirse en células inmunocompetentes maduras.

**1. Maduración de los linfocitos B** (**células B**). Requiere la presencia del **factor de transcripción Pax5** y de **IL-7**.

   **a.** Los prelinfocitos B adquieren marcadores de superficie celular, incluyendo **anticuerpos** de unión a la membrana, que les confieren **inmunocompetencia**.

   **b.** En los mamíferos, la maduración de los linfocitos B ocurre en la médula ósea, mientras que en las aves se realiza en la bolsa de Fabricio (de ahí el calificativo de linfocitos **B**).

**2. Maduración de los linfocitos T** (**células T**). Requiere la presencia del **factor de transcripción GATA-3** y de **IL-7**.

   **a.** Los linfocitos T progenitores migran a la **corteza del timo**, donde adquieren los marcadores de superficie celular, incluyendo **receptores de linfocitos T**, que les confieren **inmunocompetencia**.

   **b.** La mayoría de linfocitos T recién formados son destruidos en la corteza del timo y no pasan a la circulación.

**3.** Los **linfocitos B y T maduros** abandonan la médula ósea y el timo, respectivamente, y circulan hacia órganos periféricos (p. ej., ganglios linfáticos y bazo) para establecer **clones** de linfocitos inmunocompetentes (*véase* cap. 10).

# Autoevaluación

***Instrucciones***: cada reactivo en esta sección va seguido de posibles opciones. Seleccione la *mejor* opción (**A**, **B**, **C**, **D** o **E**) para cada caso.

**1.** Un niño de 4 años es llevado al pediatra porque vomita, tiene dolores de cabeza y sensibilidad en los huesos de los miembros. En la exploración física destacan abundantes ganglios linfáticos agrandados y un hígado agrandado. ¿Cuál es el diagnóstico más probable?

**(A)** Leucemia crónica
**(B)** Mononucleosis infecciosa
**(C)** Enfermedad de Von Willebrand
**(D)** Leucemia aguda
**(E)** Anemia perniciosa

**Las preguntas 2 y 3 se basan en el caso descrito a continuación:**

Una paciente se presenta en el área de urgencias preocupada por la presencia de parches oscuros en su lengua, múltiples puntos rojos pequeños en la piel y una gran equimosis en la espalda después de que se recargó bruscamente sobre una silla de madera.

**2.** ¿Cuál de las siguientes afecciones debe figurar en primer lugar en el diagnóstico diferencial?

**(A)** Hemofilia
**(B)** Infección por virus de Epstein-Barr
**(C)** Trombocitopenia
**(D)** Respuesta alérgica
**(E)** Anemia por insuficiencia de hierro

**3.** ¿Cuál es uno de los primeros estudios que debería solicitar el médico?

**(A)** Análisis genético
**(B)** Concentraciones séricas de IgE
**(C)** Tomografía computarizada
**(D)** Resonancia magnética
**(E)** Hemograma

**Las preguntas 4 y 5 se basan en el caso descrito a continuación:**

Una paciente que migró desde África hacia los Estados Unidos hace algunos meses se presentó con un tumor agresivo de linfocitos B en la región bucofacial.

**4.** ¿Qué debería sospechar el médico?

**(A)** Infección por citomegalovirus
**(B)** Infección por virus de Epstein-Barr
**(C)** Mononucleosis infecciosa
**(D)** Linfoma endémico de Burkitt
**(E)** Leucemia aguda

**5.** ¿Dónde esperaría el médico encontrar más tumores?

**(A)** Hígado
**(B)** Bazo
**(C)** Médula ósea
**(D)** Pulmones
**(E)** Cerebro

**Las preguntas 6 y 7 se basan en el caso descrito a continuación:**

Una paciente con una enfermedad hemorrágica presenta plaquetas excepcionalmente grandes.

**6.** ¿Cuál es el diagnóstico más probable?

**(A)** Síndrome de Bernard-Soulier
**(B)** Trombastenia de Glanzmann
**(C)** Enfermedad de Von Willebrand
**(D)** Hemofilia A
**(E)** Trombocitopenia

**7.** ¿Cuál es la etiología de esta afección?

**(A)** Incapacidad de unión al factor de Von Willebrand
**(B)** Incapacidad de unión al fibrinógeno
**(C)** Aumento de la concentración del factor de Von Willebrand
**(D)** Disminución de la concentración del factor VII
**(E)** Disminución de la concentración de plaquetas

**8.** Un pediatra sospecha que un paciente de sexo masculino presenta leucemia. ¿Qué resultados se deben esperar en el hemograma completo?

**(A)** Recuento plaquetario elevado
**(B)** Aumento en el número de células maduras
**(C)** Aumento en el número de células inmaduras
**(D)** Recuento bajo de leucocitos
**(E)** Aumento en el recuento de eritrocitos

**9.** ¿Qué tipo de sangre puede recibir un donante universal?

**(A)** A
**(B)** B
**(C)** AB
**(D)** O
**(E)** $Rh^+$

**La pregunta 10 se basa en la micrografía que se muestra a continuación:**

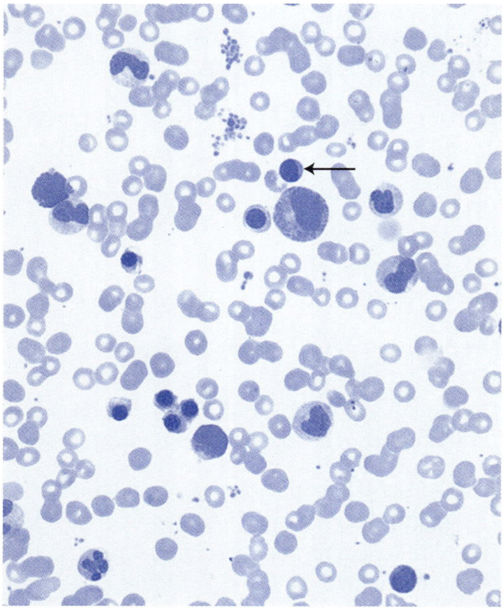

**10.** ¿Qué tipo de célula se señala en la punta de la flecha?

**(A)** Linfocito
**(B)** Eritroblasto ortocromatófilo
**(C)** Eritroblasto policromatófilo
**(D)** Célula en banda neutrófila
**(E)** Monocito

**Las preguntas 11 a 13 se basan en la micrografía que se muestra a continuación:**

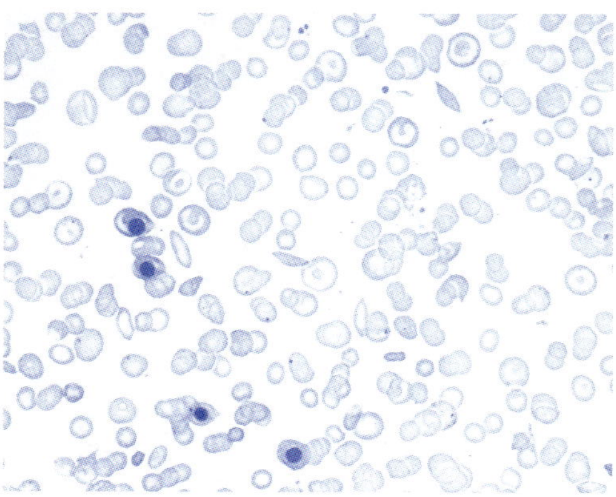

**11.** ¿De qué origen étnico es la persona a la que pertenece este frotis de sangre?

**(A)** Escandinavo
**(B)** Africano
**(C)** Asiático
**(D)** Hispano
**(E)** Judío

**12.** ¿Contra cuál de las siguientes está algo protegido este individuo?

**(A)** Hemofilia
**(B)** Anemia perniciosa
**(C)** Eritroblastosis fetal
**(D)** Malaria
**(E)** Enfermedad de Von Willebrand

**13.** ¿En cuál de las siguientes proteínas tiene este individuo una mutación en el gen que la codifica?

**(A)** Hemoglobina
**(B)** Espectrina
**(C)** Banda 3
**(D)** Banda 4.1
**(E)** Actina

**Las preguntas 14 y 15 se basan en la figura que se muestra a continuación:**

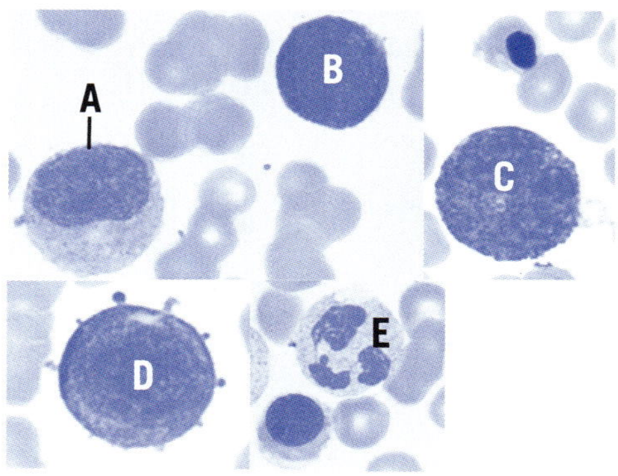


**14.** ¿Cuál de las siguientes células da lugar a mastocitos bajo la influencia del factor de células madre?

**(A)** A
**(B)** B
**(C)** C
**(D)** D
**(E)** E

**15.** ¿Cuál de estas células es responsable del proceso conocido como «estallido respiratorio»?

**(A)** A
**(B)** B
**(C)** C
**(D)** D
**(E)** E

# Respuestas y explicaciones

1. **D.** La leucemia aguda es una enfermedad infantil con síntomas que incluyen cefaleas, vómito, inflamación de ganglios linfáticos, hígado y bazo, así como dolor óseo a la palpación. La leucemia crónica habitualmente afecta a los adultos. La enfermedad de Von Willebrand es una alteración de la coagulación que presenta síntomas distintos a la leucemia aguda. La mononucleosis infecciosa afecta principalmente a adultos jóvenes en edad escolar. La anemia perniciosa es ocasionada por la insuficiencia de vitamina B, y sus síntomas no se parecen a los de la leucemia aguda.
2. **C.** El médico debería sospechar de trombocitopenia, una reducción en las concentraciones de plaquetas en la sangre.
3. **E.** Un hemograma completo determinará si el médico está en lo cierto respecto a la sospecha de la trombocitopenia como causante del problema.
4. **D.** Ya que la paciente vivió en África y presenta un tumor agresivo de linfocitos B en la región bucofacial, el médico sospecharía de linfoma endémico de Burkitt. Este se clasifica como endémico debido a que se presenta en lugares del mundo donde el paludismo es endémico.
5. **E.** Los tumores por linfoma endémico de Burkitt aparecen primero en la región bucofacial y luego se diseminan a mamas, ovarios, tubo digestivo y cerebro.
6. **A.** El síndrome de Bernard-Soulier se caracteriza por la presencia de plaquetas excesivamente grandes cuyas membranas tienen concentraciones reducidas de la integrina GPIb.
7. **A.** Debido a que estas plaquetas tienen bajas concentraciones de la integrina GPIb en sus membranas, no son capaces de unirse al factor de Von Willebrand.
8. **C.** Las leucemias agudas ocurren habitualmente en niños y se caracterizan por la presencia de múltiples células inmaduras, recuento elevado de leucocitos, disminución de eritrocitos y bajo recuento plaquetario.
9. **D.** Un donante universal de sangre es tipo O; por tanto, puede aceptar sangre solamente de individuos cuyo tipo de sangre es O.
10. **A.** La célula en la punta de la flecha es un linfocito, como lo demuestra su núcleo grande y acéntrico y el escaso borde de citoplasma.
11. **B.** La micrografía es un frotis de sangre periférica de un paciente con anemia falciforme, y muy probablemente fue tomada de un individuo de ascendencia africana.
12. **D.** La anemia falciforme ofrece cierta protección contra la malaria.
13. **A.** La anemia falciforme se debe a una mutación puntual en el gen que codifica la hemoglobina.
14. **D.** La célula identificada con la letra D es un mieloblasto. Es responsable de la formación de promielocitos, que dan lugar a los tres tipos de granulocitos. Sin embargo, bajo la influencia del factor de células madre, esta célula da lugar a los mastocitos.
15. **E.** La célula identificada con la letra E es un neutrófilo, que se encarga de fagocitar y destruir bacterias mediante la liberación de enzimas hidrolíticas sobre los microorganismos fagocitados. Además, también forman superóxido, peróxido de hidrógeno y ácido hipocloroso y los liberan sobre los microorganismos fagocitados, proceso conocido como «estallido respiratorio».

# 6

# Cartílago y hueso

## I. PUNTOS CLAVE: CARTÍLAGO

El cartílago es un **tejido conjuntivo** especializado **no vascularizado**. Es menos flexible que el tejido conjuntivo propiamente dicho debido a que tiene una **matriz extracelular** (**MEC**) firme que puede resistir la presión mecánica. Las células del cartílago predominantes se conocen como **condrocitos**, los cuales están almacenados en pequeñas cavidades llenas de líquido intersticial en la matriz, denominadas **lagunas**. Un tejido conjuntivo irregular denso, denominado **pericondrio**, rodea y soporta el cartílago. Alberga principalmente fibroblastos, pero algunas células de la capa interna son **células madre mesenquimatosas** (anteriormente conocidas como **células condrógenas**), similares a los fibroblastos y que pueden diferenciarse en condrocitos que forman el cartílago. Las **funciones** del cartílago consisten sobre todo en brindar soporte a tejidos blandos y ayudar al desarrollo y el crecimiento de los huesos largos. Los tres tipos de cartílago (**hialino**, **elástico** y **fibrocartílago**) varían en determinados componentes de la matriz (**tabla 6-1**).

**A. Cartílago hialino** (**figs. 6-1** y **6-2**; *véase también* tabla 6-1). Es el más abundante del cuerpo y sirve de esqueleto temporal al feto hasta que es *reemplazado* por hueso.

1. **Estructura**

   a. La **matriz** es amorfa, contiene abundante sustancia fundamental, **agregados de proteoglucano** y la glucoproteína **condronectina**, así como **colágeno de tipo II** (*véanse* tablas 6-1 y 2-2). La matriz adyacente a las lagunas recibe el nombre de **matriz territorial**, caracterizada por una composición pobre en colágeno pero rica en proteoglucanos, la cual se tiñe más intensamente que el grueso de la matriz, conocida como **matriz interterritorial**.

**Tabla 6-1 Características y localización de los distintos tipos de cartílago**

| Tipo de cartílago | Características identificativas | Pericondrio | Localización |
|---|---|---|---|
| Hialino | Colágeno de tipo II, matriz basófila, condrocitos generalmente dispuestos en grupos (grupos isógenos) | Generalmente presente, excepto en las superficies articulares | Extremos articulares de los huesos largos, nariz, laringe, tráquea, bronquios, extremos ventrales de las costillas, molde para la formación de hueso endocondral |
| Elástico | Colágeno de tipo II; fibras elásticas | Presente | Pabellón auricular, conducto auditivo, tuba auditiva, epiglotis, algunos cartílagos laríngeos |
| Fibrocartílago | Colágenos de tipos I y II, matriz acidófila, condrocitos dispuestos en filas paralelas entre haces de colágeno, siempre asociados con tejido conjuntivo denso colagenoso o cartílago hialino | Ausente | Discos intervertebrales, discos articulares, sínfisis del pubis, inserción de los tendones, menisco de la rodilla |

Adaptada con autorización de Elsevier Science & Technology Journals de Gartner LP, Hiatt JL. *Color Textbook of Histology*. Saunders; 1997:111; permiso solicitado a través de through Copyright Clearance Center, Inc.

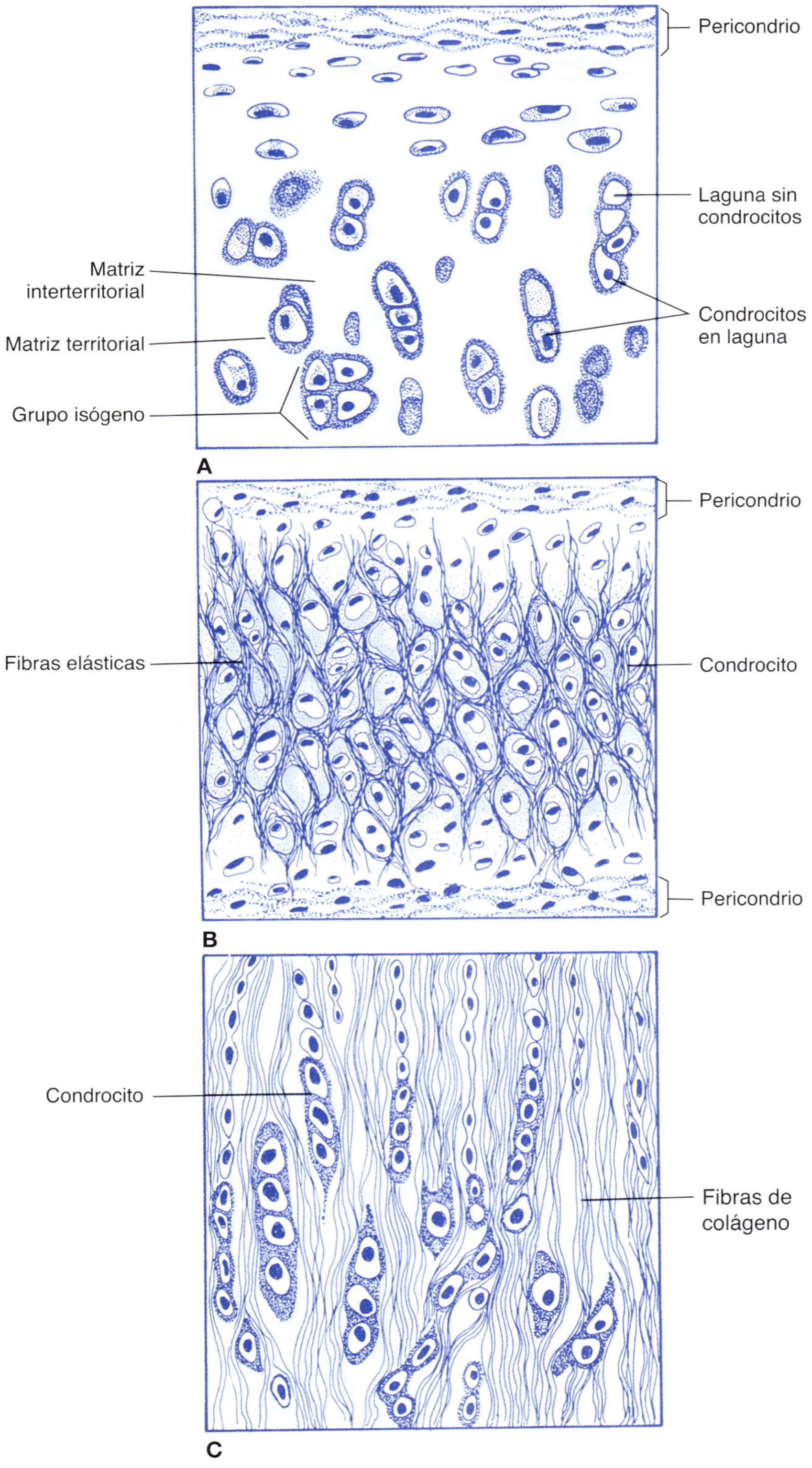


**FIGURA 6-1.** Los tres tipos de cartílago. **A**. Cartílago hialino. **B**. Cartílago elástico. **C**. Fibrocartílago. (Reimpresa con autorización de Borysenko M, Beringer T. *Functional Histology*. 2nd ed. Little Brown and Company; 1984:102).

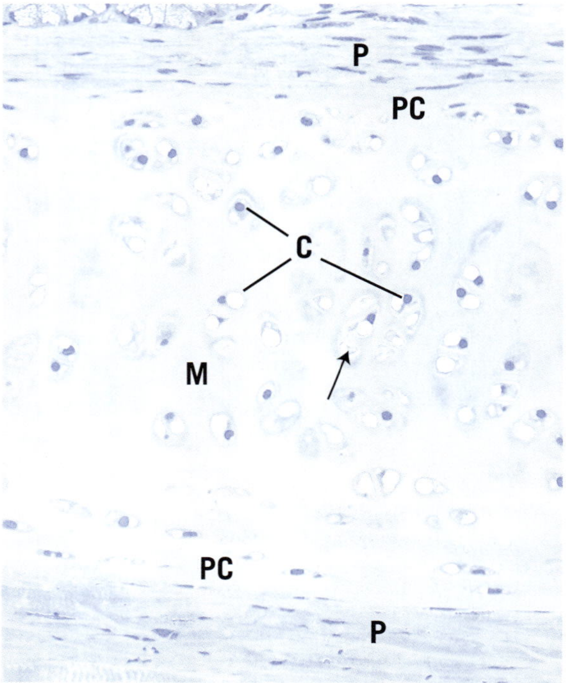


**FIGURA 6-2.** Micrografía óptica de cartílago hialino de la tráquea de un mono (270×). Obsérvense los condrocitos (C), el pericondrio (P), el pericondrio condrógeno (PC), la matriz (M) y la laguna (*flecha*).

**b.** El **pericondrio** es una capa de tejido conjuntivo irregular denso que rodea el cartílago hialino, excepto en las superficies articulares.

**(1)** El pericondrio está formado por una **capa fibrosa externa** que contiene **colágeno de tipo I**, fibroblastos y vasos sanguíneos, y por una **capa celular interna** (capa condrógena) con numerosas células madre mesenquimatosas (**células condrógenas**) y su forma diferenciada, condroblastos.

**(2)** El pericondrio **proporciona el suministro sanguíneo más próximo** al tejido cartilaginoso no vascularizado.

**c.** Las **células madre mesenquimatosas** son de dos tipos: un tipo está presente en el mesénquima, donde las células mesenquimatosas se diferencian directamente en condrocitos que forman el cartílago. El otro tipo se localiza dentro de la capa interna del pericondrio, donde se diferencian en condroblastos.

**d.** Los **condroblastos** elaboran la matriz cartilaginosa a través de la cual los nutrientes y materiales de desecho circulan hacia y desde las células, respectivamente. Estas células contienen un aparato de Golgi extenso, abundante retículo endoplasmático rugoso (RER), gotas lipídicas y glucógeno. Una vez que estas células están recubiertas en su totalidad por la matriz, se les conoce como **condrocitos** (figs. 6-1 y 6-2).

## PERLAS CLÍNICAS

Las células mesenquimatosas pueden ser inducidas a convertirse en condrocitos secretores de matriz cartilaginosa en el microambiente adecuado, pero, si son eliminadas y crecen como una capa simple en un sustrato de baja densidad, se convierten en células parecidas a fibroblastos que secretan más colágeno de tipo I que colágeno de tipo II.

La **degeneración de cartílago hialino** ocurre cuando los condrocitos sufren hipertrofia y apoptosis, después de lo cual la matriz se calcifica, un proceso que se vuelve más frecuente con la edad. La degeneración de cartílago hialino también es una parte normal de la formación del hueso endocondral.

**e.** Los **condrocitos** son células cartilaginosas maduras que están inmersas en **lagunas** de la matriz. Aquellos que se localizan **cerca del pericondrio** son ovoides y se disponen con su eje longitudinal paralelo a la superficie del cartílago. Los situados **a mayor profundidad** en la matriz son más esféricos y pueden formar grupos de 4-8 células (**grupos isógenos**) dentro de una misma laguna o en lagunas individuales, pero en grupos cercanos.

2. La **histogénesis del cartílago hialino** es parecida a la del cartílago elástico y se ve influida por determinadas hormonas y vitaminas (**tabla 6-2**). Ocurre por los dos procesos siguientes:
   a. El **crecimiento intersticial**, que se produce por **la división de condrocitos preexistentes**, da lugar a múltiples células hijas en una única laguna, formando un **grupo isógeno** de nuevos condrocitos. A medida que cada célula del grupo isógeno secreta matriz cartilaginosa, las células están separadas entre sí por una matriz cartilaginosa, hasta que eventualmente cada una forme su propia laguna. El crecimiento intersticial de cartílago se produce únicamente durante los primeros estadios de formación del cartílago y en el cartílago articular y los cartílagos de crecimiento de los huesos largos.
   b. El **crecimiento aposicional** resulta de la diferenciación de las células madre mesenquimatosas del pericondrio. Conlleva la formación de condroblastos o de nuevos condrocitos (o de ambos), los cuales fabrican una nueva capa de matriz cartilaginosa en la periferia del cartílago.

## PERLAS CLÍNICAS

La **artritis** resulta de la degeneración del cartílago hialino, en especial el que cubre las superficies articulares de los componentes de las articulaciones óseas, la cual, con el tiempo, causa dolor articular, enrojecimiento, tumefacción, rigidez y restricción de la movilidad articular.

La **artrosis** ocurre con mayor frecuencia en individuos con cariotipo 46,XX, y afecta a aproximadamente 21 millones de personas, en su mayoría de mediana edad o mayores en Estados Unidos. La causa más común es el desgaste y el desgarro de la articulación sinovial, que, con el tiempo, desgasta el cartílago hialino, de modo que el hueso roza contra el hueso. Otras causas incluyen lesiones articulares e infecciones dentro de las articulaciones. Los síntomas de la artrosis incluyen dolor articular, rigidez al levantarse de la cama o después de permanecer en reposo durante mucho tiempo, reducción en la amplitud de movimiento, cambios compensatorios de la marcha e inflamación de la articulación.

La **artritis reumatoide** es una forma grave de artritis, resultado de una reacción autoinmunitaria que daña las articulaciones, incluyendo el cartílago, el hueso y la membrana sinovial. Los síntomas característicos de esta enfermedad incluyen poliartritis simétrica crónica de manos y pies que acaban deformándose por la destrucción de las articulaciones.

**B. Cartílago elástico** (*véanse* fig. 6-1 y tabla 6-1). Posee pericondrio y es casi idéntico al cartílago hialino, del que se diferencia por una red de fibras elásticas en la matriz que le confieren un color **amarillento** a simple vista. Contiene colágeno de tipo II, es menos propenso a la degeneración que el cartílago hialino y no se calcifica tanto con el envejecimiento. Se localiza en áreas donde se requieren **soporte estructural y flexibilidad**, como en la tuba auditiva, el oído externo y la epiglotis.

**C. Fibrocartílago** (*véanse* fig. 6-1 y tabla 6-1). Carece de un pericondrio identificable. Se caracteriza por filas alternadas de condrocitos derivados de fibroblastos rodeados por colágeno de tipo II, poca matriz y haces gruesos paralelos de fibras de **colágeno de tipo I**, mucho más prominentes. El fibrocartílago se localiza en áreas donde se requiere fuerza de **soporte** y **resistencia tensil**, y donde los tejidos están expuestos a fuerzas compresivas y cortantes. Se encuentra en los discos intervertebrales, los meniscos de las rodillas, las articulaciones esternoclaviculares y la sínfisis del pubis.

**Tabla 6-2 Efectos de las hormonas y las vitaminas sobre el cartílago hialino**

| Hormonas | Función |
|---|---|
| Tiroxina, testosterona, somatotropina | Estimulan la histogénesis del cartílago |
| Cortisona, hidrocortisona, estradiol | Inhiben la histogénesis del cartílago |
| ***Vitaminas*** | |
| Hipovitaminosis A | Disminuye el espesor de las placas epifisarias |
| Hipervitaminosis A | Acelera la osificación de las placas epifisarias |
| Hipovitaminosis C | Detiene la producción de matriz; deforma las columnas de cartílago de las placas epifisarias; facilita el desarrollo de escorbuto |
| Hipovitaminosis D | Provoca la absorción deficiente de calcio y fósforo, con lo que proliferan las células cartilaginosas de las epífisis, pero la matriz no se calcifica y los huesos en crecimiento se deforman; hay desarrollo de raquitismo |

## II. PUNTOS CLAVE: HUESO

El hueso es tejido conjuntivo de soporte con MEC calcificada, en la que están inmersos osteocitos especializados. Los huesos sostienen y protegen los órganos vitales, participan en la locomoción en colaboración con los músculos y otros tejidos conjuntivos, almacenan fosfato y calcio (el hueso contiene alrededor del 99 % del calcio corporal), y albergan tejidos hematopoyéticos en la cavidad medular. Los huesos también cumplen una función secundaria al regular la concentración sanguínea de calcio (calcemia) principalmente en respuesta a dos hormonas, la hormona paratiroidea o paratohormona (PTH) y la calcitonina. La PTH, secretada por las glándulas paratiroides, estimula la reabsorción y la liberación de calcio del hueso a la sangre, con lo que incrementan las concentraciones de calcio; mientras que la calcitonina, secretada por las células parafoliculares de la glándula tiroides, estimula el depósito de calcio en el tejido óseo, lo que disminuye las concentraciones sanguíneas de calcio. Así pues, estas dos hormonas mantienen los niveles de calcio en la sangre y en los huesos. El hueso es un tejido dinámico que se remodela constantemente y puede cambiar de densidad y forma, por lo cual la aplicación de presión causa la *reabsorción* ósea, mientras que la aplicación de tensión estimula la *formación* de hueso.

### A. Estructura

1. **Matriz ósea**
   a. La **fracción inorgánica (calcificada) de la matriz ósea** (~ 65 % del peso seco) está compuesta por calcio, fosfato, bicarbonato, citrato, magnesio, potasio y sodio. Consiste principalmente en **cristales de hidroxiapatita** [$Ca_{10}(PO_4)_6(OH)_2$].
   b. La **fracción orgánica de la matriz ósea** (~ 35 % del peso seco) consiste básicamente en **colágeno de tipo I** (95 %) y una parte mínima de **colágeno de tipo V**. La sustancia fundamental contiene **condroitín-sulfato**, **queratán-sulfato**, **ácido hialurónico** y las glucoproteínas **osteocalcina**, **osteopontina** y **sialoproteína ósea**.
      (1) La **osteocalcina**, la **osteopontina** y la **sialoproteína ósea** se unen a la hidroxiapatita y, adicionalmente, las dos últimas se unen a las integrinas de osteoblastos y osteoclastos, lo que facilita su adhesión a la matriz ósea. Algunas citocinas, como las hormonas del crecimiento y las proteínas morfogénicas óseas (BMP, *bone morphogenic proteins*), contribuyen a la formación y remodelado de la matriz ósea.
2. El **periostio** es tejido conjuntivo colagenoso irregular denso **no calcificado** localizado en la superficie **externa** del hueso, excepto en superficies articulares sinoviales e inserciones musculares, y funciona como distribuidor de los vasos sanguíneos hacia el hueso. Está formado por una capa colagenosa **fibrosa** densa externa y una capa celular interna **osteoprogenitora (osteogénica)**. Las **fibras perforantes** (colágeno de tipo I) sujetan el periostio a la superficie del hueso (**fig. 6-3**).
3. El **endostio** es un tejido conjuntivo delgado especializado, **no calcificado**, que reviste las **cavidades medulares** y suministra **células osteoprogenitoras** y **osteoblastos** para coadyuvar en el crecimiento, así como en la reparación del hueso.

### B. Células óseas

1. **Células osteoprogenitoras**
   a. Estas células fusiformes derivan del mesénquima embrionario, y se localizan en la capa celular del periostio y el endostio. Pueden activarse según sea necesario para reparar el hueso.
   b. Con tensiones normales de oxígeno, se pueden diferenciar en **osteoblastos**; sin embargo, con tensiones **bajas** del gas, pueden convertirse en **condroblastos**.
2. **Osteoblastos**
   a. Los **osteoblastos** se derivan de células osteoprogenitoras bajo la influencia de la **familia de BMP** y el **factor de crecimiento transformante (TGF, *transforming growth factor*)-β**. Estas células son responsables de la síntesis de los componentes orgánicos proteínicos de la matriz ósea, incluyendo colágeno de tipo I (y una pequeña cantidad de tipo V), proteoglucanos y glucoproteínas, que forman **osteoide (matriz ósea no calcificada)**. El osteoide se mineraliza bajo la influencia y el control de los osteoblastos. Los osteoblastos expresan receptores de PTH y secretan varias citocinas que promueven la formación ósea (BMP, TGF-α, factor de crecimiento similar a la insulina [IGF]-1, osteocalcina, osteonectina, sialoproteína ósea), así como las que promueven la resorción ósea (factor estimulante de los osteoclastos [OSF, *osteoclast-stimulating factor*], ligando del factor nuclear κB [RANKL, *receptor for the activation of nuclear factor κB ligand*], factor estimulante de las colonias de macrófagos [M-CSF, *macrophage colony-stimulating factor*], osteopontina e

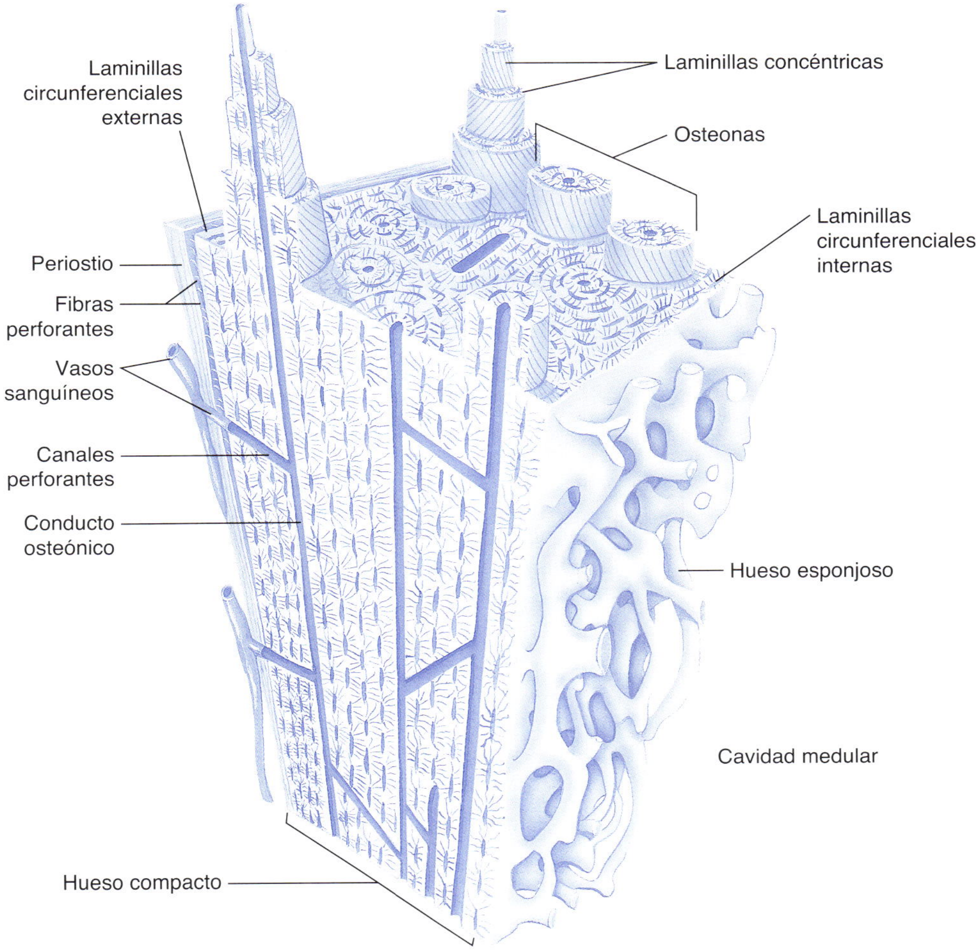


**Hueso compacto**

El hueso compacto está rodeado por tejido conjuntivo colagenoso denso irregular, el **periostio**, que está unido a las **láminas circunferenciales externas** mediante **fibras perforantes**. Los vasos sanguíneos del periostio entran en el hueso a través de canales nutricios más grandes o pequeños **canales perforantes**, los cuales no solo transportan vasos sanguíneos a los conductos osteónicos de los osteones, sino que también interconectan los conductos osteónicos adyacentes. Cada osteona está compuesta de láminas concéntricas de hueso cuyas fibras de colágeno están dispuestas de manera que son perpendiculares a las de las láminas contiguas. Las **láminas circunferenciales internas** están revestidas por hueso esponjoso recubierto de endostio que sobresale en la cavidad medular.

**FIGURA 6-3.** Elementos histológicos de un hueso largo. (Reimpresa con autorización de Gartner LP, Lee LMJ. *Gartner and Hiatt's Atlas and Text of Histology*. 8th ed. Wolters Kluwer; 2023:95).

interleucina [IL]-6), regulando así la homeostasis del tejido óseo y las concentraciones sanguíneas de calcio.

**b.** Los osteoblastos recubren las superficies óseas, y su morfología varía de plana a cúbica alta, con citoplasma basófilo cuando están activos, debido al incremento del RER y el aparato de Golgi involucrados en la producción y secreción de osteoide (**fig. 6-4**).

**c.** Poseen prolongaciones citoplasmáticas que entran en contacto con las prolongaciones de otros osteoblastos y osteocitos, y forman **uniones comunicantes** en los puntos de contacto.

**d.** Conforme secretan matriz alrededor de sí mismos, los osteoblastos quedan atrapados por **laguna** y se conocen como **osteocitos**. Los osteocitos mantienen contacto y se comunican con otras células a través de procesos citoplasmáticos.

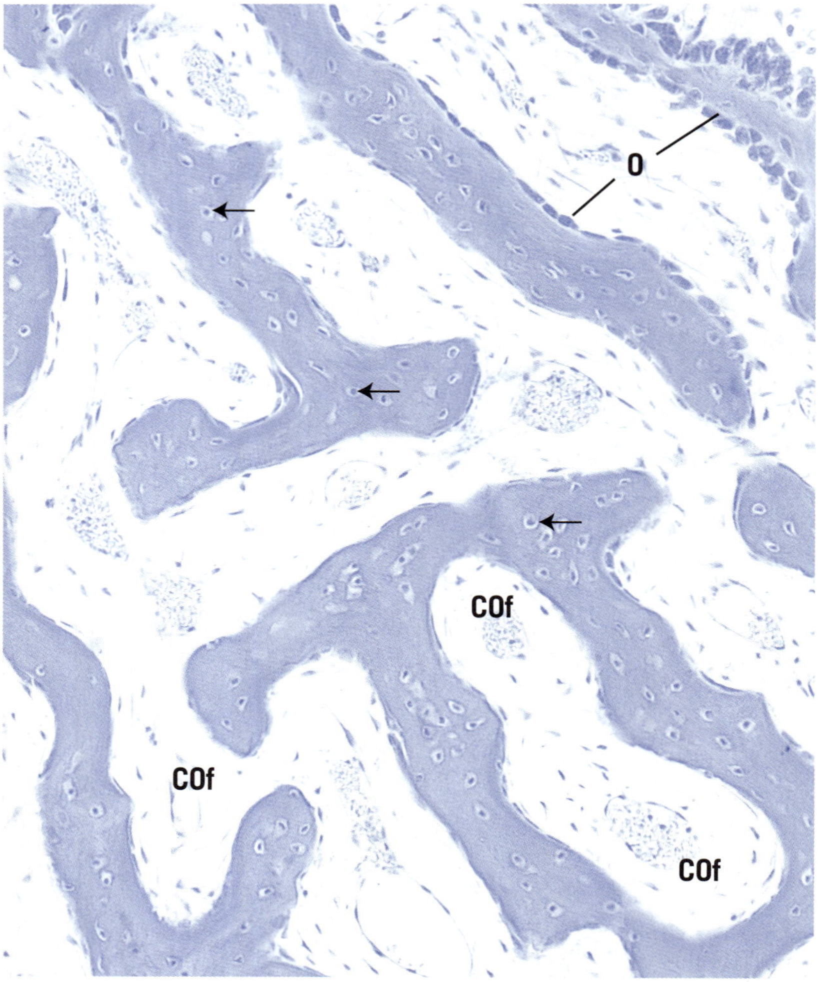


**FIGURA 6-4.** Micrografía óptica de formación membranosa de hueso (132×). Obsérvense los conductos osteónicos en formación (COf), los osteoblastos (O) y los osteocitos (*flechas*).

3. **Osteocitos** (figs. 6-5 y 6-6)
   a. Los osteocitos son **células óseas maduras** confinadas en su propia laguna, se caracterizan por un núcleo heterocromático, poco RER, un aparato de Golgi pequeño y numerosas prolongaciones citoplasmáticas estrechas y delgadas que se extienden a través de **canalículos** por la matriz calcificada. Los osteocitos son nutridos y mantenidos por nutrientes, metabolitos y moléculas señalizadoras en el líquido extracelular (LEC) que fluye a través de lagunas y canalículos. El calcio liberado del hueso también pasa al LEC que se encuentra en estos espacios.
   b. Los osteocitos tienen comunicación entre sí mediante sus prolongaciones, a través de **uniones de hendidura**.
4. **Osteoclastos**
   a. Los **osteoclastos** son células grandes, móviles y multinucleadas (hasta 50 núcleos) que reabsorben el hueso, en un proceso conocido como **osteólisis** (fig. 6-7). Derivan de células del **sistema fagocítico mononuclear**, el cual incluye **monocitos** transportados por la sangre que entran en los espacios de tejido conjuntivo, donde se diferencian en diversos tipos de macrófagos y osteoclastos.
      (1) Los osteoclastos residen en depresiones de la superficie ósea conocidas como **lagunas de resorción** (**lagunas de Howship**), que representan las zonas desde las que reabsorbieron hueso. Estas células expresan varios receptores de membrana, incluidos los de calcitonina, OSF, CSF-1 y receptor activador del factor nuclear κB (RANK).

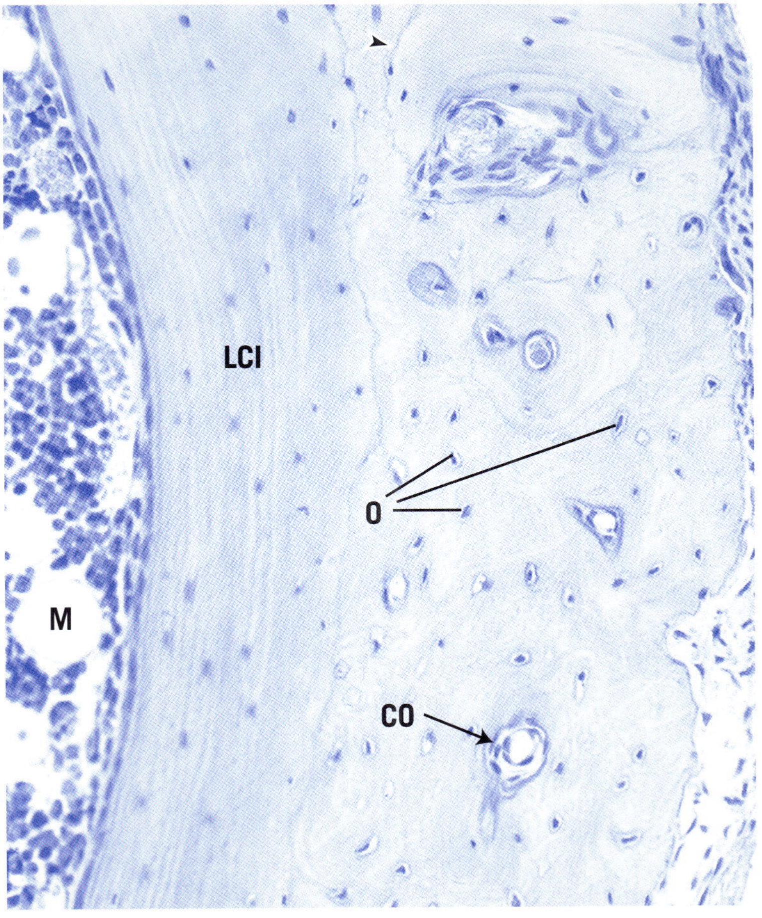


**FIGURA 6-5.** Micrografía óptica de hueso y médula ósea de una costilla (270×). *Punta de flecha*, línea de cementación; CO, conducto osteónico; LCI, láminas circunferenciales internas; M, médula ósea; O, osteocitos.

**(2)** Las citocinas derivadas de los osteoblastos **M-CSF**, **IL-6** y **RANKL** estimulan la formación de osteoclastos, el OSF estimula los osteoclastos para aumentar la osteólisis, y la **osteoprotegerina** (**OPG**), miembro de la familia de receptores del factor de necrosis tumoral, inhibe la formación de osteoclastos impidiendo que el RANKL se una al macrófago.

**b.** Los osteoclastos activos muestran cuatro regiones celulares (*véase* fig. 6-7):

**(1)** La **zona basal** es la parte de la célula más alejada de la superficie ósea y aloja la mayor parte de los orgánulos incluidos los núcleos, las mitocondrias y el RER.

**(2)** El **borde festoneado** (**u ondulado**) es el sitio de reabsorción activa del hueso. Está formado por proyecciones citoplasmáticas digitiformes irregulares que se extienden hasta el **compartimento subosteoclástico**, un espacio estrecho entre el osteoclasto y la superficie ósea que es inicialmente una pequeña depresión que se profundiza a medida que el osteoclasto reabsorbe hueso; entonces se conoce como **laguna de resorción** (**laguna de Howship**). El borde festoneado se colapsa cuando el osteoclasto entra en estado de reposo.

**(3)** La **zona clara** forma un anillo alrededor del borde festoneado. Aquí, la **osteopontina**, secretada por osteoblastos, facilita la unión de los osteoclastos a la superficie ósea con la ayuda de los filamentos de actina. La zona clara aísla y sella el compartimento subosteoclástico, que experimenta osteólisis e impide la filtración de enzimas degradativas a la MEC circundante.

**(4)** La **zona vesicular** se encuentra entre el borde ondulado y la zona basal, y contiene vesículas de exocitosis que transfieren enzimas lisosómicas a las lagunas de resorción, y vesículas de endocitosis que transfieren productos de degradación del hueso presentes en las lagunas de resorción al interior de la célula.

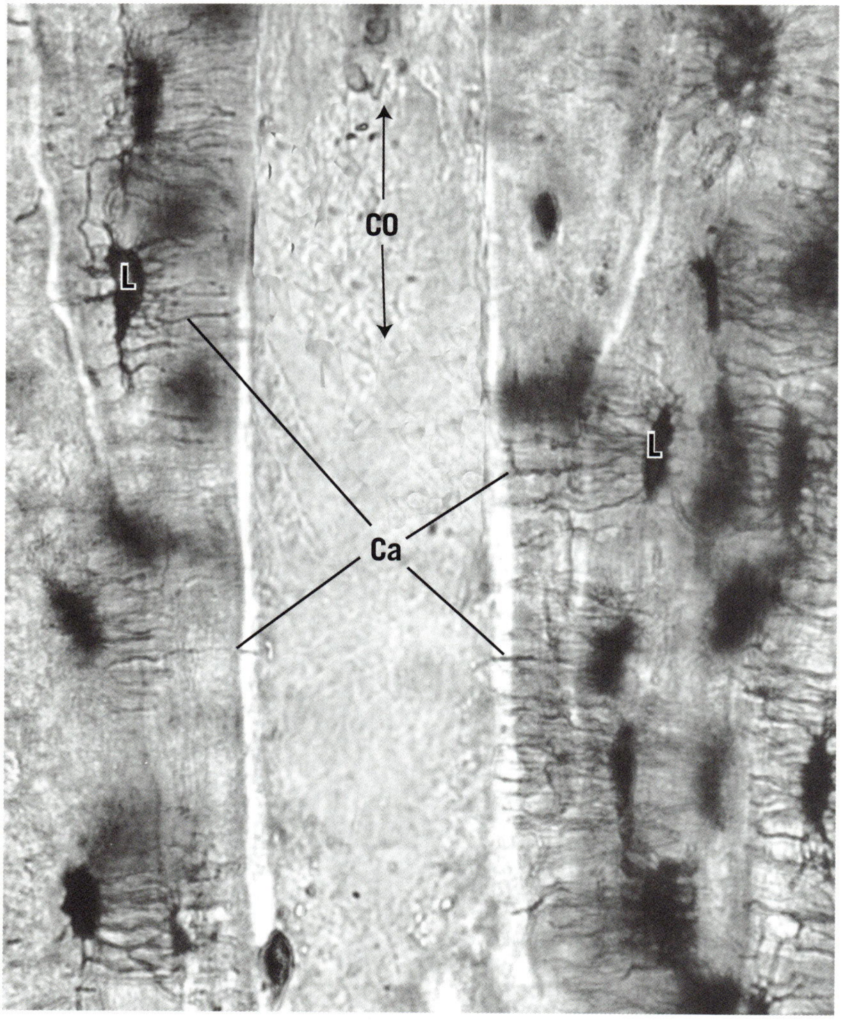


**FIGURA 6-6.** Vista longitudinal de gran aumento en la que se muestran láminas de hueso en sus lagunas (L) con canalículos (Ca) que conducen a los conductos osteónicos (CO).

## PERLAS CLÍNICAS

La **osteoporosis** es una afección caracterizada por **baja masa ósea** (**poca densidad mineral ósea**) y deterioro estructural del tejido óseo, lo que aumenta la fragilidad del hueso y su riesgo de fractura. Es causada por aumento de la reabsorción ósea, decremento de la formación de hueso o ambas cosas. Los estrógenos estimulan la formación de hueso por los osteoblastos, y su ausencia o desequilibrio estimula la actividad osteoclástica, lo que vuelve a los huesos frágiles y susceptibles a fracturas. Por tanto, la osteoporosis es más frecuente en las mujeres durante la posmenopausia, a causa de la menor secreción de estrógenos, y en los pacientes inmóviles, por falta de presión física sobre el hueso. Durante décadas se ha utilizado la terapia de estrógenos para disminuir el riesgo de osteoporosis. En la actualidad, debido al mayor riesgo de cardiopatía, ictus, cáncer de mama y trombosis asociado con la terapia de reposición de estrógenos, los bisfosfonatos, un nuevo grupo de fármacos, son los que se prescriben con más frecuencia a los pacientes con osteoporosis para ralentizar el avance de la enfermedad y prevenir las fracturas óseas. Los moduladores selectivos de los receptores estrogénicos son otro grupo de fármacos que se prescriben para proporcionar los efectos beneficiosos de la terapia estrogénica sin efectos secundarios adversos. Entre las medidas preventivas se incluyen alimentación balanceada rica en calcio y vitamina D, así como ejercicios con soporte de peso. Cabe destacar que tanto los hijos hombres como las hijas mujeres de padres diagnosticados de osteoporosis deben recibir un seguimiento de la enfermedad, ya que son susceptibles de desarrollar el trastorno.

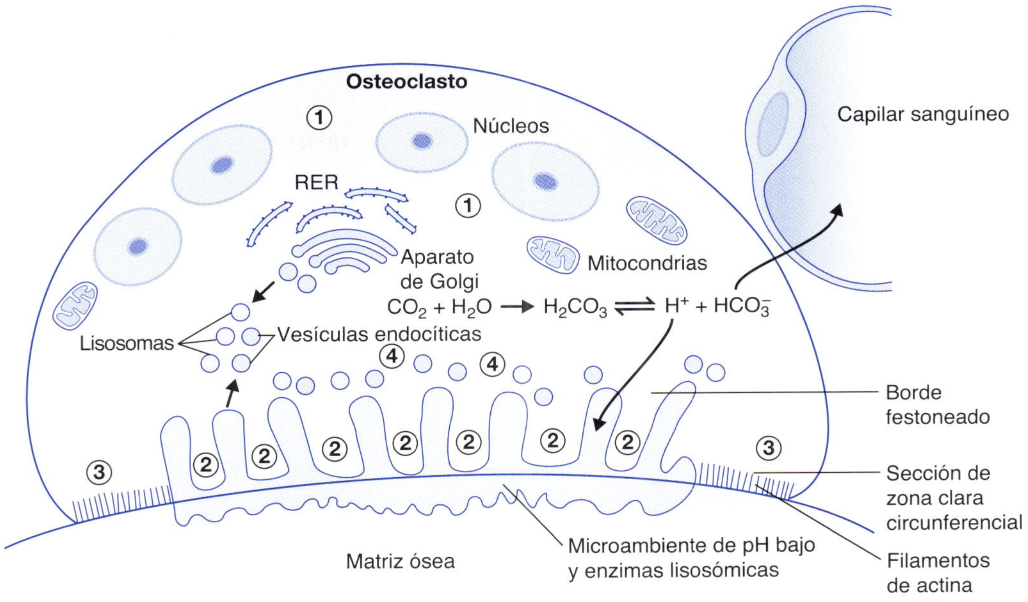


**FIGURA 6-7.** Actividad osteoclástica. En el diagrama se muestran las cuatro regiones del osteoclasto. El borde festoneado (2) se antepone al compartimento subosteoclástico en donde se disuelve el tejido óseo. La zona clara (3) es la región en forma de anillo alrededor del borde festoneado que hace contacto con el tejido óseo y sella el compartimento subosteoclástico. La zona vesicular (4) está justo por encima del borde festoneado, y el resto de la célula que alberga los orgánulos es la zona basal (1).

**c.** La **reabsorción ósea** (fig. 6-7) implica los siguientes acontecimientos:

**(1)** Los osteoclastos secretan iones $H^+$ y $Cl^-$ en el compartimento subosteoclástico, donde se combinan para formar **ácido clorhídrico**, que descalcifica la superficie del hueso y, con ello, expone sus constituyentes orgánicos (osteoide).

**(2)** Las hidrolasas ácidas, las enzimas proteolíticas, la catepsina K y otras colagenasas **degradan los componentes orgánicos** del hueso.

**(3)** Los osteoclastos reabsorben los residuos orgánicos e inorgánicos de la matriz ósea y los vierten al interior de los capilares del tejido conjuntivo.

**(4)** Al terminar su cometido de reabsorción ósea, los osteoclastos presentan apoptosis.

**(5)** La PTH típicamente estimula la actividad osteoclástica, con lo que promueve la reabsorción ósea, mientras que la calcitonina inhibe la actividad osteoclástica. Sin embargo, en determinadas condiciones, la PTH puede estimular la formación de hueso, a pesar de que se desconoce el mecanismo.

## C. Clasificación del hueso. Se basa en sus propiedades macroscópicas y microscópicas.

**1.** La **observación macroscópica** (fig. 6-3) de una sección transversal de hueso revela dos tipos óseos:

**a. Hueso esponjoso** (**trabecular**), que está formado por trabéculas interconectadas. Estas contienen osteocitos y están revestidas en ambas superficies por una capa única de osteoblastos. Los espacios rodeados por las trabéculas óseas se llaman cavidades medulares, que están llenas de médula ósea roja o amarilla, o una combinación de ambas. El hueso esponjoso siempre está rodeado por hueso compacto.

**b. Hueso compacto** (**denso**), que no tiene trabéculas ni cavidades medulares óseas.

**2.** La **observación microscópica** del hueso revela dos tipos óseos:

**a. Hueso primario**, conocido también como **hueso inmaduro** o **trabeculado** (*véase* fig. 6-4), es el primer tejido óseo que se produce durante el desarrollo fetal (tanto en el hueso compacto como en el esponjoso) y en la reparación ósea. Tiene poco contenido mineral y numerosos osteocitos en lagunas de mayor tamaño, y la matriz posee haces de colágeno de tipo I irregulares.

**(1)** Es **remodelado** y **reemplazado por hueso secundario**, excepto en unos cuantos sitios (p. ej., en los alvéolos dentales, cerca de las líneas de sutura de los huesos del cráneo y en los sitios de inserción de los tendones).

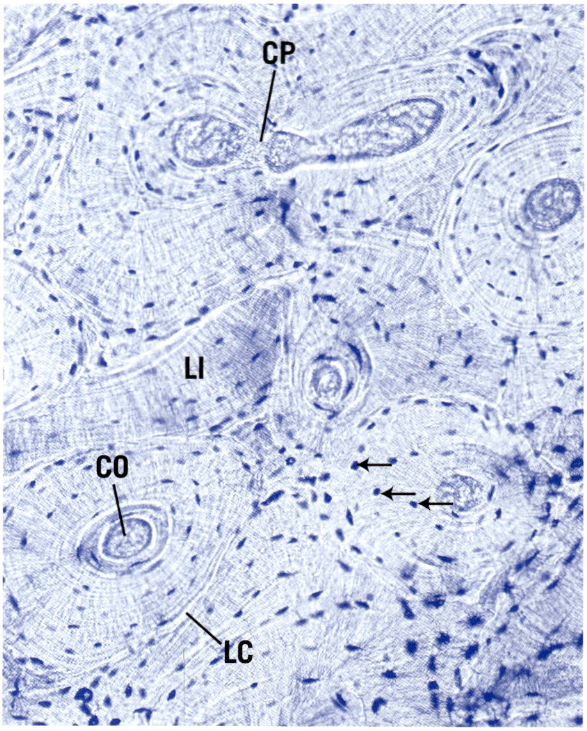


**FIGURA 6-8.** Micrografía óptica de una sección transversal de hueso compacto (132×). Obsérvese el conducto osteónico (CO), la línea de cemento (LC), las láminas intersticiales (LI), el conducto perforante (CP) y los osteocitos con láminas (*flechas*).

**b.** **Hueso secundario**, también llamado **hueso maduro** o **laminar** (**fig. 6-8**), constituye la mayor parte del hueso compacto y del hueso esponjoso en los adultos; tiene una matriz calcificada y bien organizada dispuesta en **capas regulares** o **láminas**, donde cada lámina mide entre 3 y 7 μm de espesor.

**(1)** Contiene osteocitos en lagunas situadas entre las láminas y ocasionalmente dentro de ellas.

**D. Organización de las láminas**. Es característica en el **hueso compacto** (p. ej., en la diáfisis de los huesos largos) y consiste en los elementos siguientes (figs. 6-3, 6-5 y 6-8):

1. Las **osteonas** (**sistemas de Havers**) son estructuras cilíndricas largas que se componen de 4-20 láminas concéntricas que se disponen aproximadamente paralelas al eje mayor de la diáfisis. El centro de cada osteona presenta un **conducto osteónico** (**situado de forma central**), el cual contiene vasos sanguíneos, nervios y tejido conjuntivo laxo. Están revestidos por células osteoprogenitoras y osteoblastos.
   - **a.** Cada osteona suele estar rodeada por una **línea de cemento** (**cemento amorfo**) que se tiñe de forma diferente a la matriz ósea circundante.
   - **b.** Los conductos osteónicos están interconectados por los **canales perforantes** (**conductos de Volkmann**), que también se conectan con el periostio y el endostio, y transmiten el **suministro neurovascular**.
2. Las **láminas intersticiales** son un grupo de láminas irregulares posicionadas entre las osteonas. Son restos de osteonas remodeladas.
3. Las **láminas cilíndricas externas** e **internas** forman, respectivamente, las superficies externa e interna del hueso compacto de la diáfisis (figs. 6-3 y 6-5).
4. Los osteocitos se localizan en lagunas dentro de las láminas y entre ellas; estas células están físicamente conectadas entre sí a través de sus prolongaciones celulares que se contactan y forman uniones comunicantes en los **canalículos**. Los canalículos están conectados a los conductos osteónicos, y LEC en estos espacios estrechos puede proporcionar nutrientes y eliminar los productos de desecho para los osteocitos (*véase* fig. 6-6).

**E. Histogénesis del hueso**. Ocurre por dos procesos: la **formación intramembranosa de hueso** y la **formación endocondral de hueso**. Ambos procesos producen un hueso idéntico desde el punto de vista histológico. Al mismo tiempo que se forma hueso, también se reabsorbe; es decir, la formación y remodelación ósea ocurren simultáneamente. Este proceso dinámico es más rápido en la formación de hueso primario que en la de hueso secundario.

1. La **formación intramembranosa de hueso** (*véase* fig. 6-4) es el proceso por el que se forman la mayoría de los **huesos planos** (p. ej., los huesos parietales del cráneo). El proceso incluye los siguientes acontecimientos:
   a. En la proximidad de los vasos sanguíneos (zona vascular), las células mesenquimatosas se condensan en **centros de osificación primarios**, se diferencian en osteoblastos y secretan **osteoides** de forma desordenada, con lo que forman el **hueso primario**.
   b. A medida que avanza el crecimiento óseo aposicional y ocurre la calcificación, los osteoblastos quedan atrapados en su propia matriz y se convierten en osteocitos. Estos centros de hueso en desarrollo forman **trabéculas** que constituyen el **hueso esponjoso** (como el **diploe** de los huesos planos del cráneo). Otras células mesenquimatosas indiferenciadas se convierten en células hematopoyéticas en la cavidad de la médula ósea.
   c. Las trabéculas en la periferia se fusionan y se convierten en **hueso compacto**.
   d. El periostio y el endostio se desarrollan a partir de la capa mesenquimatosa que no experimenta osificación.
   e. Las células mesenquimatosas se dividen y originan células osteoprogenitoras, que experimentan mitosis y forman nuevas células osteoprogenitoras, o bien, se diferencian en osteoblastos en la capa más interna del periostio en desarrollo.
   f. Finalmente, la mayor parte del tejido óseo primario de los huesos esponjosos y compactos se remodela en hueso laminar.
2. La **formación endocondral de hueso** (**fig. 6-9**) es el proceso por el que se generan los **huesos largos**. Se inicia en el **modelo de cartílago hialino** para el hueso. Las dos etapas de la formación endocondral de hueso implican el desarrollo de centros de osificación primario y secundario.
   a. El **centro de osificación primario** se establece en el **centro de la diáfisis** del modelo de cartílago hialino a través de la siguiente secuencia de acontecimientos:
      (1) La vascularización del pericondrio en este sitio incrementa la tensión de oxígeno, con lo que hace que las **células madre mesenquimatosas** se transformen en **células osteoprogenitoras**, las cuales se diferencian en osteoblastos. En este momento, esta región del pericondrio recibe el nombre de **periostio**.
      (2) Los osteoblastos elaboran matriz ósea en las profundidades del periostio mediante la **formación intramembranosa de hueso**, y crean el **collar óseo subperióstico**.
      (3) Los condrocitos en el núcleo central del modelo cartilaginoso experimentan **hipertrofia** y se degeneran; sus lagunas confluyen y forman grandes cavidades que con el tiempo se convierten en espacios medulares.
      (4) Los osteoclastos abren agujeros en el collar óseo que permiten a la **yema perióstica** (o brote perióstico; vasos sanguíneos, células osteoprogenitoras y células mesenquimatosas) penetrar en los espacios del modelo cartilaginoso recién formados. A continuación, la matriz cartilaginosa, rica en colágeno de tipo II, dentro de estos espacios se calcifica.
      (5) Los osteoblastos recién formados secretan matriz ósea, rica en colágeno de tipo I, que se calcifica en la superficie del cartílago calcificado y forma un **complejo cartílago calcificado-hueso calcificado**. En los cortes histológicos, el cartílago calcificado se tiñe como **basófilo**, mientras que el hueso calcificado se tiñe como **acidófilo**.
      (6) El collar óseo subperióstico se hace más grueso y se alarga hacia las epífisis.
      (7) Los osteoclastos empiezan a reabsorber el complejo cartílago calcificado-hueso calcificado, lo que agranda la cavidad medular primitiva.
      (8) Estos pasos continúan, y la formación de hueso se extiende hacia las **epífisis**.
   b. En las **epífisis** se desarrollan **centros de osificación secundarios** mediante una vía parecida, excepto que no se forma un collar óseo.
      (1) A medida que las epífisis cartilaginosas crecen, los canales vasculares invaden los centros y suministran células osteoprogenitoras, que se dividen y diferencian en osteoblastos, los cuales depositan matriz ósea para reemplazar el cartílago en proceso de desintegración. Una vez que las epífisis son reemplazadas por tejido óseo, el cartílago hialino se conserva en dos áreas: las superficies articulares y las placas epifisarias (placas de crecimiento).
      (2) El cartílago articular persiste en las superficies articulares de las epífisis y no contribuye a la formación de hueso.

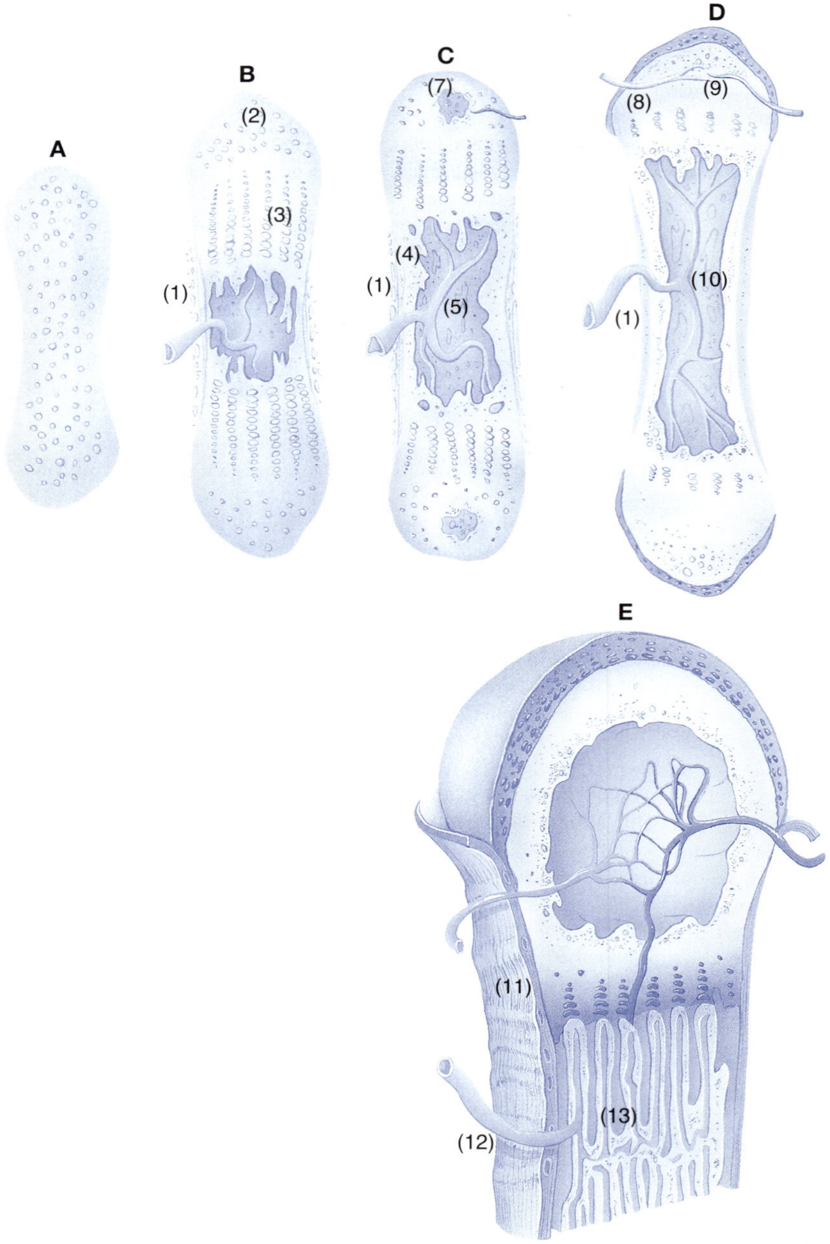


**FIGURA 6-9.** Formación de hueso endocondral. **A**. La formación endocondral de hueso requiere un modelo de cartílago hialino. **B**. La vascularización del pericondrio de la diáfisis (1) causa la transformación de las células condrógenas en células osteógenas, seguida de la formación (vía osteogénesis intramembranosa) de un collar óseo subperióstico (1) que rápidamente es perforado por la actividad osteoclástica. Los condrocitos del centro del cartílago se hipertrofian (3) y sus lagunas confluyen. **C**. El collar óseo subperióstico (1) aumenta de longitud y anchura. Las lagunas confluyentes son invadidas por la yema perióstica (4). La actividad osteoclástica forma una cavidad medular primitiva (5), cuyas paredes están formadas por el complejo cartílago calcificado-hueso calcificado. Las epífisis (2) muestran el inicio de los centros de osificación secundarios (7). **D** y **E**. El collar óseo subperióstico (1) ya es lo suficientemente grande para soportar el hueso largo en desarrollo y la mayor parte del cartílago ha sido reabsorbida, excepto en las placas epifisarias (8) y la cubierta de las epífisis (9). La osificación de las epífisis ocurre desde el centro (10), de modo que el periostio vascular (11) no cubre la superficie cartilaginosa. Los vasos sanguíneos (12) entran en las epífisis, sin vascularizar el cartílago, para formar la red vascular (13) alrededor de la cual se formará el hueso esponjoso. (Reimpresa con autorización de Gartner LP, Lee LMJ. *Gartner and Hiatt's Atlas and Text of Histology*. 8th ed. Wolters Kluwer; 2023:100).

(3) Las placas epifisarias siguen creciendo por adición de cartílago nuevo al extremo epifisario, mientras que en el extremo diafisario el cartílago es reemplazado por tejido óseo (alargando el hueso).

(4) Las placas epifisarias se osifican gradualmente, y el alargamiento de los huesos largos, y por tanto el crecimiento, cesa hacia los 20 años en muchas personas.

3. Las cinco **zonas de las placas epifisarias**, histológicamente distintas, se disponen en el siguiente orden del lado epifisario al lado diafisario:
   a. La **zona de reserva de cartílago** (**zona de reposo**) se encuentra en el lado de la placa correspondiente a las epífisis y está compuesto de cartílago hialino de apariencia típica con pequeños condrocitos inactivos dispuestos aleatoriamente.
   b. La **zona de proliferación** es una región de células condrocitos de división rápida que origina filas de grupos isógenos de condrocitos.
   c. La **zona de hipertrofia y maduración** es la región donde los condrocitos y sus lagunas se alargan, y la matriz cartilaginosa entre estos se condensa.
   d. La **zona de calcificación** es la región donde los condrocitos que ya han experimentado hipertrofia mueren y la matriz cartilaginosa se calcifica.
   e. La **zona de osificación** está posicionada más cerca del lado diafisario, donde los osteoblastos recién formados depositan matriz ósea en el cartílago calcificado, y de esta manera se forma un complejo cartílago calcificado-hueso calcificado que es reabsorbido y reemplazado por tejido óseo.
4. La **calcificación** del hueso no se comprende del todo. Sin embargo, la siguiente es la secuencia generalmente aceptada:
   a. Se sabe que la **osteonectina**, los **proteoglucanos** y la **sialoproteína ósea** estimulan la calcificación.
   b. La matriz ósea contiene altas concentraciones de $Ca^{2+}$, así como múltiples compuestos orgánicos y enzimas. La osteocalcina y las sialoproteínas concentran aún más el $Ca^{2+}$; los osteoblastos secretan fosfatasa alcalina, lo que escinde los grupos fosfato de los compuestos orgánicos de fosfato, aumentando así la concentración de iones $PO_4^{3-}$. Los osteoblastos liberan pequeñas vesículas de la matriz, lo que facilita el depósito de fosfato de calcio dentro de las vesículas de la matriz.
   c. Las bombas de $Ca^{2+}$ en las membranas de las vesículas de la matriz transportan más calcio, con lo que forman cristales de hidroxiapatita que crecen y eventualmente rompen la vesícula matricial, liberando su contenido hacia la matriz. Los cristales liberados forman **nidos de cristalización** y las enzimas liberadas liberan iones fosfato que se unen con el $Ca^{2+}$ para formar a su vez más fosfato de calcio.
   d. El fosfato cálcico comienza a calcificar la matriz alrededor de los nidos de cristalización.
   e. Se elimina el agua de la matriz a medida que los cristales de hidroxiapatita son depositados en los huecos de las fibrillas de colágeno, y los nidos de mineralización crecen y se fusionan con otros nidos vecinos, hasta calcificar toda la matriz.

F. **Remodelado óseo**. El hueso está remodelándose constantemente, según se requiera, para permitir el crecimiento, y su configuración estructural se modifica a lo largo de toda la vida para adaptarse a los cambios ambientales.

1. En las primeras etapas de la vida, el desarrollo óseo supera la reabsorción debido a la formación de nuevas osteonas, mientras que una cantidad menor de estas se reabsorbe. Más adelante, cuando las placas epifisarias se han cerrado, el desarrollo y la reabsorción óseos se equilibran. El remodelado del hueso compacto está regulado principalmente por factores generales, como la PTH y la calcitonina. Por otro lado, el remodelado del hueso esponjoso es regulado principalmente por factores locales.

G. **Reparación de una fractura ósea**. La fractura de un hueso daña la matriz, las células óseas y los vasos sanguíneos de la región, lo que resulta en hemorragia local y formación de coágulos sanguíneos.

1. En el periostio y el endostio cercanos a la fractura **proliferan las células osteoprogenitoras**, creando tejido celular que rodea la fractura y penetra el hueco entre los extremos fracturados del hueso.
2. En el sitio de fractura, tanto por la parte interna como por la externa, se forma un **callo óseo**.
   a. El vaso sanguíneo dañado en el área de la fractura resulta en una disminución de la tensión de oxígeno, lo que estimula a las células osteoprogenitoras a transformarse en células madre mesenquimatosas que forman cartílago hialino y tejido conjuntivo fibroso.
   b. A través de la osificación endocondral, el cartílago es reemplazado por hueso primario. Simultáneamente, las células osteoprogenitoras en la región también experimentan formación intramembranosa de hueso para producir hueso primario.
   c. Las trabéculas irregulares del hueso primario unen los extremos del hueso fracturado y forman el **callo óseo**. A medida que la fractura sana, el hueso primario es remodelado dentro del hueso secundario.

### PERLAS CLÍNICAS

En una lesión grave en la que se pierden o deben extraerse segmentos de hueso, y la unión de los extremos fracturados para promover la reparación ósea natural es inalcanzable, como en las fracturas compuestas graves, se realiza un injerto óseo. Los tejidos del injerto óseo tienen potencial osteogénico y pueden obtenerse y almacenarse congelados, u obtenerse en el momento de la cirugía de injerto óseo. El injerto óseo puede obtenerse de los propios pacientes, y estos **autoinjertos** son los que mejores resultados dan, ya que el tejido donante del mismo individuo tiene menos probabilidades de provocar una reacción de injerto contra huésped. Los **aloinjertos** utilizan tejido óseo donado de un individuo diferente de la misma especie, y los **xenoinjertos** utilizan tejido donado de una especie diferente.

## H. Vitaminas en la formación de hueso

1. La **vitamina D** es necesaria para la **formación de hueso** (**osificación**) y la **absorción de calcio** del intestino delgado. La insuficiencia de vitamina D causa calcificación deficiente del hueso (que, por tanto, es blando), un fenómeno conocido como **raquitismo** en los niños y como **osteomalacia** en los adultos. La vitamina D en exceso causa reabsorción ósea.
2. La insuficiencia de **vitamina A** inhibe la formación de hueso y su crecimiento, mientras que un exceso de esta vitamina acelera la osificación de las placas epifisarias. Tanto la insuficiencia como el exceso dan como resultado baja estatura.
3. La **vitamina C** es necesaria para la **formación de colágeno**. Su insuficiencia provoca **escorbuto**, caracterizado por enfermedad de las encías, dientes flojos, fácil aparición de hematomas, piel seca y escamosa, cicatrización lenta de las heridas en fases tempranas, debilitamiento y escaso crecimiento óseo, y reparación inadecuada de las fracturas.

### PERLAS CLÍNICAS

El **raquitismo** afecta a la población infantil y se debe a la insuficiencia de vitamina D, lo que provoca insuficiencia de calcio. La insuficiencia de calcio induce una secreción elevada de PTH para mantener concentraciones estables de calcio en sangre, pero posteriormente causa una alteración de la calcificación ósea durante períodos críticos del crecimiento óseo. Los pacientes con raquitismo presentan deformación de las espículas óseas de las placas epifisarias, crecimiento óseo lento, deformación de los huesos que soportan peso (miembros inferiores arqueados), tórax prominente y plagiocefalia posicional (cabeza deformada, siendo más común un aplanamiento en la parte posterior del cráneo debido a la presión ejercida al estar en posición supina).

La **osteomalacia** (raquitismo de los adultos) se debe a la insuficiencia de vitamina D o calcio. Se caracteriza por la hipocalcificación en el hueso formado recientemente y la descalcificación del hueso ya calcificado, lo que resulta en huesos debilitados y propensos a fracturas. Los síntomas se exacerban durante el embarazo, ya que los requerimientos de calcio del feto pueden provocar una mayor pérdida de calcio en la madre.

## I. Hormonas en la formación de hueso

1. La **PTH** activa los osteoblastos para que secreten **RANKL** y **OSF**. El primero induce la formación de osteoclastos y el segundo estimula la **reabsorción de hueso** por los osteoclastos, con lo que **aumentan las concentraciones de calcio en la sangre**. El exceso de PTH (hiperparatiroidismo) provoca la desmineralización del hueso y hace al hueso **más susceptible a fracturas**. El aumento de la concentración de calcio en sangre (**hipercalcemia**) conduce a la calcificación ectópica, comúnmente en las paredes arteriales y ciertos órganos, como el riñón.
2. La **calcitonina** es secretada por las células parafoliculares de la glándula tiroides. Elimina el borde festoneado de los osteoclastos y los induce a experimentar apoptosis, evitando así la **reabsorción del hueso**.
3. La **hormona del crecimiento** (**somatotropina**) se produce en la adenohipófisis. Estimula todo el crecimiento, en especial el de las placas epifisarias, e influye en el desarrollo del hueso a través de factores de crecimiento insulínico (somatomedinas). Los niños con deficiencia en esta hormona presentan baja estatura, mientras que un exceso de somatotropina conduce a **acromegalia pediátrica**. El exceso de somatotropina después del cierre de las placas epifisarias conduce a la **acromegalia**, caracterizada por el engrosamiento de ciertos huesos

### PERLAS CLÍNICAS

La **osteopetrosis** es una enfermedad genética que afecta a los osteoclastos, que no pueden formar bordes festoneados y, por tanto, no pueden reabsorber hueso. Esto crea un desequilibrio entre la formación de hueso y su reabsorción, lo que origina huesos densos pero paradójicamente más frágiles debido a un remodelado y organización inadecuados. Con la progresión de esta afección, puede desarrollarse la anemia debido a la reducción del espacio para la médula ósea para la hematopoyesis. La ceguera, sordera y daño a los nervios craneales también se asocian con la osteopetrosis avanzada debido al engrosamiento del hueso que comprime estos nervios.

La **acromegalia** se debe al **exceso de somatotropina** en los adultos, más comúnmente debido a un tumor hipofisario que secreta somatotropina. Se caracteriza por **huesos** engrosados y agrandados en los miembros y en partes del esqueleto facial, lo que resulta en una mandíbula, nariz, pómulos y frente agrandados

## III. ARTICULACIONES

**A. Sinartrosis**. Son ***articulaciones inmóviles*** **formadas por tejido conjuntivo**, **cartílago** o **hueso**. Estas articulaciones unen la primera costilla al esternón y conectan los huesos del cráneo entre sí.

**B. Diartrosis (articulaciones sinoviales)**. Permiten el máximo movimiento y por lo general se encuentran entre los huesos largos. Estas articulaciones están rodeadas por una cápsula formada por dos capas, lo que contiene y sella la cavidad articular. Esta última contiene líquido sinovial, un líquido incoloro y viscoso rico en ácido hialurónico y proteínas.

1. La **capa capsular externa** (**fibrosa**) es una capa fibrosa de tejido conjuntivo denso.
2. La **capa capsular interna** (**sinovial**) también recibe el nombre de **membrana sinovial**. Su superficie interna está recubierta por una capa de células epiteliales entre planas y cúbicas. Dos tipos de células comprenden este epitelio.
   a. Las **células tipo A** son intensamente fagocíticas y tienen un aparato de Golgi bien desarrollado, muchos lisosomas y un RER disperso.
   b. Las **células tipo B** se parecen a los fibroblastos y tienen un RER bien desarrollado; estas células probablemente secretan líquido sinovial.

### PERLAS CLÍNICAS

Los mecanismos anatómicos e histológicos de **tronarse los dedos** se han dilucidado con imágenes por resonancia magnética, las cuales demostraron que se formaban pequeñas burbujas de líquido sinovial en las articulaciones y que se producía el sonido cuando las burbujas cavitan. Al parecer, las articulaciones que pueden «tronarse» son más saludables que las que no producen el mismo sonido.

Algunas articulaciones, como las de la rodilla, tienen dos piezas de fibrocartílago, conocidas como **meniscos**, interpuestas entre los huesos articulados. Estas son estructuras que soportan peso y están expuestas a una presión considerable y fuerzas dañinas; por tanto, cada menisco comienza a deteriorarse y, eventualmente, desintegrarse. En Estados Unidos, anualmente más de 1 millón de personas se realizan cirugía para reparación de meniscos, y cerca de 750 000 personas requieren reemplazo total de rodilla con prótesis. Con la llegada de la bioimpresión en tercera dimensión, ahora es posible imprimir un menisco construido de polímero específico para la anatomía del paciente y embeberlo con citocinas, así como injertos autólogos de células madre mesenquimatosas del tejido adiposo del propio paciente. Tales implantes son todavía experimentales, pero varios ensayos clínicos en humanos han mostrado resultados prometedores

La **gota** es un tipo de artritis inflamatoria ocasionada por la acumulación de **cristales de ácido úrico** en las articulaciones, una enfermedad que afecta a más de 8 millones de personas tan solo en Estados Unidos. Si el depósito de urato ocurre en individuos jóvenes (menores de 30 años) a causa de una enfermedad metabólica, se conoce como **gota primaria**; si ocurre en sujetos de mayor edad por ciertas enfermedades y tratamientos farmacológicos, se conoce como **gota secundaria**. Suele presentarse con mayor frecuencia en los hombres antes de los 50 años; después, se ven afectados ambos sexos por igual, hasta los 80 años de edad, donde la incidencia en las mujeres es mayor. Aunque casi todas las articulaciones sinoviales son susceptibles, las del primer dedo del pie, el tobillo y la rodilla son los sitios más comunes de la afección, donde se presenta con eritema, tumefacción y dolor. La gota primaria suele deberse a problemas con el metabolismo de las purinas, que causan hiperuricemia (ocasionada por la producción o retención de ácido úrico), mientras que la gota secundaria se debe a complicaciones metabólicas de la diabetes *mellitus*, disfunción renal, obesidad, hipertensión, consumo excesivo de alcohol (especialmente cerveza), toxicidad por plomo y toxicidad por fármacos como diuréticos, levodopa, ácido acetilsalicílico (dosis bajas de uso profiláctico), niacina y ciclosporina. Además, el consumo excesivo de alimentos ricos en purinas, como las sardinas, el hígado, el atún y las ostras, y la ingesta de jugos (zumos) ricos en fructosa y bebidas carbonatadas pueden incrementar el riesgo de desarrollar gota. Curiosamente, el café, el consumo ocasional de vino tinto o blanco y los productos lácteos bajos en grasa parecen reducir la incidencia de gota.

# Autoevaluación

***Instrucciones***: cada reactivo en esta sección va seguido de posibles opciones. Seleccione la *mejor* opción (**A**, **B**, **C**, **D** o **E**) para cada caso.

**Las preguntas 1 a 3 se basan en el caso descrito a continuación:**

Paciente de 15 años cuyo sexo asignado al nacer es femenino y que se identifica como no binaria se presenta en urgencias con una fractura de húmero por tropezar y caerse en casa. El diagnóstico por imagen del brazo lesionado revela placas epifisarias intactas y una fractura compuesta de la diáfisis con el fragmento óseo superior, que sobresale a través de la piel, y numerosos fragmentos óseos pequeños en las proximidades. La exploración física también es significativa por la piel pálida, escamosa y seca; encías sangrantes; y dientes flojos. Los padres del paciente revelan que este pasa la mayor parte del tiempo en casa, yendo a una escuela en línea y jugando a juegos en línea con amigos. Su dieta diaria principal incluye hamburguesas, patatas fritas, alitas de pollo y refrescos con poca o ninguna fruta, verdura o productos lácteos.

**1.** Con base en las imágenes de la lesión del paciente, ¿cuál es el plan de tratamiento más probable para obtener los mejores resultados para este paciente?

**(A)** Inmovilización del húmero
**(B)** Fractura realineada del húmero y escayola
**(C)** Inyección de células madre en el lugar de la fractura
**(D)** Reparación quirúrgica con autoinjerto óseo

**2.** Con base en los hábitos diarios del paciente y otros hallazgos físicos, ¿cuál de las siguientes complicaciones es previsible tras el tratamiento de la fractura?

**(A)** Engrosamiento anómalo del húmero reparado
**(B)** Retraso en la cicatrización de la herida
**(C)** Aumento del calcio en sangre
**(D)** Cese del crecimiento del húmero fracturado

**3.** ¿Cuál de los siguientes suplementos vitamínicos puede mejorar la complicación prevista?

**(A)** Vitamina A
**(B)** Vitamina $B_6$
**(C)** Vitamina $B_{12}$
**(D)** Vitamina C
**(E)** Vitamina E

**Las preguntas 4 y 5 se basan en el caso descrito a continuación:**

Un hombre de 29 años acude a su nuevo médico para una revisión anual. El médico observa que, con una estatura de 1.70 m, el paciente tiene un número de calzado desproporcionadamente grande; sus manos son grandes y gruesas; y tiene una mandíbula y unos pómulos grandes y una frente prominente. El médico recomienda un análisis de sangre para descartar una posible afección médica asociada.

**4.** ¿Cuál de las siguientes es la enfermedad más probable que sospecha el médico?

**(A)** Acondroplasia
**(B)** Acromegalia
**(C)** Osteomalacia
**(D)** Escorbuto

**5.** ¿Cuál de los siguientes resultados en el análisis de sangre confirmaría el diagnóstico?

**(A)** Deficiencia de fosfatasa alcalina
**(B)** Elevación de la hormona del crecimiento
**(C)** Aumento de la concentración de calcio en sangre
**(D)** Hipervitaminosis A
**(E)** Valor reducido de calcitonina

**Las preguntas 6 a 8 se basan en el caso descrito a continuación:**

Un paciente de 25 años acude a su médico con problemas de visión borrosa, disminución de la audición, debilidad física y malestar general. En la exploración física destaca una reducción de las funciones de los nervios craneales. Las pruebas de imagen del ojo y el oído no son destacables, pero varias regiones del cráneo presentan un grosor superior al intervalo de referencia. El paciente consiente en un análisis de sangre.

**6.** ¿Cuál de los siguientes resultados es probable que aparezca en el análisis de sangre?

**(A)** Deficiencia de fosfatasa alcalina
**(B)** Disminución de la concentración de calcio en sangre
**(C)** Elevación de la hormona del crecimiento
**(D)** Hipervitaminosis A
**(E)** Valor reducido de calcitonina

**7.** ¿Cuál puede ser el diagnóstico?

**(A)** Acromegalia
**(B)** Osteomalacia
**(C)** Osteopetrosis
**(D)** Osteoporosis
**(E)** Raquitismo

**8.** ¿Cuál es la etiología primaria de esta enfermedad?

**(A)** Mutación en el gen receptor de PTH
**(B)** Sobreproducción de condroblastos
**(C)** Calcificación prematura de las placas epifisarias
**(D)** Actividad reducida de los osteoclastos
**(E)** Insuficiencia de vitamina D durante el crecimiento

**Las preguntas 9 a 11 se basan en el caso descrito a continuación:**

Un hombre de 30 años presenta una articulación del dedo gordo del pie hinchada, enrojecida y que duele a la palpación. El paciente indica que estaba en la cama cuando el dolor comenzó repentinamente y no remite. El médico solicita análisis de sangre y orina con el consentimiento del paciente.

**9.** ¿Cuál es el diagnóstico del que se sospecha?

**(A)** Osteomielitis
**(B)** Gota primaria
**(C)** Artritis reumatoide
**(D)** Fractura ósea simple
**(E)** Tendinitis

**10.** ¿En cuál de las siguientes sustancias es probable que los resultados del análisis de sangre muestren un aumento?

**(A)** Calcio
**(B)** Vitamina $D_3$
**(C)** Hormona del crecimiento
**(D)** Fosfato
**(E)** Ácido úrico

**11.** ¿Cuál de las siguientes bebidas debe recomendarse al paciente para evitar la exacerbación de los síntomas?

**(A)** Cerveza
**(B)** Café
**(C)** Vino tinto
**(D)** Leche descremada
**(E)** Vino blanco

**Las preguntas 12 y 13 se basan en el caso descrito a continuación:**

Una niña de 4 años se presenta a una visita de control infantil por primera vez desde la última consulta hace 3 años. En la exploración física destacan piernas arqueadas, tórax prominente y la parte posterior del cráneo aplanada.

**12.** Con base en la exploración física, ¿cuál es el diagnóstico más probable?

**(A)** Osteomalacia
**(B)** Osteomielitis
**(C)** Osteopetrosis
**(D)** Raquitismo
**(E)** Escoliosis

**13.** ¿Cuál de las siguientes vitaminas es probable que falte en esta paciente?

**(A)** Vitamina A
**(B)** Vitamina $B_6$
**(C)** Vitamina $B_{12}$
**(D)** Vitamina D
**(E)** Vitamina E

**La pregunta 14 se basa en la figura que se muestra a continuación:**

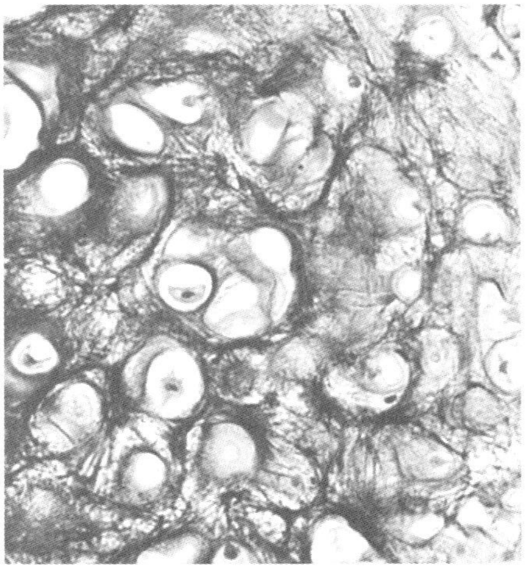

**14.** ¿Qué tipo de colágeno está presente en este tejido?

**(A)** Colágeno de tipo I
**(B)** Colágeno de tipo II
**(C)** Colágeno de tipo III
**(D)** Colágeno de tipo IV
**(E)** Colágeno de tipo V

**15.** ¿Cuál de las siguientes estructuras se vería afectada negativamente por las mutaciones que resultan en conexinas no funcionales?

**(A)** Cartílagos costales
**(B)** Cartílago epiglótico
**(C)** Ligamentos
**(D)** Huesos del cráneo

# Respuestas y explicaciones

1. **D.** La fractura compuesta con muchos fragmentos pequeños en la zona sugiere que pueden perderse algunos fragmentos óseos, y probablemente no sea posible la simple realineación de los huesos y la inmovilización de los extremos óseos fracturados; por tanto, lo más probable es que la reparación quirúrgica con autoinjerto óseo ofrezca los mejores resultados para el paciente.
2. **B.** Los demás síntomas y hábitos cotidianos del paciente sugieren claramente que está experimentando síntomas de escorbuto. El escorbuto también se asocia a un proceso de cicatrización de heridas más lento debido al debilitamiento de las fibras de colágeno.
3. **D.** El escorbuto es el resultado de una carencia de vitamina C, necesaria para la síntesis del colágeno.
4. **B.** Las características físicas del paciente son compatibles con acromegalia.
5. **B.** La acromegalia es el resultado de un exceso de hormona del crecimiento en adultos cuyas placas epifisarias están calcificadas y no pueden alargarse. En respuesta al exceso de hormona del crecimiento, el crecimiento óseo aposicional engrosa ciertos huesos, especialmente en los miembros y los huesos faciales.
6. **B.** El engrosamiento de los huesos del cráneo y la disfunción de los nervios craneales indican el pinzamiento de estos nervios por el engrosamiento del tejido óseo. El aumento del grosor óseo indica disfunción osteoclástica, y una función osteoclástica ineficaz provocaría una disminución de las concentraciones de calcio en sangre.
7. **C.** En la osteopetrosis, el hueso se forma de manera normal, pero no es reabsorbido. Esto ocasiona aumento en la densidad ósea, anemia, sordera, ceguera y otras alteraciones de los nervios craneales debido a la compresión en los orificios de salida en el cráneo.
8. **D.** La osteopetrosis es una enfermedad genética en la cual los osteoclastos carecen de bordes festoneados y no pueden reabsorber el hueso.
9. **B.** Como el paciente tiene 30 años y el dolor ocurrió de manera repentina en la noche, sin evidencia de traumatismo físico, gota primaria es la causa más probable de los síntomas.
10. **E.** Los pacientes con gota primaria tienen concentraciones elevadas de ácido úrico, ya que tienen un metabolismo anómalo de las purinas, lo que no les permite la eliminación normal del ácido úrico.
11. **A.** La cerveza es una de las bebidas que elevan las concentraciones de ácido úrico en la sangre. Las otras bebidas no tienen efecto en las concentraciones de ácido úrico, o incluso las disminuyen.
12. **D.** La presentación es coherente con el raquitismo: piernas arqueadas, caja torácica prominente y plagiocefalia posicional, todo ello debido a la insuficiencia de calcio durante el crecimiento óseo.
13. **D.** La vitamina D es necesaria para la absorción del calcio; su insuficiencia lleva a la carencia de calcio y al debilitamiento de los huesos (huesos blandos).
14. **B.** La imagen corresponde a cartílago elástico, y el colágeno en la matriz es de tipo II.
15. **D.** Las conexinas son los componentes de las uniones comunicantes que permiten la comunicación directa y el intercambio de materiales entre células. Los osteocitos entran en contacto entre sí en los canalículos y dependen de estas uniones para comunicarse entre sí; por tanto, el tejido óseo se vería afectado.

7

# Músculo

## I. PUNTOS CLAVE: MÚSCULO

Hay dos tipos de músculo: **estriado** y **liso**, y el músculo estriado tiene dos subdivisiones: **esquelético** y **cardíaco**. Todas las células musculares, también conocidas como **fibras musculares**, poseen **elementos contráctiles,** cuyos principales componentes son actina y miosina. La contracción puede ser **voluntaria** (músculos esqueléticos) o **involuntaria** (músculos cardíacos y lisos).

## II. ESTRUCTURA DEL MÚSCULO ESQUELÉTICO

**A.** Los **músculos esqueléticos** poseen revestimientos de tejido conjuntivo que llevan elementos nerviosos y vasculares a las células musculares y constituyen un vehículo que dirige las fuerzas de la contracción muscular. Los músculos esqueléticos (p. ej., el bíceps) están rodeados por un tejido conjuntivo grueso conocido como **epimisio**, que forma las **aponeurosis**, las cuales conectan el músculo esquelético a otro músculo, y por **tendones**, que conectan el músculo esquelético al hueso. Los **fascículos** (pequeños haces de células musculares) están rodeados por una vaina de tejido conjuntivo más delgada, conocida como **perimisio**; las células musculares individuales están rodeadas por un **endomisio**, consistente en una frágil capa de tejido conjuntivo compuesto por fibras reticulares delgadas y una estructura similar a una membrana basal, la lámina externa.

**B.** Los **tres tipos de células musculares esqueléticas** incluyen: las **rojas** (**tipo I**), que se distinguen por tener contracción lenta y la capacidad de no fatigarse con facilidad; las **blancas** (**tipo IIb**), que se contraen rápidamente pero se fatigan con facilidad; y las **intermedias** (**tipo IIa**), con características similares a los tipos I y IIb. Los tres tipos pueden estar presentes en cualquier músculo, y cada músculo tiene de manera particular una proporción mayor o menor de cada tipo de células. Estos tres tipos de células difieren entre sí en su contenido de **mioglobina** (una proteína que es similar a la hemoglobina y que se une al $O_2$), su número de **mitocondrias**, su concentración de varias enzimas y su tasa de contracción (**tabla 7-1**).

Un cambio en la **inervación** modifica el tipo de una fibra. Si una fibra roja es desnervada y su inervación se reemplaza por la de una fibra blanca, la fibra roja cambiará sus características y se convertirá en una fibra blanca.

**C.** Las **células musculares esqueléticas** son largas, cilíndricas y **multinucleadas**, y cada célula está completamente envuelta por un endomisio (**figs. 7-1** a **7-3**). El citoplasma de las células musculares también se conoce como **sarcoplasma**. El plasmalema, conocido también como **sarcolema**, forma invaginaciones tubulares profundas, o **túbulos T** (**transversos**), que se extienden hacia la profundidad del sarcoplasma. Las células musculares esqueléticas poseen colecciones cilíndricas de **miofibrillas**, de 1-2 µm de diámetro, que se extienden a lo largo de toda la célula.

1. Las **miofibrillas** son haces cilíndricos longitudinales de **miofilamentos gruesos** y **delgados** observables al microscopio electrónico de transmisión (*véase* fig. 7-1).

**Tabla 7-1 Características de las fibras musculares rojas y blancas**

| Tipo | Contenido de mioglobina | Presencia de mitocondrias | Contenido enzimático | Contracción | Principal método de generación de ATP |
|---|---|---|---|---|---|
| Rojas (lentas; tipo I) | Alto | Numerosa | Alto en enzimas oxidativas; bajo en ATPasa | Lenta pero repetitiva; no se fatigan fácilmente | Fosforilación oxidativa lenta |
| Intermedias (tipo IIa) | Intermedio | Intermedia | Intermedio en enzimas oxidativas y ATPasa | Rápida, pero no se fatigan fácilmente | Fosforilación oxidativa y glucólisis anaeróbica |
| Blancas (rápidas; tipo IIb) | Bajo | Escasa | Bajo en enzimas oxidativas; alto en ATPasa y fosforilasas | Rápida; se fatigan fácilmente | Glucólisis anaeróbica |

ATP, trifosfato de adenosina; ATPasa, adenosina-trifosfatasa.

2. El **sarcómero** es la región entre dos discos Z sucesivos que se repite regularmente y constituye la unidad de contracción funcional del músculo esquelético.
3. El **retículo sarcoplasmático (RS)** es un retículo endoplasmático liso (REL) modificado que rodea los miofilamentos y forma una malla alrededor de cada miofibrilla. Lo que origina un par de **cisternas terminales** dilatadas que rodean las miofibrillas en el punto de unión de cada banda A con una banda I y **regulan la contracción muscular** secuestrando iones de calcio (lo que produce la relajación) o liberando iones de calcio (lo que produce la contracción).
4. Las **tríadas** son complejos especializados formados por un túbulo T central estrecho flanqueado a ambos lados por cisternas terminales del RS (*véase* fig. 7-1). Se localizan en la unión A-I en las células musculares esqueléticas de los mamíferos y aseguran que la contracción es uniforme a lo largo de toda la célula muscular.
5. Los **miofilamentos** son **filamentos gruesos** (15 nm de diámetro y 1.5 μm de longitud) y **filamentos delgados** (7 nm de diámetro y 1.0 μm de longitud). Yacen paralelos al eje longitudinal de la miofibrilla en una disposición precisa que es responsable del patrón de bandas del sarcómero.

**PERLAS CLÍNICAS**

Una de las neoplasias más agresivas del músculo esquelético es el **rabdomiosarcoma**, cuya presentación más frecuente en la adolescencia es el **rabdomiosarcoma alveolar**. Esta neoplasia, que habitualmente se localiza en músculos profundos de los miembros, es subdividida en grupos por tabiques de tejido conjuntivo fibroso; cuando las células en el centro de cada grupo mueren, los espacios vacíos dan la impresión de alvéolos pulmonares. En aproximadamente 25 % de los casos, las células muestran estrías cruzadas. Es posible que esta afección se deba a translocaciones cromosómicas. Por lo general, el tratamiento consiste en la resección del tumor, seguida de quimioterapia y a veces también radioterapia. El pronóstico es mucho mejor en los niños, ya que el 65 % sobreviven si el tratamiento se inicia durante las fases iniciales de la enfermedad.

**D. Células satélite** (células de tipo mioblasto, células regenerativas). Quizá son **células madre** residuales del desarrollo embrionario; reposan dentro de la lámina externa (lámina basal) de las células musculares esqueléticas y se adhieren a estas por medio de **moléculas de cadherina M**. Con el fin de formar nuevas células de músculo esquelético, las células satélite deben ser capaces de activarse, ya sea por daño al músculo o por esfuerzos mecánicos aplicados a este. Bajo la influencia de **factores reguladores miogénicos** como **Myo-D**, las células satélite activadas se convierten en mioblastos que se fusionan entre sí para formar miotubos, y se diferencian en células musculares esqueléticas maduras.

**PERLAS CLÍNICAS**

Para asegurar que las células musculares no se tornen excesivamente largas o anchas, ellas mismas producen y liberan una proteína, la **miostatina**, un miembro de la superfamilia del factor de crecimiento tumoral β, que restringe el tamaño de las células musculares esqueléticas individuales. Las mutaciones de la miostatina se asocian a la hipertrofia muscular relacionada con la miostatina, caracterizada por un aumento del tamaño, la masa y la fuerza musculares y una reducción de la grasa corporal.

Se estima que casi el 10 % de los deportistas de sexo masculino de las escuelas de educación media y aproximadamente el 3 % de las estudiantes deportistas de Estados Unidos usan **esteroides anabolizantes**

*(continúa en la pág. 147)*

Las estrías del músculo esquelético forman **bandas A** y **bandas I**; estas últimas son divididas en dos mitades iguales por un **disco Z**, y cada banda A tiene una zona clara, la **banda H**. El centro de cada banda H es una **banda M**, oscura. Las miofibrillas adyacentes se fijan unas a otras por medio de los filamentos intermedios: desmina y vimentina. La unidad contráctil básica de la célula muscular esquelética es el **sarcómero**, un conjunto precisamente ordenado de **miofilamentos** (**filamentos gruesos** y **delgados**). Los **túbulos T** (**transversos**), que son invaginaciones tubulares de la membrana celular muscular, penetran profundamente en el sarcoplasma y rodean las miofibrillas de tal modo que en la unión de cada banda A e I estos túbulos se asocian con las **cisternas terminales** dilatadas del retículo sarcoplasmático (retículo endoplasmático liso), formando tríadas.

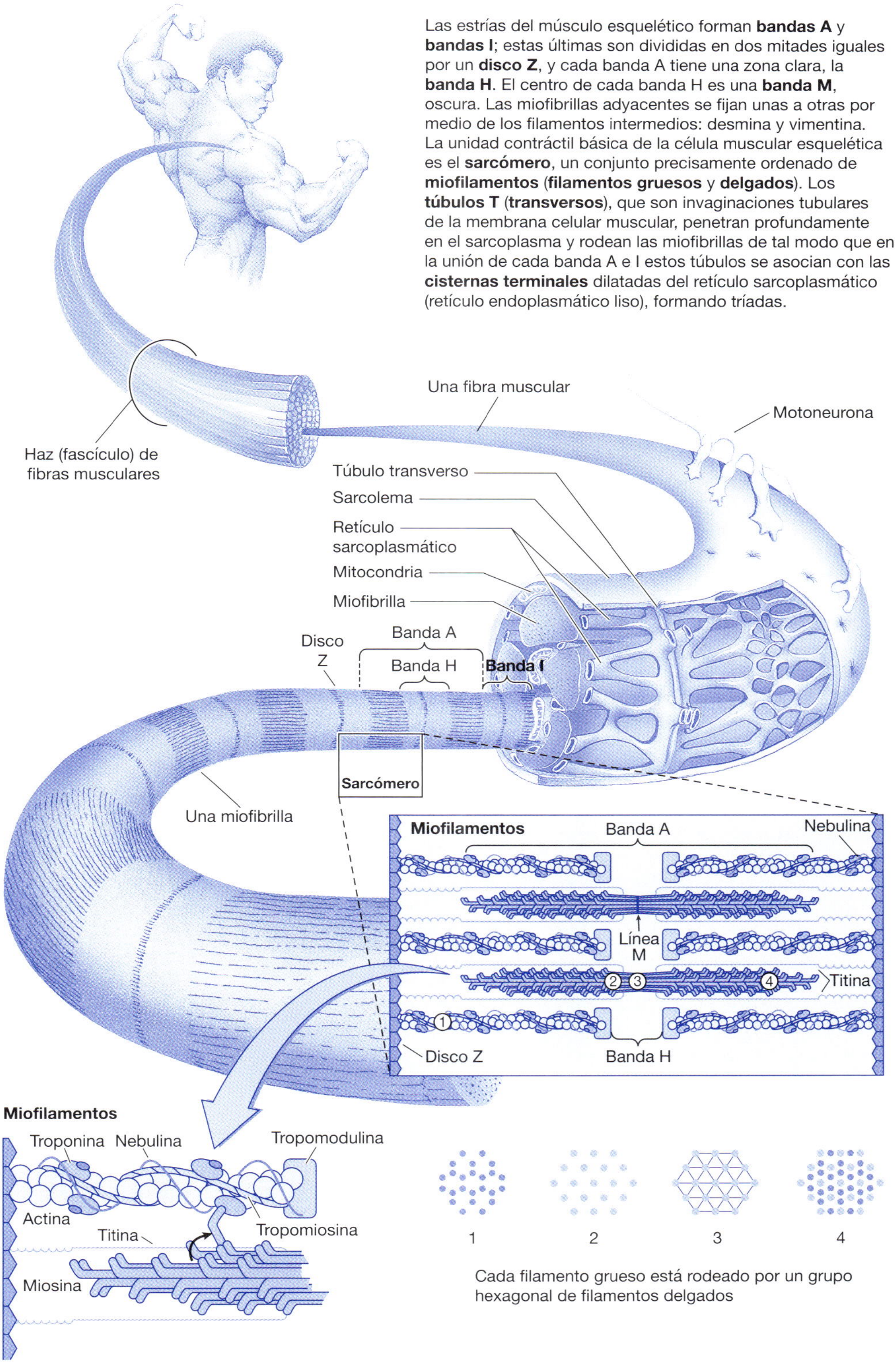


**FIGURA 7-1.** Diagrama del músculo esquelético y sus componentes tal como se observan al microscopio óptico y al microscopio electrónico. (Reimpresa con autorización de Gartner LP, Lee LMJ. *Gartner and Hiatt's Atlas and Text of Histology*. 8th ed. Wolters Kluwer; 2023:149).

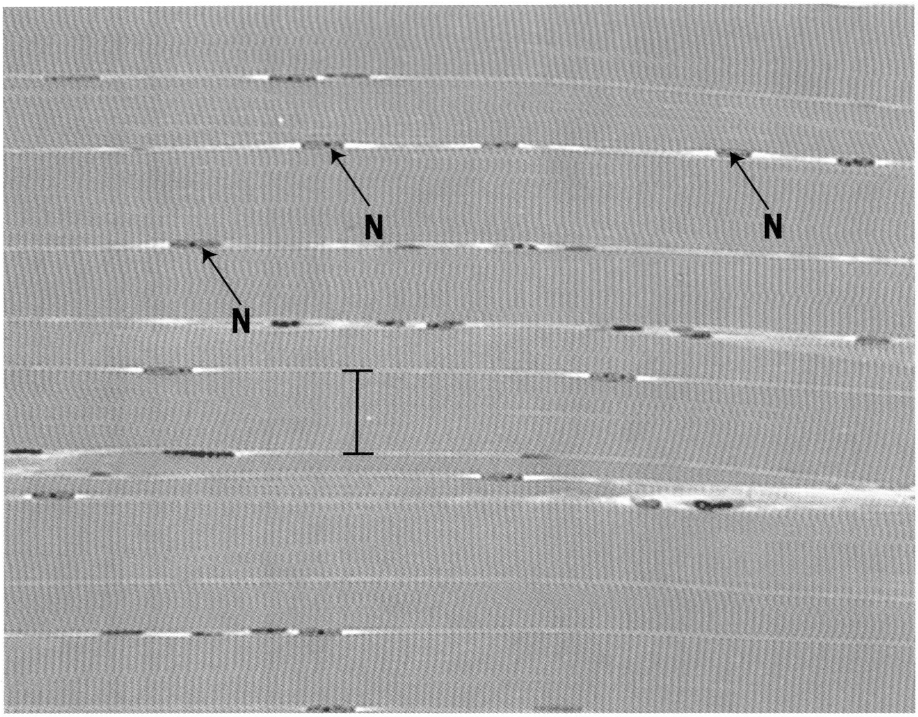


**FIGURA 7-2.** Micrografía óptica de un corte longitudinal de fibras musculares esqueléticas de mono (270×). Obsérvese que la barra en el medio señala el ancho de una fibra muscular esquelética. N, núcleos.

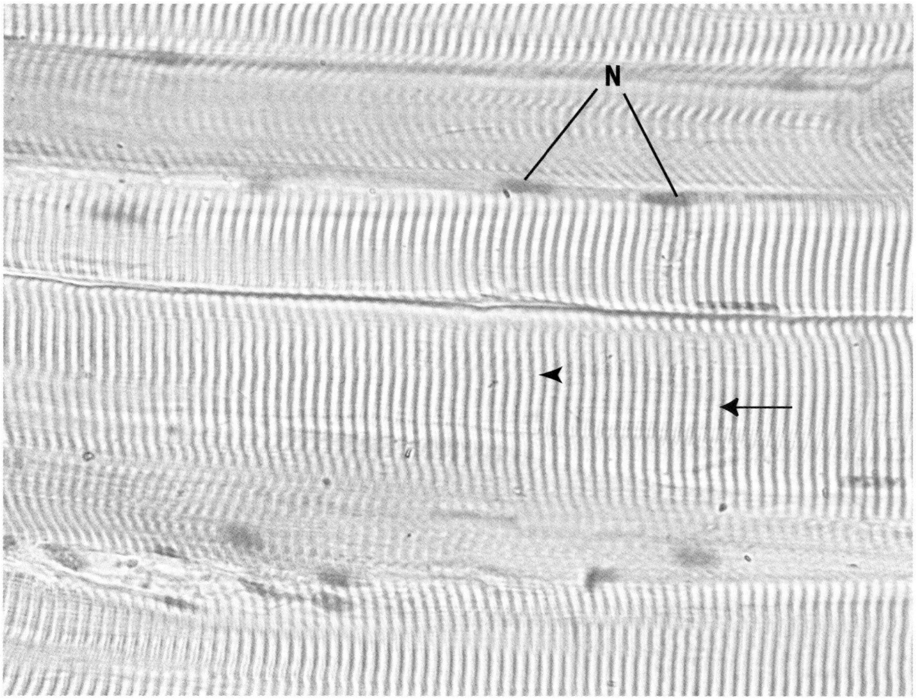


**FIGURA 7-3.** Ampliación de una región similar a la que se muestra en la figura 7-2. Obsérvese que los núcleos (N) de las células musculares esqueléticas se localizan en la periferia de las fibras (540×). Punta de flecha, banda I; flecha, banda A.

**PERLAS CLÍNICAS** *(continuación de la pág. 144)*

para incrementar su masa muscular. De las dos presentaciones, comprimidos e inyecciones, la primera es más perjudicial, ya que puede provocar ictericia y lesiones en el hígado, así como aspermia, reducción del tamaño testicular y ginecomastia en individuos con cariotipo 46,XY. En individuos con cariotipo 46,XX, los esteroides pueden provocar reducción de las mamas, irregularidades menstruales y alopecia con patrón masculino. Otros efectos secundarios son aumento de la libido y el acné, cambios de humor y agresividad. Los esteroides son detectables en los líquidos corporales durante 6 meses después de la última dosis.

**E. Estrías cruzadas del músculo esquelético** (*véase* fig. 7-1)

1. Las **bandas A** son anisótropas bajo la luz polarizada; por lo general, se tiñen de oscuro. Contienen **filamentos** tanto **delgados** como **gruesos**, que se superponen y se interdigitan. Seis filamentos delgados rodean cada filamento grueso (*véase* fig. 7-1).
2. Las **bandas I** son isótropas bajo la luz polarizada y se tiñen ligeramente en las preparaciones histológicas rutinarias. Solo contienen **filamentos delgados**.
3. Las **bandas H** son regiones claras que atraviesan las bandas A. Solo tienen **filamentos gruesos**.
4. Las **líneas M** son regiones oscuras estrechas del centro de las bandas H formadas por varias conexiones transversales (**puentes M**) en el centro de filamentos gruesos adyacentes.
5. Los **discos** (**líneas**) **Z** son regiones densas que bisecan cada banda I.
   a. Los discos Z tienen **actinina α** y **Cap Z**, las cuales son dos proteínas que se unen a los filamentos delgados y los anclan a los discos Z con la ayuda de la **nebulina**.
   b. Filamentos intermedios específicos de músculo, **desmina** (y, durante el desarrollo embrionario, también la **vimentina**), con ayuda de la **plectina**, unen los discos Z entre sí. Los discos Z periféricos están anclados a regiones del sarcolema, llamadas **costámeros**, que son complejos de glucoproteína asociados con **distrofina**.

**PERLAS CLÍNICAS**

La **miopatía relacionada con desmina** (**MRD**) es una enfermedad hereditaria poco frecuente, en la cual una mutación es responsable de la formación de moléculas de desmina que se fusionan en **agregados** de desmina en lugar de formar los filamentos normales de desmina. La ausencia de los filamentos de desmina lleva a la aparición de miofilamentos desorganizados y fibras musculares esqueléticas. Los síntomas inician como cansancio progresivo en los músculos de los miembros inferiores, seguido de cansancio en el tronco y, finalmente, el resto del cuerpo. Ya que la MRD también afecta al músculo cardíaco y liso, se presentan insuficiencias respiratoria y cardíaca, y alteraciones gastrointestinales que pueden tener consecuencias mortales.

La **miopatía alcohólica** ocurre por el consumo excesivo de bebidas alcohólicas. Se caracteriza por la destrucción de fibras musculares esqueléticas (rabdomiólisis) asociada con mioglobinuria (mioglobina en la orina). En casos más graves, los pacientes suelen referir debilidad y dolor en los músculos afectados (en ocasiones, de todos los músculos), náusea, vómito y, ocasionalmente, confusión e incluso insuficiencia renal. La orina puede aparecer más oscura de lo habitual por toda la mioglobina liberada. Las biopsias musculares muestran miocitos degenerados e inflamados, así como fagocitosis de las fibras musculares dañadas. También pueden observarse intentos de regeneración del músculo.

Las **miopatías inducidas por fármacos** pueden ser causadas por el **uso de esteroides** anabolizantes, ya sea por razones médicas o deportivas. Suelen atrofiarse solo las fibras musculares blancas e intermedias (células tipos IIa y IIb), pero en casos graves también se pueden ver afectadas las fibras rojas (tipo I). El uso de cloroquina, fármaco utilizado para tratar el paludismo pero que actualmente se usa para otras enfermedades, también puede ocasionar miopatía inducida por fármacos en las células musculares de tipos IIa y IIb.

(1) Los **costámeros** son zonas especializadas del sarcolema situadas en regiones que corresponden a los discos Z de las miofibrillas dispuestas inmediatamente debajo de la membrana celular del músculo estriado. Los costámeros se definen por la presencia de complejos de proteínas periféricas y transmembrana cuyos principales componentes se localizan en el lado citoplasmático de la membrana celular del músculo estriado.

(2) La **distrofina** es una molécula alargada que funciona como un puente entre la matriz extracelular (MEC) y el citoesqueleto, conectándose con la miofibrilla más periférica de la fibra muscular estriada. Esta proteína es fundamental para fortalecer y mantener la integridad del sarcolema durante la contracción muscular. Una serie de enlaces centrados en la distrofina anclan los filamentos intermedios de desmina a la laminina de la MEC, lo que permite mantener una orientación y disposición precisas de los discos Z de las miofibrillas adyacentes en toda la célula del músculo esquelético. Estas fijaciones a la glucoproteína laminina de la MEC ocurren en las regiones de costámeros del sarcolema. La distrofina es también una proteína

de unión a actina que fija los filamentos de actina a proteínas estructurales en la cara citoplasmática de la membrana de la célula muscular y, a través de proteínas de soporte adicionales, al endomisio que envuelve la célula muscular. Debido a que el endomisio está eventualmente conectado al tendón muscular, la distrofina contribuye a aprovechar las fuerzas contráctiles de las fibras musculares.

**PERLAS CLÍNICAS**

Las **distrofias musculares** difieren de las **miopatías**: las **distrofias** son una constelación variable de alteraciones familiares que se hacen evidentes en la pubertad o la adolescencia por debilidad en grupos musculares y que progresan con el tiempo, complicando la condición del paciente. Las biopsias de los grupos musculares muestran la presencia de tejido conjuntivo fibroso y adiposo, en lugar de células musculares esqueléticas.

Las **miopatías** se caracterizan por debilidad y desgaste musculares que pueden ser hereditarios; se asocian frecuentemente con enfermedades metabólicas y función mitocondrial aberrante, así como, de forma ocasional, con infecciones, procesos inflamatorios o la presencia de toxinas. Sin embargo, la biopsia de los grupos musculares no muestra la presencia de tejido conjuntivo fibroso y adiposo en lugar de células musculares esqueléticas, aunque puede haber gotas lipídicas dentro de las células afectadas.

La **distrofia muscular de Duchenne** (**DMD**) es un trastorno genético recesivo **ligado al sexo** que provoca la incapacidad para sintetizar **distrofina**, una proteína de unión a actina que generalmente se encuentra en pequeñas cantidades en el sarcoplasma. La distrofina también estabiliza el sarcolema y actúa como nexo entre el citoesqueleto y la MEC. Esta enfermedad degenerativa grave ocurre en individuos jóvenes con cariotipo 46,XY y a menudo causa la muerte antes de los 20 años de edad. Se caracteriza por la sustitución de las células musculares esqueléticas degeneradas por tejido conjuntivo fibroso y adiposo, y también puede afectar al músculo cardíaco.

La **distrofia muscular fascioescapulohumeral** (**DMFEH** o **síndrome de Landouzy-Dejerine**) no está ligada al sexo, pero es un trastorno genético autosómico dominante que al principio causa «emaciación» de los músculos esqueléticos de la cara, los que rodean el omóplato y los del brazo. Sin embargo, la enfermedad avanza hasta afectar el músculo esquelético de otras regiones del cuerpo. Es una de las formas más frecuentes de distrofia muscular y se manifiesta poco antes o poco después de los 20 años de edad. Muchas personas afectadas presentan pérdida auditiva, arritmia y vasodilatación en la retina (telangiectasia retiniana). La afección no incide en la expectativa de vida, y el 85 % de los pacientes no quedan limitados a utilizar una silla de ruedas.

### F. Organización molecular de los miofilamentos

1. Los **filamentos delgados** están formados por actina F, tropomiosina, troponina y proteínas asociadas.
   - **a.** La **actina F** (*véase* fig. 7-1) es un polímero de monómeros de actina G dispuestos en una doble hélice; cada monómero posee un **sitio activo** que interactúa con la miosina. Se encuentra en forma de filamentos (de 5-7 nm de diámetro) que presentan **polaridad**, de manera que tienen un extremo positivo (+) que está unido a Cap Z del disco Z, y otro negativo (–), que es el extremo en crecimiento de la actina F. El extremo negativo se localiza en la banda H y tiene un casquete de **tropomodulina**, una molécula que evita la adición de más monómeros de G-actina al final del filamento delgado.
   - **b.** Las moléculas de **tropomiosina** miden cerca de 40 nm de longitud. La cabeza de una se une a la cola de la siguiente, de manera que forman filamentos largos que se disponen en los surcos de la hélice de actina F.
   - **c.** La **troponina** se asocia con cada molécula de tropomiosina y consta de tres componentes:
     - **(1)** **Troponina T** (**TnT**), que forma la cola de la molécula y cuya función es anclar el complejo de troponina a la tropomiosina.
     - **(2)** **Troponina C** (**TnC**), que tiene cuatro sitios de unión para calcio y podría estar asociada con la calmodulina.
     - **(3)** **Troponina I** (**TnI**), que se une a la actina e inhibe su interacción con la miosina.
   - **d.** La **nebulina** es una proteína no elástica larga. Dos moléculas de nebulina se enrollan alrededor de cada filamento delgado y le ayudan a anclarse al disco Z (*véase* fig. 7-1).
     - **(1)** Cada molécula de nebulina tiene su carboxilo terminal inmerso en el disco Z, y el amino terminal termina en la banda A, en el extremo libre de su filamento delgado o cerca de él.
     - **(2)** Se cree que la nebulina del *músculo esquelético* determina la longitud de su filamento delgado asociado, pero en el *músculo cardíaco* solo se extiende un cuarto de dicha longitud.
2. Cada **filamento grueso** contiene unas 250 moléculas de **miosina II**, dispuestas de manera antiparalela, y tres proteínas asociadas (miomesina, titina y proteína C), así como la enzima creatina-cinasa. Existen como mínimo 18 subtipos de miosina; el que está presente en el músculo esquelético es la miosina II, la cual parece un palo de golf de dos cabezas y, en lo sucesivo, se hará alusión a ella cuando se hable de «**miosina**», sin el sufijo numérico.

a. La **miosina** (*véase* fig. 7-1) está formada por dos cadenas pesadas idénticas y dos pares de cadenas ligeras.
   (1) Las **cadenas pesadas** de miosina están formadas por una «cola» en forma de vara y una «cabeza» globular. Las colas de las cadenas pesadas se enrollan unas alrededor de las otras en una configuración en hélice α. La función de las colas es el autoensamblaje de moléculas de miosina para formar filamentos gruesos bipolares, mientras que los sitios de unión a la actina de las cabezas intervienen en la contracción.
   (2) Las **cadenas ligeras** de miosina son de dos tipos; una molécula de cada tipo está asociada con la cabeza globular de cada cadena pesada.
      (a) **Digestión enzimática de la miosina**
         1. La enzima **tripsina** corta la miosina en **meromiosina ligera** (un trozo de la parte de la cola) y **meromiosina pesada** (las dos cabezas y el resto de la cola; *véase* fig. 7-1).
         2. La enzima **papaína** corta la meromiosina pesada y libera la cola corta (**fragmento S2**) y las dos cabezas globulares (**fragmentos S1**). Estos fragmentos S1 poseen actividad de ATPasa, pero deben interactuar con la actina para liberar el difosfato de adenosina (ADP, *adenosine diphosphate*) y el $P_i$ unidos de modo no covalente.

b. La **miomesina** y la **creatina-cinasa** se localizan en la línea M. La miomesina es una proteína que forma enlaces cruzados entre filamentos gruesos adyacentes para mantener su disposición espacial. Por otro lado, la creatina-cinasa es responsable de transferir un grupo fosfato de la fosfocreatina al ADP, fosforilándolo para convertirlo en el compuesto de alta energía trifosfato de adenosina (ATP, *adenosine triphosphate*).

c. La **titina** es una proteína lineal grande con periodicidad axial. Forma una red elástica paralela a los filamentos gruesos y delgados. Dos filamentos de titina anclan cada filamento grueso al disco Z, de manera que estos mantienen sus relaciones arquitectónicas mutuas (*véase* fig. 7-1).
   (1) El extremo **amino-terminal** de la molécula de titina se extiende por todo el grosor del disco Z y se une a la actinina α y a las proteínas Z. Dentro del disco Z, la titina se superpone con otras moléculas de titina del sarcómero vecino y probablemente establece enlaces con ellos o con proteínas de unión no identificadas.
   (2) El extremo **carboxilo-terminal** de la molécula de titina se extiende por toda la línea M, se superpone con moléculas de titina de la otra mitad del mismo sarcómero y se une a la proteína **miomesina**.
   (3) Dentro de la banda I, cerca del disco Z, la titina interactúa con filamentos delgados.

d. La **proteína C**, que también ocupa la línea M, se une a filamentos gruesos entre la línea M y el extremo del filamento delgado en la vecindad de la unión A-I, así como la porción de titina que se encuentra en la línea M.

# III. CONTRACCIÓN DEL MÚSCULO ESQUELÉTICO

El ciclo de contracción (**fig. 7-4**) implica la unión, hidrólisis y liberación de ATP.

## A. Modelo del filamento deslizante de la contracción muscular (tabla 7-2)

1. Durante la contracción, los filamentos delgados se deslizan sobre los filamentos gruesos y se deslizan en la parte profunda de la banda A, por lo que su longitud se mantiene constante; sin embargo, las bandas I y las bandas H se acortan al acercarse entre sí los discos Z.
2. Ni los filamentos gruesos ni los delgados se acortan, sino que incrementan su superposición.

## B. Inicio y regulación de la contracción

1. La contracción del músculo esquelético requiere una señal neural que inicia la despolarización del sarcolema. La liberación de $Ca^{2+}$ desencadena la unión de la actina y la miosina, lo que provoca la contracción muscular.
   a. El **sarcolema** se despolariza en la unión mioneural (neuromuscular) y los **túbulos T** transmiten la onda de despolarización a las miofibrillas, lo que cambia la conformación de los **receptores de dihidropiridina** (**DHP**) **sensibles a voltaje**.
   b. Los receptores de DHP activados abren los **canales de liberación de $Ca^{2+}$** (**pies de unión, receptores de rianodina**) de las cisternas terminales del RS, y se libera $Ca^{2+}$ al citosol en las uniones A-I. Mientras la concentración intracelular de $Ca^{2+}$ sea lo suficientemente elevada, el ciclo de contracción prosigue.

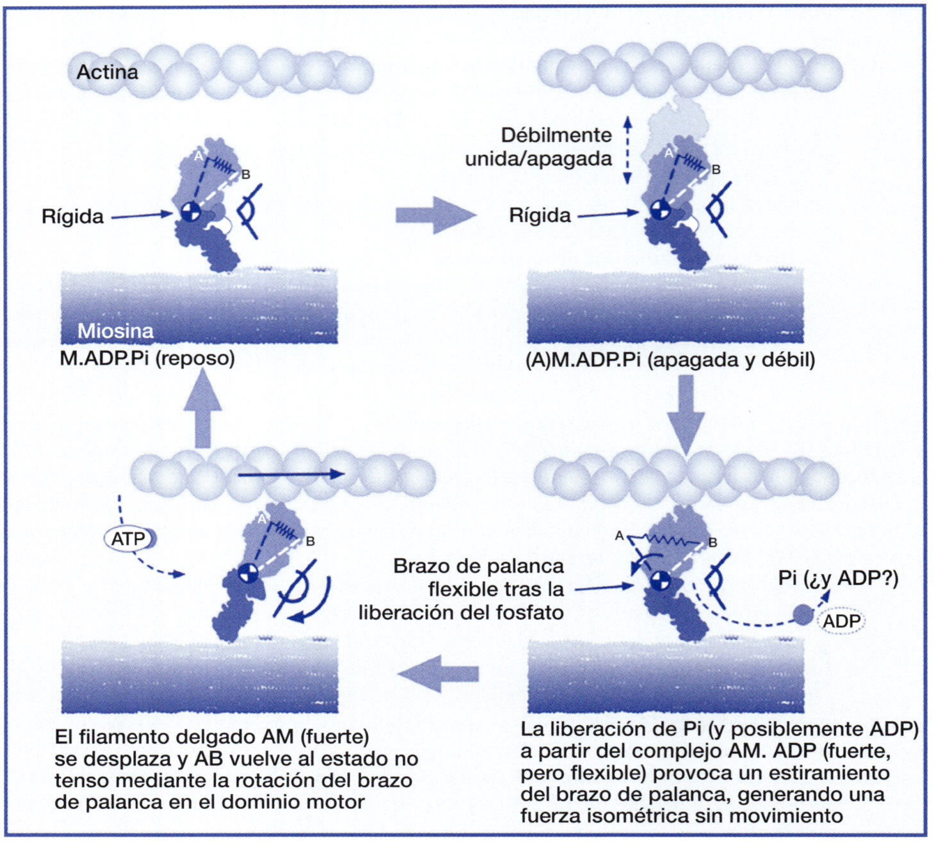


**FIGURA 7-4.** Ciclo de contracción en las células musculares esqueléticas. Esta secuencia de pasos se repite muchas veces, lo que da lugar a una extensa superposición de filamentos gruesos y finos, lo que acorta el sarcómero y, en consecuencia, toda la fibra muscular esquelética. ADP, difosfato de adenosina; ATP, trifosfato de adenosina; Pi, grupo fosfato. (Reimpresa de Knupp C, Squire JM. Myosin Cross-Bridge Behaviour in Contracting Muscle-The T1 Curve of Huxley and Simmons (1971) Revisited. *Int J Mol Sci*. 2019;20(19):4892. http://creativecommons.org/licenses/by/4.0/).

2. **Activación de la actina por $Ca^{2+}$**
   a. En el **estado de reposo**, los sitios de unión a miosina de los filamentos delgados (de actina) están parcialmente cubiertos por tropomiosina. También la TnI está unida a la actina e impide la interacción actina-miosina.
   b. La unión del $Ca^{2+}$ a TnC causa un **cambio conformacional** que rompe el enlace TnI-actina; la tropomiosina cambia levemente de posición y deja al descubierto los sitios de unión a miosina (**estado activo**).
3. El **ciclo de contracción** se describe en la figura 7-4. Para lograr una contracción completa en la que un sarcómero se acorta alrededor de 1 μm, el ciclo descrito en la figura para una sola molécula de miosina debe repetirse unas 200 veces.

**Tabla 7-2 Efectos de la contracción en las bandas cruzadas del músculo esquelético**

| Bandas | Componente de miofilamento | Cambio en las bandas durante la contracción |
|---|---|---|
| I | Solo delgado | Acortamiento |
| H | Solo grueso | Acortamiento |
| A | Grueso y delgado | Ningún cambio de longitud |
| Discos Z | Solo delgado (unido por una actinina α) | Se acercan entre sí |

**PERLAS CLÍNICAS**

La contracción muscular requiere **gasto de energía**, y la energía de las células musculares esqueléticas proviene de la glucosa. El ejercicio intenso comienza a agotar el suministro de glucosa en sangre, lo que reduce la cantidad de glucosa disponible para el cerebro. Esta menor disponibilidad ocasiona que el cerebro disminuya la actividad física, un proceso que experimenta gran parte de los deportistas novatos. Conforme el deportista continúa entrenando, se vuelve más eficiente y tiene mejor condición física porque sus músculos cambian su fuente de energía de glucosa a lípidos, por lo que aseguran un suministro constante de glucosa para el cerebro y otros órganos.

**C.** La **relajación muscular** depende de la **bomba de $Ca^{2+}$** en el RS, que bombea $Ca^{2+}$ desde el citosol hacia la superficie interna de la membrana del RS para unirse ahí mediante la **calsecuestrina**. Cuando la concentración de $Ca^{2+}$ en el citosol se reduce lo suficiente, la TnC pierde su unión con el $Ca^{2+}$ y entonces ocurre la relajación. En consecuencia, la tropomiosina vuelve a su posición de reposo y cubre los sitios de unión a actina, con lo que se restablece la célula muscular esquelética a su estado de reposo.

**PERLAS CLÍNICAS**

La **rigidez cadavérica** es la rigidez *post mortem* temporal que aparece cuando los músculos esqueléticos se endurecen a causa de la falta de ATP. Tras la muerte, el calcio se escapa al sarcoplasma, lo que induce la formación de actina y puentes cruzados de miosina. Así, los músculos permanecen contraídos porque el ADP sigue unido al fragmento S1; la liberación del $P_i$ causa un cambio conformacional que produce un fuerte enlace entre el filamento de actina y el fragmento S1. En los humanos adultos, a temperatura ambiente, la rigidez cadavérica inicia alrededor de las 4 h posteriores a la muerte y alcanza su punto máximo después de unas 12-14 h. Dentro de las 60-75 h posteriores a la muerte, los miofilamentos comienzan a descomponerse y la rigidez de los músculos comienza a debilitarse. Diferentes músculos inician su rigidez en momentos distintos; los músculos de la cara y el cuello comienzan antes (2-4 h después de la muerte) que los miembros (4-6 h después de la muerte). Los patólogos forenses utilizan varios tipos de tablas para tomar en cuenta la posición del cuerpo y la temperatura a la que ha sido expuesto para determinar la hora de la muerte. También comparan el cambio de la temperatura rectal del cuerpo (**frialdad cadavérica**) con el de la temperatura corporal normal, y aprovechan esta diferencia multiplicada por una constante para determinar el número de horas que la persona lleva muerta.

**D. Unidad motora**. Está formada por una única motoneurona y todas las células musculares que esta inerva. Un **músculo** puede contraerse con distintos grados de fuerza porque solo algunas de sus células musculares se contraen. Sin embargo, una célula muscular individual obedece a la **«ley del todo o nada»** (se contrae o no se contrae). Todas las células musculares de una misma unidad motora se contraen simultáneamente. Un músculo grande, como el trapecio, puede tener miles de células musculares en una unidad motora, mientras que un músculo pequeño, como el oblicuo superior del ojo, puede tener apenas entre 10 y 15 células musculares en una unidad motora.

**PERLAS CLÍNICAS**

Por lo general, cuando un músculo se contrae, los sarcómeros se acortan y, en consecuencia, todo el músculo se acorta. Este tipo de contracción se conoce como **contracción concéntrica**, y es la que ocurre, por ejemplo, al ejercitarse con una mancuerna de gimnasio. Otro tipo de contracción es la **isométrica**, en la que los sarcómeros no se acortan; así, todo el músculo conserva su longitud, como ocurre al comprimir un objeto como una esfera de metal macizo.

## IV. INERVACIÓN DEL MÚSCULO ESQUELÉTICO

La inervación está formada por terminaciones de un nervio **motor** (uniones mioneurales) y por dos tipos de terminaciones nerviosas **sensitivas**: husos musculares y órganos tendinosos de Golgi (OTG). Ambos tipos de terminaciones nerviosas sensitivas intervienen en la **propiocepción**.

**A. Unión mioneural** (**unión neuromuscular**). Es la **sinapsis** entre la terminación axónica de un ramo de nervio motor y una célula muscular esquelética.

1. **Componentes estructurales**
   a. La **terminación axónica** contiene mitocondrias, **vesículas sinápticas** (que contienen el neurotransmisor **acetilcolina** [**ACh**]) y elementos del REL. Tiene una cubierta de **células de Schwann**,

pero carece de mielina en la superficie no sináptica. La membrana de la **superficie sináptica** de la terminación axónica se llama **membrana presináptica**.

b. La **hendidura sináptica** es un espacio estrecho (~ 20-40 nm de ancho) entre la membrana presináptica de la terminación axónica y la **membrana postsináptica** (también conocida como **placa motora**) de la célula muscular. La hendidura sináptica contiene una **lámina externa** amorfa, un material parecido a la lámina basal derivado de la célula muscular.

c. La **membrana postsináptica presenta** invaginaciones sarcolémicas llamadas **pliegues de unión**, que están revestidas por una lámina externa y se extienden hacia adentro desde la hendidura sináptica. En la membrana postsináptica se localizan los **receptores de ACh**, en las puntas de los pliegues de unión. El sarcoplasma en esta zona es rico en mitocondrias.

2. **Conducción del impulso nervioso a través de la unión mioneural**

a. Cuando se despolariza la terminación axónica, se abren los **canales de $Ca^{2+}$ dependientes de voltaje**, permitiendo la entrada de $Ca^{2+}$ en la terminación axónica, lo que señala la liberación de ACh mediante las vesículas sinápticas en cantidades multimoleculares (**cuantos**) en la hendidura sináptica. Un cuanto equivale aproximadamente a 20 000 moléculas de ACh.

b. Las moléculas de ACh liberadas se unen a los receptores de ACh (**canales iónicos de $Na^+$ controlados por transmisor**) localizados en los picos de los pliegues de unión, lo que ocasiona un cambio conformacional, permitiendo el flujo de iones de $Na^+$, con la consecuente **despolarización** del sarcolema y la generación de un **potencial de acción**.

c. La enzima **acetilcolinesterasa**, localizada en la lámina externa que reviste los pliegues de unión de la terminación motora, degrada la ACh en sus componentes inactivos **acetato** y **colina**, con lo que termina la señal de despolarización hacia la célula muscular.

d. La **colina** es devuelta a la terminación axónica, donde se recombina con la acetilcoenzima A (CoA; de las mitocondrias) bajo la influencia de la enzima **colina-acetiltransferasa** para formar ACh, que se almacena en las vesículas sinápticas.

e. Las membranas de las vesículas sinápticas vacías se reciclan vía las **vesículas endocíticas cubiertas de clatrina** (*véase* la sección VII en el cap. 1).

## PERLAS CLÍNICAS

La **esclerosis lateral amiotrófica** (**ELA** o **enfermedad de Lou Gehrig**) se caracteriza por la degeneración de las motoneuronas de la médula espinal, así como de las motoneuronas superiores del cerebro, lo que provoca atrofia muscular. Un pequeño porcentaje de pacientes presentan la alteración a través de un problema hereditario autosómico dominante, que parece localizarse, en algunos casos, en el gen de la superóxido dismutasa en el cromosoma 21. Se han descubierto otras mutaciones que también implican los sistemas regulatorios GTPasa, así como otras relacionadas con la toxicidad del glutamato. Algunos estudios histológicos de la médula espinal muestran disminución en la población de motoneuronas en el cuerno ventral, y estudios similares del cerebro presentan una reducción en el número de motoneuronas de los núcleos motores del nervio craneal trigémino (NC V), del núcleo ambiguo (nervios craneales glosofaríngeo, vago y accesorio; es decir, IX, X y XI, respectivamente) y del hipogloso (NC XII). Los síntomas se desarrollan conforme las células mueren por la enfermedad. En etapas tempranas, el individuo nota que se le caen objetos, pierde destreza manual y tiene movimientos torpes de manos y brazos. Conforme avanza la enfermedad, los movimientos motores se vuelven más espásticos, la debilidad muscular se hace más pronunciada, comienzan los problemas con la respiración y las infecciones pulmonares se vuelven recurrentes. Eventualmente, el estado se deteriora a un grado que los músculos de la respiración fallan y el paciente muere.

La **miastenia grave** es un **trastorno autoinmunitario** en la cual los **autoanticuerpos bloquean los receptores de ACh** de las uniones mioneurales, lo que reduce el número de sitios disponibles para el inicio de la despolarización del sarcolema. Ocurre principalmente en hombres alrededor de los 60 años y en mujeres de más de 40 años; es poco frecuente en niños.

Se caracteriza por debilitamiento gradual de los músculos esqueléticos, en especial los más activos (p. ej., los músculos de ojos, lengua, cara y miembros). La muerte suele deberse a deterioro respiratorio e infecciones pulmonares. Entre las manifestaciones clínicas cabe mencionar hiperplasia tímica (timoma) y presencia de anticuerpos circulantes contra los receptores de ACh.

El **botulismo** es una forma de **intoxicación alimentaria** causada por la ingesta de la toxina de *Clostridium botulinum*, que inhibe la liberación de ACh en las uniones mioneurales. El botulismo se caracteriza por parálisis muscular, vómito, náusea y alteraciones visuales, y tiene desenlace mortal si no se trata.

**B. Huso muscular (huso neuromuscular).** Es un órgano sensitivo muy alargado y fusiforme del interior del músculo esquelético que funciona principalmente como **receptor de tensión** (**estiramiento**). Está limitado por una cápsula de tejido conjuntivo que engloba el **espacio periaxial** lleno de líquido y entre 8 y 10 fibras musculares esqueléticas modificadas (**fibras intrafusales**). Lo rodean fibras musculares esqueléticas normales (**fibras extrafusales**). Está anclado a la cápsula por el perimisio y el endomisio de las fibras extrafusales.

1. **Función**
   a. El **estiramiento de un músculo** también estira el huso muscular; por ello, estimula las terminaciones nerviosas aferentes para que envíen impulsos al sistema nervioso central (SNC). La respuesta es modificar tanto la **velocidad** (**respuesta fásica**) como la **duración** (**respuesta tónica**) del estiramiento.
   b. La **despolarización de neuronas eferentes** $\gamma$ también estimula las terminaciones nerviosas intrafusales; la velocidad y duración de la estimulación se controlan de la misma manera que el estiramiento.
   c. La **sobreestimulación muscular** se debe a un estiramiento demasiado frecuente o demasiado prolongado. La sobreestimulación incita las **neuronas eferentes** $\alpha$ del músculo, lo que inicia la contracción para contrarrestar el estiramiento.

**C. Órgano tendinoso de Golgi**. Está compuesto de **fibras de colágeno** encapsuladas que se encuentran rodeadas por ramas terminales de **nervios sensitivos tipo Ib**, está localizado en los tendones, donde contrarresta los efectos de los husos musculares. Los OTG se estimulan cuando el músculo se contrae vigorosamente, aumentando la tensión del tendón. Los impulsos de las neuronas tipo Ib **inhiben** las neuronas eferentes $\alpha$ (motoras) hacia el músculo, lo que evita mayor contracción.

## V. MÚSCULO CARDÍACO

### A. Características generales (tabla 7-3)

1. **Los cardiomiocitos**:
   a. **Se contraen de manera espontánea** y experimentan un **latido rítmico**, que es modificado por estímulos hormonales y nerviosos (simpáticos y parasimpáticos).
   b. Poseen un núcleo central (en ocasiones dos) y **gránulos de glucógeno**, especialmente en los polos del núcleo. El sarcoplasma es rico en **mioglobina**. Las células se extienden en sus extremos para formar conexiones con las células adyacentes.
   c. Presentan filamentos gruesos y delgados dispuestos en miofibrillas poco definidas y muestran un patrón en bandas cruzadas idéntico al del músculo esquelético.
   d. Tienen capacidad limitada de **regeneración**; la mayoría de las lesiones del músculo cardíaco se reparan con la formación de un tejido conjuntivo fibroso (**cicatriz**) por medio de fibroblastos.

**B. Componentes estructurales** de los cardiomiocitos. Los componentes estructurales de las células musculares cardíacas difieren de los del músculo esquelético en lo siguiente:

**Tabla 7-3 Comparación entre el músculo esquelético, el cardíaco y el liso**

| Propiedad | Músculo esquelético | Músculo cardíaco | Músculo liso |
|---|---|---|---|
| Forma y tamaño de las células | Larga, cilíndrica | Extremos romos, bifurcada | Corta, fusiforme |
| Número y localización de los núcleos | Abundantes, periféricos | Uno o dos, centrales | Uno, central |
| Estrías | Sí | Sí | No |
| Túbulos T y retículo sarcoplasmático | Tiene tríadas en las uniones A-I | Tiene díadas en los discos Z | Tiene cavéolas (pero no túbulos T) y un poco de REL |
| Uniones comunicantes | No | Sí (en los discos intercalares) | Sí (en el sarcolema); conocido como *nexo* |
| Sarcómero | Sí | Sí | No |
| Regeneración | Restringida | Limitada | Extensa |
| Contracción voluntaria | Sí | No | No |
| Características distintivas | Núcleos periféricos | Discos intercalares | Ausencia de estrías |

1. Los **túbulos T** son más grandes que los del músculo esquelético y están revestidos por una lámina externa. Se invaginan a partir del sarcolema en los discos Z, no en las uniones A-I como en el músculo esquelético.
2. El **RS** no está bien definido y contribuye a la formación de **díadas**, cada una formada por un túbulo T y un perfil de RS. El RS también se encuentra cerca de los discos Z en sáculos pequeños con forma de cesta conocidos como **retículo sarcoplasmático corbular**, una región rica en **canales de liberación de $Ca^{2+}$ (pies de unión)** y, por tanto, análoga a las cisternas terminales del RS de los músculos esqueléticos.
3. **Movimiento de los iones de calcio**
   a. Durante la relajación, el **$Ca^{2+}$ escapa** lentamente hacia el interior del sarcoplasma a través de **canales lentos de sodio** que permiten la entrada de iones $Na^{+}$ y $Ca^{2+}$. Estos canales se mantienen abiertos durante un período prolongado (varias décimas de segundo), lo que posibilita una contracción rítmica automatizada. El $Ca^{2+}$ también entra en los cardiomiocitos desde el ambiente extracelular a través de **canales de $Ca^{2+}$ dependientes de voltaje** de los túbulos T y del sarcolema.
   b. En respuesta a la entrada de calcio en el sarcoplasma, se libera $Ca^{2+}$ del RS y el retículo sarcoplasmático corbular (ambos a través de los **receptores de rianodina**), causando la contracción del músculo cardíaco.
   c. La fuerza de contracción del músculo cardíaco depende directamente de la disponibilidad de $Ca^{2+}$ en el sarcoplasma. Durante la contracción cardíaca basal se ocupa solo el 50 % de los sitios de unión de calcio disponibles de la TnC.
   d. Después de la contracción, los iones $Ca^{2+}$ vuelven al RS gracias a la actividad de una proteína integral de la membrana sarcoplasmática, el **fosfolambano**, que es el principal regulador de la bomba de $Ca^{2+}$ sarcoplasmática y, por tanto, de la diástole (relajación) de los ventrículos y las aurículas del corazón.
      (1) En el estado desfosforilado, el fosfolambano inhibe la bomba de $Ca^{2+}$ sarcoplasmática.
      (2) Cuando es fosforilado mediante la acción de la **proteína-cinasa dependiente de monofosfato de adenosina cíclico**, se activa el fosfolambano y se abren las bombas de $Ca^{2+}$ sarcoplasmáticas.
4. Las **mitocondrias** son más abundantes en las células del músculo cardíaco que en las fibras del músculo esquelético; se disponen paralelas a las bandas I, a menudo adyacentes a los lípidos.
5. En los cardiomiocitos de las aurículas hay **gránulos auriculares** que contienen los precursores del **péptido natriurético auricular** (**ANP**, *atrial natriuretic peptide*) y el **péptido natriurético tipo B** (**BNP**, *B-type natriuretic peptide*), los cuales *disminuyen* la reabsorción de sodio y agua en los riñones y, de esta manera, reducen el volumen sanguíneo y, por tanto, la presión arterial. El ANP y el BNP inhiben la liberación de renina de las células yuxtaglomerulares de los riñones y de aldosterona por la corteza suprarrenal. Además, tanto el ANP como el BNP impiden la contracción del músculo liso vascular, lo cual reduce aún más la presión arterial. Los cardiomiocitos ventriculares liberan ambos péptidos si se estiran mucho más que en condiciones normales.
6. Los **discos intercalares** (**figs. 7-5A,B** y **7-6**) son uniones complejas escalonadas que unen los extremos de cardiomiocitos adyacentes.
   a. La **porción transversal de los discos intercalares** recorre las fibras musculares en ángulo recto y presenta tres uniones entre células: **fascias de adhesión** (análogas a las zonas de adhesión), a las cuales se unen filamentos de actina, **desmosomas** (máculas de adhesión) y **uniones comunicantes** (*véase* cap. 3).
   b. La **porción lateral de los discos intercalares** posee desmosomas y numerosas uniones comunicantes grandes, que facilitan el **acoplamiento iónico** entre las células y ayudan a coordinar la contracción; así, el músculo cardíaco se comporta como un **sincitio funcional**.
7. Sus filamentos delgados son fijados al disco Z por una actinina $\alpha$ y una **nebuleta**, una molécula **parecida a la nebulina** que, a diferencia de la nebulina del músculo esquelético, se extiende desde el disco Z solo un 25 % de la longitud proximal del filamento delgado.
8. Los **elementos de tejido conjuntivo** sostienen un rico lecho capilar que proporciona nutrientes y oxígeno suficientes para mantener la elevada tasa metabólica del músculo cardíaco. Al menos el 90 % de la producción de energía del músculo cardíaco es generada por respiración aeróbica.
9. Las **fibras de Purkinje** son los cardiomiocitos **modificados** localizados en el **haz de His**.
   a. Están especializadas en la **conducción** y contienen pocas miofibrillas periféricas.
   b. Estas células grandes y pálidas son ricas en glucógeno y mitocondrias; establecen uniones comunicantes, fascias de adhesión y desmosomas con los cardiomiocitos (pero no a través de los discos intercalares típicos).

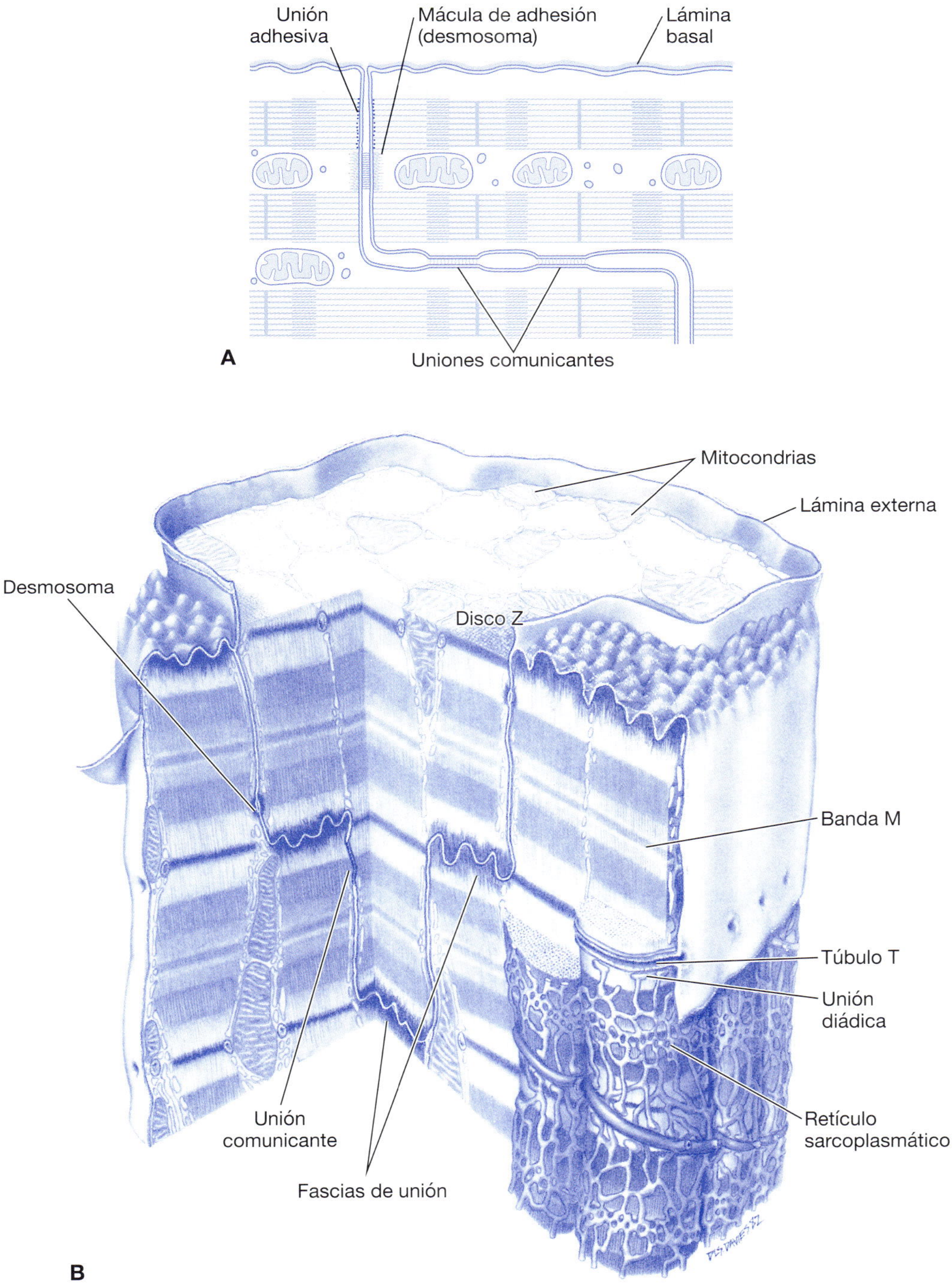


**FIGURA 7-5.** **A**. Dos regiones de un disco intercalar: la porción transversal y la porción lateral. **B**. Diagrama de las células del músculo cardíaco en el que se ilustran las principales características de los discos intercalares. Se delinean claramente los tres tipos de uniones: uniones comunicantes, fascias de adhesión y desmosomas. También se ponen en relieve las relaciones entre retículo sarcoplasmático, túbulo T y líneas Z de los sarcómeros. (A: adaptada con autorización de McGraw Hill LLC de Junqueira LC, Carneiro J, Kelley RO. *Basic Histology*. 8th ed. Appleton & Lange; 1995:197; permiso solicitado a través de Copyright Clearance Center, Inc. B: reimpresa con autorización de Kelly DE, Wood RL, Enders AC. *Bailey's Textbook of Microscopic Anatomy*. 18th ed. Baltimore, MD: Williams & Wilkins; 1984:292).

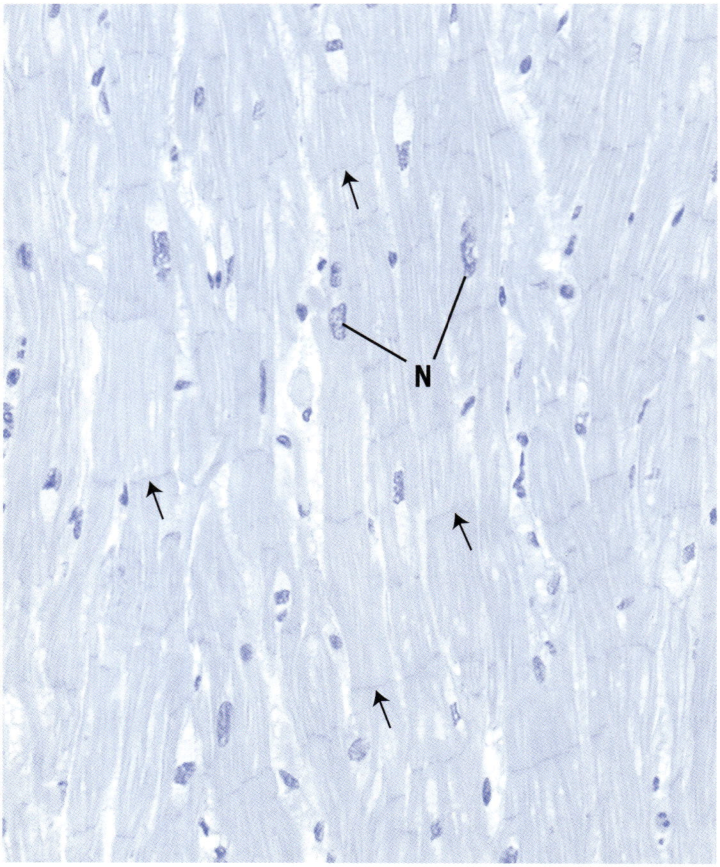


**FIGURA 7-6.** Micrografía óptica de un corte longitudinal de fibras musculares cardíacas de mono. Inclusión hecha en plástico (270×). N, núcleos de cardiomiocitos; flechas, discos intercalares.

## PERLAS CLÍNICAS

1. Si bien se creía con anterioridad que en el ser humano adulto no es posible la **regeneración de los cardiomiocitos**, estudios realizados en fuentes de tejido proporcionados por el Karolinska Institute de Suecia y el UK Human Tissue Bank de Gran Bretaña indican lo contrario, con base en las concentraciones de $^{14}C$ en el ADN del músculo cardíaco de individuos nacidos antes de que comenzaran las pruebas con bombas nucleares. Parece ser que alrededor del 1 % de las fibras musculares cardíacas de individuos de 20 años de edad y casi el 50 % de los cardiomiocitos de individuos de 50 años se formaron después del nacimiento.
2. El **infarto de miocardio** es una necrosis irreversible de los cardiomiocitos por isquemia prolongada (mayor de ~ 20-40 min). Inmediatamente después de la aparición de hipoxia, en general ocasionada por bloqueo de la arteria coronaria o sus ramas, el músculo cardíaco privado de oxígeno cambia de glucólisis aerobia a anaerobia. Sin embargo, la glucólisis anaerobia no produce ATP o fosfocreatina suficiente para el funcionamiento normal de los cardiomiocitos; la situación se exacerba por la acumulación de ácido láctico y otras sustancias nocivas. Dentro del primer minuto, o un poco más, después de que se completó la isquemia, los cardiomiocitos afectados muestran una reducción drástica en la contractilidad. Si un número lo suficientemente grande de células resulta afectado, el paciente puede experimentar insuficiencia cardíaca aguda. No obstante, si el individuo recibe tratamiento dentro de los primeros 30 min y se revierte la isquemia, se puede recuperar la mayor parte de los miocitos cardíacos y salvar la vida del paciente. Después de un período de 2-4 h desde que hay isquemia incompleta pero grave, la mayoría de las células afectadas morirán y la región del corazón no podrá recuperar su función. Los cardiomiocitos que mueren o están en proceso de morir liberan creatina-fosfocinasa, la isoenzima creatina-fosfocinasa MB y TnI específica de cardiomiocitos; y la presencia de estas tres sustancias en la sangre, específicamente la última, son indicadoras de infarto de miocardio, una alteración que puede producir la muerte si el daño al músculo cardíaco afectado es extenso.
3. La **miocardiopatía periparto** (**MCPP**) es una enfermedad del músculo cardíaco ocasionada por anomalías de la célula, más que por isquemia. Usualmente aparece entre el último mes del embarazo y en los primeros

6 meses del puerperio con una incidencia aproximada de 1 por cada 1 300 a 4 000 nacidos vivos. La causa de esta afección se desconoce, pero se cree que tiene múltiples causas, algunas de las cuales pueden incluir carencias nutricionales, presión arterial elevada durante el embarazo, infección viral, mal funcionamiento inmunitario u otras alteraciones metabólicas. La MCPP provoca la incapacidad de expulsar una cantidad normal de sangre del ventrículo izquierdo debido al reemplazo de los cardiomiocitos muertos por tejido cicatricial. Para compensar la falta de contractilidad normal, el corazón de la paciente se agranda sin poder compensar la deficiencia sistólica del corazón, descendiendo, en el ventrículo izquierdo, de una fracción de eyección normal del 55 % al 70 % a menos del 45 %. Los síntomas son similares a los que se producen durante el último trimestre (como hinchazón de los miembros inferiores, palpitaciones, dolor torácico, tos de origen indeterminado y respiración dificultosa); por tanto, la afección suele pasar desapercibida hasta que persiste en el período posparto. En ocasiones, la pérdida de cardiomiocitos continúa hasta tal punto que la paciente puede morir de insuficiencia cardíaca aguda. Una vez reconocidos los síntomas como MCPP, la paciente posparto puede ser tratada con diversas modalidades, como bloqueadores β, inhibidores de la enzima convertidora de angiotensina, diuréticos y anticoagulantes. La mayoría de las pacientes que reciben un tratamiento precoz pueden recuperarse completamente, pero, según los casos, se les puede aconsejar que eviten quedar embarazadas en el futuro.

## VI. MÚSCULO LISO

**A. Estructura: células del músculo liso** (**figs. 7-7** y **7-8**; *véase* tabla 7-3). Las células musculares lisas son células **fusiformes**, **no estriadas**, cuya longitud oscila entre 20 μm en los vasos sanguíneos pequeños y 500 μm en el útero gestante. Contienen un solo núcleo, se dividen activamente y **se regeneran**. Están rodeadas por una lámina externa y por una red de fibras reticulares; se disponen en capas, haces pequeños o hélices (en las arterias).

1. **Núcleo**
   a. El **núcleo**, localizado en el centro y de forma alargada, es mucho más corto que la célula y, por tanto, no siempre puede observarse en los cortes transversales.
   b. En las secciones longitudinales del músculo liso contraído, el núcleo tiene **forma de sacacorchos** y presenta **muescas profundas**.
2. **Orgánulos citoplasmáticos**
   a. Las mitocondrias, el RER y el aparato de Golgi se reúnen cerca del núcleo e intervienen en la síntesis de colágeno tipo III, elastina, glucosaminoglucanos, lámina externa y factores del crecimiento.
   b. Las **vesículas del sarcolema** (**cavéolas**), que están distribuidas por toda la periferia de las células musculares lisas, intervienen en la captación y liberación de $Ca^{2+}$. El **REL** está disperso y puede asociarse con las cavéolas.
3. **Filamentos del músculo liso**
   a. Los **filamentos contráctiles** (**de actina y miosina**) están presentes, pero *no* se organizan en miofibrillas. Están unidos a **cuerpos densos** periféricos y citoplasmáticos, y se alinean de manera oblicua al eje longitudinal de las células musculares lisas.
      (1) Cada **filamento grueso** (compuesto de **miosina II**) está rodeado por hasta 15 filamentos delgados. A diferencia de lo que ocurre en el músculo estriado, las cabezas de las moléculas de

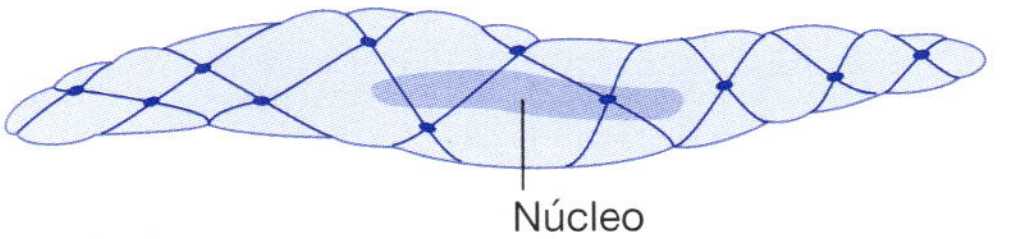


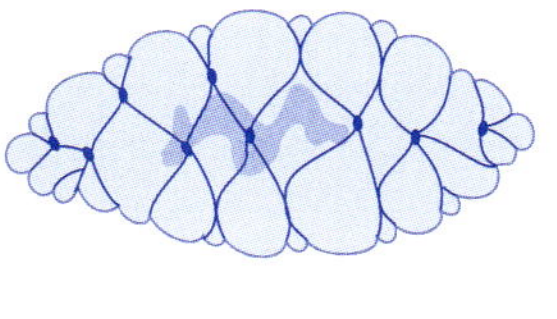


**FIGURA 7-7.** Célula muscular lisa relajada y contraída: densidades citoplasmáticas y periféricas. El núcleo de la célula muscular lisa adopta la forma de un sacacorchos. (Adaptada con autorización de Elsevier Science & Technology Journals de Gartner LP. *Textbook of Histology*. 4th ed. Elsevier; 2017:204; permiso solicitado a través de Copyright Clearance Center, Inc.).

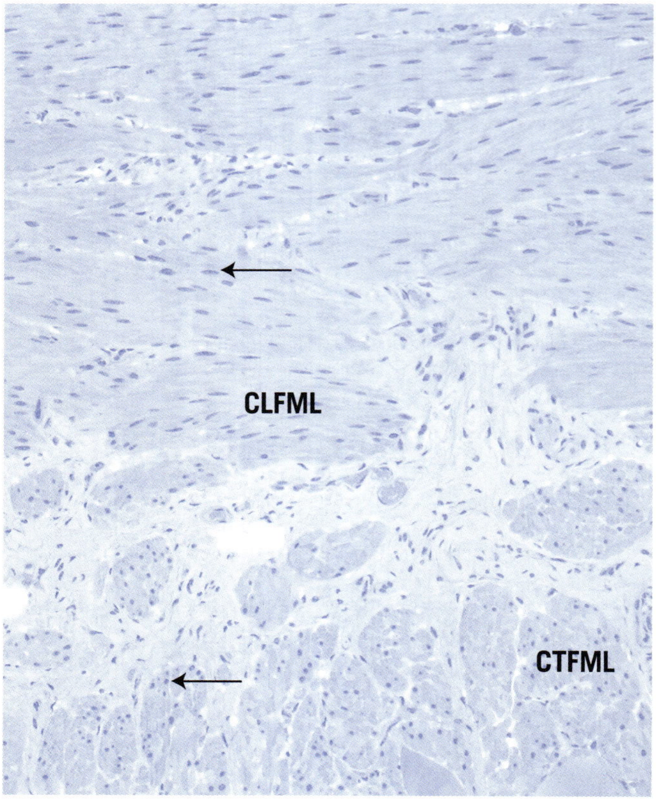


**FIGURA 7-8.** Micrografía óptica de un corte longitudinal y cortes transversales de fibras musculares lisas de duodeno de mono. Inclusión en plástico (270×). CLFML, corte longitudinal de fibras musculares lisas; CTFML, corte transversal de fibras musculares lisas; flechas, núcleos de las células musculares lisas.

miosina apuntan todas en el mismo sentido. Antes de la contracción, la molécula de miosina está **inactiva** y no puede unirse al filamento de actina porque la cola de la molécula de miosina (meromiosina ligera) está unida a la meromiosina pesada, de modo que la molécula parece un palo de golf con el mango doblado hasta tocar la cabeza.

**(2)** Los **filamentos delgados** se componen de **actina**, **caldesmona**, **tropomiosina** y **calponina**. La caldesmona tiene una función similar a la de la TnT y la TnI, en el sentido de que cubre los sitios de unión de la miosina para realizar la contracción muscular. La calponina, cuando no está fosforilada, inhibe la contracción.

**b.** Los filamentos intermedios están unidos a los cuerpos densos citoplasmáticos e incluyen vimentina y desmina en las células musculares lisas vasculares y solo desmina en las células musculares lisas no vasculares.

**4.** Los **cuerpos densos citoplasmáticos**, que se cree son **análogos a los discos Z**, contienen actinina α y varias proteínas asociadas con los discos Z y funcionan como **sitios de unión de filamentos**.

**5.** Las **uniones comunicantes** entre células musculares lisas facilitan la propagación de la excitación. Estas uniones comunicantes reciben el nombre colectivo de **nexo**.

**B.** La **contracción** del músculo liso es regulada por un mecanismo distinto del que regula la contracción en el músculo esquelético; además, la tasa de hidrólisis de ATP es más lenta durante la contracción del músculo liso; y la contracción dura mucho más.

**1.** El **ciclo de contracción** es estimulado por un incremento transitorio del $Ca^{2+}$ citosólico.

**a.** El $Ca^{2+}$ se une a la **calmodulina** y cambia su conformación.

**b.** El complejo $Ca^{2+}$-calmodulina activa la enzima **cadena ligera de miosina-cinasa**, que cataliza la fosforilación de una de las cadenas ligeras de la miosina, la **cadena ligera reguladora**.

**c.** La cadena ligera reguladora fosforilada de la miosina permite a la molécula de miosina desplegarse y, de este modo, interactuar con otras moléculas de miosina para formar un filamento grueso.

**d.** Asimismo, en presencia de $Ca^{2+}$, se elimina el efecto inhibidor del **complejo caldesmonatropomiosina** en la interacción actina-miosina (la caldesmona enmascara el sitio activo de la actina G). Otro inhibidor de la contracción es la **calponina**, que pierde su capacidad inhibidora al ser fosforilada.

e. La cabeza globular de la miosina fosforilada interactúa con la actina y estimula la miosina ATPasa, lo que produce la **contracción**. Mientras la miosina permanece en su forma fosforilada, el ciclo de contracción continúa.

f. La **desfosforilación** de la miosina interrumpe la interacción miosina-actina y causa la relajación.

2. El **inicio de la contracción** en el músculo liso suele desencadenarse por la adrenalina, excepto en las siguientes situaciones:
   a. En el **músculo liso vascular**, suele ser inducida por un **impulso nervioso**, con poca propagación del impulso de una célula a otra.
   b. En el **músculo liso visceral**, es inducida por el estiramiento del músculo mismo (**miógena**); y la señal se propaga de una célula a otra.
   c. En el **útero**, durante el trabajo de parto, es inducida por la **oxitocina**.

### C. Inervación del músculo liso.

Es realizada por nervios **simpáticos** (noradrenérgicos) y **parasimpáticos** (colinérgicos) del sistema nervioso autónomo, que actúan de manera antagónica para estimular y disminuir la actividad muscular.

#### PERLAS CLÍNICAS

1. Un **leiomioma** es una neoplasia benigna del músculo liso. Se presenta usualmente en el útero, donde se generan con mayor frecuencia los tumores benignos en personas con útero. Algunas localizaciones adicionales suelen ser los pezones, los músculos erectores del pelo en la piel (leiomioma pilar), los labios mayores y el escroto (leiomiomas genitales). Por lo general, los leiomiomas son pequeños tumores únicos que miden menos de 3 cm y ocasionalmente muestran imágenes mitóticas. Consisten en haces de células fusiformes que se sitúan de manera perpendicular entre sí. El tratamiento habitual es la resección quirúrgica, a menos que sean muy numerosos para retirarse, especialmente en la piel.
2. Los **leiomiosarcomas** son tumores malignos de músculo liso que suelen ser compactos e indoloros. Son más frecuentes en mujeres adultas que en los hombres, y componen cerca del 20 % de los sarcomas de tejidos no calcificados. Su localización habitual es en la piel, los tejidos profundos de los miembros y los tejidos blandos retroperitoneales de la cavidad abdominal. Se componen de grupos de células fusiformes, las cuales se parecen mucho a las células musculares lisas. Los leiomiosarcomas de la piel y los miembros son pequeños y se tratan fácilmente, pero los de localización retroperitoneal suelen ser muy grandes, ya que se detectan en etapas tardías, cuando hay presencia de metástasis y este tipo de extensión es de mal pronóstico.

## VII. CÉLULAS CONTRÁCTILES NO MUSCULARES

### A. Células mioepiteliales

1. En determinadas glándulas, estas células comparten la lámina basal de las células secretoras y de los conductos, y están unidas a la lámina basal subyacente por medio de hemidesmosomas.
2. Aunque en general se parecen a las células musculares lisas, tienen **forma de cesta** y varias **prolongaciones** radiales; se originan a partir del **ectodermo** y se **contraen** para enviar (exprimir) la sustancia secretada desde el epitelio glandular a través de los conductos y hacia afuera de la glándula.
3. Contienen **actina**, **miosina** y filamentos intermedios, así como cuerpos densos citoplasmáticos y periféricos, a los que se unen estos filamentos.
4. La contracción es similar a la del músculo liso y ocurre por un **proceso mediado por calmodulina**. Las **glándulas mamarias** se contraen durante la lactancia en respuesta a la **oxitocina**. En las **glándulas lagrimales**, la contracción ocurre en respuesta a la **ACh**.

### B. Miofibroblastos

1. A diferencia de las células mioepiteliales, los **miofibroblastos** se originan a partir de células mesenquimatosas y presentan vimentina como sus filamentos intermedios característicos. También poseen caldesmona y citoqueratinas.
2. Aunque se parecen a los fibroblastos, muestran más **actina** y **miosina**, y son capaces de **contraerse**, por ejemplo, durante la cicatrización para disminuir el tamaño del defecto (**retracción de la cicatriz**).

# Autoevaluación

***Instrucciones***: cada reactivo en esta sección va seguido de posibles opciones. Seleccione la *mejor* opción (**A**, **B**, **C**, **D** o **E**) para cada caso.

**1.** Un paciente de 19 años y su madre acuden al servicio de urgencias, ambos con náusea, vómito y alteraciones visuales. Notifican que ambos comieron ejotes (judías verdes) enlatados con un sabor extraño. ¿Cuál de las siguientes posibilidades debe ser incluida en el diagnóstico diferencial?

**(A)** DMD
**(B)** ELA
**(C)** Botulismo
**(D)** Miastenia grave
**(E)** Infarto de miocardio

**Las preguntas 2 y 3 se basan en el caso descrito a continuación:**

Un hombre fue encontrado muerto en su apartamento de una aparente herida de bala en la cabeza. La temperatura ambiente en el momento del hallazgo era la típica de finales de primavera (22 °C). Durante el examen del cadáver se observó rigidez en la cara y el cuello, pero los miembros seguían siendo flexibles.

**2.** ¿Aproximadamente cuántas horas han pasado desde que murió el paciente?

**(A)** 2
**(B)** 5
**(C)** 13
**(D)** 60
**(E)** 75

**3.** ¿Qué molécula es la causa de la rigidez observada en la cara y el cuello del fallecido?

**(A)** ATP
**(B)** $Ca^{2+}$
**(C)** Desmina
**(D)** TnI
**(E)** Troponina

**Las preguntas 4 a 6 se basan en el caso descrito a continuación:**

Un hombre de 65 años acude a consulta con su médico internista preocupada por párpados caídos y debilidad en los músculos de la cara y de los miembros que empeoran progresivamente a lo largo del día. En la anamnesis destacan infecciones recurrentes de vías respiratorias.

**4.** ¿Qué debe encabezar la lista del diagnóstico diferencial?

**(A)** Botulismo
**(B)** Distrofia muscular
**(C)** ELA
**(D)** Leiomioma
**(E)** Miastenia grave

**5.** ¿Qué estructura debería explorar en búsqueda de aumento de tamaño?

**(A)** Timo
**(B)** Tiroides
**(C)** Glándulas paratiroides
**(D)** Hígado
**(E)** Testículos

**6.** Respecto a la química sanguínea, se esperaría encontrar anticuerpos contra lo siguiente:

**(A)** Receptores de ACh
**(B)** Tiroglobulina
**(C)** Timosina
**(D)** Receptores de catecolaminas
**(E)** Receptores adrenérgicos

**7.** Una paciente joven se presenta al dermatólogo con un tumor de 1 cm de largo en el antebrazo. Se extirpa el tumor, y el informe de patología indica la presencia de haces de células con organización perpendicular entre sí. Las células muestran imágenes mitóticas ocasionales. ¿Cuál es el diagnóstico más probable?

**(A)** MRD
**(B)** Leiomiosarcoma
**(C)** Distrofia muscular
**(D)** Leiomioma
**(E)** Miastenia grave

**8.** Un paciente diagnosticado con ELA falleció. La histopatología de una autopsia revela una disminución de motoneuronas en el cuerno ventral de la médula espinal. ¿Cuál de los siguientes NC tiene también una población reducida de motoneuronas?

**(A)** III
**(B)** IV
**(C)** V
**(D)** VI
**(E)** VII

**9.** ¿Qué células contráctiles tienen típicamente túbulos T situados en el disco Z?

**(A)** Cardiomiocitos
**(B)** Células musculares esqueléticas
**(C)** Células musculares lisas
**(D)** Células mioepiteliales
**(E)** Miofibroblastos

**La pregunta 10 se basa en el caso y la micrografía que se muestran a continuación:**

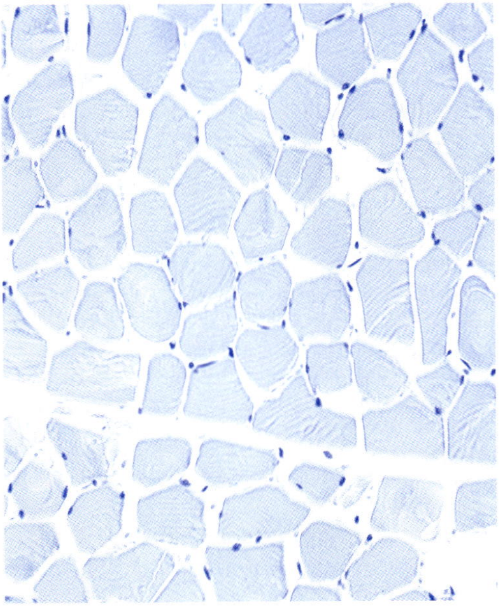

**10.** En la micrografía se muestra la biopsia de un músculo profundo del muslo de un paciente de 25 años que falleció por una enfermedad. ¿Cuál es el nombre de esa enfermedad?

**(A)** DMFEH
**(B)** Rabdomiosarcoma
**(C)** Infarto de miocardio
**(D)** Miocardiopatía
**(E)** Leiomiosarcoma

**Las preguntas 11 y 12 se basan en el caso descrito a continuación:**

Un paciente se presenta con una historia de debilidad progresiva en los músculos de las piernas, seguida de debilidad en el tronco y el resto del cuerpo. Actualmente, presenta síntomas de insuficiencia respiratoria e insuficiencia cardíaca.

**11.** ¿El médico debe sospechar una mutación en cuál de las siguientes moléculas?

**(A)** α-Actinina
**(B)** Nebulina
**(C)** Factor regulador miogénico
**(D)** Miostatina
**(E)** Desmina

**12.** ¿Cuál es el diagnóstico más probable para este paciente?

**(A)** Rabdomiosarcoma
**(B)** Abuso de esteroides anabolizantes
**(C)** Miopatía relacionada con desmina (MRD)
**(D)** Distrofia muscular

**13.** Una paciente acude al servicio de urgencias debido a una fuerte resaca con náusea, vómito, debilidad y dolor en los músculos esqueléticos. La muestra de orina es oscura, y ella revela que se ha ido oscureciendo a lo largo del día. ¿Cuál es la causa más probable del progresivo oscurecimiento de la orina?

**(A)** Sangre en la orina
**(B)** Mioglobina en la orina
**(C)** Reducción del contenido de agua en la orina
**(D)** Aumento del contenido de urea en la orina

**14.** ¿En cuál de los siguientes períodos se diagnostica de forma más definitiva la miocardiopatía periparto?

**(A)** 2 a 3 meses del embarazo
**(B)** 4 a 5 meses del embarazo
**(C)** 6 a 8 meses del embarazo
**(D)** 2 meses después del embarazo

**15.** ¿Cuál es el volumen de eyección ventricular izquierdo aproximado de una paciente diagnosticada de miocardiopatía periparto?

**(A)** 70 %
**(B)** 60 %
**(C)** 50 %
**(D)** 40 %

# Respuestas y explicaciones

1. **C.** Entre las posibilidades mencionadas, el botulismo es la única consideración posible, especialmente por su relación con los alimentos enlatados. La DMD es más frecuente en hombres jóvenes y muy poco frecuente en mujeres de mayor edad. Sería muy poco probable que ambos, madre e hijo, mostraran síntomas de ELA o miastenia grave, o que tuvieran un infarto de miocardio al mismo tiempo.
2. **B.** Han pasado aproximadamente 5 h desde que el hombre fue asesinado. El razonamiento consiste en que los músculos de su cara estaban completamente rígidos, por lo que los miofilamentos no se han empezado a descomponer; en consecuencia, la rigidez incompleta de los músculos de los miembros no se debe a la descomposición de los miofilamentos, sino a que el pico de rigidez no ha sido alcanzado. A temperatura ambiente, los músculos de los miembros alcanzan la rigidez a las 4-6 h posteriores a la muerte.
3. **A.** La rigidez cadavérica se produce por falta de ATP, necesario para liberar el puente cruzado entre la actina y la miosina.
4. **E.** El internista sospecharía de miastenia grave debido a los síntomas, el sexo y la edad del paciente.
5. **A.** Por lo general, el timo de los pacientes con miastenia grave suele estar aumentado de tamaño o presenta un timoma.
6. **A.** El internista buscaría anticuerpos contra los receptores de ACh, ya que la miastenia grave es una enfermedad autoinmunitaria en la que el sistema inmunitario genera anticuerpos contra sus propios receptores de ACh.
7. **D.** El informe de patología y el tamaño y la localización del tumor indican que la paciente presenta un leiomioma, una alteración caracterizada por un pequeño tumor con haces de células fusiformes organizadas de manera perpendicular entre sí.
8. **C.** El número de motoneuronas disminuye en los pacientes con ELA en el nervio craneal trigémino (NC V), en el núcleo ambiguo (nervios craneales glosofaríngeo, vago y accesorio, es decir, IX, X y XI, respectivamente) y el núcleo motor del hipogloso (NC XII).
9. **A.** Los túbulos T de los cardiomiocitos son más anchos que los de las células musculares lisas y están revestidos por una lámina externa (un material parecido a la lámina basal). En contraste con los túbulos T del músculo esquelético, los de las células musculares se localizan en los discos Z, donde con frecuencia forman díadas, no tríadas.
10. **B.** Ya que se trata de un corte transversal de músculo esquelético de un hombre joven, la respuesta es rabdomiosarcoma. La DMFEH también es una enfermedad del músculo esquelético, pero no influye en el tiempo de vida del paciente. Las otras tres enfermedades afectan los músculos cardíaco y liso, por lo que son distractores.
11. **E.** La MRD es una enfermedad hereditaria rara en la que una mutación es responsable de la formación de moléculas de desmina que forman agregados de desmina en lugar de los filamentos normales de desmina. La ausencia de desmina filamentosa da lugar a miofilamentos desorganizados y fibras musculares esqueléticas.
12. **C.** La MRD es una enfermedad hereditaria rara en la que una mutación es responsable de la formación de moléculas de desmina que forman agregados de desmina en lugar de los filamentos normales de desmina. Los síntomas de la enfermedad comienzan como debilidad progresiva en los músculos de las piernas, seguida de debilidad en el tronco y el resto del cuerpo. Dado que la MRD también afecta los músculos cardíacos y lisos, se producen insuficiencia respiratoria, insuficiencia cardíaca y deterioro de las funciones digestivas, con consecuencias posiblemente mortales.
13. **B.** La destrucción de las fibras musculares esqueléticas (rabdomiólisis) se asocia a mioglobinuria (presencia de mioglobina en la orina). En los casos más graves, el paciente suele referir debilidad y dolor en los músculos afectados (o a veces en todos los músculos), así como náuseas, vómitos y, en ocasiones, confusión e incluso la posibilidad de insuficiencia renal. La orina también puede ser más oscura de lo normal debido a la mioglobina liberada. Las biopsias musculares presentan células musculares inflamadas y degeneradas y fagocitosis de fibras musculares dañadas. También pueden ser evidentes los intentos de regeneración por parte del músculo.
14. **D.** La miocardiopatía periparto suele aparecer entre el último mes del embarazo y los 6 primeros meses del posparto.
15. **D.** La fracción de eyección normal del ventrículo izquierdo es del 55 % al 70 %, mientras que la fracción de eyección del ventrículo izquierdo en pacientes con miopatía cardíaca periparto es inferior al 45 %.

8

# Tejido nervioso

## I. PUNTOS CLAVE: SISTEMA NERVIOSO

El sistema nervioso consiste en todos los elementos de tejido nervioso del cuerpo, y puede estudiarse desde diversas perspectivas, ya sea por sus características anatómicas, función y características celulares.

**A. División anatómica**. El sistema nervioso se divide en el **sistema nervioso central** (**SNC**) y el **sistema nervioso periférico** (**SNP**) que son físicamente continuos uno con el otro.

1. El **SNC** incluye el **encéfalo** y la **médula espinal**, que están sostenidos por tres capas de recubrimientos no neuronales llamadas meninges, rodeadas por envolturas óseas del cráneo y la **columna vertebral**, para brindar mayor apoyo y protección.
2. El **SNP** incluye los tejidos neuronales y sus células de soporte ubicadas fuera del SNC, como las raíces, ramos, nervios, ganglios y receptores que detectan estímulos ambientales.

**B. División funcional**. El sistema nervioso se divide en un componente **sensitivo** (**aferente**), que transmite impulsos eléctricos (señales, potenciales de acción [PA]) desde el SNP hacia el SNC, y un componente **motor** (**eferente**), que transmite impulsos desde el SNC hacia el SNP. El componente motor se divide, a su vez, en el **sistema somático** y el **sistema autónomo**, ambos de los cuales compuestos por redes neuronales que atraviesan el SNC y el SNP.

1. El **sistema nervioso somático** controla las funciones sensitivas y motoras de todas las acciones voluntarias a través de la inervación de la piel y la mayoría de los músculos esqueléticos.
2. El **sistema nervioso autónomo** (**SNA**) monitoriza y regula los órganos internos a través de la inervación de los órganos viscerales el músculo liso y cardíaco, el arco reflejo y las glándulas. El SNA se subdivide en tres sistemas:
   a. El **sistema nervioso simpático** (**SNS**) prepara el organismo para responder al estrés, al peligro o a la demanda de actividad física, con el resultado de «lucha, huida o congelamiento».
   b. El **sistema nervioso parasimpático** (**SNPS**) se activa en estados de relajación, es «tranquilizador» y aporta inervación secretomotora a la mayoría de las glándulas endocrinas.
   c. El **sistema nervioso entérico** (**SNE**) es una parte grande del SNA, que inerva el sistema digestivo. Aunque funciona de manera independiente, los componentes simpático y parasimpático modulan sus funciones.

**C. Citológicamente**, dos tipos de células componen el tejido nervioso del sistema nervioso. Las **neuronas** (**células nerviosas**) son las células parenquimatosas que conducen los impulsos eléctricos y producen y secretan neurotransmisores y neurohormonas. Las **células gliales** son los componentes estromales que sostienen, nutren y protegen las neuronas dentro del SNC (**astrocitos**, **oligodendrocitos** y **microglía**) y el SNP (**células satélite** y **neurolemocitos** [**células de Schwann**]).

## II. DESARROLLO EMBRIONARIO (fig. 8-1)

**A. Durante las semanas 3 y 4 del desarrollo embrionario**, una región del **ectodermo** se engruesa y se diferencia en **neuroectodermo** (compuesto por **neuroepitelio**), llamado **placa neural**. La placa neural se invagina a lo largo de la línea media para formar una depresión longitudinal denominada **surco neural**, flanqueada por las porciones elevadas de la placa neural, conocidas como **pliegues neurales**.

**B. Los pliegues neurales** se elevan y se acercan entre sí para fusionarse, separarse del ectodermo a lo largo del neuroectodermo, y formar un tubo cilíndrico cerrado, denominado **tubo neural**. El extremo craneal del tubo neural es mucho más grande y conforma el **encéfalo**. La porción restante del tubo neural forma la **médula espinal**.

**C. Las células neuroectodérmicas** se diferencian en **células de la cresta neural**, que experimentan una **transición de epitelio a mesénquima** (**TEM**) a lo largo de los bordes de los pliegues neurales y se desprenden antes de la formación del tubo neural. Las células de la cresta neural migran por todo el cuerpo y originan las estructuras siguientes: neuronas sensitivas de los ganglios espinales y craneales; la mayoría de las neuronas sensitivas y neurolemocitos del SNPS; todos los ganglios entéricos y autónomos y sus neuronas posganglionares, con la glía asociada con ellas; la mayoría de las células mesenquimatosas de la cabeza y la parte anterior del cuello; la mayoría de los huesos faciales, todos los melanocitos de la piel y la mucosa bucal; los odontoblastos (células responsables de la producción de dentina); las células de la aracnoides y la piamadre (rostrales del mesencéfalo); y las células cromafines de la médula suprarrenal.

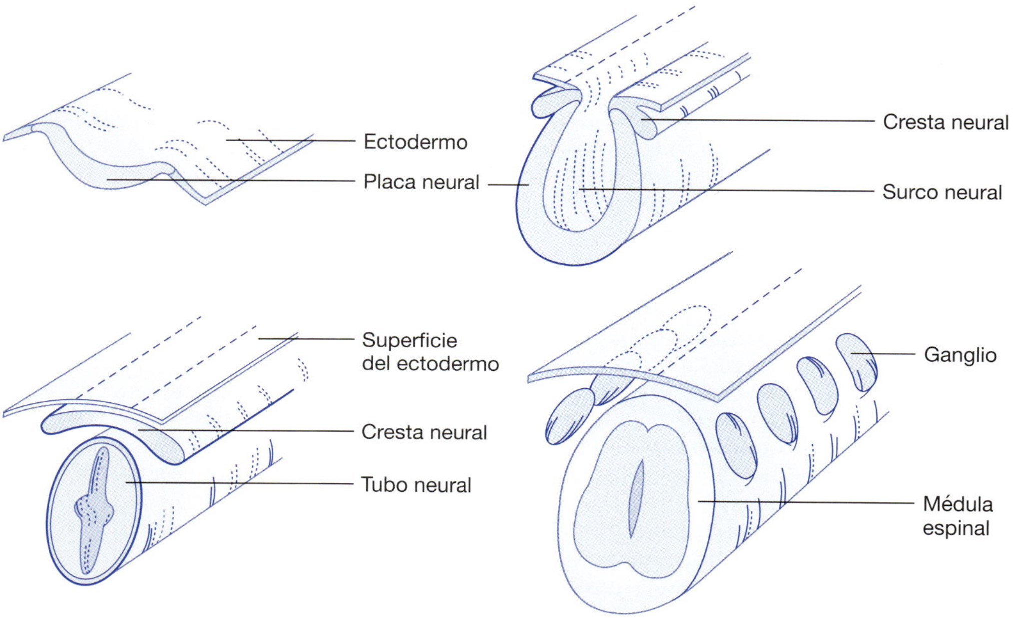


**FIGURA 8-1.** Desarrollo embrionario del sistema nervioso. El ectodermo engrosado es el neuroectodermo que da lugar a la placa neural, la cual se pliega, se fusiona y se separa del ectodermo para dar origen al tubo neural y a la cresta neural. Las células de la cresta neural migran ampliamente por todo el cuerpo y se diferencian para formar una variedad de estructuras, incluidos los ganglios de la raíz dorsal, como se ilustra.

## PERLAS CLÍNICAS

El desarrollo anómalo del sistema nervioso causa afecciones congénitas.

1. La **espina bífida** surge de un cierre defectuoso del tubo neural y la columna vertebral. Los casos más graves implican un cierre incompleto y la falta de separación del tubo neural del ectodermo, lo que resulta en la exposición del tejido neural de la médula espinal al ambiente exterior (**mielosquisis**). Otras variantes de la espina bífida incluyen la protrusión de la médula espinal y sus meninges en forma de quiste (mielomeningocele) o solo las meninges formando un quiste (meningocele). Las secuelas de las formas graves de espina bífida pueden incluir parálisis del cuerpo distal a la región afectada de la médula espinal, la herniación del tejido encefálico inferior a través del cráneo ocurre debido a la posición fija de la médula espinal en la

columna vertebral en crecimiento. Esto puede llevar a una hidrocefalia posterior, causada por la obstrucción del flujo y drenaje del líquido cefalorraquídeo (LCR).

La forma menos grave, **espina bífida oculta**, resulta de la formación incompleta del arco vertebral alrededor de la médula espinal y sus meninges, que están normalmente formadas. A veces, la única indicación del defecto es un mechón de pelo que cubre la región afectada sin ningún déficit notable o impacto en la calidad de vida.

2. La **anencefalia (exencefalia)** es la falta de cierre y separación del extremo craneal del tubo neural del ectodermo superficial. Esto provoca que el tejido encefálico quede expuesto al líquido amniótico durante el desarrollo, lo que resulta en un encéfalo poco formado sin bóveda craneal. La anencefalia no suele ser compatible con la vida.
3. El **megacolon aganglionar congénito** (**enfermedad de Hirschsprung**) resulta de la falta de integración y diferenciación de las células de la cresta neural en los tejidos neurales parasimpáticos de la pared intestinal en desarrollo. La afección afecta más comúnmente al colon distal y se caracteriza por la **ausencia del plexo mientérico**, lo que conduce a un movimiento peristáltico descoordinado del colon afectado. Esto provoca una dilatación grave del colon proximal no afectado y estreñimiento.

## III. CÉLULAS DEL SISTEMA NERVIOSO

**A.** Las **neuronas** son el componente funcional del sistema nervioso y varían mucho en tamaño (de 5 μm a 150 μm de diámetro) y forma. Generalmente, una neurona tiene un **cuerpo celular** (**soma**, **pericarion**), numerosas prolongaciones celulares llamadas **dendritas** que se especializan en la recepción y transducción aferente del impulso, y un solo **axón** que se especializa en la transmisión eferente del impulso.

1. **Clasificación morfológica de las neuronas** (fig. 8-2)
   - **a.** Las **neuronas bipolares** tienen un solo axón y son poco frecuentes en los vertebrados. Estas neuronas con frecuencia se encuentran en órganos sensoriales especiales (p. ej., en el mecanismo vestibulococlear).
   - **b.** Las **neuronas multipolares** tienen un solo axón y más de una dendrita. Son las **más abundantes** en los vertebrados.
   - **c.** Las **neuronas seudounipolares** (también conocidas como **neuronas unipolares** en los vertebrados) tienen una sola prolongación corta que parte del cuerpo celular y se ramifica en un axón y una dendrita. Estas neuronas se originan embriológicamente como células bipolares y más tarde su axón y su dendrita se fusionan en una ramificación única que funcionalmente actúa como axón. Sus somas se encuentran en los ganglios espinales y craneales.
2. **Clasificación funcional de las neuronas**
   - **a.** Las **neuronas sensitivas** reciben estímulos de los ambientes interno y externo; asimismo, conducen los impulsos *hacia el SNC*. La mayoría de las neuronas sensoriales son neuronas seudounipolares (unipolares) y bipolares.
   - **b.** Las **interneuronas** (**neuronas intercraneales**) conectan otras neuronas por medio de **sinapsis** (*véase* sección IV. Sinapsis) en una cadena o secuencia. Por lo general, conectan neuronas sensitivas y motoneuronas; también regulan señales transmitidas a neuronas. La mayoría de las interneuronas son de forma multipolar, y algunas exhiben morfologías características únicas de ciertas regiones del encéfalo, como el hipocampo y el cerebelo, donde reciben nombres específicos, como células piramidales y células de Purkinje, respectivamente.
   - **c.** Las **motoneuronas** (**neuronas motoras**) conducen impulsos *desde el SNC* hacia otras neuronas, músculos y glándulas. La mayoría de las motoneuronas son de morfología multipolar.
3. **Ultraestructura de las neuronas** (figs. 8-3 y 8-4).
   - **a.** Las **dendritas** son típicamente cortas y numerosas; estas prolongaciones celulares están especializadas en **recibir estímulos** (señales) de las células sensitivas y los axones de otras neuronas, y convierten estas señales en pequeños impulsos eléctricos (**PA**) que se transmiten *hacia* el soma.
     - **(1)** Las dendritas se ramifican para formar **terminaciones ramificadas** donde son abundantes las mitocondrias, mientras que los otros orgánulos disminuyen en número o están ausentes. La multitud de terminales permite a las neuronas recibir estímulos simultáneos de otras neuronas.
     - **(2)** Las **espinas dendríticas** en la superficie de las dendritas aumentan el área disponible para que una sola neurona pueda hacer sinapsis y recibir impulsos de hasta decenas de miles de otras neuronas.

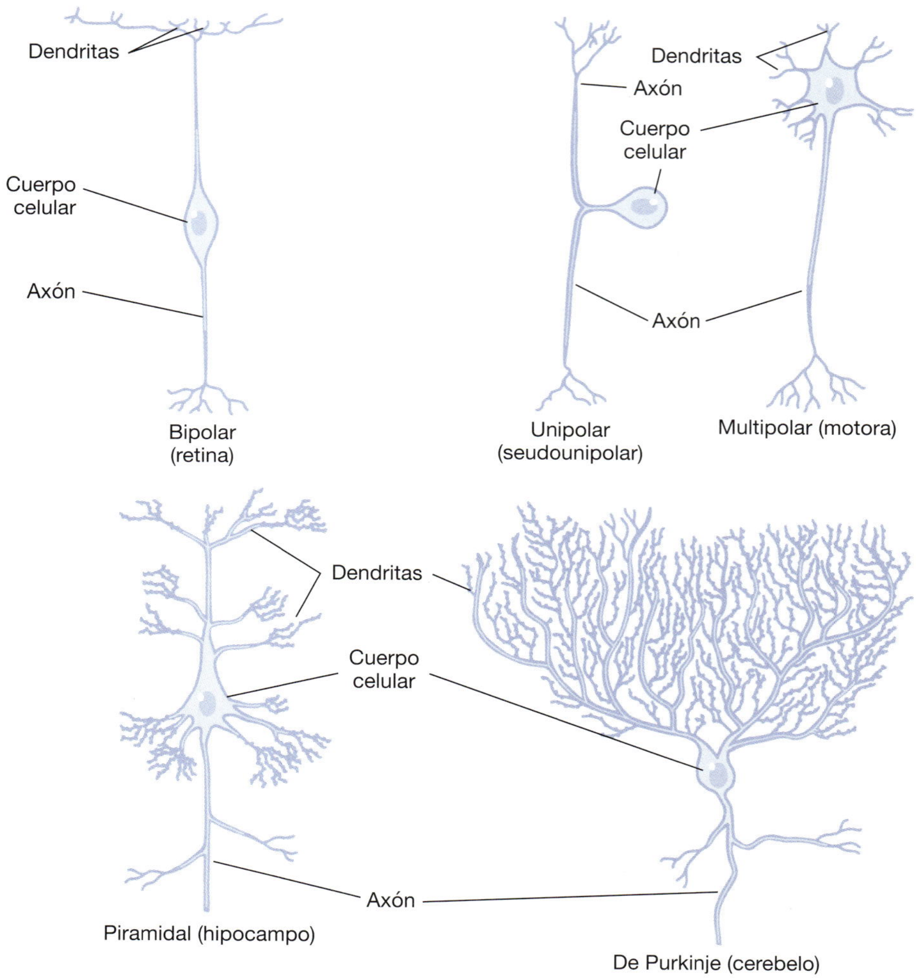


**FIGURA 8-2.** Distintos tipos de neuronas. (Reproducida con autorización de Elsevier Science & Technology Journals de Gartner LP. *Textbook of Histology*. 4th ed. Elsevier; 2017:215; permiso solicitado a través de Copyright Clearance Center, Inc.).

## PERLAS CLÍNICAS

Las espinas dendríticas disminuyen con la edad y la desnutrición y muestran configuraciones alteradas en individuos con trisomía 21 o trisomía 13.

**b.** El **cuerpo celular** (**soma**, **pericarion**) es la región de la neurona que aloja la mayoría de los orgánulos citoplasmáticos, que incluyen al gran **núcleo** esférico, eucromático y central; además de **polisomas**; **retículo endoplasmático rugoso** (**RER**); **aparato de Golgi** y **mitocondrias**; así como elementos del citoesqueleto, incluyendo filamentos intermedios específicos de las neuronas conocidos como **neurofilamentos** (10 nm de diámetro), así como **microtúbulos** (24 nm de diámetro); y los **microfilamentos** asociados con el plasmalema (**filamentos de actina** de 6 nm de diámetro).

**(1)** Los **cuerpos de Nissl** son áreas densas de RER que se ven como manchas basófilas en el citoplasma del soma. Son el lugar principal donde se produce la síntesis de neurotransmisores.

**(2)** El **cono axónico** es una región especializada del soma de donde se origina el axón. Es el punto donde se suman las señales excitatorias e inhibitorias transmitidas desde las dendritas, y si se alcanza el umbral adecuado, se inicia un PA. Esta región carece de RER, ribosomas, cisternas de Golgi y cuerpos de Nissl, pero contiene numerosos microtúbulos y neurofilamentos, cuya abundancia puede influir en el diámetro del axón.

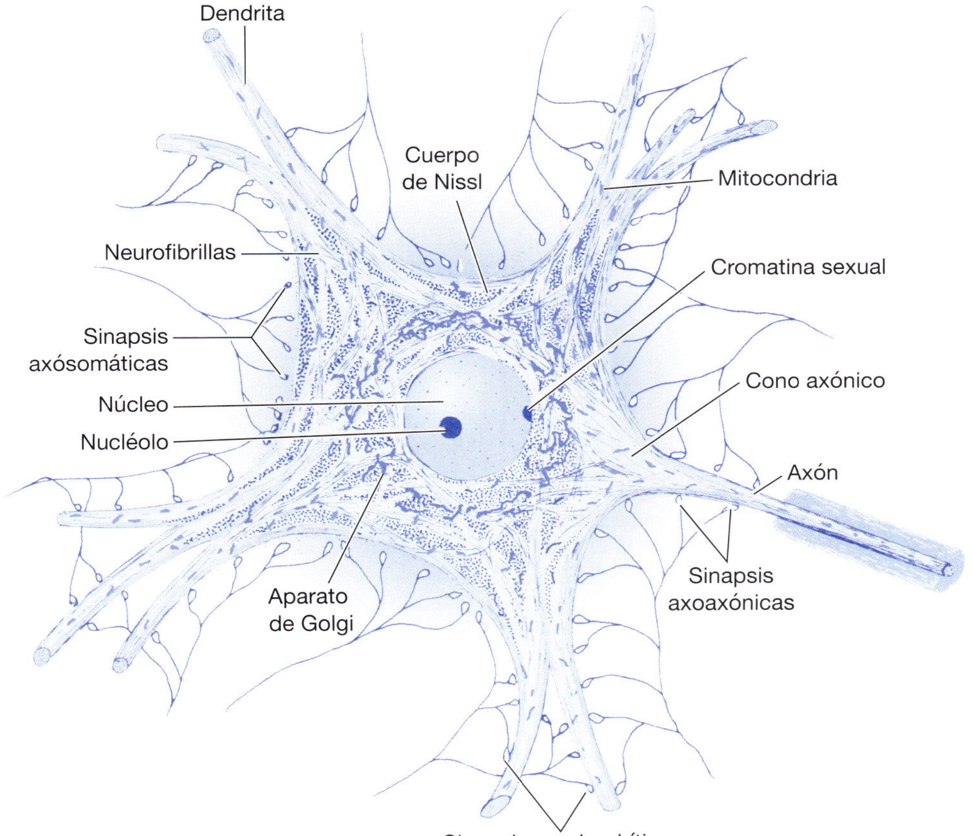


**FIGURA 8-3.** Cuerpo celular (soma) típico de una neurona, con sus constituyentes y sinapsis. (Reimpresa con autorización de Kiernan JA. *Barr's the Human Nervous System: An Anatomical Viewpoint*. 8th ed. Lippincott Williams & Wilkins; 2005:19).

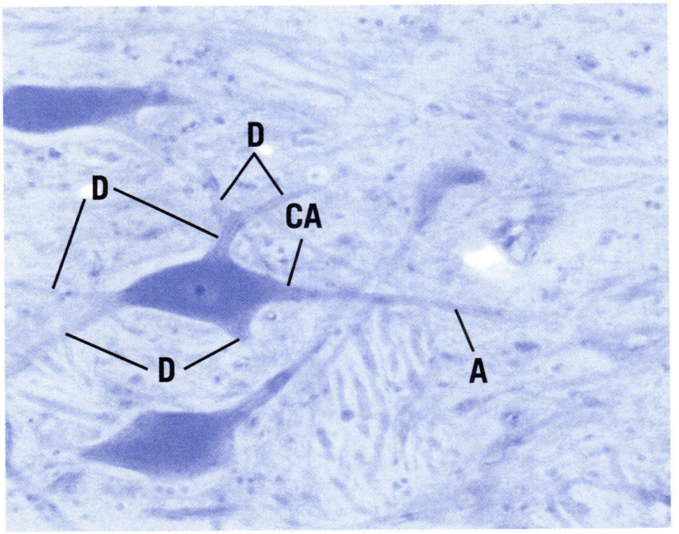


**FIGURA 8-4.** Micrografía óptica de la médula espinal en corte transversal (540×). Las neuronas multipolares en el cuerno ventral de la médula espinal contienen núcleos eucromáticos con nucléolos punteados y poseen numerosas dendritas (D) y un axón (A) que emerge del cono axónico (CA).

**Tabla 8-1 Tipos de transporte axónico**

| Tipo de transporte | Velocidad de transporte (mm/día) | Material transportado |
|---|---|---|
| Retrógrado (rápido) | 200-300 | Proteínas, enzimas y lisosomas |
| Anterógrado (rápido) | 50-500 | Mitocondrias, vesículas y gránulos secretores |
| Anterógrado (lento) | 1.0-10 | Clatrina, actina, miosina, enzimas y proteínas |
| Anterógrado (muy lento) | 0.1-1.0 | PAM, tubulina y neurofilamentos |

PAM, proteínas asociadas con microtúbulos.

**c.** Los **axones transmiten impulsos** (**PA**) que no disminuyen de magnitud *lejos del* cono axónico del soma hacia pequeñas ramas en el extremo (**terminaciones axónicas**), desde donde los impulsos se pasan a otras neuronas u otro tipo de células mediante la liberación de neurotransmisores. Los axones pueden tener **colaterales**, ramificadas en ángulo recto desde el tronco principal.

**(1)** El diámetro y longitud de los axones es diferente entre los distintos tipos de neuronas. Algunos axones pueden medir hasta 100 cm de longitud.

**(2)** El citoplasma del axón (**axoplasma**) carece de complejo de Golgi, pero contiene retículo endoplásmico liso (REL), RER, mitocondrias alargadas y numerosos **microtúbulos** que actúan como «autopistas» y facilitan el **transporte axónico** rápido de orgánulos y materiales celulares entre el soma y las terminaciones axónicas (**tabla 8-1**). Las proteínas motoras **dineína** y **cinesina** realizan este proceso de transporte: la dineína transporta orgánulos y vesículas sinápticas hacia las terminaciones axónicas en un **transporte anterógrado**, mientras que la cinesina lleva materiales hacia el soma en un **transporte retrógrado** para su reutilización, reciclaje o degradación. Sin embargo, algunos virus (como *Herpes simplex* y el *Rabies lyssavirus*) y ciertas toxinas pueden moverse del SNP al SNC utilizando la dineína para el transporte retrógrado.

**(3)** La membrana plasmática del axón se denomina **axolema** y contiene abundantes bombas de **$Na^+/K^+$-ATPasa** transmembrana, entre otros canales iónicos que son esenciales para la transmisión unidireccional de los PA. En los **axones mielinizados** (*véase* sección III.B. Células neurogliales [gliales]), solo pequeñas porciones del axolema, llamadas **nódulos de Ranvier** (**espacios en la vaina de mielina**), están expuestas al entorno extracelular a intervalos regulares. Los canales iónicos, altamente concentrados en estos nódulos, permiten una propagación más rápida de los potenciales de acción al saltar la despolarización de la membrana plasmática en los segmentos mielinizados (*véase* sección V.D. Histofisiología de la transmisión del impulso neuronal).

**(4)** Las terminaciones axónicas suelen estar dilatadas (**botones axónicos**) y almacenan numerosas **vesículas sinápticas** que contienen **neurotransmisores**, los cuales se sintetizan en el soma y se transportan de manera anterógrada por el axón. El axolema de la terminación axónica tiene una abundancia de **canales de calcio** que, al llegar un PA, se abren y permiten la entrada de calcio, lo que desencadena la **exocitosis de los neurotransmisores** en la **hendidura sináptica** (*véase* sección IV. Sinapsis).

## PERLAS CLÍNICAS

La **enfermedad de Alzheimer** es la causa más frecuente de demencia. Es la sexta causa principal de muerte en los Estados Unidos y unos 6 millones de estadounidenses tienen el diagnóstico de enfermedad de Alzheimer, de los cuales la mayoría tiene más de 65. Se calcula que en 2020 la enfermedad costó a dicho país 305 000 millones de dólares.

La enfermedad de Alzheimer comienza con pérdida de la memoria y confusión, dificultad para encontrar palabras, desorientación y depresión, seguidos de irritabilidad y cambios del estado de ánimo con agresión. Al final hay aislamiento y deterioro de los sentidos y de las capacidades corporales. Al parecer, el inicio del trastorno es desencadenado por una combinación de factores genéticos, modo de vida y ambiente. La enfermedad se caracteriza por el desarrollo de placas de amiloide β y ovillos neurofibrilares dentro de las neuronas, que interfieren con su comunicación, metabolismo y reparación. Las neuronas afectadas funcionan mal, pierden sinapsis y eventualmente mueren. La pérdida de un gran número de neuronas conduce a la atrofia de la corteza cerebral. Las placas amiloides y los ovillos también están asociados con el envejecimiento normal; por tanto, se requiere una cantidad suficiente y una distribución característica para el diagnóstico histopatológico de enfermedad de Alzheimer temprana.

Los anticuerpos monoclonales como **aducanumab** han demostrado atravesar la barrera hematoencefálica y unirse a las formas agregadas de placas de amiloide β, formando complejos para ser eliminadas por la neuroglía. Recientemente, la Food and Drug Administration (FDA) de Estados Unidos otorgó la aprobación acelerada del anticuerpo antiamiloide **lecanemab** para el tratamiento del Alzheimer, que en los ensayos clínicos de fase III demostró ralentizar significativamente el deterioro cognitivo en pacientes en las primeras etapas de la enfermedad.

## B. Células neurogliales (gliales)

1. **Características generales**. Las células neurogliales incluyen diversos tipos celulares y exceden en número a las neuronas en una proporción de aproximadamente 10 a 1. Su función consiste en **sostener** y **proteger** las neuronas; sin embargo, no conducen impulsos ni forman sinapsis con otras células. La neuroglía vigila activamente y mantiene las sinapsis, eliminando neurotransmisores de las hendiduras sinápticas y enviando a la vecindad sináptica **sustancias gliotransmisoras**, por ejemplo, glutamato y trifosfato de adenosina (ATP, *adenosine triphosphate*), influyendo y regulando así las neuronas. Al parecer, estos gliotransmisores inhiben la transmisión sináptica en neuronas del hipocampo cultivadas. A diferencia de las neuronas, que están terminalmente diferenciadas y no pueden dividirse, las células neurogliales continúan dividiéndose a lo largo de toda la vida.
2. **Tipos de células neurogliales** (**fig. 8-5** y **tabla 8-2**). En el SNC están presentes diferentes tipos de células gliales (astrocitos, oligodendrocitos, microglía, células ependimarias), mientras que en el SNP se encuentran los neurolemocitos.
   a. Los **astrocitos** pueden ser de dos tipos. Los **astrocitos protoplasmáticos** residen principalmente en la sustancia gris del cerebro y la médula espinal, y poseen prolongaciones ramificadas que

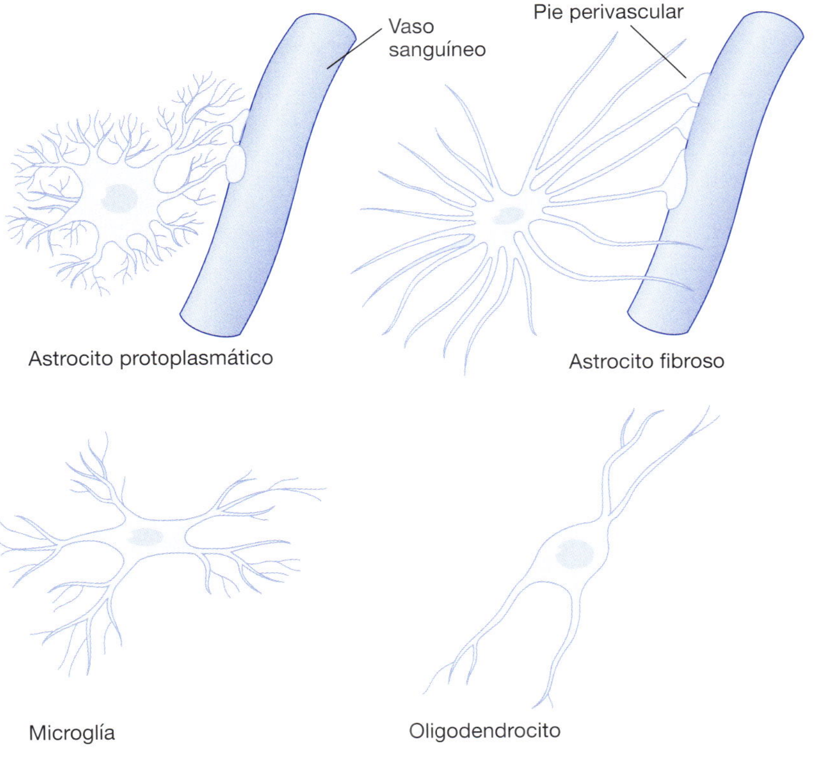


**FIGURA 8-5.** Distintos tipos de células neurogliales. Los dos tipos de astrocitos en el sistema nervioso central (SNC) poseen procesos en forma de pie que rodean los vasos sanguíneos y pueden modular la barrera hematoencefálica. (Adaptada con autorización de Elsevier Science & Technology Journals de Gartner LP. *Textbook of Histology*. 5th ed. Elsevier; 2021:219; permiso solicitado a través de Copyright Clearance Center, Inc.).

**Tabla 8-2 Neuroglía y sus propiedades**

| Neuroglía | Localización | Función |
|---|---|---|
| Astrocitos protoplasmáticos | Sustancia gris del SNC | Dan soporte y aíslan neuronas; secuestran iones $Na^+$; metabolizan neurotransmisores extracelulares; reparan daño en el SNC formando tejido cicatricial glial; rodean axones no mielinizados; forman una **barrera sellada** protectora entre la piamadre y el tejido nervioso del encéfalo y la médula espinal; regulan el flujo del LCR a través de la sustancia gris de manera que, durante el sueño, el flujo incrementa hasta el 50 % limpiando los espacios intersticiales de productos de desecho y exceso de neurotransmisores; en el embrión, establecen vías por donde migran las neuronas |
| Astrocitos fibrosos | Sustancia blanca del SNC | Secuestran iones $Na^+$; metabolizan neurotransmisores extracelulares; reparan daño en el SNC formando tejido cicatricial glial; rodean axones no mielinizados; en el embrión, establecen vías por donde migran las neuronas |
| Oligodendroglía | La mayor parte en la sustancia blanca del SNC, pero también en la gris | En la sustancia blanca forma vainas de mielina que rodean axones del SNC, mientras que en la sustancia gris rodea a las neuronas; vive en simbiosis con las neuronas |
| Microglía | Tanto en la sustancia blanca como en la sustancia gris del SNC | Fagocita tejido nervioso dañado del SNC; secreta citocinas que atraen linfocitos T hacia el sitio de lesión; tiene la capacidad de volverse células presentadoras de antígenos y presentarlos a los linfocitos T que llegan |
| Células ependimarias | Revisten los ventrículos del encéfalo y el conducto central de la médula espinal | Promueven el movimiento del LCR; forman el epitelio cúbico simple del plexo coroideo; en el tercer ventrículo, se diferencian en tanicitos |
| Neurolemocitos (células de Schwann) | Solo en el SNP | Mielinizan los axones y rodean axones no mielinizados del SNP; participan en la degeneración y la regeneración de axones |

LCR, líquido cefalorraquídeo; SNC, sistema nervioso central; SNP, sistema nervioso periférico.

envuelven vasos sanguíneos, neuronas y áreas sinápticas. Establecen la **barrera hematoencefálica** y ayudan a su mantenimiento. Los **astrocitos fibrosos** residen sobre todo en la **sustancia blanca** y tienen prolongaciones largas y delgadas poco ramificadas. Ambos tipos de astrocitos tienen filamentos intermedios compuestos por **proteína ácida fibrilar glial** (**GFAP**, *glial fibrillar acidic protein*), que a menudo se utiliza como marcador para diagnosticar el astrocitoma, un tumor que se origina en los astrocitos.

**(1)** En general, los astrocitos son las células neurogliales más grandes. Tienen muchas prolongaciones, algunas de las cuales cuentan con «pies terminales» (**pies vasculares**) que rodean los vasos sanguíneos, mientras que otras establecen contacto con la piamadre.

- **(a)** Los astrocitos brindan **soporte estructural** al tejido nervioso y, cuando se lesiona el SNC, proliferan para formar un **tejido cicatricial** (**cicatriz glial**).
- **(b)** Eliminan iones, toxinas y otros productos de desecho en el sistema recientemente identificado de canales perivasculares conocidos como **glinfáticos** (**combinación de glía y linfáticos**), que son particularmente activos durante el sueño.
- **(c)** Suministran energía a la neurona para el metabolismo. La hipótesis reciente del **intercambio de lactato entre astrocito y neurona** sugiere que los astrocitos absorben glucosa, la metabolizan en lactato y lo liberan para que las neuronas lo absorban y utilicen como fuente de energía, especialmente cuando la glucosa, la principal fuente de energía para las neuronas, se reduce, así como durante el aumento de la actividad neuronal.
- **(d)** Participan en la reducción del exceso de sinapsis entre neuronas y en el refinamiento y fortalecimiento de las restantes durante el desarrollo, un proceso conocido como **poda**

**sináptica**. Las prolongaciones celulares de los astrocitos que envuelven las sinapsis tienen la capacidad de eliminar neurotransmisores o liberar factores en la hendidura sináptica que influyen en la actividad y la fuerza sináptica; por tanto, estas células modulan las neuronas, creando o eliminando nuevas conexiones en un proceso conocido como neuroplasticidad (plasticidad sináptica).

(e) Junto con otros componentes de la neuroglía, la astroglía forma una **barrera hemática** protectora entre la piamadre y el tejido nervioso del encéfalo y la médula espinal.

**b. Oligodendrocitos**

(1) Ubicados tanto en la **sustancia gris** como en la **sustancia blanca** del SNC, tienen un núcleo pequeño, redondo y condensado; un citoplasma electrodenso que alberga los orgánulos citosólicos habituales; y una pequeña cantidad de prolongaciones citoplasmáticas cortas. Estas células viven en **simbiosis** con las neuronas (es decir, cada célula se ve afectada por las actividades metabólicas de la otra) y son esenciales para la supervivencia de las neuronas en el SNC.

(2) Los procesos citoplasmáticos cortos de los oligodendrocitos forman **mielina**, una envoltura de membrana celular rica en lipoproteínas que cubre, aísla y protege un segmento de un axón (llamado **internódulo**) dentro del SNC. Cada oligodendrocito puede mielinizar un internódulo para varios axones.

**c.** Las **células ependimarias** (**ependimocitos**) recubren los ventrículos encefálicos y el conducto central de la médula espinal. En determinadas regiones del encéfalo, tienen **cilios** que ayudan a mover el líquido cefalorraquídeo (LCR). Los ependimocitos modificados contribuyen a la formación del **plexo coroideo**.

**d.** La **microglía** son células neurogliales **fagocíticas** pequeñas. A diferencia de las otras células neurogliales del SNC que se originan en el neuroectodermo, la microglía deriva de la población mononuclear de células fagocíticas de la médula ósea. Estas células tienen un núcleo condensado y alargado y muchas prolongaciones cortas ramificadas. Por lo general, son inactivas, pero en caso de lesión o invasión por patógenos liberan **interferón γ**, que activa células microgliales vecinas. Las células microgliales activadas eliminan residuos de lesiones celulares y secretan citocinas que **atraen linfocitos T** al sitio de lesión. La microglía también puede convertirse en **células presentadoras de antígenos** para los linfocitos T que recién llegan.

**e. Neurolemocitos (células de Schwann)**

(1) Los neurolemocitos (células de Schwann) derivan de células de la cresta neural y se localizan solo en el SNP. Son aplanados, con pocas mitocondrias y una región de Golgi pequeña.

(2) Desempeñan la misma función en el SNP que los oligodendrocitos en el SNC: protegen y aíslan los axones. Los neurolemocitos envuelven su plasmalema varias veces alrededor de un solo internódulo de un solo axón para formar una vaina de mielina; por tanto, un solo neurolemocito puede aislar un internódulo de un solo axón, mientras que un oligodendrocito puede aislar un internódulo de varios axones.

(3) Los axones que carecen de vainas de mielina, conocidos como **fibras nerviosas periféricas no mielinizadas**, están rodeados por numerosos neurolemocitos, en los cuales cada segmento del axón se encuentra incrustado en un neurolemocito. Varios segmentos de diferentes axones pueden estar incrustados en un mismo neurolemocito; por tanto, están protegidos y sostenidos por estas células neurogliales (**fig. 8-6F**). Debido a que en los axones mielinizados los PA saltan de un nódulo de Ranvier a otro y, en los no mielinizados se propagan a lo largo de toda la longitud del axolema, la propagación del PA es mucho más rápida en los axones mielinizados. Curiosamente, a diferencia del SNP, los axones no mielinizados en el SNC comúnmente no están envueltos por células neurogliales.

**f.** Las **células satélite** son células neurogliales derivadas de la cresta neural que rodean y apoyan los cuerpos celulares de las neuronas en los ganglios del SNP. Estas células cumplen una función similar a la de los astrocitos en el SNC.

## PERLAS CLÍNICAS

Los **tumores neurogliales** constituyen el 50 % de los tumores intracraneales. Los tumores del SNC pocas veces afectan neuronas; la mayoría derivan de células neurogliales (p. ej., astrocitos, oligodendrocitos y ependimocitos). La gravedad de estos tumores va desde **oligodendrocitos benignos** de crecimiento lento hasta **astrocitomas malignos** de crecimiento rápido y desenlace mortal.

Los encéfalos de los pacientes con sida y VIH-1 presentan grandes poblaciones de **células microgliales**. Aunque la microglía no afecta las neuronas, produce citocinas tóxicas para ellas.

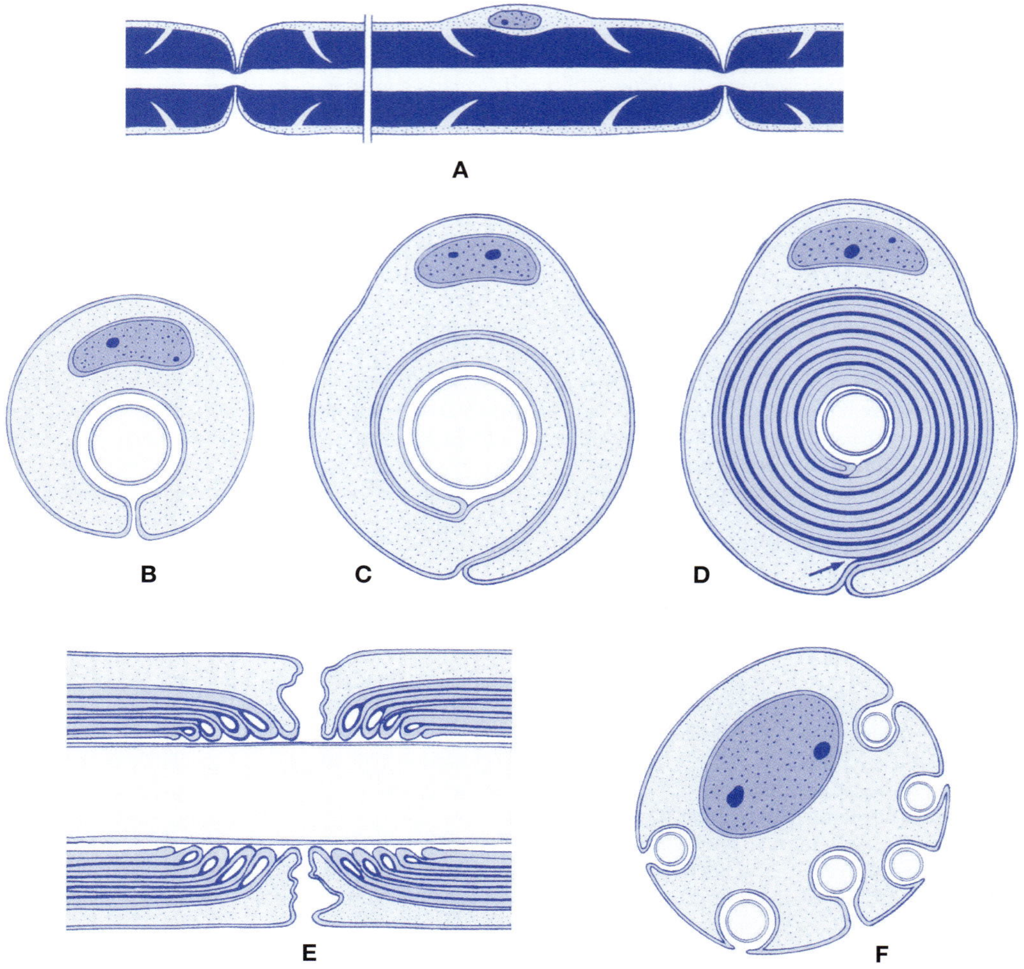


**FIGURA 8-6.** Formación de la vaina de mielina. **A**. Vaina de mielina formada por el neurolemocito (célula de Schwann) en vista longitudinal. **B-D**. Estadios sucesivos de la formación de la vaina de mielina a medida que los neurolemocitos envuelven su membrana plasmática alrededor del axón. **E**. Ilustración longitudinal de un espacio en la vaina de mielina. **F**. Varios axones no mielinizados incrustados y soportados por el neurolemocito. (Reimpresa con autorización de Kiernan JA. *Barr's the Human Nervous System: An Anatomical Viewpoint.* 8th ed. Baltimore, MD: Lippincott Williams & Wilkins; 2005:22).

## IV. SINAPSIS

Las **sinapsis** son sitios de **aposición funcional** donde las señales se transmiten de una neurona a otra o de una neurona a otro tipo de célula (p. ej., una célula muscular, una célula parenquimatosa glandular).

**A. Clasificación**. Las sinapsis se clasifican según el sitio de contacto sináptico y el mecanismo de transmisión de la señal (*véase* fig. 8-3).

1. **Sitio de sinapsis**
   - a. Las **sinapsis axodendríticas** se establecen entre un axón y una dendrita.
   - b. Las **sinapsis axosomáticas** se forman entre un axón y un soma.
   - c. Las **sinapsis axoaxónicas** se establecen entre axones.
   - d. Las **sinapsis dendrodendríticas** se observan entre dendritas.
2. En el SNC, los tipos predominantes de sinapsis son axodendríticas y axosomáticas.

3. **Mecanismos de transmisión de señales**

   a. **Sinapsis química**

      (1) Las sinapsis químicas son las más frecuentes entre neuronas y las únicas existentes entre las sinapsis neurona-músculo. Implican la liberación de una sustancia química, **neurotransmisor** o **neuromodulador** (**neurohormonas**) por la célula presináptica, que se une a los receptores en la membrana de la célula postsináptica y genera un PA. Los neurotransmisores se unen a los **receptores de neurotransmisores ionotrópicos** (**canales iónicos**), lo que provoca una rápida despolarización o hiperpolarización de la membrana postsináptica. Los neuromoduladores se unen a **receptores metabotrópicos** que activan un **sistema de segundo mensajero** para evocar una respuesta más lenta, pero más generalizada, en la célula postsináptica. Dado que ambos tienen la misma función, en este libro, los neuromoduladores también se denominan neurotransmisores.

      (2) La transmisión de señales a través de estas sinapsis **se retrasa** unos 0.5 ms, que es el tiempo requerido para la secreción y difusión del neurotransmisor desde la membrana de la célula presináptica a la hendidura sináptica, y de allí a la membrana postsináptica de la célula.

      (3) La eliminación de los neurotransmisores de la hendidura sináptica es fundamental para garantizar que una sola liberación de neurotransmisor no provoque múltiples respuestas en la célula postsináptica. Cuatro mecanismos conocidos que aseguran la eliminación del neurotransmisor de la hendidura sináptica son los siguientes:
      - El neurotransmisor puede difundirse fuera de la hendidura sináptica.
      - Enzimas presentes en la proximidad del neurotransmisor lo descomponen.
      - El neurotransmisor es reabsorbido por las bombas de recaptación de las células presinápticas.
      - Los astrocitos eliminan el neurotransmisor de la hendidura sináptica.

## PERLAS CLÍNICAS

Los **inhibidores selectivos de la recaptación de serotonina** (**ISRS**) son una clase de fármacos que reducen la tasa de eliminación del neurotransmisor serotonina de la hendidura sináptica al inhibir el transportador de la recaptación de serotonina en el axolema presináptico. Esto resulta en una presencia prolongada y un aumento de la cantidad de serotonina en la hendidura sináptica, lo que permite que se una a los receptores postsinápticos durante un período prolongado, extendiendo así el efecto del neurotransmisor. Los ISRS son los fármacos de primera línea más recetados para tratar la depresión y otros trastornos psiquiátricos.

La **enfermedad de Parkinson** (**EP**) es una de las enfermedades degenerativas progresivas más comunes; afecta a más de 8 millones de personas en el mundo y se caracteriza por temblores, rigidez muscular, dificultad para iniciar los movimientos y para mantener el equilibrio, alteraciones del habla y la escritura, arrastre lento de los pies al caminar y falta de expresión facial (facies de máscara).

La causa parece ser la pérdida de neuronas dopaminérgicas de la sustancia negra del encéfalo y la presencia de **cuerpos de Lewy**. Algunos productos industriales tóxicos, como los utilizados en las minas de magnesio y la muy tóxica metil-fenil-tetrahidropiridina (MTPT), presente en la heroína ilegal, causan EP. Los hallazgos neuropatológicos de los pacientes que mueren por EP han demostrado la presencia de cuerpos de Lewy, compuestos principalmente por **sinucleína α** y otras proteínas, como las **Tau**, **proteínas de neurofilamento** y **ubicuitina**, en las neuronas dopaminérgicas de la sustancia negra, lo que sugiere que la presencia de cuerpos de Lewy es señal de la enfermedad.

Algunos estudios han demostrado que la respuesta inmunitaria contra la sinucleína α causa la muerte de neuronas dopaminérgicas que contengan estas proteínas, que pueden ser la causa subyacente de la enfermedad. No hay una cura para la EP, aunque los tratamientos precoces que incluyen la administración vía oral de una combinación de levodopa y carbidopa han demostrado ser eficaces para ralentizar la progresión de la EP. Los fármacos adicionales, como agonistas de dopamina, inhibidores de la monoaminooxidasa, amantadina y anticolinérgicos, que prolongan o incrementan los efectos de la levodopa-carbidopa, también pueden ser administrados, siempre que el paciente pueda tolerar los efectos secundarios. Esta entidad es difícil de diagnosticar, aunque si el paciente responde al complejo levodopa-carbidopa, es altamente probable que el diagnóstico del padecimiento sea EP.

Debido a que 75 % de los pacientes con EP también sufren de estreñimiento u otras alteraciones digestivas, se ha sugerido una correlación entre esta enfermedad y la microbiota intestinal del individuo. Aparentemente, al menos en ratones, ciertas bacterias intestinales producen sinucleína α, que es transferida al cerebro vía el nervio vago (nervio craneal X). Una vez en el cerebro, la sinucleína α es almacenada por los astrocitos de la sustancia negra, los cuales transfieren la proteína a las neuronas dopaminérgicas, que son atacadas por la respuesta inmunitaria.

Se espera que el control de la respuesta inmunitaria pueda ofrecer una cura para esta enfermedad. Otra alternativa para ayudar en el manejo de casos avanzados de EP, sobre todo en pacientes que no responden a los fármacos o que no toleran los efectos adversos, es la intervención quirúrgica conocida como **estimulación encefálica profunda**. Esto implica implantar electrodos en el cerebro del paciente y utilizar un neuroestimulador accionado por baterías que se coloca en lo profundo de la piel para generar impulsos eléctricos a fin de bloquear las señales eléctricas cerebrales que ocasionan los síntomas de la EP.

**b. Sinapsis eléctrica**

(1) Estas sinapsis implican el movimiento de iones de una neurona a otra a través de **uniones comunicantes**, que se encargan de transmitir el PA de la célula presináptica directamente a la célula postsináptica.
(2) Las sinapsis eléctricas son mucho menos numerosas que las sinapsis químicas.
(3) La transmisión de señales en este tipo de sinapsis se realiza de manera **casi instantánea**.

## B. Morfología sináptica

1. Los axones suelen presentar expansiones bulbosas, ya sea en su extremo (**botones sinápticos**) o a lo largo de su recorrido (**botones de paso**), donde se forman los contactos sinápticos. Cada botón contiene numerosas estructuras pequeñas delimitadas por membrana (40-60 nm de diámetro), conocidas como **vesículas sinápticas**, que contienen neurotransmisores. La siguiente descripción se refiere a los botones terminales (**terminaciones axónicas**).
2. La **membrana presináptica** de la terminación axónica es el axolema engrosado de la neurona que transmite el impulso. Contiene **canales de $Ca^{2+}$ dependientes de voltaje**, que se abren con la llegada de un PA, lo que permite la entrada de iones de calcio desde el espacio extracelular en la terminación axónica. En respuesta, las vesículas sinápticas son desplazadas hacia los **sitios activos** de la membrana presináptica, se fusionan a ella y **descargan sus neurotransmisores** hacia la hendidura sináptica por medio de exocitosis. Las **moléculas de adhesión celular** facilitan el movimiento y la fusión de las vesículas sinápticas hacia los sitios activos de la membrana presináptica (**tabla 8-3**). La fusión de estas vesículas ocasiona un agrandamiento de la membrana presináptica, pero la recaptura de la membrana sobrante es **endocitada por medio de clatrina**.
3. La **hendidura sináptica** se refiere al espacio estrecho (20-30 nm de ancho) que existe entre la membrana presináptica y la membrana postsináptica. Los neurotransmisores se difunden a través de la hendidura sináptica.
4. La **membrana postsináptica** es la membrana plasmática engrosada y, a menudo, altamente plegada de la neurona u otra célula objetivo que recibe el impulso. Contiene receptores neurotransmisores ionotrópicos y/o metabotrópicos.

## C. Neurotransmisores (tabla 8-4)

. Se sintetizan en el soma, se transportan a lo largo del axón y se almacenan y liberan en la terminación axónica de las neuronas presinápticas. Luego, se difunden a través de la hendidura sináptica y se unen a los receptores de la membrana postsináptica, lo que conduce a la generación o inhibición de un PA. Los **neurotransmisores** se subdividen en los siguientes cuatro tipos:

1. **Transmisores de molécula pequeña** (***acetilcolina***, ***aminoácidos***: glutamato, aspartato, glicina y ácido γ-aminobutírico [GABA]; ***aminas biogénicas***: serotonina y las tres *catecolaminas,* dopamina, noradrenalina y adrenalina).
2. **Neuropéptidos** (***péptidos opioides***: encefalinas y endorfinas; ***péptidos gastrointestinales***: sustancia P, neurotensina y péptido intestinal vasoactivo [PIV]; ***hormonas hipotalámicas liberadoras***: tirotropina, somatostatina; ***hormonas neurohipofisarias***: hormona antidiurética, oxitocina).
3. **Gases** (óxido nítrico [NO] y monóxido de carbono [CO]).
4. **Otras** (ATP y adenosina).

**Tabla 8-3 Principales moléculas de las vesículas sinápticas y sus funciones**

| Molécula | Función |
|---|---|
| Sinapsina-I | Mantener las vesículas sinápticas en un grupo alejado del sitio activo |
| Sinapsina-II y rab3A | Controlar la conexión de vesículas sinápticas con filamentos de actina |
| Sinaptotagmina y sinaptofisina | Facilitar el acoplamiento de la vesícula sináptica al sitio activo |
| Complejo de receptores de proteínas de fijación soluble de NSF (SNARE) (receptor SNAP) | Bajo la influencia de los iones $Ca^{2+}$, permite la fusión de las vesículas sinápticas con la membrana presináptica y la liberación de su contenido hacia la hendidura sináptica. Se compone de cuatro hélices α: sinaptobrevina, sintaxina y dos SNAP-25 |

**Tabla 8-3 Principales moléculas de las vesículas sinápticas y sus funciones *(continuación)***

| | |
|---|---|
| Sinaptobrevina | Es una de las proteínas SNARE que organiza el complejo proteínico SNARE |
| Sintaxina | Es una de las proteínas SNARE que facilita la fusión de la vesícula sináptica con el sitio activo |
| Proteína asociada a la sinaptosoma-25 (SNAP-25) | Es una de las proteínas SNARE; une la sinaptobrevina y la sintaxina para incrementar la unión de la vesícula sináptica y la exocitosis |

NSF, N-etilmaleimida sensible al factor de activación.

**Tabla 8-4 Principales neurotransmisores**

| Neurotransmisor | Tipo | Función principal | Localización | Diversos |
|---|---|---|---|---|
| Acetilcolina | Molécula pequeña | Excitatoria o inhibitoria | Uniones mioneurales; SNA | Es eliminado por la enzima acetilcolinesterasa; las neuronas colinérgicas degeneran en la enfermedad de Alzheimer |
| Trifosfato de adenosina | Otros | Excitatoria | Motoneuronas en la médula espinal; ganglios autónomos | También es liberado junto con varios neurotransmisores |
| Dopamina | Molécula pequeña | Excitatoria o inhibitoria | Neuronas del SNC | Está asociado con la EP; inhibición de la liberación de prolactina; esquizofrenia |
| Dinorfina | Neuropéptido | Inhibitoria | Neuronas del SNC | Participa en la supresión del dolor |
| Endorfina | Neuropéptido | Inhibitoria | Neuronas del SNC | Participa en la supresión del dolor |
| Encefalina | Neuropéptido | Inhibitoria | Neuronas del SNC | Participa en la supresión del dolor |
| Ácido $\gamma$-aminobutírico (GABA) | Molécula pequeña | Inhibitoria | Interneuronas del SNC | La síntesis de GABA disminuye en la insuficiencia de vitamina $B_6$ |
| Glutamato | Molécula pequeña | Excitatoria | La mayoría de neuronas excitadoras del SNC | Los astrocitos y las neuronas interactúan vía el ciclo glutamato-glutamina para asegurar el suministro de glutamato |
| Glicina | Molécula pequeña | Inhibitoria | Neuronas del tronco del encéfalo y la médula espinal | La estricnina (veneno) actúa para bloquear la actividad de la glicina |
| Óxido nítrico | Gas | Inhibitoria | Neuronas del SNC | Relaja el músculo liso; es un vasodilatador potente |
| Noradrenalina | Molécula pequeña | Excitatoria | Neuronas sinápticas posganglionares | Está asociado con depresión, ansiedad y pánico |
| Serotonina | Molécula pequeña | Excitatoria | Cuerpo pineal, neuronas de la médula espinal y del mesencéfalo | Está asociado con la modulación del sueño: despertares, comportamiento cognitivo |
| Somatostatina | Neuropéptido | Inhibitoria | Ganglios de la raíz dorsal y algunas neuronas del SNC | Es un factor inhibidor de la liberación de somatotropina |
| Sustancia P | Neuropéptido | Excitatoria | Ganglios de la raíz dorsal y del nervio trigémino | Está asociado con la transmisión del dolor |
| Péptido intestinal vasoactivo | Neuropéptido | Excitatoria e inhibitoria | Sistema neuroendocrino difuso y ciertas neuronas del SNC | Tubo digestivo: relaja el músculo liso; induce la secreción de agua; inhibe la secreción gástrica de HCl<br>Hipófisis: estimula la secreción de prolactina |

**PERLAS CLÍNICAS**

La **enfermedad de Huntington (corea de Huntington)** es una afección autosómica dominante mortal que se manifiesta entre la tercera y cuarta décadas de vida, al principio en forma de dolores articulares que avanzan a movimientos articulares involuntarios, disfunción motora, demencia y, finalmente, muerte. Se piensa que la causa se debe a la pérdida de neuronas que sintetizan GABA. Los síntomas de demencia pueden estar relacionados con la pérdida de neuronas que secretan acetilcolina.

# V. FIBRAS AXÓNICAS

Las fibras axónicas son axones individuales. Las fibras axónicas en el SNP también se conocen como fibras nerviosas, y los haces de fibras nerviosas sostenidos por capas de tejido conjuntivo conforman un **nervio** en el SNP. En el SNC, un haz de fibras axónicas que viajan como una unidad se denomina **tracto**.

## A. Vaina de mielina (fig. 8-6 y **fig. 8-7**)

1. La vaina de mielina, sintetizada por **oligodendrocitos** en el SNC y por **neurolemocitos (células de Schwann)** en el SNP, consta de varias capas concéntricas de membrana plasmática de las respectivas células neurogliales alrededor del axón. Cuando se tiñen con **tetróxido de osmio**, la mielina se ve de color negro.
2. No es continua en toda la longitud del axón, sino que está interrumpida por los denominados espacios en la vaina de mielina (**nódulos de Ranvier**; *véase* fig. 8-6E); sin embargo, su grosor es constante a lo largo de todo el axón. El grosor suele aumentar con el diámetro de este último.

## B. Espacios en la vaina de mielina (nódulos de Ranvier)

**B. Espacios en la vaina de mielina** (**nódulos de Ranvier**). Son regiones del axón que carecen de mielina y corresponden a discontinuidades entre las células neurogliales adyacentes (oligodendrocitos o **neurolemocitos**). Los *internódulos* son los segmentos mielinizados de una fibra axónica *entre espacios en la vaina de mielina adyacentes*.

1. En el SNP, el axolema a nivel del espacio en la vaina de mielina está cubierto por prolongaciones citoplasmáticas interdigitadas de **neurolemocitos** adyacentes que protegen la superficie no mielinizada del axón. Sin embargo, en el SNC, el axón está cubierto por una prolongación (pie) de un astrocito.

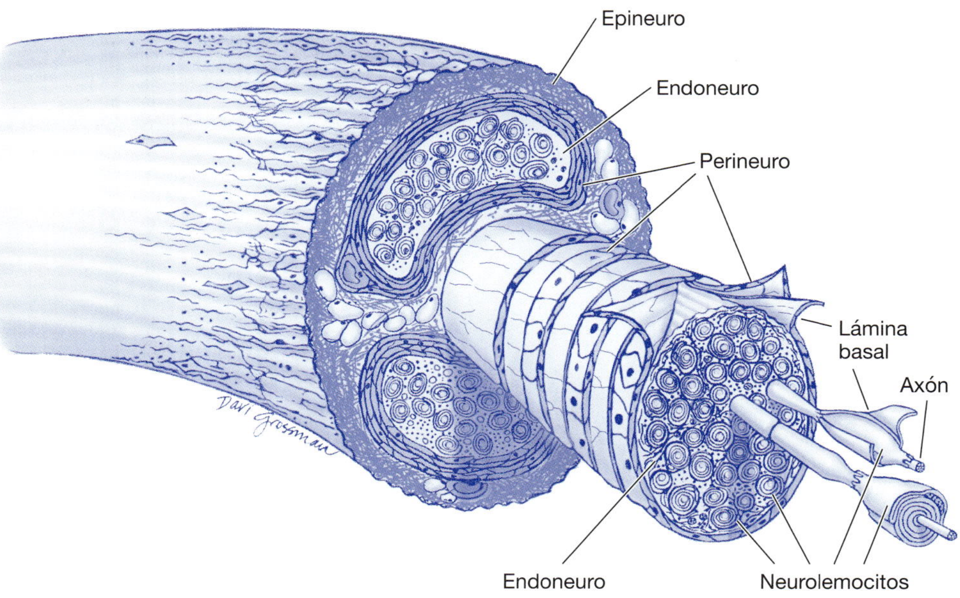


**FIGURA 8-7.** Sección transversal de un nervio periférico donde se pueden observar las distintas capas de tejido conjuntivo. Cada haz de fibras nerviosas (uno aparece extendido en el dibujo) está cubierto por perineuro. (Reimpresa con autorización de Kelly DE, Wood RL, Enders AC. *Bailey's Textbook of Microscopic Anatomy*. 18th ed. Williams & Wilkins; 1984:353).

2. El axolema de un espacio en la vaina de mielina contiene **muchas bombas de $Na^+$**, y en algunas micrografías electrónicas se observa una densidad característica.

**C. Internódulos.** Varían en longitud entre 0.08 y 1 mm según el tamaño de los neurolemocitos o de los oligodendrocitos asociados con la fibra. El axolema de los internódulos **casi no contiene bombas $Na^+$**; por tanto, las despolarizaciones de la membrana no ocurren en los internódulos.

## D. Histofisiología de la transmisión del impulso neuronal

1. **Potencial de membrana en reposo**
   El potencial de membrana en reposo está presente en la membrana plasmática de todas las células, incluidas las neuronas cuyo potencial en reposo es negativo (–70 mV) en el interior de la célula comparado con el exterior. Esta diferencia de potencial es establecida y mantenida principalmente por canales de salida de $K^+$ y, en menor medida, por la **bomba $Na^+$-$K^+$**, que transporta de manera activa tres iones $Na^+$ fuera de la célula a cambio de dos iones $K^+$, de modo que el interior de la célula tiene más $K^+$ y el exterior tiene más $Na^+$. El potencial en reposo se presenta cuando no hay un movimiento neto de $K^+$ (cuando la difusión de $K^+$ hacia el exterior se equilibra exactamente con la carga positiva externa que actúa regulando una mayor difusión).
2. Un **PA** es la actividad eléctrica en la cual la carga a través de un segmento de la membrana celular se invierte (positiva en el interior y negativa en el exterior), y esta inversión se propaga a lo largo del axón, y se observa como un *movimiento de cargas negativas a lo largo de la parte externa del axón*. Es un suceso de **todo o nada** con amplitud y duración constantes.
   a. **Generación del PA**
      (1) Un estímulo excitador en una neurona postsináptica **despolariza** parcialmente una porción de la membrana plasmática (el resultado del potencial se hace **menos negativo**).
      (2) Una vez que la membrana alcanza un **umbral** crítico, los **canales de $Na^+$ dependientes de voltaje** en la membrana se abren y permiten la entrada de $Na^+$ en la célula, siguiendo el gradiente de concentración y carga (**fig. 8-8**).
      (3) El flujo de entrada de $Na^+$ **revierte el potencial de reposo** en el área contigua (el lado externo se hace negativo), ocasionando un cierre espontáneo de los canales de $Na^+$ y haciéndose estos inactivos durante 1 o 2 ms (**período refractario**).
      (4) La despolarización también provoca la apertura de los **canales de $K^+$ dependientes de voltaje**. Debido a que estos canales permanecen abiertos durante más tiempo que los canales de $Na^+$, la salida de $K^+$ durante el período refractario **repolariza** la membrana y restablece su potencial de reposo. La célula ahora está lista para responder a otro estímulo.
   b. **Propagación del PA**
      (1) La propagación se debe a la difusión longitudinal de $Na^+$ (que entra en la célula por el sitio de excitación inicial) hacia las terminaciones axónicas (**propagación ortodrómica**). La difusión longitudinal de $Na^+$ despolariza la región adyacente de la membrana, lo que ocasiona un nuevo PA en este sitio.

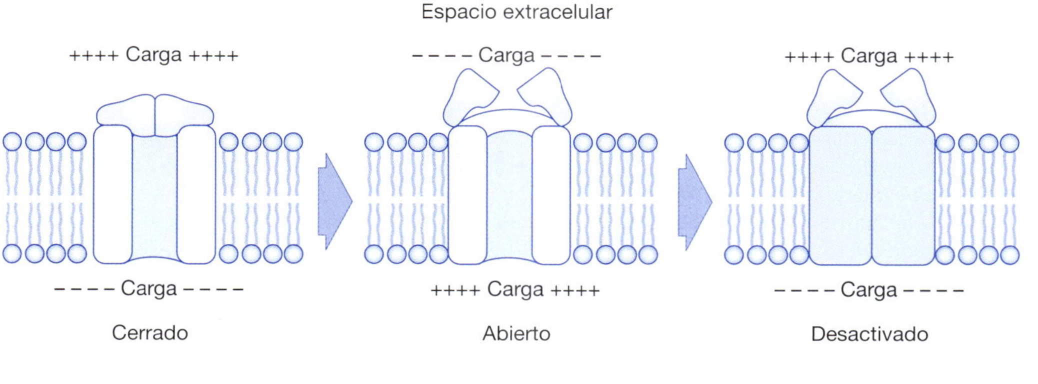


**FIGURA 8-8.** Modelo de un canal de $Na^+$ dependiente de voltaje donde se muestra la transición entre sus estados cerrado, abierto y desactivado. En estado de reposo, el segmento bloqueado del canal y la acción de compuerta mantienen el canal cerrado e impiden la entrada de $Na^+$ extracelular. La despolarización de la membrana provoca un cambio de conformación que abre el canal al flujo de entrada de $Na^+$. El canal se cierra espontáneamente y queda inactivo durante el milisegundo posterior a su apertura.

**(2)** La difusión de $Na^+$ hacia el soma (**propagación antidrómica**) no puede propagar los PA en dirección inversa, porque en esta región los canales de $Na^+$ están en **período refractario**.

**(3)** Los PA se propagan a la velocidad máxima en las fibras mielinizadas que presentan conducción saltatoria. En este tipo de conducción, el PA salta de un nódulo de Ranvier al siguiente debido a los canales de $Na^+$ que están restringidos en estos nódulos.

**PERLAS CLÍNICAS**

La **esclerosis múltiple** (**EM**) es una afección inflamatoria inmunitaria que destruye los axones mielinizados en el SNC, en especial del encéfalo, la médula espinal e incluso los nervios ópticos, lo que resulta en la disfunción crónica progresiva del sistema nervioso en ciclos de recaída y remisión. La EM afecta a aproximadamente 2.3 millones de personas en el mundo y a cerca de uno por cada 700 en Estados Unidos, más a menudo entre los 20 y 40 años, y es dos veces más común en individuos con cariotipos 46,XX. Se producen episodios aleatorios de inflamación, edema y desmielinización en los axones, seguidos por períodos de remisión que pueden prolongarse durante meses o años.

Cada episodio puede reducir la vitalidad del paciente y ser suficiente para ocasionar la muerte en meses. En el SNC, los linfocitos T inician una reacción contra las vainas de mielina, desmielinizan axones y, por tanto, se interfiere con la propagación normal de los PA. Sin embargo, se ha sugerido que el verdadero agente causal de la EM es una oligodendrogliopatía y la respuesta de los linfocitos T es una reacción secundaria. Los tratamientos actuales incluyen la inmunosupresión con corticoesteroides.

La forma más grave de la enfermedad, conocida como **EM progresiva primaria**, afecta a cerca de 350 000 personas en el mundo y ocasiona discapacidad grave, parálisis y, frecuentemente, muerte súbita.

En los últimos años, los anticuerpos monoclonales contra CD20 han sido aprobados para el tratamiento de la EM. Estos fármacos destruyen los linfocitos B, y previene que estos presenten autoantígenos a los linfocitos T. Debido a que los linfocitos T no se activan, no migran al SNC para destruir la vaina de mielina, que, de otra forma, exacerbaría la oligodendrogliopatía.

# VI. NERVIOS

Los nervios son haces de fibras nerviosas envueltos en capas de tejido conjuntivo (*véase* fig. 8-7). Son visibles a simple vista y suelen tener un color **blanquecino** debido a la presencia de mielina.

## A. Recubrimientos del tejido conjuntivo

1. El **epineuro** es la capa de tejido conjuntivo denso fibroso (**fascia**) que forma la cubierta externa de los haces nerviosos y a menudo está inmersa en tejido adiposo.
2. El **perineuro** envuelve cada haz de fibras nerviosas (fascículo). Su superficie interna está formada por capas de células aplanadas adheridas mediante **uniones estrechas** (zonas de oclusión) que impiden el paso de la mayoría de las macromoléculas, con lo que ayudan a la formación de la barrera hematoencefálica (**fig. 8-9**).
3. El **endoneuro** es una capa delgada de fibras reticulares, producida principalmente por **neurolemocitos**, que envuelve fibras nerviosas individuales. Esta capa, difícil de observar sin tinciones especiales, contiene mastocitos y ocasionalmente macrófagos.

## B. Clasificación funcional de los nervios

1. Los **nervios sensitivos** contienen fibras **aferentes** y conducen señales sensitivas solo desde el ambiente interno y el externo hacia el SNC.
2. Los **nervios motores** contienen fibras **eferentes** y conducen señales solo desde el SNC hacia los órganos efectores.
3. Los **nervios mixtos**, que son los más abundantes, contienen tanto fibras aferentes como eferentes y, por tanto, conducen señales sensitivas y motoras.

**C. Velocidad de conducción de los nervios**. La velocidad de conducción de los **PA** en las fibras axónicas depende del **diámetro del axón**, la **longitud del internódulo** y, principalmente, del **grado de mielinización** (**tabla 8-5**).

Las **fibras no mielinizadas** tienen la velocidad de conducción más baja, mientras que las que cuentan con la mayor mielinización presentan la velocidad más alta de conducción.

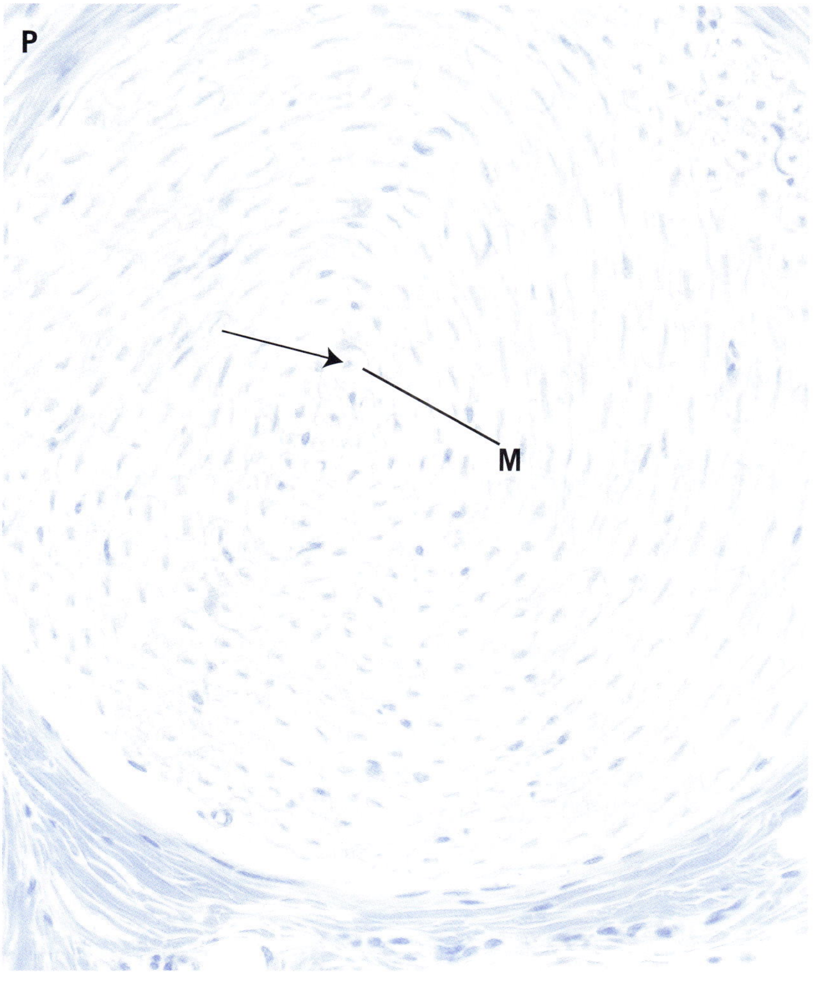


**FIGURA 8-9.** Micrografía óptica de un nervio periférico en corte transversal (132×). Obsérvese que el axón (*punta de flecha*) se encuentra en el centro de la vaina de mielina (M). P, perineuro.

## D. Función trófica del tejido nervioso

El suministro nervioso de un músculo o glándula mantiene la viabilidad de la estructura inervada.

1. La **denervación** de un músculo o glándula causa su atrofia.
2. La **reinervación** restablece su estructura y función.

**Tabla 8-5 Velocidad de conducción de las fibras nerviosas**

| Tipo de fibra y función | Diámetro (μm) | Velocidad de la fibra (m/s) |
|---|---|---|
| Tipo C: no mielinizada; dolor crónico; posganglionar autónomo | 0.5-1.5 | 0.5-2 |
| Tipo B: algo mielinizada; preganglionar autónomo; sensorial | 1-3 | 3-15 |
| Tipo A: muy mielinizada; motor, propioceptivo, temperatura, tacto y presión; dolor agudo | 1-20 | 15-120 |

## VII. GANGLIOS

Los ganglios son agrupaciones encapsuladas de **cuerpos celulares neuronales** (**soma**) en el SNP. Las agrupaciones de cuerpos celulares neuronales ubicadas dentro de la sustancia blanca del SNC se denominan **núcleos**.

**A. Ganglios autónomos**. Son ganglios **motores** en los que los axones de neuronas preganglionares establecen sinapsis con neuronas posganglionares (*véase* sección VIII.B.).

**B. Ganglios craneoespinales** (**fig. 8-10**). Son ganglios **sensitivos** asociados con la mayoría de los nervios espinales (**ganglios de la raíz dorsal**). A diferencia de los ganglios autónomos, los ganglios craneoespinales **no establecen sinapsis**. Estos ganglios contienen los cuerpos celulares de neuronas sensitivas, que son **seudounipolares** (**unipolares**) y transmiten señales sensitivas desde los receptores hasta el SNC.

## VIII. ORGANIZACIÓN DE LOS SISTEMAS NERVIOSOS SOMÁTICO Y AUTÓNOMO

*Somático* y *autónomo* son conceptos funcionales que hacen referencia a todos los elementos nerviosos implicados en la transmisión de los impulsos desde el SNC hacia los componentes somáticos y viscerales del cuerpo, respectivamente. Los somas preganglionares se localizan en el SNC y los **somas posganglionares** se encuentran en **ganglios autónomos** localizados fuera del SNC.

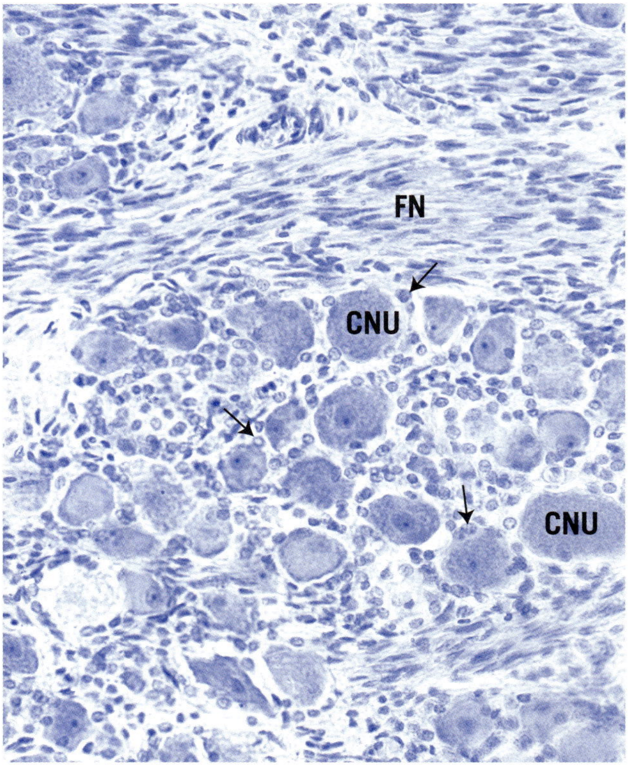


**FIGURA 8-10.** Micrografía óptica de un ganglio de la raíz dorsal donde se muestran numerosos cuerpos de neuronas unipolares (CNU) rodeados por células satélite (*flechas*). Los procesos procentral y periférico de estas neuronas unipolares se colocan en haces de fibras nerviosas (FN).

**A.** El **SNS** contiene fibras sensitivas (aferentes) de neuronas seudounipolares cuyos somas se encuentran en los ganglios de la raíz dorsal y llevan información al SNC, así como axones neuronales (fibras eferentes) originados en el SNC que inervan el **músculo esquelético** voluntario.

**B.** El **SNA** contiene principalmente fibras motoras que controlan y regulan el **músculo liso**, el **músculo cardíaco** y algunas **glándulas**. Supervisa y regula las funciones viscerales del cuerpo a través de **cadenas nerviosas autónomas** mediante sinapsis que se producen en varios ganglios (agrupaciones de somas en el SNP). Se divide anatómica y funcionalmente en:

1. **Cadenas nerviosas autónomas**
   - **a.** Los cuerpos celulares de las **neuronas preganglionares** se localizan en el SNC y extienden sus **fibras preganglionares** (axones) hacia un **ganglio autónomo** externo al SNC.
   - **b.** En el ganglio, las fibras preganglionares establecen sinapsis con **neuronas posganglionares**, que son típicamente multipolares y están rodeadas por células satélite.
   - **c.** Las **fibras posganglionares** abandonan el ganglio y terminan en el **órgano efector** (músculo liso, músculo cardíaco o glándula).
2. **Sistema simpático (flujo efusivo toracolumbar)**
   - **a.** Los cuerpos celulares preganglionares se localizan en los segmentos torácicos y en los dos primeros segmentos lumbares de la médula espinal. Los somas posganglionares se encuentran a lo largo de los lados ventral y lateral de la columna vertebral en los **ganglios de la cadena simpática** (**ganglios paravertebrales**).
   - **b. Función**. El sistema simpático afecta la **vasoconstricción**. En general, prepara al cuerpo para las respuestas de huida, ataque o congelamiento, incrementando las frecuencias cardíaca y respiratoria, la presión arterial y la irrigación al músculo esquelético y dilatando las pupilas y disminuyendo la actividad visceral. En casos extremos, en su mayoría para escapar de depredadores, el individuo se «congela», es decir, se desmaya (genera una disminución respiratoria y cardíaca) y parece estar muerto.
3. **Sistema parasimpático (flujo efusivo craneosacro)**
   - **a.** Los cuerpos preganglionares se localizan en determinados núcleos nerviosos craneales del interior del encéfalo y en algunos segmentos sacros de la médula espinal. Los cuerpos celulares posganglionares se encuentran cerca o dentro de los órganos viscerales en los **ganglios parasimpáticos**.
   - **b. Función**. El sistema parasimpático estimula la secreción (función **secretomotora**). En general, prepara al cuerpo para las funciones de reposo y digestión disminuyendo las frecuencias cardíaca y respiratoria y la presión arterial, contrayendo las pupilas e incrementando la actividad visceral.
4. **Sistema nervioso entérico**
   - **a.** El sistema nervioso entérico consiste en dos divisiones de neuronas localizadas en la pared del tubo digestivo: el **plexo mientérico (de Auerbach)** y el **plexo submucoso (de Meissner)**.
   - **b. Función**. Es autónomo y, por lo general, se encarga del funcionamiento correcto de la digestión, incluyendo el control de las secreciones digestivas y el flujo sanguíneo hacia y desde el intestino. Aunque se considera independiente, sus funciones son moduladas por los componentes simpático y parasimpático del SNA.

## IX. SISTEMA NERVIOSO CENTRAL

**A.** El tejido neuronal se organiza en **sustancia blanca** y **sustancia gris** en el SNC.

1. La **sustancia blanca** contiene principalmente fibras axónicas mielinizadas, pero también algunas fibras no mielinizadas y células neurogliales, mientras que la **sustancia gris** presenta cuerpos celulares neuronales, muchas fibras axónicas no mielinizadas, algunas fibras mielinizadas y células neurogliales.
2. La **sustancia gris del encéfalo** se localiza en la periferia (corteza) del cerebro y del cerebelo. En estas estructuras (médula), la sustancia blanca se encuentra debajo de la sustancia gris. Las agrupaciones de sustancia gris en el cerebro también están presentes dentro de la médula, formando los **núcleos basales** (**ganglios basales**) y otros **núcleos**.
   - **a.** La **capa de células de Purkinje** es única de la **corteza cerebelosa** y consta de células de Purkinje en forma de matraz. Estas células poseen un núcleo central, dendritas altamente ramificadas (arborescentes) y un solo axón mielinizado. Pueden recibir varios centenares de miles de impulsos excitadores e inhibidores que estas ordenan e integran (fig. 8-2 y **fig. 8-11**).

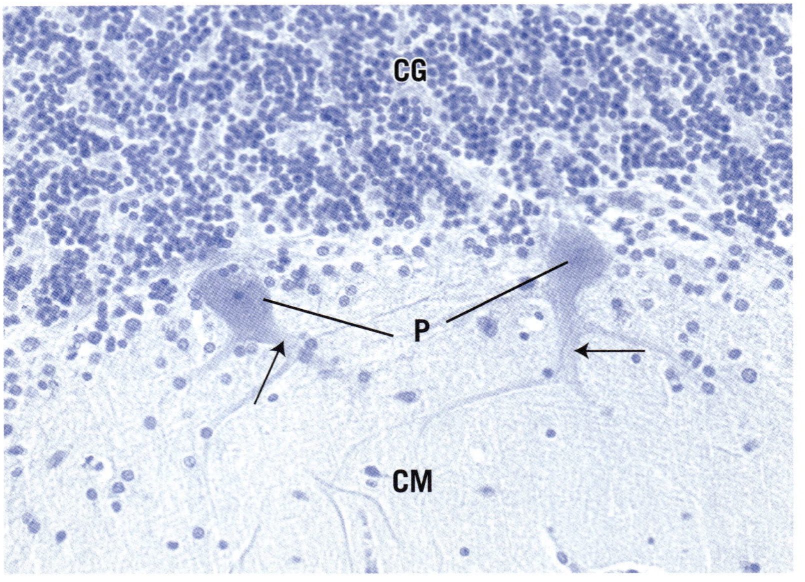


**FIGURA 8-11.** Micrografía óptica del cerebelo (132×). Obsérvense las células de Purkinje (P) con sus arborescencias dendríticas (*flechas*) que sobresalen hacia la capa molecular (CM). La región densamente poblada y teñida es la capa granular (CG) del cerebelo.

3. La **sustancia gris de la médula espinal** se encuentra en el centro (médula) de la médula espinal y tiene forma de «H» en las secciones transversales (**fig. 8-12**).
   a. Un pequeño conducto central, revestido de ependimocitos, corre por el centro de la barra transversal de la H. Este canal es un remanente del tubo neural embrionario, el espacio dentro del tubo neural.

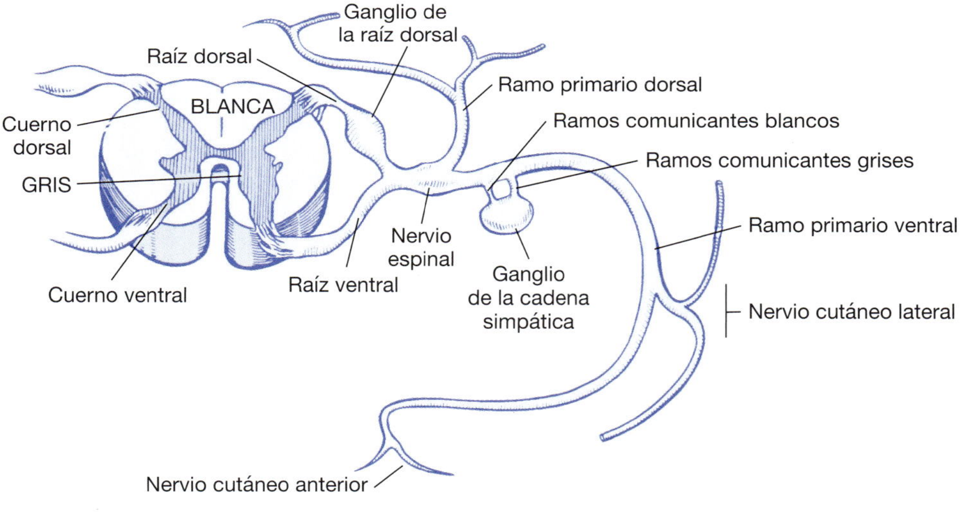


**FIGURA 8-12.** Segmento torácico típico de la médula espinal con nervios espinales. (Reimpresa con autorización de Hiatt JL, Gartner LP. *Textbook of Head and Neck Anatomy*. 4th ed. Wolters Kluwer Health/Lippincott Williams & Wilkins; 2010:25).

b. Las barras verticales dorsales de la H (**cuernos dorsales**) están formadas por fibras **sensitivas** procedentes de los ganglios de la raíz dorsal y por cuerpos celulares de interneuronas.
c. Las barras verticales ventrales de la H (**cuernos ventrales**) están formadas por somas y fibras de motoneuronas multipolares de gran tamaño.

B. **Meninges**. Son las tres **cubiertas membranosas del encéfalo y la médula espinal**.

1. La **duramadre** es la capa más externa y resistente, compuesta por tejido conjuntivo denso que cubre el cráneo óseo y la médula espinal.
2. La **aracnoides** es la capa intermedia, que recubre la duramadre y se extiende a través de numerosas prolongaciones fibrosas en forma de red hacia la capa más interna. Los espacios por debajo y entre las fibras de la red (**espacio subaracnoideo**) están llenos de LCR y también conducen vasos sanguíneos.
3. La **piamadre** es la capa más interna y más delicada de tejido conjuntivo y se encuentra directamente sobre la superficie del encéfalo y la médula espinal.

### PERLAS CLÍNICAS

La **meningitis** se debe a una inflamación de las meninges ocasionada por una infección viral o bacteriana en el LCR. Mientras la meningitis por virus a menudo no es grave, la meningitis bacteriana es contagiosa, altamente virulenta y peligrosa, y puede conducir a pérdida auditiva, discapacidad del aprendizaje y muerte, a veces dentro de 24 h si no es tratada. En los Estados Unidos, los niños de 4 años o menos son vacunados contra la forma bacteriana más prevalente. Los síntomas principales incluyen fiebre, cefalea, rigidez de cuello y alteración de la consciencia de rápida aparición y progresión. La **punción lumbar** y el cultivo del LCR para confirmar la presencia de bacterias lleva al diagnóstico más definitivo y puede ser utilizado para el tratamiento con antibióticos dirigidos específicamente a la bacteria que causa la **meningitis**. La meningitis bacteriana puede ser transmitida por secreciones respiratorias (p. ej., tos, estornudos, besos).

C. **Líquido cefalorraquídeo**

1. El LCR está compuesto en un 90 % por agua, además de iones, y contiene pocas proteínas, ocasionalmente leucocitos y, en algunas ocasiones, células de descamación; es un líquido claro producido de manera continua por el **plexo coroideo**, que se encuentra en los ventrículos del encéfalo. El plexo coroideo está formado por pliegues de la piamadre y capilares rodeados por ependimocitos cúbicos.
2. El LCR circula por los ventrículos, el espacio subaracnoideo y el conducto central, bañando y nutriendo el encéfalo y la médula espinal; también actúa como almohada que absorbe los impactos y así protege estas estructuras.
3. El LCR es reabsorbido por las **vellosidades aracnoideas**, que lo transportan al seno sagital superior y, finalmente, a la circulación venosa.
4. La **barrera hematoencefálica** está formada por uniones estrechas entre células epiteliales adyacentes de los capilares continuos de los tejidos nerviosos. Aísla el tejido nervioso del SNC de productos potencialmente dañinos transportados por el aparato circulatorio. Esta barrera permite solo el paso de determinadas moléculas (p. ej., $O_2$, $H_2O$, $CO_2$, lípidos). Otras sustancias, como vitaminas, la mayoría de los fármacos y la glucosa, llegan al tejido neuronal únicamente a través de difusión o transporte mediado por receptores. Además, ciertos iones también atraviesan la barrera por transporte activo. Los astrocitos ayudan al mantenimiento de la barrera hematoencefálica.

### PERLAS CLÍNICAS

Dado que el LCR se produce de manera continua, cualquier alteración en su producción, circulación o reabsorción puede conducir a un aumento en su volumen en el encéfalo, una afección conocida como **hidrocefalia**. En los lactantes cuyas suturas craneales aún no están fusionadas, la hidrocefalia puede causar un aumento del cráneo para acomodar la presión intracraneal; sin embargo, eventualmente, la presión creciente puede provocar daño encefálico e incluso la muerte.

Una pequeña parte del LCR se puede extraer de manera segura para analizar mediante la **punción lumbar**, procedimiento que implica la inserción de una aguja en el conducto raquídeo entre la tercera y cuarta vértebras lumbares de la columna vertebral.

La integridad de la **barrera hematoencefálica** impide que muchas sustancias, incluyendo algunos neurotransmisores y fármacos, pueden atravesarla. Para poder permitir la distribución de ciertos fármacos a través de la barrera hematoencefálica, se desarrollaron procedimientos como la perfusión con una solución hipertónica, **manitol**. Este alcohol polihidroxilado deshabilita temporalmente la fascia ocluyente de las células endoteliales capilares, permitiendo la distribución de ciertos fármacos terapéuticos.

## X. DEGENERACIÓN Y REGENERACIÓN DEL TEJIDO NERVIOSO

**A. Muerte neuronal.** Se presenta como consecuencia de una lesión o enfermedad que afecta sus somas.

1. En el pasado, la muerte neuronal se describía como resultado de la degeneración y pérdida permanente de tejido nervioso, ya que se creía que las neuronas de algunas zonas del SNC no podían dividirse. Sin embargo, en la actualidad hay pruebas de que las células madre neuronales de algunas regiones del encéfalo tienen capacidad multipotencial y pueden ser estimuladas para que se diferencien en células gliales o neuronas a fin de reemplazar las que se han perdido o lesionado en el tejido dañado.
2. En el SNC, la muerte neuronal puede venir seguida por la proliferación de la neuroglía, que rellena los espacios dejados por las neuronas muertas.

**B.** Un **corte transversal de los axones periféricos** induce cambios en la morfología neuronal.

1. El soma incrementa su volumen y el núcleo se desplaza hacia una posición periférica, y se observa **cromatosis** (fragmentación de los cuerpos de Nissl con la consiguiente pérdida del carácter basófilo del citoplasma).
2. Los cambios **anterógrados** del segmento axónico distal incluyen la degeneración completa del axón y su vaina de mielina, que han quedado separados del soma (**degeneración walleriana**). Los macrófagos eliminan los desechos y restos celulares. Posteriormente, los **neurolemocitos** (**células de Schwann**) proliferan y forman una **columna celular sólida** distal a la lesión que permanece anclada a la célula efectora.
3. El **segmento axónico proximal** experimenta cambios retrógrados; (**fig. 8-13**)
   a. El extremo distal, más cercano a la lesión, inicialmente degenera, y los macrófagos eliminan sus restos. A continuación, el extremo distal empieza a crecer (0.5-3 mm/día) y avanza hacia las columnas de **neurolemocitos**.
   b. La regeneración tiene éxito si el axón en proceso de crecimiento penetra en una columna de neurolemocitos y restablece el contacto con la célula efectora.
4. La **desnervación** de un músculo o glándula conduce a su atrofia.
5. La **reinervación** de un músculo o glándula restaura su estructura y función.

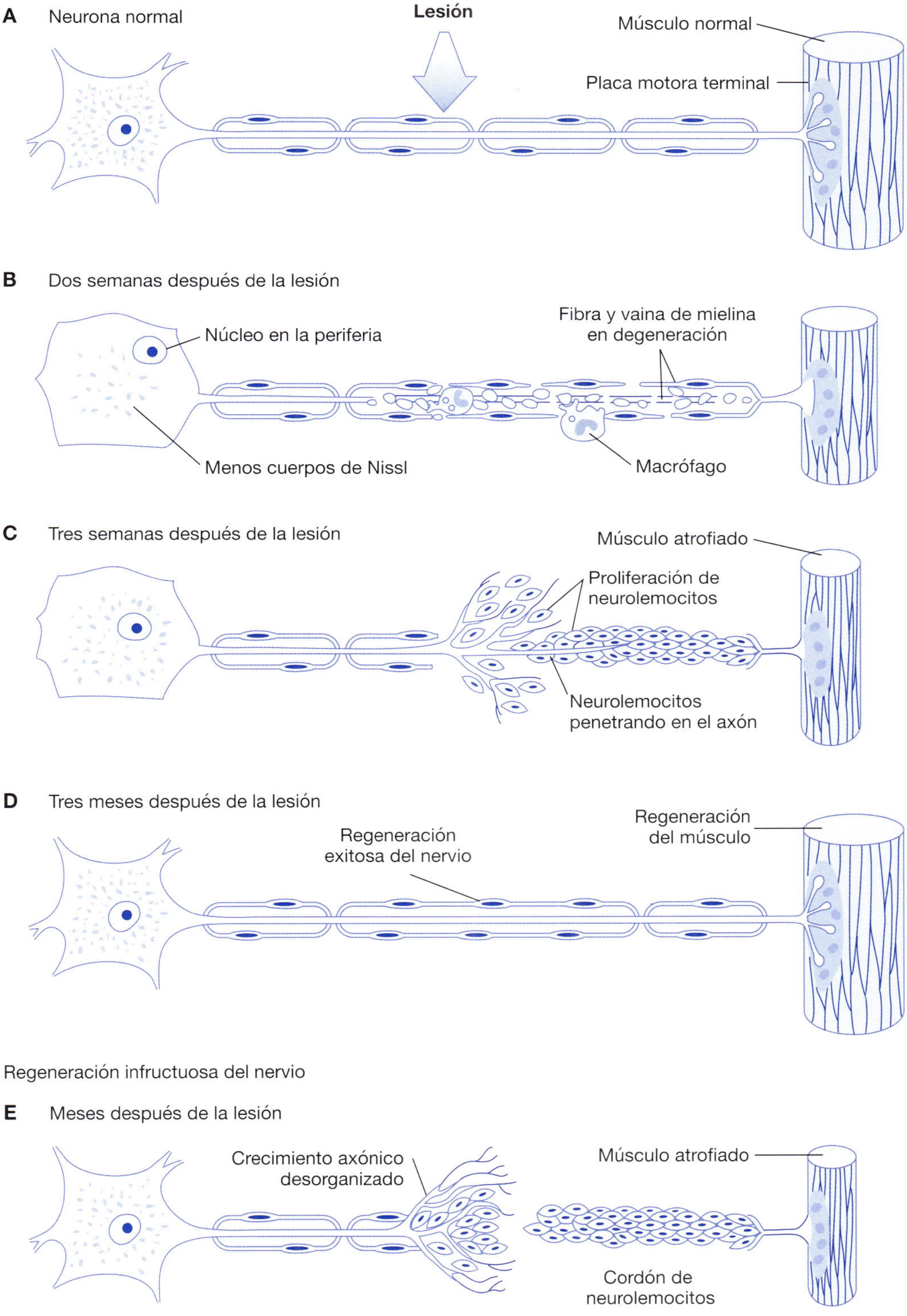


**FIGURA 8-13.** Regeneración de un nervio periférico. (Adaptada con autorización de Elsevier Science & Technology Journals de Gartner LP. *Textbook of Histology*. 5th ed. Elsevier; 2021:246; permiso solicitado a través de Copyright Clearance Center, Inc.).

# Autoevaluación

***Instrucciones***: cada reactivo en esta sección va seguido de opciones posibles. Seleccione la *mejor* opción (**A**, **B**, **C**, **D** o **E**) para cada caso.

**Las preguntas 1 a 3 se basan en el caso descrito a continuación:**

Un recién nacido es llevado a la unidad de cuidados intensivos neonatales con un gran quiste en la parte media de la espalda, a la altura de la región lumbar. El lactante no responde a la prueba del reflejo plantar, lo que es altamente indicativo de parálisis de los miembros inferiores. La exploración física también revela un perímetro cefálico significativamente mayor que el rango de referencia. El estado del lactante continúa deteriorándose con bradipnea y letargo, y fallece 2 días después. Los padres solicitan una autopsia.

**1.** La biopsia del quiste en la parte media de la espalda revela la presencia de meninges y tejidos de la médula espinal dentro del quiste cubierto por piel. ¿Cuál es el diagnóstico más probable del quiste?

**(A)** Exencefalia
**(B)** Mielomeningocele
**(C)** Mielosquisis
**(D)** Espina bífida oculta

**2.** ¿La falta de formación de cuál de las siguientes estructuras en la región del defecto es la causa más probable de la pérdida sensorial en los miembros inferiores, según lo indicado por la ausencia del reflejo plantar?

**(A)** Duramadre
**(B)** Cresta neural
**(C)** Tubo neural
**(D)** Arco vertebral

**3.** ¿Cuál es la causa más probable del aumento del perímetro cefálico del lactante?

**(A)** Plexo coroideo aplásico
**(B)** Anencefalia
**(C)** Hidrocefalia
**(D)** Hipertensión venosa

**Las preguntas 4 y 5 se basan en el caso descrito a continuación:**

Un niño de 12 años es llevado al pediatra por su padre debido a un grave estreñimiento que ha durado más de 2 semanas, distensión abdominal y disminución del apetito. El padre menciona que el paciente siempre ha tenido estreñimiento desde su nacimiento.

**4.** ¿Cuál de los siguientes hallazgos es probable que revele la resonancia magnética (RM)?

**(A)** Ausencia de ganglios de la cadena simpática
**(B)** Colon dilatado junto a un segmento normal
**(C)** Arco vertebral lumbar incompleto
**(D)** Apéndice roto
**(E)** Tumor de la médula suprarrenal

**5.** ¿Cuál de los siguientes hallazgos histológicos es probable que revele la biopsia del tejido en el sitio del problema?

**(A)** Ausencia de ganglios mientéricos
**(B)** Cromatólisis
**(C)** Desmielinización de axones
**(D)** Aumento de linfocitos
**(E)** Engrosamiento del epineurio

**Las preguntas 6 y 7 se basan en el caso descrito a continuación:**

Una mujer de 29 años acude a urgencias por una pérdida repentina de la visión. Los antecedentes médicos de la paciente no muestran nada relevante y no se identificó una causa aparente para la pérdida de visión. La paciente informa haber tenido sensaciones inexplicables de hormigueo en el brazo derecho durante la última semana. También menciona que experimentó sensaciones similares de hormigueo y debilidad muscular en diferentes partes del cuerpo que duraron un mes y se resolvieron por sí solas hace un par de años. La RM revela una lesión en el nervio óptico y en el asta dorsal derecha del nervio espinal correspondiente al nivel del brazo derecho.

**6.** ¿Cuál es el diagnóstico más probable?

**(A)** Enfermedad de Alzheimer
**(B)** Corea de Huntington
**(C)** Esclerosis múltiple
**(D)** Enfermedad de Parkinson
**(E)** Espina bífida oculta

**7.** ¿Cuál de los siguientes cambios histológicos es probable que revele la lesión bajo el microscopio?

**(A)** Hemorragia
**(B)** Cromatólisis
**(C)** Desmielinización
**(D)** Ovillos neurofibrilares

**8.** ¿Cuál es el resultado más probable de la inhibición de la bomba de recaptación presináptica en una célula postsináptica?

**(A)** Degradación de los cuerpos de Nissl
**(B)** Disipación de la propagación del PA
**(C)** Pérdida del potencial de membrana en reposo
**(D)** Respuesta prolongada del neurotransmisor

**9.** ¿Qué estructura celular es responsable de la incapacidad de ciertos fármacos para combatir infecciones en el cerebro?

**(A)** Conos axónicos
**(B)** proteína ácida fibrilar neuroglial
**(C)** Cuerpos de Nissl
**(D)** Vesículas sinápticas
**(E)** Unión ocluyente

**Las preguntas 10 y 11 se basan en la micrografía que se muestra a continuación:**

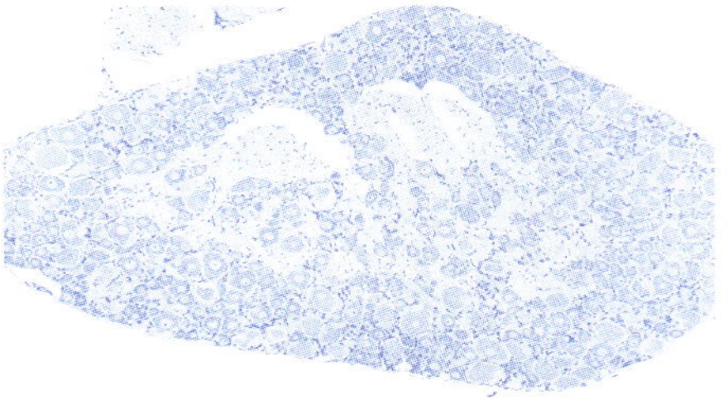

**10.** ¿A qué tipo de neuronas pertenece el soma en la micrografía?

**(A)** Bipolar
**(B)** Multipolar
**(C)** Seudounipolar
**(D)** Piramidal

**11.** ¿Cuáles de las siguientes células neurogliales están presentes en la micrografía?

**(A)** Ependimocitos
**(B)** Microglía
**(C)** Oligodendrocitos
**(D)** Astrocitos protoplasmáticos
**(E)** Células satélite

**Las preguntas 12 y 13 se basan en el caso descrito a continuación:**

Un hombre mayor es trasladado a urgencias por los paramédicos, quienes informan que el hombre estaba deambulando por las calles y parecía confundido. El paciente presenta temblores, marcha arrastrada y facies en máscara.

**12.** ¿Qué estructura neuronal puede estar atrófica en este paciente?

**(A)** Células de Purkinje del cerebelo
**(B)** Sustancia negra
**(C)** Ganglios de la cadena simpática
**(D)** Médula de la columna torácica

**13.** ¿Qué neurotransmisor es normalmente producido por las neuronas afectadas en esta región?

**(A)** Acetilcolina
**(B)** Dopamina
**(C)** GABA
**(D)** Glutamato
**(E)** Serotonina

**La pregunta 14 se basa en la micrografía que se muestra a continuación:**

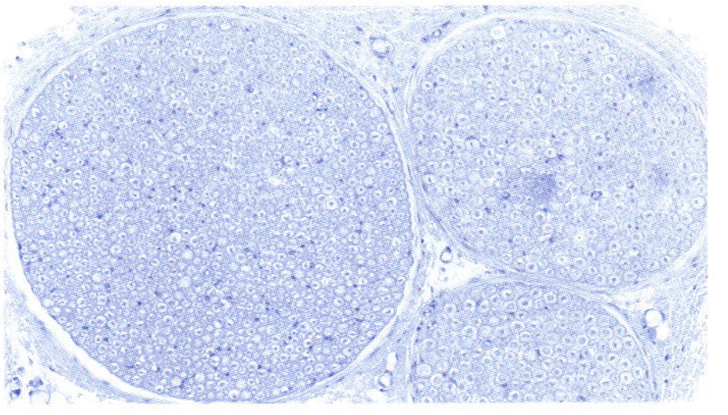

**14.** ¿Cuál de los siguientes cambios en el SNC resultaría del daño a la estructura neural en la micrografía?

**(A)** Cromatólisis en la médula de la médula espinal
**(B)** Aumento de la resorción en la granulación aracnoidea
**(C)** Pérdida de la barrera hematoencefálica en el plexo coroideo
**(D)** Formación de ovillos neurofibrilares en la médula cerebelosa

**La pregunta 15 se basa en la micrografía que se muestra a continuación:**

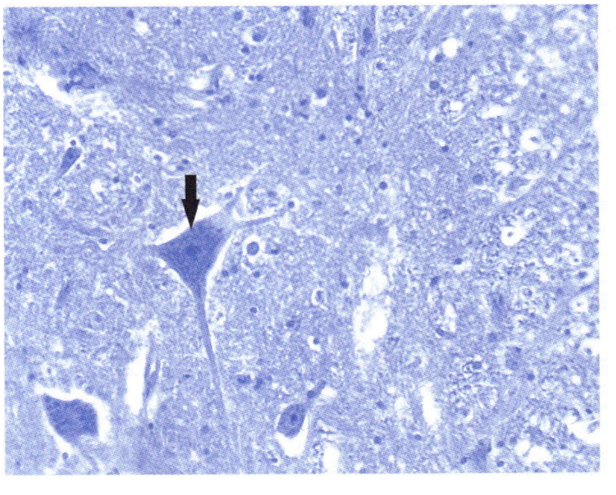

**15.** ¿En cuál de las siguientes regiones del sistema nervioso se localiza la célula en la punta de la flecha?

**(A)** Ganglio autónomo
**(B)** Cerebelo
**(C)** Cerebro
**(D)** Ganglio de la raíz dorsal
**(E)** Médula espinal

# Respuestas y explicaciones

1. **B.** La piel que cubre el quiste indica que el neuroectodermo se separó con éxito del ectodermo durante el desarrollo. La presencia de las meninges y el tejido de la médula espinal indica que el quiste es un mielomeningocele.
2. **B.** Las neuronas sensitivas somáticas derivan del origen de la cresta neural.
3. **C.** Un aumento del tamaño de la cabeza en un lactante con una forma grave de espina bífida, como el mielomeningocele, sugiere una interrupción del flujo del LCR debido a la fijación de la médula espinal a la columna vertebral, lo que tira del SNC hacia abajo a través del foramen magno del cráneo. Esta obstrucción del flujo de LCR entre el espacio subaracnoideo del encéfalo y la médula espinal provoca hidrocefalia y agrandamiento compensatorio de la cabeza, permitido por las suturas y fontanelas abiertas en el cráneo.
4. **B.** Los síntomas son consistentes con megacolon aganglionar congénito (enfermedad de Hirschsprung). Las imágenes probablemente revelarán un colon distendido adyacente a un segmento aparentemente normal del colon, que es la porción que carece de ganglios autónomos y no puede participar en la peristalsis.
5. **A.** El segmento afectado del colon carece de ganglios autónomos, comúnmente los ganglios mientéricos en la capa de la muscular externa.
6. **C.** Basado en los síntomas anteriores hace 2 años, la aparición repentina de parestesias y ceguera, y las lesiones asociadas en la RM son más consistentes con la esclerosis múltiple (EM).
7. **C.** Los síntomas de la EM surgen como resultado de la desmielinización de los axones en el SNC.
8. **D.** Los neurotransmisores deben eliminarse de la hendidura sináptica, y la bomba de recaptación presináptica es uno de los mecanismos por los cuales esto se logra. La inhibición de la bomba de recaptación prolongaría la presencia de los neurotransmisores y continuaría o aumentaría su unión a los receptores de la membrana postsináptica, lo que prolongaría la respuesta de la célula postsináptica.
9. **E.** Las uniones ocluyentes entre las células endoteliales de los capilares continuos forman la barrera hematoencefálica que impide que muchos fármacos, otras moléculas y patógenos entren en el intersticio del tejido neural.
10. **C.** La micrografía muestra el ganglio de la raíz dorsal, que alberga los somas de las neuronas seudounipolares.
11. **E.** Los ganglios de la raíz dorsal están en el SNP; por tanto, los neurolemocitos (células de Schwann) y las células satélite están presentes.
12. **B.** Los síntomas son consistentes con la enfermedad de Parkinson, que se asocia comúnmente con la degeneración de las neuronas en la sustancia negra.
13. **B.** Las neuronas en la sustancia negra producen dopamina como su neurotransmisor.
14. **A.** La micrografía muestra una sección transversal del nervio. Un nervio dañado resultaría en cromatólisis en el soma de los axones dañados. Los somas están ubicados dentro de la sustancia gris del encéfalo (en la corteza y los núcleos) y la médula espinal (en la médula).
15. **E.** La célula en la punta de la flecha en la micrografía es una neurona multipolar (motoneurona) del cuerno (asta) ventral de la médula espinal.

9

# Sistema circulatorio

## I. PUNTOS CLAVE: SISTEMA CIRCULATORIO

El **sistema circulatorio** tiene dos componentes: sistema vascular sanguíneo y sistema vascular linfático.

El **sistema circulatorio** está formado por el corazón, las arterias, las venas y los capilares. Este sistema transporta **oxígeno** y **nutrientes a los tejidos**, recoge **dióxido de carbono** y **productos de desecho** de los tejidos, y lleva las **hormonas** desde el sitio de su síntesis hasta sus células diana.

El **sistema vascular linfático** está formado por capilares linfáticos periféricos, vasos linfáticos de tamaño gradualmente creciente y conductos linfáticos. Recoge el exceso de **líquido extracelular** (LEC), en este caso linfa, y lo devuelve a la porción venosa del sistema cardiovascular. Drena la mayoría de los tejidos, a excepción del sistema nervioso y la médula ósea.

## II. SISTEMA VASCULAR SANGUÍNEO

**A. Corazón**. El **corazón** está rodeado por un saco fibroso llamado **pericardio** y es una bomba formada por cuatro cámaras, dos **atrios** (**aurículas**), que reciben sangre, y dos ventrículos, que expulsan sangre. El corazón se divide funcionalmente en hemicardio derecho (circulación pulmonar) y hemicardio izquierdo (circulación sistémica). El atrio derecho recibe sangre venosa del cuerpo y la bombea hacia el ventrículo derecho, que impulsa la sangre a la rama (tronco) pulmonar para ser distribuida a los pulmones. La sangre venosa proveniente de los pulmones es recibida en el atrio izquierdo y, a continuación, es bombeada hacia el ventrículo izquierdo para ser liberada a través de la aorta hacia el resto del cuerpo (circulación general).

Los nervios torácicos superiores de la médula espinal proporcionan al corazón **inervación simpática** (para acelerar la frecuencia cardíaca, incrementar la fuerza del latido cardíaco y dilatar los vasos coronarios), y el nervio vago proporciona **inervación parasimpática** al corazón (lo cual disminuye la frecuencia cardíaca y constriñe los vasos coronarios). Las células musculares de los atrios producen **péptido natriurético auricular** (**ANP**, *atrial natriuretic peptide*), mientras que las células de los ventrículos producen **péptido natriurético tipo B** (**BNP**, *B-type natriuretic peptide*) y su precursor, el **fragmento N-terminal del péptido natriurético tipo B** (**NT-proBNP**). El ANP y el BNP son hormonas que incrementan la secreción de sodio y agua por los riñones, inhiben la liberación de renina y disminuyen la presión arterial.

**PERLAS CLÍNICAS**

La **tetralogía de Fallot** (**TF**) es una malformación congénita que surge a partir de la desviación del tracto de salida del corazón debido a un mecanismo molecular desconocido. La TF se asocia con trisomía 21 en lactantes, diabetes materna, trastorno materno por consumo de alcohol, fumar por lo menos un paquete de cigarrillos al día, embarazo geriátrico (edad > 40 años) y desarrollar sarampión alemán (rubéola) durante el embarazo. La TF consiste en cuatro defectos cardíacos en lactantes: un **defecto septal interventricular**, que permite el intercambio de sangre entre los dos ventrículos; **estenosis pulmonar**, un estrechamiento del tronco pulmonar; **hipertrofia del ventrículo derecho**, en respuesta a la hipertensión pulmonar que se origina a partir del tronco pulmonar estenótico; y una **transposición** (**dextraposición**) **de la aorta**, que permite que la sangre entre en la aorta desde ambos ventrículos. En función del tamaño del defecto en el tabique interventricular, la sangre (poca o mucha) puede pasar directamente del ventrículo derecho al izquierdo, evitando la oxigenación en los pulmones. Durante la gestación, esto no supone un problema, pero cuando los pulmones del lactante empiezan a funcionar tras el nacimiento y se corta el cordón umbilical, la sangre que sale del ventrículo derecho está mal oxigenada. Los síntomas más frecuentes de la TF incluyen acropaquia, retraso del crecimiento, cianosis y disnea (especialmente después de llorar o del esfuerzo físico), y soplo cardíaco estridente. Si no se diagnostica al nacer, es común que los padres noten episodios de cianosis en su hijo al mamar, llorar o defecar; en ocasiones, también puede desmayarse con el esfuerzo físico. El ecocardiograma es la prueba de referencia para detectar la TF y puede realizarse incluso antes del nacimiento. Esta alteración debe ser **reparada quirúrgicamente**, preferiblemente antes de que el lactante cumpla un año y antes de que se exacerbe la constricción pulmonar. Al menos la mitad de los pacientes necesitarán una segunda intervención quirúrgica debido a insuficiencia pulmonar en la edad adulta temprana. Los pacientes con TF son propensos a la endocarditis infecciosa, por lo que se les suele administrar un régimen antibiótico profiláctico antes de las intervenciones dentales.

Los **péptidos natriuréticos** (tanto **ANP** como **BNP**) actúan sobre los riñones para aumentar la excreción de sodio y agua, lo que provoca una disminución en el volumen del LEC y de la sangre, junto con una reducción de la presión arterial. Puesto que la semivida del BNP es el doble que la del ANP, sus concentraciones proporcionan resultados más útiles en las pruebas diagnósticas de sangre. Los péptidos natriuréticos suelen estar presentes en concentraciones muy bajas en la sangre, aproximadamente 100 pg/mL. Las personas que presentan dificultades para respirar, sibilancias, náusea y edema en los miembros inferiores pueden padecer insuficiencia cardíaca congestiva, especialmente si presentan una concentración elevada de BNP en sangre (> 500 pg/mL). Sin embargo, aunque concentraciones normales de estos péptidos descartan la insuficiencia cardíaca congestiva, concentraciones elevadas no prueban necesariamente la presencia de esta, ya que el compromiso de la función renal también puede aumentar las concentraciones de BNP. Por tanto, a los pacientes con BNP superior a 500 pg/mL se les debería realizar un ecocardiograma o una resonancia magnética para descartar insuficiencia cardíaca.

1. El **corazón tiene tres capas** que, de interna a externa, son: endocardio, miocardio y epicardio.
   a. El **endocardio**, formado por un epitelio plano simple (**endotelio**) y una capa delgada de tejido conjuntivo laxo, reviste el interior del corazón. La capa subendocárdica, un tejido conjuntivo laxo que contiene venas, nervios y fibras de Purkinje, subyace al endocardio.
   b. El **miocardio** está compuesto por capas de **cardiomiocitos** estriados dispuestos en espiral alrededor de las cámaras cardíacas. El miocardio se inserta en el **esqueleto fibroso**, que consiste en paquetes gruesos de **fibras colágenas** que se orientan para soportar la arquitectura del corazón, y especialmente las válvulas cardíacas. El miocardio se contrae para propulsar la sangre hacia las arterias y distribuirla por varias regiones de todo el cuerpo.
   c. El **epicardio** (**capa visceral del pericardio**) es la capa más externa del corazón. Su superficie externa está formada por epitelio plano simple (**mesotelio**). Profundo al mesotelio hay tejido conjuntivo fibroelástico con nervios y vasos coronarios, así como tejido adiposo. El epicardio se refleja sobre sí mismo en las raíces de los vasos principales del corazón para volverse continuo con el **pericardio seroso** (**parietal**). El espacio entre estas dos capas es la **cavidad pericárdica**, llena de líquido seroso. La capa externa del pericardio seroso es más fibrosa y más áspera, y se conoce como **pericardio fibroso**.
2. Las **válvulas cardíacas** controlan el flujo sanguíneo dentro y fuera del corazón. Se componen de un esqueleto de tejido conjuntivo fibroso anclado a los **anillos fibrosos** del esqueleto fibroso. Estas válvulas, dispuestas como una aponeurosis, están revestidas por ambos lados por endotelio; controlan la dirección del flujo sanguíneo dentro, fuera y a través del corazón, así como evitan la regurgitación.
   a. Las **válvulas atrioventriculares** (**AV**) dirigen el flujo sanguíneo de los atrios a los ventrículos. La válvula AV derecha está compuesta por tres cúspides que embonan entre sí (**válvula tricúspide**), mientras que la válvula AV izquierda está formada por dos cúspides (**válvula bicúspide** o **mitral**). Estas válvulas impiden que la sangre de los ventrículos retroceda hacia los atrios.
   b. La sangre que sale del corazón es controlada por las **válvulas semilunares**, localizadas en los troncos pulmonar y aórtico. Cada válvula semilunar está compuesta por tres cúspides que se aproximan entre sí al llenarse con sangre arterial, lo que previene que la sangre pulmonar y aórtica retrocedan hacia los respectivos ventrículos.

## PERLAS CLÍNICAS

La **enfermedad valvular reumática** es una secuela de la fiebre reumática infantil (subsecuente a una **infección por estreptococos β-hemolíticos del grupo A**), que ocasiona cicatrices en las válvulas cardíacas, una alteración que puede tener un componente genético. Por fortuna, debido a los mejores cuidados de la salud de los niños en los países de ingresos elevados, la incidencia de niños con fiebre reumática no tratados ha disminuido enormemente. Esto implica un régimen inmediato de antibióticos de larga duración para niños con faringitis por estreptococos β-hemolíticos del grupo A. Esta modalidad de tratamiento rápido es responsable de la disminución en la incidencia de la valvulopatía reumática, que afecta en primer lugar a la **válvula mitral** y en menor grado a la **válvula aórtica**. La afección de cualquiera de las dos válvulas se caracteriza por una reducción en la elasticidad, lo que las vuelve incapaces de cerrarse (**incompetencia**) o abrirse (**estenosis**) adecuadamente.

La **válvula aórtica bicúspide** se desarrolla en aproximadamente el 1% de la población; en lugar de las tres valvas normales, la válvula aórtica se compone solo de dos valvas. Esta malformación congénita es mucho más frecuente en hombres que en mujeres. La válvula bicúspide funciona bien hasta que el paciente llega a los 30 años de edad, pero luego comienza a deteriorarse y debe ser reemplazada para evitar insuficiencia de la válvula aórtica, estenosis aórtica y/o agrandamiento de la aorta. Los síntomas más comunes del deterioro de la válvula aórtica bicúspide incluyen falta de energía, dificultad para respirar, sensación de desmayo y dolor en el pecho. El proveedor de salud debe escuchar si hay un soplo cardíaco; si se detecta, un ecocardiograma puede revelar la presencia de una válvula aórtica bicúspide congénita y evaluar su funcionamiento. Si es necesario, se puede reemplazar la válvula aórtica, y el paciente deberá ser monitorizado a intervalos regulares de por vida.

3. El **sistema que genera** y **conduce el impulso** del corazón comprende diversas estructuras especializadas: el nodo sinoatrial (SA), el nódulo atrioventricular (AV), el fascículo AV (haz de His) y las fibras de Purkinje, que funcionan coordinadamente para **iniciar** y **regular** el latido cardíaco. Además, el sistema nervioso autónomo modula tanto la frecuencia cardíaca como el volumen sistólico.
   a. El **nodo SA**, el **marcapasos** del corazón, está formado por cardiomiocitos especializados dispuestos en la pared del atrio derecho, en una región conocida como seno venoso. **Genera impulsos en forma de despolarización de la membrana** que inician la contracción de las células musculares atriales, los cuales luego son conducidos al nódulo AV.
   b. El **nódulo AV** se localiza en la pared del atrio derecho, cerca del tabique ventricular.
   c. El **fascículo AV** es una banda de cardiomiocitos irradiados desde el nódulo AV hacia el tabique interventricular, en donde se divide en dos ramas y continúa en forma de **fibras de Purkinje** (**fig. 9-1**), las cuales son bandas de grandes cardiomiocitos modificados que establecen contacto con los cardiomiocitos del ápice del corazón mediante uniones comunicantes, desmosomas y fascias de adhesión.

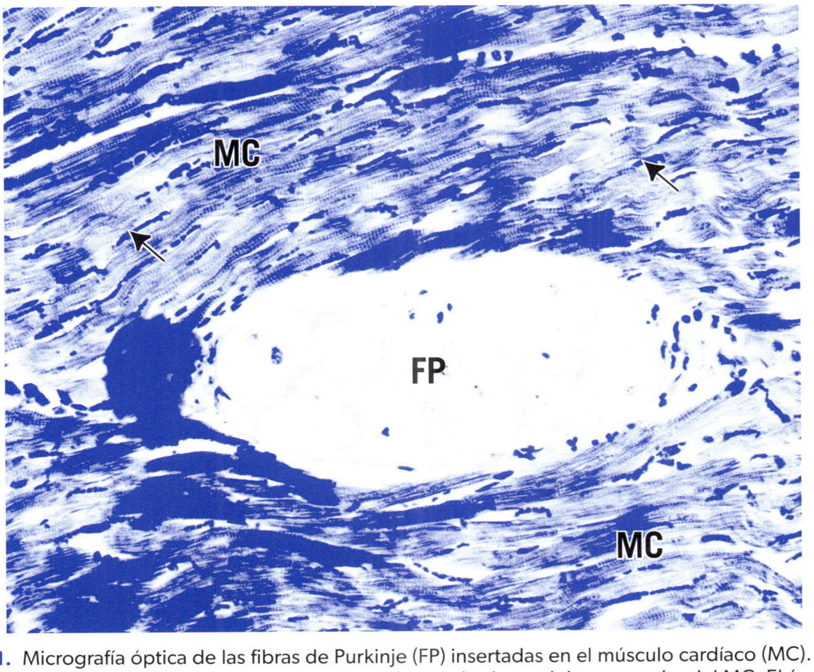


**FIGURA 9-1.** Micrografía óptica de las fibras de Purkinje (FP) insertadas en el músculo cardíaco (MC). Las *flechas* indican los eritrocitos en los capilares, confirmando el alto grado de suministro vascular del MC. El área clara que separa las FP de los miocitos cardíacos está ocupada por elementos delgados del tejido conjuntivo.

**PERLAS CLÍNICAS**

El **paro cardíaco súbito** se produce cuando el corazón deja de latir debido a un mal funcionamiento eléctrico en el corazón, lo cual provoca arritmia e incluso el cese completo de los latidos, ocasionando a su vez la interrupción del flujo sanguíneo por todo el sistema circulatorio. La muerte cardíaca es inminente, a menos que se realicen con éxito reanimación cardiopulmonar y desfibrilación, y se reactive el sistema eléctrico del corazón. Algunas alteraciones que pueden causar paro cardíaco incluyen taquicardia, fibrilación y bradicardia.

Un **ataque al corazón** (**infarto de miocardio**) se produce cuando una arteria coronaria se bloquea y la región del corazón que depende de esa arteria se vuelve isquémica. Sin la rápida reapertura de la arteria bloqueada, esa parte del corazón comienza a morir. Los ataques cardíacos aumentan el riesgo de paro cardíaco súbito.

**B. Arterias**. Llevan la sangre *del corazón* a los órganos y tejidos. Las paredes de las arterias están formadas por tres capas (túnicas): la **túnica íntima** (interna), la **túnica media** (intermedia) y la **túnica adventicia** (externa). Los componentes de estas capas y sus diferencias en los distintos tipos de arterias se resumen en la **tabla 9-1**. Las cuatro categorías de arterias son las arterias elásticas, las arterias musculares, las arteriolas y las metarteriolas.

1. Las **arterias elásticas** (**arterias conductoras**) son grandes vasos que incluyen la **aorta** y sus **ramas mayores** (**figs. 9-2** y **9-3**). Estas arterias ayudan a disminuir los cambios en la presión sanguínea asociados con el latido cardíaco debido a las gruesas vainas concéntricas de **membranas elásticas**, conocidas como **membranas fenestradas**, situadas en su túnica media. Sus túnicas adventicia y media poseen pequeños vasos (**vasos vasculares** o ***vasa vasorum***) y nervios que les proporcionan vascularización e inervación.

**Tabla 9-1 Comparación de la túnicas entre los distintos tipos de arterias**

| Componentes de la túnica | Arterias elásticas | Arterias musculares | Arteriolas | Metarteriolas |
|---|---|---|---|---|
| ***Íntima*** | | | | |
| Endotelio | + | + | + | + |
| Factor VIII en endotelio | + | + | + | – |
| Lámina basal | + | + | + | + |
| Capa subendotelial[a] | + | + | ± | – |
| Lámina elástica interna | Incompleta | Gruesa, completa | Algunas fibras elásticas | – |
| ***Media*** | | | | |
| Membranas elásticas fenestradas | 40-70 | – | – | – |
| Células de músculo liso | Intercaladas entre las membranas elásticas | ≤40 capas | Una o dos capas | Capa discontinua |
| Lámina elástica externa | Delgada | Gruesa | – | – |
| Vasos vasculares | ± | – | – | – |
| ***Adventicia*** | | | | |
| Tejido conjuntivo fibroelástico | Capa delgada | Capa delgada | – | – |
| Tejido conjuntivo laxo | – | – | + | ± |
| Vasos vasculares | + | ± | – | – |
| Vasos linfáticos | + | + | – | – |
| Fibras nerviosas | + | + | + | – |

+, presente y prominente; ±, presente, pero no prominente; –, ausente.
[a]En las arterias elásticas, la capa subendotelial está compuesta por tejido conjuntivo laxo que contiene fibras colágenas, elásticas y fibroblásticas. En las arteriolas, esta capa es menos prominente; el tejido conjuntivo es escaso y contiene pocas fibras reticulares.

## PERLAS CLÍNICAS

La **ateroesclerosis**, la forma más común de **arterioesclerosis**, es la causa más frecuente de morbilidad de las enfermedades vasculares. Se caracteriza por el depósito de placas amarillentas (**ateromas**) en la túnica íntima de las arterias grandes y las medianas. El depósito continuo genera placas que reducen el lumen de los vasos y el paciente puede sentir dolor referido y presión. El estrechamiento sostenido resulta en un bloqueo completo y en la isquemia de los tejidos abastecidos por los vasos afectados, lo cual puede ser mortal si no se trata. Entre los vasos afectados están las ramas terminales de las arterias coronarias, las ramas mayores de las arterias carótidas, las arterias cerebrales, las grandes arterias de los miembros, las arterias renales y las arterias mesentéricas. La principal causa de los ictus o accidentes cerebrovasculares (isquemia cerebral) es la ateroesclerosis de las arterias cerebrales.

La **cardiopatía isquémica** (**coronaria**) se debe a la **ateroesclerosis coronaria**, que reduce el flujo de sangre al miocardio. Puede provocar (según su gravedad) angina de pecho, infarto de miocardio, cardiopatía isquémica crónica o muerte cardíaca súbita. El tratamiento actual para las arterias parcialmente taponadas es la angioplastia, mientras que las arterias gravemente taponadas necesitan revascularización quirúrgica. La alteración más peligrosa ocurre cuando la **arteria interventricular anterior** (también conocida como **arteria descendente anterior izquierda**) se bloquea cerca de su origen en la arteria coronaria izquierda, ya que la arteria interventricular anterior irriga toda la pared anterior del corazón. El bloqueo completo ocasiona mayor daño en el miocardio, que con frecuencia es mortal. A pesar de que el bloqueo de este vaso ocurre con mayor frecuencia en individuos con cariotipo 46,XY, todos los sexos son susceptibles al bloqueo de las arterias coronarias.

2. Las **arterias musculares** (**arterias de distribución**) distribuyen la sangre a distintos órganos. Estas arterias de tamaño mediano son más pequeñas que las arterias elásticas pero más grandes que las arteriolas; incluyen la mayoría de las arterias con nombre propio del cuerpo humano. La túnica íntima de los grandes vasos posee una gruesa vaina elástica, conocida como **lámina elástica interna**. Su gruesa túnica media está formada por capas de células musculares lisas. En las arterias musculares

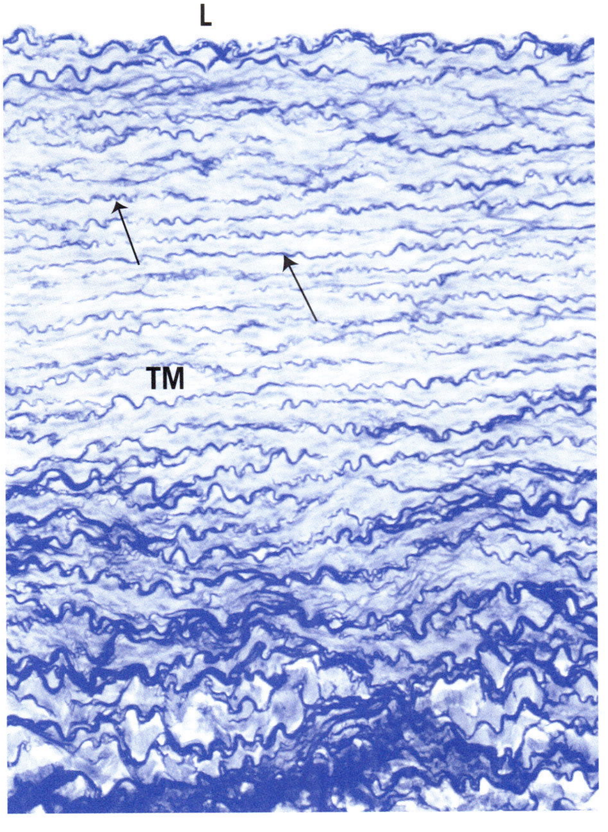


**FIGURA 9-2.** Micrografía óptica de la aorta (tinción elástica) (132×). Obsérvense las fibras elásticas onduladas (*flechas*) en la túnica media (TM). Nótese el lumen (L) en la parte superior de la micrografía.

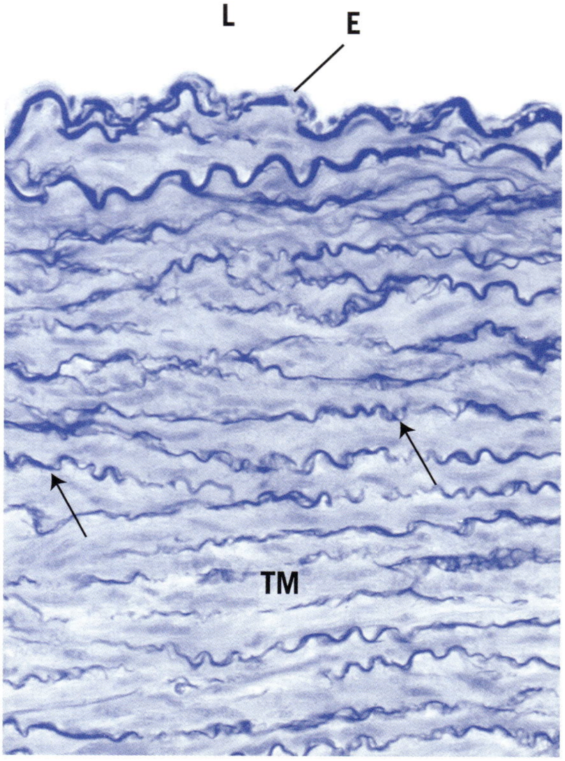


**FIGURA 9-3.** Micrografía óptica de la aorta (con tinción elástica) a mayor aumento (270×). Obsérvese la capa endotelial (E) adyacente al lumen (L). Nótese que la túnica media (TM) contiene abundantes fibras elásticas (*flechas*).

más grandes, una **lámina elástica externa** la separa de la túnica adventicia (**fig. 9-4**), que aloja a los vasos vasculares. La túnica íntima se caracteriza por su endotelio y por una **lámina elástica interna** subendotelial prominente.

3. Las **arteriolas** son los vasos arteriales terminales. Aunque son las arterias **más pequeñas**, con diámetros inferiores a 0.1 mm y luz estrecha, son mucho más numerosas, y su vasoconstricción y vasodilatación en conjunto regulan la presión arterial. Desde el punto de vista histológico, su diámetro luminal suele ser igual al grosor de la pared. La túnica adventicia es escasa, mientras que la túnica media está formada por más de dos capas de músculo liso. La túnica íntima consiste en un endotelio, lámina basal y tejido conjuntivo escaso que posee lámina elástica interna en las arteriolas de mayor tamaño.

## PERLAS CLÍNICAS

La **vasoconstricción** implica principalmente a las **arteriolas** y reduce el flujo sanguíneo a la región en cuestión. La vasoconstricción es estimulada por las **fibras nerviosas simpáticas** a través de los nervios vasomotores. Estos nervios no hacen sinapsis con las células musculares de la túnica media; en vez de eso, liberan el neurotransmisor noradrenalina, que se difunde a través de la capa muscular e induce contracción de las células por medio de uniones comunicantes que reducen el diámetro luminal. La presión sanguínea puede ser controlada de manera muy rápida a nivel de las arteriolas.

La **vasodilatación** se logra mediante las **fibras nerviosas parasimpáticas** como sigue: la acetilcolina liberada de estas terminaciones nerviosas estimula el endotelio para que libere **óxido nítrico** (previamente conocido como *factor relajante derivado del endotelio* [EDRF, *endothelial-derived relaxing factor*]). El **óxido nítrico** se difunde hacia las células del músculo liso en la pared de los vasos y activa el sistema de monofosfato de guanosina cíclico, lo que provoca relajación y esto, a su vez, resulta en la dilatación del lumen.

4. Las **metarteriolas** (~ 8 μm de diámetro) son vasos estrechos que surgen de arteriolas y dan origen a los capilares. Están rodeadas por anillos incompletos de células musculares lisas y poseen células musculares lisas individuales (**esfínteres pericapilares**) que rodean los capilares en su origen. La constricción de los esfínteres pericapilares evita que la sangre ingrese en el lecho capilar.

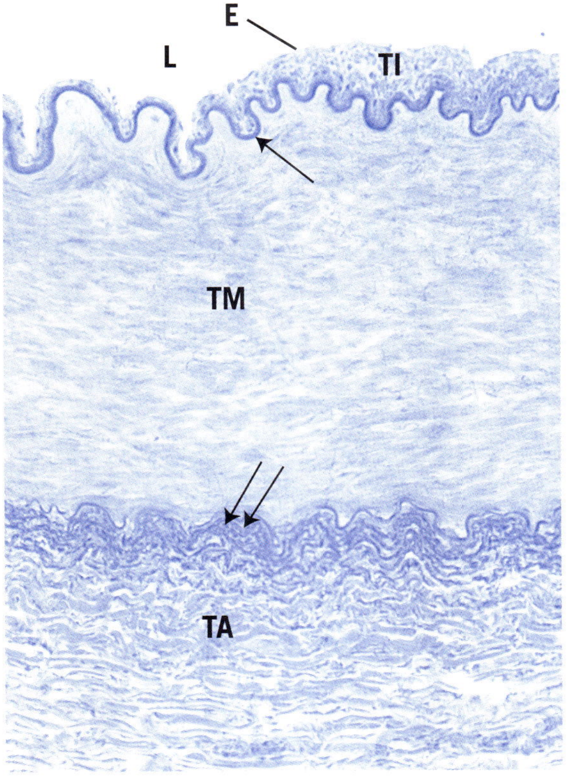


**FIGURA 9-4.** Micrografía óptica de una arteria (132×). Obsérvese el lumen (L), la capa endotelial (E), la lámina elástica interna (*flecha*), la túnica íntima (TI), la túnica media (TM), la lámina elástica externa (*flechas dobles*) y la túnica adventicia (TA).

## PERLAS CLÍNICAS

El **aneurisma** es la **dilatación sacular** de un vaso sanguíneo provocada por el debilitamiento de la pared de una arteria o una vena, lo que resulta en la posibilidad de rotura del vaso. Los aneurismas arteriales se deben a la sustitución de las fibras elásticas por colágeno con la edad. Los aneurismas también pueden estar relacionados con la hipertensión, el tabaquismo, las concentraciones elevadas de colesterol, la ateroesclerosis y la sífilis. Los aneurismas, especialmente los de la aorta abdominal, pueden deberse a alteraciones genéticas del tejido conjuntivo, como el síndrome de Marfan y el síndrome de Ehlers-Danlos.

Los **aneurismas disecantes** se localizan con mayor frecuencia en la aorta ascendente y se deben a un desgarro longitudinal de la pared aórtica caracterizado por la lesión de los tejidos elástico y muscular, que provoca su rotura y hemorragia masiva. La disección y rotura en la raíz de la aorta conducen a una hemorragia en la cavidad pericárdica, lo que provoca **taponamiento cardíaco** y una consiguiente constricción del corazón, impidiendo que se llene de sangre. El aneurisma aórtico puede ser especialmente peligroso, ya que la rotura de este gran vaso tiene una alta tasa de mortalidad. Los síntomas de un aneurisma incluyen un dolor repentino y agudo en el pecho y el dorso que puede irradiarse hacia el cuello y la mandíbula o hacia el abdomen y la región lumbar; una sensación de sudoración fría; y dificultad para tragar y respirar.

**C. Capilares**. Son vasos pequeños (aproximadamente 8-10 μm de diámetro y por lo general de menos de 1 mm de longitud). Presentan **permeabilidad selectiva**, de manera que permiten el intercambio de oxígeno, dióxido de carbono, metabolitos, nutrientes, desechos metabólicos, moléculas de señalización, hormonas y otras sustancias entre la sangre y los tejidos. Forman **lechos capilares** entre las arteriolas y las vénulas.

1. Las **células endoteliales capilares** constituyen una capa única de células endoteliales contiguas que se disponen formando un cilindro, cuyo diámetro luminal a veces solo permite pasar los eritrocitos de uno en uno. Las células endoteliales, rodeadas por una lámina basal y ocasionalmente **pericitos**, son nucleadas y poligonales, con un citoplasma atenuado; tienen aparato de Golgi, ribosomas, mitocondrias, un poco de retículo endoplasmático rugoso (RER) y vesículas pinocíticas. Estas células

tienen filamentos intermedios de desmina, vimentina o ambos en la zona perinuclear, cuya función es proveer soporte. Por lo general, se mantienen unidas mediante **fascias de oclusión** (uniones herméticas), junto con algunos desmosomas y uniones comunicantes. Poseen los filamentos intermedios **desmina, vimentina** o ambos en la zona perinuclear, que proporcionan una función de apoyo.

2. Los **tres tipos de capilares** se clasifican en función de la estructura de sus células endoteliales y la continuidad de su lámina basal (**fig. 9-5**).
   a. Los **capilares continuos** (**somáticos**) están compuestos de células endoteliales que forman uniones estrechas entre sí, tienen una lámina basal **continua** y carecen de perforaciones pequeñas (fenestraciones). Albergan numerosas **vesículas pinocíticas**, excepto en el sistema nervioso central (SNC), donde contienen solo un número limitado de ellas. Se localizan en tejido nervioso, músculo, tejido conjuntivo, glándulas exocrinas y pulmones.
   b. Los **capilares fenestrados** (**viscerales**) se forman a partir de células endoteliales perforadas con **fenestraciones** que miden entre 60 y 80 nm de diámetro y están **cubiertas por un diafragma** que es más delgado que una membrana celular; en el glomérulo renal, las fenestraciones son mayores y carecen de diafragma. Tienen una lámina basal **continua** y algunas vesículas pinocíticas; se encuentran en glándulas endocrinas, intestinos y páncreas; también constituyen los glomérulos renales.
   c. Los **capilares sinusoidales** (**discontinuos**) tienen un gran lumen (30-40 μm de diámetro), numerosas **fenestraciones** grandes sin diafragma y una lámina basal **discontinua**; carecen de vesículas pinocíticas y puede haber hendiduras entre células endoteliales que permiten el tránsito de grandes moléculas y el movimiento de las células entre ellas. Se localizan en hígado, bazo, médula ósea y ganglios linfáticos.
3. La **permeabilidad de los capilares** depende de la morfología de sus células endoteliales, uniones intercelulares y del tamaño, carga y forma de las moléculas que los atraviesan. Durante la respuesta inflamatoria, la permeabilidad se altera por efecto de la **histamina** y la **bradicinina**.
   a. Ciertas sustancias **se difunden**, otras **son transportadas activamente** a través de la membrana de las células endoteliales, y otras atraviesan las paredes de los capilares por **poros pequeños** (uniones intercelulares) o por **poros grandes** (fenestraciones y vesículas pinocíticas).
   b. Los **leucocitos** abandonan el torrente sanguíneo e ingresan en los espacios tisulares a través de las uniones intercelulares por medio de un proceso que recibe el nombre de **diapédesis**.
4. Las **funciones metabólicas de los capilares** son efectuadas por las **células endoteliales** (**tabla 9-2**).
   a. **Convierten** la angiotensina I en su forma activa, el potente vasoconstrictor angiotensina II (en especial en los pulmones).
   b. **Desactivan** distintas sustancias con actividad farmacológica (p. ej., bradicinina, serotonina, trombina, noradrenalina, prostaglandinas).
   c. Descomponen **lipoproteínas** para producir triglicéridos y colesterol.
   d. **Liberan prostaciclina**, un potente vasodilatador que también actúa inhibiendo la agregación plaquetaria intravascular.
   e. **Liberan** factor de relajación (**óxido nítrico**) y factor de contracción (**endotelina 1**).
   f. **Regulan** la migración transendotelial de células inflamatorias (**neutrófilos**).
   g. **Liberan** factores tisulares responsables de la coagulación de la sangre.
5. El **flujo de la sangre** hacia los lechos capilares proviene de las **metarteriolas** (con esfínteres pericapilares) o de las **arteriolas terminales** (**fig. 9-6**).
   a. Los **canales centrales** son vasos que atraviesan un lecho capilar y conectan arteriolas y vénulas pequeñas. Su porción proximal es la **metarteriola**, con esfínteres pericapilares, y su porción distal es el **canal transendotelial**, sin esfínteres pericapilares (fig. 9-6).
   b. Las metarteriolas suministran sangre al lecho capilar, mientras que los canales transendoteliales reciben sangre de los lechos capilares.
   c. La contracción de los esfínteres pericapilares obliga a la sangre a fluir desde la **metarteriola** directamente hasta el **canal transendotelial**, de manera que no pasa por el lecho capilar, sino que drena en una vénula poscapilar.
6. La **anastomosis arteriovenosa** (**AV**) son vasos pequeños que conectan directamente las arteriolas con las vénulas, evitando el lecho capilar. Participan en la **termorregulación**, especialmente en la piel, donde son abundantes. Estas anastomosis también controlan la presión y el flujo sanguíneos.

**D. Venas**. Llevan la sangre de vuelta desde los órganos y los tejidos **hacia el corazón**. Las venas contienen alrededor del 70 % del volumen sanguíneo total. Sus paredes están formadas por tres capas: la túnica íntima, la más interna; la túnica media, intermedia; y la túnica adventicia, la más externa, que es la más gruesa y prominente de las tres capas. Los vasos vasculares son más numerosos en las venas que en las

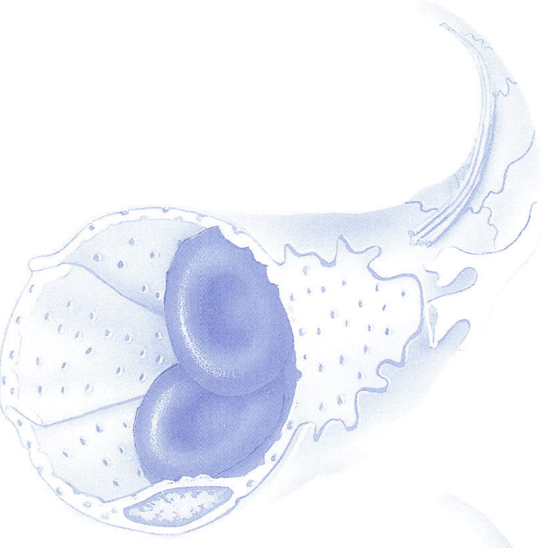

Capilar continuo

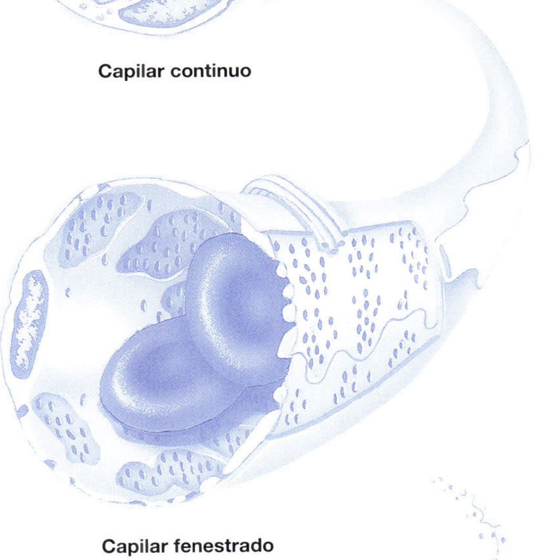

Capilar fenestrado

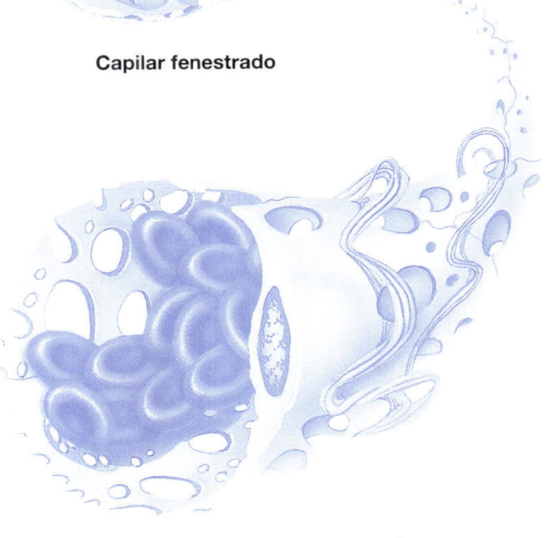

Capilar sinusoidal (discontinuo)

Los capilares consisten en un epitelio plano simple enrollado en un cilindro delgado de 8-10 μm de diámetro. Los **capilares continuos** (**somáticos**) no tienen fenestraciones; el material recorre la célula endotelial en cualquier sentido mediante **vesículas pinocíticas**. Los **capilares fenestrados** (**viscerales**) se caracterizan por la presencia de perforaciones, o **fenestraciones**, de 60-80 μm de diámetro, que pueden estar enlazadas por un diafragma. Los **capilares sinusoidales** tienen un gran lumen (30-40 μm de diámetro), numerosas fenestraciones y lámina basal discontinua, y carecen de vesículas pinocíticas. Con frecuencia, células endoteliales adyacentes de capilares sinusoidales se superponen entre sí de manera incompleta.

**FIGURA 9-5.** Los tres tipos de capilares. (Reproducida con autorización de Gartner LP, Lee LMJ. *Gartner and Hiatt's Atlas and Text of Histology*. 8th ed. Wolters Kluwer; 2023:212).

**Tabla 9-2 Funciones celulares endoteliales**

| Función | Principales sitios | Modo de acción | Particularidades |
|---|---|---|---|
| Permeabilidad | Capilares y vénulas poscapilares | Paracelular; transcelular | Entre células; cavéolas, OVV[a], diapédesis |
| Promoción de la hemostasia | En todo el sistema vascular | Liberación de factor tisular, factor de Von Willebrand, inhibidor de activador de plasminógeno y receptores activados de proteasa | Los cuerpos de Weibel-Palade contienen principalmente factor de Von Willebrand y selectina P. Si se ve afectada la integridad del endotelio vascular, estos factores se liberan para formar un coágulo sanguíneo y detener la salida de sangre del vaso |
| Inhibición de la hemostasia | En todo el sistema vascular | Las células endoteliales secretan o expresan (o ambas cosas): inhibidor de factor de la vía tisular, trombomodulina, heparina, activador del plasminógeno, prostaciclina, óxido nítrico y receptor de proteína C endotelial | Estos anticoagulantes siempre están presentes en el endotelio intacto normal e impiden la coagulación para asegurar que la sangre permanezca en estado líquido |
| Vasomotor | Arteriolas | *Vasodilatación*: NO[b], prostaclina<br>*Vasoconstricción*: endotelinas 1, 2 y 3; prostaglandinas; tromboxano $A_2$; y angiotensina II | Se liberan moléculas vasodilatadoras y vasoconstrictoras en respuesta a factores locales o generales; la angiotensina II se produce mediante la conversión de angiotensina I por ECA unida a membrana celular endotelial |
| Termorregulación | Microcirculación en la dermis y el árbol bronquial | La estrecha proximidad de los lechos capilares a la superficie de la piel y la superficie bronquial luminal permite el intercambio de calor con el ambiente externo | La vasoconstricción reduce el flujo sanguíneo en los lechos capilares, con lo que conserva calor corporal. La vasodilatación incrementa ese flujo sanguíneo, con lo que libera calor corporal |
| Intercambio de leucocitos | Poscapilar (VEA) | Algunas sustancias linfocíticas, como selectinas L, receptor de quimiocina 7 y antígenos relacionados con linfocitos, interactúan con la adresina de los ganglios periféricos, el ligando de quimiocina 21 y moléculas de adhesión intercelular de células endoteliales de VEA, lo que facilita la migración de linfocitos al interior del estroma de órganos linfáticos secundarios | Un método similar permite la migración de otros leucocitos hacia fuera de vénulas poscapilares (distintas de VEA) durante el proceso inflamatorio |
| Angiogénesis | En todo el sistema vascular | Los factores de crecimiento del endotelio vascular liberados por células endoteliales y los factores angiogénicos liberados por células tumorales inducen a otras células endoteliales, además de los pericitos, a proliferar y formar tubos endoteliales que, con el tiempo, desarrollan sus propias túnicas medias y adventicias | Repara el daño vascular durante la cicatrización de las heridas y vasculariza tumores en crecimiento |

**Tabla 9-2 Funciones celulares endoteliales *(continuación)***

| Función | Principales sitios | Modo de acción | Particularidades |
|---|---|---|---|
| Formación de angiotensina II | Principalmente en lechos de capilares pulmonares | La ECA convierte la angiotensina I en el potente factor de contracción del músculo liso vascular angiotensina II | La angiotensina II eleva la presión arterial, con lo que incrementa la filtración glomerular y facilita la reabsorción adicional de sodio del ultrafiltrado |

ECA, enzima convertidora de angiotensina; NO, óxido nítrico; VEA, vénulas endoteliales altas.
[a]OVV: se piensa que los orgánulos vasculares (vacuolares) son agregados de caveolina fusionada.
[b]El óxido nítrico (NO) se llamaba antes «factor relajante derivado del endotelio» (EDRF); según algunos autores, la prostaciclina también debe considerarse un EDRF.

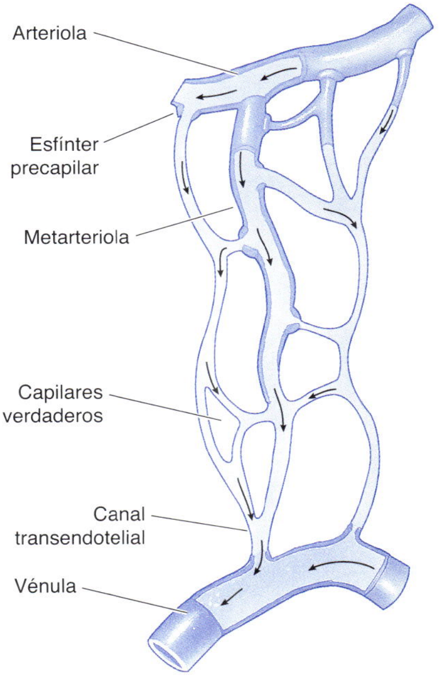


**FIGURA 9-6.** Flujo sanguíneo hacia los lechos capilares. Algunos lechos capilares, como los de la piel, pueden ser evitados en determinadas circunstancias. Un mecanismo para controlar el flujo sanguíneo consiste en usar los **canales centrales** que llevan la sangre de una arteriola a una vénula. La mitad proximal de un canal central es una **metarteriola**, un vaso con una cubierta muscular lisa incompleta. El flujo de sangre por cada capilar que se origina de la arteriola es controlado por una célula muscular lisa, el **esfínter precapilar**. La mitad distal del canal central es el **canal transendotelial**, que no tiene células musculares lisas y recibe sangre del lecho capilar. Si se tiene que evitar el lecho capilar, los esfínteres precapilares se contraen, lo que impide que el flujo de sangre ingrese en el lecho capilar, y pasa directamente hacia la vénula. (Reproducida con autorización de Gartner LP, Lee LMJ. *Gartner and Hiatt's Atlas and Text of Histology*. 8th ed. Wolters Kluwer; 2023:211).

arterias. Las venas carecen de una lámina interna bien delimitada. Los componentes de estas capas y las diferencias entre los distintos tipos de venas se resumen en la **tabla 9-3**.

1. **Comparación con las arterias.** Las venas tienen paredes más delgadas y una luz mayor y más irregular que las arterias. Pueden tener válvulas en su luz que impiden el flujo retrógrado de la sangre (**fig. 9-7**).
2. **Tipos de venas**
   a. Las **grandes venas** son la vena cava y las venas pulmonares. Estas venas tienen **músculo cardíaco** en la túnica adventicia en un pequeño tramo dentro del corazón. Esta capa también contiene vasos vasculares y nervios.

**Tabla 9-3 Comparación entre túnicas de los distintos tipos de venas**

| Componentes de la túnica | Venas grandes | Venas medianas y pequeñas | Vénulas |
|---|---|---|---|
| ***Íntima*** | | | |
| Endotelio | + | + | + |
| Lámina basal | + | + | + |
| Válvulas | En algunas | En algunas | – |
| Capa subendotelial | + | + | – |
| ***Media*** | | | |
| Tejido conjuntivo | + | Fibras reticulares y elásticas | ± |
| Células de músculo liso | + | + | ± |
| ***Adventicia*** | | | |
| Células de músculo liso | Haces longitudinales | – | – |
| Capas de colágeno con fibroblastos | + | + | + |

+, presente y prominente; ±, presente, pero no prominente; –, ausente.

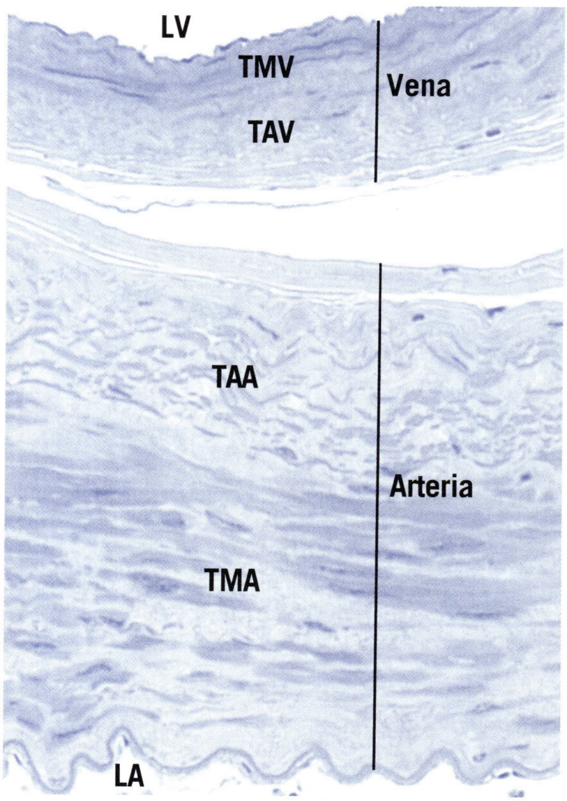


**FIGURA 9-7.** Micrografía óptica de una arteria y una vena (270×). Vena: lumen (LV), túnica adventicia (TAV) y túnica media (TMV). Arteria: lumen (LA), túnica adventicia (TAA) y túnica media (TMA).

b. Entre las **venas pequeñas** y **medianas** se incluye la vena yugular externa. Estas venas tienen diámetros de 1-9 mm.
c. Las **vénulas** tienen diámetros de 0.2-1 mm e intervienen en el **intercambio de metabolitos** con los tejidos y en la **diapédesis** (salida de leucocitos a través de las paredes vasculares).

## PERLAS CLÍNICAS

Las **várices** son **venas** anormalmente **dilatadas** y tortuosas, por lo general en las **piernas**. Son causadas por reducción del tono muscular, cambio degenerativo de la pared del vaso e insuficiencia vascular. Suelen ocurrir en personas mayores, aunque son más prevalentes en mujeres, sobre todo durante el embarazo. Las venas varicosas de la unión anorrectal son conocidas como **hemorroides**.

E. **Mecanismos sensoriales especializados** de las arterias. Incluyen tres tipos de sensores: **seno carotídeo**, **cuerpo carotídeo** y **cuerpos aórticos** (tabla 9-4).

1. El **seno carotídeo** es un **barorreceptor** situado en la pared de la arteria carótida en el punto en el que se separa de la arteria carótida común. Las terminaciones sensitivas del nervio glosofaríngeo situadas en la pared de la arteria detectan los cambios de presión que dilatan el vaso, y entonces envían una señal al centro vasomotor del encéfalo. La respuesta resultante ajusta la tensión de la pared arterial por acción de los músculos lisos de la túnica media, lo que afecta los cambios en la presión arterial.
2. El **cuerpo carotídeo** (cuerpo glómico) es un **quimiorreceptor** situado en la bifurcación de la arteria carótida común. Terminaciones nerviosas especializadas de los nervios vago y glosofaríngeo son sensibles a la cantidad de oxígeno y dióxido de carbono, así como a la concentración de $H^+$. Las células glómicas (tipo I) y las células envolventes (tipo II), que envuelven a las células glómicas, constituyen el parénquima. Las terminaciones nerviosas pierden sus células de Schwann cuando entran en el parénquima, y en cambio son recubiertas por células envolventes. Estos dos nervios craneales envían impulsos al encéfalo para su procesamiento.
3. Los **cuerpos aórticos** se localizan en la pared del arco de la aorta, en el punto de unión de la carótida común con las arterias subclavias. Son **quimiorreceptores**, y su estructura y función son parecidas a las del cuerpo carotídeo.
4. La **respuesta hormonal** a la presión sanguínea baja o a un bajo volumen sanguíneo se inicia en el riñón.
   a. Los **riñones producen renina**.
   b. La renina degrada el **angiotensinógeno** que circula por la sangre y forma angiotensina I, un vasoconstrictor leve.
   c. La **angiotensina I** es convertida en **angiotensina II** por la **enzima convertidora de angiotensina** (**ECA**), que se localiza en los plasmalemas luminales de los endotelios capilares (en especial en los capilares pulmonares).
   d. La angiotensina II, un vasoconstrictor potente, provoca la contracción de las paredes de las arteriolas, lo que eleva la presión arterial.

**Tabla 9-4 Estructuras sensitivas del sistema arterial**

| Estructuras sensitivas | Localización | Función |
|---|---|---|
| Seno carotídeo | Pared de la porción proximal de la ACI | Barorreceptor; sensible a cambios en la presión que tienden a distender el vaso |
| Cuerpo carotídeo | Pared del vaso en la bifurcación de la ACC | Quimiorreceptor; sensible a la cantidad de $CO_2$, $O_2$ y $H^+$, también sensible a la temperatura |
| Cuerpos aórticos | Pared del arco de la aorta y la unión de la ACC y las arterias subclavias | Quimiorreceptor; sensible a la cantidad de $CO_2$, $O_2$ y $H^+$ |

ACC, arteria carótida común; ACI, arteria carótida interna.

e. La hormona antidiurética (ADH, *antidiuretic hormone*), también conocida como vasopresina, es secretada por la neurohipófisis. Se trata de otro potente vasoconstrictor que se emplea en caso de hemorragia grave.

## III. PUNTOS CLAVE: SISTEMA VASCULAR LINFÁTICO

**A. Capilares linfáticos.** Son vasos de paredes delgadas que empiezan como ***canales ciegos*** (p. ej., los vasos **quilíferos**) adyacentes a los lechos capilares, donde colectan LEC.

1. Están formados por una sola capa de **células endoteliales atenuadas** que carecen de fenestraciones y de fascias de oclusión. Tienen una lámina basal dispersa.
2. El LEC ingresa por estos capilares con fugas de baja presión a través de los espacios que quedan entre las células endoteliales superpuestas; una vez en el lumen, este líquido es conocido como linfa.
3. Pequeños filamentos que anclan los vasos linfáticos entre el tejido conjuntivo circundante y la membrana plasmática albuminal ayudan a mantener la permeabilidad luminal de estos delicados vasos.

**B. Grandes vasos linfáticos.** Tienen válvulas y parecen pequeñas venas, aunque su luz es más ancha y sus paredes más delgadas.

1. Los ganglios linfáticos que filtran la linfa se interponen en su camino.
2. Estos vasos convergen y forman el **conducto torácico** y el **conducto linfático derecho**. El conducto torácico recoge la mayor parte de la linfa de la mayor parte del cuerpo y desemboca en el sistema venoso en el punto de unión de la vena yugular interna izquierda con la vena subclavia. El conducto linfático derecho recoge la linfa solo del miembro superior derecho y de la zona torácica derecha, y desemboca en el sistema venoso en el punto equivalente del lado derecho del cuello.

### PERLAS CLÍNICAS

El **edema** es un proceso patológico que causa aumento del volumen del LEC; puede ser causado por obstrucción venosa o decremento del flujo sanguíneo venoso (como en la insuficiencia cardíaca congestiva), aumento en la permeabilidad capilar (por lesión), inanición, liberación excesiva de histamina u obstrucción de vasos linfáticos. Es frecuente durante el embarazo y en personas mayores. El edema que reacciona a la presión local (las depresiones que persisten después de dejar de hacer presión) recibe el nombre de **edema con fóvea**. El edema sistémico puede ser signo de una alteración subyacente grave, como cardiopatía, hepatopatía o enfermedad de tiroides, sistema linfático o riñones, con consecuencias graves. El edema localizado puede indicar una alteración en la hemodinámica de la región afectada.

# Autoevaluación

***Instrucciones***: cada reactivo en esta sección va seguido de posibles opciones. Seleccione la *mejor* opción (**A**, **B**, **C**, **D** o **E**) para cada caso.

**1.** Una paciente acude a su médico con un síntoma principal de disnea incluso después de actividad física ligera. La paciente afirma que la tiene desde hace 2 años, pero que recientemente se ha vuelto más pronunciada. Sus antecedentes médicos indican que tuvo fiebre reumática cuando era niña. La auscultación indica hipertrofia cardíaca. ¿Qué espera descubrir el médico con otras pruebas diagnósticas?

**(A)** Estenosis de la válvula mitral
**(B)** Tetralogía de Fallot
**(C)** Aneurisma de la arteria pulmonar
**(D)** Cardiopatía coronaria
**(E)** Cardiopatía isquémica

**Las preguntas 2 a 4 se basan en el caso descrito a continuación:**

Un paciente de 42 años acude al servicio de urgencias por un fuerte dolor torácico que se irradia al brazo izquierdo. La ecografía de tórax revela secciones delgadas en la pared anterior del corazón que no se contraen.

**2.** ¿Cuál es el diagnóstico más probable para este paciente?

**(A)** Endocarditis
**(B)** Infarto de miocardio
**(C)** Fiebre reumática
**(D)** Accidente cerebrovascular
**(E)** Tetralogía de Fallot

**3.** ¿Cuál es la causa más probable de esta afección?

**(A)** Venas varicosas
**(B)** Infección bacteriana
**(C)** Malformación congénita
**(D)** Ateroesclerosis
**(E)** Calcificación valvular

**4.** ¿Qué estructura anatómica debe tratarse?

**(A)** Arteria descendente anterior izquierda
**(B)** Seno carotídeo
**(C)** Válvula mitral
**(D)** Nodo sinoatrial
**(E)** Tabique interventricular

**5.** ¿Cuál de las siguientes estructuras de los capilares del SNC forma la barrera hematoencefálica?

**(A)** Lámina basal discontinua
**(B)** Diafragmas con fenestraciones
**(C)** Diafragmas sin fenestraciones
**(D)** Fascia ocluyente
**(E)** Ausencia de membrana basal

**6.** Una paciente embarazada acude al ginecólogo para una revisión rutinaria de 8 meses y refiere sangrado y dolor sordo con la defecación. ¿Qué alteración de la estructura circulatoria es la causa más probable?

**(A)** Arterias medianas
**(B)** Cortocircuitos arteriovenosos
**(C)** Canales de paso
**(D)** Venas pequeñas
**(E)** Canales linfáticos

**7.** A un paciente con hipertensión y diabetes se le realiza una resonancia magnética de sus riñones, los cuales muestran signos de calcificaciones de la túnica media de las arterias más pequeñas y arteriolas de sus riñones. ¿Cuál es el posible diagnóstico?

**(A)** Arterioesclerosis
**(B)** Aneurisma aórtico abdominal
**(C)** Fiebre reumática
**(D)** Venas varicosas
**(E)** Enfermedad renal en etapa terminal

**8.** ¿Cuál de los siguientes vasos es responsable de mantener la presión sanguínea?

**(A)** Aorta
**(B)** Arterias musculares
**(C)** Arteriolas
**(D)** Metarteriolas
**(E)** Venas grandes

**9.** ¿A qué estructura circulatoria se asemeja la función de los vasos vasculares (*vasa vasorum*)?

**(A)** Válvulas AV
**(B)** Válvulas semilunares
**(C)** Arterias coronarias
**(D)** Arterias elásticas
**(E)** Metarteriolas

**La pregunta 10 se basa en la micrografía que se muestra a continuación:**

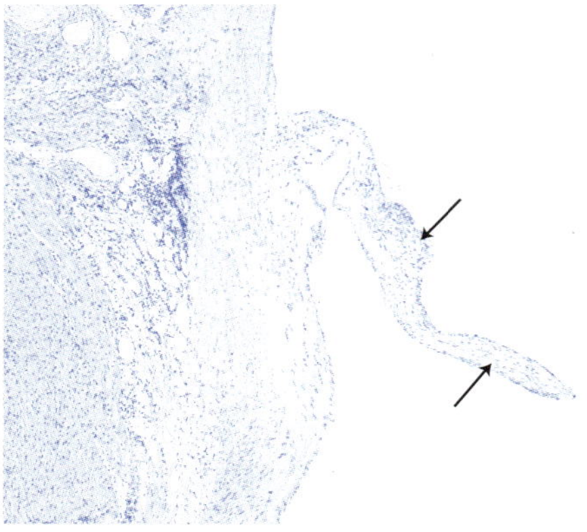

**10.** La micrografía de un individuo fallecido muestra las cicatrices en la estructura indicada por las flechas, las cuales fueron causadas por una enfermedad infantil. ¿Cuál es la causa más probable de la muerte de este individuo?

**(A)** Estenosis de la válvula mitral
**(B)** Tetralogía de Fallot
**(C)** Aneurisma de la arteria pulmonar
**(D)** Cardiopatía coronaria
**(E)** Cardiopatía isquémica

**Las preguntas 11 y 12 se basan en el caso descrito a continuación:**

Un paciente acude al servicio de urgencias con dificultad respiratoria, sibilancias, náusea y edema en los miembros.

**11.** ¿Qué afección debe sospechar el/la médico del servicio de urgencias?

**(A)** Tetralogía de Fallot
**(B)** Estenosis aórtica
**(C)** Insuficiencia cardíaca congestiva
**(D)** Infarto de miocardio

**12.** ¿Cuál de las siguientes concentraciones sanguíneas de péptido natriurético tipo B (BNP) descartaría su sospecha?

**(A)** 300 pg/mL
**(B)** 600 pg/mL
**(C)** 900 pg/mL
**(D)** 1 200 pg/mL

**13.** Un paciente al que se le está realizando un ecocardiograma grita repentinamente debido a un dolor agudo en el pecho y el dorso que se extiende hacia arriba, hacia el cuello y las mandíbulas. El paciente también tiene sensación de hormigueo y dificultad para respirar. ¿Qué debe detectar el cardiólogo?

**(A)** Insuficiencia de la válvula mitral
**(B)** Insuficiencia de la válvula tricúspide
**(C)** Rotura de aneurisma aórtico disecante
**(D)** Fibrilación auricular

**Las preguntas 14 y 15 se basan en la micrografía que se muestra a continuación:**

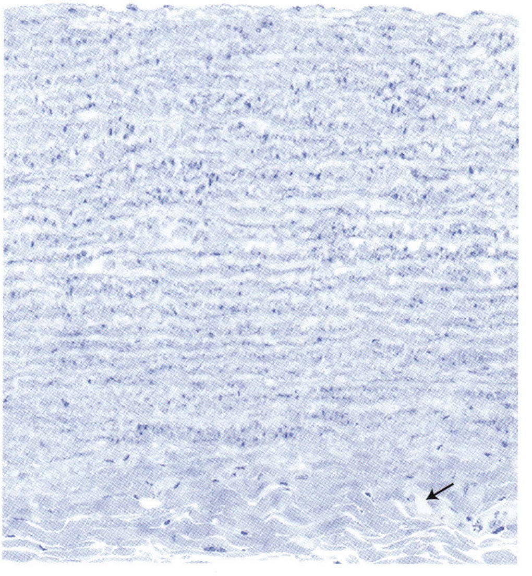

**14.** Identifique la estructura en la micrografía completa.

**(A)** Arteria elástica
**(B)** Arteria muscular
**(C)** Vena grande
**(D)** Vena mediana

**15.** Identifique la estructura en la punta de la flecha en la esquina inferior derecha.

**(A)** Arteria
**(B)** Vena media
**(C)** Vasos vasculares
**(D)** Vasos rectos

# Respuestas y explicaciones

1. **A.** Una persona que ha tenido fiebre reumática de niño puede desarrollar una enfermedad de las válvulas cardíacas posteriormente en su vida. Aunque la válvula mitral es la afectada con más frecuencia, las otras válvulas también pueden verse comprometidas. La válvula mitral se inflama y se vuelve fibrótica y, eventualmente, incompetente o estenótica. Esta alteración causa hipertensión respiratoria y edema, lo que restringe la función respiratoria. La clave es el antecedente de la fiebre reumática, debido a que estos individuos están predispuestos a desarrollar enfermedad de las válvulas cardíacas.
2. **B.** Las pruebas diagnósticas para cardiopatía isquémica deberían revelar ateroesclerosis de los vasos coronarios. La cardióloga le dice a su paciente que, si no se emplean las medidas correctivas, con el tiempo, la placa compuesta de colesterol y grasas se depositará debajo de la íntima de esos vasos, ocasionando disminución del flujo sanguíneo al miocardio, angina, infarto y, tal vez, muerte súbita.
3. **E.** La cardiopatía isquémica suele deberse a ateroesclerosis coronaria, ocasionando una disminución del flujo sanguíneo en el miocardio. Puede desarrollar angina de pecho, infarto de miocardio, cardiopatía isquémica crónica y muerte cardíaca súbita.
4. **A.** El vaso cardíaco conocido como «hacedor de viudas» es la rama descendente posterior de la arteria coronaria izquierda e irriga toda la pared posterior del corazón.
5. **D.** Los capilares en el SNC son de tipo continuo y carecen de fenestraciones, pero tienen una lámina basal continua y fascias de oclusión muy estrechas. Esta característica es la principal responsable de la barrera hematoencefálica.
6. **D.** Las hemorroides son venas varicosas que se localizan en la unión anorrectal. Son más prevalentes en los adultos mayores y las mujeres embarazadas.
7. **A.** La arterioesclerosis se caracteriza por rigidez y engrosamiento hialino de las paredes de los vasos sanguíneos. Puede afectar la túnica media de las arterias de mediano tamaño y eventualmente calcificarla. El engrosamiento hialino suele afectar las pequeñas arterias y arteriolas de los riñones, y suele asociarse con hipertensión y diabetes *mellitus*.
8. **C.** Debido a que las arteriolas en conjunto tienen el mayor volumen del sistema vascular y debido a que tienen mucha musculatura, tienen la capacidad de controlar la presión más que cualquier otro tipo de vaso sanguíneo.
9. **C.** Los vasos vasculares son pequeños vasos sanguíneos que abastecen a las paredes de las arterias musculares y elásticas de oxígeno y nutrientes.
10. **A.** Esta enfermedad de la niñez fue una infección por estreptococos β-hemolíticos del grupo A que dejó cicatrices en la válvula mitral, ocasionó estenosis de esta válvula y, eventualmente, llevó a la muerte del paciente.
11. **C.** Con base en los síntomas de dificultad respiratoria, sibilancias, náusea y miembros edematosos, debe sospecharse insuficiencia cardíaca congestiva.
12. **A.** Para descartar la insuficiencia cardíaca congestiva, la concentración de péptido natriurético tipo B (BNP) debe ser inferior a 500 pg/mL. Las personas que presentan dificultades respiratorias, sibilancias, náusea y edema de los miembros inferiores pueden tener insuficiencia cardíaca congestiva, especialmente si presentan una concentración de BNP superior a 500 pg/mL. Aunque unas concentraciones normales de estos péptidos descartan la afección, concentraciones elevadas no son definitivas para confirmar su existencia, ya que el compromiso de las funciones renales también puede causar concentraciones elevadas del péptido. Por tanto, a los pacientes con BNP superior a 500 pg/mL se les debe realizar un ecocardiograma o una resonancia magnética para descartar una insuficiencia cardíaca.
13. **C.** Un dolor agudo y repentino en el tórax y el dorso que se extiende hacia el cuello y la mandíbula, una sensación de hormigueo y dificultad para respirar sugieren la rotura de un aneurisma aórtico disecante; por tanto, debe buscarse un gran volumen de sangre que abandona el lumen de la aorta a través de la pared del vaso.
14. **A.** La micrografía corresponde a una arteria elástica, la aorta, como es evidente por la presencia de numerosas vainas onduladas y concéntricas de membranas elásticas (membranas fenestradas) en su túnica media.
15. **C.** La estructura indicada por la flecha es un pequeño vaso, los vasos vasculares, situado en la túnica adventicia, que suministra nutrientes a la pared de la aorta.

# 10

# Sistema linfático

## I. PUNTOS CLAVE: SISTEMA LINFÁTICO (INMUNITARIO)

**A. El sistema linfático**, principal aparato de defensa del organismo contra los invasores microscópicos, está formado por **órganos linfáticos encapsulados** (timo, bazo, amígdalas y ganglios [nódulos] linfáticos), **tejido linfático difuso** y **células linfáticas** (constituidas principalmente por linfocitos T y B, células citolíticas naturales [NK, *natural killer*], células presentadoras de antígenos [APC, *antigen-presenting cells*], y macrófagos). Los órganos linfáticos son de dos tipos: **órganos linfáticos primarios** (médula ósea y timo) que «educan» a los linfocitos para que se conviertan en células inmunocompetentes; y **órganos linfáticos secundarios** (tejido linfático difuso, ganglios linfáticos, bazo y amígdalas) que secuestran inmunógenos y permiten a las células inmunocompetentes y APC interactuar con los inmunógenos y entre sí para iniciar una reacción inmunitaria y contrarrestar el ataque antigénico.

**B. Sistema inmunitario**. Tiene dos componentes: el **sistema inmunitario innato** (**inespecífico**) y el **sistema inmunitario adaptativo** (**específico**).

1. El **sistema inmunitario innato** no produce memoria inmunitaria; actúa de manera rápida pero inespecífica. Sus constituyentes principales son proteínas del complemento, receptores tipo *Toll* (TLR, *Toll-like receptors*) y anticuerpos naturales (proliferativos), que se revisan aquí, mientras los otros componentes (mastocitos, eosinófilos, neutrófilos, macrófagos y células NK se abordan luego en este capítulo.
   a. Las **proteínas del complemento** (**C1-C9**) son proteínas sanguíneas que participan en la defensa inespecífica del hospedero e inician el proceso inflamatorio.
   b. Los **TLR** del humano son una familia de al menos 11 proteínas integrales localizadas en las membranas celulares o en las membranas de los endosomas de células específicas del sistema inmunitario innato (**tabla 10-1**). La mayoría de los TLR pares son **homodímeros** (compuestos por TLR idénticos), pero algunos son **heterodímeros** (compuestos por TLR diferentes). Pares específicos de TLR reconocen **patrones moleculares asociados con patógenos** (**PAMP**, *pathogen-associated molecular patterns*), estructuras moleculares repetitivas que existen en los agentes patógenos y que les son específicas.
      (1) Los TLR1, TLR2, TLR4, TLR5, TLR6, TLR10 y TLR11 son proteínas integrales de la membrana celular y reconocen patrones moleculares pertenecientes a bacterias, protozoarios y hongos, mientras que los TLR3, TLR7, TLR8 y TLR9 son proteínas integrales de membranas de endosomas y reconocen patrones moleculares pertenecientes a ácidos nucleicos de virus (y algunos otros microorganismos). Por ejemplo, TLR4 reconoce lipopolisacáridos de bacterias gramnegativas y TLR2 reconoce peptidoglucanos de bacterias grampositivas. Una vez que estos receptores se unen a su ligando, producen la liberación de **factor de necrosis tumoral α** (**TNF-α**, *tumor necrosis factor* α), **interleucinas** (**IL**) **1** y **12**, y otras **citocinas** que inducen inflamación general, las cuales pueden iniciar una respuesta inmunitaria **adaptativa**.
      (2) Muchos TLR, incluyendo TLR4 y TLR2, así como TNF-α e IL-1, activan la vía del **NF-κB** (**intensificador de la cadena ligera kappa del factor nuclear de linfocitos B activados**).
      (3) Cuando TLR2 o TLR4, TNF-α o IL-1 se unen a sus ligandos, provocan que el **NF-κB** se transporte al **núcleo**, donde, junto con una proteína coactivadora, encuentra su gen objetivo e **inicia su transcripción**. Los productos proteínicos de estos genes activan **respuestas inmunitarias innatas** y **respuestas inflamatorias**.

**Tabla 10-1 Localización y función de los receptores tipo *Toll***

| Receptor | Localización | Función |
|---|---|---|
| TLR1 | *Membranas celulares* de macrófagos, neutrófilos, linfocitos B y células dendríticas | En conjunto con los TLR2, se unen a lipopéptidos triacilados, así como a peptidoglucanos de bacterias grampositivas. La cubierta de peptidoglucanos en las bacterias gramnegativas es mucho más delgada; por ello, la reactividad es menor |
| TLR2 | *Membranas celulares* de linfocitos Treg, linfocitos B, células dendríticas y macrófagos | Se une al ácido lipoteicoico de las bacterias grampositivas, así como a varios lipopéptidos y lipoproteínas de distintas bacterias y el zimozán de los hongos. Junto con el TLR6, se une a lipopéptidos diacilados. *Véanse* estas propiedades de unión en conjunto con los TLR1 en la fila de arriba |
| TLR3 | *Endosomas* de macrófagos y células dendríticas | Se une al ARN viral bicatenario |
| TLR4 | *Membranas celulares* de macrófagos, células dendríticas, neutrófilos y células endoteliales | Se une a la endotoxina LPS de las bacterias gramnegativas, pero requiere el estado homodimérico y la presencia de MD2 para reconocer los LPS |
| TLR5 | *Membranas celulares* de macrófagos, células dendríticas y células del epitelio intestinal | Se une a la proteína flagelina de los flagelos bacterianos |
| TLR6 | *Membranas celulares* de macrófagos, mastocitos y linfocitos B | Se une a lipopéptidos del organismo bacteroide *Mycoplasma*. Junto con los TLR2, se une a lipopéptidos diacilados |
| TLR7 | *Endosomas* de células dendríticas especializadas[a] y linfocitos B | Se une a ARN viral monocatenario |
| TLR8 | *Endosomas* de macrófagos, células dendríticas, neumocitos tipo I y mastocitos | Se une a ARN viral monocatenario |
| TLR9 | *Endosomas* de macrófagos y células dendríticas especializadas[a] | Se une a ADN bacteriano y a ADN viral |
| TLR10 | *Membranas celulares* de macrófagos y células dendríticas | Posiblemente se une a proteínas de tipo profilina del parásito *Toxoplasma gondii* |
| TLR11 | *Membranas celulares* de macrófagos y células epiteliales de los riñones y la vejiga | Reconoce *T. gondii* |

LPS, lipopolisacáridos; MD, factor de diferenciación mieloide; TLR, receptores tipo *Toll*.
[a] Las células dendríticas especializadas son células dendríticas plasmocitoides que constituyen menos del 1% de las células mononucleares de la circulación periférica. Cuando están activadas, liberan los agentes antivirales interferón (IFN) $\alpha$ y $\beta$, así como interferones tipo I.

## PERLAS CLÍNICAS

Se ha demostrado una correlación entre la **hipertensión** y la actividad de los TLR, particularmente el TLR4 en la **preeclampsia** y los TLR2 y TLR4 en la **hipertensión inducida por angiotensina II**. Aunque el mecanismo de acción de los TLR no se conoce completamente, es posible que las neuronas preganglionares del sistema nervioso central (SNC) activen una respuesta simpática, lo que provoca un estado elevado de hipertensión.

**c.** Los **anticuerpos naturales** (**proliferativos**) son sintetizados por un grupo de linfocitos B incluso antes del nacimiento. Estos anticuerpos son producidos sin que el individuo haya tenido exposición a los antígenos; de hecho, en ratones criados en ambientes libres de gérmenes, estos anticuerpos naturales siempre están presentes. Son polirreactivos, es decir, pueden reconocer diferentes antígenos y reaccionar contra ellos. Los anticuerpos naturales son capaces de distinguir una gran variedad de señales moleculares (especialmente lípidos oxidados, glucolípidos y membranas lipídicas) presentes en los microbios y las células apoptóticas.

## PERLAS CLÍNICAS

Los grupos sanguíneos ABO se deben a la presencia de glucolípidos específicos en la superficie de los eritrocitos. Cada individuo tiene **anticuerpos naturales** contra células sanguíneas que tengan glucolípidos que no sean los propios. Si un individuo recibe el tipo de sangre equivocado durante una transfusión, los anticuerpos naturales van a reaccionar contra la sangre donante, lo que provoca una reacción hemolítica aguda por transfusión que puede ser mortal.

Más de 2 000 millones de células son destruidas o sometidas a apoptosis diariamente en cada persona. Estas células muertas o agonizantes muestran moléculas específicas en sus membranas que no están presentes en las superficies de células sanas. Los anticuerpos naturales se unen a estas moléculas y las marcan para ser eliminadas por macrófagos o células dendríticas.

Algunas moléculas específicas llamadas **lectinas** se unen preferentemente a superficies de patógenos invasores. Las lectinas pueden activar el sistema inmunitario al unirse a los carbohidratos en las superficies de los patógenos, lo que facilita su reconocimiento por parte del sistema inmunitario.

2. El **sistema inmunitario adaptativo** es evolutivamente más reciente que el sistema inmunitario innato. Tiene cuatro características: 1) capacidad para distinguir lo propio de lo extraño (característica que comparte con el sistema inmunitario innato), 2) memoria, 3) especificidad y 4) diversidad. Las células del sistema inmunitario adaptativo, llamadas linfocitos T, linfocitos B y células presentadoras de antígenos, se comunican entre sí por medio de señales moleculares (**citocinas**) y marcadores de superficie celular (p. ej., proteínas de grupos de diferenciación), retransmitiendo así información entre cada una en respuesta a una invasión antigénica.

**C. Principal función del sistema inmunitario.** Consiste en defender al organismo por medio de **respuestas inmunitarias humorales** contra sustancias extrañas (antígenos) y **respuestas inmunitarias celulares** contra microorganismos, tumores, células trasplantadas y células infectadas por virus.

**PERLAS CLÍNICAS**

Las personas pueden padecer inmunodeficiencias congénitas, por lo general genes recesivos ligados al cromosoma X, que afectan a personas con cariotipo 46,XY en mucho mayor proporción que a aquellas con cariotipo 46,XX. Los síntomas más frecuentes son infecciones respiratorias recurrentes con tendencia a progresar a neumonía. Otros indicadores pueden ser infecciones en la cavidad bucal o en la piel, como infección por levaduras en la boca (candidosis) o en la vagina. En algunos casos, como en la agammaglobulinemia ligada al sexo, los linfocitos B no se desarrollan, lo que produce una deficiencia de células plasmáticas y, en consecuencia, una disminución en la producción de inmunoglobulinas (Ig).

# II. CÉLULAS DEL SISTEMA INMUNITARIO

## A. Células del sistema inmunitario: linfocitos T, linfocitos B y APC

1. Las células del sistema inmunitario incluyen clonas de **linfocitos T** (**células T**) y **linfocitos B** (**células B**). Una **clona** está compuesta por células **idénticas** que reconocen y responden a uno o a un pequeño grupo de determinantes antigénicos altamente relacionados llamados **epítopos** (la pequeña porción de un antígeno al cual se une el **anticuerpo**). Un antígeno puede tener varios epítopos diferentes, cada uno de los cuales puede ser reconocido por diferentes anticuerpos.
   a. La porción del anticuerpo que se une al epítopo se le conoce como **paratopo**. Cabe destacar que, en vez de reconocer antígenos, los anticuerpos reconocen únicamente las porciones que actúan como epítopos.
   b. La exposición a un antígeno o a una o más **citocinas** induce la **activación de linfocitos T y B que estaban en reposo**, lo que provoca su proliferación y diferenciación en **células efectoras** (**fig. 10-1**). Tanto los linfocitos B como los T se originan en la médula ósea; las células T salen de la médula ósea para madurar en el timo, mientras que las B permanecen y maduran en la médula ósea.
2. Las **APC** incluyen macrófagos, células dendríticas linfáticas, células dendríticas epiteliales, células dendríticas foliculares y células M (células micropliegues). Aunque los linfocitos B pueden presentar epítopos a los linfocitos T y ser sus APC, su función en esta tarea probablemente solo se limite a una respuesta inmunitaria secundaria (anamnésica) y no a una respuesta inmunitaria primaria.

## B. Linfocitos T

1. **Generalidades**
   a. Los linfocitos T incluyen una gran variedad de subtipos funcionales que son responsables de las **respuestas inmunitarias mediadas por células**. También ayudan a los linfocitos B para desarrollar respuestas a los **antígenos timodependientes**. Los linfocitos T tienen varios marcadores de

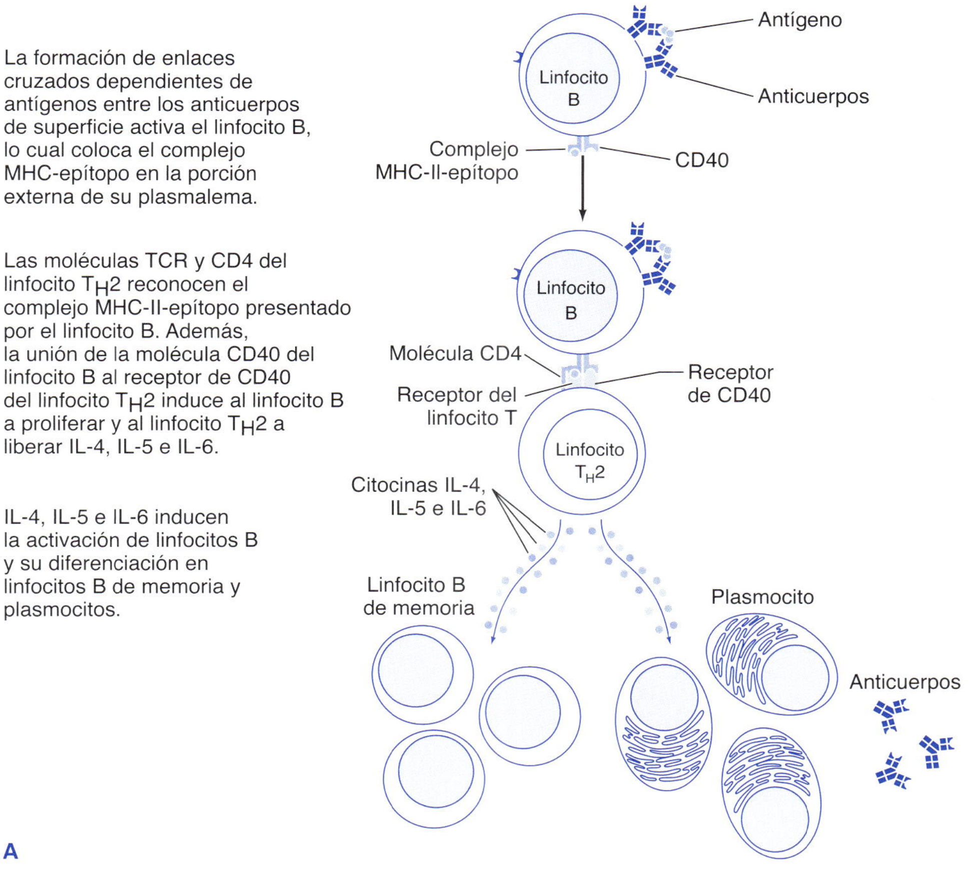


**FIGURA 10-1.** Esquema donde se muestran las interacciones entre las distintas células del sistema inmunitario. **A**. Formación de linfocitos B de memoria y plasmocitos, inducida por antígenos timodependientes. **B**. Activación de LTC y destrucción celular. **C**. Activación de macrófagos por linfocitos $T_H1$. APC, células presentadoras de antígenos; CD, moléculas de grupos de diferenciación; IFN, interferón; IL, interleucinas; LTC, linfocito T citotóxico; MHC, complejo mayor de histocompatibilidad; TCR, receptores de linfocitos T; $T_H$, linfocitos T cooperadores. (Adaptada con autorización de Gartner LP, Lee LMJ. *Gartner and Hiatt's Atlas and Text of Histology*. 8th ed. Wolters Kluwer; 2023).

superficie, incluyendo **receptores de linfocitos T** (**TCR**, T-*cell receptors*) y las **moléculas de grupos de diferenciación** (**moléculas CD**).

**b.** Los **TCR** son heterodímeros, es decir, están formados por dos cadenas proteínicas distintas: **α** y **β** (**α/β**), o **γ** y **δ** (**γ/δ**). Los TCR solo se encuentran en la superficie de los linfocitos T y siempre están asociados con una molécula CD3. Aunque pertenecen a la **superfamilia de las inmunoglobulinas** (**Ig**), a diferencia de estas, no son secretados. Los TCR solo reconocen antígenos **proteínicos** y solo si una APC les presenta los epítopos.

- **(1)** Los **linfocitos T γ/δ** son más uniformes y mucho menos numerosos y no producen linfocitos T de memoria. Además, suelen localizarse en la mucosa intestinal y reaccionan contra antígenos que indican una infección bacteriana.
- **(2)** Los **linfocitos T α/β**) constituyen el grueso de la población de los linfocitos T, producen linfocitos de memoria y, aunque reaccionan con mayor lentitud que los linfocitos γ/δ, son responsables de la mayoría de las respuestas de los linfocitos T.
  - **(a)** El tercer grupo de linfocitos T, conocidos como **linfocitos T citolíticos naturales** (**NKT**, *natural killer T cells*), *que no deben confundirse con las células NK* (*linfocitos citolíticos naturales*), tienen un número limitado de **TCR α/β** y solo reconocen antígenos lipídicos presentados por la molécula CD1d.

**c.** Cabe señalar que los linfocitos T únicamente pueden reconocer antígenos que están unidos al **complejo mayor de histocompatibilidad** (**MHC**, *major histocompatibility complex*), moléculas

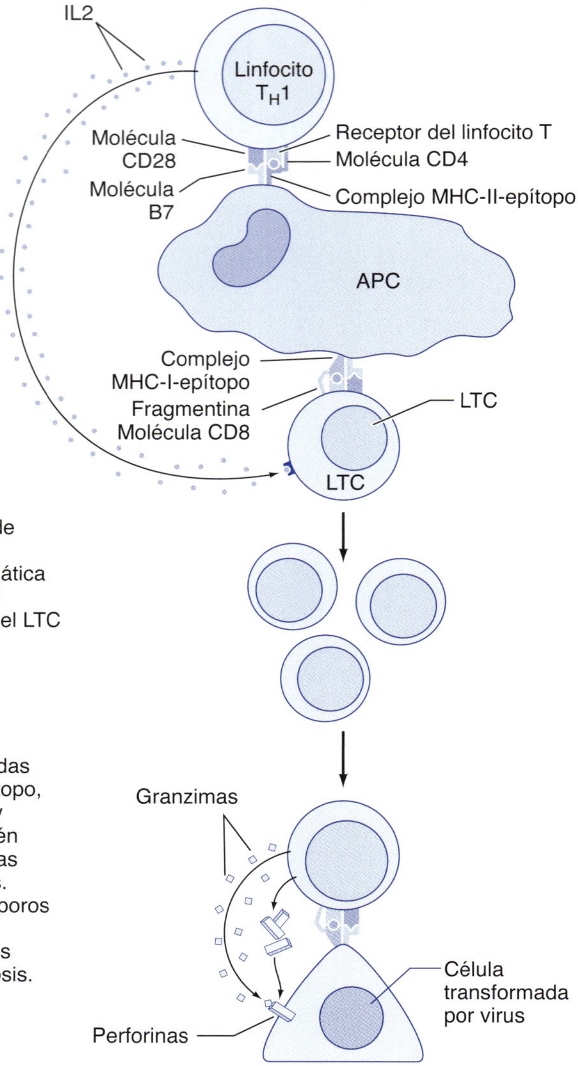


El TCR y la molécula CD4 del linfocito $T_H1$ se unen al epítopo y la molécula MHC-II de la APC, respectivamente. La unión induce a la APC a expresar moléculas B7 en su plasmalema, que entonces se unen a la molécula CD28. del linfocito $T_H1$, induciendo a esa célula a liberar IL-2.

La misma APC expresa el complejo MHC-I-epítopo, que es reconocido por la molécula CD8 y el TCR de LTC. Además, la molécula CD28 del LTC se une a la molécula B7 en el plasmalema de la APC. Estas interacciones inducen la expresión de IL-2 en la membrana plasmática del LTC. La unión de IL-2 (liberada por el linfocito $T_H1$) a los receptores de IL-2 en el LTC induce a la célula a proliferar.

El plasmalema de las células transformadas por virus expresa el complejo MHC-I-epítopo, que es reconocido por la molécula CD8 y el TCR de los linfocitos T citotóxicos recién formados. La unión del LTC induce a estas células a secretar perforinas y granzimas. Las primeras se ensamblan para formar poros en la membrana plasmática de la célula transformada, mientras que las granzimas inducen a esta última a realizar la apoptosis.

**B**

**FIGURA 10-1.** *(continuación)*

que están en la superficie de las **APC**. Dado que los linfocitos T requieren que los epítopos sean presentados en conjunto con las moléculas del MHC, se dice que están **restringidas por el MHC** (*véase* sección III. Presentación del antígeno y el papel de las moléculas del complejo mayor de histocompatibilidad). La única excepción a esta regla es que los NK requieren que el antígeno lipídico les sea presentado por **moléculas CD1**, en lugar de moléculas del MHC; por ello, se les considera **restringidas por CD1**.

**2.** La **maduración de los linfocitos T α/β**, **γ/δ** y **NKT** se produce en el timo. Solo los **linfocitos T α/β** pasan un tiempo considerable en el timo y atraviesan una serie de pasos en su «educación» para convertirse en células inmunocompetentes. Aunque los linfocitos **T γ/δ** y **NKT** también pasan algún tiempo en el timo, su «educación» para convertirse en células inmunocompetentes es muy limitada. En este libro de revisión se describe la maduración de los linfocitos T α/β, y simplemente se hará referencia a ellos como linfocitos T (no obstante, los NKT serán revisados más adelante en el capítulo).

**a.** El progenitor inmunocompetente de linfocitos T viaja desde la médula ósea para entrar al timo en la unión corticomedular y migra a la **región externa de la corteza tímica**, donde también se le conoce como **timocito**. Dado que los timocitos carecen de ambos marcadores de superficie **CD4** y **CD8**, son llamados **linfocitos T doblemente negativos**; poseen **receptores Notch-1** en su superficie celular, que se activan por las citocinas liberadas por las **células reticuloepiteliales del timo**.

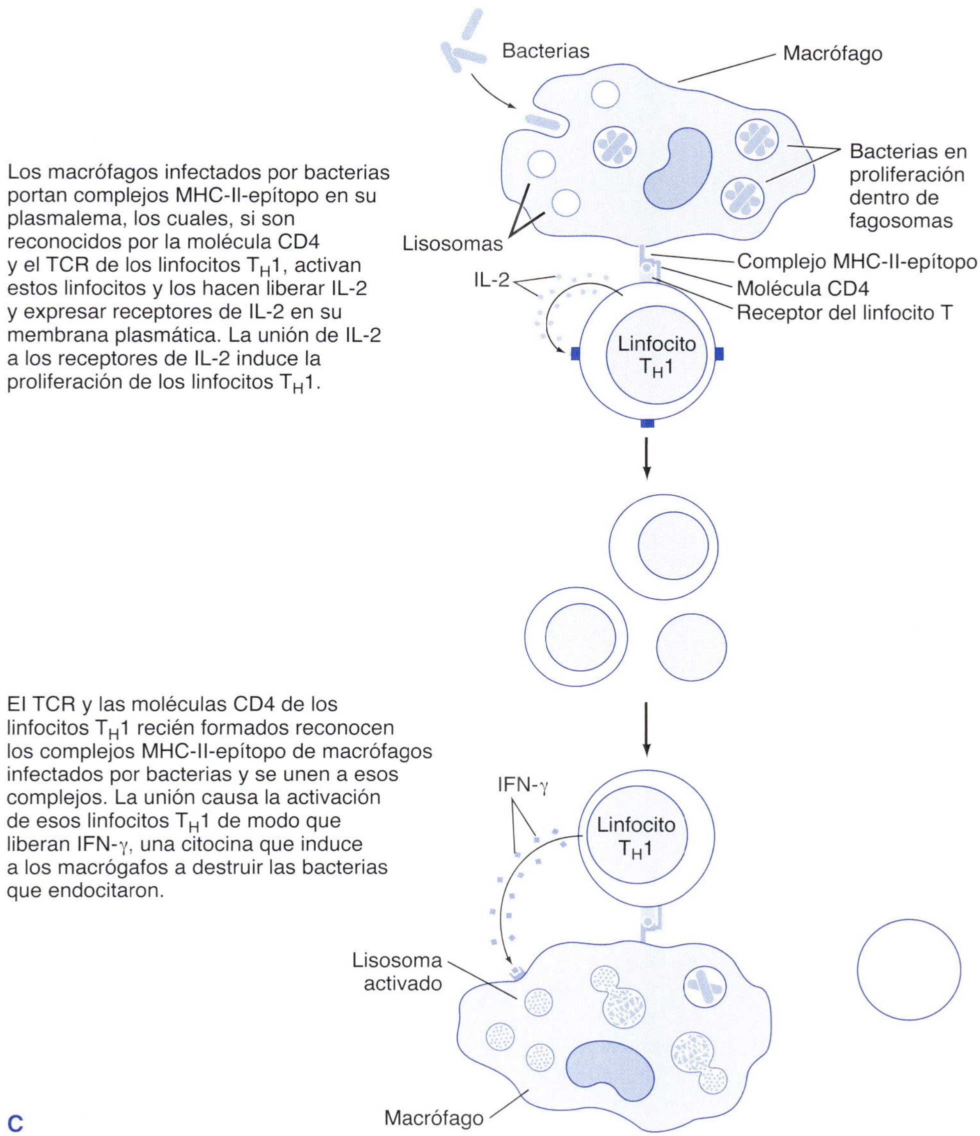


C

**FIGURA 10-1.** *(continuación)*

**b.** Aún dentro de la **corteza tímica externa**, los timocitos con receptores Notch-1 activados son sometidos a **reordenamientos genéticos** y comienzan a expresar proteínas integrales de membrana: TCR específicos de antígeno y marcadores de superficie CD4 y CD8. Debido a que expresan *tanto* CD4 *como* CD8, son inmunocompetentes y son denominados **linfocitos T doblemente positivos**.

**c.** Las **células reticuloepiteliales** de la corteza tímica presentan **moléculas del complejo MHC-I-epítopo** y **moléculas del MHC-II-epítopo** a los linfocitos T doblemente positivos, en un proceso conocido como **selección positiva**. Aquellos no reconocidos por estas moléculas son forzados a la apoptosis, porque fueron incapaces de distinguirlas como propias. Los linfocitos T doblemente positivos que fueron capaces de reconocer el complejo MHC-epítopo serán seleccionados para su supervivencia y entrarán en la médula del timo.

**(1)** Los linfocitos T doblemente positivos que hacen contacto con las células reticuloepiteliales que portan los **complejos MHC-I-epítopo** dejan de expresar marcadores CD4 y se vuelven **linfocitos T simples positivos** que solo expresan **marcadores CD8**. Por otro lado, los linfocitos T doblemente positivos que hacen contacto con las células reticuloepiteliales que portan los complejos **MHC-II-epítopo** dejan de expresar marcadores CD8 y se vuelven **linfocitos T simples positivos** que solo expresan **marcadores CD4**.

(2) Curiosamente, el 90 % de los linfocitos T doblemente positivos mueren en la corteza. Los **linfocitos T simples positivos** que permanecen vivos entran en la **médula tímica** como **linfocitos T** inmunocompetentes pero **no sensibilizados** (**vírgenes**).

d. El paso final para la maduración de los linfocitos T es una **selección negativa** que se produce en la **médula del timo**: las **células reticuloepiteliales medulares** presentan epítopos propios en moléculas MHC-I y MHC-II a linfocitos T simples positivos. Aquellos linfocitos T cuyos TCR se unen con fuerza al complejo MHC-epítopo son forzados a la apoptosis para prevenir una posible **reacción autoinmunitaria**. Las células reticuloepiteliales también expresan el factor de transcripción **AIRE** (**a**uto*i*mmune **re**gulator, regulador autoinmunitario), que ayuda en el reconocimiento de determinados antígenos específicos de tejido, como la **insulina** y la **filagrina** (una proteína presente en el estrato córneo de la piel). Asimismo, este factor induce la apoptosis en los linfocitos T que, de otro modo, se activarían al detectar estas proteínas y desencadenarían una respuesta inmunitaria.

e. Los linfocitos T que sobreviven a ambos procesos de selección (apenas un 2 % de los linfocitos T progenitores inmunoincompetentes que ingresan al timo) se les permite salir de la médula del timo y para ser distribuidos por la circulación sistémica a diversas regiones del cuerpo. Esta complejidad en el desarrollo de los linfocitos T y la eliminación de un gran porcentaje de ellos asegura que solo las células capaces de reconocer **epítopos no propios** presentados por **moléculas del MHC** propias sobrevivan y sean liberadas a la circulación.

3. **Tipos de linfocitos T**. Los tres tipos de linfocitos T que hay son: no sensibilizados, los de memoria y los efectores. Algunos se dividen en subgrupos:

a. Los **linfocitos T no sensibilizados** (vírgenes) son células inmunológicamente competentes que aún no han sido activadas (no han estado en contacto con su antígeno designado después de abandonar el timo). Una vez activados, los linfocitos T no sensibilizados (vírgenes) experimentan división celular y forman linfocitos T tanto de memoria como efectores.

b. Los **linfocitos T de memoria**, derivados de los linfocitos T no sensibilizados, tienen dos subtipos: los linfocitos T de memoria central (**TCM**) y los linfocitos T de memoria efectores (**TEM**) ($CR7^-$).

(1) Los **TCM** residen en la paracorteza de los nódulos (ganglios) linfáticos y expresan CR7 en sus superficies. Cuando las APC presentan un epítopo que reconocen, los TCM interactúan con el complejo epítopo-MHC e inducen a las APC para que liberen IL-12, el cual, a su vez, induce la división celular del TCM. Las células recién formadas se diferencian en linfocitos T de memoria efectores, los cuales no expresan moléculas CR7 en sus membranas celulares.

(2) Los **TEM** migran hacia los sitios de inflamación, donde experimentan división celular y forman **linfocitos T efectores**.

(3) Existen dos linfocitos T de memoria adicionales, los **linfocitos T de memoria residentes en tejidos** (**$T_{RM}$**, *tissue-resident memory T cells*), que permanecen estables en diversos órganos, y los **linfocitos T de memoria virtual** (**$T_{VM}$**, *virtual memory T cells*), que pueden actuar tanto en el sistema inmunitario innato como en el adaptativo y responder a antígenos extraños.

c. Los **linfocitos T efectores** son capaces de iniciar una respuesta inmunitaria. Los subtipos de linfocitos T efectores son los linfocitos T cooperadores ($T_H$), los linfocitos T citotóxicos (LTC) y los linfocitos T reguladores (células Treg).

(1) Los **linfocitos T cooperadores** ($T_H0$, $T_H1$, $T_H2$, $T_H17$, $T_{FH}$ y $T_H\alpha/\beta$) son células **$CD4^+$**. Tras ser activados, sintetizan y liberan numerosos factores de crecimiento conocidos como **citocinas** (**linfocinas**). Los **linfocitos $T_H0$** se diferencian en los otros cuatro tipos de linfocitos $T_H$ (**tabla 10-2**).

(a) Los **linfocitos $T_H1$** regulan respuestas intracelulares contra invasiones bacterianas o virales, e instruyen a los macrófagos para que destruyan bacterias. Estos linfocitos son secretan interferón γ.

(b) Los **linfocitos $T_H2$** regulan las respuestas humorales contra los parásitos estimulando linfocitos B para que produzcan anticuerpos IgE; en las mucosas los estimulan para sintetizar IgA.

(c) Los **linfocitos $T_H17$** sintetizan y liberan IL-17, que recluta a los neutrófilos y estimula su actividad bactericida.

(d) Los **linfocitos $T_{FH}$** liberan IL-21 e IL-4 para activar los linfocitos B de memoria en los centros germinales de los ganglios linfáticos para que proliferen y se diferencien en células plasmáticas productoras de anticuerpos.

**Tabla 10-2 Tipos de linfocitos T cooperadores y sus funciones**

| Linfocito T cooperador | Función |
|---|---|
| Linfocitos $T_H0$ | Se diferencian en otros tipos de linfocitos T cooperadores |
| Linfocitos $T_H1$ | Regulan respuestas intracelulares contra invasiones bacterianas o virales, e instruyen a los macrófagos para que destruyan bacterias |
| Linfocitos $T_H2$ | Regulan las respuestas humorales contra los parásitos a través de la estimulación de linfocitos B para que produzcan anticuerpos IgE; en las mucosas los estimulan para que produzcan IgA |
| Linfocitos $T_H17$ | Liberan IL-17, la cual recluta neutrófilos e incrementa su actividad bactericida |
| Linfocitos $T_H\alpha/\beta$ | Liberan IL-10, así como IFN $\alpha$ o $\beta$ para actuar contra virus |
| Linfocitos $T_{FH}$ | Liberan IL-21 e IL-4 para activar los linfocitos B de memoria en el centro germinal, lo que promueve su proliferación y diferenciación en células plasmáticas productoras de anticuerpos |

IFN, interferón; Ig, inmunoglobulina; IL, interleucina.

**(e)** Las citocinas **IL-4**, **IL-5** e **IL-6**, liberadas por los linfocitos $T_H2$, inducen a los linfocitos B a proliferar y madurar para responder ante un estímulo antigénico. La **IL-10** activa los linfocitos NK e inhibe la formación de linfocitos $T_H1$, la **IL-9** fomenta la proliferación de linfocitos $T_H2$ (así como las respuestas de los mastocitos) y la **IL-13** retarda el desarrollo de los linfocitos $T_H1$ e induce el desarrollo de los linfocitos B.

**(f)** Otras citocinas producidas por los linfocitos $T_H1$, como la IL-2, el IFN-γ y otras, **modulan la respuesta inmunitaria** por distintas vías (**tabla 10-3**). Los macrófagos sintetizan y liberan IL-12, la cual restringe el desarrollo de los linfocitos $T_H2$ y estimula la formación de linfocitos $T_{H1}$.

## PERLAS CLÍNICAS

El **síndrome de inmunodeficiencia adquirida** (**sida**) es causado por la infección del **virus de inmunodeficiencia humana** (**VIH**), que infecta preferentemente a los linfocitos $T_H$, lo que ocasiona una grave disminución de su número y, en consecuencia, **inhibe tanto la respuesta inmunitaria humoral como la mediada por células**.

El sida se caracteriza por **infecciones secundarias** de microorganismos oportunistas que causan neumonía, toxoplasmosis, candidosis y otras enfermedades. También se caracteriza por el desarrollo de determinadas neoplasias malignas, como el **sarcoma de Kaposi** y el **linfoma no hodgkiniano**.

**(2)** Los **LTC** (**linfocitos T citotóxicos**) son células **CD8**$^+$. Después de ser activados por un estímulo antigénico a través de las APC, los linfocitos T son inducidos por la **IL-2** a proliferar, formando nuevos **LTC**. Estos LTC median la apoptosis de las células extrañas y de las células propias infectadas por virus mediante la liberación de **perforinas** y **granzimas** (fig. 10-1).

## PERLAS CLÍNICAS

Un método relativamente nuevo para tratar la **leucemia linfoblástica aguda** (**LLA**) avanzada, en la que los linfocitos (especialmente los B) se hacen malignos, implica la «terapia de **células de transferencia adoptivas**», en la que los linfocitos T del paciente son extraídos e inducidos por ingeniería genética para sintetizar receptores específicos que identifiquen y se unan a un antígeno particular de superficie celular.

Estas células T modificadas, conocidas como **linfocitos T con receptor de antígeno quimérico** (**CAR T**, *chimeric antigen-receptor T cells*), son estimuladas para proliferar *in vitro* y luego son inoculadas al paciente, donde siguen proliferando. En la LLA, los linfocitos T CAR reconocen y marcan moléculas CD19 (y ahora también CD22) que son expresadas en la superficie de linfocitos B malignos, con lo que matan a estos linfocitos. Los linfocitos T CAR no solo matan linfocitos B malignos fuera del SNC, sino también dentro de él, ya que algunos linfocitos B malignos se «ocultan» ahí para evadir la quimioterapia. Esta terapia ha demostrado gran eficacia para eliminar el cáncer en algunos pacientes.

**(3)** Los **linfocitos Treg** (anteriormente llamados «linfocitos T supresores») son células **CD4**$^+$. Pueden ser de dos tipos: naturales e inducibles.

**(a)** Los **linfocitos Treg naturales** (**linfocitos nTreg**) se originan en el timo y suprimen la respuesta inmunitaria de forma no antigénica específica. Las células de los **corpúsculos**

**Tabla 10-3 Actividades biológicas de algunas citocinas en la respuesta inmunitaria**[a]

| Citocina | Secretada por | Célula diana | Acción |
|---|---|---|---|
| IL-1α, IL-1β | Macrófagos y células epiteliales | Linfocitos T y macrófagos | Activan tanto linfocitos T como macrófagos |
| IL-2 | Linfocitos $T_H1$ | Linfocitos T activados y linfocitos B | Induce la mitosis en los linfocitos T activados y en los linfocitos B |
| IL-4 | Linfocitos $T_H2$ | Linfocitos B | Induce la mitosis en los linfocitos B y su transformación en plasmocitos; promueve el cambio de isotipo de IgM a IgG o IgE |
| IL-5 | Linfocitos $T_H2$ | Linfocitos B | Induce la mitosis y maduración de linfocitos B; promueve el cambio de isotipo de IgM a IgE |
| IL-6 | APC y linfocitos $T_H2$ | Linfocitos T y linfocitos B activados | Activa los linfocitos T e induce la maduración de linfocitos B a plasmocitos formadores de IgG |
| IL-10 | Linfocitos $T_H2$ | Linfocitos $T_H1$ | Inhibe la formación de linfocitos $T_H1$ y retrasa su habilidad para sintetizar citocinas |
| IL-12 | Linfocitos T y macrófagos | Linfocitos NK y linfocitos T | Activa los linfocitos NK y facilita la formación de linfocitos parecidos a $T_H1$ |
| IL-18 | Macrófagos | Linfocitos $T_H1$ y NK | Actúa en los linfocitos $T_H1$ para producir IFN-γ e incrementar la actividad de los linfocitos NK |
| IL-23 | Macrófagos | Linfocitos T $CD8^+$ | Disminuye la movilidad de los linfocitos T $CD8^+$ |
| TNF-α | Macrófagos | Macrófagos | Los macrófagos se autoactivan para sintetizar y liberar IL-12 |
| | Linfocitos $T_H1$ | Macrófagos activados | Promueve la producción de radicales de oxígeno, lo que facilita la destrucción de bacterias dentro de los endosomas de macrófagos activados |
| IFN-α | Células atacadas por virus | Linfocitos NK y macrófagos | Macrófagos activados y linfocitos NK |
| IFN-β | Células atacadas por virus | Linfocitos NK y macrófagos | Macrófagos activados y linfocitos NK |
| IFN-γ | Linfocitos $T_H1$ | Macrófagos y linfocitos T | Activa los linfocitos T citotóxicos para que destruyan células alteradas o ajenas y promueve la fagocitosis por los macrófagos |

APC, células presentadoras de antígenos; CD, moléculas de grupos de diferenciación; IFN, interferón; Ig, inmunoglobulinas; IL, interleucinas; NK, células citolíticas naturales; $T_H$, linfocitos T cooperadores; TNF, factor de necrosis tumoral.
[a] *Véase* el capítulo 5 para revisar las citocinas implicadas en la hematopoyesis.

**de Hassall** del timo están implicadas en la estimulación para la formación de linfocitos nTreg.

**(b)** Los **linfocitos Treg inducibles** (también conocidos como **linfocitos $T_H3$**) se originan fuera del timo y provienen de linfocitos T no sensibilizados. Estos inhiben la formación de linfocitos $T_H1$, con lo cual suprimen la respuesta inmunitaria.

## PERLAS CLÍNICAS

Las mutaciones genéticas que resultan en una reparación defectuosa de desajustes en el ADN se han asociado con una mayor tendencia a padecer ciertos cánceres, particularmente en cerebro, páncreas y colon. Las células malignas en estos cánceres expresan proteínas atípicas, **ligandos de muerte programada 1** y **2** (**PD-L1** y **PD-L2**, *programmed death-ligand 1 and 2*) en sus membranas, y se piensa que estas suprimen la proliferación de los LTC cuando hacen contacto con los receptores PD-1 y PD-2 de estos linfocitos. Los ensayos clínicos de terapia inmunogénica, que utilizan anticuerpos **pembrolizumab**, han demostrado que una aplicación intravenosa de este anticuerpo es capaz de bloquear los **receptores de PD-1** de los LTC, permitiendo su proliferación y diseminación en todo el cuerpo para buscar y destruir las células malignas. Los tumores de la mayoría de los pacientes en los ensayos clínicos que recibieron pembrolizumab mostraron una importante regresión.

**(4)** Los **linfocitos NKT** son similares a los linfocitos NK, a excepción de que estos tienen que ir hacia el timo para volverse inmunológicamente competentes. Estos suelen reconocer **antígenos lipídicos** que les son presentados por APC **en conjunto con moléculas CD1**. Los NKT sintetizan y secretan IL-4, IL-10 e INF-γ; además, pueden portar un número limitado de TCR en sus membranas plasmáticas.

## C. Linfocitos B

### 1. Generalidades

a. Los **linfocitos B** se originan y maduran para ser células **inmunocompetentes** dentro de la médula ósea, donde pasan por una serie de pasos para su desarrollo a partir de linfocitos pre-B, luego a inmaduros y finalmente a **linfocitos B de transición**, donde expresan diferentes cadenas ligeras y pesadas de Ig en sus membranas celulares. Los linfocitos B de transición pasan por el bazo, donde **mueren** o **desarrollan la maduración final** y se convierten en linfocitos B maduros que son responsables de la **respuesta inmunitaria humoral**.

b. Los **linfocitos B maduros** expresan IgD y la forma monomérica de la IgM (conocida como **inmunoglobulina de superficie** [**sIg**]) en la cara externa de sus membranas plasmáticas. Las sIg se fijan en la membrana plasmática por **Igα** e **Igβ**, dos pares de proteínas que, además de sujetar las sIg, también transmiten información hacia el citoplasma para **activar** al linfocito B una vez que los epítopos particulares se unen a las sIg. Todas las moléculas de Ig de un determinado linfocito B reconocen y se unen al mismo **determinante antigénico** (**epítopo**). Hay muchos tipos de linfocitos B, pero los linfocitos B-1 y B-2 son las formas más predominantes.

(1) Los **linfocitos B-2** son los linfocitos B «convencionales» y en este libro de revisión serán referidos como «linfocitos B»; son los más numerosos y están presentes en todo el cuerpo. Deben interactuar con los linfocitos T en la médula ósea para propagarse y activarse. Los linfocitos B activados no solo son capaces de reconocer una inmensa cantidad de **epítopos**, sino también de cambiar de isotipo (cambiar el tipo de anticuerpo que sintetizan) y establecer **linfocitos B de memoria**. Se les considera muy relacionados con el sistema inmunitario adaptativo. A diferencia de los linfocitos B-1, los linfocitos B poseen moléculas CD40 en la superficie externa de sus membranas celulares (*v.* la sección siguiente).

(2) Los **linfocitos B-1** son mucho menos numerosos que los linfocitos B-2 y suelen limitarse al sistema respiratorio y al digestivo. No cuentan con moléculas CD40, pocas veces requieren interacción con los linfocitos T, no tienen que regenerarse en la médula ósea sino que proliferan periféricamente y su objetivo son **carbohidratos** en vez de proteínas. Rara vez cambian de isotipo y no establecen linfocitos B-1 de memoria. Constituyen un puente entre los sistemas inmunitarios innato y adaptativo.

c. **Interacción de los linfocitos B con los linfocitos $T_H2$**. Como se ha indicado, la superficie externa de las membranas plasmáticas de los linfocitos B presenta moléculas **CD40** que interactúan con los receptores CD40 en los linfocitos $T_H2$. Esta interacción resulta en la liberación de citocinas que facilitan la proliferación y transformación de los linfocitos B a células B de memoria y plasmocitos, e **inhiben la proliferación de los linfocitos $T_H1$**. Las citocinas específicas que son liberadas por los linfocitos $T_H$ cooperadores dependen del **patógeno invasor**.

(1) Las IL-4 e IL-5 son liberadas por los linfocitos $T_H$ en respuesta a gusanos parásitos y hacen que los linfocitos B cambien a la producción de IgE.

(2) La IL-6 y el IFN-γ son liberados por los linfocitos $T_H$ en respuesta a bacterias o virus en el tejido conjuntivo, y ocasionan que los linfocitos B cambien a la producción de IgG.

(3) El factor de crecimiento transformante β (TGF-β, *transforming growth factor* β) es liberado por los linfocitos $T_H$ cooperadores ante la presencia de bacterias o virus en las mucosas y provocan que los linfocitos B cambien a la producción de IgA.

d. **Interacción de los linfocitos B con los linfocitos $T_H1$**

(1) Los linfocitos B pueden presentar a los linfocitos $T_H1$ epítopos en complejo con el antígeno leucocitario humano (HLA, *human leukocyte antigen*) (MHC-II); por consiguiente, se consideran APC.

(2) Cuando son activados, los linfocitos B liberan **IL-12** para inducir la formación de linfocitos $T_H1$ y la activación de NK. Durante la respuesta inmunitaria humoral contra un estímulo antigénico, los linfocitos B proliferan y se diferencian para formar **células plasmáticas** y **linfocitos B de memoria** (fig. 10-1A).

2. Las **células plasmáticas** carecen de anticuerpos de superficie, y sintetizan y secretan activamente **anticuerpos específicos contra el estímulo antigénico**.

3. Los **linfocitos B de memoria** son **células inmunocompetentes diferenciadas** (**sensibilizadas**) de vida larga que se forman durante la proliferación en respuesta contra un estímulo antigénico. No reaccionan contra el antígeno, pero permanecen en la circulación o en regiones específicas del sistema linfático. Debido a que se incrementa el tamaño de la clona original, un proceso conocido como **expansión clonal**, **proporcionan** una **respuesta secundaria** mayor y más rápida (**respuesta anamnésica**) contra un futuro estímulo por el mismo antígeno.

4. Hay dos grupos de linfocitos B en el bazo: los **linfocitos B foliculares**, que son los más numerosos, y los **linfocitos B de la zona marginal**, menos numerosos.
   a. Los **linfocitos B foliculares** se encuentran en los folículos primarios y secundarios del bazo. Presentan marcadores de superficie IgM, IgD y CD21 y dependen de los linfocitos T para su función inmunitaria. Se considera que están en la etapa final de su maduración a linfocitos B maduros plenamente funcionales.
   b. Los **linfocitos B de la zona marginal** se localizan en la zona marginal del bazo. Tienen marcadores IgM, CD1, CD9, CD21 y TLR en su plasmalema y son mayoritariamente independientes de linfocitos T para su actividad inmunitaria, aunque pueden responder a antígenos dependientes de linfocitos T. Reaccionan principalmente contra antígenos que circulan en la sangre y frente a invasiones bacterianas.

### PERLAS CLÍNICAS

La **inmunodeficiencia variable común** es una enfermedad que puede desarrollarse en personas jóvenes y adultas, con picos de inicio entre los 1-5 años y los 16-20 años. Aunque estos pacientes tienen una población normal de linfocitos B, no producen suficientes inmunoglobulinas (Ig), lo que los hace propensos a infecciones respiratorias recurrentes y a enfermedades autoinmunitarias como artritis reumatoide, tiroiditis e insuficiencia suprarrenal (enfermedad de Addison). Los individuos afectados a menudo presentan alteraciones digestivas, como diarrea y absorción insuficiente de nutrientes en el tubo digestivo.

**La enfermedad de Hodgkin** (**linfoma de Hodgkin**) es una **transformación neoplásica maligna de los linfocitos** que se desarrolla principalmente en personas jóvenes con cariotipo 46,XY y se caracteriza por la presencia de **células de Reed-Sternberg**, que son células gigantes con dos grandes núcleos vacuolados, cada uno con un nucléolo denso. Los signos y síntomas del linfoma de Hodgkin incluyen **engrosamiento** progresivo e indoloro de **ganglios linfáticos**, **bazo** e **hígado**; anemia; fiebre; debilidad; anorexia, y pérdida de peso.

D. **Linfocitos NK**. Pertenecen a una categoría de **células nulas**, un pequeño grupo de linfocitos de sangre periférica que carecen de los determinantes de superficie característicos de los linfocitos T y B. Sin embargo, tienen dos receptores específicos: **receptores de activación citolítica**, que reaccionan a moléculas de estrés, y **receptores de inhibición citolítica**, que reaccionan a **moléculas MHC-I**. Estos receptores ayudan a reconocer células alteradas por virus y células tumorales.

1. A diferencia de los linfocitos B y T, las células NK son inmunocompetentes sin tener que pasar por la médula ósea o el timo. Las células NK no son restringidas por el MHC; muestran una aparente **citotoxicidad inespecífica** contra células tumorales y células infectadas por virus. El mecanismo por el cual las células NK reconocen a esas células diana aún se desconoce.
2. Los linfocitos NK también pueden destruir células diana específicas que tienen anticuerpos unidos a sus antígenos de superficie mediante un proceso conocido como **citotoxicidad celular dependiente de anticuerpos** (**ADCC**, *anticuerpo-dependent cell-mediated cytotoxicity*), una capacidad que los macrófagos, neutrófilos y eosinófilos también exhiben. Las células NK liberan **perforinas** y **granzimas** para inducir la **apoptosis** de las células alteradas por virus o las células tumorales.

### PERLAS CLÍNICAS

Muchas células cancerígenas se protegen a sí mismas de la destrucción al expresar moléculas específicas de proteínas y azúcares en sus superficies, lo que impide que las células inmunitarias las reconozcan como células alteradas que deben ser eliminadas. Las células del sistema inmunitario tienen una familia de al menos 14 proteínas, conocidas como **Siglec** (**lectinas tipo inmunoglobulina que se unen al ácido siálico**), en sus membranas plasmáticas, que reconocen y se unen al **ácido siálico**, con lo cual ignoran a la célula maligna. Los linfocitos NK tienen la proteína Siglec-7 en sus membranas plasmáticas, y cuando encuentran células cancerosas con residuos de ácido siálico, estas ignoran a las células malignas. Sin embargo, cuando las células cancerosas han sido tratadas *in vitro* con un anticuerpo que esté unido a una enzima sialidasa, esta enzima ha eliminado el residuo de ácido siálico, los linfocitos NK se han activado y las células cancerosas han sido forzadas a la apoptosis.

E. **Macrófagos**. No son solo fagocitos, sino que también pueden actuar como **APC** y **células efectoras citotóxicas** en ADCC.

1. Los macrófagos tienen receptores para la porción Fc de los anticuerpos, para algunos complementos y para carbohidratos que no son componentes normales en las membranas celulares. Cuando los macrófagos se unen a estas sustancias, se activan para fagocitar las estructuras que están unidas.

2. Cuando actúan como APC, los macrófagos fagocitan antígenos, los fragmentan en pequeños componentes antigénicos (**epítopos**), y los presentan a los linfocitos T.
3. Los macrófagos sintetizan y liberan numerosas citocinas, tales como **IL-1**, que ayuda a la activación de linfocitos $T_H$ y a que los macrófagos se autoactiven. Además, producen el **TNF-α**, que también autoactiva los macrófagos e induce la liberación de **IL-12**; en combinación con el **IFN-γ**, facilitan la eliminación de las bacterias endocitadas. Los macrófagos también secretan **prostaglandina $E_2$ ($PGE_2$)**, que disminuye determinadas respuestas inmunitarias; **IL-6**, que activa linfocitos T y estimula linfocitos B para diferenciarse en plasmocitos; **IL-12**, que actúa en los linfocitos $T_H1$ para proliferar y activar las células NK; **IL-18**, que actúa en los linfocitos $T_H1$ para producir **IFN-γ** y también fomentar la actividad de linfocitos NK; e **IL-23**, que reduce la motilidad de los linfocitos T $CD8^+$. Debe hacerse notar que **IL-1 IL-6** y **TNF-γ** actúan juntos para inducir un **proceso inflamatorio**.

**PERLAS CLÍNICAS**

Estudios recientes sobre la mortalidad por COVID-19 durante la pandemia de 2020 a 2022 mostraron que más de dos terceras partes de las muertes se produjeron debido a la liberación repentina de grandes cantidades de citocinas inflamatorias, un proceso conocido como tormenta de citocinas, que indujo el síndrome de dificultad respiratoria aguda (SDRA) en los pacientes afectados. La aparición súbita de tales cantidades de citocinas inflamatorias se atribuyó al aumento en el número de linfocitos $T_H$, macrófagos y otras células inflamatorias presentes en los tejidos pulmonares de los pacientes fallecidos. También se observó que un gran porcentaje de los fallecidos presentaba diversas afecciones preexistentes, tales como hipertensión, problemas cardiovasculares y diabetes. Estos trastornos parecen ser factores de riesgo para el desarrollo de SDRA en pacientes infectados con COVID-19.

Se sabe muy bien que los **macrófagos** residen entre los cardiomiocitos, particularmente entre las células del nodo auriculoventricular (nodo AV). Las células musculares cardíacas, al igual que las del nodo AV, se someten a una contracción rítmica, y esta habilidad, especialmente en las células AV, es esencial para la contracción normal del corazón. Estas células deben ser capaces de despolarizar y repolarizar sus membranas y, para hacerlo, requieren una constante disponibilidad de iones. Ahora se piensa que los macrófagos forman uniones comunicantes con los cardiomiocitos y las células AV a través de las cuales pueden enviar los iones requeridos; así, estas células siempre tienen iones suficientes para despolarizar su plasmalema y así poder ser contraídas.

## III. PRESENTACIÓN DEL ANTÍGENO Y EL PAPEL DE LAS MOLÉCULAS DEL COMPLEJO MAYOR DE HISTOCOMPATIBILIDAD

### A. Complejo mayor de histocompatibilidad

1. Las **moléculas del complejo mayor de histocompatibilidad** (**moléculas del MHC**) son proteínas integrales de membrana con dos clases principales, **moléculas MHC-I**, que son expresadas por casi todas las **células nucleadas,** y **moléculas MHC-II**, que son expresadas solo por aquellas células que funcionan como **APC** (**células presentadoras de antígenos**).
2. En el ser humano, el MHC se denomina **complejo antígeno leucocitario humano** (**HLA**). Por consiguiente, el MHC-I es el HLA de clase I y el MHC-II es el HLA de clase II; en este libro de revisión, los dos términos se utilizan indistintamente, tal como se describe en la sección B. Inmunógenos, las moléculas de MHC-I se unen a **epítopos** derivados de **proteínas endógenas**, mientras que las moléculas de MHC-II se unen a **epítopos** provenientes de **proteínas exógenas**. Ambos tipos de moléculas de MHC presentan sus epítopos a los linfocitos T.

**B. Inmunógenos**. Son moléculas capaces de **inducir una respuesta inmunitaria**. Todos los inmunógenos son **antígenos**, es decir, moléculas cuyos **epítopos** pueden reaccionar contra **anticuerpos** o **TCR**. La mayoría de los antígenos, pero no todos, son inmunógenos porque algunos antígenos no inducen una respuesta inmunitaria.

1. Los **inmunógenos exógenos** provienen de sustancias endocitadas o fagocitadas por APC y degradadas dentro de la célula hasta epítopos con péptidos antigénicos que son entregados a la red *trans*-Golgi (TGN, *trans-Golgi network*).
2. En la TGN, esos epítopos son clasificados en péptidos antigénicos especiales que se asocian con **moléculas HLA clase II**.

a. Estos epítopos son relativamente largos, formados por 13-25 aminoácidos.
b. Las moléculas HLA clase II se sintetizan en el retículo endoplasmático rugoso (RER) y se colocan *dentro* de las cisternas del RER con una proteína llamada proteína invariante asociada a clase II (**CLIP**, **cl***ass II-associated* **i***nvariant* **p***rotein*).
c. El complejo CLIP-HLA clase II entra en el aparato de Golgi, que lo entrega a los **compartimentos vesiculares de MHC clase II** (**MIIC**), que ya contienen epítopos derivados de inmunógenos exógenos. Dentro de estas vesículas, la CLIP se intercambia por epítopo.
d. Los complejos epítopo-HLA clase II son transportados a la superficie celular, donde son **presentados a los linfocitos T**.

3. Los **inmunógenos endógenos** derivan de proteínas producidas **dentro** de las células hospederas (pueden ser **proteínas virales** sintetizadas por células infectadas por virus o **proteínas tumorales** sintetizadas por células cancerosas).
   a. Las **moléculas HLA clase I** (moléculas MHC-I), sintetizadas en la superficie del RER, entran en sus cisternas.
   b. Los inmunógenos endógenos son degradados por **proteasomas** en fragmentos polipeptídicos cortos (8-12 aminoácidos de longitud) que ejercen como **epítopos**, que son transportados por las proteínas transportadoras **TAP1** y **TAP2** (**t**r**a***nsporter* **p***roteins 1 and 2*) al interior de las cisternas del RER.
   c. Dentro de las cisternas, los epítopos se unen al **HLA clase I**. Los complejos péptido-HLA clase I son transportados al aparato de Golgi para que sean clasificados y finalmente entregados, dentro de vesículas cubiertas de clatrina, a la superficie celular, donde son **presentados a los linfocitos T**.

### C. Linfocitos T restringidos por MHC (HLA).

Cada subtipo de linfocito T (excepto los linfocitos T de memoria) solo reconoce epítopos que están asociados con moléculas ya sea MHC-I (HLA clase I) o MHC-II (HLA clase II), como sigue:

1. Los linfocitos $T_H1$ y $T_H2$ (células $CD4^+$) reconocen moléculas MHC-II (HLA clase II).
2. Los linfocitos T citotóxicos (células $CD8^+$) reconocen moléculas MHC-I (HLA clase I).
3. Los linfocitos T (células CD45R0) reconocen tanto moléculas MHC-I (HLA clase I) como MHC-II (HLA clase II), dependiendo del estímulo.

## IV. ANTICUERPOS (INMUNOGLOBULINAS)

Los **anticuerpos** (**Igs**) son glucoproteínas sintetizadas y secretadas por **plasmocitos** (**células plasmáticas**). Constituyen los agentes activos de la respuesta inmunitaria humoral y tienen **actividad de anticuerpos específicos** contra un antígeno o un grupo de antígenos estrechamente emparentados. Los anticuerpos se unen con los antígenos y forman **complejos antígeno-anticuerpo**, que son eliminados del cuerpo mediante distintos procesos, en algunos de los cuales interviene el **sistema del complemento**, mientras que en otros intervienen los **eosinófilos**. Deben ser eliminados del cuerpo porque estos complejos pueden ser reconocidos como nuevos antígenos que desencadenarían una nueva respuesta inmunitaria.

### A. Estructura

1. Los **anticuerpos** están compuestos por monómeros que contienen dos **cadenas pesadas** y dos **cadenas ligeras**.
2. Cada anticuerpo posee una **región constante** que es idéntica en todas las moléculas de anticuerpos del mismo isotipo, así como una **región variable** que es diferente en las moléculas de anticuerpo que reconocen diferentes antígenos. Así, las regiones variables **determinan la especificidad** de una molécula de anticuerpo (su capacidad para unirse a un determinante antigénico particular). Los antígenos grandes pueden tener múltiples determinantes antigénicos, que inducen la producción de anticuerpos con distinta especificidad.

### B. Clases de Ig (anticuerpo; tabla 10-4)

1. El suero humano contiene cinco clases (**isotipos**) de Ig, que difieren en la composición de aminoácidos de las **regiones constantes de las cadenas pesadas**.
2. Los diferentes isotipos presentan diferencias funcionales:
   a. La **IgA** es una Ig secretora que se libera en forma de dímeros, en lágrimas, bilis, saliva, leche y como parte de la secreción nasal para proteger el organismo (y al lactante alimentado al seno materno)

**Tabla 10-4 Isotipos de inmunoglobulina y sus características**

| Clase | Tipo de Ig | Citocinas requeridas para el cambio de isotipo | Fracción de todas las Ig (%) y vida media (días) en el suero | Unión a células | Características biológicas |
|---|---|---|---|---|---|
| IgA | Anticuerpo secretor | TGF-β | 10-15 %<br>6 días | Forma adhesión temporal a las células epiteliales a medida que se secreta | Se secreta como dímeros en saliva, lágrimas, lumen intestinal y leche (dando inmunidad pasiva a lactantes); los dímeros son protegidos por su componente secretor. Confiere protección contra patógenos y antígenos invasores |
| IgD | Anticuerpo reagínico. Receptor de linfocitos B | | 0.2 %<br>3-8 días | Plasmalema del linfocito B | Permite a los linfocitos B reconocer antígenos; produce una reacción inmunitaria al inducir la transformación de los linfocitos B en plasmocitos |
| IgE | Anticuerpo reagínico. Se une a mastocitos y basófilos | IL-4 e IL-5 | Mucho menos del <1 %<br>2-5 días | Plasmalema de mastocitos y basófilos | La unión del antígeno a la IgE que está en la membrana plasmática de mastocitos y basófilos lleva a estas células a liberar sustancias farmacológicas, induciendo una reacción de hipersensibilidad instantánea |
| IgG | Inmunoglobulina sérica | IFN-γ, IL-4 e IL-6 | 65-75 %<br>23 días | Neutrófilos y macrófagos | Puede atravesar la barrera placentaria, confiriendo inmunidad pasiva al feto. Se une a sitios antigénicos en patógenos invasores y los opsoniza para facilitar su fagocitosis por macrófagos y neutrófilos. Activa los linfocitos NK, con lo que inicia la ADCC |
| IgM | Los primeros en formarse en la reacción inmunitaria | | 8-10 %<br>5-10 días | La IgM es un pentámero, aunque su forma monomérica es el receptor BCR de los linfocitos B vírgenes | La IgM pentamérica activa el sistema del complemento.<br>El principal sitio de formación de la IgM es el bazo |

ADCC, citotoxicidad celular dependiente de anticuerpos; IFN, interferón; Ig, inmunoglobulina; IL, interleucina; NK, linfocitos NK.

contra patógenos y antígenos invasores. Está protegida de las enzimas digestivas por su **componente secretor**, sintetizado por células epiteliales y hepatocitos.

**b.** La **IgE** es un anticuerpo reagínico que se une a los receptores de IgE en los **mastocitos** y **basófilos**, induciendo la liberación de sustancias farmacológicas como la histamina, lo que inicia una **reacción de hipersensibilidad inmediata** (tipo I). La IgD se une a las membranas plasmáticas de los linfocitos B y permite que estos reconozcan antígenos, iniciando una reacción contra estímulos antigénicos al inducir a los linfocitos B a diferenciarse en **plasmocitos** secretores de anticuerpos.

**c.** La **IgG**, la Ig más abundante en el suero, cruza la barrera placentaria para proteger al feto, un proceso conocido como **inmunidad pasiva**. Se une a sitios antigénicos en microorganismos invasores, a los que **opsoniza**, haciéndolos accesibles para ser fagocitados por macrófagos y neutrófilos. Estos anticuerpos activan células NK, con lo que inician la **ADCC** (**citotoxicidad celular mediada por anticuerpos**).

**d.** La **IgM** forma pentámeros y es el primer isotipo que se produce en una respuesta inmunitaria. Activa el **sistema del complemento**, así como la IgG. Su forma monomérica se une a la membrana plasmática del linfocito B.

**PERLAS CLÍNICAS**

Las compañías farmacéuticas producen anticuerpos humanos con propósitos clínicos al inducir su síntesis en óvulos de hámster. Este proceso es relativamente costoso, así que algunas compañías han comenzado a utilizar plantas, en su mayoría de tabaco, con el mismo propósito. Se coloca el gen del anticuerpo en particular en virus atenuados y se infectan las hojas de una planta con el virus alterado; así, la planta de tabaco comienza a sintetizar el anticuerpo humano que puede ser colectado en un lapso breve. Estos anticuerpos, llamados **planticuerpos**, están en ensayos clínicos y, si se aprueban, se espera que estén disponibles en la próxima década para su uso clínico.

# V. TEJIDO LINFÁTICO DIFUSO

El **tejido linfático difuso**, llamado en su conjunto **tejido linfático asociado a mucosas** (**MALT**), es un tejido linfático secundario porque, a diferencia de la médula ósea y el timo, no participa en la «instrucción» de los linfocitos B y T para convertirse en células inmunocompetentes. Es particularmente prominente en la mucosa de los sistemas digestivo y respiratorio y se organiza en grupos no encapsulados de células linfáticas, o en **nodulillos linfáticos** o **folículos linfáticos**.

**A. MALT**. Está conformado por dos tipos principales de tejido: el **tejido linfático asociado a bronquios** (**BALT**, *bronchus-associated lymphoid tissue*) y el **tejido linfático asociado a intestino** (**GALT**, *gut-associated lymphoid tissue*). Ambos tipos tienen folículos linfáticos aislados entre sí, excepto en el caso de las **placas de Peyer**, que son grupos de folículos linfáticos no encapsulados que se encuentran en el **íleon**.

**B. Folículos linfáticos** (**nodulillos linfáticos**). Son **cúmulos** densos, transitorios y esféricos **de linfocitos** (en su mayoría células B). Los folículos linfáticos del GALT están aislados del lumen de sus respectivas regiones por **células de micropliegues** (**células M**) que están integradas dentro del epitelio de revestimiento, que recogen antígenos del lumen y los presentan (**sin** procesarlos en epítopos) a linfocitos y macrófagos presentes en las invaginaciones profundas de sus superficies celulares basales. A partir de aquí se desencadena una respuesta inmunitaria adecuada por parte del tejido linfático en la **lámina propia**, una capa de tejido conjuntivo que sostiene el epitelio del canal alimentario.

1. Los **folículos linfáticos primarios** carecen de centros germinales y están compuestos por linfocitos B de memoria en reposo, células plasmáticas, células dendríticas migratorias, células dendríticas foliculares, macrófagos y células reticulares.
2. Los **folículos linfáticos secundarios**, formados en respuesta a un estímulo antigénico, poseen un área central que se tiñe de claro, llamada **centro germinal**, que alberga linfocitos B mitóticamente activos (**centroblastos** y **centrocitos**). Una región periférica más oscura, conocida como ***manto*** (***corona***), está formada por linfocitos B en reposo que están siendo desplazados del centro germinal por los linfocitos B recién formados. Además de los centroblastos y centrocitos, el centro germinal aloja linfocitos B de memoria, plasmocitos, células dendríticas migratorias, células dendríticas foliculares, macrófagos y reticulocitos.
   a. Los **centroblastos** no muestran sIg, mientras que los centrocitos sí las expresan.
   b. Todos los **centrocitos** que expresan sIg (inmunoglobulinas de superficie) contra antígenos propios son forzados a la apoptosis; aquellos que no los expresan se convierten en **linfocitos B de memoria** o **células plasmáticas**.
   c. Las **células dendríticas migratorias** provienen de la médula ósea y se localizan en diferentes regiones del organismo. Cuando se encuentran a un antígeno, viajan a un folículo linfático o a un ganglio linfático para desencadenar una reacción inmunitaria.
   d. Las **células dendríticas foliculares** son células residentes de los ganglios linfáticos o de los folículos linfáticos; estimulan las sIg de centrocitos recién formados y fuerzan a la apoptosis a aquellos centrocitos que carecen de las sIg adecuadas. Los **macrófagos** fagocitan los remanentes de las células apoptóticas.
   e. Las **células reticulares** son células de tipo fibroblasto que producen fibras reticulares (colágeno tipo III) para formar el esqueleto de soporte de los nódulos y ganglios linfáticos.

# VI. ÓRGANOS LINFÁTICOS

## A. Ganglios (nódulos) linfáticos

### 1. Generalidades

**a.** Los **ganglios (nódulos) linfáticos** son estructuras encapsuladas pequeñas, de forma ovoide o arriñonada. Cada ganglio linfático posee una cápsula de tejido conjuntivo del cual parten **trabéculas** hacia el parénquima del ganglio (**figs. 10-2** y **10-3**). La superficie **convexa** del ganglio linfático recibe vasos linfáticos aferentes, mientras que por la superficie **cóncava** (el **hilio**) entran arteriolas y vénulas, y salen vasos linfáticos eferentes. El tejido conjuntivo de los ganglios linfáticos, conocido como **estroma**, está compuesto por células estromales (células madre mesenquimatosas) y un armazón de soporte rico en **fibras reticulares**.

**b. Función**. Los ganglios linfáticos filtran la linfa, mantienen y producen linfocitos T y B, y tienen linfocitos T y B de memoria. Los antígenos que son llevados por las APC a los ganglios linfáticos son reconocidos por los linfocitos de memoria, con lo que se inicia la respuesta inmunitaria. Además, algunas de las **células estromales** y **células dendríticas** de los ganglios linfáticos expresan el factor de transcripción **AIRE** (regulador autoinmunitario) que de manera selectiva induce la apoptosis en linfocitos T que atacan componentes propios y que escaparon a su apoptosis en el timo.

**2. Estructura**. Los ganglios linfáticos se dividen en tres regiones: la **corteza**, más externa (la ubicación principalmente de los linfocitos B), la, **paracorteza**, intermedia (la ubicación principalmente de los linfocitos T) y la **médula**, más interna (*véanse* figs. 10-2 y 10-3). Las células del estroma en estas regiones liberan diversas **citocinas quimiotácticas para linfocitos** (**CCL**, *chemotactic chemokines lymphocytes*) que atraen linfocitos. Según las CCL liberadas, los linfocitos B o T son atraídos a su región particular dentro del ganglio linfático.

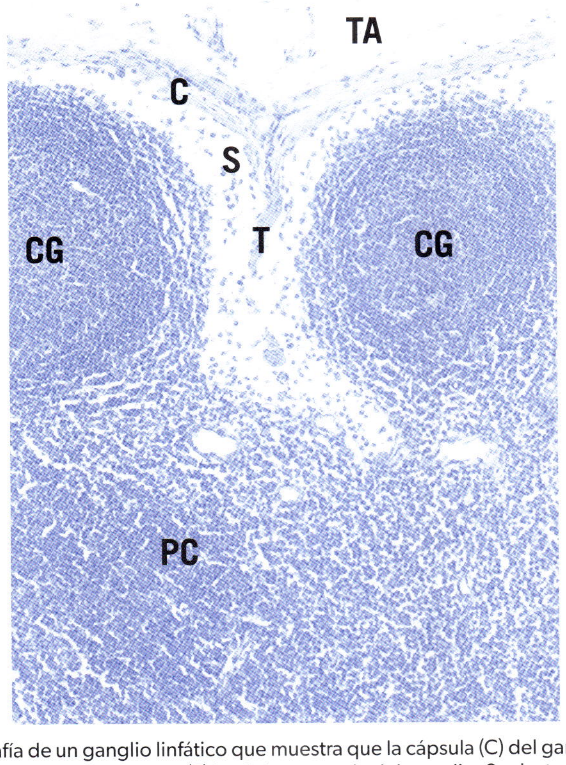


**FIGURA 10-2.** Micrografía de un ganglio linfático que muestra que la cápsula (C) del ganglio está rodeada por tejido adiposo (TA). La cápsula envía trabéculas (T) hacia la sustancia del ganglio. Se destaca la presencia de sinusoides (S) subcapsulares y paracorticales, así como centros germinales (CG) de los ganglios linfáticos. La paracorteza (PC) se observa entre la corteza y la médula (132×).

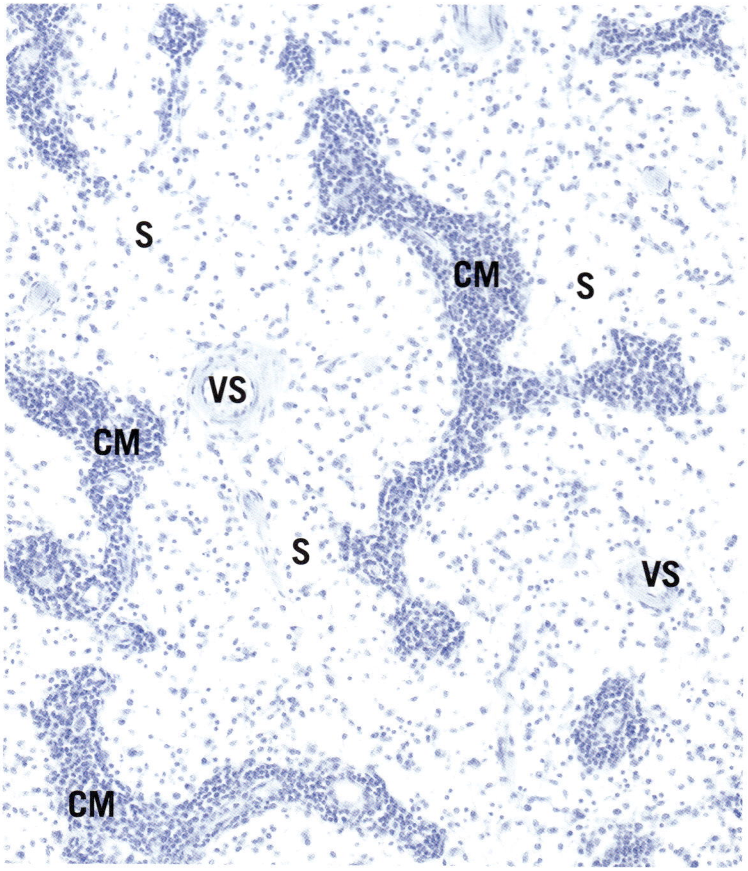


**FIGURA 10-3.** Micrografía de la médula de un ganglio linfático humano que muestra los cordones medulares (CM), vasos sanguíneos (VS), así como los sinusoides medulares (S) (132×).

**a.** La **corteza** de los ganglios linfáticos se encuentra en las profundidades del tejido conjuntivo de la **cápsula**, de la cual está separada por un **seno subcapsular**. La corteza está subdividida de manera incompleta en compartimentos por tabiques de tejido conjuntivo derivados de la cápsula y contiene los folículos linfáticos y los sinusoides. El seno subcapsular recibe linfa de los vasos linfáticos aferentes. Cada ganglio linfático recibe linfa de regiones específicas del cuerpo y esa linfa se filtra a través de una cadena de ganglios linfáticos (serie de ganglios linfáticos dispuestos en secuencia). El «primer» ganglio linfático (o una serie de ganglios linfáticos) de una cadena de ganglios linfáticos se conoce como **ganglio linfático centinela**, un concepto especialmente importante cuando los médicos examinan el movimiento de las células cancerosas durante las biopsias de ganglios linfáticos de pacientes con cáncer metastásico.

**(1)** Los **folículos linfáticos** están compuestos principalmente por linfocitos B y algunos T, células dendríticas foliculares, macrófagos y células reticulares. Pueden tener un centro germinal y en tal caso se les conoce como folículos linfáticos secundarios.

**(2)** Los **sinusoides** son espacios linfáticos revestidos de endotelio que se extienden a lo largo de la cápsula y las trabéculas, y se conocen, respectivamente, como **sinusoides subcapsulares** y **sinusoides corticales** (**radial**).

**b.** La **paracorteza** del ganglio linfático, localizada entre la corteza y la médula, está formada por una estructura no nodular compuesta **básicamente por linfocitos T** (el área timodependiente del ganglio linfático) y **células dendríticas**. Es en esta región donde los linfocitos circulantes tienen acceso a los ganglios linfáticos a través de las **vénulas poscapilares** (**endoteliales altas**).

**c.** La **médula** de un ganglio linfático se encuentra en la parte más profunda respecto de la paracorteza y la corteza, excepto por la región del hilio. Está formada por sinusoides y cordones medulares (*véase* fig. 10-3).

**(1)** Los **sinusoides medulares** son espacios revestidos de endotelio sostenidos por fibras reticulares y células reticulares. Frecuentemente contienen macrófagos y reciben linfa de los senos corticales; son drenados por los vasos linfáticos eferentes que abandonan el ganglio linfático en el hilio. Los **cordones medulares** están compuestos por linfocitos y células plasmáticas.

## B. Timo

### 1. Generalidades

**a.** El **timo** es una estructura bilobulada situada en la parte superior del mediastino, que no contiene folículos linfáticos. Es un órgano linfático primario, derivado del **endodermo de la tercera bolsa faríngea**, que da lugar a **células reticuloepiteliales**, también conocidas como **células epiteliales tímicas**, y del **mesodermo**, que da origen a los **linfocitos** (**timocitos**). Una **cápsula** de tejido conjuntivo rodea el timo, y los **tabiques** de esta cápsula dividen el parénquima en lóbulos incompletos, donde cada uno de los cuales contiene una **región medular** y una **cortical** (**figs. 10-4** y **10-5**). El desarrollo de las células reticuloepiteliales tímicas (en especial en la médula) depende de la formación y liberación de **linfotoxinas**, miembros de la familia de las citocinas a la que pertenece el factor de necrosis tumoral. En ausencia de estas proteínas, el timo o no se desarrolla o funciona de modo deficiente. El timo empieza a **involucionar** cerca de la pubertad.

### 2. Estructura

**a.** La **corteza del timo** es abastecida por arteriolas de los tabiques; estas arteriolas proporcionan asas capilares que penetran en la sustancia de la corteza. La corteza es la región donde ocurre la **selección positiva** de timocitos.

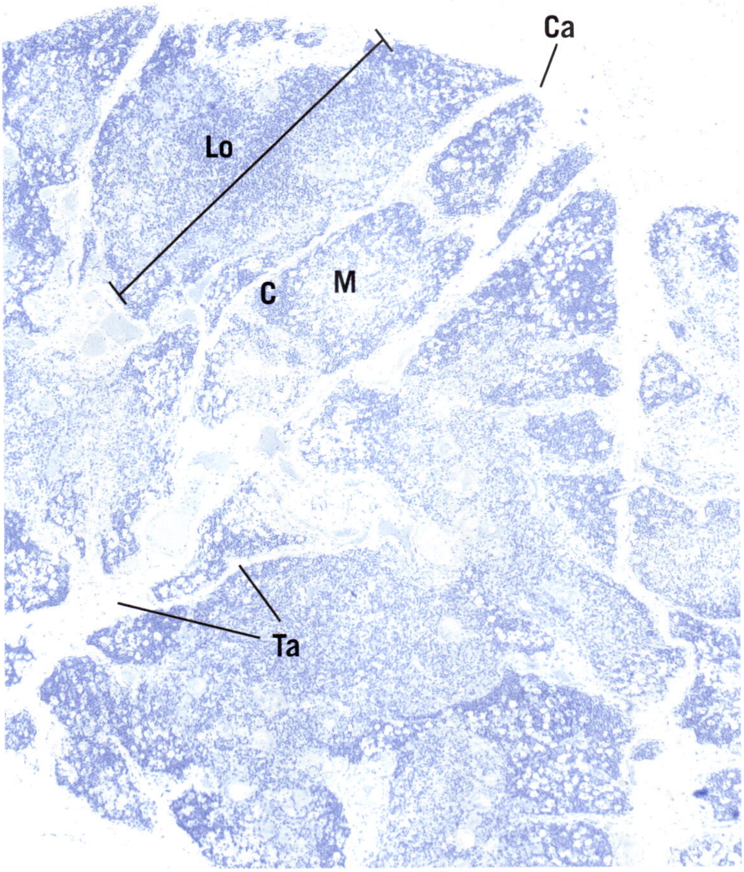


**FIGURA 10-4.** Micrografía del preparado de un timo de mono que muestra el tejido conjuntivo de su cápsula (Ca), así como el tejido conjuntivo tabicado (Ta) que divide al órgano en lóbulos (Lo). Cada lóbulo tiene una corteza (C) y una médula (M), la cual es continua entre los lóbulos adyacentes (56×).

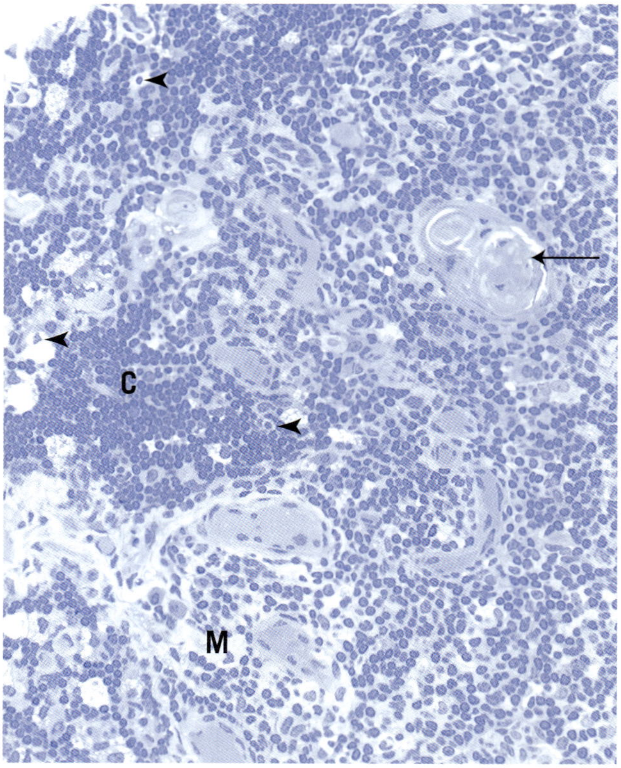


**FIGURA 10-5.** Micrografía de bajo aumento de un timo de mono que muestra una corteza densa (C) y una médula ligera (M). Se destacan las numerosas células reticuloepiteliales (*puntas de flecha*) que son muy evidentes en la corteza, al igual que los corpúsculos de Hassall (*flecha*) en la médula (132×).

**(1) Células reticuloepiteliales** (*véase* fig. 10-5)

**(a)** Durante la embriogénesis, el endodermo de la tercera bolsa faríngea da lugar a seis tipos de **células reticuloepiteliales** pálidas (**células epiteliales tímicas**) que tienen un núcleo ovoide grande, que se tiñe ligeramente y suele presentar un nucléolo (**tabla 10-5**).

1. Estas células tienen **prolongaciones** largas llenas de haces de tonofilamentos que, en conjunto con las de otras células, rodean la corteza tímica y la separan tanto de los tabiques de tejido conjuntivo como de la médula. Estas prolongaciones hacen contacto entre sí por medio de desmosomas.
2. Sintetizan **timosina**, una proteína que induce la expresión de CD90 (también se conoce como Thy-1) en los timocitos.
3. Pueden inducir la **activación de timocitos**.
4. Pueden liberar la citocina **linfopoyetina estromal tímica** (TSPL, *thymic stromal lymphopoietin*), que activa algunas células dendríticas del timo para prevenir la destrucción de algunos linfocitos T reactivos propios y transformarlos en linfocitos nTreg naturales altamente reactivos.
5. También sintetizan **AIRE**, el factor de transcripción regulador autoinmunitario mencionado anteriormente (*véase* sección II.B Linfocitos T).

**(2) Timocitos**

**(a)** Los **timocitos** tienen en su plasmalema receptores Notch-1 que les permiten reaccionar a las citocinas liberadas por las células reticuloepiteliales para convertirse en linfocitos T. Una vez comprometidos con el linaje de los linfocitos T, se les conoce como **linfocitos T inmaduros** y se encuentran dentro de la corteza del timo en distintos estadios de diferenciación.

**(b)** Los timocitos están rodeados por las prolongaciones de las células reticuloepiteliales, las cuales ayudan a separar los timocitos de los antígenos durante su maduración. Mientras maduran, migran hacia la médula.

**Tabla 10-5 Células reticuloepiteliales del timo**

| Tipo | Localización | Función |
|---|---|---|
| ***Corteza*** | | |
| I | Unión de la cápsula y la corteza, así como alrededor de las trabéculas que separan parcialmente los lóbulos tímicos entre sí | Forman una barrera entre el parénquima tímico y el resto del cuerpo; también contribuyen a la formación de la barrera hematotímica por los vasos sanguíneos que rodean la corteza |
| II | Células en forma de estrella en la corteza, donde las prolongaciones de células adyacentes forman desmosomas entre sí | Las prolongaciones forman y rodean compartimentos que aíslan linfocitos T en maduración. Expresan moléculas MHC-I y MHC-II y de autoantígeno y las presentan a los linfocitos T en maduración |
| III | En el lado cortical de la unión corticomedular | Forman la frontera entre la corteza y la médula. Expresan moléculas MHC-I y MHC-II y de autoantígeno y las presentan a los linfocitos T en maduración |
| ***Médula*** | | |
| IV | En el lado medular de la unión corticomedular | Las células de tipo III y de tipo IV aíslan la corteza de la médula |
| V | Médula | Forman el armazón citoestructural de la médula y crean compartimentos para los linfocitos T |
| VI | Médula | Forman los corpúsculos de Hassall, que se piensa son responsables de la producción de linfocitos T reguladores que previenen el reconocimiento y ataque a proteínas propias. Sintetizan y liberan linfoproteína del estroma tímico, que ayuda a formar los linfocitos Treg naturales |

MHC, complejo mayor de histocompatibilidad.

**(c)** La mayoría de los linfocitos T experimentan apoptosis. Mueren en la corteza y son fagocitados por macrófagos. Los linfocitos T que sobreviven no son sensibilizados; abandonan el timo y por medio del sistema vascular se distribuyen por los órganos linfáticos secundarios.

**(3) Barrera hematotímica**

**(a)** La barrera hematotímica **solo se encuentra en la corteza**, haciendo que sea una región inmunoprotegida y asegurando que los antígenos que escapan del torrente sanguíneo no alcancen los linfocitos T en desarrollo en la corteza tímica.

**(b)** La barrera está formada por las siguientes capas: el **endotelio** de los capilares continuos y la lámina basal asociada con ellos; **tejido conjuntivo** y **células perivasculares**, como pericitos y macrófagos; y **células reticuloepiteliales**, con sus láminas basales.

**b. Médula del timo**

**(1)** La médula del timo es continua con los lóbulos adyacentes y contiene un gran número de **células reticuloepiteliales** y **linfocitos T maduros**, que están laxamente empacados, lo cual hace que la médula se tiña de un color más claro que la corteza (*véase* fig. 10-5).

**(2)** También contiene cúmulos espiralados de células reticuloepiteliales tipo VI llamadas **corpúsculos tímicos** (**corpúsculos de Hassall**). Estas estructuras presentan células en distintos estadios de queratinización y su número incrementa con la edad. Su función es desconocida, aunque se ha demostrado que estas células reticuloepiteliales producen **linfopoyetina del estroma tímico** (**TSLP**), una citocina que facilita la maduración de las células dendríticas, lo cual a su vez induce la transformación de linfocitos T no sensibilizados en linfocitos nTreg naturales. Probablemente, también son responsables de la eliminación de clones de linfocitos T que reconocerían y atacarían proteínas propias.

**(3)** Los linfocitos T maduros abandonan el timo a través de las vénulas y los vasos linfáticos eferentes desde la médula tímica. Después migran hacia estructuras linfáticas secundarias.

**(4)** Hormonas principales producidas por el timo:

**(a)** La **timopoyetina** es una hormona polipeptídica producida por las células reticuloepiteliales del timo; induce a los precursores de linfocitos a someterse a mitosis y promueve que las nuevas células se diferencien en linfocitos T.

**(b)** La **timosina**, una hormona polipeptídica producida por las células reticuloepiteliales, estimula la formación de linfocitos T y promueve la diferenciación de linfocitos B en células plasmáticas productoras de anticuerpos. También induce la formación de CD90 en el timo.

**(c)** La **timulina**, un pequeño péptido producido por las células reticuloepiteliales, estimula la formación y activación de linfocitos T, así como la función de las células NK.

**(d)** El **factor humoral tímico**, producido por las células reticuloepiteliales, activa las células inmunocompetentes en caso de invasión viral. También promueve la expansión clonal y estimula la formación y función de los distintos tipos de linfocitos T.

**PERLAS CLÍNICAS**

La **aplasia tímica congénita** (**síndrome de DiGeorge**) se caracteriza por la ausencia congénita del timo y las glándulas parótidas a causa de aplasia o hipoplasia de los sacos faríngeos tercero y cuarto. Este síndrome se asocia con inmunidad celular irregular, aunque la inmunidad humoral es relativamente normal; sin embargo, los pacientes con esta afección tienen una alta mortalidad, especialmente en los primeros años de vida, debido a tetania o una infección incontrolable.

## C. Bazo

### 1. Generalidades

**a.** El bazo filtra la sangre, fagocita eritrocitos viejos y dañados; es un sitio donde proliferan linfocitos B y T, y donde los plasmocitos producen anticuerpos. Un epitelio plano simple (peritoneo, mesotelio) cubre el tejido conjuntivo irregular denso colagenoso de la **cápsula** esplénica. La cápsula emite **trabéculas** hacia la sustancia del bazo para constituir armazón de soporte del órgano (**fig. 10-6**). Los vasos principales del bazo entran y salen de él por una depresión conocida como hilio.

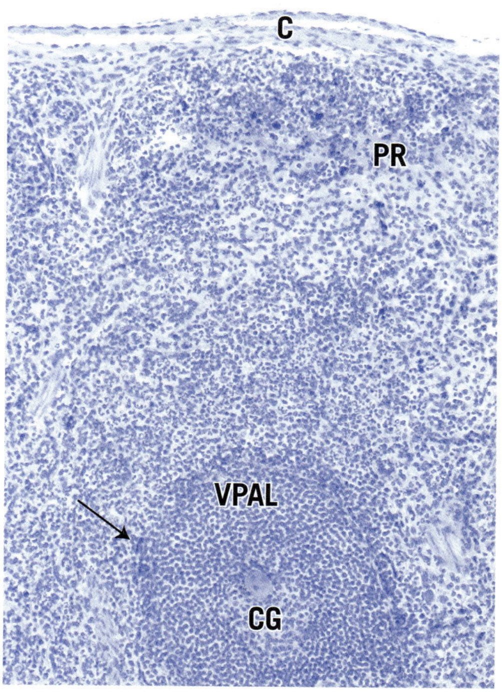


**FIGURA 10-6.** Micrografía de bajo aumento que muestra la cápsula lisa (C) de un bazo humano. Se observa que el bazo no está dividido en corteza y médula, sino en pulpa roja (PR) y pulpa blanca. Se aprecia un folículo linfático con un centro germinal (CG) formado por linfocitos B. El folículo linfático está rodeado por una región abundante de linfocitos T en el bazo, conocida como vaina periarterial linfática (VPAL). La *flecha* señala la zona marginal localizada entre la pulpa blanca y la pulpa roja (132×).

b. El **bazo** no se divide en corteza y médula; en su lugar, está divido en **pulpa roja** y **pulpa blanca** (fig. 10-6), donde esta última contiene los elementos linfáticos. Estas dos regiones están separadas entre sí por una **zona marginal** (**ZM**). El bazo no posee **vasos linfáticos aferentes**.

2. La **vascularización del bazo** proviene de la **arteria esplénica**, que ingresa por el hilio y origina las arterias trabeculares, las cuales, como su nombre indica, viajan dentro de las trabéculas.

a. A medida que las **arterias trabeculares** abandonan las trabéculas, son recubiertas por una **vaina periarterial linfática** (**VPAL**) de la **pulpa blanca esplénica**, momento en el cual se denominan **arterias centrales**. A pesar de que estas arterias centrales se ramifican, permanecen rodeadas por su vaina linfática hasta que abandonan la pulpa blanca para formar varias **arterias peniciladas** rectas, pequeños vasos que entran en la pulpa roja, donde se distinguen tres regiones: **arteriolas pulposas**, **arteriolas envainadas con macrófagos** y **capilares arteriales terminales**. Estos capilares arteriales terminales pueden entrar directamente a los sinusoides del bazo (**circulación cerrada**) o terminar como vasos abiertos en los cordones esplénicos de la pulpa roja (**circulación abierta**).

b. Los **sinusoides esplénicos** son drenados por venas pulmonares que desembocan en las venas trabeculares y estas, a su vez, en la vena esplénica, la cual abandona el bazo a nivel del hilio.

3. **Estructura**

a. La **pulpa blanca del bazo** incluye *todos* los tejidos linfáticos (difuso y nodular) que se encuentran en los órganos, por ejemplo, los **folículos linfáticos** (compuestos principalmente de linfocitos B) y la **VPAL** (que consiste principalmente en linfocitos T) formados alrededor de las arterias centrales. La pulpa blanca también contiene macrófagos y otras **APC**.

b. La **ZM** del bazo es una **región sinusoidal** entre la pulpa roja y la blanca (*véase* fig. 10-6). Los sinusoides de la ZM reciben sangre de las asas capilares derivadas de la arteria central; de manera que es el **primer sitio donde la sangre entra en contacto con el parénquima esplénico**.

(1) La **ZM** está bien abastecida por ávidos macrófagos fagocíticos y otras APC. Los dos tipos de macrófagos son los **macrófagos ZM** que expresan en su superficie moléculas que reconocen patógenos como bacterias, virus y levaduras, y los **macrófagos metalófilos ZM** que expresan moléculas que se unen a ligandos oligosacáridos unidos a células; estos macrófagos también interactúan con **linfocitos B** de la ZM, induciéndolos a migrar a la pulpa blanca del bazo y presentar a los linfocitos T antígenos llevados por la sangre.

(2) La ZM es la región donde los linfocitos T y B circulantes entran en el bazo antes de separarse hacia sus lugares específicos dentro del órgano. Aquí, las **células dendríticas interdigitantes** son capaces de exhibir su complejo MHC-epítopo para que sea reconocido por linfocitos T.

(3) Las células del estroma de la ZM liberan diversas **citocinas quimiotácticas para linfocitos** (**CCL**) que atraen linfocitos. Según las CCL liberadas, los linfocitos B o T son atraídos a una región particular del ganglio linfático. Para atraer tanto linfocitos B como T a la ZM, las CCL son llevadas a las membranas de las células del endotelio luminal de los sinusoides ZM. Una vez en el parénquima, los linfocitos B y T son segregados dentro de la pulpa blanca del bazo por aquellas CCL a las que cada uno reacciona.

c. La **pulpa roja del bazo** (*véase* fig. 10-6) está formada por una red de sinusoides interconectada sostenida por cordones de tejido conjuntivo reticular laxo (**cordones esplénicos**).

(1) El revestimiento endotelial de los **sinusoides** esplénicos está compuesto por largas células endoteliales fusiformes llamadas **células en bastón**, separadas por espacios intercelulares relativamente grandes que contienen sangre. Las células en bastón presentan una lámina basal discontinua y costillas de fibras reticulares dispuestas en círculo.

(2) Los **cordones esplénicos** (**cordones de Billroth**) contienen plasmocitos, células reticulares estrelladas, células sanguíneas y macrófagos inmersos dentro de los espacios de la red de fibras reticulares. Las prolongaciones de los macrófagos atraviesan la luz de los sinusoides a través de los espacios que quedan entre las células endoteliales.

**D. Amígdalas**. Son agregados de tejido linfático, con una cápsula parcial. Todas las amígdalas se encuentran en la parte superior del tubo digestivo, debajo del epitelio pero en contacto con él. En los tres grupos de amígdalas hay linfocitos T y B en diferentes regiones de una amígdala en particular. El mecanismo de distribución es similar al de los ganglios linfáticos y el bazo y depende de las distintas **CCL** secretadas por las células del estroma. Las amígdalas ayudan a combatir los antígenos que entran en el cuerpo a través de los epitelios nasal y bucal.

1. Las **amígdalas palatinas** poseen criptas, que son invaginaciones profundas del epitelio plano estratificado que cubre las amígdalas y frecuentemente contienen detritos. Tienen folículos linfáticos

primarios y secundarios (con centros germinales) y están separadas de las estructuras subyacentes por una cápsula de tejido conjuntivo.

2. La **amígdala faríngea** está localizada en la pared posterior de la nasofaringe y se encuentra cubierta por epitelio cilíndrico seudoestratificado ciliado. En vez de criptas, tiene pliegues longitudinales (invaginaciones). La amígdala faríngea tiene folículos linfáticos primarios y secundarios (con centros germinales).
3. La **amígdala lingual** se encuentra en el dorso del tercio posterior de la lengua y está cubierta por epitelio plano estratificado no queratinizado. Tiene **criptas** profundas, que suelen contener detritos celulares. Los conductos de las glándulas mucosas posteriores de la lengua se abren con frecuencia en la base de estas criptas. De forma similar que las amígdalas palatinas y la faríngea, la amígdala lingual también tiene folículos linfáticos primarios y secundarios (con centros germinales).

# Autoevaluación

***Instrucciones***: cada reactivo en esta sección va seguido de posibles opciones. Seleccione la *mejor* opción (**A**, **B**, **C**, **D** o **E**) para cada caso.

**Las preguntas 1 y 2 se basan en el caso descrito a continuación:**

La primera vez que se le suministró penicilina a un paciente, no presentó reacción alguna al antibiótico; sin embargo, cuando se administró penicilina por segunda vez, tuvo una reacción anafiláctica adversa que requirió una inyección de epinefrina.

**1.** ¿Qué receptores de anticuerpos en la superficie de los mastocitos del paciente son responsables de la reacción?

**(A)** IgA
**(B)** IgD
**(C)** IgE
**(D)** IgG
**(E)** IgM

**2.** ¿Qué células son responsables de la expresión de los receptores de anticuerpos en la superficie de los mastocitos?

**(A)** Linfocitos T de memoria
**(B)** Linfocitos B de memoria
**(C)** Linfocitos $T_H$
**(D)** Plasmocitos
**(E)** Linfocitos T citotóxicos

**3.** ¿Qué receptor tipo *Toll* (TLR) está asociado con la preeclampsia?

**(A)** TLR1
**(B)** TLR2
**(C)** TLR3
**(D)** TLR4
**(E)** TLR5

**4.** ¿Cuál de las siguientes sustancias señala las células muertas para que sean destruidas por los macrófagos?

**(A)** Anticuerpos reagínicos
**(B)** Anticuerpos naturales
**(C)** Receptores tipo *Toll*
**(D)** Proteínas del complemento
**(E)** Moléculas CD8

**5.** ¿Qué tipo de célula está ausente en los pacientes con agammaglobulinemia ligada al sexo?

**(A)** Linfocitos T
**(B)** Linfocitos NK
**(C)** Mastocitos
**(D)** Eosinófilos
**(E)** Linfocitos B

**6.** ¿A cuál de las siguientes poblaciones celulares ataca preferentemente el VIH?

**(A)** Linfocitos $T_H$
**(B)** Linfocitos T citotóxicos
**(C)** Linfocitos T de memoria
**(D)** Linfocitos NK
**(E)** Linfocitos Treg inducibles

**7.** La terapia de transferencia celular adoptiva para el tratamiento de la leucemia linfoblástica aguda implica la ingeniería genética de:

**(A)** Linfocitos NK
**(B)** Linfocitos T
**(C)** Mastocitos
**(D)** Eosinófilos
**(E)** Linfocitos B

**8.** La biopsia de un ganglio linfático de un paciente joven muestra la presencia de células de Reed-Sternberg. El paciente también refiere agrandamiento progresivo e indoloro de ganglios linfáticos, bazo e hígado; anemia; fiebre; debilidad; anorexia, y pérdida de peso. ¿De qué patología son indicativos estos hallazgos?

**(A)** Sida
**(B)** Mieloma múltiple
**(C)** Inmunodeficiencia variable común
**(D)** Sarcoma de Kaposi
**(E)** Linfoma de Hodgkin

**9.** ¿Qué células son activadas por el IFN-$\gamma$?

**(A)** Linfocitos T de memoria
**(B)** Linfocitos Treg
**(C)** Macrófagos
**(D)** Timocitos corticales
**(E)** Células de cordones esplénicos

**10.** ¿Qué isotipo de anticuerpo puede cruzar la barrera placentaria?

**(A)** IgA
**(B)** IgG
**(C)** IgE
**(D)** IgD
**(E)** IgM

**La pregunta 11 se basa en la micrografía que se muestra a continuación:**

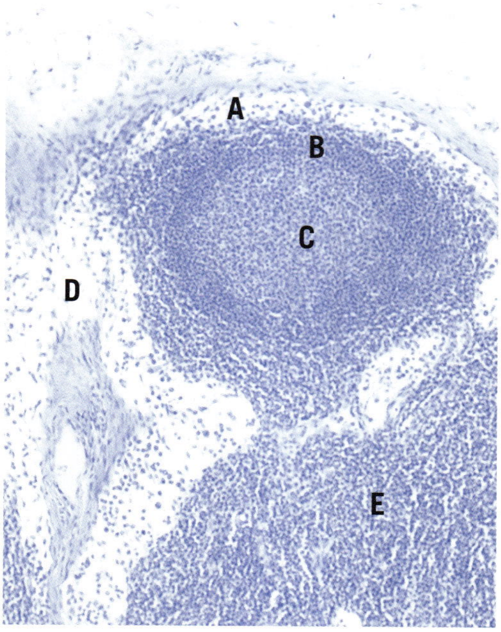


**11.** Después de su maduración en el timo y su liberación en la circulación, ¿a cuál de los sitios marcados en la micrografía migran preferentemente los linfocitos T?

**(A)** A
**(B)** B
**(C)** C
**(D)** D
**(E)** E

**12.** Las células malignas de individuos con mutaciones en los genes de reparación de errores de emparejamiento del ADN colocan proteínas atípicas, PD-L1 y PD-L2, en sus membranas celulares, las cuales se cree que inhiben la proliferación de... ¿cuál de las siguientes células?

**(A)** Linfocitos B foliculares
**(B)** Linfocitos B de memoria
**(C)** Linfocitos T reguladores
**(D)** Linfocitos T citotóxicos
**(E)** Células NK

**13.** ¿Cuál de los siguientes órganos es el sitio principal donde se produce la tormenta de citoquinas en pacientes infectados con COVID-19?

**(A)** Pulmones
**(B)** Hígado
**(C)** Médula espinal
**(D)** Riñones
**(E)** Corazón

**Las preguntas 14 y 15 se basan en la micrografía que se muestra a continuación:**

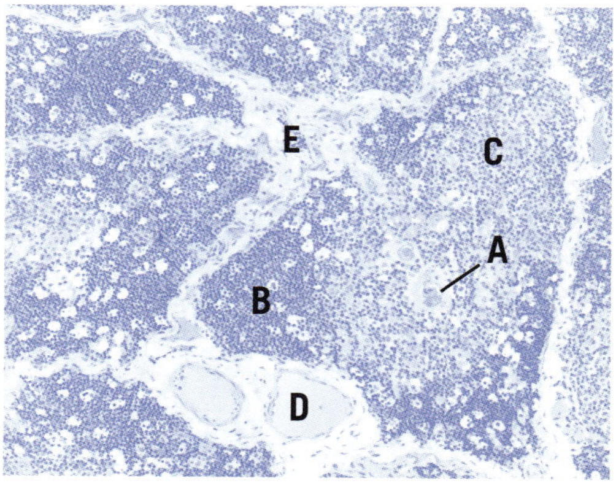


**14.** ¿Dónde se encuentran las células que liberan la hormona linfopoyetina del estroma tímico?

**(A)** A
**(B)** B
**(C)** C
**(D)** D
**(E)** E

**15.** ¿Dónde se localizan los linfocitos T doblemente positivos?

**(A)** A
**(B)** B
**(C)** C
**(D)** D
**(E)** E

# Respuestas y explicaciones

1. **C.** Tras la primera exposición a la penicilina, las células plasmáticas fabrican anticuerpos IgE contra el antibiótico, que se unen a los receptores IgE de la superficie de los mastocitos.
2. **D.** Los individuos alérgicos a la penicilina producen anticuerpos IgE. Las células que los producen son los plasmocitos. Después de una reacción alérgica, la proliferación y diferenciación de los linfocitos B aumenta los plasmocitos y linfocitos B de memoria.
3. **C.** Se ha demostrado una correlación entre la hipertensión y la actividad de los receptores tipo *Toll* (TLR). Aunque se desconoce el mecanismo por el que actúan los TLR, las neuronas preganglionares del SNC pueden activar una respuesta simpática que contribuye al estado hipertensivo.
4. **B.** Estas células muertas o agonizantes muestran moléculas específicas en sus membranas que no están presentes en las superficies de las células sanas, y los anticuerpos naturales se unen a estas moléculas. De este modo, los anticuerpos naturales marcan estas células muertas o agonizantes para ser eliminadas por macrófagos o células dendríticas.
5. **E.** En el caso de un paciente con agammaglobulinemia ligada al sexo, los linfocitos B no se desarrollan, ocasionando una deficiencia de plasmocitos y, consecuentemente, una disminución en la producción de Ig.
6. **A.** El VIH invade preferentemente a linfocitos $T_H$ y ocasiona graves deficiencias en sus concentraciones, disminuyendo la respuesta inmunitaria humoral y la mediada por células.
7. **B.** Un método relativamente reciente para tratar la LLA avanzada, una enfermedad en la cual los linfocitos (especialmente los B) se vuelven malignos, implica la terapia de transferencia celular adoptiva, donde los propios linfocitos T del paciente son extraídos y modificados por ingeniería genética para sintetizar receptores específicos a fin de identificar y unirse a antígenos de superficie celular particulares.
8. **E.** La presencia de células de Reed-Sternberg, que son células gigantes con dos grandes núcleos vacuolados cada uno con un nucléolo denso, es indicativa del linfoma de Hodgkin. Los signos y síntomas de esta enfermedad incluyen agrandamiento indoloro y progresivo de ganglios linfáticos, bazo e hígado; anemia; fiebre; debilidad; anorexia; y pérdida de peso.
9. **C.** El IFN-$\gamma$ activa macrófagos, linfocitos NK y linfocitos T citotóxicos, aumentando su actividad fagocítica, citotóxica o ambas.
10. **B.** La IgG es el isotipo de Ig más abundante en el suero. Puede atravesar la barrera placentaria, pero no se une a la membrana plasmática de los linfocitos B. Se encuentra en forma de monómero, participa en la activación del complemento y actúa como opsonina.
11. **E.** Los linfocitos T se encuentran principalmente en la paracorteza de los ganglios linfáticos (marcados con la letra E).
12. **D.** Se cree que la PD-L1 y la PD-L2 inhiben la proliferación de los linfocitos T citotóxicos.
13. **A.** Aproximadamente dos terceras partes de las muertes durante la pandemia de COVID-19 se debieron a la tormenta de citocinas, que indujo el síndrome de dificultad respiratoria aguda en los pacientes afectados. La liberación repentina de grandes cantidades de citocinas se debió al aumento de células inflamatorias en los pulmones de los pacientes fallecidos.
14. **A.** Las células que liberan la hormona TSLP, que ayuda en la formación de linfocitos nTreg, se conocen como células reticulares epiteliales de tipo 6, que forman los corpúsculos tímicos (de Hassall) en la médula del timo.
15. **B**. Los linfocitos T doblemente positivos poseen tanto moléculas CD4 como CD8 en su superficie. Se encuentran en la corteza del timo, donde pueden o no continuar diferenciándose en linfocitos T de positividad única.

# 11

# Sistema endocrino

## I. PUNTOS CLAVE: SISTEMA ENDOCRINO

Diversas **glándulas sin conductos**, **grupos de células** dentro de ciertos órganos y **células endocrinas** aisladas, conocidas colectivamente como **células del sistema neuroendocrino difuso** (**células DNES**, *diffuse neuroendocrine system cells*), se encuentran en el revestimiento epitelial de los aparatos respiratorio y digestivo y, en conjunto, constituyen el **sistema endocrino**. Las glándulas del sistema endocrino incluyen la **hipófisis** (y la región del encéfalo llamada **hipotálamo**), la **tiroides**, las **paratiroides**, las **glándulas suprarrenales** y la glándula **pineal**.

Otros componentes del sistema endocrino, como los islotes de Langerhans, el tejido adiposo, los ovarios y los testículos, se revisarán en los capítulos pertinentes. El sistema endocrino secreta hormonas a los capilares cercanos e interactúa con el sistema nervioso para modular y controlar las actividades metabólicas del organismo.

## II. HORMONAS

Las hormonas son **mensajeros químicos** que son transportados por el torrente sanguíneo hasta sus **células diana**. Las hormonas son sustancias molecularmente diversas e incluyen proteínas **hidrosolubles** de bajo peso molecular, polipéptidos, aminoácidos (p. ej., insulina, glucagón, hormona foliculoestimulante [folitropina o FSH, *follicle-stimulating hormone*]) y sustancias **liposolubles**, principalmente **hormonas esteroideas** (como la progesterona, el estradiol y la testosterona).

**A.** Las **hormonas hidrosolubles se unen a** receptores específicos en la superficie de las células objetivo y provocan una respuesta biológica en la célula objetivo. Están involucradas dos categorías de receptores de membrana.

1. **Receptores acoplados a proteínas G** (**GPCR**, *G protein-coupled receptors*). Son un grupo grande y diverso de receptores de membrana utilizados por hormonas como la adrenalina, la hormona estimulante de la tiroides [tirotropina o TSH, *thryroid-stimulating hormone*] y serotonina. La unión de la hormona (**primer mensajero**) y la activación de los GPCR conduce a la producción de un **segundo mensajero** (como el monofosfato de adenosina cíclico [AMPc, *cyclic adenosine monophosphate*], el diacilglicerol [DAG] o el trifosfato de inositol [IP3]) que desencadena diversas vías de señalización intracelular para evocar una respuesta celular.
2. **Receptores catalíticos**. Un grupo de receptores de membrana que tienen subunidades enzimáticas en sus dominios citoplasmáticos, como aquellos utilizados por la insulina y la hormona del crecimiento (somatotropina o GH, *growth hormone*). La unión de la hormona a su receptor catalítico típicamente conduce a la dimerización y activación del dominio enzimático (comúnmente proteínas-cinasas), lo que lleva a la fosforilación de estos dominios, que luego reclutan y activan una amplia variedad de proteínas de señalización corriente abajo.

**B.** **Hormonas liposolubles**. Se difunden a través de la membrana plasmática de las células diana, se unen a receptores específicos del citosol o del núcleo y forman complejos hormona-receptor que regulan la transcripción del ácido desoxirribonucleico (ADN) y la expresión génica resultante.

**PERLAS CLÍNICAS**

Las mutaciones que alteran la estructura de los GPCR pueden interferir con la respuesta adecuada a las hormonas. Por ejemplo, en el **hipertiroidismo congénito**, mutaciones activadoras en el **gen que codifica para el receptor de TSH** conducen a la activación constitutiva de mensajeros secundarios y a una respuesta celular corriente abajo. Como resultado, las células tiroideas sobreproducen hormonas tiroideas y se dividen independientemente de la señalización del receptor de TSH, lo que conduce al desarrollo de **adenoma tóxico tiroideo**, de **hipertiroidismo familiar no autoinmunitario** y el **hipertiroidismo esporádico no autoinmunitario**. La mayoría de los individuos que presentan mutaciones en el gen *TSHR* presentan tiroides agrandadas, pero la histología de sus glándulas tiroides difiere de la de los individuos con enfermedad de Graves debido a la ausencia de infiltración linfática (una característica de las glándulas tiroideas de los pacientes con enfermedad de Graves).

**C. Control de la secreción de hormonas**. Las células del parénquima de las glándulas endocrinas, además de sintetizar y secretar hormonas, también las almacenan hasta el momento en que deban ser liberadas. La liberación de ciertas hormonas, como la insulina y la GH, está estrictamente regulada por la concentración de una hormona particular en la circulación sanguínea, de tal forma que las concentraciones sanguíneas elevadas ocasionan que la glándula detenga su liberación, mientras que las concentraciones bajas hacen que la glándula la libere (un sistema de retroalimentación negativa). La liberación de otras hormonas puede depender de estímulos ambientales, como el ciclo del día y la noche, que regula la secreción de corticotropina (ACTH, *adrenocorticotropic hormone*), por lo que su concentración sérica más alta es entre las 8 y 9 a.m. Otras hormonas tienen la capacidad de autorregularse debido a la presencia de hormonas autocrinas y paracrinas que son sintetizadas y liberadas por hormonas especiales de la glándula endocrina. Finalmente, algunas hormonas se encuentran bajo el control del sistema nervioso central (SNC), donde las fibras de los nervios simpáticos preganglionares (en el caso de la médula suprarrenal) y, en otros casos, las fibras de los nervios posganglionares (en el caso de la renina, el glucagón y la insulina) desencadenan la liberación de la hormona.

# III. HIPÓFISIS E HIPOTÁLAMO

La **hipófisis** se localiza debajo del hipotálamo en una cavidad ósea llamada **fosa hipofisaria**, una depresión en la **silla turca** del hueso esfenoides.

El **hipotálamo** es una región del mesencéfalo; posee núcleos que están estructural y funcionalmente conectados con la hipófisis. Estructuralmente, los haces de axones cuyos somas celulares se localizan en los **núcleos supraópticos** y **paraventriculares** del hipotálamo forman el **tracto hipotálamo-hipofisario**, ubicados en el tallo hipofisario, conocido como infundíbulo, la estructura que conecta el hipotálamo con la neurohipófisis (hipófisis posterior). Las neurohormonas sintetizadas en esos cuerpos (somas) celulares se transportan a través de sus axones y se almacenan y liberan desde las terminaciones axónicas, conocidas como cuerpos neurosecretores (cuerpos de Herring), en la neurohipófisis. La conexión funcional se realiza mediante **hormonas liberadoras** que se sintetizan por los somas neuronales en los **núcleos arqueado**, **paraventricular** (y **paraventricular medial**), **periventricular**, **ventromedial** y **dorsal** del hipotálamo. Estas hormonas se liberan desde las terminaciones axónicas ubicadas en la eminencia media del hipotálamo, ingresando en el **lecho capilar primario**. Luego, las hormonas se desplazan a través de las **venas portales hipotálamo-hipofisarias** hacia el **segundo lecho capilar**, en la adenohipófisis (hipófisis anterior), donde salen del lecho capilar y se unen a sus receptores específicos en las células diana, que secretan sus respectivas hormonas en respuesta. Este sistema de dos lechos capilares conectados por venas portales se denomina **sistema porta hipotálamo-hipofisario** (*véase* la sección sobre la vascularización de la hipófisis).

La **hipófisis** es relativamente pequeña; pesa cerca de 0.6 g en promedio, pero puede agrandarse y llegar a pesar el doble en las mujeres que han tenido un embarazo o en aquellas que han tenido dos o más hijos. Desde el punto de vista anatómico y funcional, la hipófisis tiene dos subdivisiones principales: la **adenohipófisis** (**hipófisis anterior**) y la **neurohipófisis** (**hipófisis posterior**; **fig. 11-1**). Cada subdivisión deriva de una capa germinal embrionaria distinta, lo que se refleja en sus constituyentes celulares y funcionales característicos.

**A.** La **adenohipófisis** (**hipófisis anterior**; **fig. 11-2**; *véase también* fig. 11-1) se origina de un tejido epitelial del ectodermo bucal, que produce una evaginación para formar el **divertículo hipofisario** (**bolsa de Rathke**). Se separa del ectodermo bucal y madura hasta convertirse en un órgano endocrino al unirse a la neurohipófisis.

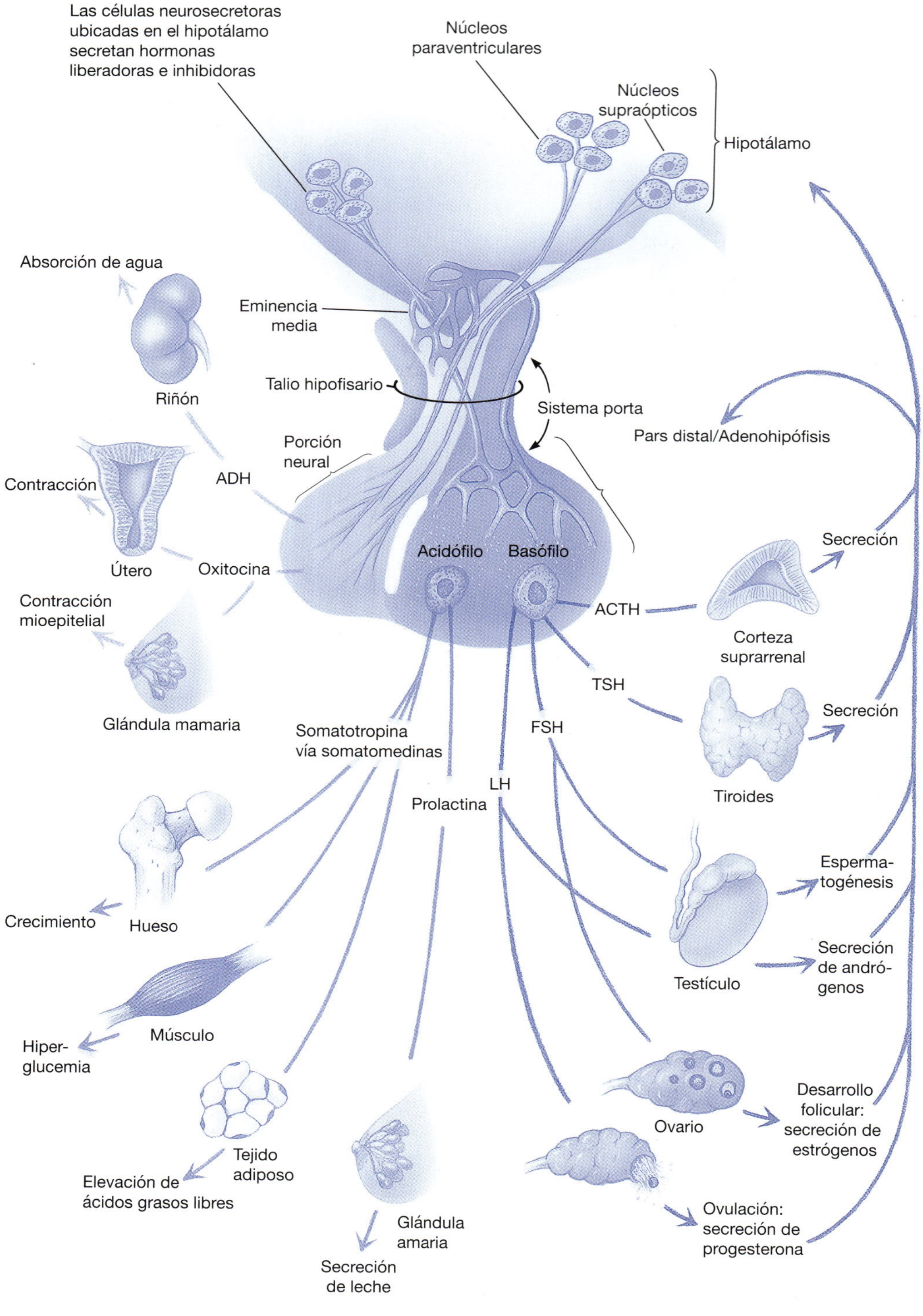


**FIGURA 11-1.** Ilustración de la hipófisis donde se muestran sus conexiones con el hipotálamo, las hormonas que libera y los efectos de estas hormonas en los órganos y tejidos del organismo. ACTH, corticotropina; ADH, hormona antidiurética; FSH, hormona foliculoestimulante; LH, hormona luteinizante; TSH, hormona estimulante de la tiroides. (Reimpresa con autorización de Gartner LP, Lee LMJ. *Gartner and Hiatt's Atlas and Text of Histology*. 8th ed. Wolters Kluwer; 2023:269).

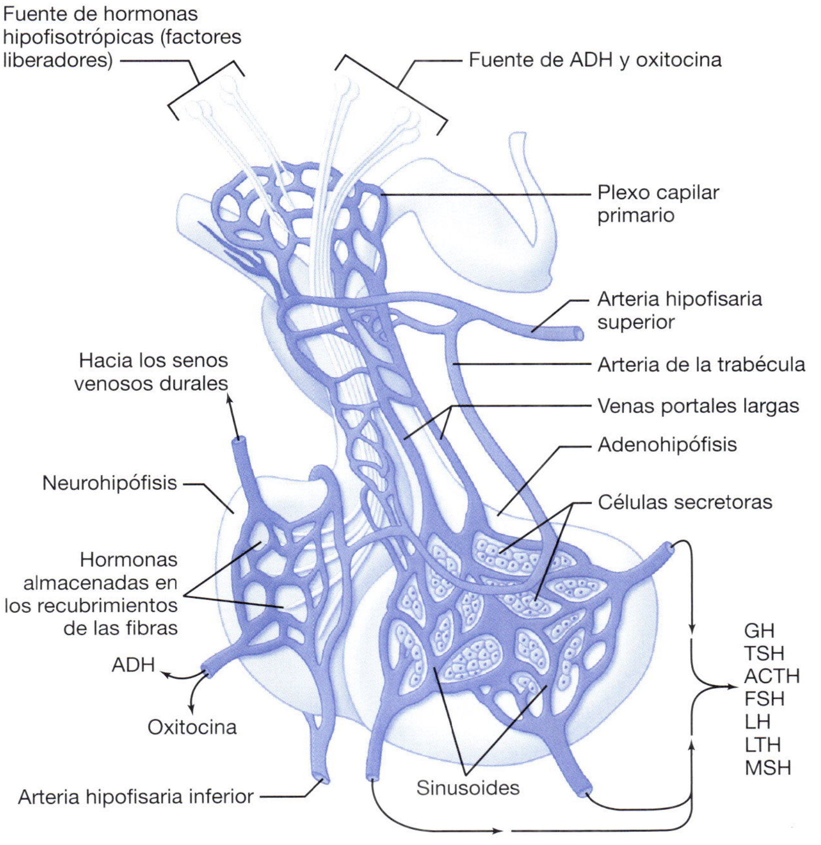


**FIGURA 11-2.** Diagrama de la hipófisis donde se muestran sus conexiones con el hipotálamo, los sitios en los que se sintetizan y almacenan hormonas y la red vascular. La adenohipófisis se muestra a la derecha y está formada por las partes distal, tuberosa e intermedia (no mostrada). La neurohipófisis consta del infundíbulo (tallo) y la porción neural. Diversas hormonas inhibidoras y liberadoras secretadas en la eminencia media son transferidas, a través del sistema porta hipofisario, a la porción distal. ACTH, corticotropina; ADH, hormona antidiurética; FSH, hormona foliculoestimulante; GH, hormona del crecimiento; LH, hormona luteinizante; LTH, prolactina; MSH, hormona estimulante de los melanocitos; TSH, hormona estimulante de la tiroides. (Reimpresa con autorización de Morton PG, Fontaine DK. *Critical Care Nursing: A Holistic Approach*. 10th ed. Wolters Kluwer Health/Lippincott Williams & Wilkins; 2013:959).

1. **Células**. Tres tipos de células conforman la adenohipófisis, los dos tipos de células parenquimatosas, **cromófilas** y **cromófobas**, y las **células foliculoestrelladas**, que proporcionan soporte estructural y de regulación.
   a. **Células cromófilas**. Se tiñen intensamente debido a las hormonas que sintetizan y luego almacenan en gránulos secretores (**fig. 11-3**). El almacenamiento y la liberación de estas hormonas es regulado por **hormonas estimuladoras** e **inhibidoras** específicas producidas por **células neurosecretoras** de las neuronas hipotalámicas. Estas hormonas reguladoras, liberadas en la eminencia media del hipotálamo, son transportadas a la adenohipófisis a través del **sistema porta hipotálamo-hipofisario**.

   Las cromófilas se clasifican en dos tipos: **acidófilas** y **basófilas**, dependiendo de los colorantes que se utilizan para tinciones histológicas especiales. Con hematoxilina-eosina, la distinción entre estos dos tipos de células es menos evidente.

   (1) Las **acidófilas** (**tablas 11-1** y **11-2**) se unen a colorantes ácidos y a menudo se tiñen de **anaranjado** o de **rojo**. Son células endocrinas de dos subtipos: somatótropas y mamótropas.

   (a) Las **somatótropas** constituyen alrededor del 50% de las cromófilas y sintetizan **somatotropina** (**hormona del crecimiento**). Son estimuladas por la **hormona liberadora de somatotropina** (**somatoliberina** o **SRH**, *somatotropin-releasing hormone*) y son inhibidas por la **somatostatina**.

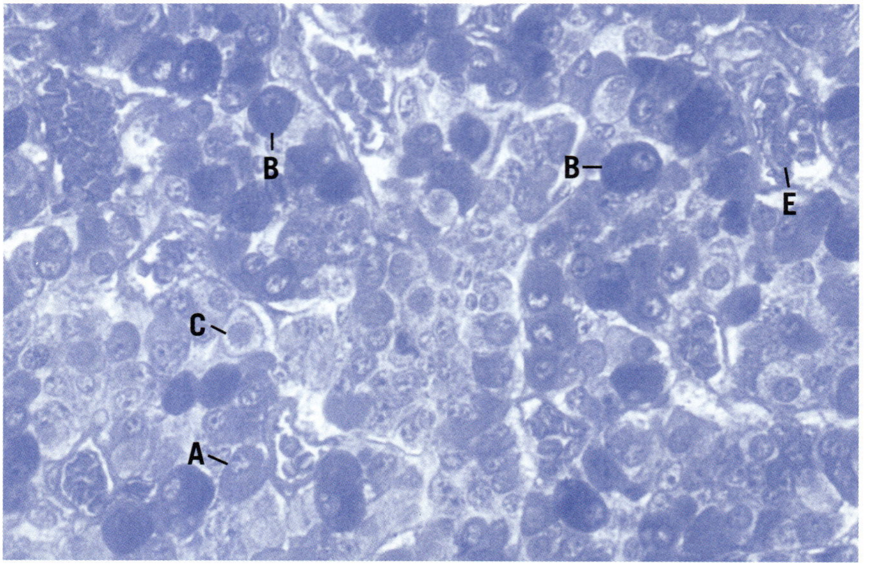


FIGURA 11-3. Micrografía óptica de la porción distal de la adenohipófisis. Los dos tipos de células cromófilas se identifican con facilidad mediante la tinción. Las basófilas (B) y las acidófilas (A), resaltan más. Las cromófobas (C) son más pequeñas. Hay muchos eritrocitos (E) en los capilares (300×).

**Tabla 11-1 Efectos fisiológicos de las hormonas hipofisarias**

| Células | Hormonas | Función principal |
|---|---|---|
| ***Hormonas liberadas por la porción distal*** | | |
| *Acidófilas* | | |
| Somatótropas | Somatotropina (hormona del crecimiento) | Incrementa el metabolismo en la mayoría de las células; indirectamente, estimula la placa epifisaria y el crecimiento de los huesos largos a través de la producción de factores de crecimiento insulínicos I y II |
| Mamótropas | Prolactina | Desarrollo de las glándulas mamarias durante el embarazo y síntesis de leche durante la lactancia |
| *Basófilas* | | |
| Corticótropas | POMC, cuyos subproductos son ACTH, MSH y hormona lipotrópica | La ACTH estimula la secreción de glucocorticoides por las células de la zona fascicular de la corteza suprarrenal<br>La MSH estimula a los melanocitos para sintetizar el pigmento melatonina<br>La lipotropina no solo estimula a los melanocitos para producir melanina, sino que también moviliza lípidos al inducir la lipólisis y la formación de esteroides |
| Gonadotropinas | FSH<br>LH o ICSH | En la mujer estimula el crecimiento de los folículos ováricos secundarios y la secreción de estrógenos; en el hombre estimula la espermatogénesis mediante la producción de proteína acoplada a andrógenos en las células de Sertoli<br>Ovulación, formación del cuerpo amarillo y secreción de progesterona en la mujer; síntesis de testosterona por las células de Leydig de los testículos en los hombres |
| Tirótropas | TSH | Estimula la síntesis y liberación de $T_3$ y $T_4$ por las células foliculares |
| ***Hormonas liberadas por la porción neural*** | | |
| Células neurosecretoras del hipotálamo (principalmente en el núcleo paraventricular) | Oxitocina | Induce la contracción del músculo liso de las paredes del útero durante el parto y de las células mioepiteliales de las glándulas mamarias durante la lactancia |

**Tabla 11-1 Efectos fisiológicos de las hormonas hipofisarias *(continuación)***

| Células | Hormonas | Función principal |
|---|---|---|
| Células neurosecretoras del hipotálamo (principalmente en el núcleo supraóptico) | ADH | Vuelve a los túbulos colectores del riñón permeables al agua, que es reabsorbida para producir orina concentrada, y contrae el músculo liso de las paredes de las arteriolas |

ACTH, corticotropina; ADH, hormona antidiurética; FSH, hormona foliculoestimulante; ICSH, hormona estimulante de célula intersticial; LH, hormona luteinizante; MSH, hormona estimulante de los melanocitos; POMC, proopiomelanocortina; TSH, hormona estimulante de la tiroides.

**Tabla 11-2 Hormonas del hipotálamo**

| Hormona | Núcleo | Funciones principales |
|---|---|---|
| Oxitocina | Principalmente el núcleo paraventricular | Induce la contracción del músculo liso de las paredes del útero durante el parto y de las células mioepiteliales de las glándulas mamarias durante la lactancia |
| ADH (vasopresina) | Principalmente el núcleo supraóptico | Vuelve a los túbulos colectores del riñón permeables al agua, que es reabsorbida para producir orina concentrada, y contrae el músculo liso de las paredes de las arteriolas |
| CRH | Núcleos arqueado, paraventricular medial y periventricular | Induce la liberación de POMC por las corticótropas de la adenohipófisis |
| Dopamina | Núcleo arqueado | Inhibe la liberación de prolactina por las mamótropas de la adenohipófisis |
| GnRH | Núcleos arqueado, dorsal, paraventricular y ventromedial | Induce la liberación de LH y FSH por las gonadotropinas de la adenohipófisis |
| Somatostatina | Núcleo arqueado | Inhibe la liberación de somatotropina por las somatótropas de la adenohipófisis |
| SRH (también conocida como GHRH) | Núcleo arqueado | Induce la liberación de somatotropina por las somatótropas de la adenohipófisis |
| TRH | Núcleos dorsal, paraventricular y ventromedial | Induce la liberación de TSH por las tirótropas y de prolactina por las mamótropas de la adenohipófisis |

ADH, hormona antidiurética; CRH, hormona liberadora de corticotropina; FSH, hormona foliculoestimulante; GHRH, hormona liberadora de la hormona del crecimiento; GnRH, hormona liberadora de gonadotropinas; LH, hormona luteinizante; POMC, proopiomelanocortina; SRH, hormona liberadora de somatotropina; TRH, hormona liberadora de tirotropina; TSH, hormona estimulante de la tiroides.

**(b)** Las **mamótropas** (**lactótropas**) constituyen cerca del 10 % de la población de cromófilas, excepto en las mujeres multíparas, en las que pueden ser hasta el 30 %. Las mamótropas producen **prolactina**, que se almacena en pequeños gránulos secretores. Son estimuladas por la **hormona liberadora de prolactina** (**PRH**, *prolactin-releasing hormone*) y la **hormona liberadora de tirotropina** (**tiroliberina** o **TRH**, *thyrotropin-releasing hormone*) e inhibidas por la **dopamina** (anteriormente llamada «**hormona inhibidora de prolactina** [**PIH**, *prolactin-inhibiting hormone*]»).

**PERLAS CLÍNICAS**

Los **adenomas hipofisarios** son tumores frecuentes, y a menudo benignos, de la adenohipófisis. En su mayoría miden menos de 10 mm (por lo que se denominan microadenomas), pero a medida que aumentan de tamaño pueden destruir y afectar las estructuras circundantes. Además, pueden avanzar hasta convertirse en **carcinoma hipofisario** e invadir los tejidos óseos y neurales circundantes, lo que puede exacerbar los síntomas.

Los **adenomas hipofisarios funcionales** que surgen de los somatotropos liberan GH elevada que puede causar **acromegalia pediátrica** (**gigantismo**) en pacientes pediátricos y **acromegalia** en adultos. Los que surgen de los lactótropos pueden provocar el desarrollo de glándulas mamarias y la lactancia en todos los individuos.

A los adultos con deficiencia de GH se les puede recetar GH sintética, que ha demostrado resultados beneficiosos, como la recuperación de la densidad ósea y la masa muscular. Estudios limitados en adultos sanos que toman GH muestran resultados contradictorios, y hay una falta de datos fiables sobre los efectos a largo plazo. En la actualidad, la Food and Drug Administration (FDA) de Estados Unidos desaprueba el uso «fuera de lo indicado» de GH sintética debido al riesgo de efectos secundarios, como edema, dolor articular y muscular, fibrilación auricular, resistencia a la insulina e hiperglucemia.

**(2)** Las **basófilas** (*véanse* tablas 11-1 y 11-2) se unen a colorantes básicos y suelen teñirse de **azul**. Incluyen células endocrinas de tres subtipos: corticotropinas, tirotropinas y gonadotropinas.

**(a)** Las **corticotropinas** conforman el 10 % de la población de cromófilas y producen **proopiomelanocortina** (**POMC**), cuyos subproductos son la **ACTH**, la **hormona estimulante de melanocitos** (**melanotropina** o **MSH**, *melanotropin-releasing hormone*) y la **hormona lipotrópica** (**LPH**, *lipotropic hormone*), un precursor de las endorfinas β. Son estimuladas por la **hormona liberadora de corticotropina** (**corticoliberina** o **CRH**, *corticotropin-releasing hormone*).

**(b)** Las **tirotropinas** constituyen alrededor del 5 % de la población de cromófilas y sintetizan **TSH**, cuya liberación es estimulada por la TRH.

**(c)** Las **gonadotropinas** representan alrededor del 10 % de la población de cromófilas. Producen **FSH** y la **hormona luteinizante** (**lutropina** o **LH**, *luteinizing hormone*) en todas las personas, aunque en personas con testículos a veces recibe el nombre de **hormona estimulante de células intersticiales** (**ICSH**, *interstitial cell-stimulating hormone*). Las gonadotropinas son estimuladas por la **hormona liberadora de gonadotropina** (**GnRH**, *gonadotropin-releasing hormone*), también conocida como *hormona liberadora de la hormona luteinizante*.

**b.** Las **células cromófobas** (*véase* fig. 11-3) son células parenquimatosas con un citoplasma de tinción débil y pálido debido a que carecen de gránulos secretores (o tienen muy pocos). Algunas veces parecen cromófilas desgranuladas al microscopio electrónico, lo que sugiere que puede tratarse de distintos estadios del ciclo vital de la célula. También podría tratarse de células madre indiferenciadas capaces de diferenciarse en distintos tipos de cromófilas.

**c.** Las **células foliculoestrelladas** son numerosas células estromales ubicadas en la adenohipófisis, con muchos procesos celulares largos que rodean a las células cromófilas y cromófobas, forman uniones comunicantes con otras células foliculoestrelladas. Sintetizan numerosos péptidos que se cree que regulan la producción de hormonas en la adenohipófisis a través de comunicación paracrina.

**2.** La adenohipófisis, desde un punto de vista anatómico y funcional, se subdivide en tres subregiones: **porción distal**, **porción intermedia** y **porción tuberal**, cada una con diferentes proporciones de células parenquimatosas.

**a.** La **porción distal** constituye la mayor parte de la adenohipófisis y está sostenida por una cápsula de tejido conjuntivo y una trama de tejido estromal. Consiste en cordones irregulares de células **cromófilas** y **cromófobas**, rodeadas por una rica red de capilares **fenestrados**.

**b.** La **porción intermedia** se halla entre la porción distal y la neurohipófisis (porción neural); contiene muchos **quistes repletos de coloide** (**quistes de Rathke**) que están revestidos por células cúbicas. También tiene **basófilos**, que a veces se extienden hasta la porción neural. Estas células secretan la **prohormona** (**POMC**), que es fragmentada para producir **ACTH**, **LPH** y **MSH**. En el ser humano, la MSH induce a los melanocitos a producir melanina, actúa de distintas maneras para modular las respuestas inflamatorias a través del cuerpo y tal vez intervenga en el control de las reservas de grasa corporal.

**c.** La **parte tuberosa** rodea la parte craneal del infundíbulo (tallo hipofisario) y está formada por **basófilas** cúbicas dispuestas en cordones a lo largo de una abundante red capilar. Se cree que la mayoría de los basófilos son gonadotropos que secretan FSH y LH.

## PERLAS CLÍNICAS

Los adenomas hipofisarios corticotropos liberan un exceso de **ACTH**, lo que provoca un exceso de secreción de **cortisol** (así como, en cierta medida, de aldosterona y andrógenos) por las glándulas suprarrenales. El aumento prolongado de las concentraciones de ACTH provoca un **hipercortisolismo endógeno** (**enfermedad/síndrome de Cushing**) que se manifiesta en cambios físicos característicos debidos a la acumulación de tejido adiposo por encima de las clavículas, en la nuca (cuello de bisonte), el tronco y la cara (cara de luna). Los pacientes con síndrome de Cushing también presentan un elevado efecto antiinflamatorio del cortisol y son más propensos a las infecciones. Además, estos pacientes presentan edema, hipertensión, diabetes, problemas con la cicatrización de heridas, adelgazamiento del pelo, irritabilidad, ansiedad, depresión e incluso la posibilidad de psicosis. La extirpación quirúrgica de los adenomas hipofisarios corticotropos debe ir acompañada de un tratamiento con cortisol exógeno, debido a que la extirpación del tumor puede agotar la ACTH y el posible cese de la liberación de cortisol de las glándulas suprarrenales puede poner en peligro la vida del paciente.

**B. Neurohipófisis** (*véanse* figs. 11-1 y 11-2, y tabla 11-1). También se conoce como **lóbulo posterior de la hipófisis**. Se origina a partir de una evaginación del hipotálamo y se divide en el **infundíbulo**, un tallo estrecho que alberga el tracto hipotálamo-hipofisario, y la **porción neural**, o cuerpo principal de la neurohipófisis.

1. **Tracto hipotalamohipofisario**
   a. Está compuesta de axones amielínicos de **células neurosecretoras**, cuyos somas se localizan en los **núcleos supraópticos** y **paraventriculares** del hipotálamo, por lo que también es conocido como el tracto hipotálamo-hipofisario.
   b. La **oxitocina** y **hormona antidiurética** (**vasopresina** o **ADH**, *antidiuretic hormone*), producidas en los cuerpos neurosecretores, se transportan a través de los axones en el infundíbulo hacia la porción neural (*véase* tabla 11-2). La neurofisina I y la neurofisina II son proteínas transportadoras que se unen y estabilizan a la oxitocina y la ADH, respectivamente, durante el transporte axónico. Además, la acetilcolina (ACh) y el trifosfato de adenosina (ATP, *adenosine triphosphate*) son transportados a la porción neural por los axones que componen el tracto hipotálamo-hipofisario.
2. La **porción neural** contiene las terminaciones de los axones hipotálamo-hipofisarios y es el sitio donde los gránulos neurosecretores de estos axones se almacenan en cúmulos denomidados como **cuerpos neurosecretores** (**cuerpos de Herring**). En respuesta a la llegada de un potencial de acción, las terminaciones axónicas liberan oxitocina y ADH en los capilares fenestrados.
3. Los **pituicitos** son células de tipo glial que brindan soporte a los axones en la neurohipófisis y ocupan alrededor del 25 % del volumen de la porción neural. Tienen numerosas prolongaciones citoplasmáticas y contienen gotitas lipídicas, filamentos y pigmentos.

**PERLAS CLÍNICAS**

El **trastorno de arginina vasopresina** (anteriormente conocido como **diabetes insípida**) es consecuencia de cantidades inadecuadas de ADH, la cual se describe en el capítulo 16.

**C. Vascularización de la hipófisis**

1. El **aporte arterial** proviene de dos pares de **arterias hipofisarias** que derivan de la arteria carótida interna. Las arterias hipofisarias **superiores** derecha e izquierda abastecen la parte tuberosa, el infundíbulo y la eminencia media. Las arterias hipofisarias derecha e izquierda **inferiores** abastecen en mayor medida la porción neural.
2. **Sistema porta hipofisario** (*véanse* figs. 11-1 y 11-2)
   a. El **plexo capilar primario**, compuesto de capilares fenestrados, se ubica en la **eminencia media**; está irrigado por las arterias hipofisarias superiores. Las células neurosecretoras hipotalámicas liberan las hormonas reguladoras dentro del plexo capilar primario que drena en las **venas portales hipofisarias**, las cuales descienden a través del infundíbulo hacia la adenohipófisis.
   b. El **plexo capilar secundario** consta de capilares **fenestrados** que provienen de las venas portales hipofisarias. Este plexo se distribuye a través de la **porción distal**, donde las hormonas reguladoras abandonan la sangre para estimular o inhibir las células parenquimatosas.

**PERLAS CLÍNICAS**

El **infarto hipofisario posparto** (**hipopituitarismo posparto, síndrome de Sheehan**) es una afección infrecuente que implica la necrosis de la adenohipófisis de la persona gestante debido a una hemorragia posparto significativa, hipovolemia y choque. Debido a que la hipófisis se agranda durante el embarazo, es especialmente susceptible a lesiones isquémicas por la disminución súbita del flujo sanguíneo y la presión. El inicio y la gravedad de los síntomas varían en función de la extensión de la necrosis en la adenohipófisis. Los casos agudos se presentan de inmediato, pero con mayor frecuencia, los síntomas se manifiestan durante varios meses e incluyen la incapacidad para amamantar, amenorrea, atrofia mamaria y vaginal, fatiga, aumento de peso, intolerancia al frío y piel seca. La neurohipófisis puede permanecer intacta porque su suministro sanguíneo es diferente.

Los pacientes con **hemocromatosis** (**sobrecarga de hierro**), ya sea hereditaria o adquirida por transfusiones múltiples, acumulan demasiado hierro en las células del corazón, la piel, el hígado, el páncreas, las articulaciones y la hipófisis. El exceso de depósitos de hierro (**hemosiderina**) en la hipófisis se produce en las células gonadótropas. Esta alteración se conoce como **hemosiderosis** y, afortunadamente, es tratable mediante flebotomía o quelación del hierro con fármacos quelantes.

**D. Regulación de la porción distal y las células neurosecretoras hipotalámicas** (*véanse* figs. 11-1 y 11-2)

1. Las células neurosecretoras del hipotálamo sintetizan hormonas reguladoras (de liberación) que entran en el sistema porta hipofisario y estimulan o inhiben las células parenquimatosas de la porción distal (*véase* tabla 11-2).
2. Las células neurosecretoras hipotalámicas, a su vez, están reguladas por la concentración sanguínea de hormonas corriente abajo (**retroalimentación negativa**) o por otros factores fisiológicos (o psicológicos).
3. Algunas hormonas (p. ej., las hormonas tiroideas y el cortisol) ejercen retroalimentación negativa directamente sobre la porción distal.

## IV. GLÁNDULA TIROIDES (fig. 11-4)

La glándula tiroides está ubicada anterior a la tráquea, justo por debajo de la laringe, y está formada por dos lóbulos conectados por un **istmo**. La totalidad de la glándula está rodeada por una cápsula de tejido conjuntivo denso irregular, de la cual los tabiques, que sirven a manera de conducto para vasos sanguíneos, vasos linfáticos y nervios. Los tabiques también permiten subdividir la tiroides en **lóbulos que contienen folículos**.

**A. Folículos tiroideos.** Son estructuras esféricas llenas de **coloide**, un gel viscoso compuesto principalmente por **tiroglobulina yodada** (**fig. 11-5**).

1. Cada folículo tiroideo está rodeado por una capa única de células epiteliales, las cuales pueden ser de dos tipos, **células foliculares** y **células parafoliculares**. Las primeras, que sintetizan hormonas tiroideas, son el tipo celular predominante. En ocasiones, una pequeña cantidad de células parafoliculares individuales se encuentran intercaladas entre las células foliculares y sus láminas basales. Células parafoliculares adicionales y una abundante red de **capilares fenestrados** están ubicadas en el estroma entre los folículos.

**B. Células foliculares** (**fig. 11-6**). Son típicamente cúbicas, pero se vuelven cilíndricas cuando son estimuladas y cúbicas bajas, casi planas, cuando permanecen inactivas. Poseen un retículo endoplasmático rugoso (RER) laxo con muchas regiones libres de ribosomas, un aparato de Golgi supranuclear, numerosos lisosomas y mitocondrias que tienen forma de bastón; también contienen numerosas **vesículas apicales** pequeñas, implicadas en el transporte y la liberación de **yoduro de tiroglobulina**, y la enzima **peroxidasa tiroidea,** al coloide. Cuentan con microvellosidades cortas y despuntadas que se extienden dentro del coloide. La síntesis y liberación de las hormonas tiroideas **tiroxina** (**$T_4$**) y **triyodotironina** (**$T_3$**) son estimuladas por la hormona de la adenohipófisis, la **TSH**, la cual se une a los receptores acoplados a proteínas G en la superficie basal de las células foliculares (**fig. 11-7**).

**PERLAS CLÍNICAS**

El **bocio difuso tóxico** (**enfermedad de Graves**) es un trastorno autoinmunitario que se caracteriza por el crecimiento difuso de la **glándula tiroides** y la **protrusión de los globos oculares** (**bocio exoftálmico**). Los anticuerpos autoinmunitarios de inmunoglobulina G (IgG) se unen a los receptores de TSH de las células foliculares tiroideas y las estimulan continuamente. Las células foliculares estimuladas adquieren una forma cilíndrica al liberar un exceso de hormonas tiroideas, lo que eventualmente disminuye la cantidad de coloide folicular en los folículos tiroideos. Además, algunas células inflamatorias, como linfocitos T, neutrófilos y macrófagos, invaden los tejidos conjuntivos de la región retroorbitaria y liberan citocinas que activan fibroblastos para incrementar la producción de proteoglucanos y diferenciarlos en adipocitos. El exceso de proteoglucanos atrae iones $Na^+$ que, a su vez, atraen agua, lo que conduce a un incremento en el volumen del tejido conjuntivo. Además, el incremento en el número de adipocitos también aumenta el volumen del tejido conjuntivo retroorbitario, ejerciendo mayor presión contra la porción posterior del globo ocular y ocasionando la protrusión ocular.

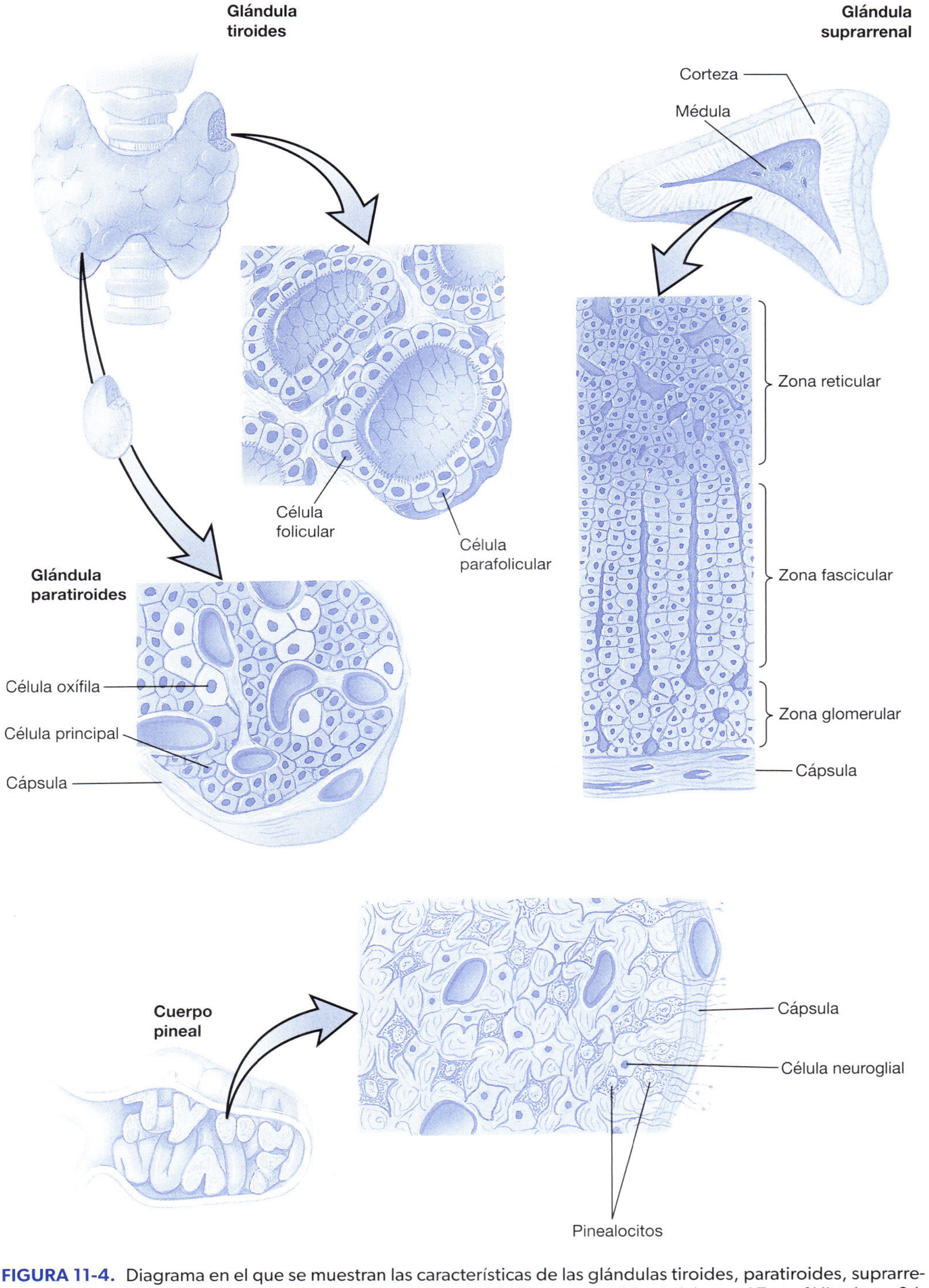


**FIGURA 11-4.** Diagrama en el que se muestran las características de las glándulas tiroides, paratiroides, suprarrenales y pineal. (Reimpresa con permiso de Gartner LP, Lee LMJ. *Gartner and Hiatt's Atlas and Text of Histology*. 8th ed. Wolters Kluwer; 2023).

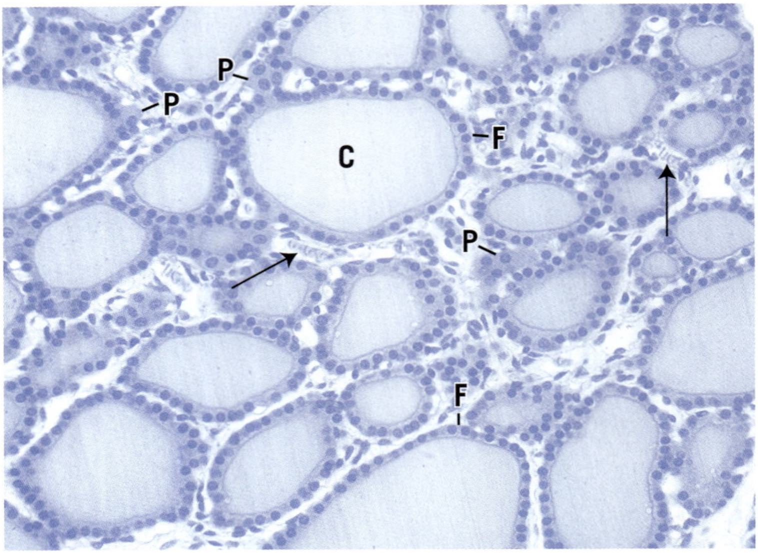


**FIGURA 11-5.** Micrografía óptica donde se muestran folículos dentro de la glándula tiroides. Cada folículo está rodeado por una capa de células foliculares (F) y contiene una región central llena de coloide (C). Las células foliculares sintetizan y secretan hormonas tiroideas unidas dentro de una gran molécula de proteína, la tiroglobulina, que constituye la mayor parte del coloide. Un segundo tipo de célula endocrina, la célula parafolicular (P), también se encuentra en la tiroides. No tiene contacto con el coloide y suele hallarse en agrupaciones pequeñas cerca de la superficie basal de las células foliculares. Las células parafoliculares sintetizan calcitonina y la liberan en la abundante red de capilares (*flechas*) entre los folículos (150×).

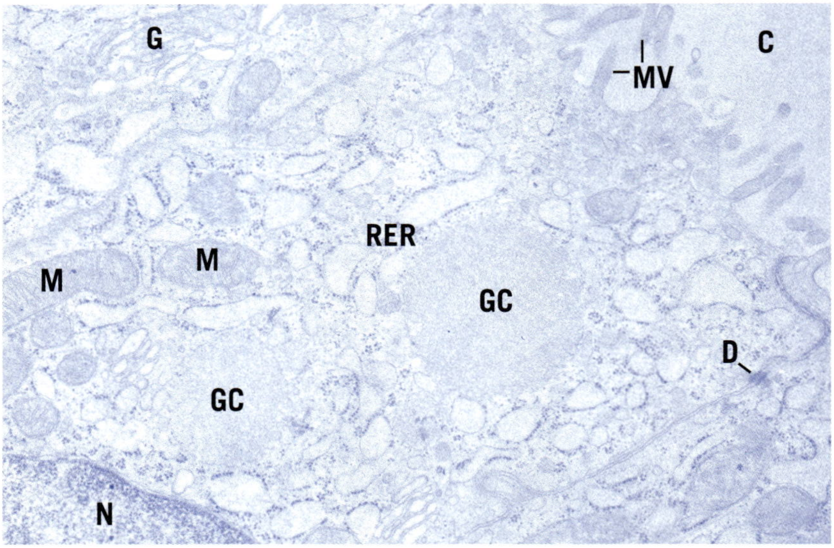


**FIGURA 11-6.** Micrografía electrónica de células foliculares tiroideas. Se observan dos grandes gotas de coloide (GC), un retículo endoplasmático rugoso (RER) distendido con muchas regiones desprovistas de ribosomas y un aparato de Golgi (G). Las microvellosidades (MV) se extienden hasta el interior del lumen del folículo que contiene el coloide (C). También hay mitocondrias (M), un núcleo (N) y un desmosoma (D) (7 500×).

**C. Células parafoliculares.** También llamadas **células claras** (**C**) porque se tiñen con menor intensidad que las células foliculares tiroideas (**fig. 11-8**; *véase también* fig. 11-5), se disponen tanto individualmente como en pequeños grupos entre las células foliculares y la lámina basal. Pertenecen a la población de **células DNES** y tienen mitocondrias alargadas, RER abundante, un aparato de Golgi bien desarrollado y muchos gránulos secretores densos unidos a la membrana que almacenan **calcitonina**, una hormona peptídica que se sintetiza y libera en respuesta a concentraciones elevadas de calcio en sangre.

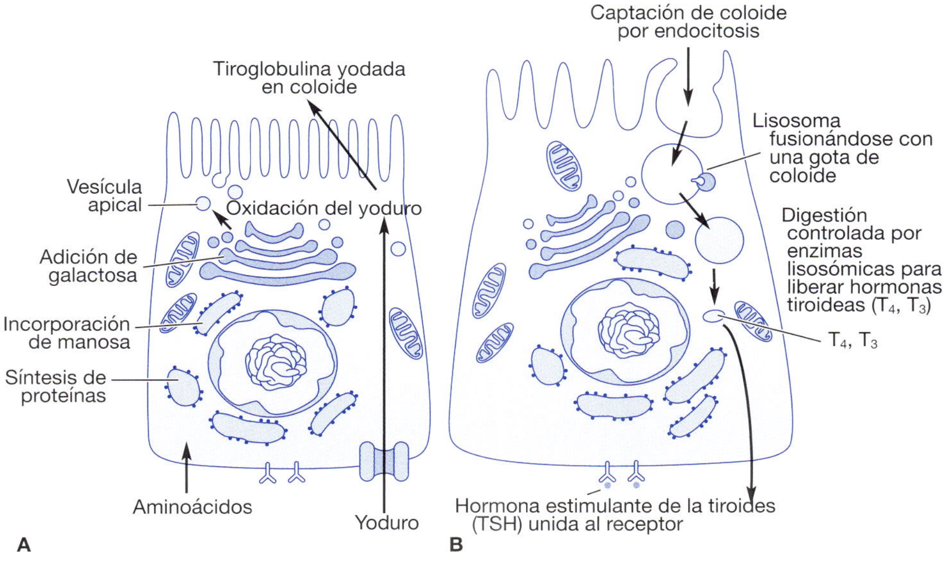


**FIGURA 11-7.** Síntesis y liberación de tiroxina ($T_4$) y triyodotironina ($T_3$) por las células foliculares y la tiroides. **A**. La tiroglobulina se sintetiza igual que otras proteínas secretoras. El yoduro ($I^-$) circulante es transportado activamente hacia el citosol por medio de simportes de yoduro-sodio, de modo que la concentración de yoduro en las células foliculares se vuelve 20-30 veces mayor que en la sangre. El yoduro sale de la célula folicular para entrar en el coloide por medio de la pendrina, un transportador de yoduro-cloruro. Al mismo tiempo, la tiroglobulina no yodada, que se empaca con la enzima peroxidasa tiroidea, también se libera en el coloide. En la interfase del coloide de las células foliculares, la peroxidasa tiroidea oxida el yoduro para formar yodo (I) y yoda residuos de tirosina en la molécula de tiroglobulina, formando restos de monoyodotirosina y diyodotirosina, de tal forma que la yodación ocurre principalmente en la membrana plasmática apical. La redistribución, por acoplamiento oxidativo, de los residuos de tirosina yodados adyacentes a la tiroglobulina en el coloide produce $T_3$ y $T_4$. **B**. La unión de la hormona estimulante de la tiroides a los receptores de la superficie basal estimula a las células foliculares para que se vuelvan cilíndricas y emitan seudópodos apicales que engullen el coloide por endocitosis. Después de que las gotas de coloide se fusionan con los lisosomas, la hidrólisis controlada de tiroglobulina yodada libera $T_3$ y $T_4$ en el citosol. Estas hormonas se desplazan y se liberan por la parte basal e ingresan en la circulación sanguínea y la linfática, donde se unen a la proteína portadora, globulina de unión a tiroxina, que transporta las hormonas a sus sitios de acción. (Adaptada con autorización de McGraw Hill LLC, de Junqueira LC, Carneiro J, Kelley RO. *Basic Histology*. 9th ed. Appleton & Lange; 1998:403; permiso tramitado a través de Copyright Clearance Center, Inc. Adaptada de Fawcett DW. *Bloom and Fawcett: A Textbook of Histology*. 12th ed. New York, NY: Chapman & Hall; 1997:496. Copyright © 1998 por CRC Press. Reproducida con permiso de Taylor and Francis Group, LLC, una división de Informa plc).

## D. Efectos fisiológicos de las hormonas tiroideas

1. La $\mathbf{T_4}$ y la $\mathbf{T_3}$ actúan sobre diversas células diana. Incrementan la tasa metabólica basal y, de esta manera, aumentan la producción de calor. Tiene amplios efectos sobre la expresión de los genes y la inducción de la síntesis de proteínas. La $\mathbf{T_4}$ tiene mayor vida media (aproximadamente 6 días, contra menos de 1 día), pero es mucho menos activa que la $\mathbf{T_3}$. Los receptores de ambas hormonas se ubican en el núcleo; por tanto, deben ser transportadas hasta allí para unirse a sus receptores y ejercer su función.
2. La función principal de la **calcitonina** es reducir las concentraciones sanguíneas de calcio inhibiendo la reabsorción ósea que realizan los osteoclastos.

## PERLAS CLÍNICAS

El **bocio** es el crecimiento de la glándula tiroides que puede surgir de muchas causas diferentes, pero el principal origen en los países de bajos ingresos es la ingesta diaria insuficiente de yodo (menos de 10 μg/día). Otras causas para el desarrollo del bocio incluyen problemas en la síntesis de la hormona tiroidea debido a deficiencias enzimáticas congénitas, dietas que incluyen alimentos con altos niveles de bociógenos (vegetales crucíferos, como algunos tipos de col [repollo] y brócoli), ciertos fármacos (como tiocianato, fenitoína y carbamazepina), enfermedades autoinmunitarias, neoplasias que afectan la tiroides y adenomas hipofisarios tirotropos funcionales.

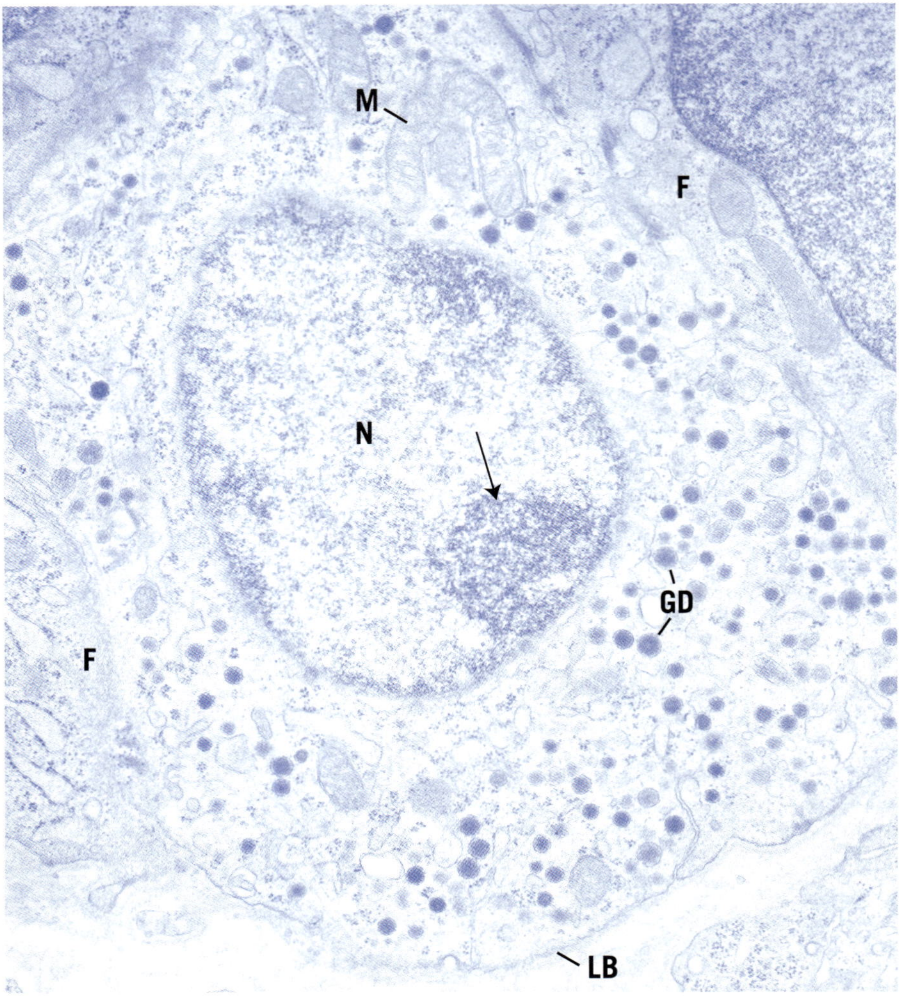


**FIGURA 11-8.** Micrografía electrónica de una célula parafolicular (célula clara o célula C) en la glándula tiroides. Esta célula se encuentra entre las células foliculares (F) dentro de la lámina basal (LB) que envuelve al folículo. En su núcleo (N) se observa el nucléolo (*flecha*), y en su citoplasma se aprecian mitocondrias (M) alargadas. En respuesta a un incremento en la calcemia, la célula parafolicular libera la hormona calcitonina por exocitosis de los gránulos densos (GD) en su citoplasma. La calcitonina entra en los capilares fenestrados cercanos y reduce la calcemia al inhibir la reabsorción ósea realizada por los osteoclastos en todo el cuerpo (7 000×).

## V. GLÁNDULAS PARATIROIDES (*véase* fig. 11-4)

### A. Generalidades

1. Las **paratiroides** son dos pares de pequeñas glándulas endocrinas inmersas en la cápsula en la superficie posterior de la tiroides (*véase* fig. 11-4). Las glándulas paratiroides son estructuras esenciales, ya que se encargan de regular las concentraciones sanguíneas de calcio, pero *no* son reguladas por las hormonas hipofisarias. El parénquima de las glándulas paratiroides está conformado por dos tipos de células: las **células principales** y las **células oxífilas**.
2. En las personas de edad avanzada, las paratiroides presentan infiltraciones de adipocitos, así como un mayor número de células oxífilas.

**B. Células principales.** Son pequeñas células basófilas que se disponen en grupos (**fig. 11-9**) de cordones anastomóticos que están rodeados por una abundante red de capilares fenestrados. Tienen un núcleo

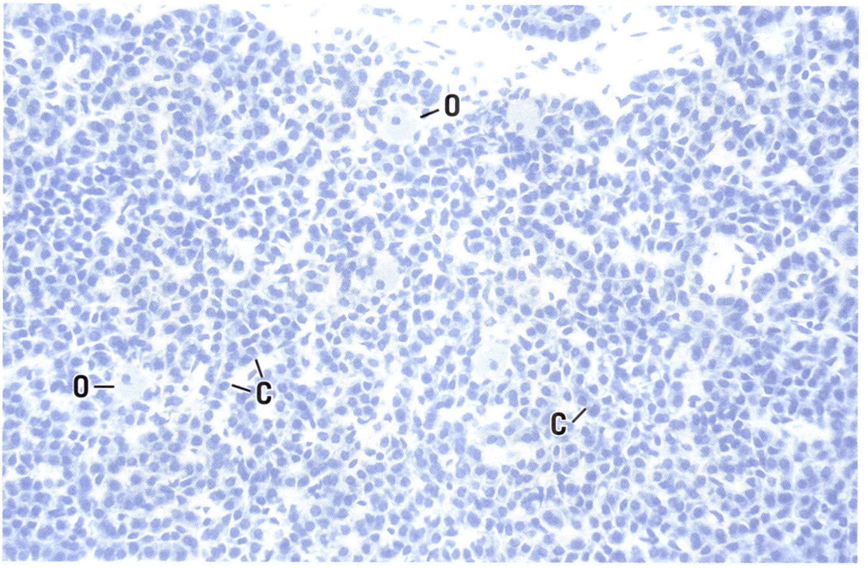


FIGURA 11-9. Micrografía óptica de la glándula paratiroides. Las células principales (C) son células basófilas dispuestas en cordones a lo largo de los capilares. Sintetizan y secretan la hormona paratiroidea, que eleva la calcemia principalmente por medio de movilización de calcio del hueso. También hay células oxífilas (O) presentes en la glándula. Son acidófilas, mucho mayores que la células principales y poco numerosas, pero su cantidad aumenta con la edad. Las oxífilas contienen muchas mitocondrias grandes y alargadas, pero la función de estas células se desconoce (150×).

central, un aparato de Golgi bien desarrollado, cuantioso RER, mitocondrias pequeñas, glucógeno y gránulos de secreción de distintos tamaños.

1. Las **células principales** sintetizan y secretan **hormona paratiroidea** (**paratirina** o **PTH**), la cual incrementa las concentraciones sanguíneas de calcio mediante la regulación de los osteoblastos para inhibir la osteogénesis y liberar factores que reclutan osteoclastos a la región y los activan para reabsorber el hueso, liberando así calcio que entra en los vasos sanguíneos. La PTH también induce el descenso de la excreción de calcio por la porción gruesa de la rama ascendente del asa de Henle en el riñón. El calcio elevado en sangre **inhibe** la síntesis de PTH.
2. La membrana celular de las células principales tiene un **receptor sensible a $Ca^{2+}$ transmembrana** (**CaSR**) que fija iones de calcio. En presencia de estos iones, el CaSR activa proteínas G que suspenden la liberación de PTH, mientras que en ausencia de unión de iones de calcio a CaSR, se suprime la actividad inhibitoria de la proteína G y la célula principal libera PTH.

**C. Células oxífilas**. Son células eosinófilas grandes que se disponen tanto individualmente como en pequeños grupos dentro del parénquima de la glándula (*véase* fig. 11-9). Poseen muchas mitocondrias grandes y alargadas, un aparato de Golgi poco desarrollado y solo una pequeña cantidad de RER. La función de estas células aún se desconoce, pero aumentan en número con la edad.

**D. PTH**. Su **función** principal consiste en **incrementar** las concentraciones de calcio en sangre estimulando indirectamente los osteoclastos para que reabsorban hueso. Conjuntamente con la calcitonina, la hormona producida y liberada por las células C de la tiroides, la PTH proporciona un mecanismo dual para regular la calcemia. La carencia casi total de PTH (hipoparatiroidismo) puede deberse a la extirpación quirúrgica accidental de las glándulas paratiroides, lo que ocasiona **tetania**, caracterizada por hiperexcitabilidad y contracciones espásticas del músculo esquelético de todo el cuerpo.

**PERLAS CLÍNICAS**

El **hiperparatiroidismo** resulta de la hiperactividad de las glándulas paratiroides o de un tumor funcional de estas glándulas que provoca una síntesis excesiva de PTH y, en consecuencia, hipercalcemia (concentraciones elevadas de calcio en sangre). La hipercalcemia puede ocasionar el depósito de sales de calcio en los riñones y en las paredes de los vasos sanguíneos, así como interferir con las funciones musculares. Además, una descomposición constante de los tejidos óseos puede hacer que los huesos sean frágiles. Los dos tipos de hiperparatiroidismo que existen son el primario y el secundario.

El **hiperparatiroidismo primario** es causado con mayor frecuencia por un adenoma paratiroideo, pero cualquier tumor o células fuera de las glándulas paratiroides que sintetizan y liberan hormonas similares a la PTH también pueden causar esta afección. Los síntomas clínicos incluyen calcificaciones ectópicas generalizadas en tejidos blandos y el desarrollo de nefrolitiasis, entre otros.

El **hiperparatiroidismo secundario** surge de la sobreproducción de PTH en respuesta a una hipocalcemia sostenida debido a una función renal anómala o insuficiencia de vitamina D. Las manifestaciones clínicas abarcan calcificaciones ectópicas y enfermedad ósea osteoclástica.

## VI. GLÁNDULAS SUPRARRENALES (*véase* fig. 11-4)

Las **glándulas suprarrenales** se encuentran inmersas en la grasa perirrenal del polo superior de cada riñón. Derivan de dos fuentes embrionarias: la cresta neural, que origina la **médula suprarrenal**, y el mesodermo, que origina la **corteza suprarrenal**. Están rodeadas por una cápsula de tejido conjuntivo.

**A. Corteza suprarrenal** (**tabla 11-3**). Contiene células parenquimatosas que sintetizan y secretan, **pero no almacenan**, diversas hormonas esteroideas. La producción de hormonas esteroideas depende de una proteína específica, la **proteína reguladora aguda esteroidógena**, que facilita el transporte de colesterol a través de las membranas externas de las mitocondrias. La corteza suprarrenal se divide en tres regiones concéntricas histológicamente distintas: la zona glomerular, más externa, la zona fascicular, en posición media, y la zona reticular, más interna (**fig. 11-10**).

1. La **zona glomerular** está constituida por pequeñas células dispuestas en cordones en forma de arco o en grupos; posee algunas gotitas lipídicas pequeñas, una extensa red de retículo endoplasmático liso (REL) y mitocondrias con **crestas en forma de estantería**. Estas células sintetizan y secretan **mineralocorticoides**, principalmente **aldosterona** y también **desoxicorticoesterona**. La producción de hormonas es estimulada por **angiotensina II** y **ACTH**.
2. La **zona fascicular** está formada por columnas de células y orientadas perpendicularmente hacia la cápsula. Las células contienen gotitas lipídicas; en los cortes histológicos están tan llenas de vacuolas que reciben el nombre de **espongiocitos** (**fig. 11-11**). Los espongiocitos tienen mitocondrias esféricas con crestas tubulares y vesiculares, REL, RER, lisosomas y gránulos del pigmento lipofuscina. Sintetizan y secretan los glucocorticoides cortisol y corticoesterona. La producción hormonal es estimulada por la ACTH (**fig. 11-12**). Los **capilares fenestrados** discurren paralelos a las columnas de espongiocitos y transportan la sangre hacia la médula.
3. La **zona reticular** está compuesta por células dispuestas en cordones anastomosados. En estas células es frecuente encontrar numerosos **gránulos grandes del pigmento lipofuscina** (*véanse* figs.

**Tabla 11-3 Células y hormonas de las glándulas suprarrenales**

| Célula | Hormona | Funciones principales |
|---|---|---|
| ***Corteza suprarrenal*** | | |
| Zona glomerular | Mineralocorticoides (principalmente aldosterona) | Regulan electrólitos, regulación del agua por medio de las células en los túbulos renales |
| Zona fascicular | Glucocorticoides (cortisol, corticoesterona) | Regulan el metabolismo de carbohidratos por medio de la gluconeogénesis; promueven la descomposición de proteínas y grasas; tienen propiedades antiinflamatorias; suprimen la respuesta inmunitaria |
| Zona reticular | Andrógenos débiles (dehidroepiandrosterona, androstenodiona) | Definen caracteres secundarios masculinos |
| ***Médula suprarrenal*** | | |
| Células cromafines | Epinefrina | Participan en la respuesta lucha-huida o congelamiento-respuesta; aumentan la frecuencia cardíaca y la fuerza de contracción; relajan el músculo liso bronquiolar; promueven glucogenólisis y lipólisis |
| | Norepinefrina | Aumenta el gasto cardíaco, rara vez se utiliza clínicamente |

11-10 y 11-11), los cuales se cree que representan residuos de la digestión lisosómica que contienen lípido. Estas células sintetizan y secretan **andrógenos débiles** (en su mayoría **deshidroepiandrosterona** y un poco de **androstenodiona**) y posiblemente cantidades menores de glucocorticoides. La síntesis hormonal es estimulada por la ACTH.

## PERLAS CLÍNICAS

La **insuficiencia corticosuprarrenal** (**hipocortisolismo suprarrenal**, **insuficiencia suprarrenal**) se caracteriza por una deficiencia en la secreción de glucocorticoides (principalmente **cortisol**) acompañada, con frecuencia, por una disminución en la secreción de **mineralocorticoides**. Los tres tipos de insuficiencia suprarrenal son primaria, secundaria y terciaria.

La **insuficiencia suprarrenal primaria** (**enfermedad de Addison**) es una insuficiencia suprarrenal crónica en la cual los síntomas se manifiestan cuando el 90% del parénquima suprarrenal es destruido, generalmente debido a una enfermedad autoinmunitaria que se origina en las glándulas suprarrenales. Las neoplasias, los problemas vasculares que ocasionan una hemorragia en ambas suprarrenales y las secuelas de la tuberculosis también pueden causar esta afección. Los síntomas incluyen hipotensión, hipercalemia, hipoglucemia, hiponatremia, hipocloremia, acidosis metabólica e hiperpigmentación cutánea. Como resultado, los pacientes presentan fatiga, debilidad, pérdida de peso, vómitos, pulso débil y un intenso deseo por consumir alimentos salados.

La **insuficiencia suprarrenal secundaria** surge como respuesta a la falta de producción y secreción de **ACTH** por parte de la adenohipófisis, siendo más comúnmente causada por un adenoma hipofisario. Cuando no hay ACTH, la corteza suprarrenal no libera sus hormonas, lo que puede presentarse en los pacientes como debilidad, fatiga y pérdida de peso.

La **insuficiencia suprarrenal terciaria** resulta de la disfunción en el hipotálamo (posiblemente debido a un tumor), lo que provoca la falta de **CRH**.

**B. Médula suprarrenal** (*véase* tabla 11-3). Está completamente rodeada por la corteza suprarrenal. Contiene las **células cromafines** derivadas de la cresta neural, que sintetizan, almacenan y secretan las catecolaminas **adrenalina** (alrededor del 80% de las células cromafines) y **noradrenalina** (alrededor del 20%).

1. Las **células cromafines**, que son células poliédricas grandes que contienen un aparato de Golgi bien desarrollado, regiones aisladas de RER y numerosas mitocondrias, se disponen en cordones cortos

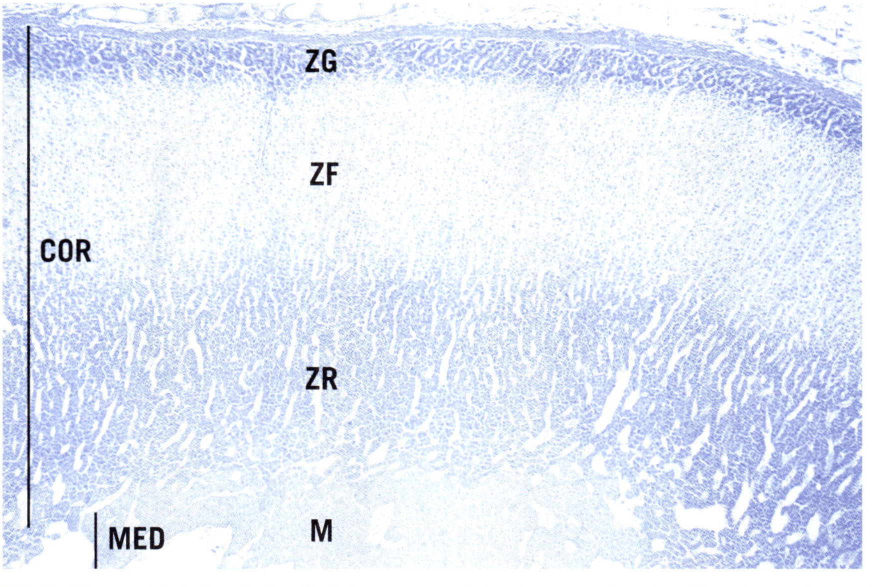


**FIGURA 11-10.** Micrografía óptica de la glándula suprarrenal donde se muestran las diferentes regiones de la corteza (COR) y una porción de la médula (MED). Las células de la zona glomerular (ZG), la región más externa, se encuentran dispuestas en grupos y secretan mineralocorticoides; las células de la zona fascicular (ZF), la región intermedia, forman cordones entre los capilares sinusoidales y secretan glucocorticoides y una pequeña cantidad de andrógenos; y las células de la zona reticular (ZR), la región más interna, están dispuestas en cordones anastomosados y secretan andrógenos y pequeñas cantidades de glucocorticoides. Las células de la médula suprarrenal (M), llamadas *células cromafines*, sintetizan, almacenan y secretan adrenalina y noradrenalina (16×).

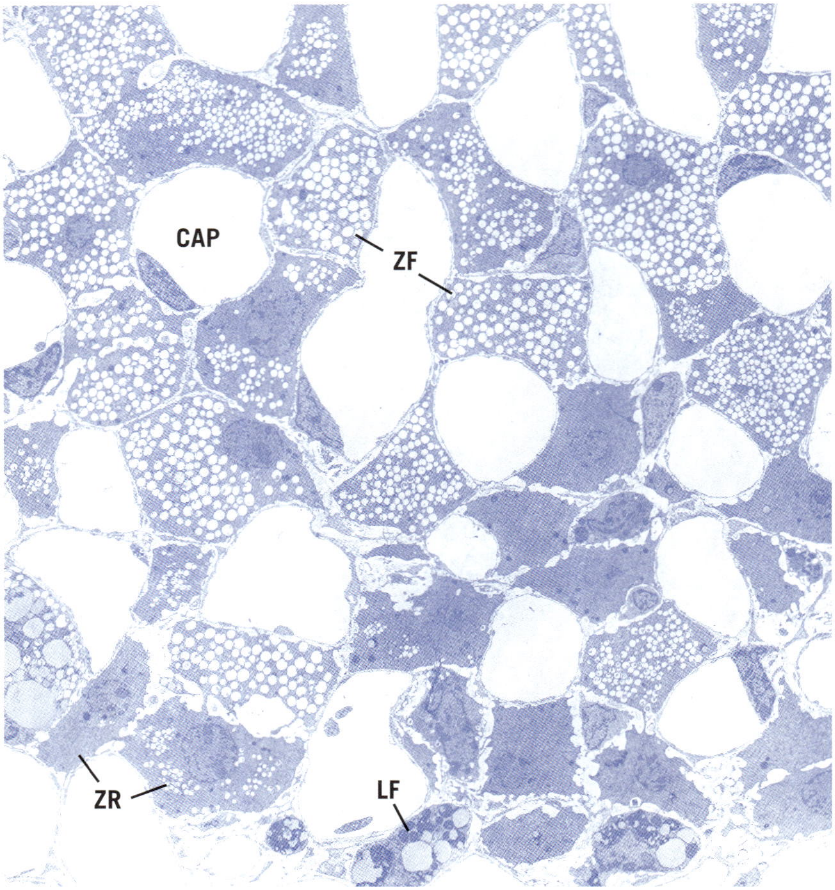


**FIGURA 11-11.** Las células de la zona fascicular (ZF) y la zona reticular (ZR) se observan en esta micrografía electrónica de muy bajo aumento. Las células de la ZF se llaman *espongiocitos* debido a su aspecto, que es ocasionado por la extracción de las múltiples gotas de lípido de su citoplasma durante el proceso de fijación y deshidratación. Los espongiocitos se encuentran adyacentes a la abundante red de capilares sinusoidales (CAP), que se han vaciado de eritrocitos por perfusión. También se observan células de la ZR; algunas de ellas contienen grandes gránulos del pigmento lipofuscina (LF) (1 500×).

irregulares rodeados por una extensa red capilar. Estas células también tienen numerosos gránulos asociados con membranas que contienen una de las catecolaminas, ATP, encefalinas y **cromograninas**, que pueden funcionar como proteínas de unión para adrenalina y noradrenalina. Estas células también secretan cantidades moderadas del neurotransmisor monoamina dopamina.

- **a.** Son inervadas por **axones simpáticos preganglionares** (**colinérgicos**) cuyas terminaciones axónicas liberan ACh para desencadenar una respuesta de las células cromafines. Así pues, las células cromafines se consideran neuronas simpáticas posganglionares modificadas.
- **b.** La ACh liberada por las terminaciones axónicas simpáticas preganglionares induce la apertura de los canales de calcio en la membrana de las células cromafines, y la entrada de iones de calcio provoca la exocitosis de adrenalina o noradrenalina dentro los capilares fenestrados cercanos.

2. La **adrenalina** se libera en casos de estímulos psicológicos, como el dolor, mientras que la **noradrenalina** se libera en respuesta a un estímulo emocional. Si el estímulo es miedo o estrés muy intenso, la liberación de adrenalina es amplificada para prepararse para una respuesta de «reacción de alarma».

## PERLAS CLÍNICAS

Un **feocromocitoma** es un tumor que se origina en las células cromafines secretoras de catecolaminas de la médula suprarrenal. Es un tumor poco frecuente, pero se encuentra en ambos sexos y es benigno el 90 % de los casos. Sin embargo, su secreción excesiva de adrenalina y noradrenalina causa **hipertensión** (episódica o sostenida), aunque el paciente puede permanecer asintomático. El aumento en las concentraciones urinarias de catecolaminas y sus metabolitos permiten el diagnóstico del feocromocitoma. Si el tumor se detecta en una fase temprana y se extrae quirúrgicamente, se corrige la hipertensión, pero, en el caso contrario, la hipertensión prolongada y sostenida puede ser mortal.

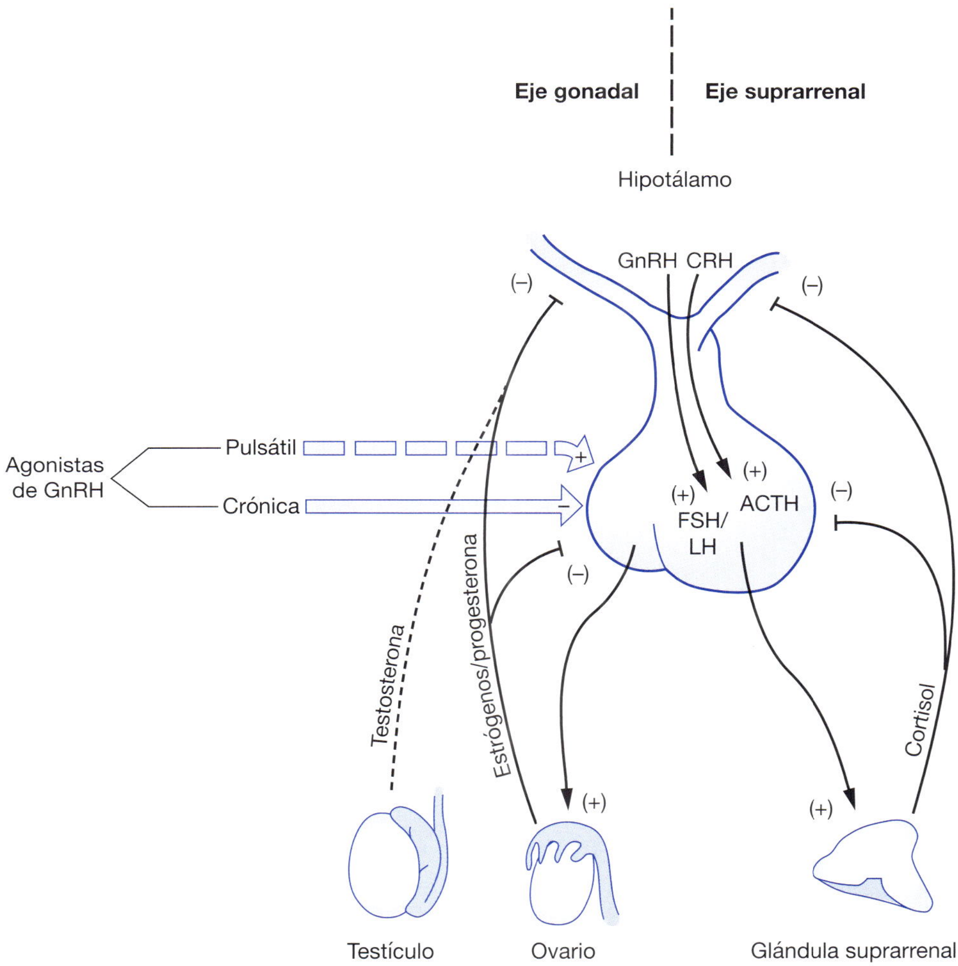


**FIGURA 11-12.** Regulación de la secreción de glucocorticoides por la corteza suprarrenal mediante estimulación por las hormonas liberadoras de corticotropina (CRH) y adrenocorticotropina (ACTH), así como la retroalimentación negativa de cortisol tanto en la hipófisis como el hipotálamo. FSH, hormona foliculoestimulante; GnRH, hormona liberadora de gonadotropina; LH, hormona luteinizante. (Reimpresa con autorización de Rosenfeld GC, Loose DS. *BRS Pharmacology*. 5th ed. Wolters Kluwer Health/Lippincott Williams & Wilkins; 2009:218).

**C. Irrigación de las glándulas suprarrenales.** Proviene de las arterias suprarrenales superior, media e inferior, que forman tres grupos de vasos: uno que se dirige hacia la cápsula, otro que discurre hacia las células parenquimatosas de la corteza y el último que va directamente a la médula.

1. **Irrigación cortical**
   a. Una red de capilares **fenestrados** rodea las células de la zona glomerular.
   b. Los **capilares fenestrados discontinuos rectos** irrigan las zonas fascicular y reticular.

## PERLAS CLÍNICAS

La **inflamación de las glándulas suprarrenales hemorrágica** (**síndrome de Waterhouse-Friderichsen**) es una alteración bastante grave caracterizada por hemorragia descontrolada y necrosis en ambas glándulas suprarrenales, lo que ocasiona una crisis suprarrenal aguda, choque e incluso la muerte. La causa más común de esta afección es una infección bacteriana grave (u ocasionalmente viral) con alguno de los siguientes microorganismos que causan **meningitis bacteriana**: *Neisseria meningitidis*, *Streptococcus pneumoniae*, *Haemophilus influenzae* o *Pseudomonas aeruginosa*. Algunos estudios recientes sobre los efectos del virus del Ébola indican que esta infección también puede ocasionar esta enfermedad. Si la hemorragia no es tratada, puede tener consecuencias mortales.

2. **Irrigación medular**
   a. La **sangre venosa** de los capilares fenestrados que atraviesan la corteza, que transporta las hormonas de la corteza suprarrenal, llega a la médula y puede influir en las células cromafines.
   b. La **sangre arterial** de las ramas directas de las arterias capsulares viaja a través de la corteza hasta llegar a la médula, donde forma una extensa red capilar fenestrada entre las células cromafines.
   c. Las **venas medulares** convergen para formar la vena suprarrenal, que sale de la glándula.

## VII. GLÁNDULA PINEAL (CUERPO PINEAL, EPÍFISIS)

### A. Generalidades (*véase* fig. 11-4)

1. La glándula pineal se proyecta desde el **epitálamo**; como tal, se compone de tejido nervioso. Su cápsula está formada por la **piamadre**, a partir de la cual se extienden tabiques (que contienen vasos sanguíneos y fibras nerviosas) que subdividen la glándula en lóbulos incompletos. La glándula está

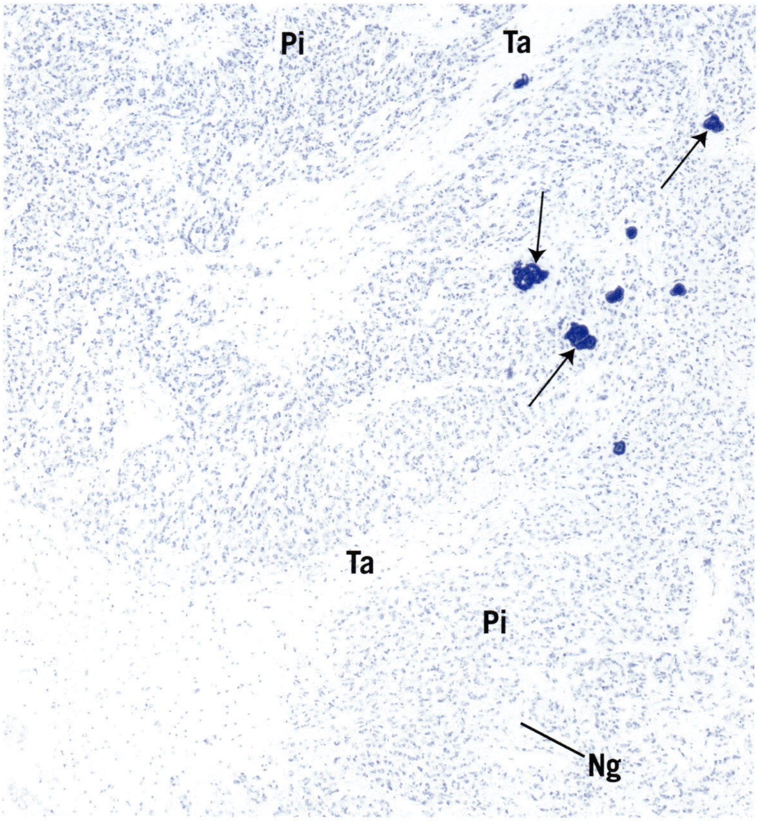


**FIGURA 11-13.** En esta micrografía de bajo aumento de la glándula pineal humana se observa el tabique (Ta), derivado de la cápsula formada por la piamadre, que subdivide a la glándula pineal en lóbulos incompletos. Destacan los núcleos de los pinealocitos (Pi) que están cercanos entre sí, así como los núcleos de las células de la neuroglía (Ng) que están relativamente alejados entre sí. Las flechas indican las acumulaciones de calcio, conocidas como *cuerpos arenáceos* o *arenilla cerebral* (56×).

constituida principalmente por **pinealocitos**, que representan alrededor del 95 % de las células, y **células neurogliales** (**células intersticiales**), que conforman aproximadamente el 5 % restante.

2. Las secreciones de la glándula pineal varían de acuerdo con los ciclos diarios de luz y oscuridad, con lo que regulan el ritmo circadiano del individuo. Aunque la glándula pineal se encuentra inmersa en las profundidades del encéfalo, recibe información de células ganglionares especiales en la retina del ojo. Estas células ganglionares transmiten potenciales de acción iniciados por la luz diurna a través del tracto retinohipotalámico, que se proyecta hacia el núcleo supraquiasmático del hipotálamo, desde donde la información llega al ganglio simpático cervical superior, cuyas fibras simpáticas posganglionares llegan a la glándula pineal viajando sobre la túnica adventicia de los vasos sanguíneos que irrigan a esta glándula.
3. La glándula pineal también contiene cúmulos de calcio en su intersticio (**arenilla cerebral**, **cuerpos arenosos**; **fig. 11-13**). La función de estas acumulaciones se desconoce, pero su número aumenta durante los ciclos cortos de luz y disminuye durante los períodos de oscuridad.

**B. Pinealocitos**. Son células que se tiñen débilmente y tienen largas prolongaciones, muy numerosas, que terminan en dilataciones cerca de los capilares.

1. Los pinealocitos contienen muchos gránulos de secreción, microtúbulos, microfilamentos y estructuras poco habituales llamadas **cintas sinápticas**.
2. Estas células sintetizan y secretan de manera inmediata **melatonina**, pero casi solo por la noche. Durante el día, la síntesis de melatonina está en gran medida inhibida por la enzima **aril-alquilamina *N*-acetiltransferasa**.

**C. Células neurogliales** (**intersticial**). Se parecen a los astrocitos, con prolongaciones largas y un núcleo pequeño y denso. Contienen microtúbulos y muchos microfilamentos y filamentos intermedios.

**PERLAS CLÍNICAS**

La melatonina suele utilizarse como tratamiento para el desfase horario y en el trastorno afectivo estacional, una alteración de la respuesta emocional por la disminución de las horas de luz en época de invierno.

# Autoevaluación

***Instrucciones***: cada reactivo en esta sección va seguido de posibles opciones. Seleccione la *mejor* opción (**A**, **B**, **C**, **D** o **E**) para cada caso.

**Las preguntas 1 a 3 se basan en el caso descrito a continuación:**

Un hombre de 40 años acude a su médico de cabecera preocupado por una pérdida de peso reciente de 9 kg en 1 mes sin ningún cambio en la alimentación ni en las rutinas diarias. En la exploración física destaca el agrandamiento de la cara anterior del cuello, la presencia de ojos saltones y un ligero edema en manos y pies. Se solicitan análisis de sangre.

**1.** ¿Cuál de los siguientes es el hallazgo más probable en el análisis de sangre de este paciente?

**(A)** Reducción de la ACTH
**(B)** Concentración elevada de calcio en sangre
**(C)** Concentración elevada de hierro en sangre
**(D)** *S. pneumoniae*
**(E)** Anticuerpos antirreceptores de TSH

**2.** ¿Cuál es el hallazgo histológico más probable de una biopsia de la tiroides de este paciente?

**(A)** Coloide rodeado de células cilíndricas foliculares
**(B)** Concentración elevadas de infiltrados adipocitarios
**(C)** Aumento del número de células principales
**(D)** Número reducido de células parafoliculares

**3.** ¿Qué característica histológica en la biopsia del paciente descartaría un hipertiroidismo congénito?

**(A)** Glándula paratiroides accesoria
**(B)** Infiltrado linfocitario
**(C)** Obstrucción de conductos
**(D)** Coloides más pequeños

**Las preguntas 4 y 5 se basan en el caso descrito a continuación:**

Una mujer de 51 años acude a su médico preocupada por una inflamación en el lado izquierdo del cuello, espasmos musculares que empeoran y episodios de náusea y cefalea desde que notó la inflamación en el cuello. La ecografía de la zona inflamada revela una masa ovalada, de aproximadamente 1 cm de tamaño, en la pared posterior de la tiroides. Incidentalmente, se observan, en la pared arterial carotídea izquierda varias manchas hiperecogénicas compatibles con calcificaciones.

**4.** ¿Cuál es el resultado más probable del análisis de sangre del paciente?

**(A)** Concentraciones de calcio en sangre elevadas
**(B)** Ausencia de hormonas tiroideas
**(C)** Presencia de anticuerpos antirreceptores de TSH
**(D)** Concentración reducida de vasopresina

**5.** Posteriormente se extirpó la masa del cuello. ¿Con cuál de las siguientes secciones de tejido es más probable que coincida la histopatología de la masa?

**(A)**

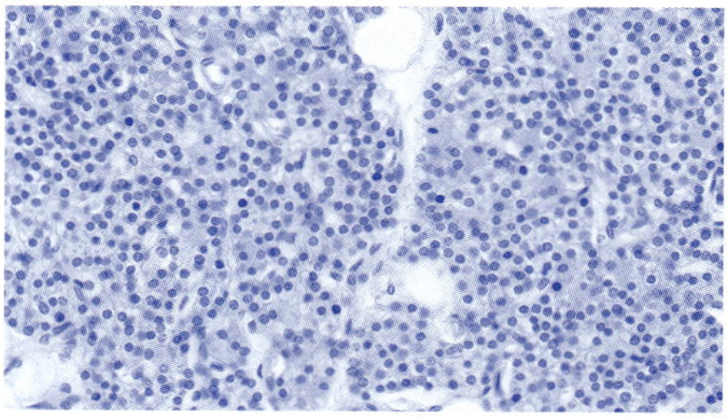

**(B)**

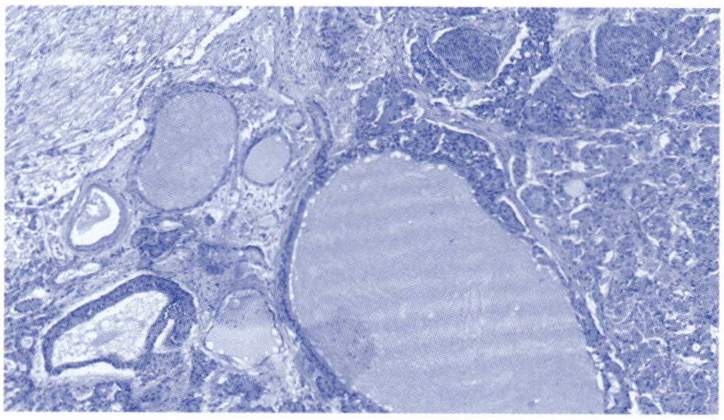

(C)

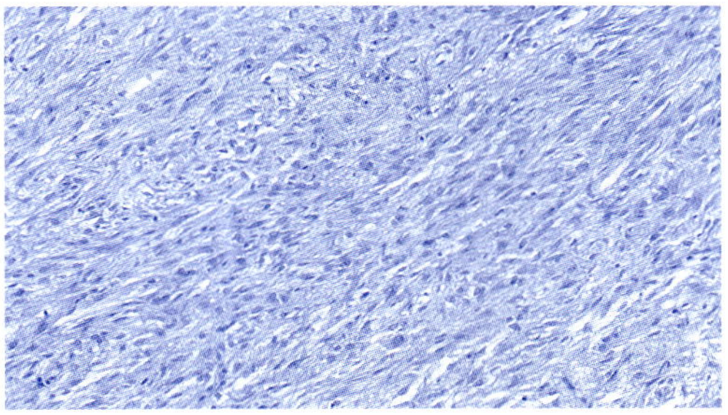

(D)

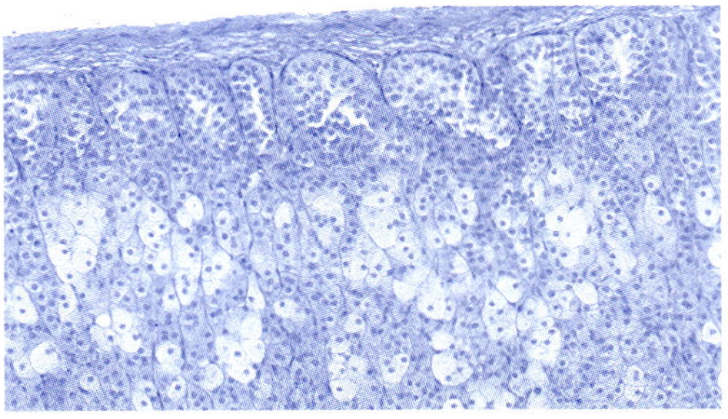

**Las preguntas 6 a 9 se basan en el caso descrito a continuación:**

Un paciente de 42 años cuyo sexo determinado al nacer es femenino, pero que se identifica como hombre y prefiere los pronombres él/ellos, acude a su médico preocupado por un adelgazamiento del cabello y un aumento de peso en los últimos meses, con una frecuencia y gravedad crecientes de los cambios de humor. El paciente también revela que ha estado enfermo con síntomas de resfriado durante meses y que siempre tiene frío. En la exploración física destaca una presión arterial de 152/92 mm Hg (intervalo de referencia, < 120/80 mm Hg), una cara redondeada e hinchada, acumulación de grasa en la nuca y obesidad troncular.

**6.** ¿Qué enfermedad debe figurar en primer lugar en el diagnóstico diferencial?

**(A)** Acromegalia
**(B)** Enfermedad de Addison
**(C)** Enfermedad de Cushing
**(D)** Enfermedad de Graves
**(E)** Hipertiroidismo

**7.** ¿Qué sustancia es probable que esté elevada en el análisis de sangre del paciente?

**(A)** ACTH
**(B)** FSH
**(C)** GH
**(D)** PTH
**(E)** TSH

**8.** ¿Qué región del paciente debe observarse con resonancia magnética (RM)?

**(A)** Cabeza
**(B)** Cuello
**(C)** Pelvis
**(D)** Tórax

**9.** Se extirpó quirúrgicamente un tumor que se identificó mediante RM. El paciente acude a la consulta al año de la cirugía preocupado por una pérdida de peso significativa, y fatiga y debilidad crónicas desde la intervención. ¿Cuál es la causa más probable de los síntomas que presenta?

**(A)** Insuficiencia suprarrenal
**(B)** Insuficiencia de yodo en la dieta
**(C)** Enfermedad de Graves
**(D)** Hipocalcemia

**10.** ¿En qué órgano se localiza principalmente el feocromocitoma?

**(A)** Médula suprarrenal
**(B)** Adenohipófisis
**(C)** Neurohipófisis
**(D)** Glándula paratiroides
**(E)** Glándula tiroides

**11.** ¿Qué órgano debe examinarse atentamente durante la autopsia de un difunto con diagnóstico reciente de meningitis?

**(A)** Adenohipófisis
**(B)** Glándula suprarrenal
**(C)** Glándula pineal
**(D)** Neurohipófisis
**(E)** Glándula tiroides

**12.** ¿Qué población celular puede ser disfuncional en un paciente con insomnio crónico?

**(A)** Células cromafines
**(B)** Células foliculares
**(C)** Células oxífilas
**(D)** Pinealocitos
**(E)** Somatotropos

**Las preguntas 13 y 14 se basan en el caso descrito a continuación:**

Una mujer de 34 años acude a una revisión posoperatoria 1 mes después de una cesárea de urgencia por rotura de placenta durante el parto. La paciente revela que no ha podido amamantar porque no produce leche y que ha perdido mucho peso y siempre está cansada y tiene frío.

**13.** ¿Cuál de las siguientes afecciones debe incluirse en el diagnóstico diferencial?

**(A)** Hemorragia suprarrenal bilateral
**(B)** Hipoparatiroidismo inmunomediado
**(C)** Insuficiencia suprarrenal primaria
**(D)** Infarto hipofisario posparto
**(E)** Adenoma tóxico de la tiroides

**14.** ¿Qué población celular es probablemente disfuncional en esta paciente?

**(A)** Acidófilos
**(B)** Células foliculares
**(C)** Células parafoliculares
**(D)** Pinealocitos
**(E)** Células principales

**La pregunta 15 se basa en la micrografía que se muestra a continuación:**

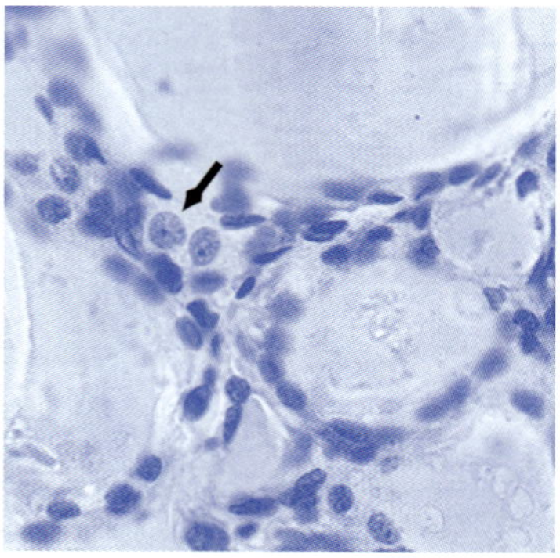

**15.** La hormona producida y liberada por la célula señalada con la *punta de la flecha* se une a los receptores en la superficie de... ¿cuál de las siguientes células?

**(A)** Condroblastos
**(B)** Condrocitos
**(C)** Osteoblastos
**(D)** Osteoclastos
**(E)** Osteocitos

# Respuestas y explicaciones

1. **D.** Los síntomas de presentación son consistentes con la enfermedad de Graves (bocio exoftálmico), que suele derivarse de la estimulación de las células foliculares para producir una excesiva cantidad de hormonas tiroideas al unir los anticuerpos autoinmunitarios a los receptores de TSH. Por tanto, se espera que los anticuerpos antirreceptores de TSH estén presentes en la muestra de sangre del paciente.
2. **A.** La activación de las células foliculares por el anticuerpo que se une a los receptores de TSH hace que las células se vuelvan cilíndricas desde la forma cúbica habitual.
3. **B**. El hipertiroidismo congénito surge de la sobreactivación de las células foliculares tiroideas en ausencia de estímulos, como la TSH o los anticuerpos antirreceptores de TSH. En esta afección, la infiltración de células inmunitarias está ausente.
4. **A.** Los síntomas y la localización de la masa son muy indicativos de un adenoma paratiroideo que secreta un exceso de PTH. Por tanto, se espera un aumento de las concentraciones de calcio en sangre.
5. **A.** A es la glándula paratiroides. B es la hipófisis en la porción intermedia, C es la neurohipófisis y D es la corteza suprarrenal.
6. **C**. Los síntomas de presentación («cara de luna», obesidad troncular y acumulación de grasa en la nuca, aumento de peso, cambios de humor) y la epidemiología (mayor incidencia en individuos con cariotipo 46,XX) concuerdan con la enfermedad de Cushing.
7. **A.** Los síntomas de la enfermedad de Cushing surgen por un exceso de hormonas cortico suprarrenales, principalmente cortisol y aldosterona. De las opciones, la ACTH es la principal hormona que estimula la corteza suprarrenal.
8. **A**. Debe examinarse la RM de la cabeza para confirmar o descartar un adenoma hipofisario que produzca un exceso de ACTH.
9. **A.** La extirpación quirúrgica del tumor que sobreestimulaba la corteza suprarrenal probablemente eliminó los corticotropos para mantener la concentración adecuada de ACTH, que se manifiesta como insuficiencia suprarrenal.
10. **A.** Un feocromocitoma es un tumor que se origina en las células cromafines secretoras de catecolaminas de la médula suprarrenal. Es un tumor poco frecuente, pero se encuentra en ambos sexos y es benigno en el 90 % de los casos.
11. **B.** Meningitis grave por la infección bacteriana (u ocasionalmente viral) grave por *N. meningitidis*, *S. pneumoniae*, *H. influenzae* o *P. aeruginosa* se asocian a inflamación de las glándulas suprarrenales hemorrágica bilateral. Por tanto, deben examinarse ambas glándulas suprarrenales en busca de signos de necrosis hemorrágica.
12. **D.** Los pinealocitos de la glándula pineal sintetizan melatonina en respuesta a las condiciones de luz y oscuridad y regulan el ritmo circadiano. En pacientes con trastornos del sueño, estas células pueden ser disfuncionales.
13. **D.** El momento y las características de los síntomas indican claramente que la hipófisis puede haber experimentado un infarto durante la cesárea de urgencia debido a un exceso de hemorragia por la rotura de la placenta.
14. **A.** El infarto hipofisario suele afectar la adenohipófisis; por tanto, es probable que los acidófilos de la población de células parenquimatosas de la adenohipófisis sean disfuncionales. La incapacidad para lactar confirma que el subtipo lactótropo de acidófilos se ha perdido o es disfuncional.
15. **D.** La célula en la *punta de la flecha* es una célula parafolicular (célula C) de la tiroides, la cual sintetiza y libera la hormona calcitonina, que se une a los receptores de calcitonina en la superficie de los osteoclastos, inhibiendo la reabsorción ósea por parte de los osteoclastos.

# 12

# Piel

## I. PUNTOS CLAVE: PIEL

La piel, considerada el órgano más pesado (aproximadamente 16 % del peso corporal), está formada por dos capas: la **epidermis** superficial, que está compuesta por epitelio, y la **dermis** subyacente, que consiste en tejidos conjuntivos.

**A. La piel contiene varios derivados epidérmicos o anexos cutáneos** (glándulas sudoríparas, folículos pilosos, glándulas sebáceas y uñas, así como las glándulas mamarias, que se revisarán en el capítulo 17). La piel y sus anexos reciben el nombre de **tegumento**.

**B. La piel protege al cuerpo de lesiones**, deshidratación e infecciones; regula la temperatura corporal; absorbe la radiación ultravioleta (UV), que es necesaria para la síntesis de vitamina D; y contiene receptores para los estímulos táctiles, caloríficos y dolorosos del ambiente externo. Además, la piel actúa como un órgano excretor por medio de las glándulas sebáceas, sudoríparas y apocrinas.

**C. Hipodermis**. Debajo de la piel hay una **capa más profunda**, que es la **fascia superficial**, llamada hipodermis. Esta capa, que *no* se considera parte de la piel, está formada por tejido conjuntivo laxo que fija débilmente la piel al tejido subyacente.

## II. EPIDERMIS

### A. Generalidades: epidermis

1. La epidermis es la **capa más superficial** de la piel, compuesta por **epitelio plano estratificado queratinizado**. Este tejido se deriva principalmente del **ectodermo** y consiste, predominantemente, en **queratinocitos** y otros tres tipos de células: **melanocitos**, **células dendríticas epidérmicas** (**células de Langerhans**) y **células epiteliales táctiles** (**células de Merkel**).
2. La **regeneración** de la epidermis tiene lugar continuamente por la mitosis de la capa más profunda de queratinocitos. Estas células suelen dividirse solo por la noche y son responsables del reemplazo completo del tejido epidérmico en un promedio de 30 días.
3. La epidermis presenta depresiones profundas llamadas **crestas epidérmicas**, que se interdigitan con proyecciones de la dermis (**crestas dérmicas**, **papilas dérmicas**) y producen una interfase ondulada. Cada cresta dérmica se subdivide a su vez en dos crestas dérmicas secundarias mediante una prolongación delgada de la epidermis, llamada **clavo interpapilar**. La superficie epidérmica forma elevaciones sobre las crestas dérmicas que se hacen visibles como **huellas digitales**, cuyo patrón se determina genéticamente y es única para cada individuo.
4. Los queratinocitos pueden sintetizar y liberar varias moléculas de señalización, como interleucinas (IL), interferones, factor de necrosis tumoral y factores estimulantes de colonias, que estimulan el sistema inmunitario.

## B. Capas epidérmicas (fig. 12-1 y tabla 12-1)

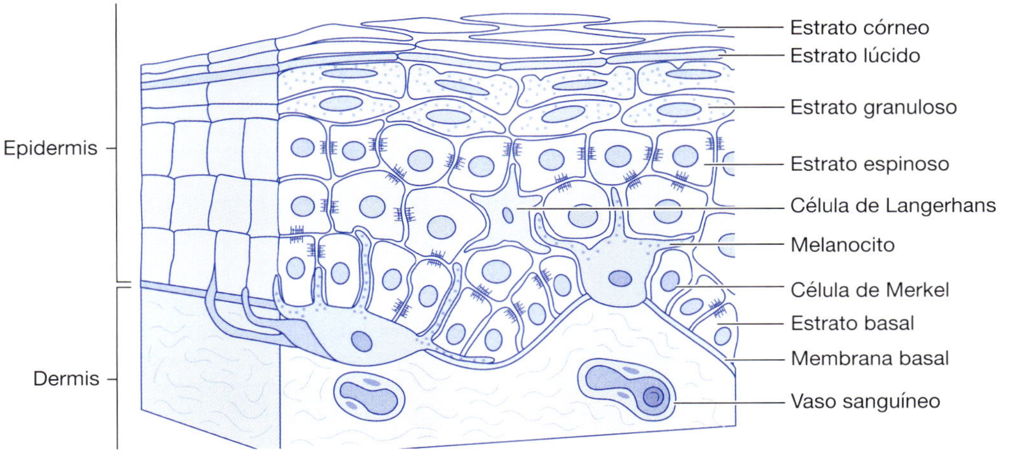


**FIGURA 12-1.** Capas de la epidermis. El estrato lúcido solo está presente en la piel gruesa y se observa mejor en la piel de las palmas de las manos y las plantas de los pies. Los melanocitos se encuentran entre los queratinocitos del estrato basal. (Adaptada con autorización de Ham AH, Cormack DH. *Histology*. 8th ed. J.B. Lippincott; 1979:625).

**Tabla 12-1 Características histológicas de la piel**

| División | Capa | Características |
|---|---|---|
| Epidermis[a] | Estrato córneo | Capa más superficial de la epidermis<br>Muchas «células» muertas aplanadas, llamadas *escamas*, empaquetadas con filamentos de queratina<br>Células superficiales que se desprenden continuamente |
| | Estrato lúcido | Capa homogénea de queratinocitos muertos; presente solo en la piel gruesa<br>Células sin núcleo ni orgánulos<br>Citoplasma empaquetado con filamentos de queratina eleidina |
| | Estrato granuloso | Queratinocitos nucleados aplanados dispuestos en 3-5 capas<br>Células con muchos gránulos gruesos de queratohialina dispersos asociados con tonofilamentos<br>Queratinocitos que contienen gránulos (impermeables) ocasionalmente presentes |
| | Estrato espinoso | Varias capas de queratinocitos, llamadas células espinosas por su aspecto espinoso debido a desmosomas entre las células (puentes intercelulares)<br>Los queratinocitos en la región superficial contienen gránulos (impermeables) delimitados por membrana<br>Queratinocitos mitóticamente activos, en especial los de las capas profundas<br>Células dendríticas epidérmicas (de Langerhans) dispersas en esta capa |
| | Estrato basal (estrato germinativo) | Capa más profunda de la epidermis, formada por una capa única de queratinocitos cúbicos altos<br>Queratinocitos mitóticamente activos<br>Melanocitos y células de Merkel dispersos en esta capa |
| Dermis[b] | Capa papilar | Capa delgada superficial de tejido conjuntivo que se interdigita con las crestas epidérmicas de la epidermis<br>Forma papilas dérmicas donde puede haber corpúsculos táctiles (de Meissner) y asas capilares<br>Compuesto de tejido conjuntivo laxo |

*(continúa)*

**Tabla 12-1 Características histológicas de la piel *(continuación)***

| División | Capa | Características |
|---|---|---|
| | Capa reticular | Parte externa de la dermis en la profundidad de la capa papilar<br>Compuesto de tejido conjuntivo denso irregular con haces gruesos de fibras de colágeno (tipo I) y fibras elásticas<br>Arterias, venas y vasos linfáticos presentes<br>Se localizan en ella glándulas sudoríparas y sus conductos, corpúsculos laminares (de Pacini) y nervios<br>En la piel delgada tiene folículos pilosos, glándulas sebáceas y músculos erectores del pelo |

[a] Epitelio plano estratificado queratinizado.
[b] Tejido conjuntivo.

1. El **estrato basal** (**estrato germinativo**) es la **capa más profunda** de la epidermis y está compuesta principalmente por queratinocitos de forma cúbica a cilíndrica. Estas células **con actividad mitótica** están unidas directamente a la lámina basal de la membrana basal por **hemidesmosomas** y entre sí por desmosomas. Los **melanocitos** productores de pigmento y los receptores sensoriales delgados, las **células epiteliales táctiles** (**células de Merkel**), también están dispersos a lo largo de esta capa.
2. El **estrato espinoso** está formado por unas pocas capas de queratinocitos poliédricos anclados entre sí y con células en la capa superior e inferior mediante numerosos **desmosomas**. Las fibras intermedias de queratina que se unen y refuerzan los desmosomas se denominan en conjunto **tonofilamentos**. El procesamiento histológico a menudo contrae los queratinocitos entre sí, excepto en los sitios de los desmosomas, lo que deja una impresión de células con espinas; por consiguiente, los queratinocitos en esta capa también son conocidos como **células espinosas**. Los queratinocitos de las partes más profundas del estrato espinoso también son **mitóticamente activos**. Las **células dendríticas epidérmicas** (**células de Langerhans**), derivadas de la población fagocítica mononuclear de células inmunitarias también están presentes en esta capa.
   a. En las regiones superficiales del estrato espinoso hay queratinocitos que:
      (1) Tienen **gránulos cubiertos por membrana** (**cuerpos de Odland**, **cuerpos laminares**), llenos de lípidos, en especial glucoesfingolípidos, ceramidas y fosfolípidos. Algunos de estos materiales se liberan en los espacios intercelulares, creando láminas lipídicas que son **impermeables al agua** y a **muchas sustancias extrañas**.
      (2) También forman **gránulos de queratohialina** no unidos a membrana, que contienen proteínas **filagrina** y **tricohialina**. Los gránulos de queratohialina envuelven los haces de tonofilamentos, haciendo que formen enlaces cruzados, de modo que generan haces *gruesos* de **tonofibrillas**.
   b. La **capa de Malpighi** (estrato de Malpighi) está formada por el estrato espinoso y el estrato basal. Casi toda la actividad mitótica de la epidermis ocurre en esta región y se realiza solo por la noche. Se piensa que la interleucina-1 (IL-1) y el factor de crecimiento epitelial facilitan la actividad mitótica de estas células, mientras que el factor de crecimiento transformante la suprime.

**PERLAS CLÍNICAS**

La **radiación UV** es la principal causa de los tres tipos de cáncer en la piel. El carcinoma basocelular (CBC) es el tipo más común de cáncer de piel (80 % de los cánceres de piel no melanoma), y el carcinoma de células escamosas (CCE) es el segundo tipo más común (20 % de los cánceres de piel no melanoma), ambos originados en los queratinocitos epidérmicos. El melanoma se origina en los melanocitos, y aunque su incidencia es mucho menor que la de CBC y CCE, es el cáncer más agresivo y se asocia con una alta tasa de mortalidad, especialmente si el cáncer se ha diseminado. De los dos cánceres de tipo no melanoma, el CCE es más agresivo y está asociado con una tasa de mortalidad más alta que el CBC. Los rayos UV del sol alcanzan la Tierra como ondas longitudinales continuas, aunque, para fines de los estudios dermatológicos, se describen como si estuvieran formados por tres ondas discontinuas de diferente longitud, en donde los rayos UVA son los de mayor longitud (320-400 nm), los UVC son los más cortos (<290 nm) y los UVB ocupan la banda intermedia (290-320 nm). El componente principal de los rayos solares (cerca del 95 %) son las bandas UVA, las cuales se piensa son el componente más relacionado con el cáncer, porque no solo tiene la capacidad de penetrar en la capa más profunda de la piel, sino que también es el componente más constante de la radiación UV solar, sin importar la época del año, y atraviesa sin disminuirse a través de las nubes y el vidrio. Aunque la radiación UVB también penetra todas las capas de la piel y causa los tres tipos de cáncer, no es capaz de penetrar el vidrio y su intensidad cambia con la época del año (es más fuerte entre las 10 a.m. y 4 p.m., y solo durante la primavera tardía, el verano y principios de otoño). La mayor parte del daño causado por los rayos UVB se restringe a las capas más superficiales de la piel. La radiación UVC es incapaz de penetrar la capa de ozono que recubre la Tierra y no se considera que tenga un efecto biológico. La radiación UVA y la UVB, además de inducir el desarrollo de cáncer, también causan el «fotoenvejecimiento», que consiste en una aceleración en la aparición de arrugas y pérdida de la elasticidad de la piel.

Un protector solar con un factor de protección (SPF) de 15 o mayor puede proteger contra la longitud de onda UVB, que ocasiona las quemaduras, pero no protege contra la radiación UVA. Para conseguir la mejor protección, se recomienda el uso de protectores solares como los aprobados por la Food and Drug Administration (FDA) de Estados Unidos (que contienen los principios activos octocrileno, dióxido de titanio y óxido de cinc), que cubren contra el daño ocasionado por la radiación UVA y la UVB.

3. El **estrato granuloso** es la capa más superficial de la epidermis donde tres a cinco capas de queratinocitos aplanados aún están vivos. Las células contienen **gránulos de queratohialina** mayores (**tonofibrillas**) y **gránulos cubiertos de membrana**.
   a. Los **gránulos de queratohialina** se tiñen intensamente con tinciones basófilas, por lo que esta capa es fácilmente identificable en los cortes histológicos.
   b. Los queratinocitos en las capas superficiales del estrato granuloso forman **uniones estrechas** entre sí y con las células de la capa epidérmica superior. Las proteínas transmembrana **claudina** y **ocludina**, que forman estas uniones estrechas, son abundantes en esta capa.
   c. El contenido lipídico de los gránulos de cubierta de membrana se libera en el espacio extracelular para formar una barrera impermeable al agua, lo cual impide que los nutrimentos lleguen a la capa más superficial de las células del estrato granuloso y a las de los estratos lúcido y córneo. Los queratinocitos desnutridos sufren apoptosis y se convierten en «cáscaras» **llenas de queratohialina y tonofibrillas**. La capa impermeable impide que en las capas epidérmicas ingresen líquidos desde el ambiente externo y también reduce al mínimo la pérdida de líquidos del cuerpo.
4. El **estrato lúcido** es una capa homogénea y transparente superficial al estrato granuloso; a menudo, es difícil de distinguir en los cortes histológicos. Solo se encuentra en la **piel gruesa de las palmas** y **las plantas**. Los queratinocitos muertos en esta capa poseen abundantes tonofibrillas embebidas en queratohialina, que suelen recibir el nombre de **eleidina**.
5. El **estrato córneo** es la **capa más superficial** de la epidermis (**fig. 12-2**), compuesta por hasta 15 o 20 capas de queratinocitos muertos, aplanados y llenos de un **complejo de queratohialina y queratina**. Estas estructuras planas y poligonales **no viables parecidas a hojuelas** reciben el nombre de **escamas** (o células córneas) y se desprenden continuamente de la capa más superficial.
   a. El complejo de queratohialina y queratina recubre la membrana plasmática de las células del estrato córneo y es reforzado aún más por tres proteínas: la **involucrina**, la **pequeña proteína rica en prolina** y la **loricrina**, con lo que constituye una gruesa **envoltura celular queratinizada**.
   b. La sustancia rica en lípidos liberada de los gránulos de cubierta de membrana en los estratos espinoso y granuloso persiste y forma una **cubierta lipídica** alrededor de cada célula córnea.
   c. La envoltura cornificada y la cubierta lipídica constituyen en conjunto la **envoltura celular queratinizada compuesta**.
6. Las escamas en la capa más externa se desprenden continuamente por el proceso conocido como **descamación**. El ritmo de desprendimiento concuerda con el ritmo de renovación de las células de los estratos basal y espinoso, lo que mantiene el espesor de la piel y la estabilidad estructural de la envoltura celular queratinizada compuesta.

## PERLAS CLÍNICAS

La **psoriasis vulgar** (**psoriasis en placas**) es una afección inflamatoria crónica que involucra la hiperproliferación de los queratinocitos epidérmicos y se manifiesta como placas inflamatorias enrojecidas en la piel, cubiertas por una capa de costras blancas y escamosas que pueden formarse en cualquier parte del cuerpo. Además del aumento en la actividad mitótica, los queratinocitos tienen un ciclo celular más corto que las células de la capa de Malpighi, lo que resulta en una renovación de la epidermis en pocos días, en lugar de tomar un mes. El crecimiento rápido de la epidermis induce un incremento en el flujo sanguíneo, lo que puede ocasionar inflamación (ambos procesos pueden causar eritema). La psoriasis es una afección compleja y multifactorial cuya patogenia aún se comprende poco, aunque se han observado influencias tanto genéticas como inmunomediadas. Una vez que se desencadena la afección, se produce un reclutamiento significativo de leucocitos, especialmente de linfocitos T activados, y un aumento subsecuente de citocinas, como IL-12 e IL-23, interferón $\gamma$ y factor de necrosis tumoral $\alpha$, en la epidermis y la dermis de la piel.

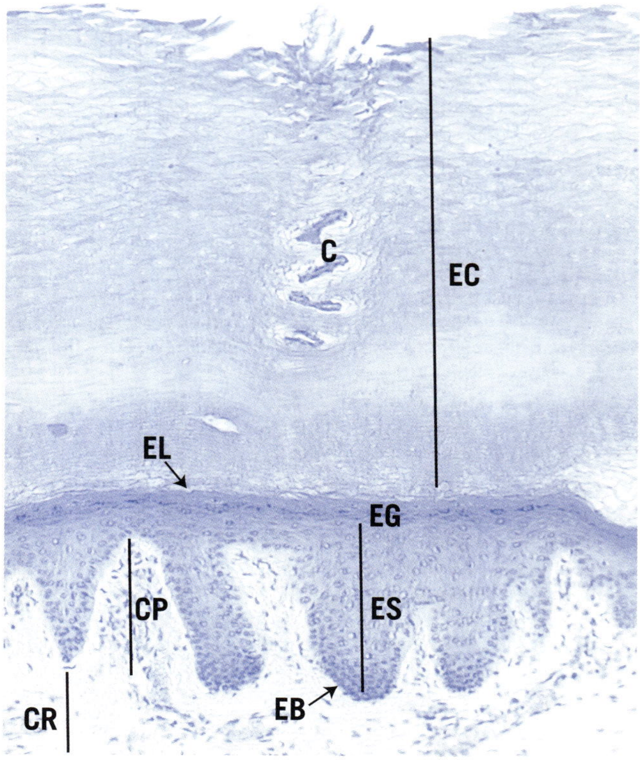


**FIGURA 12-2.** Micrografía de la piel gruesa de una palma humana. Se observa el conducto (C) de la glándula sudorípara a la mitad de la imagen mientras cruza en forma de espiral a través del grueso estrato córneo (EC). El delgado estrato lúcido (EL) está situado entre el EC y el estrato granuloso (EG). El grueso estrato espinoso (ES) y el estrato basal (EB) de una sola capa constituyen lo que resta de la epidermis. La dermis se compone de dos capas: la delgada capa papilar (CP), que se interdigita con la epidermis, y la capa reticular (CR), mucho más gruesa, cuya extensión completa no se muestra en esta micrografía (270×).

### C. Células no queratinocitos en la epidermis: melanocitos, células dendríticas epidérmicas y células epiteliales táctiles (tabla 12-2)

1. Los **melanocitos** (*véase* fig. 12-1) son derivados de células de la cresta neural que migran y se integran con el estrato basal y se diferencian primero en **melanoblastos** y luego en **premelanocitos**, que forman hemidesmosomas con la lámina basal, sin embargo, no establecen uniones adherentes con los queratinocitos. Bajo la influencia del factor de **células madre**, algunos premelanocitos pueden diferenciarse permanentemente en melanocitos y emitir prolongaciones celulares, denominadas

**Tabla 12-2 Células no queratinocitos de la epidermis**

| Célula | Localización | Origen | Porcentaje de las células de la epidermis (%) | Función |
|---|---|---|---|---|
| Melanocito | Estrato basal | Células de la cresta neural | 2-3 | Sintetizador de melanina |
| Célula dendrítica epidérmica (de Langerhans) | Estrato espinoso | Médula ósea | 2-4 | Fagocitosis<br>Presentador de antígenos |
| Célula epitelial táctil (de Merkel) | Estrato basal | Células de la cresta neural o ectodermo no neural | 1-5 | Mecanorreceptores |

**dendritas**, entre los queratinocitos del estrato espinoso. Un solo melanocito hace contacto con un cierto número de queratinocitos y les suministra pigmentos; este grupo de células se conoce como **unidad de melanina epidérmica**.

**a.** Los melanocitos poseen **melanosomas**, orgánulos relacionados con los lisosomas en los cuales se sintetiza el pigmento melanina bajo la influencia de la hormona hipofisaria **hormona estimulante de melanocitos** (**MSH**, *melanocyte-stimulating hormone*). La MSH se une a los **receptores transmembrana de melanocortina 1** (**MC1R**), lo cual activa el **factor de transcripción relacionado con microftalmia** que induce la síntesis de melanina por una enzima sensible a la radiación UV, la **tirosinasa**. Los MC1R también inducen a los melanocitos a iniciar el ciclo celular y activa vías para la reparación del ácido desoxirribonucleico (ADN), y estimula la formación de antioxidantes. Los dos tipos de melanina sintetizados por los melanocitos son la eumelanina y la feomelanina.

**(1)** La **eumelanina** (o simplemente **melanina** para este libro) tiene dos variantes: la café y la negra, ambas le otorgan a la piel una coloración oscura. Con el paso de la edad, solo se produce la melanina negra. La melanina es fotoprotectora (p. ej., absorbe la radiación UV y protege del daño al ADN de las células epidérmicas).

**(2)** La **feomelanina** tiene un color de rojizo a amarillo y le confiere a la piel una coloración ligeramente rosada. La feomelanina no confiere la misma protección que la melanina contra el daño al ADN.

**(3)** Los melanosomas maduros que contienen melanina son transportados en el interior de las dendritas a lo largo de los microtúbulos y, una vez en el extremo distal, se transfieren a vías de la actina F para el suministro en el espacio extracelular.

**(4)** Se cree que la transferencia de melanosomas desde los melanocitos hasta los queratinocitos se produce mediante la fagocitosis de la melanina liberada de los melanosomas a través de la exocitosis.

**b.** Una vez dentro de los queratinocitos (**fig. 12-3**), la melanina migra a la región supranuclear y forma una **barrera física** entre el núcleo del queratinocito y los rayos UV incidentes, con lo que previenen un posible daño al ADN por la radiación UV.

**(1)** Al parecer, la cantidad de melanocitos por unidad de área de piel es la misma en todas las personas independientemente del color de la piel, y suma alrededor del 3 % de toda la población de células epidérmicas.

**(2)** Las diferencias de pigmentación se deben al ritmo de síntesis de melanina, el tamaño de los melanosomas, su contenido, la rapidez de transferencia y los patrones de degradación.

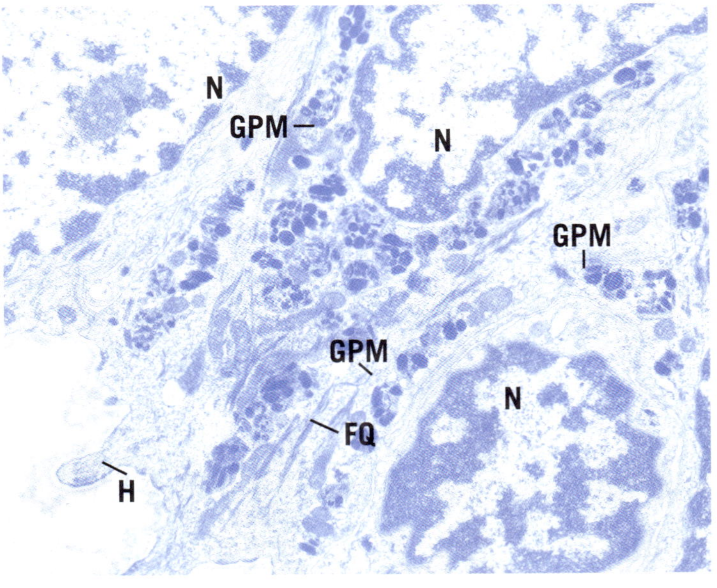


**FIGURA 12-3.** Micrografía electrónica de un queratinocito en el estrato basal de la piel. Los gránulos de pigmento de melanina (GPM) son abundantes en el citoplasma y han sido transferidos a las células a través de procesos de melanocitos. Se observan unos pocos filamentos de queratina (FQ), mitocondrias y porciones del núcleo (N). La base de los queratinocitos en esta capa se une a la lámina basal mediante hemidesmosomas (H); la unión entre las caras laterales se da a través de desmosomas (9 500×).

## PERLAS CLÍNICAS

El **melanoma** es un tipo de cáncer de piel que se origina en los melanocitos en el estrato basal. Los signos tempranos del melanoma incluyen alteraciones de algún lunar que pueden acompañarse de dolor, comezón o sensación de ardor. El color de las lesiones puede variar desde negro a café o azul y, ocasionalmente, hasta rosa. Cualquier lesión pigmentaria que ha cambiado de color, sea asimétrica con bordes irregulares y haya incrementado de tamaño, especialmente con más de 6 mm de diámetro, debe considerarse sospechosa. Los melanomas pueden aparecer en cualquier parte del cuerpo, pero ocurren sobre todo en las regiones que están expuestas a la luz solar. El melanoma también puede surgir de los melanocitos en la úvea del ojo.

Se piensa que, aproximadamente el 85 % de los melanomas se deben a la exposición a la radiación UV del sol. Aunque los melanomas malignos representan menos del 1 % de los casos de cáncer de piel, este es responsable de la mayoría de las muertes por cáncer de piel.

La incidencia de los melanomas malignos aumenta rápidamente en Estados Unidos. De acuerdo con la American Cancer Society, se estima que se diagnosticarán 97 610 nuevos casos de melanoma cutáneo invasivo y que resultarán en 7 990 fallecimientos en dicho país en el año 2023.

El polimorfismo de un solo nucleótido que codifica para MC1R ocasiona la pérdida de la función de los receptores MSH, lo que da lugar a la síntesis de feomelanina y la falta de las vías para la reparación del ADN y la formación de antioxidantes. Las mutaciones en varios genes supresores de tumores, como *CDKN2A* (*p16*), *CDK4*, *RB1*, *CDKN2A* (*p19*), *PTEN/MMAC1* y *ras*, también se encuentran implicadas en el melanoma esporádico y hereditario.

2. Las **células dendríticas epidérmicas** (**células de Langerhans**) se originan en la médula ósea como monocitos que circulan por el torrente sanguíneo. Los monocitos, que entran en la dermis y luego migran hacia la epidermis para residir principalmente en el **estrato espinoso**, se diferencian en células dendríticas epidérmicas. Estas células independientes no establecen uniones adherentes con los queratinocitos.
   a. Las células dendríticas epidérmicas expresan diversas proteínas transmembrana relacionadas con la inmunidad, tales como CD1a, complejo mayor de histocompatibilidad (MHC, *major histocompatibility complex*)-I, MHC-II, receptores C3b y receptores para la inmunoglobulina G (IgG), que, una vez unidos a ligandos, inician respuestas inmunitarias.
   b. Estas células también funcionan como **células presentadoras de antígenos** en las respuestas inmunitarias contra **antígenos de contacto** (**alergias de contacto**) y contra algunos injertos de piel. Fagocitan antígenos y viajan a un ganglio linfático, donde presentan los epítopos a los linfocitos T y, de este modo, inician una **reacción de hipersensibilidad de tipo tardío**.
3. Las **células epiteliales táctiles** (**de Merkel**) se encuentran en un número reducido en el **estrato basal**, cerca de áreas de tejido conjuntivo bien vascularizado y muy inervado.
   a. Se piensa que derivan de células de la cresta neural, pero al poseer desmosomas y filamentos de queratina, se ha sugerido un origen ectodérmico no neural.
   b. Su citoplasma pálido contiene **pequeños gránulos de núcleo denso** que son similares a los de algunas células del sistema neuroendocrino difuso, por lo que se presume que albergan productos neurosecretores.
   c. Hacen sinapsis con terminaciones axónicas de neuronas sensitivas mielínicas que forman **complejos axón-célula de Merkel** que probablemente funcionan como **mecanorreceptores**. Al parecer, estos mecanorreceptores son más abundantes en zonas que requieren una mayor percepción sensitiva aguda, como las puntas de los dedos.

**D.** La **piel delgada** y la **gruesa** se distinguen por el **espesor de la epidermis**.

1. La **piel gruesa** tiene una epidermis de 400-600 μm de espesor con un estrato córneo prominente, un estrato granuloso bien desarrollado y un estrato lúcido a menudo bien delimitado. Recubre las palmas de las manos y las plantas de los pies. **Carece** de folículos pilosos, glándulas sebáceas y músculos erectores del pelo.
2. La **piel delgada** tiene una epidermis de 75-150 μm de espesor, con un estrato córneo mucho menos prominente. La piel delgada carece de estrato lúcido y a veces también de estrato granuloso, aunque contiene células individuales parecidas a las células de estas capas. La piel delgada recubre la mayor parte del cuerpo y contiene folículos pilosos, glándulas sebáceas y músculos erectores del pelo.

## PERLAS CLÍNICAS

La **epidermólisis ampollosa** (**EA**) es un grupo de enfermedades **hereditarias** de la piel caracterizadas por la **formación de ampollas** después de un traumatismo menor. Estas afecciones están asociadas con el debilitamiento de los hemidesmosomas, lo que resulta en una unión frágil entre la epidermis y la dermis. Los cuatro principales tipos de EA son la simple, la de unión, la distrófica y la adquirida. Varían en el grado de gravedad y el locus de la alteración genética. Más del 90 % de las **EA** son del **tipo simple**, donde la alteración genética ocurre en los genes de las queratinas 5 y 14, lo que resulta en la formación de filamentos intermedios defectuosos que anclan y estabilizan los hemidesmosomas. En este padecimiento, las ampollas se presentan en la región del traumatismo, principalmente palmas y plantas. El segundo tipo más prevalente es la **EA distrófica** (cerca del 5 % de los casos), donde la alteración genética involucra al colágeno de tipo VII, que forma las fibras de fijación. El número de fibras de fijación disminuye gradualmente y se forman ampollas no solo en la piel, sino también en el revestimiento epitelial del esófago. La piel y el esófago de los individuos afectados muestran graves cicatrices que resultan de las infecciones por la falta de una adecuada cicatrización. Muchos pacientes con EA distrófica desarrollan carcinoma de células escamosas (CCE), que es una de las principales causas de muerte en estas personas antes de que alcancen 30 años de edad.

# III. DERMIS

La **dermis** es una capa **de origen mesodérmico** de tejido conjuntivo de la piel que se encuentra por debajo de la epidermis. La dermis consta de dos subcapas mal definidas, la delgada **capa papilar superficial** y una **capa reticular** más extensa y **profunda** (*véase* tabla 12-1).

**A. La dermis papilar superficial es delgada**, irregular (*véase* fig. 12-2) y forma **crestas dérmicas** (**papilas dérmicas**), que se interdigitan con las prolongaciones epidérmicas (**crestas epidérmicas**) formando la unión dermoepidérmica. La capa papilar está formada por tejido conjuntivo delgado laxo que contiene fibroblastos, fibras de colágeno de tipo III, fibras elásticas finas y asas capilares. Los receptores de tacto fino, **corpúsculos** táctiles (**de Meissner**), están presentes en esta capa y proporcionan sensaciones discriminatorias entre dos puntos de contacto en la piel. Fibras nerviosas amielínicas finas viajan por la capa papilar y se extienden hacia los espacios extracelulares de la epidermis, donde funcionan como receptores de dolor.

**B. La dermis reticular, más profunda, es mucho más gruesa** y constituye la mayor parte de la dermis. Está formada por tejido conjuntivo irregular rico en **fibras de colágeno de tipo I** y **fibras elásticas** gruesas. En sus partes más profundas puede contener **corpúsculos laminares** (**de Pacini**; **fig. 12-4**), que son receptores de presión, así como los **corpúsculos bulbosos** (**bulbos terminales de Krause**), que antiguamente se creía eran receptores de frío, pero cuya función es incierta. Los receptores difusos especializados se consideran en el capítulo 19.

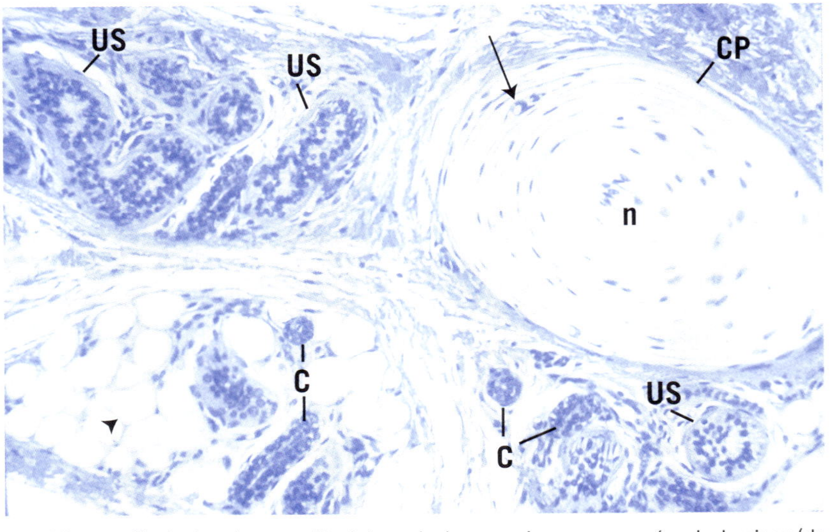


**FIGURA 12-4.** Micrografía óptica de una glándula sudorípara ecrina y un corpúsculo laminar (de Pacini) en la dermis de la piel. Las glándulas sudoríparas también se encuentran en la hipodermis junto con los adipocitos (*punta de flecha*). Las unidades secretoras (US) de las glándulas sudoríparas están envueltas por procesos digitiformes de las células mioepiteliales y se tiñen menos que los conductos (C) revestidos por epitelio cúbico estratificado. El corpúsculo de Pacini (CP) se observa en lo profundo de la dermis y está formado por un nervio central (n) rodeado por capas concéntricas de tejido conjuntivo. Puede verse el núcleo de los fibroblastos y también hay un capilar (*flecha*) que permite nutrir la estructura. Los corpúsculos de Pacini son mecanorreceptores que responden a la presión profunda (150×).

**C.** En las distintas ubicaciones y profundidades de la dermis se encuentran los **anexos de la piel**; estos incluyen dos tipos de glándulas sudoríparas (ecrinas y apocrinas), glándulas sebáceas, folículos pilosos y uñas.

**PERLAS CLÍNICAS**

Los **queloides** son una proliferación anómala de tejido cicatricial que se forma en el sitio de una lesión en la piel. En lugar de reducirse como deberían, el tejido cicatricial crece más allá de los márgenes de la lesión original. La incidencia de queloides es 15 veces mayor en personas con piel más pigmentada que en personas con menos pigmentación, y la edad típica de aparición es entre los 10 y los 30 años. Los queloides son benignos y no tienen potencial maligno, pero pueden provocar molestias tales como prurito y dolor. Además, si el queloide se forma a través de una articulación, la movilidad de esta puede verse reducida. No existe una medida terapéutica única y más eficaz para los queloides; por ello, la prevención debe ser la principal consideración. El tratamiento para los queloides puede incluir la extirpación quirúrgica del mismo, la infiltración con corticoesteroides, la crioterapia (usando nitrógeno líquido) o la terapia con láser.

**PERLAS CLÍNICAS**

Las quemaduras, lesiones causadas por contacto con calor, fricción, agentes cáusticos, electricidad o exposición a radiaciones, se clasifican en tres categorías en función del número de capas celulares dañadas.

1. Las **quemaduras superficiales (de primer grado)** son lesiones en las que el daño se limita a las capas superficiales del **epitelio** (normalmente la epidermis de la piel o el revestimiento epitelial de la boca). Hay dolor, hinchazón y enrojecimiento, pero no se forman ampollas. En las capas más profundas de la epidermis quedan células mitóticamente activas que se dividen y reemplazan a las células dañadas o destruidas.
2. Las **quemaduras de espesor parcial (segundo grado)** son de dos tipos: **de espesor parcial superficial** y **de espesor parcial profundo**.
   a. Las **quemaduras superficiales de espesor parcial** afectan no solo las capas superficiales, sino también capas más profundas del epitelio y la capa papilar de la dermis (capa superficial de tejido conjuntivo de la piel). Es muy dolorosa, hay hinchazón y enrojecimiento, y se forman ampollas.
   b. Las **quemaduras profundas de espesor parcial** afectan todo el espesor del epitelio y el espesor parcial de la capa reticular (capa profunda) de la dermis. En lugar de dolor, hay presión, pueden o no formarse ampollas y la lesión es de color blanco a amarillento.
3. Las **quemaduras de espesor total (tercer grado)** afectan todo el espesor de la epidermis y la dermis. Dado que los nervios de la piel están destruidos, el dolor es mínimo. La lesión es de color blanco a pardo claro.

## IV. GLÁNDULAS DE LA PIEL (fig. 12-5)

Durante el desarrollo, las células epidérmicas de determinadas regiones proliferan y crecen hacia la dermis. Las células de las regiones más profundas del crecimiento descendente se diferencian en las células secretoras, y las regiones superficiales que mantienen la continuidad con la epidermis se diferencian en los conductos.

**A. Las 3-4 millones de glándulas sudoríparas ecrinas** (*véase* fig. 12-4) son **glándulas simples en forma de tubo enrollado** constituidas por una unidad secretora y un conducto único. Estas glándulas están presentes en la piel en la mayor parte del cuerpo, pero no en los labios ni en determinadas regiones de los genitales externos. Las glándulas sudoríparas ecrinas participan en la regulación de la temperatura corporal, conservando electrólitos y excretando sudor acuoso con bajas concentraciones de urea y ácido láctico. Son estimuladas por inervación simpática como resultado del incremento de la temperatura.

1. La **unidad secretora de las glándulas sudoríparas ecrinas** mide alrededor de 0.4 mm de diámetro, se encuentra dentro de la dermis y está formada por tres tipos de células.
   **a.** Las **células oscuras** revisten la luz de la glándula y contienen muchos gránulos secretores con abundante mucinógeno.
   **b.** Las **células claras** se encuentran debajo de las células oscuras y contienen abundantes mitocondrias y glucógeno. Contienen canalículos intercelulares que se extienden hasta la luz de la glándula. Estas células secretan una sustancia acuosa rica en electrólitos.
   **c.** Las **células mioepiteliales** están dispersas en una capa incompleta debajo de las células claras. Se tiñen bien con colorantes acidófilos y se identifican fácilmente en cortes histológicos debido al alto contenido de proteínas contráctiles en su citoplasma. Sus contracciones ayudan a exprimir las secreciones glandulares hacia el conducto.

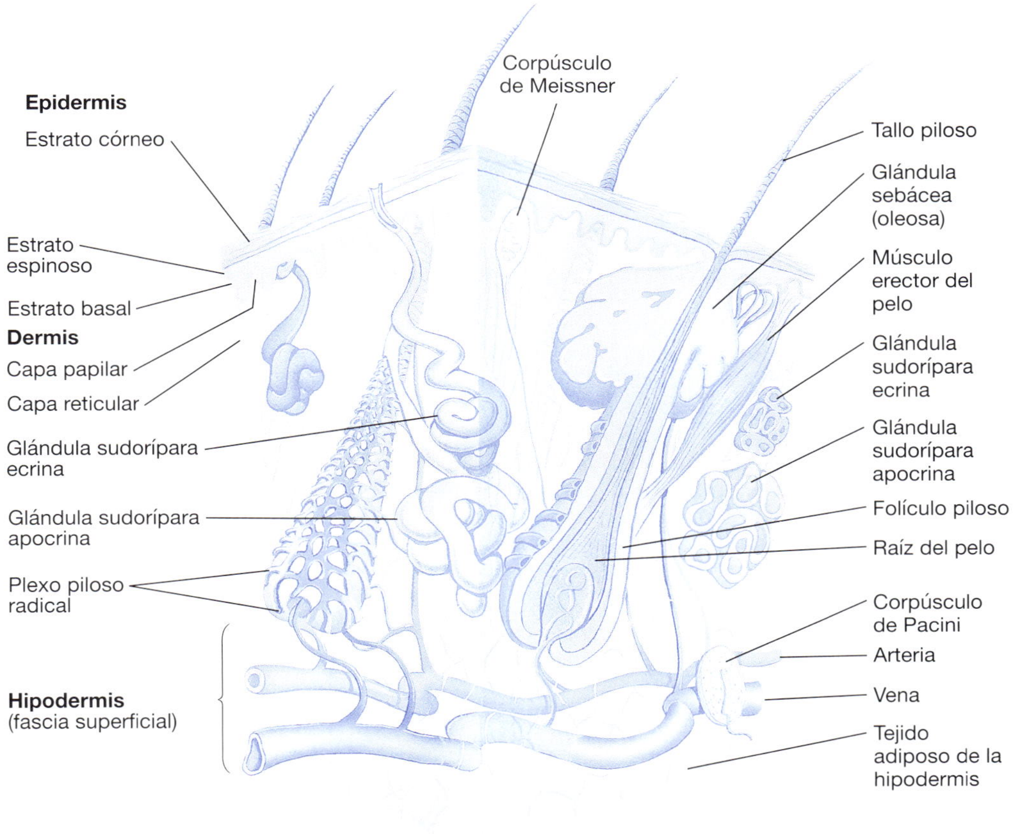


Se conoce a la piel y a sus anexos (**pelo, glándulas sudoríparas** [**ecrinas y apocrinas**], **glándulas sebáceas y uñas**) como *tegumento*. La piel puede ser **gruesa** o **delgada**, dependiendo del grosor de su epidermis. La epidermis de la piel gruesa se compone de cinco capas distintas de **queratinocitos** (estratos basal, espinoso, granuloso, lúcido y córneo) intercalados con tres tipos de células adicionales: **melanocitos**, **células de Merkel** y **células de Langerhans**. La epidermis de la piel delgada carece de estratos granulosos y lúcidos, aunque las células individuales que constituyen las capas ausentes sí se encuentran presentes.

**FIGURA 12-5.** Diagrama donde se ilustra la piel y sus anexos. (Reimpresa con permiso de Gartner LP, Lee LMJ. *Gartner and Hiatt's Atlas and Text of Histology*. 8th ed. Wolters Kluwer; 2023:300).

2. El **conducto** de las glándulas sudoríparas ecrinas (*véase* fig. 12-4) es largo, estrecho y está revestido por **células cúbicas estratificadas**, que contienen filamentos de queratina y tienen una red terminal prominente.
   a. El conducto parte de la unidad secretora hacia las porciones superficiales de la dermis para penetrar en el **clavo interpapilar** de la epidermis, donde terminan las células del conducto. A partir de este punto, el lumen del conducto forma una espiral a través de la epidermis, está revestido por los queratinocitos y se abre directamente a la superficie de la piel para formar un **poro sudoríparo** (fig. 12-2).
   b. Las células ductales en la dermis pueden modificar el contenido del sudor mediante la reabsorción de algunos electrólitos y secretan otras sustancias (urea, ácido láctico, iones y ciertos fármacos).

## PERLAS CLÍNICAS

La **hiperhidrosis** se define como una producción excesiva de sudor por las glándulas sudoríparas ecrinas, sobre todo en las palmas de las manos, las plantas de los pies y las axilas, por encima de las necesidades de termorregulación. La hiperhidrosis puede deberse a una desregulación autónoma o ser secundaria a otras afecciones. En 2018, la Food and Drug Administration (FDA) de Estados Unidos aprobó un anticolinérgico, el tosilato de glicopirronio impregnado en un paño tópico, para la hiperhidrosis axilar primaria. Los medicamentos anticolinérgicos, los sedantes y los bloqueadores del calcio también pueden utilizarse para el tratamiento sistémico de la hiperhidrosis. Sin embargo, deben tenerse en cuenta los efectos secundarios adversos, como xerostomía, sequedad ocular y estreñimiento. Las inyecciones de **Botox**® también son anticolinérgicas y más eficaces para tratar zonas localizadas mediante la introducción directa de la neurotoxina en la piel de las palmas de las manos, las plantas de los pies o las axilas. La toxina bloquea los impulsos nerviosos simpáticos hacia las células de las glándulas sudoríparas ecrinas y reduce su capacidad secretora. Una sola inyección de bótox puede dar meses de alivio y las inyecciones pueden repetirse al volver la sudoración excesiva.

**B.** Las **glándulas sudoríparas apocrinas** (*véase* fig. 12-5) son **glándulas sudoríparas especializadas** de gran tamaño y enrolladas de manera simple. Tienen un diámetro aproximado de 3 mm. Se encuentran en distintas partes del cuerpo (p. ej., axilas, aréola del pezón, región perineal) y las **glándulas ceruminosas** (**cerumen**) del conducto auditivo externo. Las glándulas apocrinas son estimuladas por inervación simpática, por lo general en respuesta a condiciones estresantes.

1. Estas glándulas empiezan a funcionar al inicio de la pubertad y reaccionan a **estímulos hormonales**; sus grandes unidades secretoras se localizan en la dermis e hipodermis, y están rodeadas por células mioepiteliales dispersas. A diferencia de lo que ocurre en las glándulas ecrinas, las unidades secretoras constan de un solo tipo celular que secreta líquidos viscosos e inodoros en los folículos pilosos en lugar de poros sudoríparos. Las bacterias en la superficie de la piel metabolizan estas secreciones y producen olores un tanto específicos de cada individuo.
2. Estas glándulas sudoríparas utilizan la **secreción merocrina** (exocitosis) como modo de secreción, no mediante la liberación de una porción de citoplasma, como podría implicar el término «apocrina» en la denominación de la glándula.

**PERLAS CLÍNICAS**

La **osmidrosis axilar** (**olor corporal axilar**) es ocasionada por el metabolismo bacteriano de las secreciones de las **glándulas apocrinas** que contienen ácidos grasos, androstenona y androstenol. Cada individuo tiene un olor distintivo que es tan característico que los padres pueden reconocer a sus hijos biológicos y los lactantes pueden reconocer a sus madres por estos indicios de aroma. Ahora se sabe que un gen en particular, el *ABCC11*, conocido originalmente por codificar para la proteína multirresistente 8, transporta pequeñas moléculas dentro y fuera de las células. Los individuos que presentan un **polimorfismo de cambio de sentido en un solo nucleótido** de este gen que proviene de ambos padres (**alelo AA**), es decir, una mutación puntual en la que un solo nucleótido de guanina es cambiado por una adenina, no tienen olor corporal y presentan cerumen seco. Los individuos con otros alelos, GA y GG, tienen cerumen húmedo y olor corporal. El alelo AA está distribuido de manera amplia entre los coreanos y muchas nacionalidades de la región oriental de Asia, pero está totalmente ausente en africanos, afroamericanos y la mayoría de los caucásicos.

**C. Glándulas sebáceas** (*véase* fig. 12-5). Son **glándulas acinares ramificadas** que emplean el modo de secreción **holocrina**. El grupo de ácinos de una glándula vierte sus secreciones en un conducto único y corto, que desemboca en el cuello de un folículo piloso. Estas glándulas están modificadas como las glándulas tarsales (**glándulas de Meibomio**) en el párpado.

1. Las glándulas sebáceas se encuentran dentro de la dermis y están asociadas con los folículos pilosos de la mayor parte de la superficie corporal; están ausentes en las palmas y en las plantas. Son más abundantes en la cara, la frente y la piel cabelluda, y liberan **sebo** (compuesto por una secreción oleosa y células epiteliales en degradación).
2. El sebo tiene diversas funciones, como mantener la barrera cutánea contra los líquidos acuosos, cuidar la piel contra el estrés oxidativo, proteger la piel contra los microorganismos y mantener la flexibilidad cutánea y el lustre del pelo.

## V. PELO, FOLÍCULO PILOSO Y MÚSCULO ERECTOR DEL PELO (fig. 12-6; *véase también* fig. 12-5)

**A. Pelo** (**tallo piloso**). Se trata de estructuras filamentosas delgadas queratinizadas que se extienden en una longitud variable por encima de la superficie de la epidermis. El pelo en los mamíferos tiene la función de aislamiento térmico y, en algunos casos, actúa como camuflaje y órgano sensitivo. En el ser humano, su función es más la de un órgano sensitivo táctil porque, cuando un pelo es alterado, se transmite la información sensorial al sistema nervioso. Hay tres tipos de pelos humanos: lanugo, presente solo en el período perinatal, y los vellos y los pelos terminales, ambos presentes durante toda la vida posnatal.

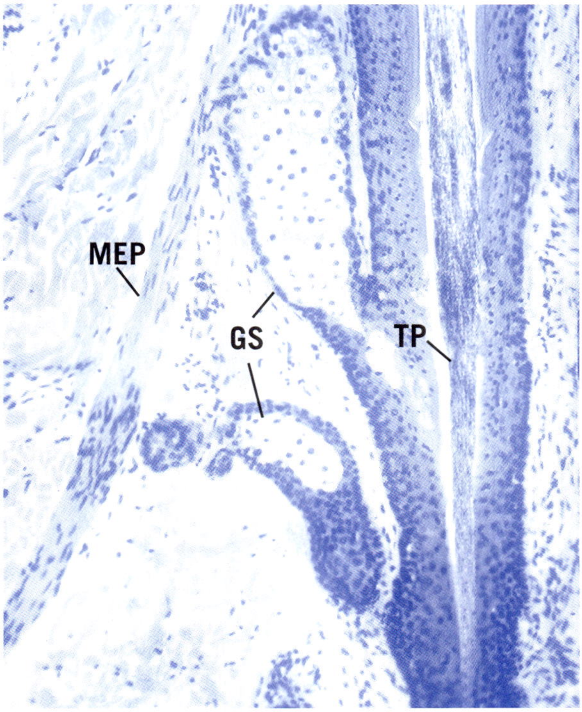


**FIGURA 12-6.** Micrografía óptica de una porción de un folículo piloso en piel delgada. Dentro del folículo hay un tallo piloso (TP); la superficie de la piel está fuera de la vista en la parte inferior. También se observan dos glándulas sebáceas (GS) y un músculo erector del pelo (MEP). Este músculo se origina en la capa papilar de la dermis y pasa oblicuamente para insertarse en el folículo piloso. Cuando se contrae, hace que el pelo asuma una posición más vertical respecto a la superficie de la piel, con lo que esta se eleva («piel de gallina») y comprime la glándula sebácea, de modo que se exprime sebo de ella en el tallo del folículo piloso (50×).

1. El **lanugo** es pelo extremadamente fino, de cierta longitud, que cubre la mayor parte del cuerpo durante el desarrollo fetal y se desprende poco después del nacimiento.
2. Los vellos son pelos cortos, finos y pálidos, similares a la «pelusa de melocotón (durazno)», que cubren la mayor parte del cuerpo.
3. Los **pelos terminales** son gruesos, largos, oscuros y muy queratinizados que se encuentran en la cabeza, las cejas, las pestañas, las axilas, el pubis, y otras áreas del cuerpo. La mayor parte del cuerpo de los primates está cubierta por pelos terminales.

**B. Folículo piloso**. **Invaginación de la epidermis** que se extiende por las profundidades de la dermis.

1. El **tallo del pelo** es un filamento largo y delgado, situado en el centro del folículo piloso, que sobrepasa la superficie de la epidermis. Está formado por una **médula** interna, una **corteza** y una **cutícula**. Su extremo inferior se continúa con la **raíz del pelo**. La cutícula del pelo está rodeada por una **vaina radicular interna**.
2. La **raíz del pelo** es la región expandida y más profunda del folículo piloso, que contiene una proyección de tejido conjuntivo, la **papila dérmica**, con una rica red de capilares necesaria para sustentar el folículo. La raíz del pelo está separada de la papila dérmica por una membrana basal.
   a. La **raíz del pelo** contiene queratinocitos que funcionan como **células madre** para la regeneración del tallo del pelo. En individuos con alopecia, las células madre están presentes, pero suelen inhibirse las vías mitótica y de diferenciación.
   b. La mayoría de las células de la raíz del pelo comprenden la **matriz**, que eventualmente forma la **médula** (el centro de los pelos gruesos) y la vaina radicular interna.
      (1) La **vaina radicular interna** es una capa celular del folículo piloso que desaparece por encima del nivel del conducto de la glándula sebácea.
      (2) La **vaina radicular externa** forma la capa más externa del folículo y se continúa directamente con el estrato basal y espinoso de la epidermis.
      (3) La **membrana vítrea**, un engrosamiento de la membrana basal, separa al folículo piloso de la vaina dérmica que lo rodea.

**c.** Los **melanocitos** se localizan en la matriz, sobre la membrana basal. Las largas dendritas de estas células se extienden entre los queratinocitos de la corteza donde se produce la transferencia de melanina, y el cabello adquiere diversos colores en función del tipo y la tasa de síntesis de melanina.

**PERLAS CLÍNICAS**

La síntesis de **feomelanina** parece depender de una **mutación con pérdida funcional de la molécula transmembrana MC1R**. De este modo, los individuos con esta mutación sintetizan menos melanina y más feomelanina; por tanto, su pelo es color rojizo y su piel está menos pigmentada. Los individuos con este tipo de mutación tienen mayor incidencia de melanoma.

**3.** La cabeza humana promedio tiene aproximadamente 150 000 cabellos, que crecen a una tasa cercana a los 2 mm/día. El crecimiento del pelo ocurre en tres fases: una **fase anágena** (de crecimiento); una **fase catágena** (breve período de suspensión del crecimiento); y una **fase telógena** (de reposo terminal). Cuando el cabello se cae, se le conoce como «pelo en masa» porque tiene una raíz redondeada y abultada. Cada día se pierden entre 50 y 100 cabellos aproximadamente. El pelo en algunas partes del cuerpo es más largo que en otras; el de la cabeza permanece en su sitio hasta 7 años, mientras que el de la axila se cae en menos de medio año.

**C. Músculo erector del pelo. Es una banda de músculo liso** que está sujeta en **ángulo oblicuo a la vaina dérmica** que rodea un folículo piloso. Se extiende hasta la superficie por debajo de las glándulas sebáceas (**fig. 12-7**), a través de la capa reticular de la dermis, y **se inserta** en la capa papilar de la dermis. La contracción eleva el pelo y es responsable de la piel de gallina, causada por depresiones en la piel en donde el músculo se une a la capa papilar de la dermis.

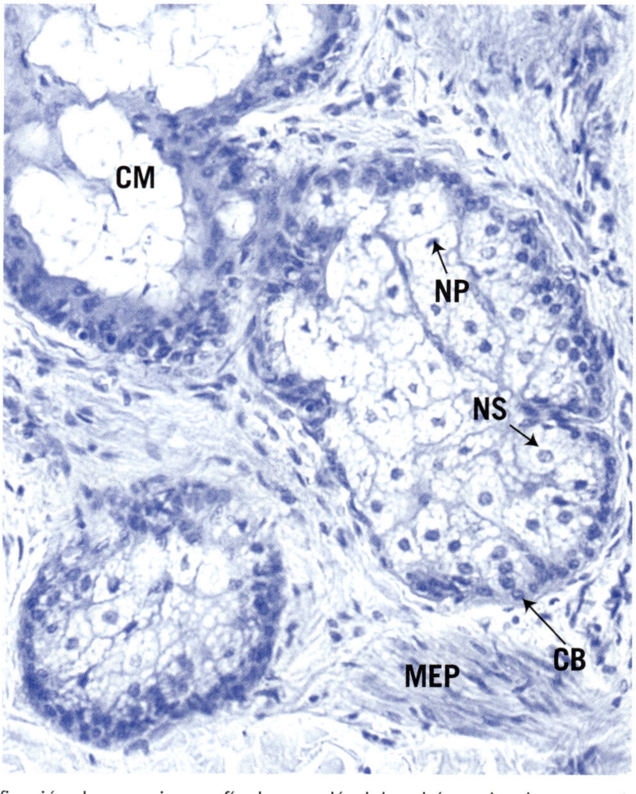


**FIGURA 12-7.** Amplificación de una micrografía de una glándula sebácea donde se muestran las células basales (CB) que se encargan de regenerar la glándula. Las células jóvenes se pueden identificar por su núcleo sano (NS); las células agonizantes muestran un núcleo picnótico (NP). Las células muertas (CM) van a ser liberadas, vía secreción holocrina, hacia el conducto folicular del folículo piloso. Obsérvese el músculo erector del pelo (MEP) (270×).

## VI. UÑAS (fig. 12-8)

Las **uñas** (**láminas ungueales**) son placas queratinizadas duras en la superficie dorsal de la falange distal de cada dedo. La invaginación de la epidermis forma la **matriz ungueal**, donde la uña hunde sus raíces, y el **lecho ungueal**, que subyace y sostiene la **lámina ungueal**. Las uñas crecen debido a la mitosis de las células de la matriz que se añaden a la raíz ungueal. El extremo proximal de la lámina ungueal está cubierto por un pliegue de la epidermis llamado **cutícula** (**eponiquio**), que se corresponde con el estrato córneo. La cutícula cubre la **lúnula** blanquecina, en forma de medialuna, que se corresponde con la matriz ungueal. El extremo distal (libre) de la lámina ungueal descansa sobre el **hiponiquio**, que también está compuesto por estrato córneo.

### PERLAS CLÍNICAS

Las **verrugas** son **lesiones cutáneas** y **proliferativas mucosas** benignas frecuentes causadas por el **virus del papiloma humano** (**VPH**). Las características histológicas de las verrugas incluyen hiperplasia epidérmica notable, inclusiones citoplasmáticas eosinófilas y núcleo muy basófilo. Al microscopio electrónico, se observan muchas partículas virales intranucleares en los queratinocitos.

La **alopecia androgénica** (**calvicie masculina típica**) es una afección genética común que afecta a todos los sexos. Se cree que la incidencia es bastante mayor en individuos con cariotipo 46,XY; sin embargo, algunos estudios sugieren que la diferencia en la incidencia se debe a las distintas formas en que esta condición se expresa en individuos con cariotipo 46,XX. En los hombres típicos, la alopecia androgénica se caracteriza por la pérdida de cabello en ambos lados de la frente y en la corona, con una edad de aparición que varía entre los 30 y los 50 años. Se estima que hasta el 50% de los individuos con cariotipo 46,XX mayores de 40 años están afectados por esta condición, que se caracteriza por un adelgazamiento significativo del cabello sin desarrollar áreas verdaderamente calvas.

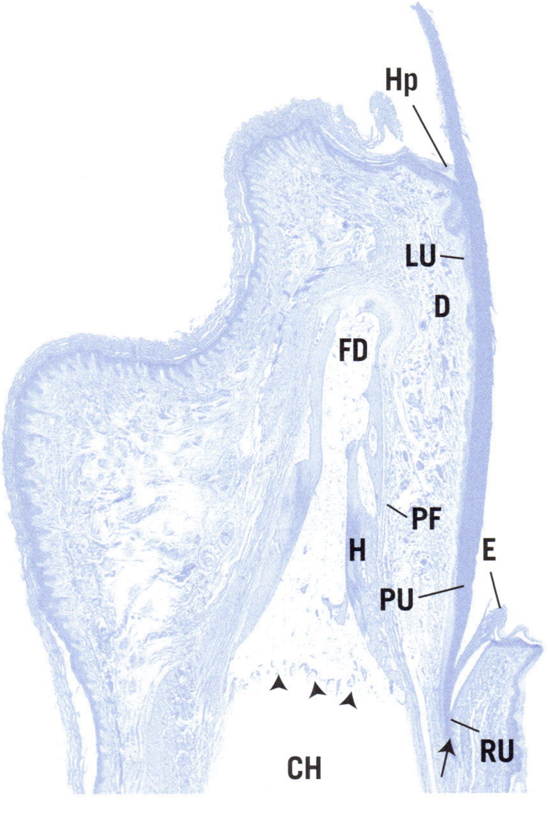


**FIGURA 12-8.** Micrografía de una uña en la superficie dorsal de una falange distal (FD). La placa ungueal (PU), muy queratinizada, se extiende profundamente en la dermis (D) para formar la raíz ungueal (RU). La epidermis de la falange distal forma un pliegue continuo, de lo que resultan el eponiquio (E) o cutícula; el lecho ungueal (LU), que subyace a la placa ungueal; y el hiponiquio (Hp). El epitelio (*flecha*) que rodea la raíz ungueal forma la matriz ungueal y es responsable del alargamiento continuo de la uña. La dermis entre el lecho ungueal y el hueso (H) de la falange distal está firmemente unido al periostio fibroso (PF). La presencia de cartílago hialino (CH) y osteogénesis (*puntas de flecha*) indica que se trata de un dedo en desarrollo.

# Autoevaluación

***Instrucciones***: cada reactivo en esta sección va seguido de posibles opciones. Seleccione la *mejor* opción (**A**, **B**, **C**, **D** o **E**) para cada caso.

**Las preguntas 1 a 4 se basan en el caso descrito a continuación:**

Un paciente acude al servicio de urgencias con quemaduras en los miembros superiores y el tórax tras caerse en una hoguera. La mayoría de las zonas quemadas de la mano derecha y el antebrazo del paciente son de color pardo blanquecino, y el paciente no refiere mucho dolor durante el desbridamiento de estas zonas. Las zonas quemadas del tórax están enrojecidas y presentan grandes ampollas; el paciente refiere dolor intenso cuando se trata esta zona.

**1.** ¿Cuál es la capa más profunda de la piel lesionada por el fuego en la mano y el antebrazo derechos del paciente?

**(A)** Dermis papilar
**(B)** Dermis reticular
**(C)** Estrato córneo
**(D)** Estrato basal

**2.** ¿Cuál es la capa más profunda de la piel lesionada por el incendio en el tórax del paciente?

**(A)** Dermis papilar
**(B)** Dermis reticular
**(C)** Estrato córneo
**(D)** Estrato basal

**3.** ¿Qué estructuras de la piel están sobreestimuladas y causan dolor en la zona quemada del tórax?

**(A)** Células dendríticas epidérmicas
**(B)** Corpúsculos laminares
**(C)** Corpúsculos táctiles
**(D)** Células epiteliales táctiles

**4.** Tras 2 días en la unidad de quemados, el paciente desarrolla taquicardia e hipotensión, y su diuresis se reduce significativamente. ¿La ausencia de qué componente de la piel en las zonas quemadas puede ser la causa subyacente de estos síntomas?

**(A)** Crestas epidérmicas
**(B)** Melanosomas
**(C)** Gránulos que recubren la membrana
**(D)** Tonofilamentos
**(E)** Estrato lúcido

**5.** ¿Qué estructura no puede ser penetrada por los rayos UVC?

**(A)** Epidermis
**(B)** Dermis
**(C)** Atmósfera bajo las nubes
**(D)** Capa de ozono

**Las preguntas 6 y 7 se basan en el caso descrito a continuación:**

Un paciente de 30 años acude al dermatólogo debido a numerosas manchas rojas e inflamadas con costras blancas escamosas en la piel de las rodillas, los codos y el cuero cabelludo. El paciente refiere que este tipo de lesiones cutáneas han ido brotando y resolviéndose en diversas zonas, pero que han sido problemas constantes y recurrentes desde su adolescencia.

**6.** ¿Cuál es el diagnóstico más probable para este paciente?

**(A)** Epidermólisis ampollosa
**(B)** Infección por VPH
**(C)** Queloides
**(D)** Psoriasis vulgar

**7.** ¿Cuál de las siguientes características histológicas estaría presente en la lesión biopsiada del paciente?

**(A)** Tejido conjuntivo denso hiperplásico
**(B)** Queratinocitos hiperplásicos con inclusiones citoplasmáticas
**(C)** Infiltrado linfocitario en toda la piel
**(D)** Separación entre la epidermis y la dermis

**Las preguntas 8 a 10 se basan en el caso descrito a continuación:**

Un hombre caucásico de 35 años acude a su médico para una exploración física anual. El médico observa una lesión de color pardo rojizo en el hombro del paciente. El paciente indica que es una marca de nacimiento que recientemente ha crecido. El médico mide la lesión y observa que tiene 8 mm en su mayor dimensión. La biopsia de la lesión revela que la lesión epidérmica está compuesta por células pleomorfas, algunas de las cuales tienen pigmentos rojos a pardos en su citoplasma.

**8.** ¿Qué población de células cutáneas es el origen más probable de la lesión?

**(A)** Células dendríticas epidérmicas
**(B)** Fibroblastos
**(C)** Queratinocitos
**(D)** Melanocitos
**(E)** Células epiteliales táctiles

**9.** ¿La inmunohistoquímica con qué anticuerpos confirmaría el origen de la lesión?

**(A)** Claudina
**(B)** VPH
**(C)** Queratina 14
**(D)** Tirosinasa

**10.** ¿Qué observación histológica de la biopsia indicaría un mal pronóstico para este paciente?

**(A)** Rotura de la membrana basal
**(B)** Pocas figuras mitóticas en la lesión
**(C)** Tamaño uniforme de las células de la lesión
**(D)** Abundantes gránulos de pigmento

**11.** ¿Qué anexo cutáneo está mínimamente regulado por hormonas?

**(A)** Glándulas sudoríparas apocrinas
**(B)** Glándulas sudoríparas ecrinas
**(C)** Glándulas sebáceas

**12.** ¿Qué capa de la piel se debilitaría más por una insuficiencia grave de vitamina C?

**(A)** Dermis papilar
**(B)** Dermis reticular
**(C)** Estrato córneo
**(D)** Estrato espinoso

**13.** Tras una lesión por aplastamiento en la yema del dedo índice, la uña se cayó y nunca volvió a crecer. ¿Cuál de las siguientes estructuras está dañada de manera permanente en el dedo índice?

**(A)** Eponiquio
**(B)** Hiponiquio
**(C)** Lecho ungueal
**(D)** Matriz ungueal
**(E)** Raíz ungueal

**14.** ¿Qué células de los anexos cutáneos experimentan secreción holocrina?

**(A)** Glándulas sudoríparas apocrinas
**(B)** Glándulas sudoríparas ecrinas
**(C)** Folículos pilosos
**(D)** Glándulas sebáceas

**La pregunta 15 se basa en la micrografía que se muestra a continuación:**

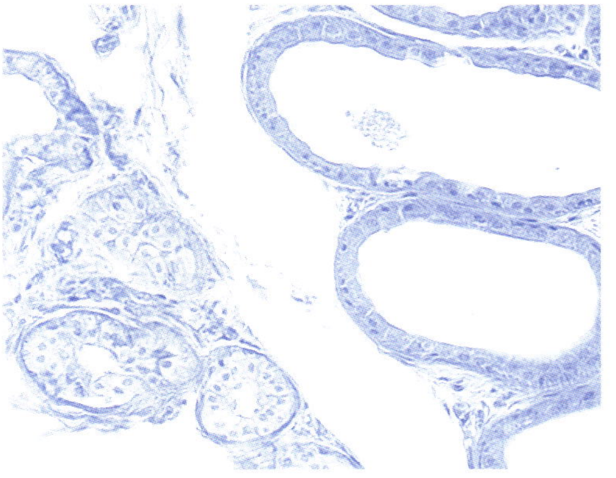

**15.** Esta micrografía muestra la piel sobre un ganglio linfático sometido a biopsia. ¿De qué región del cuerpo fue obtenida la biopsia?

**(A)** Axila
**(B)** Labios
**(C)** Zona lumbar
**(D)** Palma de la mano
**(E)** Piel cabelluda

# Respuestas y explicaciones

1. **B.** La presentación de la mano y el antebrazo del paciente (áreas de quemadura de color blanco/pardo sin mucho dolor) sugiere una quemadura de tercer grado con daño en la capa más profunda de la piel, la dermis reticular.
2. **A.** La zona del tórax se presenta con enrojecimiento, ampollas y dolor intenso, indicativo de una quemadura de segundo grado con daño en la capa superficial, papilar, de la dermis.
3. **C.** Las estructuras sensoriales predominantemente presentes en la dermis papilar son los corpúsculos táctiles (corpúsculos de Meissner).
4. **C.** Los síntomas son consistentes con signos de deshidratación grave provocada por la falta de una barrera impermeable en la piel. Los gránulos que recubren la membrana son los que más contribuyen a la formación de la barrera impermeable en el estrato granuloso y las capas superficiales a este.
5. **D.** La radiación UVC tiene la longitud de onda más corta y es incapaz de penetrar la capa de ozono.
6. **D.** La naturaleza crónica de las lesiones y su localización concuerdan con la psoriasis vulgar.
7. **C.** La psoriasis vulgar se caracteriza por abundantes infiltrados de linfocitos (especialmente linfocitos T activados) en ambas capas de la piel.
8. **D.** Cualquier lesión pigmentaria que ha cambiado de color, sea asimétrica con bordes irregulares y haya incrementado su tamaño, especialmente más de 6 mm de diámetro (el diámetro del borrador de un lápiz), debe despertar la sospecha de melanoma, que se origina en los melanocitos.
9. **D.** Los melanocitos utilizan la tirosinasa en la producción de melanina; por tanto, su expresión en las células de la lesión confirmaría su origen melanocítico.
10. **A.** Los cánceres malignos se caracterizan por el tamaño y la forma irregulares de sus constituyentes celulares, un alto índice mitótico y la pérdida de la función original, como la producción de pigmento en los melanocitos. La rotura de la membrana basal indica que el tumor ha invadido los tejidos circundantes y, por tanto, es más maligno, lo que conlleva un mal pronóstico.
11. **B.** Las glándulas sudoríparas apocrinas y las glándulas sebáceas se activan en la pubertad y están bajo regulación hormonal. Las glándulas sudoríparas ecrinas funcionan bajo estímulos colinérgicos y desempeñan un papel importante en la termorregulación del cuerpo.
12. **B.** La vitamina C es un cofactor importante en la síntesis de la fibra de colágeno de tipo I. Sin una cantidad suficiente de vitamina C, la fibra de colágeno no se sintetiza. Sin suficiente vitamina C, el recambio de fibras de colágeno será deficiente, y las fibras recién sintetizadas serán quebradizas y frágiles. Por tanto, la dermis reticular compuesta de tejido conjuntivo denso irregular se debilitará.
13. **D.** La matriz ungueal es el lugar de división celular y producción de la uña, por lo que un daño permanente en esta estructura provocará la pérdida permanente de la uña.
14. **D.** Las células de las glándulas sebáceas producen y almacenan sustancias oleosas en su citoplasma y las secretan cuando las células se rompen, mueren y pasan a formar parte de la secreción, lo que constituye la característica distintiva de la secreción holocrina.
15. **A.** La micrografía muestra glándulas sudoríparas tanto ecrinas como apocrinas. Las glándulas sudoríparas apocrinas se limitan a la axila, la aréola en el pecho, la región perineal y las glándulas ceruminosas del conducto auditivo externo.

# 13

# Aparato respiratorio

## I. PUNTOS CLAVE: APARATO RESPIRATORIO

**A. Aparato respiratorio.** Consiste en los pulmones y la serie de vías respiratorias que conectan los pulmones con el medio externo. Estructuralmente, el aparato respiratorio se subdivide en vías respiratorias superiores e inferiores, por encima y por debajo de las cuerdas vocales, respectivamente. Funcionalmente, el aparato respiratorio se clasifica en dos divisiones principales: una **porción conductora**, formada por conductos que llevan el aire a los pulmones, y una **porción respiratoria**, constituida por estructuras del interior del pulmón en las que tiene lugar el intercambio gaseoso.

**B. Histológicamente, el aparato respiratorio está compuesto** por un epitelio de revestimiento característico, estructuras de sostén, glándulas y otros elementos que se resumen en la **tabla 13-1** y la **figura 13-1**.

**Tabla 13-1 Comparación de los componentes del aparato respiratorio**

| División | Soporte | Glándulas | Epitelio | Células ciliadas | Células caliciformes | Contenidos especiales |
|---|---|---|---|---|---|---|
| ***Cavidad nasal*** | | | | | | |
| Vestíbulo | Cartílago hialino | Sudoríparas y sebáceas | Plano estratificado queratinizado | No | No | Vibrisas |
| Porción respiratoria | Hueso y cartílago hialino | Seromucosas | Cilíndrico seudoestratificado ciliado | Sí | Sí | Grandes plexos venosos |
| Porción olfatoria | Cornetes nasales (hueso) | Glándulas olfatorias (de Bowman) | Cilíndrico seudoestratificado ciliado | Sí | No | Células olfatorias bipolares, células sustentaculares, células basales, fibras nerviosas |
| **Nasofaringe** | Músculo | Seromucosas | Cilíndrico seudoestratificado ciliado | Sí | Sí | Amígdalas faríngeas, entrada de las tubas auditivas |
| **Laringe** | Cartílagos elástico y hialino | Mucosas, seromucosas | Plano estratificado no queratinizado, cilíndrico seudoestratificado ciliado | Sí | Sí | Cuerdas vocales, músculo estriado (vocal), epiglotis |
| **Tráquea; bronquios extrapulmonares** | Anillos en forma de «C» de cartílago hialino | Mucosas, seromucosas | Cilíndrico seudoestratificado ciliado | Sí | Sí | Músculo traqueal (liso), lámina elástica, dos tipos de células mucosas, células basales, células cortas, células endocrinas difusas |

*(continúa)*

**Tabla 13-1 Comparación de los componentes del aparato respiratorio *(continuación)***

| División | Soporte | Glándulas | Epitelio | Células ciliadas | Células caliciformes | Contenidos especiales |
|---|---|---|---|---|---|---|
| **Bronquios intra-pulmonares** | Placas de cartílago hialino | Seromucosas | Cilíndrico seudoestratificado ciliado | Sí | Sí | Dos costillas helicoidales de músculo liso |
| **Bronquiolos primarios** | Músculo liso | No | De cilíndrico simple ciliado a cúbico ciliado | Sí | Solo en los más grandes | Células club |
| **Bronquiolos terminales** | Músculo liso | No | Cúbico simple | Algunas | No | Células club |
| **Bronquiolos respiratorios** | Algo de músculo liso | No | Cúbico simple, excepto en los sitios en los que lo interrumpen los alvéolos | Algunas | No | Alvéolos ocasionales, células club |
| **Conductos alveolares** | Músculo liso en los poros alveolares, algunas fibras reticulares | No | Plano simple | No | No | Estructura lineal formada por alvéolos adyacentes, neumocitos de tipos I y II, macrófagos alveolares |
| **Alvéolos** | Fibras reticulares, fibras elásticas en los poros alveolares | No | Plano simple | No | No | Neumocitos de tipos I y II, macrófagos alveolares |

Modificada con autorización de Gartner LP, Lee LMJ. *Gartner and Hiatt's Atlas and Text of Histology*. 8th ed. Wolters Kluwer; 2023:326.

## II. PORCIÓN CONDUCTORA DEL APARATO RESPIRATORIO

Esta porción del sistema respiratorio incluye la nariz, nasofaringe, laringe, tráquea, bronquios y bronquiolos de diámetros decrecientes, hasta los bronquiolos terminales. Estas estructuras **calientan**, **humedecen** y **filtran el aire inhalado** antes de que penetre en la porción respiratoria, donde se realiza el intercambio gaseoso (*véase* tabla 13-1).

**A.** La **cavidad nasal** está subdividida por el **tabique nasal medio** en las cavidades nasales derecha e izquierda. Las **conchas**, las estructuras laterales que se proyectan hacia la cavidad nasal, crean un flujo turbulento del aire inhalado e incrementan la superficie para humedecer, filtrar y calentar el aire. Los **senos paranasales**, un grupo de espacios llenos de aire dentro de los huesos que rodean la cavidad nasal, facilitan aún más estos procesos al secretar moco y crear espacio adicional para el aire.

1. Las **narinas** son las fosas nasales; su parte exterior está revestida por **piel delgada**.
    a. Se abren hacia el **vestíbulo**, la primera porción de la cavidad nasal, donde el revestimiento epitelial se vuelve **no queratinizado**. Avanzando en sentido posterior, el revestimiento cambia a **epitelio respiratorio** (cilíndrico seudoestratificado ciliado con células caliciformes).
    b. El vestíbulo contiene **vibrisas** (pelos cortos y gruesos), que retienen las partículas grandes del aire inspirado, y presenta una lámina propia muy **vascularizada** (muchos plexos venosos) con **glándulas seromucosas**.
2. Las **conchas nasales superiores**, **medias** e **inferiores** (**cornete nasal**) son placas óseas que se originan en la pared nasal lateral y se proyectan hacia cada cavidad nasal. Estas estructuras recubiertas por epitelio respiratorio crean un flujo de aire turbulento e incrementan el área superficial para el calentamiento, la filtración y la humidificación del aire inspirado.

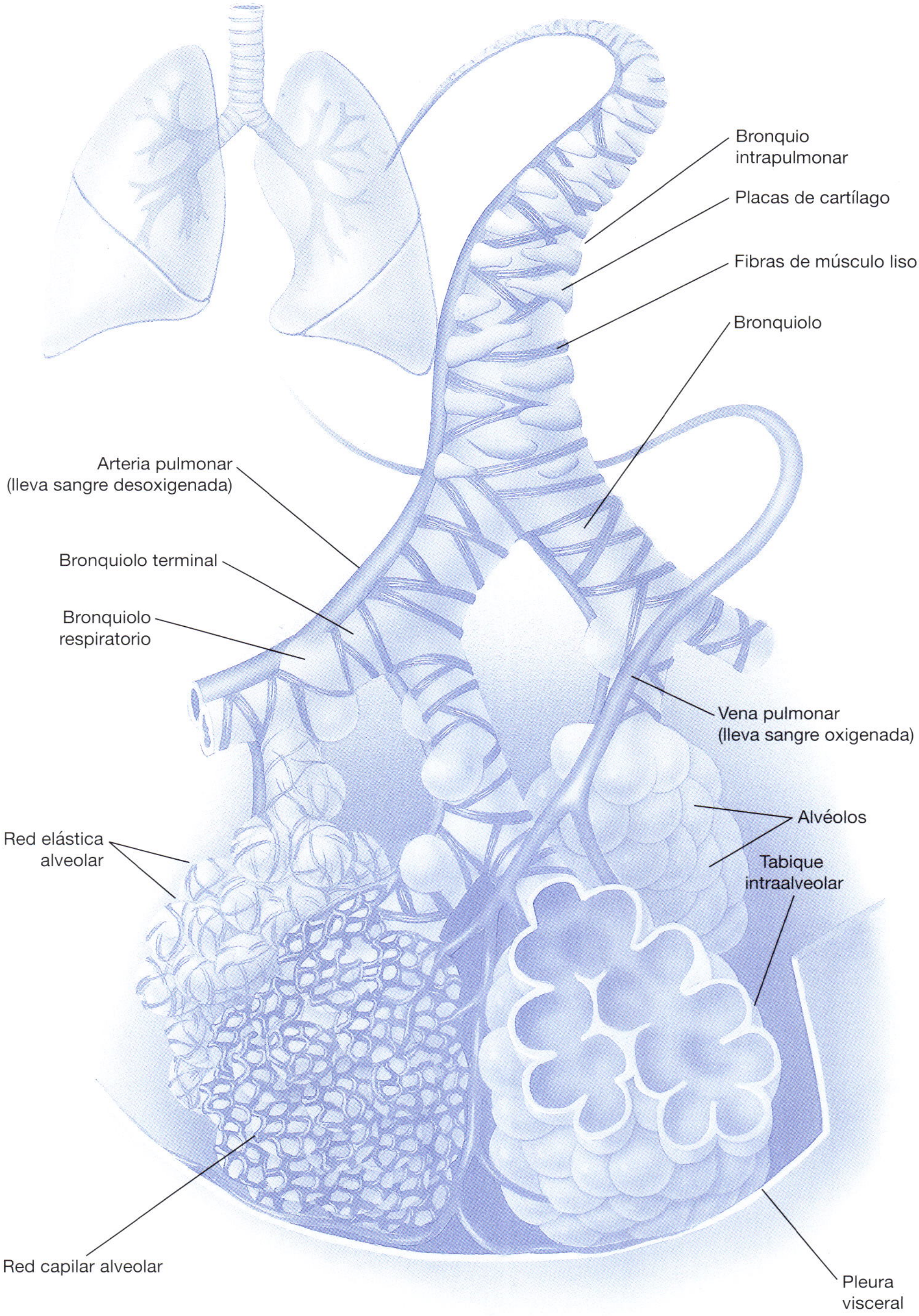


**FIGURA 13-1.** Porciones conductora y respiratoria del aparato respiratorio. (Reimpresa con permiso de Gartner LP, Lee LMJ. *Gartner and Hiatt's Atlas and Text of Histology*. 8th ed. Wolters Kluwer; 2023:325).

**PERLAS CLÍNICAS**

Varios vasos sanguíneos importantes de la cabeza convergen para formar el rico **plexo venoso (plexo de Kiesselbach)** dentro de la lámina propia del vestíbulo. Debido a su vascularidad y a su proximidad con el entorno externo, este es el lugar habitual de las **epistaxis (hemorragias nasales)** debidas a diversas causas que van desde el aire seco, los traumatismos o las afecciones médicas subyacentes. En casos poco frecuentes o en individuos inmunodeprimidos, una infección en esta zona puede propagarse a las regiones de la cabeza conectadas por este plexo venoso, como la cavidad nasal más profunda, los senos paranasales, la órbita y el encéfalo. La **perforación del tabique nasal** puede producirse por una lesión, una infección o el uso prolongado de medicamentos inhalados o drogas recreativas.

3. Los **senos paranasales** son espacios llenos de aire dentro de los huesos esfenoides, frontal, etmoides y maxilares. Estos senos están recubiertos por un epitelio respiratorio delgado, pero se desconoce la función exacta de estos senos.
4. El **epitelio olfatorio** es un **epitelio cilíndrico ciliado seudoestratificado** alto que recubre el techo de la cavidad nasal, cubriendo la cara superior del tabique nasal y los cornetes superiores. Consiste en células olfatorias, células de sostén (células sustentaculares) y células basales (células madre). Lo sostiene una lámina propia que contiene **glándulas olfatorias (glándulas de Bowman)**, numerosas **venas** y **nervios amielínicos**.
   a. Las **células olfatorias** son **neuronas bipolares** con una prolongación apical bulbosa (**vesícula olfatoria**) a partir de la cual se extienden varios cilios modificados, denominados **cilios olfatorios** (también conocidos como **pelos olfatorios**). Estas células albergan numerosos receptores olfatorios transmembrana que pertenecen a la familia de receptores acoplados a proteínas G (GPCR, *G protein-coupled receptor*).
   b. Las **células de sostén** con núcleos posicionados apicalmente dentro del epitelio olfatorio contienen muchas **microvellosidades** y una prominente **red terminal** de filamentos.
   c. Las **células basales** células cortas y pequeñas que descansan sobre la lámina basal; el lado apical de estas células no se extiende hasta la superficie. Se piensa que pueden **regenerar** cualquiera de los tres tipos de células.
   d. Las **glándulas olfatorias (glándulas de Bowman)**, situadas en la lámina propia de la mucosa olfatoria, producen una **secreción acuosa delgada** que se vierte en la superficie del epitelio olfatorio a través de los conductos estrechos. Las sustancias olorosas (llamadas **odorantes**) disueltas en este humor acuoso son detectadas por los pelos olfatorios. La secreción también limpia la superficie epitelial, preparando a los receptores para recibir nuevos estímulos odorantes.

**B.** El aire inhalado en la cavidad nasal se canaliza posteriormente hacia **la nasofaringe**, la cual se continúa con la **bucofaringe** al nivel del paladar blando, y luego continúa hacia la **laringofaringe**. El epitelio de revestimiento de la faringe cambia de un **epitelio respiratorio** en la nasofaringe a un **epitelio plano estratificado no queratinizado** en la bucofaringe y la laringofaringe.

1. La lámina propia de la nasofaringe contiene **moco** y **glándulas serosas**, así como un abundante tejido linfático que contribuye al **anillo linfoide faríngeo** (también llamado **anillo amigdalino**, **anillo de Waldeyer**) que incluye las **amígdalas faríngeas**. Una amígdala faríngea inflamada se conoce como **adenoide**.
2. En las paredes laterales derecha e izquierda de la nasofaringe se ubican las aberturas de las **tubas auditivas (trompas de Eustaquio)**, cada una de los cuales forma un canal plegable para su respectiva cavidad auditiva media.

**C. Laringe**. Conecta a la **faringe** con la **tráquea**. Funciona produciendo sonidos y cierra el paso del aire durante la deglución.

1. La pared laríngea está sostenida por **cartílago hialino** (tiroides, cricoides y la parte inferior del aritenoides) y **cartílagos elásticos** (epiglótico, corniculado y extremo superior del aritenoides) y tiene **músculo esquelético**, tejido conjuntivo y **glándulas**. La mayor parte del lumen laríngeo está revestido por **epitelio respiratorio**, excepto la superficie lingual y la punta de la epiglotis y las cuerdas vocales, que están revestidas por **epitelio plano estratificado no queratinizado**.
2. Las **cuerdas vocales** están formadas por músculo esquelético (**músculo vocal**), el **ligamento vocal** (conformado por una banda de fibras elásticas) y su cubierta de epitelio. La contracción de los músculos laríngeos cambia las dimensiones del espacio entre las cuerdas vocales, lo que afecta el tono de los sonidos a medida que el aire pasa a través.

3. Los **pliegues vestibulares** (**cuerdas vocales falsas**) son pliegues de tejido conjuntivo laxo que se encuentran por encima de las cuerdas vocales. Contienen glándulas seromucosas, agregados linfáticos y adipocitos; típicamente están cubiertos por **epitelio respiratorio**, aunque la presencia de **epitelio plano no queratinizado estratificado** no es infrecuente, especialmente cerca de las cuerdas vocales.

D. **Tráquea** (**fig. 13-2**; *véase también* tabla 13-1). En el adulto típico mide cerca de 11 cm de longitud con un diámetro aproximado de entre 1.5 y 2 cm. La tráquea se bifurca en **bronquios extrapulmonares** (**primarios**) derecho e izquierdo, que entran en el hilio del pulmón respectivo. Las paredes de la tráquea están compuestas por mucosa, submucosa y adventicia, y están sostenidas por **cartílagos hialinos en forma de «C»** (**anillos en «C»**), cuyos extremos abiertos se encuentran en la parte posterior. Entre los extremos abiertos de estos cartílagos se extiende un músculo liso (**músculo traqueal**). Entre los anillos en «C» adyacentes hay un tejido conjuntivo **fibroelástico** denso que permite el alargamiento de la tráquea durante la inhalación.

## PERLAS CLÍNICAS

En contadas ocasiones se presenta un alargamiento congénito de la tráquea y los bronquios, una alteración llamada **traqueobroncomegalia** (**síndrome de Mounier-Kuhn**), que es el resultado de un rasgo autosómico recesivo. Los grandes diámetros comprometen la función normal de la respiración, provocando infecciones respiratorias crónicas y la presencia abundante de una mezcla de moco y pus. Los pequeños conductos aéreos también están dilatados. El control de las infecciones repetidas es crucial en los pacientes con esta afección y se indican con frecuencia antibióticos de acción prolongada y la terapia con esteroides inhalados.

La **fístula traqueoesofágica congénita** es otra afección congénita rara que surge de una separación inadecuada entre la yema pulmonar y el esófago durante el desarrollo embrionario. Esta afección se caracteriza por una conexión anómala entre el esófago y la tráquea que puede dar lugar a la aspiración de sustancias alimenticias y/o jugos gástricos ingeridos, con la posibilidad de daños posteriores en el tejido pulmonar.

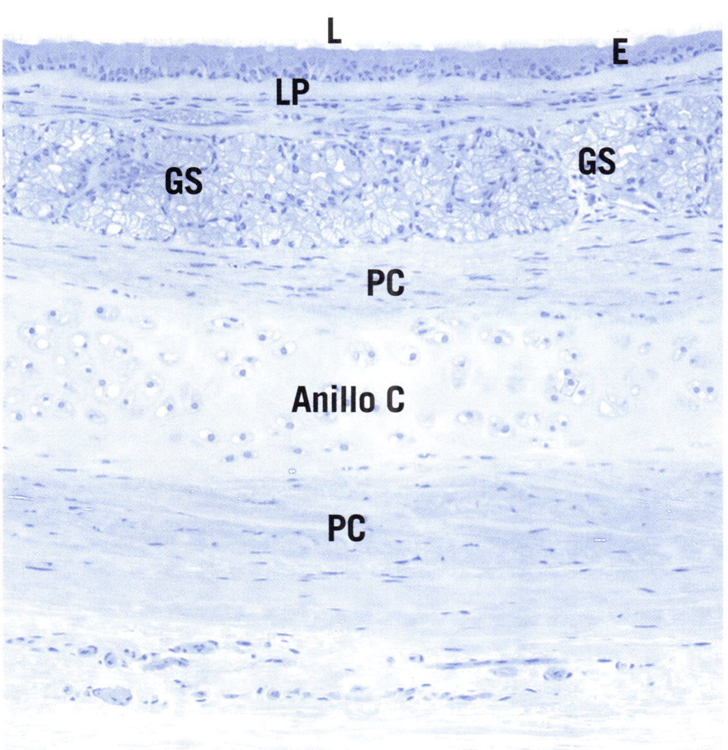


**FIGURA 13-2.** Micrografía óptica de la tráquea humana donde se muestra el lumen (L) revestido por epitelio cilíndrico seudoestratificado ciliado (E). Profundo al epitelio se encuentra la lámina propia (LP) y las glándulas seromucosas (GS) en la mucosa. La tráquea es sostenida por anillos en forma de «C» de cartílago hialino (Anillo C), el cual está rodeado por el pericondrio (PC) (132×).

1. La **mucosa** está compuesta por dos capas, el epitelio respiratorio y la lámina propia, con una membrana basal intermedia.
   a. El **epitelio respiratorio** en la tráquea tiene cinco tipos de células.
      (1) Las **células ciliadas** tienen cilios largos, activamente móviles, que baten hacia la boca, mueven las partículas atrapadas en el moco hacia la bucofaringe y así protegen el delicado epitelio pulmonar de los posibles daños. También tienen **microvellosidades** en su superficie apical.
      (2) Las **células caliciformes** maduras contienen **gránulos secretores de gran tamaño** llenos de **gotitas de mucinógeno**, que se secretan sobre la superficie epitelial para atrapar las partículas inhaladas.
      (3) Las **células mucosas de gránulos pequeños** (**células en cepillo**) contienen un número variable de **gránulos mucosos pequeños** y muestran numerosas microvellosidades uniformes en su superficie apical. Estudios recientes demuestran que se trata de células quimiosensoriales colinérgicas que detectan la invasión bacteriana, inician reflejos respiratorios protectores y activan una respuesta inmunitaria innata.
      (4) Las **células del sistema neuroendocrino difuso**, también llamadas **células de gránulos pequeños**, contienen muchas vesículas en el citoplasma basal subnuclear.
         (a) Sintetizan diferentes **hormonas polipeptídicas** y **serotonina**, que a menudo ejercen un efecto local sobre las células y estructuras adyacentes (**regulación paracrina**).
         (b) Las hormonas peptídicas también pueden ingresar en la circulación sanguínea y tener un **efecto endocrino** sobre células y estructuras distantes.
      (5) Las **células basales** son células cortas que descansan sobre la lámina basal, pero no se extienden al lumen. Estas células madre se dividen y pueden reemplazar a todos los tipos de células epiteliales para mantener el revestimiento en un estado estable, y responden a las lesiones tisulares y las reparan.
   b. La **membrana basal**, interpuesta entre el epitelio y la lámina propia, es más gruesa aquí que en muchos otros sitios. La **lámina propia** es una capa delgada de tejido conjuntivo que contiene **fibras elásticas** longitudinales que la separan de la mucosa.
2. La **submucosa** es una capa de tejido conjuntivo que contiene muchas **glándulas seromucosas**.
3. La **adventicia** contiene **cartílagos hialinos en forma de «C»** y es la capa más externa de la tráquea.

**E. Bronquios extrapulmonares (primarios).** Son la continuación de la tráquea cuando esta se divide en los bronquios derecho e izquierdo. El bronquio izquierdo mide entre 4.1 y 4.7 cm de longitud y 16 mm de ancho y diverge respecto al plano medio en un ángulo de 45°, mientras que el derecho mide entre 2.5 y 3.4 cm de longitud y 18 mm de diámetro y diverge respecto al plano medio en un ángulo de 25°. Histológicamente, los bronquios tienen la misma apariencia que la tráquea, pero con un diámetro más estrecho. El bronquio derecho se divide en tres bronquios secundarios para entrar en los tres lóbulos del pulmón derecho; el bronquio izquierdo se divide en dos bronquios secundarios para entrar en los dos lóbulos del pulmón izquierdo.

## PERLAS CLÍNICAS

Debido a su posición anatómica más corta, más ancha y más recta, si un objeto extraño, como un alimento, es aspirado, es más probable que se aloje en el **bronquio extrapulmonar derecho** que en el izquierdo.

Las **infecciones de las vías respiratorias superiores** (**IVRS**) se producen en la nariz, la garganta, la faringe y la laringe, mientras que las **infecciones de las vías respiratorias inferiores** (**IVRI**) afectan las estructuras de las vías respiratorias situadas por debajo de la laringe. En ambos casos, el agente infeccioso más frecuente es un virus, aunque en las IVRI también puede producirse una infección bacteriana. Los síntomas indicativos de una IVRS son congestión nasal, estornudos, dolor de garganta y tos, mientras que las IVRI como la **traqueítis aguda** y la **bronquitis aguda** (**resfriado torácico**) presentan síntomas más graves, como tos constante y productiva, dolor torácico, disnea y fiebre que no dura más de 3 semanas. Los antibióticos solo están indicados para pacientes con infección bacteriana confirmada mediante pruebas diagnósticas. Los pacientes con IVRI son más susceptibles a complicaciones como la neumonía, por lo que requieren un tratamiento rápido y adecuado.

La **bronquitis crónica** tiene síntomas similares a las de una IVRI aguda, pero de mayor duración (3 meses o más). La forma más habitual de bronquitis crónica es la **enfermedad pulmonar obstructiva crónica** (**EPOC**), la cual es resultado de la inhalación prolongada de humo de tabaco, polvo de carbón (en minas de carbón), polvo textil (en fábricas textiles), polvo de granos (en molinos), entre otros, por parte de trabajadores que están expuestos a ambientes muy cargados de polvo.

La **fibrosis quística** es una enfermedad autosómica recesiva derivada de la mutación del gen *CFTR*, que da lugar a un canal de cloruro disfuncional que acaba deshidratando el moco sobre los epitelios de revestimiento y haciendo que la mucosa de los aparatos respiratorio, digestivo y urogenital sea más susceptible a infecciones e inflamaciones repetidas. La enfermedad pulmonar en pacientes con fibrosis quística es la causa más frecuente de muerte.

F. **Bronquios intrapulmonares (secundarios)** (**fig. 13-3**; *véase también* tabla 13-1). Están revestidos por **epitelio respiratorio**; surgen a partir de las subdivisiones de los bronquios extrapulmonares cuando estos entran en el **hilio** del pulmón. Los espirales de haces de músculo liso separan la lámina propia de la **glándula submucosa** contenidas en la submucosa. En lugar de anillos de cartílago en forma de «C», la adventicia de los bronquios intrapulmonares tiene **placas de cartílago con forma irregular** que rodean todo el lumen. Los bronquios intrapulmonares se dividen gran cantidad de veces y dan lugar a **bronquios lobulares** y **segmentarios**.

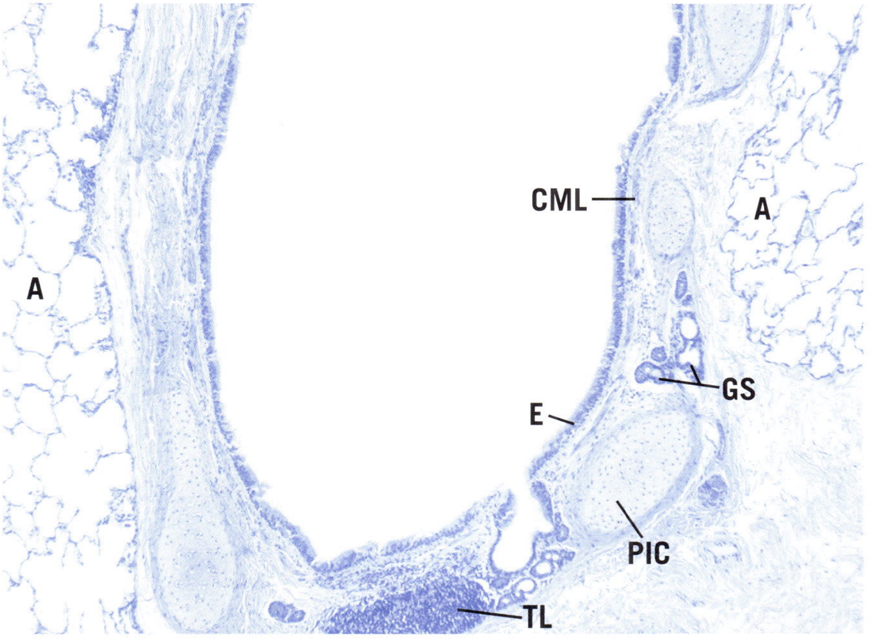


**FIGURA 13-3.** Micrografía óptica del corte transversal de un bronquio intrapulmonar. Su lumen está recubierto por un epitelio cilíndrico seudoestratificado ciliado (E) con células caliciformes. Abajo de la lámina propia del tejido conjuntivo fibroelástico laxo hay haces de células musculares lisas (CML) en una disposición enrollada en espiral alrededor del lumen. En el tejido conjuntivo submucoso afuera del músculo liso hay placas irregulares de cartílago (PIC), glándulas seromucosas (GS) y tejido linfático (TL). Son evidentes los alvéolos (A) en el tejido respiratorio cercano (75×).

## PERLAS CLÍNICAS

El **cáncer de pulmón** es la principal causa de muerte por cáncer en ambos sexos; el 90 % de los casos son consecuencia del hábito tabáquico. Dos tipos de cáncer frecuentes en fumadores son el carcinoma de células escamosas y el carcinoma microcítico. Debido a que el cáncer de pulmón con frecuencia es diagnosticado en los estadios finales, menos del 20 % de los pacientes que son diagnosticados sobreviven más de 5 años.

El **carcinoma microcítico (de células pequeñas)** es un carcinoma neuroendocrino agresivo de origen bronquial cuya incidencia es mucho mayor en los fumadores. Aunque comprende menos del 13 % de los cánceres de pulmón, es muy agresivo, crece a un ritmo rápido y suele metastatizar a distancia y mucho antes de ser descubierto. Tiene mal pronóstico.

El **carcinoma no microcítico** es la forma más prevalente; comprende el 85 % o más de todos los cánceres de pulmón. Las tres formas de cánceres no microcíticos son el carcinoma de células escamosas, el adenocarcinoma y el carcinoma macrocítico.

Por lo general, el **carcinoma de células escamosas** asciende por el bronquio, donde el humo del cigarrillo inicialmente induce metaplasia del epitelio respiratorio a un epitelio plano estratificado. La exposición continua a irritantes y la acumulación de mutaciones en algunas células conducen a una proliferación desordenada que progresa a displasia (variabilidad en el tamaño y la forma de los núcleos y las células), seguida por cambios atípicos e invasión que llevan al carcinoma (una neoplasia maligna), pero no suele extenderse más allá de los pulmones o los ganglios linfáticos. Aproximadamente el 30 % de todos los cánceres de pulmón son de células escamosas.

Los **adenocarcinomas** representan cerca del 40 % de todos los cánceres de pulmón y son más frecuentes en las personas de sexo femenino que en las de sexo masculino. La mayoría de los casos de adenocarcinoma están relacionados con el hábito tabáquico, pero ocurren con frecuencia en individuos que no fuman. De todos los cánceres de pulmón, este tiene el mejor pronóstico.

El **carcinoma macrocítico** constituye menos del 15 % de los cánceres de pulmón. Estas células cancerosas metastatizan fuera del pulmón hacia los ganglios linfáticos.

**G. Bronquiolos primarios y terminales**. Carecen de glándulas y cartílago en sus paredes (**fig. 13-4**; *véase también* tabla 13-1).

1. Los **bronquiolos primarios** miden 1 mm de diámetro o más y están revestidos por epitelio que varía desde **cilíndrico ciliado** con **células caliciformes** en los conductos mayores hasta **cúbico ciliado** con **células club** en los conductos más pequeños. Se ramifican para formar bronquiolos progresivamente más pequeños y finalmente forman numerosos bronquiolos terminales tras ingresar en los **lóbulos pulmonares**.
2. Los **bronquiolos terminales**, la porción conductora más distal del aparato respiratorio, están revestidos por un **epitelio cúbico simple** que contiene en su mayoría **células club**, con algunas células ciliadas y tienen un diámetro menor de 0.5 mm.
   a. Las **células club** se dividen y algunas de ellas se diferencian en células ciliadas y no ciliadas.
      (1) Estas células **secretan** un **material surfactante** (tensoactivo) que reduce la **tensión superficial alveolar**, de modo que impide el colapso de los alvéolos. También producen **proteína secretora de las células club**, cuya función se asume que es la protección para el epitelio respiratorio.
      (2) Las células club **metabolizan toxinas aerotransportadas**, un proceso que llevan a cabo las enzimas del citocromo P450 de su abundante retículo endoplasmático liso (REL).

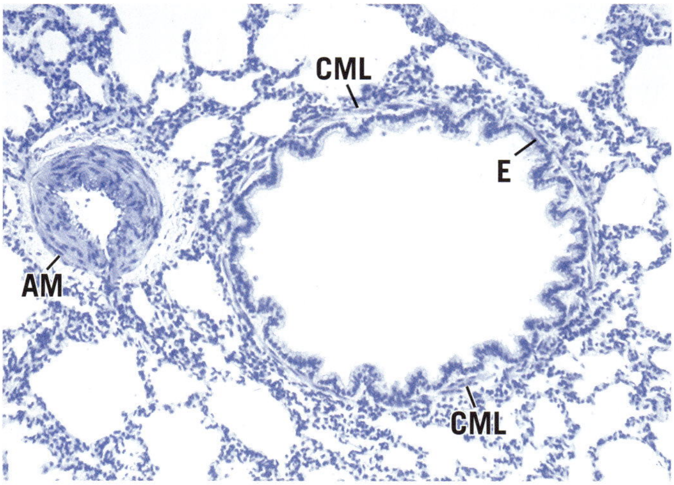


**FIGURA 13-4.** Micrografía óptica del corte transversal de un bronquiolo. Un epitelio cilíndrico simple (E) recubre el lumen, y las células musculares lisas (CML) soportan la pared. Alrededor del bronquiolo hay tejido pulmonar con alvéolos, pero no hay cartílago ni glándulas presentes. Cerca, es evidente una arteria muscular (AM) (75×).

## PERLAS CLÍNICAS

El **asma** se caracteriza por la constricción generalizada del **músculo liso de los bronquiolos**. El diámetro reducido de los bronquiolos se asocia con una **gran dificultad para espirar**, **acumulación de moco** en las vías respiratorias e **infiltración de las células inflamatorias**. Fármacos como el albuterol se utilizan para relajar las células musculares lisas de los bronquiolos musculares y dilatar las vías respiratorias, mientras que los corticoesteroides, se utilizan como antiinflamatorio.

En estudios recientes se demostró que la expresión de **receptores amargos gustativos** (**T2R**) en las células musculares lisas de los bronquiolos que, cuando son estimulados, hacen que el músculo liso bronquial se relaje y provoque una dilatación bronquiolar al 90 % de su volumen normal. Se realizan investigaciones para desarrollar sustancias que puedan estimular estos receptores.

La **respuesta asmática** aguda tiene muchos mediadores, entre ellos la acetilcolina (ACh), la histamina, el óxido nítrico y los leucotrienos. El neurotransmisor **ACh** se une al receptor muscarínico (GPCR) de las células del músculo liso, provocando que se contraigan y reduzcan el diámetro de las vías respiratorias. La **histamina** liberada por los mastocitos se une a los receptores de histamina en las células del músculo liso, haciendo que se contraigan y reduzcan el diámetro de las vías respiratorias. El **óxido nítrico**, sintetizado por las células inflamatorias y epiteliales en el epitelio bronquiolar, debe actuar como broncodilatador. Sin embargo, en los pacientes con asma, el exceso de producción de óxido nítrico tiende a formar peroxinitrito, el cual daña el epitelio aéreo, exacerbando el asma. Los **leucotrienos**, formados por el ácido araquidónico de la membrana de los mastocitos, también provocan contracción del músculo liso bronquial, lo que reduce aún más el diámetro de las vías respiratorias.

## III. PORCIÓN RESPIRATORIA DEL APARATO RESPIRATORIO (fig. 13-5)

Esta porción del aparato respiratorio es donde se produce el **intercambio gaseoso** entre el espacio aéreo y los lechos capilares; está compuesta por los bronquiolos respiratorios, los conductos alveolares, los sacos alveolares y los alvéolos.

**A. Bronquiolos respiratorios** (**fig. 13-6**; *véase también* tabla 13-1). Marcan la transición de los conductos de la porción conductora a la porción respiratoria. Están revestidos por un **epitelio cúbico simple** compuesto principalmente por **células club** y algunas **células ciliadas**. A diferencia de los bronquiolos terminales, las paredes bronquiolares respiratorias son interrumpidas por **alvéolos**, los pequeños espacios de aire esféricos donde se produce el intercambio gaseoso y donde el revestimiento cambia de manera brusca a un epitelio plano (escamoso) simple altamente atenuado.

**B. Conductos alveolares** (**fig. 13-7**; *véase también* tabla 13-1). Son **vías lineales** que son distales a los bronquiolos respiratorios; sus paredes están constituidas por **alvéolos adyacentes**, que están separados entre sí solo por un **tabique interalveolar**.

1. Los conductos alveolares, revestidos con **neumocitos de tipo I** y **de tipo II** (*véase* Sección III.D.2. Células alveolares) son la porción más distal del aparato respiratorio que posee **células musculares lisas**, las cuales rodean los poros alveolares adyacentes y a menudo aparecen como **protuberancias** en los cortes histológicos.

**C. Sacos alveolares**. Son bolsas expandidas de numerosos alvéolos situadas en los extremos distales de los conductos alveolares (*véase* fig. 13-7).

**D. Alvéolos**. Son evaginaciones parecidas a bolsas de unos 200 μm de diámetro en las paredes de los bronquiolos respiratorios, en los conductos alveolares y en los sacos alveolares. En los pulmones hay alrededor de 500 millones de alvéolos, y su área de superficie total, aproximadamente del tamaño de una cancha de tenis, permite el intercambio de gases entre el aire y la sangre.

1. **Generalidades**
   - a. Un **alvéolo** está revestido por dos tipos de células: **neumocitos de tipo I y II**, orientados hacia el espacio aéreo y sostenidos por una delgada membrana basal y tejido conjuntivo minúsculo.
   - b. Dos o más alvéolos adyacentes se unen y forman el **tabique interalveolar**, una pared entre espacios alveolares adyacentes. Esta pared está compuesta por el epitelio alveolar a ambos lados con una delgada capa de tejido conjuntivo en el medio que puede o no contener capilares. Puede haber uno o más **poros alveolares** (poros de Kohn), aberturas dentro de los tabiques interalveolares, que permiten igualar la presión entre los alvéolos.
   - c. Cada alvéolo está rodeado por **fibras elásticas** en su abertura (excepto en los conductos alveolares, donde están delimitados por células musculares lisas) y es sostenido por numerosas **fibras reticulares** ubicadas en sus paredes.
2. **Células alveolares**
   - a. Los **neumocitos de tipo I** (**células alveolares de tipo I**) son células extremadamente **delgadas** con un citoplasma de menos de 80 nm de espesor (*véase* fig. 13-6) que forman uniones ocluyentes con las células adyacentes y cubren alrededor del 95% de la superficie alveolar. Son células

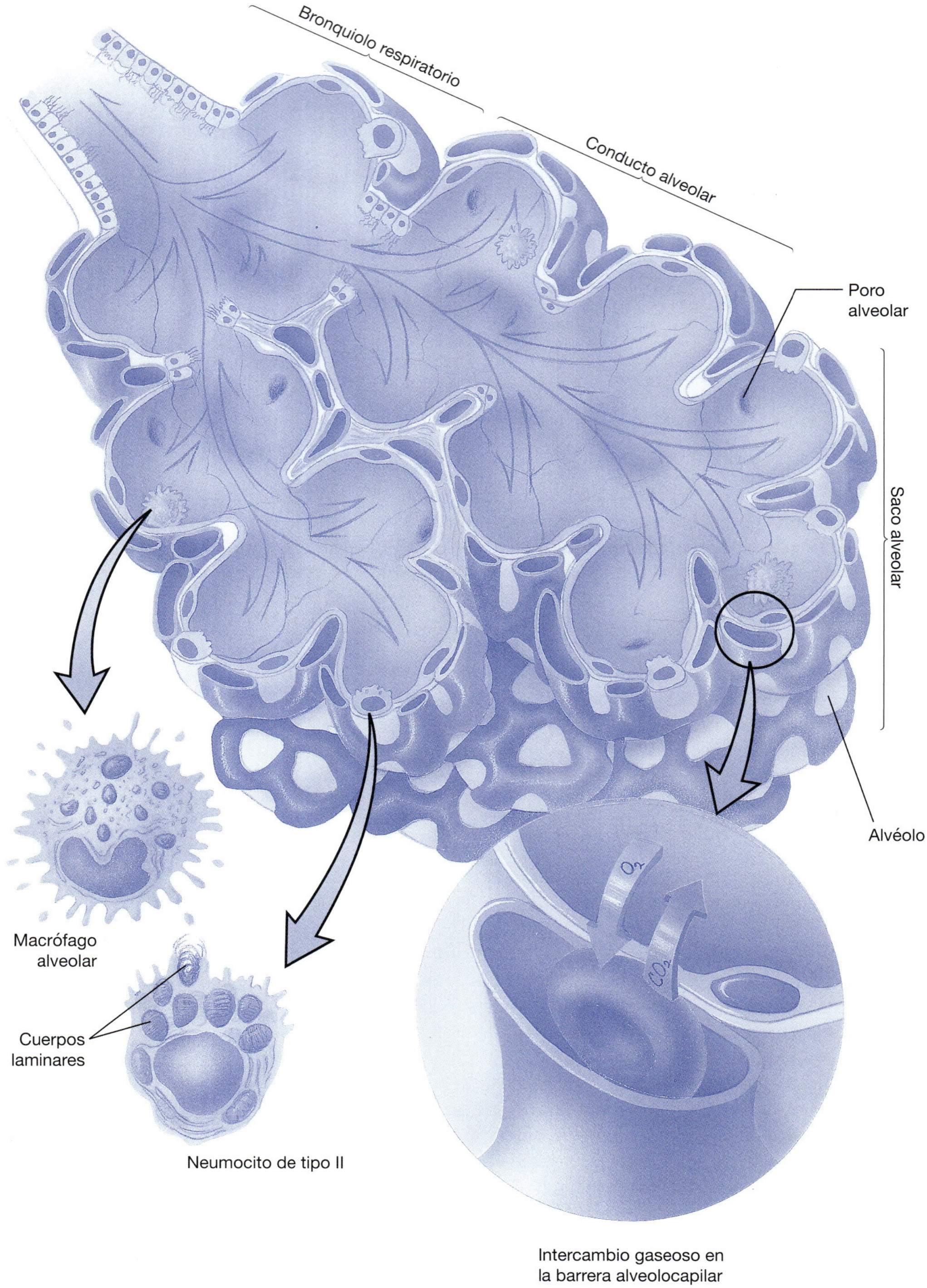


**FIGURA 13-5.** Se ilustran los componentes de la porción respiratoria del aparato respiratorio: un bronquiolo respiratorio, un conducto alveolar y un saco alveolar, así como el intercambio de oxígeno ($O_2$) y dióxido de carbono ($CO_2$) a través de la barrera alveolocapilar. (Reimpresa con permiso de Gartner LP, Lee LMJ. *Gartner and Hiatt's Atlas and Text of Histology*. 8th ed. Wolters Kluwer; 2023:336).

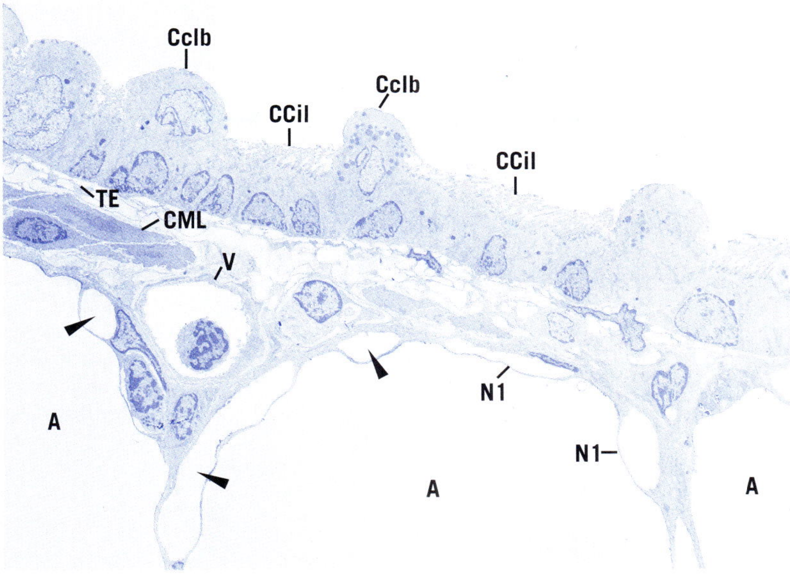


**FIGURA 13-6.** Micrografía electrónica de bajo aumento que muestra la parte superior de un bronquiolo terminal o respiratorio recubierto por un epitelio cúbico simple que consta de dos tipos celulares: células club (Cclb) y células ciliadas (CCil). En la pared del bronquiolo hay células musculares lisas (CML) y tejido elástico (TE). También se observa una vénula (V) con un leucocito, varios capilares (puntas de flecha) desprovistos de células sanguíneas y alvéolos (A) recubiertos por el citoplasma notablemente delgado de los neumocitos de tipo I (N1) (1 500×).

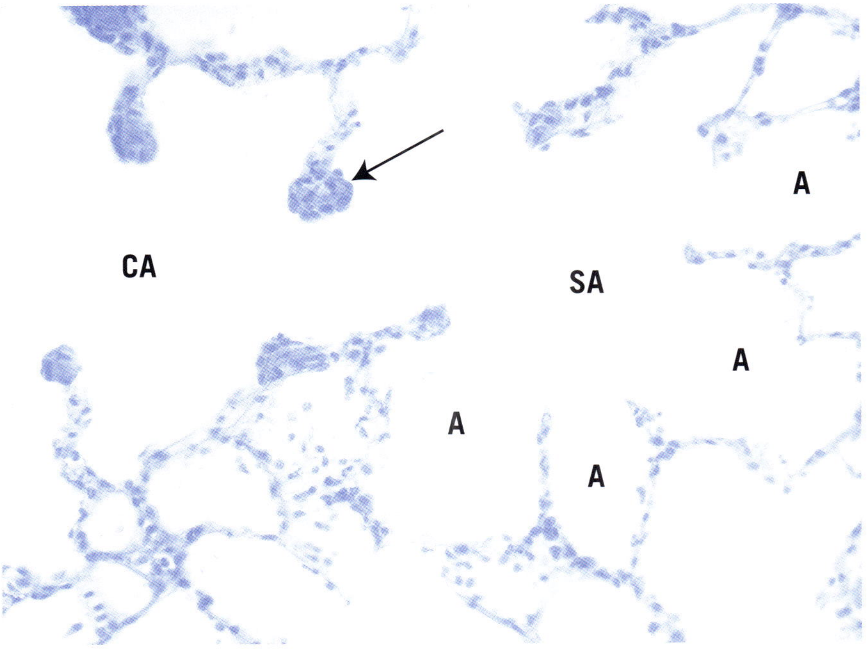


**FIGURA 13-7.** Micrografía óptica de un conducto alveolar (CA) que va de un bronquio respiratorio a un saco alveolar (SA). El conducto alveolar consiste en alvéolos adyacentes, separados entre sí solo por un tabique interalveolar. En los bordes de los alvéolos adyacentes hay unas pocas células de músculo liso (*flecha*) que tienen el aspecto de perillas en los cortes histológicos. Se destaca que los bordes de los alvéolos (A) en el saco alveolar no contienen músculo liso.

permanentemente diferenciadas que forman parte de la barrera alveolocapilar, donde se realiza el intercambio de oxígeno y dióxido de carbono.

**b.** Los **neumocitos de tipo II** (**células alveolares de tipo II, células alveolares grandes, neumocitos granulares** o **células septales**; **fig. 13-8**) tienen forma **cúbica** y se encuentran más a menudo **cerca de las intersecciones de los tabiques**. Sobresalen hacia los alvéolos, tienen una superficie libre que contiene microvellosidades cortas alrededor de sus bordes periféricos y establecen **uniones ocluyentes** con las células adyacentes.

**(1)** Estas células, además de **dividirse** y **regenerar** ambos tipos de neumocitos alveolares, sintetizan **surfactante pulmonar**, que se almacena en **cuerpos laminares** en su citoplasma.

**(a)** El factor surfactante **pulmonar** está constituido por **fosfolípidos**, **proteínas relacionadas con surfactante** y **colesterol** que se expande para producir una **película monomolecular** de capa lipídica sobre el humor acuoso en la superficie alveolar.

**(b)** El surfactante pulmonar **reduce la tensión superficial** en la **interfaz aire-líquido** de la superficie alveolar, lo que permite a los alvéolos expandirse con facilidad durante la inspiración y previene el colapso durante la espiración. Además, el surfactante reduce en gran medida la acumulación de líquido en los alvéolos. Inclusive, algunas de las apolipoproteínas del surfactante, participan en la inmunidad innata uniéndose a las superficies de bacterias y virus, y **opsonizándolos** para el reconocimiento y la fagocitosis por los **macrófagos** (**células de polvo**) de los pulmones.

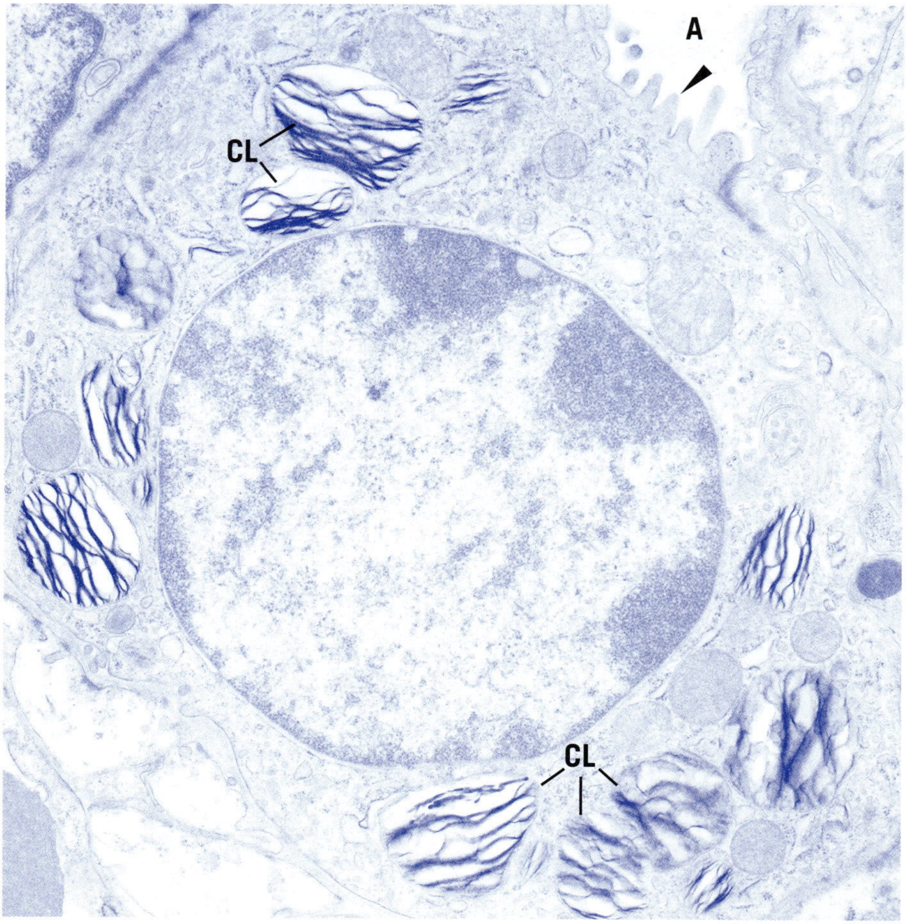


**FIGURA 13-8.** Micrografía electrónica de un neumocito de tipo II que sintetiza surfactante y lo almacena en cuerpos laminares (CL) en su citoplasma. Los neumocitos de tipo II se encuentran principalmente cerca de las intersecciones de los tabiques y recubren solo pequeñas porciones de los alvéolos (A). Tienen microvellosidades (*punta de flecha*) con forma cúbica (7 000×).

### PERLAS CLÍNICAS

El **síndrome de dificultad respiratoria neonatal (SDRN)**, antes llamado **enfermedad de membranas hialinas**, se observa a menudo en **lactantes prematuros** (**≤28 semanas de gestación**) que **carecen de cantidades adecuadas de surfactante pulmonar**. El SDRN se caracteriza por **dificultad respiratoria** debido a la incapacidad de los alvéolos para expandirse a causa de una elevada tensión superficial.

Si se detecta antes del nacimiento o se sospecha posible parto prematuro, el SDRN puede prevenirse prolongando el embarazo y a veces administrando **glucocorticoides** a la paciente embarazada unos días antes del parto, lo cual ayuda a la síntesis de surfactante en el feto. Si la afección no se detecta antes del nacimiento, puede introducirse surfactante en las vías respiratorias del recién nacido, lo que reduce la tensión superficial del humor acuoso en los alvéolos y facilita al recién nacido el inflado y la ventilación del espacio aéreo pulmonar.

El **neumotórax espontáneo** es la acumulación de gas en la cavidad pleural entre la pleura visceral y la parietal. Normalmente, la cavidad pleural está llena de una pequeña cantidad de humor acuoso cuya tensión superficial adhiere los tejidos pleurales visceral y parietal entre sí y a la pared corporal, lo que mantiene inflados los delicados tejidos pulmonares llenos de aire. El neumotórax causa disnea y dolor torácico intenso, penetrante y repentino en el lado afectado, y el tejido pulmonar se colapsa, lo que provoca dificultad respiratoria. La enfermedad ocurre con mayor frecuencia en jóvenes sin neumopatía subyacente conocida. La tomografía computarizada (TC) suele revelar **ampollas** cerca de la superficie alveolar que se **rompen**, introduciendo gas en el espacio pleural y causa colapso pulmonar (parcial o completo). A menudo, un colapso pulmonar menor se resolverá por sí solo; cuando es mayor, se inserta una aguja o sonda entre las costillas para eliminar el gas en un lapso de días, lo que permite al pulmón reexpandirse.

c. Los **macrófagos alveolares** (**fagocitos alveolares**, **células de polvo**) (*véase* fig. 13-5) son los principales **fagocitos** mononucleares de la superficie alveolar. Eliminan el polvo inhalado, las bacterias y otros materiales en forma de partículas atrapados en el surfactante pulmonar, por lo que constituyen una línea de defensa vital para los pulmones. Estos macrófagos alveolares migran a los bronquios después de llenarse de desechos. Desde allí, son transportados por la **acción de los cilios** a las vías respiratorias superiores y alcanzan la bucofaringe, donde son deglutidos o expectorados. También pueden migrar a los intersticios y ser eliminados desde el pulmón a través de los vasos linfáticos.

### PERLAS CLÍNICAS

La **asbestosis** es una enfermedad pulmonar causada por la inhalación de fibras de asbesto (utilizadas en materiales aislantes, baldosas, etc.). Las fibras se depositan en los conductos alveolares y los alvéolos. Las fibras pequeñas son fagocitadas por los macrófagos, pero las más grandes penetran en el intersticio pulmonar. Los macrófagos activados liberan mediadores inflamatorios, que ocasionan **fibrosis pulmonar intersticial** en las paredes de los bronquiolos respiratorios, los conductos alveolares y los alvéolos. Los **cuerpos de asbesto**, fibras de 10-50 μm de longitud incrustadas en lechos de proteínas, se forman en el intersticio y en los espacios alveolares. Los cuerpos de asbesto se tiñen fuertemente con hierro debido a la proteína hemoglobina que se libera de las pequeñas hemorragias que acompañan la fibrosis.

La **tuberculosis** surge de la infección por *Mycobacteria tuberculosis*, que se produce con mayor frecuencia en los pulmones. Este patógeno altamente antigénico promueve una fuerte respuesta inmunitaria por parte del huésped; sin embargo, una vez fagocitados por los macrófagos, los fagosomas eluden la fusión con el lisosoma, y los patógenos persisten dentro de las células del huésped. La lesión tuberculosa típica se caracteriza por un granuloma con necrosis caseosa central.

El **enfisema** es consecuencia de la **destrucción de las paredes alveolares** y la formación de grandes sacos parecidos a quistes que reducen el área superficial disponible para el intercambio gaseoso y reducen la **elasticidad** de los pulmones. Con el paso del tiempo, los pulmones se expanden y agrandan la cavidad torácica (tórax en tonel). El enfisema se asocia con la exposición al humo del tabaco y **otras sustancias que inhiben la antitripsina** $\alpha_1$, una proteína que suele proteger a los pulmones de la **elastasa** producida por los macrófagos alveolares. Sin embargo, puede tratarse de una enfermedad hereditaria resultado de una antitripsina $\alpha_1$ deficiente. En estos casos, la terapia génica con antitripsina $\alpha_1$ recombinante se ha utilizado en un intento por corregir el problema y recientemente ha sido exitosa para favorecer la disponibilidad de esta proteína protectora.

E. El **tabique interalveolar** entre dos espacios alveolares adyacentes está limitado en sus superficies exteriores por el delgado **neumocito de tipo I** del epitelio plano simple y delgado tejido conjuntivo en el medio. En los tabiques interalveolares más anchos, el tejido conjuntivo contiene muchas **fibras elásticas** y **reticulares** y alberga **capilares continuos**.

1. El tabique interalveolar adapta la **barrera alveolocapilar**, que es aquella que separa el espacio aéreo del lumen de los capilares.
   a. **Estructura** (fig. 13-9)
      (1) Las regiones más delgadas de la barrera miden 0.2 μm o menos de grosor, y constan de tres capas:
         (a) **Neumocitos de tipo I** y una capa de **surfactante** que recubre el espacio alveolar.
         (b) **Láminas basales** ***fusionadas*** **de neumocitos de tipo I** y **células capilares endoteliales**.
         (c) **Endotelio** de los **capilares continuos** del tabique interalveolar.
      (2) Las regiones más gruesas de la barrera miden hasta 0.5 μm de espesor y tienen una **zona intersticial** entre las dos láminas basales *no fusionadas*.
   b. **Función**. La barrera alveolocapilar permite la **difusión de gases** entre el espacio alveolar y la sangre. El **oxígeno** pasa de los alvéolos a los capilares, mientras que el **dióxido de carbono** pasa de los capilares al interior de los alvéolos.

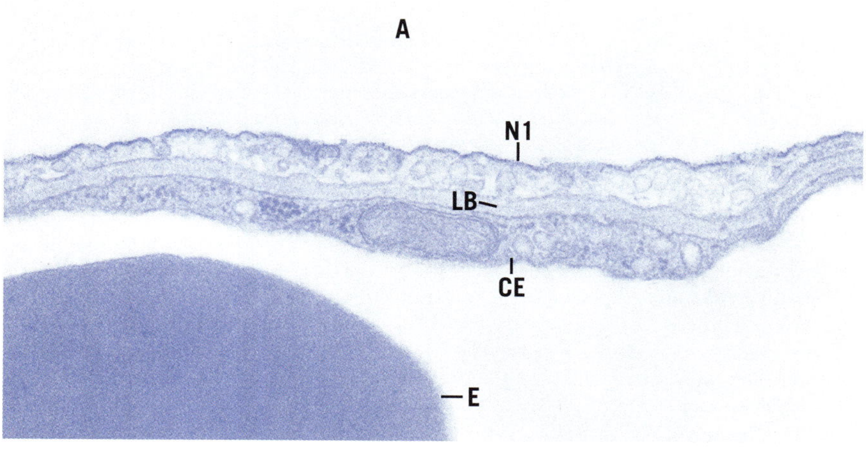


FIGURA 13-9. Micrografía electrónica de la barrera alveolocapilar del pulmón, la cual permite el intercambio de gases entre el espacio aéreo alveolar y la sangre. El oxígeno se difunde desde el alvéolo (A) hacia el capilar que contiene eritrocitos (E), mientras que el dióxido de carbono se difunde desde la sangre capilar hacia el alvéolo. La barrera mostrada aquí consta de las tres capas siguientes: el citoplasma de un neumocito de tipo I (N1), las láminas basales (LB) fusionadas de un neumocito tipo I y una célula endotelial capilar, así como el citoplasma de la célula endotelial (CE) (14 000×).

**PERLAS CLÍNICAS**

El monóxido de carbono es un gas inodoro e insípido que **se une a la hemoglobina** de los eritrocitos con **mayor afinidad que el oxígeno**. Se produce siempre que se queme un combustible, lo cual subraya la importancia de usar detectores de monóxido de carbono. Los individuos expuestos al monóxido de carbono suelen ser inconscientes de los síntomas que les puede causar (como náuseas, dolor de cabeza y somnolencia). Dado que el monóxido de carbono se une de manera competitiva a la hemoglobina de los eritrocitos, una exposición prolongada puede provocar asfixia y muerte.

El tratamiento de la **intoxicación por monóxido de carbono** consiste en exponer al paciente a oxígeno al 100 % (a veces en una cámara hiperbárica) hasta que el oxígeno reemplace al monóxido de carbono y haya recuperación.

## IV. LÓBULOS PULMONARES

Los lóbulos pulmonares varían mucho de tamaño y forma, pero todos tienen un ápice que se dirige hacia el hilio pulmonar y una base más ancha dirigida hacia el exterior. Cada lóbulo contiene un **único bronquiolo primario**, que penetra por el ápice y se ramifica para formar entre cinco y siete bronquiolos terminales. A su vez, los bronquiolos terminales se dividen y al final originan los alvéolos en la base del lóbulo.

## V. RED VASCULAR PULMONAR

**A.** La **arteria pulmonar** transporta la sangre **desoxigenada** desde el ventrículo derecho del corazón hasta los pulmones para que se **oxigene**. Ingresa al hilio de cada pulmón y extiende sus ramas a lo largo de las divisiones del árbol bronquial. Entra en los lóbulos pulmonares, donde **sus ramas siguen a los bronquiolos** (*véase* fig. 13-4).

**B. Venas pulmonares**. En los lóbulos pulmonares, las venas pulmonares corren por el tejido conjuntivo intersegmentario, **separadas de las arterias**. Después de abandonar los lóbulos, las venas pulmonares discurren cerca de las divisiones del árbol bronquial y **viajan paralelas a las ramas de la arteria pulmonar**, mientras acompañan a los bronquios hacia el hilio del pulmón.

**C. Arterias y venas bronquiales**. Suministran **nutrientes** y recogen los desechos de las porciones **no respiratorias** del pulmón (bronquios, bronquiolos, intersticio y pleura). Siguen el patrón de ramificación del árbol bronquial y establecen anastomosis con los vasos pulmonares cerca de los lechos capilares.

## VI. INERVACIÓN PULMONAR

La inervación pulmonar se encuentra formada principalmente por las **fibras autónomas del músculo liso de los bronquios y los bronquiolos**. Los axones también están presentes en las porciones más gruesas del tabique. La **estimulación parasimpática** ocasiona **contracción** del músculo liso pulmonar. La **estimulación simpática** provoca **relajación** del músculo liso pulmonar y puede ser simulada por ciertos fármacos y sustancias de sabor amargo que provocan la dilatación de bronquios y bronquiolos.

# Autoevaluación

***Instrucciones***: cada reactivo en esta sección va seguido de opciones posibles. Seleccione la *mejor* opción (**A**, **B**, **C**, **D** o **E**) para cada caso.

**Las preguntas 1 y 2 se basan en el caso descrito a continuación:**

Un paciente acude a urgencias con una epistaxis prolongada (>30 min). En la exploración, el médico identifica el origen de la hemorragia, una perforación en la cara anterior y superior del tabique nasal.

**1.** ¿Qué estructura anatómica está dañada en este paciente?

**(A)** Plexo de Kiesselbach
**(B)** Glándula olfatoria
**(C)** Seno paranasal
**(D)** Amígdala faríngea

**2.** La epistaxis se trató con cauterización, y la paciente acude al médico de atención primaria para un seguimiento 5 días después. La zona tratada del tabique nasal parece estar cicatrizando bien, pero el paciente dice que no puede oler nada desde la intervención. ¿Cuál de las siguientes estructuras debe examinarse para detectar posibles daños?

**(A)** Epiglotis
**(B)** Nasofaringe
**(C)** Seno paranasal
**(D)** Anillo linfoide faríngeo
**(E)** Concha nasal superior

**3.** ¿En cuál de las siguientes estructuras del aparato respiratorio se consideraría metaplasia la presencia de epitelio plano estratificado no queratinizado?

**(A)** Narinas
**(B)** Bucofaringe
**(C)** Amígdala faríngea
**(D)** Punta de la epiglotis
**(E)** Cuerdas vocales

**4.** ¿Cuál es la localización más probable de la infección en un paciente que presenta tos con abundante secreción de moco durante 18 días?

**(A)** Saco alveolar
**(B)** Músculos bronquiolares
**(C)** Nasofaringe
**(D)** Seno paranasal
**(E)** Mucosa traqueal

**5.** Una mujer de 42 años que trabaja desde casa como desarrolladora de *software* es diagnosticada con cáncer de pulmón. La paciente no tiene antecedentes de tabaquismo o de exposición al mismo. ¿Cuál es el tipo de cáncer de pulmón más probable que tenga esta paciente?

**(A)** Carcinoma de células escamosas
**(B)** Adenocarcinoma
**(C)** Carcinoma macrocítico
**(D)** Carcinoma microcítico

**6.** ¿Cuál de los siguientes saborizantes puede funcionar como agonista del relajante del músculo liso bronquiolar?

**(A)** Amargo
**(B)** Dulce
**(C)** Salado
**(D)** Agrio
**(E)** Umami

**7.** ¿Qué mediador está involucrado en una respuesta asmática aguda?

**(A)** ACh
**(B)** Dopamina
**(C)** Ácido $\gamma$-aminobutírico
**(D)** Serotonina
**(E)** Glicina

**Las preguntas 8 a 10 se basan en el caso descrito a continuación:**

Un recién nacido de 27 semanas de gestación presenta dificultad respiratoria en la sala de parto. La madre no recibió cuidados prenatales.

**8.** ¿Cuál es el diagnóstico más probable del recién nacido?

**(A)** Bronquitis aguda
**(B)** Enfermedad pulmonar obstructiva crónica
**(C)** Enfisema
**(D)** Síndrome de dificultad respiratoria
**(E)** Neumotórax espontáneo

**9.** ¿Cuál es la causa subyacente del síntoma?

**(A)** Espasmo del músculo liso bronquiolar
**(B)** Mutación de pérdida de función de *Piezo2*
**(C)** Estimulación simpática
**(D)** Fístula traqueoesofágica
**(E)** Insuficiencia neumocítica de tipo II

**10.** ¿Cuál es el tratamiento más eficaz para el recién nacido?

**(A)** Soporte de oxígeno al 100 % en cámara hiperbárica
**(B)** Colocación de drenaje torácico entre las costillas
**(C)** Inyección de relajante muscular liso
**(D)** Administración de surfactante

**11.** A una paciente en su 26.ª semana de gestación se le diagnostica preeclampsia grave, que requiere parto prematuro del feto por cesárea en 3 días. ¿Cuál sería el tratamiento prenatal adecuado para aumentar las probabilidades de supervivencia del recién nacido prematuro?

**(A)** Amniocentesis
**(B)** Inhalación de surfactante fetal *in utero*
**(C)** Administración materna de glucocorticoides
**(D)** Inhalación de surfactante materno
**(E)** Tratamiento con oxígeno

**Las preguntas 12 a 14 se basan en el caso descrito a continuación:**

Un paciente de 62 años acude a urgencias con disnea que empeora incluso con una actividad leve. En la exploración física destaca una caja torácica agrandada y protuberante y manchas entre amarillas y marrones entre los dedos índice y corazón derechos. El paciente dice fumar dos paquetes de cigarrillos al día y lleva más de un año experimentando disnea que ha ido empeorando con el tiempo. El paciente es un banquero de inversiones que trabaja desde casa.

**12.** ¿Cuál de las siguientes enfermedades debe figurar en primer lugar en el diagnóstico diferencial?

**(A)** Asbestosis
**(B)** Asma
**(C)** Enfisema
**(D)** Carcinoma no microcítico de pulmón
**(E)** Neumotórax espontáneo

**13.** Una TC revela espacios aéreos dilatados diseminados por todo el pulmón. ¿Cuál es la causa de la disnea del paciente?

**(A)** Neumonía por aspiración
**(B)** Infección bacteriana del aparato respiratorio inferior
**(C)** Colapso pulmonar
**(D)** Reducción de la superficie de intercambio gaseoso

**14.** La TC también reveló una masa sólida en el lóbulo pulmonar superior derecho y cinco pequeñas masas de densidad similar a la masa pulmonar en el hígado. Dados los antecedentes sociales del paciente, ¿cuál es la identidad más probable de las masas?

**(A)** Adenocarcinoma de pulmón
**(B)** Cuerpos de asbesto (amianto)
**(C)** Metaplasia
**(D)** Carcinoma microcítico de pulmón

**La pregunta 15 se basa en la micrografía que se muestra a continuación:**

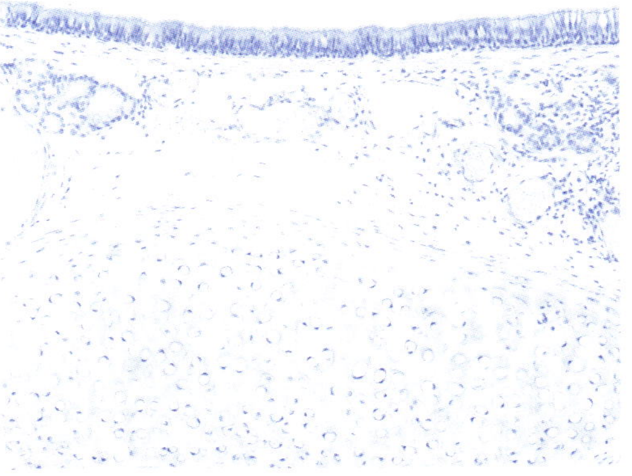

**15.** El diámetro de la estructura en la micrografía, tomada de la autopsia, es de 3.1 cm. ¿Cuál es el rasgo autosómico recesivo más probable expresado en la persona fallecida?

**(A)** Asbestosis
**(B)** Fibrosis quística
**(C)** Enfisema
**(D)** Traqueobroncomegalia
**(E)** Neumotórax espontáneo

# Respuestas y explicaciones

1. **A.** La hemorragia nasal prolongada sugiere una vasculatura rica potencialmente de múltiples fuentes, como el plexo de Kiesselbach. La localización de la perforación en la cara anterior y superior del tabique nasal también indica plexo de Kiesselbach.
2. **E.** La posición superior y anterior del lugar perforado en el tabique nasal está anatómicamente cerca de la concha nasal superior, que está revestida por epitelio olfatorio. El daño a esta estructura puede causar la pérdida del olfato.
3. **C.** El epitelio plano estratificado no queratinizado recubre normalmente las zonas de las vías respiratorias que requieren más protección frente a la fuerza y la fricción, como las fosas nasales, la orofaringe, la punta de la epiglotis y las cuerdas vocales. La amígdala faríngea suele estar revestida por epitelio respiratorio; por tanto, la presencia de tejido plano estratificado aquí sería metaplásica.
4. **E.** Los síntomas de presentación y la duración inferior a 3 semanas son indicativos de una infección aguda de las vías respiratorias inferiores, como la mucosa traqueal.
5. **B.** La forma más frecuente de cáncer de pulmón en los pacientes sin antecedentes de tabaquismo es el adenocarcinoma. Es más habitual en personas de sexo femenino que en las de sexo masculino.
6. **A.** Algunos estudios recientes han demostrado que las células del músculo liso de los bronquiolos expresan factores para los sabores amargos y, cuando son estimulados por un sabor amargo, provocan relajación en el músculo liso, con lo que los bronquiolos se abren hasta el 90 % de su volumen normal.
7. **A.** Una respuesta asmática aguda tiene muchos mediadores, entre ellos la ACh, la histamina, el óxido nítrico y los leucotrienos.
8. **D.** La respiración dificultosa en los recién nacidos prematuros es indicativo de síndrome de dificultad respiratoria neonatal (SDRN) debido a una producción inadecuada de surfactante pulmonar.
9. **E.** Los neumocitos de tipo II producen surfactante; el número o la función insuficientes de estas células es la causa más probable del SDRN.
10. **D.** La administración de surfactante en las vías respiratorias del recién nacido reduce la tensión superficial del humor acuoso en los alvéolos, lo que facilita el inflado y la ventilación del espacio aéreo pulmonar.
11. **C.** La administración prenatal de glucocorticoides a los progenitores puede estimular la producción fetal de surfactante por sus neumocitos de tipo II y reducir la probabilidad de desarrollar SDRN al nacer.
12. **C.** Los síntomas de presentación, los antecedentes de fumar 2 paquetes de cigarrillos al día y el agrandamiento de la cavidad torácica son indicativos de enfisema.
13. **D.** Los espacios de aire agrandados en todo el parénquima pulmonar sugieren la destrucción de los tabiques interalveolares y la pérdida de superficie de intercambio gaseoso.
14. **D.** Dados los antecedentes de tabaquismo intenso, es probable que las masas sean carcinomas de pulmón. Las cinco masas en el hígado también sugieren que podría tratarse de un cáncer de pulmón metastásico. El carcinoma microcítico de pulmón se asocia al tabaquismo y a una progresión agresiva y rápida.
15. **D.** La traqueobroncomegalia (síndrome de Mounier-Kuhn) es un rasgo autosómico recesivo caracterizado por un alargamiento congénito de la tráquea y los bronquios.

# 14

# Aparato digestivo: cavidad bucal y tubo digestivo

## I. PUNTOS CLAVE: APARATO DIGESTIVO

La histología del aparato digestivo generalmente se presenta en tres regiones: (1) la **región bucal**, (2) el **tubo digestivo** (**esófago**, **estómago** e **intestinos delgado** y **grueso**), y (3) las diversas **glándulas extrínsecas** (**glándulas salivales principales**, **páncreas** e **hígado**).

El **canal alimentario** es un tubo hueco de diámetro variable, compuesto por capas concéntricas que comprenden la **mucosa**, la **submucosa**, la **muscular externa** y la **serosa** (o **adventicia**). El aparato digestivo secreta **enzimas** y **hormonas** que intervienen en la ingesta, digestión y absorción de los nutrientes y en la eliminación de los materiales no digeribles.

## II. REGIÓN BUCAL

La **región bucal**, una porción altamente modificada del canal alimentario, comprende labios, paladar, dientes y estructuras asociadas, lengua, glándulas salivales mayores y amígdalas (linguales, palatinas, tubáricas y faríngeas). La región bucal está recubierta en su mayor parte por **epitelio escamoso estratificado**, cuyas **crestas epiteliales** se interdigitan con **crestas** altas (**papilas de tejido conjuntivo**) del tejido conjuntivo subyacente. Las crestas epiteliales y las crestas del tejido conjuntivo se conocen en conjunto como **aparato reticular**. La capa del epitelio y el tejido conjuntivo (lámina propia) forma la mucosa. La cavidad bucal tiene tres tipos de mucosas: **mucosa de revestimiento**, cuyo epitelio es no queratinizado; **mucosa masticatoria**, cuyo epitelio es queratinizado (o paraqueratinizado); y **mucosa especializada** que cubre el dorso de la lengua y cuyo epitelio plano estratificado está queratinizado sobre ciertas papilas y no queratinizado sobre otros tipos de papilas enriquecidas con botones gustativos.

**A. Labios**. Se dividen en una **superficie externa** (**piel**), la **zona bermellón** y una **superficie interna** (**mucosa**). Las primeras dos superficies están recubiertas por un epitelio plano estratificado, en cambio la superficie interna está revestida por un epitelio plano estratificado no queratinizado.

1. Un tejido conjuntivo denso irregular envuelve el músculo esquelético.
2. En la superficie externa están presentes **glándulas sebáceas**, **glándulas sudoríparas** y **folículos pilosos**; mientras que en la superficie interna hay **glándulas salivales menores**. A veces en la superficie interna y la zona bermellón hay glándulas sebáceas no funcionales (conocidas como **gránulos de Fordyce**).

**B. Paladar**. Separa la cavidad nasal de la cavidad bucal. Se divide en un **paladar duro** (que tiene una placa ósea en su interior); un **paladar blando** posterior (que tiene músculo esquelético en su interior); y el extremo posterior del paladar blando, la **úvula** (con músculo esquelético en su núcleo). Toda la **cara nasal** del paladar (excepto la úvula) está revestida por **epitelio cilíndrico seudoestratificado ciliado** (epitelio respiratorio).

1. El **paladar duro** está revestido en su cara bucal por un epitelio que varía desde plano estratificado **paraqueratinizado** hasta plano estratificado queratinizado. En la cara bucal de su **mucoperiostio**, contiene en la parte anterior tejido adiposo, mientras que en la parte posterior presenta glándulas salivales mucosas menores.

2. El **paladar blando** está revestido en su cara bucal por epitelio plano estratificado **no queratinizado**. Contiene glándulas salivales mucosas menores en el tejido conjuntivo de su cara bucal.

### PERLAS CLÍNICAS

La **estomatitis herpética**, ocasionada por el virus del herpes simple (VHS) de tipo I, es una infección muy frecuente y se transmite a menudo mediante los besos. Esta infección se caracteriza por ampollas calientes y dolorosas en los labios y en la cercanía de las fosas nasales. El exudado de las ampollas es un líquido claro; las ampollas también pueden estar cubiertas por costras. En el estado latente, este virus reside en los ganglios trigeminales.

La **queilitis angular** (**boqueras**) es una alteración dolorosa que suele afectar a los pacientes mayores de 50 años, en quienes las comisuras de la boca tienen pequeñas fisuras y grietas eritematosas que están inflamadas y pueden infectarse por *Candida albicans* o por una colonización secundaria ocasional por *Staphylococcus aureus*. Lamerse las comisuras de la boca exacerba y prolonga este estado. A menudo, el tratamiento consiste en una pomada antimicótica y, en caso de infección bacteriana secundaria, tratamiento antibiótico. Usualmente, al paciente se le indica que debe resistir la tentación de lamerse las comisuras de la boca.

Los **cánceres de la región bucal** suelen afectar los labios, la lengua y el piso de la boca. Al principio, las lesiones cancerosas son asintomáticas y parecen leucoplaquias. La tasa de supervivencia es alta si se detectan y se tratan en los primeros estadios. La gran mayoría de los cánceres de la región bucal son **carcinomas de células escamosas** que provienen de epitelios planos estratificados como resultado del hábito tabáquico.

El **síndrome de la boca ardiente** (**SBA**) es una alteración dolorosa donde el paciente tiene sensación de ardor (o una sensación de entumecimiento) en la boca o la lengua. Esta afección frecuentemente se acompaña de alteraciones en el gusto, como percibir sabores metálicos o un sabor amargo sin origen evidente. Algunos pacientes pueden tener sequedad de boca debido a la disminución en la producción de saliva. El origen del SBA se desconoce, aunque algunos investigadores sugieren que los individuos que la presentan podrían estar padeciendo insuficiencia de vitamina $B_{12}$, candidosis, reflujo ácido, reacciones adversas a algún medicamento, alguna alergia, el uso de dentadura postiza e inclusive depresión y ansiedad. Este padecimiento es más frecuente en personas con un complemento cromosómico XY. El SBA se clasifica en tres tipos de acuerdo con el momento de aparición de la sintomatología. En el **tipo I**, no hay dolor al despertar, pero este aparece y va incrementándose en el transcurso del día; en el **tipo II**, la sensación de ardor aparece cuando el paciente despierta y continúa durante el día; y en el **tipo III**, los síntomas aparecen esporádicamente.

C. **Dientes**. Están formados por un tejido blando interno, la **pulpa**, y tres tejidos calcificados: el **esmalte** y el **cemento**, que forman las capas exteriores, y la **dentina,** que se encuentra entre la capa exterior y la pulpa. La **hidroxiapatita de calcio** es el componente mineral de los tres tejidos dentales calcificados. Los dientes tienen una **corona** cubierta de esmalte, una **raíz** cubierta de cemento y un **cuello**, donde entran en contacto y se unen el esmalte y el cemento.

1. **Componentes de los dientes**

a. El **esmalte** tiene una matriz altamente calcificada con un componente orgánico constituido principalmente por la proteína fibrosa parecida a la queratina, la **enamelina**, una sustancia elaborada por los **ameloblastos** durante la formación de la corona que se calcifica por el depósito de **cristales de hidroxiapatita de calcio**. Consta de solo un 4 % de material orgánico y un 96 % de material inorgánico; por tanto, es el tejido más calcificado del organismo. Los ameloblastos se degeneran permanentemente **después de la erupción del diente**, de modo que el esmalte se vuelve acelular y no puede autorrepararse.

### PERLAS CLÍNICAS

La microbiota de la cavidad bucal actúa en los restos de comida alojados entre los dientes y en los surcos gingivales, que son las pequeñas grietas entre las encías y el esmalte de los dientes. Mientras las bacterias metabolizan los azúcares de los desechos de comida, sintetizan ácidos orgánicos capaces de disolver los cristales de hidroxiapatita de calcio y ocasionar lesiones cariosas (caries dental), a menos que el individuo tenga una higiene bucal adecuada. El uso de fluoruro en el suministro de agua para incrementar su concentración de 0.7 a 1.2 ppm (aplicación sistémica), así como la adición del fluoruro al dentífrico (aplicación tópica) hace al esmalte más resistente a los ácidos bacterianos gracias al cambio de cristales de hidroxiapatita a cristales de fluorapatita (el fluoruro reemplaza las moléculas hidroxilo), lo que hace menos soluble al esmalte en el ambiente ácido. Inclusive, la presencia de fluoruro en la superficie del esmalte cataliza la remineralización y puede disminuir la capacidad de la microbiota para formar ácidos orgánicos.

b. La **dentina** es sintetizada por los **odontoblastos**, céulas que persisten y continúan elaborando dentina durante toda la vida del diente. La matriz calcificada contiene **fibras de colágeno de tipo I** y rodea la **cavidad pulpar** central de la corona y el **conducto pulpar** (**radicular**).

c. El **cemento** también posee una matriz calcificada que **contiene colágeno de tipo I**, que es sintetizado por células conocidas como **cementoblastos**, los cuales continúan formando cemento incluso después de la erupción del diente, lo que compensa el acortamiento del diente resultante de la abrasión del esmalte en la superficie oclusiva.

d. La **pulpa dental** es un tejido conjuntivo gelatinoso muy vascularizado que contiene **odontoblastos** en su capa más periférica (la más cercana a la dentina). Está provista de abundantes fibroblastos y células mesenquimatosas; su matriz de tejido conjuntivo contiene fibras delgadas de colágeno de los tipos I y III. La pulpa también contiene **fibras nerviosas aferentes**. Todas las sensaciones de la pulpa son interpretadas como dolor en el sistema nervioso central.

2. **Formación de la corona**

a. La **corona** comienza a formarse en cada maxilar durante 6 o 7 semanas de embriogénesis como una banda en forma de herradura, la **lámina dental**, que deriva del epitelio bucal y se proyecta en el **ectomesénquima** subyacente (tejido mesenquimatoso derivado de la cresta neural). El desarrollo de los dientes, a partir de los **dientes germinales**, depende de la **interacción epitelio-mesenquimatosa** entre el epitelio y el ectomesénquima. Esta interacción a su vez depende de diversas moléculas de señalización producidas por el epitelio y el ectomesénquima.

b. Un **diente germinal** está formado por dos componentes, el **órgano del esmalte**, derivado del epitelio, y la **papila dental**, derivada del ectomesénquima. Está rodeado por el **saco dental**, derivado del ectomesénquima. El órgano del esmalte es responsable de la formación del **esmalte** y el **epitelio de unión**. La papila dental da origen a la **dentina** y la **pulpa**. El saco dental forma el **aparato de inserción**, es decir, **cemento**, **ligamento periodontal**, **alvéolo óseo** y el tejido conjuntivo de las **encías**.

c. Las etapas sucesivas de la formación de la corona de los dientes germinales son las de yema, coronilla, campana y aposición. Se forman 10 **yemas dentales** en el arco maxilar y 10 en el mandibular. Toda la corona de cada diente se forma antes de que empiece a formarse la raíz.

d. Cada yema, a su vez, pasa por las etapas del desarrollo dental a su propio ritmo y, durante la **etapa de coronilla**, la yema dental forma el **nudo primario de esmalte** (**NPE**) con su órgano del esmalte en su interior. El NPE es responsable de determinar la formación de los incisivos y caninos o de premolares y molares mediante la liberación de una serie de citoquinas. Para conseguir la formación de dientes con cúspides (premolares y molares), las células del NPE deben sobrevivir y requieren factor de crecimiento epitelial y factor de crecimiento fibroblástico 4. En ausencia de estos dos factores, las células del NPE atraviesan apoptosis y el diente germinal se desarrollará en forma de diente incisivo (sin cúspides). Si los dos factores están presentes, el diente germinal se desarrollará en forma de diente molar (con cúspides) y se formará un **nudo secundario de esmalte** (**SEK**, *secondary enamel knot*) en cada cúspide para dirigir el desarrollo de esa cúspide particular.

e. Durante la etapa de yema en el desarrollo, ocurre otro crecimiento epitelial, la **lámina sucedánea**, la cual es responsable de la formación de los **dientes secundarios** (**dientes sucedáneos** o **permanentes**), que con el tiempo reemplazan a los **dientes primarios** (**dientes deciduos** o **temporales**), formados originalmente por el diente germinal.

3. La **formación de la raíz** comienza una vez que se completa la de la corona y ocurre simultáneamente con la erupción del diente.

## D. Estructuras dentales de soporte (fig. 14-1)

1. El **ligamento periodontal** está compuesto por tejido colagenoso denso irregular cuyas fibras de colágeno de tipo I están dispuestas en cinco **haces fibrosos principales** (cresta alveolar y grupos de fibras horizontales, oblicuas, apicales e interradiculares), los cuales se extienden desde el cemento hasta el hueso y sostienen el diente dentro de su **alvéolo**.
2. Las **encías** están cubiertas por **epitelio plano estratificado queratinizado** (o **paraqueratinizado**); sus fibras de colágeno también se disponen en cinco **grupos fibrosos principales** (grupos fibrosos alveologingival, dentogingival, circular, dentoperióstico y transeptal). El epitelio de las encías es reflejado hacia la superficie del esmalte, formando un surco poco profundo, el **surco gingival**, el cual rodea el cuello de cada diente. El epitelio en la base del surco se continúa con la banda estrecha de las células epiteliales, el **epitelio de unión**, que actúa como barrera entre la cavidad bucal y los elementos del tejido conjuntivo de la encía.
3. El **hueso alveolar** está constituido por una capa interna de hueso compacto (**placa cribiforme** o **hueso alveolar propio**). También hay otra capa externa de hueso compacto (**placa cortical**) y una capa intermedia de hueso esponjoso (**capa esponjosa**).

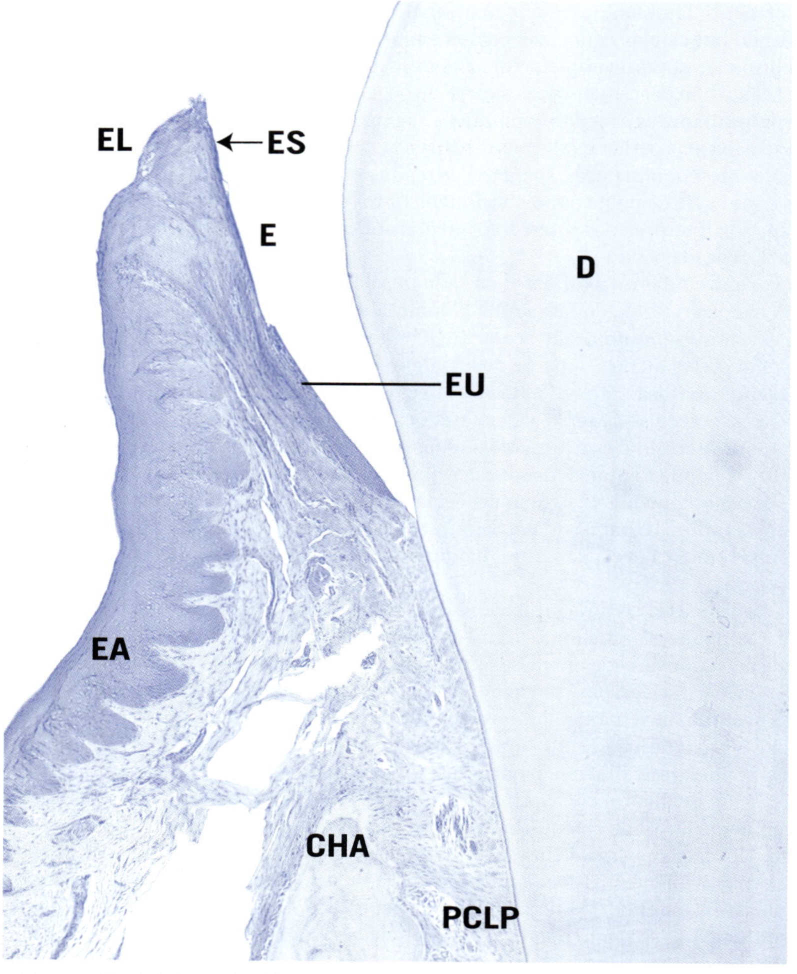


**FIGURA 14-1.** Micrografía de baja resolución de la porción de un diente y su cubierta de tejido blando, mostrando la dentina (D), el espacio donde el esmalte (E) se encontraba antes de la descalcificación del tejido, la encía libre (EL) y su epitelio sacular (ES), la encía adherida (EA) y su epitelio de unión (EU), la porción coronal del ligamento periodontal (PCLP) y la cresta del hueso alveolar (CHA) (56×).

## PERLAS CLÍNICAS

La higiene bucal deficiente promueve la acumulación de una **biopelícula** conocida como **placa dentobacteriana** sobre la corona, así como dentro de los surcos gingivales. La placa está compuesta por una capa delgada de bacterias que se unen entre sí mediante moléculas de azúcar, las cuales son una fuente de nutrientes para las bacterias. El cepillado y el uso de hilo dental eliminan la placa. Sin embargo, si no se elimina, la placa se calcifica dentro de 24 h, formando una sustancia más dura llamada **sarro** (**cálculo**), la cual se adhiere firmemente a la superficie de los dientes y crece con el tiempo. Los cálculos actúan como una cubierta protectora para las bacterias, que ahora pueden prosperar en ese medio anaeróbico. A medida que la colonia bacteriana y el sarro crecen de tamaño, van dañando el epitelio de la encía así como el epitelio de unión, ocasionando una respuesta inflamatoria del tejido conjuntivo gingival. La respuesta protectora se conoce como **gingivitis**. Si se permite que la gingivitis progrese, la invasión bacteriana ataca al ligamento periodontal y al hueso alveolar, provocando una respuesta protectora por parte del ligamento periodontal denominada **periodontitis**. Si esta alteración no se corrige, sobreviene la destrucción del periodonto, la pérdida del diente en su alvéolo y, eventualmente, la del diente o dientes involucrados. Se estima que 65 millones de estadounidenses adultos tienen gingivitis y periodontitis. Los síntomas más frecuentes de periodontitis incluyen encías inflamadas y eritematosas que han retrocedido de la unión amelocementaria y sangran con el cepillado, surcos gingivales profundos, dientes móviles, salida de pus al comprimir la encía contra el diente y halitosis crónica.

El descubrimiento de que hay una fuerte asociación entre la **enfermedad periodontal** y la **cardíaca** se basa en el hecho de que los microbios, particularmente *Streptococcus sanguis*, migran del tejido periodontal inflamado hacia el corazón a lo largo de un espacio fascial potencial. Los pacientes sin periodontitis tienen menor presencia de *S. sanguis* en el corazón. Aunque esta evidencia es interesante, los individuos con periodontitis y enfermedad cardíaca tienen muchos otros factores de riesgo en común, como tabaquismo, sedentarismo, mala alimentación y ciertas comorbilidades, como diabetes, obesidad y enfermedades metabólicas.

## E. Lengua

### 1. Generalidades

- **a.** La lengua está dividida en dos tercios anteriores y un tercio posterior por el **surco terminal**, que tiene forma de «V», con su ápice apuntando en sentido posterior y terminando en el **agujero ciego** (restos del conducto tirogloso, origen embrionario de la glándula tiroides).
- **b.** Su superficie dorsal está cubierta por **mucosa especializada**, mientras que su superficie ventral está cubierta por **mucosa de revestimiento** (tabla 14-1). Bajo la mucosa está la **submucosa** de tejido conjuntivo colagenoso denso irregular y un **núcleo** de músculo esquelético que forma la mayor parte de la lengua.

**2.** Cuatro tipos de **papilas linguales** se localizan en la superficie **dorsal** de los dos tercios anteriores de la lengua.

- **a.** Las **papilas filiformes**, el tipo más numeroso, son estructuras cortas, estrechas y **altamente queratinizadas** que carecen de corpúsculos gustativos.
- **b.** Las **papilas fungiformes** son estructuras en forma de seta dispersas entre las papilas filiformes; contienen **corpúsculos gustativos** ocasionales en su cara superior.
- **c.** Las **papilas foliadas** son surcos longitudinales bajos de la cara lateral de la región posterior de los dos tercios anteriores de la lengua. Sus corpúsculos gustativos degeneran poco después del segundo año de vida.
- **d.** Las **papilas circunvaladas** son 10-15 papilas circulares grandes, cada una rodeada por un surco en forma de foso. Se encuentran apenas por delante del **surco terminal** y tienen corpúsculos gustativos.

**(1) Corpúsculos gustativos**

- **(a)** Cada uno de los 2 000-8 000 corpúsculos gustativos en la lengua están formados por 60-80 células fusiformes que constituyen una **estructura intraepitelial** parecida a un barril. Estas estructuras se encuentran en la superficie superior de las papilas fungiformes, las **superficies laterales** de las papilas fungiformes y las **paredes** de los surcos en foso que las rodean. Cada corpúsculo gustativo posee una pequeña abertura, el **poro gustativo**, desde el cual se proyectan **pelos gustativos** (**microvellosidades**) hacia la cavidad bucal (o hacia el foso que rodea la papila circunvalada).
- **(b)** Los corpúsculos gustativos pueden percibir sensaciones de sabor **salado**, **agrio**, **amargo**, **dulce** y **umami** (receptor de glutamato que percibe sabores deliciosos); en individuos con la capacidad genética, algunos corpúsculos pueden especializarse en percibir **grasas**. Los componentes químicos de los alimentos que son reconocidos por los corpúsculos gustativos son conocidos como **dominios moleculares de sabor** (o simplemente ***sabores***).
- **(c)** Al estudiar las micrografías electrónicas pueden encontrarse cuatro tipos de células diferentes en los corpúsculos gustativos, tres de las cuales son fusiformes: **células oscuras** (**tipo I**), **células claras** (**tipo II**) y **células intermedias** (**tipo III**); tienen un tiempo de vida corto. El cuarto tipo son las **células basales** regenerativas cortas. Las células tipo I, II y III hacen **sinapsis con fibras nerviosas aferentes** que envían la información de sabor al sistema nervioso central; las células basales son células regenerativas.
- **(d)** Cuando las células basales se dividen, dan origen a una célula basal y a una célula oscura. A medida que la célula oscura madura, se convierte en célula clara y, al degenerarse, se convierte en célula intermedia. Estos tres tipos de células son **neuroepiteliales**, cuyas microvellosidades reconocen un sabor específico. El proceso de pasar de una célula oscura recién formada a una célula intermedia moribunda requiere aproximadamente 10 días. Un corpúsculo gustativo específico contiene diversas células neuroepiteliales que reconocen todos los sabores, pero al parecer cada corpúsculo se especializa en reaccionar a solo uno o dos sabores (aunque algunos investigadores sugieren que, al menos en ratones, las células multitarea/supersensores son capaces de reconocer todas las formas de sustancias rápidas).

**Tabla 14-1 Resumen de las características histológicas de la mucosa bucal**

| Región de la mucosa | Tipo de epitelio/ mucosa | Altura de la papila del TC | Comentarios especiales |
|---|---|---|---|
| ***Labio*** | | | |
| Superficie externa (piel) | Plano estratificado queratinizado | Intermedia | Pelo, glándulas sebáceas y glándulas sudoríparas |
| Zona bermellón | Plano estratificado queratinizado | Alta | Escasas glándulas sebáceas (¿?) |
| Superficie interna (mucosa) | Plano estratificado no queratinizado | Intermedia | Glándulas salivales menores mucosas (mixtas) y gránulos de Fordyce |
| ***Mejilla (carrillo)*** | | | |
| Superficie externa (piel) | Plano estratificado queratinizado | Intermedia | Pelo, glándulas sebáceas y glándulas sudoríparas |
| Superficie interna (mucosa) | Plano estratificado no queratinizado | Intermedia | Glándulas salivales menores mucosas (¿mixtas?) y gránulos de Fordyce |
| ***Encía*** | | | |
| Superficie libre y fija | Mucosa masticatoria | Alta | Fuertemente unida al periostio |
| Epitelio gingival | Mucosa de revestimiento | Baja | Recubre el surco gingival |
| Epitelio de unión | Plano estratificado no queratinizado | Ninguna | Fijo a la superficie dental y al tejido conjuntivo gingival mediante hemidesmosomas |
| Mucosa alveolar | Mucosa de revestimiento | Baja | Algunas glándulas salivales menores |
| **Paladar duro**[a] | | | |
| Lateral anterior | Mucosa masticatoria | Alta | Tejido adiposo en el tejido conjuntivo |
| Lateral posterior | Mucosa masticatoria | Alta | Glándulas salivales menores en el TC |
| Rafe | Mucosa masticatoria | Alta | Fuertemente unido al periostio |
| **Paladar blando**[a] | Mucosa de revestimiento | Baja | Lámina elástica; glándulas salivales mucosas menores en tejido conjuntivo |
| Úvula | Mucosa de revestimiento | Baja | Glándulas salivales menores en el TC |
| **Piso (suelo) de la boca** | Mucosa de revestimiento | Baja | Glándulas salivales menores en el TC |
| ***Lengua*** | | | |
| Superficie dorsal | Mucosa especializada inmersa en la mucosa masticatoria | Baja<br>Alta | Corpúsculos gustativos; papilas linguales; glándulas salivales menores serosas, mucosas y mixtas |
| Superficie ventral | Mucosa de revestimiento | Baja | Pliegues sublinguales |

El paladar duro tiene una placa ósea y el paladar blando tiene músculo esquelético en el centro.
TC, tejido conjuntivo.
[a] La descripción del paladar duro y el blando en esta tabla solo se refiere a la superficie bucal. La superficie nasal de ambos paladares está cubierta por un epitelio respiratorio. Sin embargo, la superficie nasal de la úvula está cubierta por un epitelio plano estratificado no queratinizado.

**(e)** Los sabores salados y agrios estimulan **canales iónicos de sodio** e **hidrógeno**, respectivamente; los sabores dulce, amargo y umami estimulan **receptores acoplados a proteínas G**; y los sabores grasos estimulan **transportadores de ácidos grasos**.

**(f)** Con el microscopio óptico solo se pueden reconocer tres tipos de células: células neuroepiteliales fusiformes, células de soporte sustentacular con forma amplia y células basales cortas. Aunque todavía se describen como tal, las interpretaciones con microscopio electrónico son universalmente aceptadas y han reemplazado la interpretación del microscopio óptico.

## PERLAS CLÍNICAS

Un gran número de genes codifica para varios receptores acoplados a proteínas G ubicados en las membranas de las microvellosidades: *T1R1*, *T1R2*, *T1R3* y 1 de 43 tipos diferentes de *T2R* (el más frecuente es *T2R38*). Una combinación de dos *T1R* codifica para los receptores del sabor dulce (*T1R2* y *T1R3* ) y umami (*T1R1* y *T1R3*), mientras que todos los *T2R* codifican para el receptor del sabor amargo (al igual que para los receptores de los sabores dulce y umami, se necesita la combinación de dos genes *T2R* para la codificación). Las personas que pueden degustar las grasas tienen un transportador de ácidos grasos, una molécula de grupo de diferenciación (CD36), en las membranas de sus microvellosidades. Se requiere una molécula adicional para reconocer los sabores agrios. Junto al canal de iones de $H^+$ está la proteína codificada por el gen *PKD2L1* (*polycystic kidney disease 2-like 1*), que, de manera desconocida, interactúa con el canal de iones de $H^+$ para reconocer la sensación de sabores agrios.

Aparentemente, mientras más moléculas de un saborizante en particular se unan a la célula neuroepitelial, más intensa es la sensación del sabor. También se ha demostrado que los receptores de sabor tienen sitios de unión para moléculas no saborizantes que actúan como **moléculas potenciadoras**. Por tanto, cuando las moléculas potenciadoras se unen a los saborizantes, estos se quedan unidos a su receptor durante más tiempo. La combinación saborizante-molécula potenciadora aumenta la sensación del sabor, así que la unión de unas pocas moléculas saborizantes es interpretada como si muchas de ellas estuvieran presentes.

El gusto es una interacción compleja entre la información que recibe el cerebro desde los corpúsculos gustativos; las células sensoriales que detectan temperatura, picante y textura; y el **olfato retronasal**. Este último depende de células olfatorias ubicadas en la pared posterior de la cavidad nasal, y el aroma que reciben proviene de la parte posterior de la boca y no, como frecuentemente se piensa, del **olfato nasal**, donde el aroma es percibido por la entrada del aire en la cavidad nasal. Un componente adicional en la percepción del sabor es la información visual que obtiene el cerebro al mirar la comida. La coloración inusual de un bocado puede provocar una sensación de asco, una percepción alterada del sabor y la incapacidad para comer ese alimento.

Diversos órganos, además de la lengua y la cavidad bucal, tienen receptores de sabor: cerebro, cavidad nasal, senos paranasales, tráquea, bronquios, pulmones, timo, corazón, hueso, glándulas mamarias, tubo digestivo, páncreas, vejiga, uretra, tejido adiposo y testículos. Algunos investigadores consideran que estos receptores interactúan con el sistema inmunitario. Se sabe que dos tipos de mecanismos de defensa utilizan receptores de sabor amargo, uno localizado en la cavidad nasal y otros en diferentes regiones del cuerpo.

El que está en la cavidad nasal, ubicado en los cilios de las células del epitelio de revestimiento, se une a lactonas de acil-homoserina liberadas por las bacterias gramnegativas invasoras. En respuesta a esta unión, las células epiteliales liberan óxido nítrico, un gas con propiedades bactericidas.

El segundo mecanismo depende de receptores para sabores tanto amargos como dulces, localizados en los cilios de las células nombradas como **células quimiosensoriales solitarias**. Al consumir azúcar, las bacterias infecciosas liberan químicos que se unen a los receptores de sabores amargos que activan las células quimiosensoriales para liberar calcio, que se difunde a las células cercanas y las incita a liberar **defensinas**, que son agentes bactericidas. Al destruir las bacterias, aumenta la cantidad de azúcares en esa región; estas azúcares se unen a los receptores de sabor dulce en las células quimiosensoriales y los activan, lo que inhibe la liberación de calcio y detiene la producción de defensinas en las células que las liberaban.

3. El **núcleo muscular de la lengua** está formado por haces de **fibras musculares esqueléticas** que se disponen en tres planos, con **glándulas salivales menores** cubiertas entre ellas.
4. Las **amígdalas linguales** se localizan en la superficie dorsal del tercio posterior de la lengua.
5. Hay tres grupos de **glándulas salivales menores** asociadas a la lengua: glándulas de Von Ebner, glándulas linguales anteriores (glándulas de Blandin-Nuhn) y glándulas mucosas posteriores.
   a. Las **glándulas de Von Ebner** producen una secreción puramente serosa que se entrega en la base del surco de la circunvalación y en los surcos de las papilas foliadas.
   b. Las **glándulas linguales** anteriores producen una secreción seromucosa y la liberan en el pliegue fimbriado en la superficie anteroventral de la lengua.

c. Las **glándulas mucosas posteriores**, situadas inmediatamente por detrás del surco terminal en el tercio posterior de la lengua, liberan su secreción puramente mucosa en la superficie dorsal de la lengua y en las criptas de las amígdalas linguales.

# III. ESTRUCTURA DEL TUBO DIGESTIVO

La estructura del tubo digestivo está determinada por los cambios histofisiológicos de las capas en la pared (**tabla 14-2**). El tubo digestivo tiene una estructura general de organización histológica donde el lumen está recubierto por una **mucosa**, formada por **epitelio**; un tejido conjuntivo celular laxo que contiene glándulas, denominado **lámina propia**; y una delgada capa externa que recibe el nombre de **capa muscular de la mucosa**. La mucosa está rodeada por un tejido conjuntivo más denso, la **submucosa**, que contiene glándulas y solo se encuentra en el esófago y el duodeno. La submucosa está rodeada por la **capa muscular externa** (**muscular propia**), que a su vez está cubierta por una **serosa** o una **adventicia**. Las variaciones de los componentes de estas capas permiten la especialización regional estructural y funcional del tubo digestivo. Su inervación proviene del **sistema nervioso entérico** (**SNE**; sus somas neuronales se localizan en los **plexos de Meissner** [**submucoso**] y **Auerbach** [**mientérico**]). El funcionamiento del SNE es modificado por los componentes **simpáticos** y **parasimpáticos** del **sistema nervioso autónomo**.

**A. Esófago**. Es un tubo que se encuentra revestido por **epitelio plano estratificado no queratinizado**. Su lámina propia contiene **glándulas esofágicas cardiales** que secretan moco y está rodeada por la **muscular de la mucosa**, que varía en grosor y, en el esófago, está compuesta por una sola capa longitudinal de músculo liso.

1. La submucosa contiene **glándulas esofágicas propias** que secretan **mucinógeno**. Cuando el mucinógeno se expone al agua, se convierte en una sustancia resbaladiza conocida como **mucina**; cuando la mucina se entremezcla con sustancias situadas en el canal alimentario (en este caso el esófago), se convierte en moco.
2. El tercio superior de la **muscular externa** está formado solamente por **músculo esquelético**. El tercio medio está constituido por una combinación de **músculos liso** y **esquelético**. El tercio inferior está conformado solo por **músculo liso**. Los músculos estriados son controlados por el **nervio vago** (nervio craneal [**NC**] **X**), mientras que los músculos lisos son controlados por fibras nerviosas derivadas del SNE.
3. La **muscular externa** del esófago transporta el **bolo alimenticio** desde la faringe hacia el estómago por medio de la **actividad peristáltica**. Dos **esfínteres** fisiológicos (el faringoesofágico y el gastroesofágico) de la muscular externa aseguran que el **bolo** solo pueda desplazarse en un sentido, hacia el estómago.

**B. Estómago**. Es un órgano que acidifica el bolo y lo convierte en un líquido denso y viscoso conocido como **quimo**. También produce **enzimas digestivas** y **hormonas**.

1. El estómago presenta pliegues longitudinales en la mucosa y la submucosa (llamados **rugosidades**), que desaparecen cuando se dilata. La anatomía macroscópica del estómago se divide en cuatro regiones (cardial, fúndica, del cuerpo y pilórica), pero la histológica se divide en tres: la **región cardial** (**cardias**), donde el esófago se une al estómago; la **región fúndica** (**fondo**), que comprende el grueso del estómago, formado por el fondo y el cuerpo, los cuales se agrupan histológicamente debido a su similitud histológica; y la **región pilórica** (**píloro**), donde el estómago se une al intestino delgado.
2. El recubrimiento del estómago tiene muchas depresiones en forma de pozo, llamadas **criptas gástricas** (**fovéolas**), que son menos profundas en el cardias y más profundas en el píloro (**fig. 14-2**). A diferencia de las rugosidades, las fosas gástricas no desaparecen cuando el estómago se distiende. Las glándulas gástricas de la mucosa gástrica vierten sus secreciones en la base de las criptas gástricas.
   a. El epitelio **cilíndrico simple** de la **mucosa gástrica** está constituido por **células de recubrimiento de la superficie** que sintetizan mucinógeno (*véase* fig. 14-2). Aunque no son células caliciformes, sintetizan un moco viscoso y denso, llamado **moco visible**, que cubre el revestimiento epitelial del estómago y lo protege contra el quimo altamente ácido y, por tanto, contra la autodigestión. También contiene unas pocas células gustativas que, como las células de los corpúsculos gustativos, son capaces de reconocer los sabores amargo, umami y dulce. La **lámina propia** es un tejido

**Tabla 14-2 Algunas características histológicas del tubo digestivo**

| Región | Epitelio | Lámina propia | Capas de la muscular de la mucosa[a] | Submucosa | Capas de la muscular externa[b] |
|---|---|---|---|---|---|
| Esófago | Plano estratificado | Glándulas esofágicas cardíacas | Longitudinal | TC colagenoso, glándulas esofágicas propias | Circular interna y longitudinal externa |
| Estómago | Cilíndrico simple sin células caliciformes | Glándulas gástricas | La circular interna, la longitudinal externa, a veces hay una más circular externa | TC colagenoso, sin glándulas | Oblicua interna, circular intermedia y longitudinal externa |
| Intestino delgado | Cilíndrico simple con células caliciformes | Vellosidades, criptas de Lieberkühn, placas de Peyer en el íleon (que se extienden por la submucosa), folículos linfáticos | Circular interna y longitudinal externa | TC fibroelástico, glándulas de Brunner en el duodeno | Circular interna y longitudinal externa |
| Intestino grueso | Cilíndrico simple con células caliciformes | Criptas de Lieberkühn (sin células de Paneth), folículos linfáticos | Circular interna y longitudinal externa | TC fibroelástico, sin glándulas | Circular interna y longitudinal externa (modificada para formar las tenias del colon) |
| Recto | Cilíndrico simple con células caliciformes | Criptas de Lieberkühn (pocas pero más profundas que en el colon), folículos linfáticos | Circular interna y longitudinal externa | TC fibroelástico, sin glándulas | Circular interna y longitudinal externa |
| Conducto anal | Cilíndrico simple que cambia a simple cúbico (proximal a las válvulas anales), plano estratificado no queratinizado (distal a las válvulas anales), plano estratificado queratinizado (ano) | Glándulas sebáceas, glándulas perianales, folículos linfáticos, columnas rectales de Morgagni (en toda la mucosa), folículos pilosos (ano) | Circular interna y longitudinal externa | TC fibroelástico con grandes venas, sin glándulas | Circular interna (forma el esfínter interno del ano) y longitudinal externa |
| Apéndice | Cilíndrico simple con células caliciformes | Criptas de Lieberkühn (poco profundas), folículos linfáticos (grandes, numerosos y que pueden extenderse por la submucosa) | Circular interna y longitudinal externa | TC fibroelástico, folículos linfáticos confluyentes, sin glándulas, tejido adiposo (a veces) | Circular interna y longitudinal externa |

TC, tejido conjuntivo.
[a] La muscular de la mucosa de todo el tubo digestivo está formada enteramente por músculo liso.
[b] La muscular externa de todas las regiones, excepto del esófago, está formada enteramente por músculo liso. El tercio superior de la muscular externa del esófago es músculo esquelético. El tercio medio es una mezcla de músculos liso y esquelético. El tercio inferior es músculo liso.

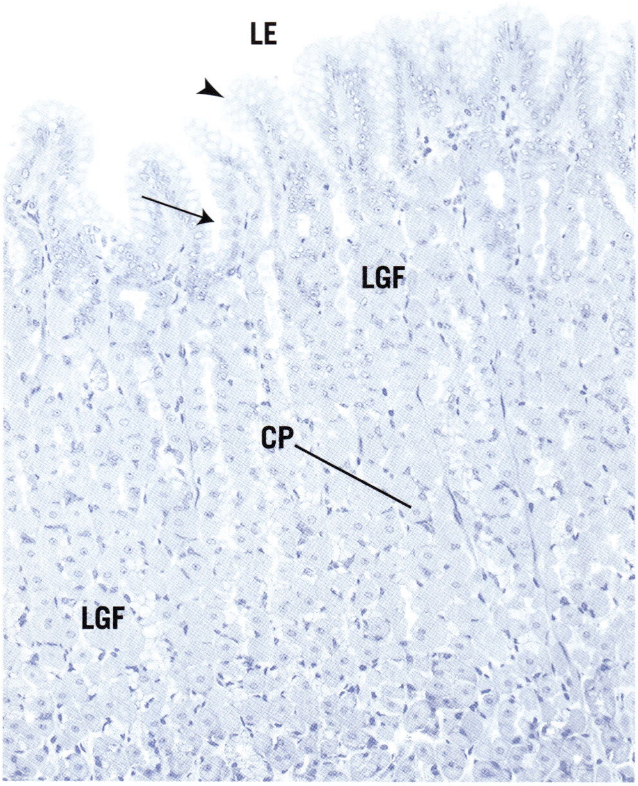


**FIGURA 14-2.** Las criptas gástricas (*flecha*) de la región fúndica del estómago se abren en el lumen estomacal (LE), que está recubierto por células de recubrimiento de la superficie secretoras de moco (*punta de flecha*). El lumen de las glándulas fúndicas (LGF) se abre en el fondo de las criptas gástricas. Obsérvense las células parietales (CP) grandes que abundan en las glándulas fúndicas (132×).

conjuntivo laxo que alberga células musculares lisas, linfocitos, plasmocitos, mastocitos, fibroblastos y **glándulas gástricas**. La **muscular de la mucosa** está compuesta por una capa circular interna de músculo liso poco definida, otra externa longitudinal y, ocasionalmente, una todavía más externa circular.

**b.** La **submucosa gástrica** está formada por tejido conjuntivo **colagenoso** denso irregular, que contiene fibroblastos, mastocitos y elementos linfáticos. Contiene un **plexo submucoso (de Meissner)**, así como un plexo arterial y otro venoso que irrigan y drenan, respectivamente, los vasos de la mucosa más pequeños.

**c.** La **muscular externa gástrica** está compuesta por **tres capas** de músculo liso: una capa oblicua interna incompleta, una capa media circular gruesa que forma el **esfínter pilórico** y una capa externa longitudinal. El **plexo mientérico (de Auerbach)** se localiza entre las capas circular media y longitudinal externa de músculo liso. La muscular externa gástrica se encarga de mezclar el contenido gástrico y vaciarlo fuera del estómago; es influenciada por distintas características del quimo (p. ej., contenido de lípidos, viscosidad, osmolaridad, densidad calórica y pH) que determinan la **rapidez del vaciamiento** del estómago y la **frecuencia de la contracción muscular**.

**d.** La **serosa** recubre la superficie externa del estómago.

**3.** Las **glándulas gástricas** son glándulas tubulares ramificadas simples localizadas en la lámina propia del **cardias**, el **fondo** y el **píloro**. Cada glándula está formada por un **istmo**, que conecta la glándula a la base de la cripta gástrica, un **cuello** y una **base** que se extiende hasta la muscular de la mucosa.

**a. Células de las glándulas fúndicas**

**(1)** Las **células parietales (oxínticas**; *véase* fig. 14-2) son células piramidales que se conectan en la mitad superior de la glándula. Secretan **ácido clorhídrico (HCl)** y **factor intrínseco gástrico**. Este último es necesario para la absorción de la vitamina $B_{12}$ en el íleon. Estas células tienen un **sistema tubulovesicular** intracelular único, numerosas mitocondrias y **canalículos**

**intracelulares** secretores (invaginaciones profundas de la membrana plasmática apical) revestidos por **microvellosidades**.

(a) Cuando las células parietales son estimuladas para secretar HCl, el número y la longitud de las microvellosidades se incrementan, mientras que la complejidad del sistema tubulovesicular disminuye (lo que sugiere que las membranas tubulovesiculares se incorporan dentro de los canalículos intracelulares y, de esta manera, alargan las microvellosidades).

(2) Las **células principales** (**cimógenas**) son células piramidales localizadas en la mitad inferior de la **glándula**; secretan **pepsinógeno** (un precursor de la enzima **pepsina**) y los precursores de otras dos enzimas: **renina** y **lipasa**. Estas células presentan un abundante retículo endoplasmático rugoso (RER), un aparato de Golgi supranuclear y numerosos gránulos cimógenos (secretores) apicales.

(3) Las **células mucosas del cuello** se localizan en el cuello de la glándula; tienen microvellosidades cortas, gránulos mucosos apicales, un aparato de Golgi prominente, numerosas mitocondrias y un poco de RER basal. Estas células son capaces de dividirse. Sintetizan **moco soluble**, una sustancia viscosa que lubrica el recubrimiento del estómago.

(4) Las **células del sistema neuroendocrino difuso** (**SNED**; también llamadas **células enteroendocrinas** en el tubo digestivo) son de dos categorías principales: **abiertas** y **cerradas**. Las células SNED de la categoría abierta tienen prolongaciones cortas que llegan al lumen; se piensa que son quimiorreceptores que evalúan el contenido luminal para liberar sustancias específicas según las circunstancias. Las células SNED de la categoría cerrada no tienen prolongaciones que llegan al lumen y, por tanto, están «cerradas» al contenido luminal.

(a) Las células SNED incluyen más de una docena de tipos distintos de células que albergan numerosos gránulos pequeños que contienen hormonas, por lo general concentradas en el citoplasma basal. Se piensa que cada célula SNED específica secreta solo una hormona (**tabla 14-3**).

(b) Estas células tienen abundantes mitocondrias y RER, así como un aparato de Golgi moderadamente bien desarrollado.

(5) Las **células regenerativas** se localizan principalmente en el cuello y en el istmo; mediante la división celular, reemplazan todos los tipos de células epiteliales de la glándula, las criptas gástricas y la superficie luminal.

b. Las **glándulas cardiales y pilóricas** se diferencian de las glándulas fúndicas en que son glándulas tubulares enrolladas que secretan moco y carecen de células principales.

4. El **jugo gástrico** contiene agua, HCl, moco, pepsina, lipasa, renina y electrólitos. Es altamente ácido (pH 2.0) y facilita la activación del pepsinógeno a pepsina, que cataliza la hidrólisis parcial de las proteínas.

5. La **secreción gástrica** está **regulada** por la actividad nerviosa (vagal) y distintas hormonas liberadas por las células SNED.
   a. La **gastrina** y la **histamina**, liberadas por las células enteroendocrinas de las mucosas gástrica y duodenal, conjuntamente con acetilcolina liberada por las fibras parasimpáticas del nervio vago, **estimulan la secreción del HCl**.
   b. La **somatostatina**, producida por las células enteroendocrinas del píloro y el duodeno, inhibe la liberación de gastrina y, de esta manera, **limita directamente la secreción de HCl**.
   c. La **urogastrona** (conocida también como **factor de crecimiento epidérmico humano**), sintetizada por las glándulas submucosas del duodeno (de Brunner), y el **péptido inhibidor gástrico**, junto con las **prostaglandinas**, producidas por las células enteroendocrinas del intestino delgado, **inhiben directamente la secreción del HCl**.

## C. Intestino delgado

1. **Generalidades**. El **intestino delgado** mide aproximadamente 7 m de longitud y tiene tres regiones: **duodeno** (parte proximal), **yeyuno** (parte medial) e **íleon** (parte distal). Las células SNED del intestino delgado secretan varias **hormonas**; el intestino delgado continúa y completa en gran parte la **digestión** de los alimentos y **absorbe** los metabolitos resultantes.
2. La **superficie luminal** del intestino delgado tiene pliegues circulares, vellosidades intestinales y microvellosidades, que en conjunto incrementan el área de superficie luminal entre 400 y 600 veces.
   a. Los **pliegues circulares** son pliegues espirales permanentes de la **mucosa** y **submucosa** que se encuentran en la mitad distal del duodeno, en todo el yeyuno y en la mitad proximal del íleon. Los pliegues circulares incrementan el área superficial entre dos y tres veces.
   b. Las **vellosidades intestinales** (**figs. 14-3** y **14-4**) son evaginaciones permanentes que presentan en su núcleo de tejido conjuntivo (lámina propia) numerosas células plasmáticas y linfocitos,

**Tabla 14-3 Principales hormonas secretadas por las células del sistema neuroendocrino difuso del tubo digestivo**

| Hormona | Célula | Sitio de secreción | Efecto fisiológico |
|---|---|---|---|
| Colecistocinina | I | Intestino delgado | Estimula la liberación de enzimas pancreáticas y la contracción de la vesícula biliar (con liberación de bilis) |
| Péptido inhibidor gástrico | K | Intestino delgado | Inhibe la secreción gástrica de HCl |
| Gastrina | G | Píloro, duodeno | Estimula la secreción gástrica de HCl y de pepsinógeno |
| Grelina | P/$D_1$ | Estómago, páncreas | Produce sensación de hambre al ajustar el tono muscular de la muscular externa a medida que el estómago se expande a fin de que la presión intraluminal gástrica permanezca sin cambio |
| Glicentina | GL | Estómago y colon | Estimula la glucogenólisis hepática |
| Péptido similar al glucagón 1 | GLP-1 | Intestinos delgado y grueso | Disminuye el apetito, inhibe la secreción de glucagón y estimula la secreción de insulina |
| Péptido similar al glucagón 2 | GLP-2 | Intestinos delgado y grueso | Estimula la mitosis en las criptas de Lieberkühn |
| Glucagón | A | Estómago y duodeno | Estimula la glucogenólisis hepática |
| Histamina | ECL | Estómago | Estimula la secreción gástrica de HCl |
| Leptina | Gr | Principalmente por adipocitos | Inhibe la sensación de hambre |
| Motilina | Mo | Intestino delgado | Incrementa el peristaltismo intestinal |
| Neurotensina | N | Intestino delgado | Inhibe el peristaltismo intestinal y estimula el flujo sanguíneo al íleon |
| Oxintomodulina | L | Intestinos delgado y grueso | Incrementa la energía de consumo y reduce el apetito |
| Péptido YY | L | Intestinos delgado y grueso | Disminuye la motilidad gástrica y el apetito |
| Secretina | S | Intestino delgado | Estimula la secreción de bicarbonato por el páncreas y las vías biliares |
| Serotonina, sustancia P | EC | Estómago y colon | Incrementa el peristaltismo intestinal |
| Somatostatina | D | Píloro, duodeno | Inhibe a las células SNED cercanas |
| Urogastrona[a] | | Duodeno (glándulas de Brunner) | Inhibe la secreción gástrica de HCl, incrementa la división de las células epiteliales |
| VIP | VIP | Estómago y colon | Incrementa la motilidad intestinal, estimula los iones intestinales y la secreción de agua |

Algunas de estas hormonas también son secretadas en otras partes del cuerpo y tienen efectos psicológicos adicionales.
A, célula de tipo $\alpha$; CE, célula de tipo enterocromafín; D, célula de tipo $\delta$; G, célula productora de gastrina; GL, célula productora de glicentina; HCl, ácido clorhídrico; Mo, célula productora de motilina; N, célula productora de neurotensina; S, célula productora de secretina; SNED, sistema neuroendocrino difuso; VIP, péptido intestinal vasoactivo.
[a] No sintetizada por las células del sistema neuroendocrino difuso.

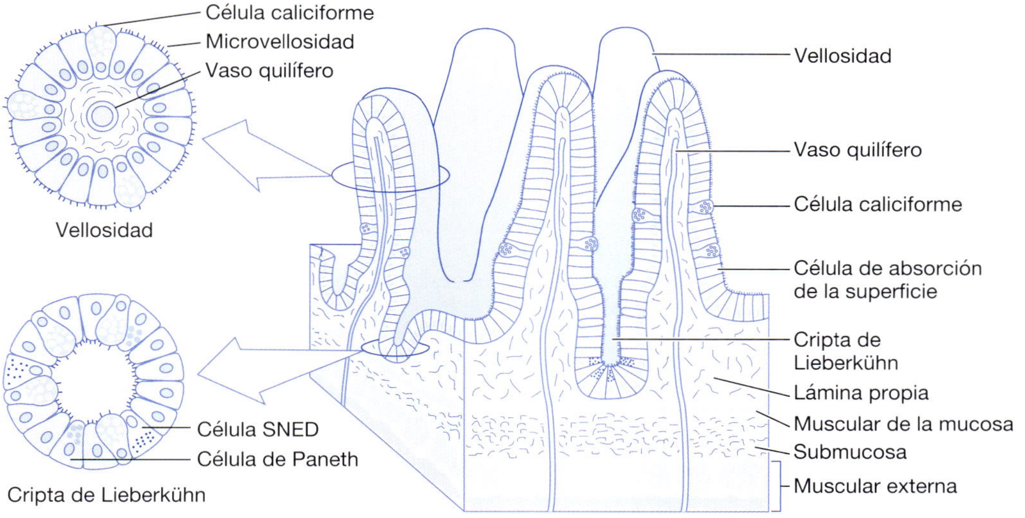


**FIGURA 14-3.** Relaciones espaciales de las vellosidades intestinales, las criptas de Lieberkühn y la muscular de la mucosa y la muscular externa subyacentes al intestino delgado. Las vellosidades intestinales son evaginaciones del epitelio y la lámina propia. Cada vellosidad contiene un único vaso quilífero ciego y una red capilar. También se representan la submucosa, la muscular externa y la serosa. SNED, sistema neuroendocrino difuso.

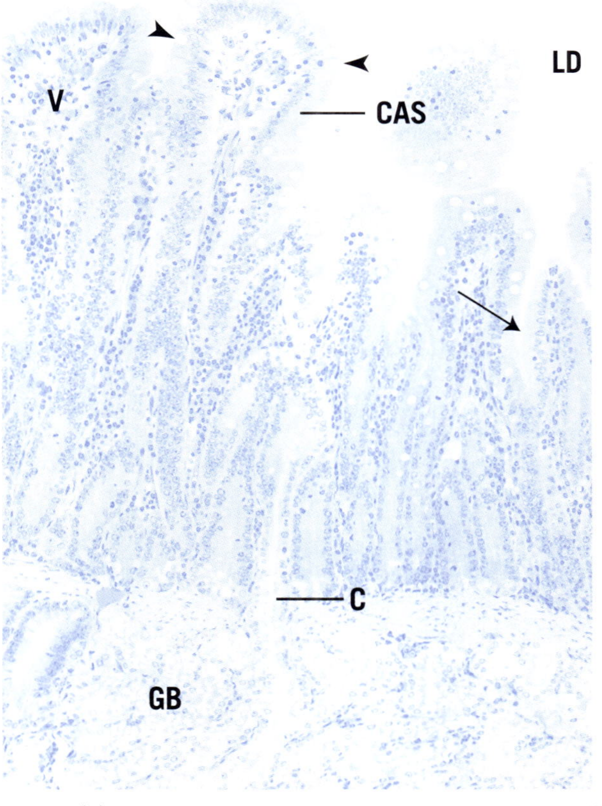


**FIGURA 14-4.** Las vellosidades (V) del duodeno están recubiertas principalmente por células de absorción de la superficie (CAS), así como por células caliciformes (*puntas de flecha*). La *flecha* señala el sitio de unión aproximado entre los espacios intervellosos, que se continúan con el lumen del duodeno (LD) y el comienzo de las criptas de Lieberkühn. La submucosa del duodeno tiene glándulas de Brunner (GB), cuyos conductos (C) se abren en la base de las criptas de Lieberkühn y, a veces, en los espacios intervellosos (132×).

fibroblastos, mastocitos, células musculares lisas, asas capilares y un **único vaso quilífero** (capilar linfático ciego). Las vellosidades incrementan 10 veces el área superficial.

**c.** Las **microvellosidades** de la superficie **apical** de las células epiteliales de cada vellosidad tienen filamentos de actina en su núcleo que interactúan con los filamentos de miosina de la red terminal. Las microvellosidades incrementan unas 20 veces el área superficial.

**3.** La **mucosa** del intestino delgado tiene tres capas: el epitelio, la lámina propia y la muscular de la mucosa.

**a.** El **epitelio cilíndrico simple** (*véase* fig. 14-4) está formado por células caliciformes, enterocitos (células de absorción de la superficie) y un número limitado de células SNED de los tipos abierto y cerrado.

**(1)** Las **células caliciformes** son **glándulas exocrinas unicelulares** que sintetizan **mucinógeno**, el cual se acumula en gránulos rodeados por membrana, lo que dilata la región **apical** (**teca**) de la célula. Una vez liberado, el mucinógeno se hidrata y se convierte en mucina, una sustancia densa y viscosa que actúa como **cubierta protectora** del revestimiento epitelial del lumen. Estas células tienen sus núcleos y orgánulos en la región basal (**tallo**). El número de células caliciformes aumenta del duodeno al íleon.

**(2)** Los **enterocitos** (**células de absorción de la superficie**) son células cilíndricas altas (*véase* fig. 14-4) con numerosas mitocondrias, retículo endoplasmático liso (REL), RER y aparato de Golgi; tienen una capa de microvellosidades muy juntas (borde estriado) en su superficie apical libre. Estas células presentan un **glucocáliz** que se sitúa por encima de las microvellosidades y se une a diversas enzimas, como disacaridasas y dipeptidasas. Tienen **uniones ocluyentes** bien desarrolladas y **zónulas de adhesión**.

**(3)** Las **células SNED** sintetizan y secretan **gastrina**, **colecistocinina**, **péptido inhibidor gástrico** y varias otras hormonas (*véase* tabla 14-3). Algunas de las células SNED abiertas tienen los tres genes para los receptores gustativos unidos a proteína G similares a los de los corpúsculos gustativos en la lengua. Como en estos últimos, el sabor dulce es codificado por *T1R2* y *T1R3*; el amargo, por dos copias de los subtipos *T2R*; y el umami por *T1R1* y *T1R3*. Cabe destacar que las células gustativas del tubo digestivo se comunican con los islotes pancreáticos (de Langerhans) y señalizan a las células β para que liberen insulina una vez que detectan el sabor dulce en el lumen.

**b.** La **lámina propia** ocupa el centro de la vellosidad y los intersticios entre las numerosas **glándulas intestinales** (**criptas de Lieberkühn**; *véanse* figs. 14-3 y 14-4). Está formada por tejido conjuntivo laxo con células linfáticas, fibroblastos, mastocitos, células musculares lisas, terminaciones nerviosas y **folículos linfáticos**, así como **vasos quilíferos** (vasos linfáticos ciegos) y **asas capilares**.

**(1)** Las **glándulas intestinales** (**criptas de Lieberkühn**) son glándulas tubulares simples que se extienden desde los espacios intervellosos hasta la muscular de la mucosa del intestino. Están constituidas por células caliciformes y oligomucosas, células cilíndricas (parecidas a los enterocitos), células SNED, células regenerativas, células de Paneth, células intermedias y células M (estas últimas se abordan en la sección III.C.3.b(2)(a) debajo, células M (de los micropliegues).

**(a)** Las **células de Paneth**, células piramidales ubicadas en la base de las glándulas intestinales, secretan la enzima antibacteriana **lisozima**, que almacenan en gránulos grandes de secreción apical rodeados por membrana. Estas células también liberan otros agentes antibacterianos, como **defensinas** y **factor de necrosis tumoral α**, y presentan un RER extenso (en su parte basal), un gran aparato de Golgi supranuclear y numerosas mitocondrias. Las sustancias que estas células liberan tienen la capacidad de destruir bacterias, así como determinados protozoarios.

**(b)** Las **células regenerativas** son **células madre** cilíndricas, altas y delgadas, las cuales se localizan en la mitad basal de las glándulas intestinales. Se dividen para reemplazarse a sí mismas y a otros tipos de células epiteliales.

**(c)** Las **células intermedias** constituyen el grueso del recubrimiento epitelial de las glándulas intestinales. Provienen de células regenerativas, pero aún no se comprometen con alguna línea celular determinada.

**(2)** Los **folículos linfáticos** suelen ser pequeños y solitarios y se localizan en la lámina propia del duodeno y el yeyuno. Aumentan en número y tamaño en el íleon, donde forman grandes agregados contiguos conocidos como **placas de Peyer**, que a menudo se extienden a través de la muscular de la mucosa hacia la submucosa.

**(a)** Las **células M** (**de los micropliegues**) se encuentran en el epitelio por encima de los folículos linfáticos y las placas de Peyer. Estas células altamente especializadas, con una forma inusual, derivan de células indiferenciadas de las glándulas intestinales. Estas endocitan antígenos, así como bacterias, virus y parásitos microscópicos desde el lumen. Las partículas endocitadas son transferidas mediante transcitosis a los macrófagos y a los linfocitos que se encuentran entre los pliegues del plasmalema basal de las células M. Estos macrófagos, junto con los linfocitos T y B, se localizan en la lámina propia.

**(b)** Los **linfocitos B activados** reaccionan al reto antigénico generando más células B, que penetran en la linfa y el torrente sanguíneo y después vuelven a sus sitios de origen, donde pueblan la lámina propia y se diferencian en células plasmáticas productoras de inmunoglobulina (Ig) A.

**(c)** Las **células plasmáticas** sintetizan la **IgA** monomérica. Dos IgA se unen entre sí dentro del plasmocito mediante la **proteína J**, otro producto de esta célula, para formar una variedad dimérica de IgA. El dímero IgA entra en la lámina propia del intestino delgado y se une a receptores de IgA dimérica de la membrana basal de los enterocitos. El **complejo IgA-receptor de IgA** es endocitado por la célula y transportado a un endosoma temprano para ser llevado a través del epitelio intestinal (**transcitosis**) hacia el glucocáliz. Aquí, una porción del receptor de IgA dimérica se escinde del complejo, mientras que el resto permanece unido a la IgA dimérica como su componente secretor; esta última molécula se conoce como **IgA secretora** (**sIgA**). Algunas de las sIgA permanecen como una defensa inmunitaria contra las bacterias y los antígenos del lumen intestinal. Gran parte de la **sIgA** es reabsorbida por los enterocitos y transportada a la lámina propia, donde entra en los vasos sanguíneos y se dirige al hígado; ahí, los hepatocitos la recogen para ser secretada como componente de la bilis. Del hígado, la sIgA se dirige hacia la vesícula biliar y luego es liberada al lumen del duodeno para unirse a la sIgA ya presente ahí, a fin de contribuir a la defensa inmunitaria del tubo digestivo. Este proceso se apoya de la **circulación enterohepática**.

**c.** La **muscular de la mucosa** está formada por una capa interna circular de músculo liso y otra capa longitudinal.

### PERLAS CLÍNICAS

El sistema inmunitario del tubo digestivo, en condiciones normales, tolera la microbiota, así como las células epiteliales que recubren el intestino y están en contacto cercano con las bacterias. Esta tolerancia se debe a las células dendríticas que inhiben a los linfocitos T de iniciar una respuesta inmunitaria. Sin embargo, si las condiciones se vuelven perjudiciales para la salud, como en una respuesta inflamatoria, estas células dendríticas presentadoras de antígenos estimulan a los linfocitos T para responder e iniciar una reacción inmunitaria. A fin de auxiliar a las células dendríticas en su función de mantener la tolerancia, las células del estroma de los ganglios linfáticos presentan proteínas sintetizadas por las células del tubo digestivo a los linfocitos T no sensibilizados, «educándolos» para tolerar estas proteínas a menos que las células dendríticas instruyan lo contrario. Aparentemente, hay tres tipos de células dendríticas localizadas en la lámina propia del intestino delgado: las células dendríticas convencionales, las células dendríticas plasmocitoides y las células dendríticas foliculares; los primeros dos tipos interactúan con el sistema nervioso entérico (SNE). Aunque el mecanismo de interacción es desconocido, estos dos tipos de células dendríticas parecen tener receptores para diversos neurotransmisores, como serotonina, péptido intestinal vasoactivo, acetilcolina, dopamina y glutamato, los cuales pueden influir en las células dendríticas y su actividad en la respuesta inmunitaria. Inclusive, las células dendríticas aparentemente tienen la capacidad de sintetizar y liberar neurotransmisores, como péptido intestinal vasoactivo, serotonina, glutamato y dopamina, lo que sugiere que la interacción entre las células dendríticas y el SNE tiene un proceso de doble sentido, en el cual las células dendríticas pueden modular las funciones del SNE.

Los turistas que han contraído *Escherichia coli*, productora de la toxina *Shiga*, están en riesgo cuando se automedican antibióticos como el ciprofloxacino, que suelen llevar consigo en sus viajes como medida preventiva para curar la diarrea. Desafortunadamente, cuando esta *E. coli* muere, libera grandes cantidades de la toxina *Shiga* que pueden ser mortales. Se advierte a los pacientes que no tomen ciprofloxacino en caso de tener diarrea con sangre y que mejor busquen asistencia médica.

**4.** La **submucosa** del intestino delgado está constituida por tejido conjuntivo **fibroelástico** que contiene vasos sanguíneos y linfáticos, fibras nerviosas y el **plexo submucoso** (**de Meissner**). También aloja **glándulas submucosas** (**de Brunner**; fig. 14-4), que están presentes *solo en el duodeno*. Estas glándulas elaboran un **líquido alcalino** y **urogastrona**. El primero protege al epitelio duodenal de la acidez del quimo; la segunda es una hormona polipeptídica (**factor de crecimiento epidérmico humano**) que estimula la división de las células epiteliales e inhibe la producción gástrica de HCl.

5. La **muscular externa** del intestino delgado está formada por **dos** capas de músculo liso: una capa interna circular y otra externa longitudinal. La capa interna participa en la formación del **esfínter ileocecal**. El **plexo mientérico** (**de Auerbach**) se encuentra entre estas dos capas.
6. **Capa externa del intestino delgado**
   a. La **serosa** cubre todo el yeyuno y el íleon y parte del duodeno.
   b. La **adventicia** cubre el resto del duodeno.

## D. Intestino grueso

1. **Generalidades**. El **intestino grueso** está compuesto por el **ciego**, el **colon** (ascendente, transverso, descendente y sigmoides), el **recto**, el **conducto anal** y el **apéndice**.
   a. El intestino grueso recibe algunas enzimas digestivas del intestino delgado y alberga bacterias que sintetizan **vitamina $B_{12}$** y **vitamina K**; la primera es necesaria para la hematopoyesis, mientras que la segunda se requiere para la coagulación. La acción bacteriana también produce gases compuestos por $H_2$, $CO_2$ y metano ($CH_4$), que se ven aumentados por el nitrógeno ($N_2$) y el oxígeno ($O_2$) del aire ingerido al comer y beber. El contenido diario de gas del intestino grueso es de aproximadamente 7 L a 10 L, de los cuales 1 L a 1.5 L se liberan en forma de flatos y el resto es absorbido por el colon. La mezcla gaseosa es inflamable y, en raras ocasiones, puede producirse una explosión durante la electrocauterización que se realiza durante la colonoscopia. Para evitar estas explosiones, se recomiendan ciertos procedimientos preventivos prequirúrgicos.
   b. El intestino grueso produce **moco abundante**, que lubrica su revestimiento y facilita el tránsito y la eliminación de las heces.
   c. **Función**. La función principal del intestino grueso es **absorber electrólitos**, **líquidos** y **gases**. Las bacterias muertas y los restos no digeribles del material ingerido se compactan y forman las **heces**.
2. **Ciego y colon**
   a. La **mucosa** del ciego y del colon **carece de vellosidades**, y tiene pliegues no especializados. El **epitelio** es **cilíndrico simple** con numerosas células caliciformes, enterocitos y algunas células SNED.
      (1) La **lámina propia** se parece a la del intestino delgado. Cuenta con folículos linfáticos, vasos sanguíneos y linfáticos y glándulas intestinales densamente empaquetadas, las cuales carecen de células de Paneth.
         (a) Los **fibroblastos** en la base de las glándulas intestinales de la lámina propia se dividen por mitosis y viajan a lo largo de los componentes epiteliales de la glándula intestinal; al llegar a la proximidad de la abertura de la glándula, se diferencian en células con características de macrófagos. Se cree que estas células recién diferenciadas ayudan a los macrófagos derivados de monocitos en sus funciones protectoras.
         (b) Los **elementos linfáticos**, miembros de los **tejidos linfáticos asociados al intestino** (**GALT**, *gut-associated lymphoid tissues*), constan de folículos linfáticos y están representados abundantemente en la lámina propia del ciego y del colon.
         (c) El **drenaje linfático** ocurre pocas veces, o nunca, desde la lámina propia; así, la ausencia de vasos linfáticos limita en gran medida la capacidad de metástasis de los tumores malignos a partir de la mucosa del colon.
      (2) La **muscular de la mucosa** está formada por una capa interna circular de células musculares lisas y otra externa longitudinal.
   b. La **submucosa** del ciego y del colon está constituida por tejido conjuntivo **fibroelástico**. Contiene vasos sanguíneos y linfáticos, nervios y el **plexo submucoso** (**de Meissner**).
   c. La **muscular externa** del ciego y del colon está compuesta por una capa interna circular de músculo liso y otra externa longitudinal modificada. La capa externa está formada por la reunión de tres costillas longitudinales planas de músculo liso que constituyen las **tenias del colon**. Cuando se contraen de manera continua, las tenias del colon crean saculaciones de la pared conocidas como **haustras del colon**. El **plexo mientérico** (**de Auerbach**) se encuentra entre las dos capas de músculo liso.
   d. **Capa externa del ciego y del colon**
      (1) La adventicia cubre las porciones ascendente y descendente del colon, mientras que la serosa cubre el ciego y el resto del colon (frente al peritoneo).

(2) La serosa cubre el ciego y el resto del colon. Las bolsas llenas de grasa de la serosa (**apéndices epiploicos** [**omentales**]) son características del colon transverso y el sigmoides.

**e.** El **lumen** del intestino grueso aloja billones de microorganismos, unas 10 veces el número de células del cuerpo humano. Estos microorganismos forman parte de la **microbiota** corporal, cuyo equilibrio fisiológico ha demostrado reflejar la salud del individuo que los alberga. Al parecer hay tres grupos de microbiota intestinal, llamados **enterotipos**, que predominan en la población humana, y cada individuo tiene predominancia de uno de estos enterotipos. Aunque se ha visto que el revestimiento epitelial del colon produce y libera (al lumen del colon) microARN que aparentemente son capaces de regular la actividad genética de la microbiota, el cómo estos enterotipos se desarrollan y su importancia aún se desconoce.

## PERLAS CLÍNICAS

Las **alteraciones de malabsorción** pueden conducir a la desnutrición, ocasionando enfermedades degenerativas si los nutrientes mayores (carbohidratos, iones y aminoácidos) no pueden ser asimilados.

La **enteropatía por gluten** (celiaquía, enfermedad celíaca) suele iniciar en la niñez y es consecuencia del efecto destructivo de ciertas fuentes de gluten (particularmente centeno y trigo) en las vellosidades del intestino delgado, lo que reduce la superficie disponible para la absorción. Los síntomas incluyen anorexia, distensión abdominal y diarrea recurrente (a menudo hemorrágica), los cuales se cree que se deben a una respuesta autoinmunitaria. Se ha visto que la infección por reovirus de tipo I Lang (T1L) durante la niñez desencadena una reacción inmunitaria de las células dendríticas de los ganglios linfáticos mesentéricos contra el gluten. Actualmente, la enteropatía por gluten es tratada eliminando de la dieta los productos que contengan centeno y trigo, pero se espera que las vacunas contra el virus T1L eliminen la enfermedad.

La **malabsorción de vitamina $B_{12}$** puede ocasionar anemia perniciosa. Suele ser consecuencia de una inadecuada producción de factor intrínseco gástrico por parte de las células parietales de la mucosa gástrica.

La **diarrea por cólera** es ocasionada por la acción de la toxina del cólera, la cual bloquea la absorción intestinal de los iones de sodio y promueve la excreción de agua y electrólitos. Puede causar la muerte en poco tiempo, a menos que se detenga la pérdida de electrólitos y se repongan las pérdidas de agua.

La **diverticulitis** es una enfermedad común que afecta a los individuos de edad avanzada. A medida que una persona entra en la quinta década de la vida, las capas musculares del intestino grueso comienzan a hacerse débiles, desarrollando eventualmente la formación de bolsas proyectadas hacia fuera (divertículos) en la mucosa y la submucosa distal del colon, principalmente en el colon descendente y el sigmoides, una afección conocida como **diverticulosis**, que es **asintomática**. Se comienzan a atrapar materiales en estos divertículos, y entre el 15 y 25% de los individuos con divertículos los presentan inflamados (**diverticulitis**). Los pacientes tienen dolor abdominal (a menudo en el cuadrante inferior izquierdo del abdomen) y, si la inflamación es grave, náuseas, diarrea e incluso calambres.

El **trasplante fecal** es un procedimiento utilizado en pacientes cuya microbiota ha sido destruida y usurpada por bacterias patológicas, como *Clostridioides difficile*. Los individuos con colitis por *C. difficile* sufren brotes de diarrea que pueden durar hasta meses. A pesar de que se les indiquen tratamientos de largo plazo con antibióticos, en muchos casos la colitis persiste. Resulta muy interesante que si reciben un medicamento purgatorio como el utilizado antes de realizar una colonoscopia y luego se les realiza un trasplante fecal de un donante sano (suele ser algún individuo cercano al paciente que viva en casa), la colitis se resuelve en cuestión de días y la microbiota intestinal del paciente regresa a la normalidad, además de que cesa la diarrea.

La **invasión bacteriana** induce a las células inmunitarias a liberar interferón-$\gamma$. Esta citocina induce a las células no inmunitarias, como las células de revestimiento epitelial intestinal que han sido invadidas por bacterias (p. ej., *Salmonella enterica*), a fabricar apolipoproteína L3 (APOL3) y proteína de unión a guanilato-1 (GBP1). Curiosamente, la GBP1 interrumpe la membrana externa bacteriana, lo que permite el acceso de la APOL3 a la membrana interna bacteriana.

Dado que la membrana interna bacteriana no contiene colesterol, APOL3 es capaz de disolverla, matando así a la bacteria. Al mismo tiempo, la presencia de colesterol en la membrana de la célula mamífera/humana bloquea la capacidad de APOL3 para dañarla.

**Ciertos microbios intestinales** tienen la capacidad de metabolizar trimetilamina, una estructura presente en sustancias como la carnitina de la carne roja y la lecitina presente en la yema del huevo, hígado, germen y cerdo, en ***N*-óxido de trimetilamina** (**TMAO**), una sustancia que incrementa el riesgo de ateroesclerosis e ictus (evento vascular cerebral). De hecho, se ha visto que las concentraciones sanguíneas de TMAO son un indicador certero para prevenir infartos cardíacos e ictus en pacientes que, de otra forma, no muestran factores de riesgo para estas alteraciones.

**3.** El **recto** se parece al colon, pero tiene glándulas intestinales menos profundas y en menor cantidad (*véase* tabla 14-2).

4. El **conducto anal** es la continuación más estrecha del recto.
   a. La **mucosa anal** presenta pliegues longitudinales llamados **columnas anales** (o **columnas de Morgagni**), que se juntan con otras y forman **válvulas anales**. Las regiones comprendidas entre válvulas adyacentes se llaman **senos anales**.
      (1) El epitelio del conducto anal cambia de cilíndrico simple a **cúbico simple** cerca de las válvulas anales. Luego cambia a **plano estratificado no queratinizado** distal en las válvulas anales y a **epitelio plano estratificado queratinizado** (epidermis) en el ano.
      (2) La **lámina propia** está compuesta por tejido conjuntivo **fibroelástico** que contiene glándulas sebáceas, glándulas perianales, folículos pilosos y grandes venas.
      (3) La **muscular de la mucosa** está formada por una capa interna circular de músculo liso y otra externa longitudinal, ambas terminadas en las válvulas anales.
   b. La **submucosa anal** está formada por un tejido conjuntivo denso irregular fibroelástico, el cual alberga venas grandes.
   c. La **muscular anal externa** se compone de una capa circular interna de músculo liso y otra longitudinal externa. La capa circular interna forma el **esfínter interno del ano**.
   d. La **adventicia anal** fija el ano a las estructuras que lo rodean.
   e. El **esfínter externo del ano** está constituido por **músculo esquelético** cuyas capas superficial y profunda rodean el conducto anal. Presenta un **tono continuo**, con lo que mantiene cerrado el orificio anal. El grado de tono está bajo **control voluntario**, de modo que la retención o evacuación de las heces suele controlarse a voluntad.

### PERLAS CLÍNICAS

El **carcinoma colorrectal** es la segunda mayor causa de muerte por cáncer en Estados Unidos (aproximadamente 52 000 por año). Por lo general, afecta a individuos de 50 años o mayores, pero su incidencia se ha incrementado en adultos más jóvenes. Usualmente surge de pólipos adenomatosos que pueden ser asintomáticos durante muchos años. A menudo, hay sangrado rectal. El carcinoma colorrectal probablemente está relacionado con las dietas altas en grasas y carbohidratos, refinados y pobres en fibra.

Las **hemorroides** son muy frecuentes en las personas mayores de 50 años de edad. Se presentan como hemorragias rectales durante la defecación. Son causadas por la rotura de vasos dilatados y de paredes delgadas de los plexos venosos (hemorroides internas) o por debajo de la línea anorrectal (hemorroides externas).

El **síndrome miofascial del músculo elevador** del ano es una alteración crónica y dolorosa debida a la contracción repentina y prolongada del músculo elevador del ano. Se cree que es ocasionado por una inflamación del piso pélvico o por la prolongada tensión de los músculos en esta región; el dolor puede durar hasta 15 o 20 min. El dolor se presenta con mayor frecuencia en la posición de sedestación y puede aliviarse al ponerse de pie o acostarse. Los tratamientos incluyen fisioterapia, estimulación eléctrica intraanal leve e inyecciones de bótox de manera regular.

5. **Apéndice**
   a. El **apéndice** es una extensión tubular corta del extremo cerrado del ciego; tiene un lumen estrecho y con forma de estrella o irregular que a menudo contiene residuos. La pared del apéndice está **engrosada** por grandes agregados de **folículos linfáticos** en la mucosa e incluso en la submucosa (en los individuos de mediana edad y en los mayores; **fig. 14-5**).
   b. **Mucosa del apéndice**
      (1) El **epitelio** de la mucosa del apéndice es **cilíndrico simple**, y contiene enterocitos y células caliciformes.
      (2) La **lámina propia** presenta **numerosos folículos linfáticos** (cubiertos por **células M**) y células linfáticas. No forma vellosidades, pero tiene **glándulas intestinales poco profundas** con algunas células caliciformes, enterocitos, células regenerativas, algunas células de Paneth y, en especial en la profundidad de las glándulas, numerosas células SNED.
      (3) La **muscular de la mucosa** está formada por dos capas de músculo liso: una interna circular y otra externa longitudinal.
   c. La **submucosa del apéndice** está compuesta por tejido conjuntivo **fibroelástico** que contiene folículos linfáticos confluentes y poblaciones celulares asociadas.
   d. La **muscular externa del apéndice** se compone de dos capas de músculo liso: una circular interna y otra longitudinal externa.
   e. La **serosa** rodea el apéndice completamente.

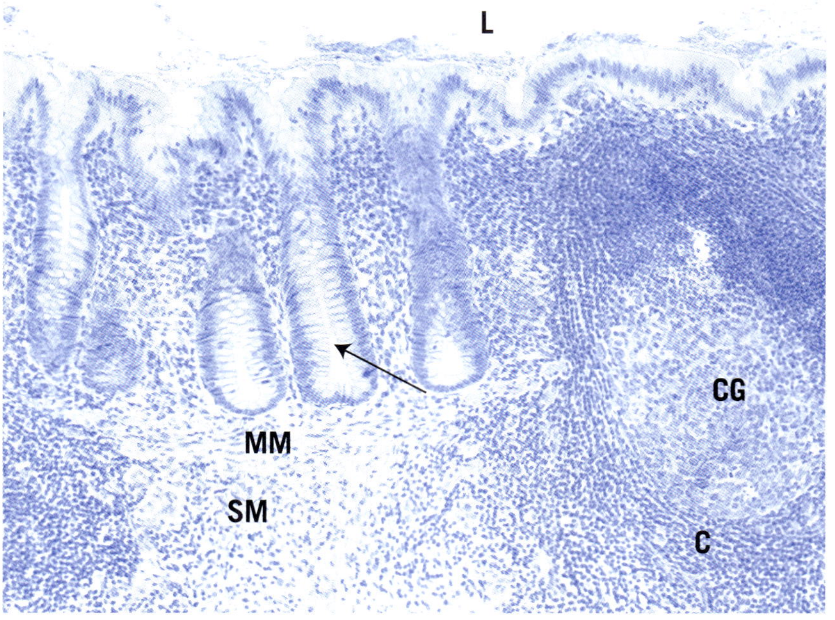


**FIGURA 14-5.** La histología del apéndice es similar a la del colon, pero debido a su menor diámetro tiene menos criptas de Lieberkühn (*flecha*); su lumen (L) suele contener desechos y cuenta con abundantes elementos linfáticos con centros germinales (CG) y una corona (C). La muscular de la mucosa (MM) está infiltrada por linfocitos, al igual que la submucosa (SM). Debido a que este es un apéndice humano, es probable que el paciente tuviera apendicitis, lo cual explica la gran cantidad de tejido linfático (270×).

**PERLAS CLÍNICAS**

Se desconoce la **función** del apéndice, aunque algunos estudios muestran una concentración muy alta de biopelícula bacteriana en esta pequeña porción del intestino. Algunos investigadores han sugerido que el apéndice actúa como un depósito de la microbiota normal del intestino. En caso de diarrea intensa, como la causada por las toxinas del cólera, cuando la población normal es destruida por la enfermedad, las bacterias de reserva que residen en el apéndice son capaces de restablecer la microbiota normal.

La **apendicitis**, o inflamación del apéndice, se asocia frecuentemente con dolor y malestar (o ambos) en la región abdominal inferior derecha, fiebre, náuseas, vómito y leucocitosis.

La patogenia de la **enfermedad de Parkinson** (**EP**), basada en estudios epidemiológicos y de varios tipos adicionales, puede, en ciertos casos, rastrearse hasta el apéndice. Se ha demostrado en un gran estudio epidemiológico en Suecia que los individuos a los que se les practicó una apendicectomía eran casi un 20% menos susceptibles de desarrollar EP que aquellos que aún conservaban su apéndice. Además, los investigadores observaron que en las células de los apéndices extirpados a pacientes a los que no se les había diagnosticado EP había aglomeraciones de depósitos de proteína $\alpha$-sinucleína, característica de las neuronas de los pacientes con EP. Se ha sugerido que los depósitos de proteína $\alpha$-sinucleína pueden viajar al encéfalo a través del nervio vago o entrar en el mismo a través de una barrera hematoencefálica comprometida por la edad.

# IV. DIGESTIÓN Y ABSORCIÓN

## A. Carbohidratos

1. Las **amilasas salivales** y **pancreáticas** hidrolizan los carbohidratos a **polisacáridos** y **disacáridos**. Este proceso inicia en la cavidad bucal, continúa en el estómago y se completa en el intestino delgado.
2. Las **disacaridasas** presentes en el glucocáliz del borde en cepillo de los enterocitos separan los disacáridos en monosacáridos, principalmente glucosa, fructosa y galactosa.

3. Los **monosacáridos** son transportados activamente por transportadores acoplados a $Na^+$ situados en la base de las microvellosidades hacia los enterocitos y después son descargados por otros transportadores en la base de las células de la lámina propia, donde ingresan a la circulación sanguínea para ser transportados al hígado a través del **sistema porta hepático**.

## B. Proteínas

1. La **pepsina** en el lumen del estómago hidroliza parcialmente las proteínas y forma una mezcla de **polipéptidos**. La actividad de la pepsina es mayor con un pH bajo.
2. Las **proteasas pancreáticas** del lumen del intestino delgado hidrolizan los polipéptidos provenientes del estómago en polipéptidos muy cortos (formados por no más de tres o cuatro aminoácidos) y dipéptidos.
3. Los **dipéptidos** son descompuestos en aminoácidos por las peptidasas presentes en el glucocáliz del borde en cepillo de los enterocitos. Los polipéptidos cortos y aminoácidos son liberados en la lámina propia por transportadores situados en la base de las microvellosidades a los enterocitos. De ahí, entran en la circulación sanguínea para ser transportados al hígado a través del **sistema porta hepático**.

## C. Grasas

**C. Grasas.** Son degradadas en el lumen del intestino delgado por la lipasa pancreática a monoglicéridos, ácidos grasos libres y glicerol (**fig. 14-6**).

1. La absorción de los lípidos provenientes de la digestión ocurre principalmente en el duodeno y en el tramo superior del yeyuno.

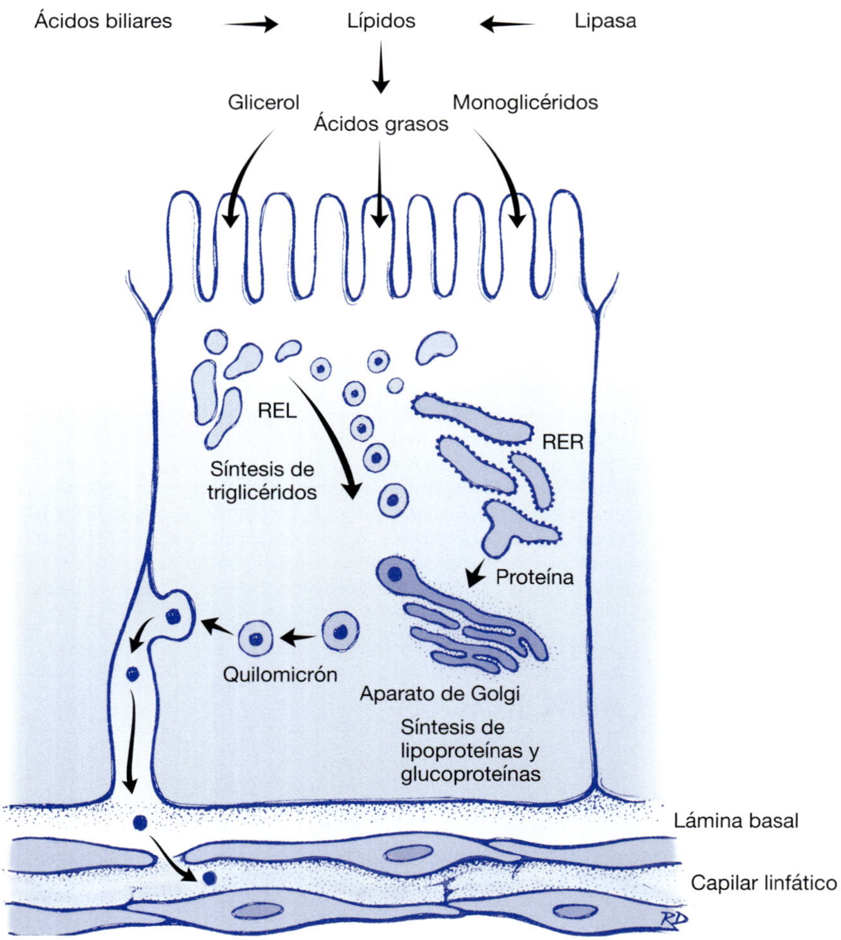


**FIGURA 14-6.** Absorción de lípidos por las células de absorción de la superficie del intestino delgado y formación de quilomicrones. REL, retículo endoplasmático liso; RER, retículo endoplasmático rugoso.

a. Las **sales biliares** actúan sobre los ácidos grasos libres y los monoglicéridos y forman micelas hidrosolubles, que junto con el **glicerol** entran en los enterocitos.

2. **Formación del quilo**
   a. Dentro del REL se resintetizan **triglicéridos** a partir de monoglicéridos y ácidos grasos libres.
   b. Los **quilomicrones** se crean en el aparato de Golgi al formarse los complejos de triglicéridos resintetizados y proteínas. Los quilomicrones son transportados a la membrana celular lateral y liberados mediante exocitosis; después de cruzar la lámina basal, penetran en los **vasos quilíferos** de la lámina propia y contribuyen a la formación del **quilo**.
   c. El **quilo** entra en el plexo linfático submucoso por la contracción de las células del músculo liso en las vellosidades intestinales.
   d. El quilo viaja por vasos linfáticos cada vez más grandes hasta el mayor de todos, llamado **conducto torácico**, que drena en la unión (conocido como **ángulo venoso izquierdo**) de la vena subclavia izquierda y la vena yugular izquierda para entrar en la circulación pulmonar y, finalmente, en la **circulación sistémica** en el lado izquierdo del corazón.
3. Los **ácidos grasos de cadena corta** (menos de 10-12 carbonos) no se reesterifican, sino que abandonan directamente los enterocitos y entran en los vasos sanguíneos de la lámina propia para ser transportados al hígado a través del **sistema porta hepático**.

D. **Agua y electrólitos**. Son absorbidos por los enterocitos del intestino delgado y el grueso, mientras que los **gases** se absorben principalmente en el intestino grueso.

# Autoevaluación

***Instrucciones***: cada reactivo en esta sección va seguido de opciones posibles. Seleccione la *mejor* opción (**A**, **B**, **C**, **D** o **E**) para cada caso.

**1.** ¿Cuál de los siguientes es un síntoma clásico de la apendicitis?

**(A)** Apnea
**(B)** Hematemesis
**(C)** Leucopenia
**(D)** Rectorragia
**(E)** Dolor abdominal en el cuadrante inferior derecho

**2.** Durante una revisión dental bianual, el dentista observa ampollas cerca de la línea media del labio superior del paciente, una de las cuales exuda un líquido transparente y la otra está cubierta por una costra. El paciente informa que son dolorosas. ¿Cuál es el diagnóstico más probable?

**(A)** Queilitis angular
**(B)** Acné
**(C)** Glándulas sebáceas infectadas
**(D)** Estomatitis herpética
**(E)** Mononucleosis

**3.** ¿Cuál es la función del flúor en agua potable?

**(A)** Bactericida
**(B)** Reemplaza los iones de calcio
**(C)** Reemplaza los iones de fosfato
**(D)** Ayuda a remineralizar el esmalte

**4.** ¿A cuál de las siguientes células se debe la tolerancia del sistema inmunitario a la microbiota normal en el canal alimentario?

**(A)** Linfocitos B
**(B)** Plasmocitos
**(C)** Eosinófilos
**(D)** Mastocitos
**(E)** Células dendríticas

**5.** Un niño pequeño es llevado con su pediatra por presentar diarrea persistente acompañada ocasionalmente de sangre, distensión abdominal y anorexia. ¿Qué debería sospechar el médico?

**(A)** Cólera
**(B)** Enfermedad celíaca
**(C)** Diverticulitis
**(D)** Malabsorción de vitamina $B_{12}$

**6.** ¿Cuál es uno de los tratamientos para el síndrome miofascial del músculo elevador del ano?

**(A)** Uso de laxantes
**(B)** Uso de ablandador de heces
**(C)** Inyección de bótox de manera regular
**(D)** Ejercicios de levantamiento de piernas
**(E)** Ejercicios de estiramiento de músculos de la espalda

**7.** ¿Desde qué región del aparato digestivo ingresa el alcohol a la circulación sanguínea?

**(A)** Cavidad bucal
**(B)** Faringe
**(C)** Esófago
**(D)** Estómago
**(E)** Duodeno

**8.** ¿Qué característica sugiere una queilitis angular?

**(A)** Población de pacientes en la tercera década de vida
**(B)** Antecedentes de infección por virus del herpes
**(C)** Lesiones eritematosas alrededor de la boca
**(D)** Concentraciones sanguíneas altas de secretina

**9.** ¿Qué estructura dental puede verse afectada por la disfunción de los odontoblastos durante el desarrollo?

**(A)** Cemento
**(B)** Esmalte
**(C)** Dentina
**(D)** Pulpa
**(E)** Ligamento periodontal

**La pregunta 10 se basa en la micrografía que se muestra a continuación:**

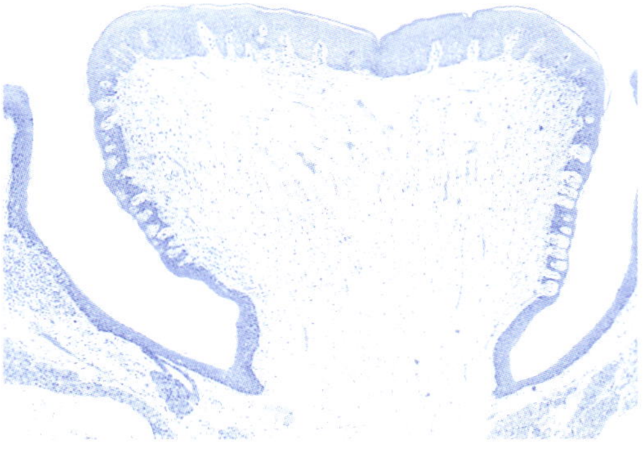

**10.** La micrografía anterior es de una región sana de la biopsia de un paciente con cáncer. ¿Dónde se localiza el cáncer?

**(A)** Lengua
**(B)** Paladar blando
**(C)** Paladar duro
**(D)** Esófago
**(E)** Colon

**Las preguntas 11 y 12 se basan en el caso descrito a continuación:**

Tras autoadministrarse ciprofloxacino, un pasajero de crucero presenta los siguientes síntomas desde hace 4 días: diarrea sanguinolenta, vómito, fuertes calambres estomacales y fiebre baja.

**11.** ¿Cuál de las siguientes sustancias es la causa probable de estos síntomas?

**(A)** Toxina *Shiga*
**(B)** IgA
**(C)** Histamina
**(D)** Vitamina $B_{12}$

**12.** ¿Cuál de las siguientes es la fuente de la sustancia causante que genera los síntomas?

**(A)** *Enterococcus faecalis*
**(B)** *S. aureus*
**(C)** *Clostridium tetani*
**(D)** *E. coli*
**(E)** *S. enterica*

**13.** En ciertos casos, basándose en la presencia de depósitos de proteína α-sinucleína, ¿a cuál de las siguientes estructuras puede atribuirse la patogenia de la enfermedad de Parkinson?

**(A)** Apéndice
**(B)** Ciego
**(C)** Colon ascendente
**(D)** Colon transverso
**(E)** Colon descendente

**Las preguntas 14 y 15 se basan en la micrografía que se muestra a continuación:**

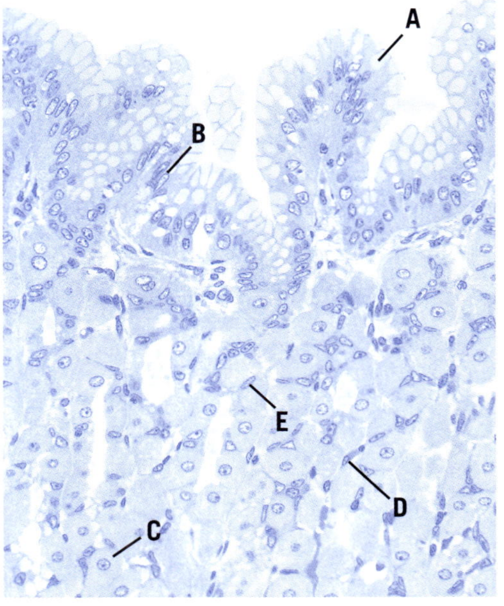


**14.** ¿Cuál de los siguientes microorganismos infecta con frecuencia esta región del tubo digestivo?

**(A)** *E. faecalis*
**(B)** *S. aureus*
**(C)** *Helicobacter pylori*
**(D)** *E. coli*
**(E)** *S. enterica*

**15.** ¿Cuál de las células señaladas en la micrografía fabrica la sustancia que impide el desarrollo de la anemia perniciosa?

**(A)** A
**(B)** B
**(C)** C
**(D)** D
**(E)** E

# Respuestas y explicaciones

1. **E.** La rectorragia o la hematemesis suele sugerir alteraciones digestivas, pero no apendicitis. La leucocitosis, no la leucopenia, y el dolor abdominal son signos clásicos de dicha enfermedad.
2. **D.** La estomatitis herpética es causada por el virus del herpes de tipo I. En el estado latente, este virus reside en los ganglios trigeminales. La infección por el virus del herpes tipo I es muy frecuente y se transmite mediante los besos. Esta infección se caracteriza por ampollas calientes y dolorosas en los labios y en la cercanía de las fosas nasales. Las ampollas pueden exudar un líquido transparente o estar cubiertas por costras.
3. **D.** El uso de fluoruro en el suministro de agua para incrementar su concentración de 0.7 a 1.2 ppm (aplicación sistémica) vuelve al esmalte más resistente a las bacterias ácidas gracias al cambio de los cristales de hidroxiapatita a cristales de fluorapatita (el fluoruro reemplaza las moléculas de hidroxilo), que hacen menos soluble al esmalte en el ambiente ácido. Inclusive, la presencia de fluoruro en la superficie del esmalte cataliza la remineralización y puede disminuir la capacidad de la microbiota para formar organismos ácidos.
4. **E.** El sistema inmunitario del tubo digestivo, en condiciones normales, tolera la microbiota, así como las células epiteliales que recubren el intestino y están en contacto cercano con las bacterias. Esta tolerancia se debe a las células dendríticas (células presentadoras de antígenos), que inhiben a los linfocitos T de iniciar una respuesta inmunitaria. Sin embargo, si las condiciones se vuelven perjudiciales para la salud, como en una respuesta inflamatoria, las células dendríticas estimulan a los linfocitos T a responder.
5. **B.** La enfermedad celíaca suele comenzar en la niñez y es consecuencia de los efectos destructivos de ciertas fuentes de gluten (particularmente el centeno y el trigo) en las vellosidades del intestino delgado, cuya superficie disponible para la absorción se ve reducida. Los síntomas incluyen anorexia, distensión abdominal y diarrea recurrente (a menudo hemorrágica), los cuales se cree que se deben a una enfermedad autoinmunitaria.
6. **C.** El síndrome miofascial del músculo elevador del ano es una alteración crónica y dolorosa debida a la contracción súbita y prolongada del músculo elevador del ano. Se cree que es ocasionado por una inflamación del piso pélvico o por la prolongada tensión de los músculos en esta región; el dolor puede durar hasta 15 o 20 min, se presenta con mayor frecuencia en la posición de sedestación y puede aliviarse al ponerse de pie o acostarse. Los tratamientos incluyen terapia física, estimulación eléctrica intraanal leve e inyecciones de bótox de manera regular.
7. **D.** Aunque la mayoría de los alimentos ingeridos son destruidos en el fondo del estómago, en el intestino delgado se absorben los componentes digeridos e ingresan a la circulación sanguínea. Sin embargo, el alcohol es una de las pocas sustancias que es absorbida por el estómago.
8. **C.** La queilitis angular es una alteración dolorosa, frecuente en pacientes mayores de 50 años de edad, en donde las comisuras de la boca tienen pequeñas fisuras y grietas eritematosas que están inflamadas.
9. **C.** La dentina, presente tanto en la corona como en la raíz del diente, es sintetizada por los odontoblastos.
10. **A.** La micrografía muestra una papila circunvalada, la cual está en el dorso posterior de los dos tercios anteriores de la lengua. Por tanto, la biopsia ha sido tomada de la lengua.
11. **D.** Ciertas cepas de *E. coli* liberan enormes cantidades de toxina *Shiga* cuando son eliminadas.
12. **D.** La fuente de la sustancia causante que genera estos síntomas es la bacteria *E. coli*.
13. **A.** La patogenia de la enfermedad de Parkinson, basada en la presencia de depósitos de proteína α-sinucleína, puede localizarse en el apéndice.
14. **C.** La micrografía muestra la región fúndica del estómago. La única bacteria capaz de vivir en el estómago es *H. pylori*.
15. **C.** Las células parietales del estómago fabrican ácido clorhídrico y factor intrínseco gástrico, una glucoproteína necesaria para la absorción de la vitamina $B_{12}$. Sin esta vitamina, el organismo no puede producir suficientes eritrocitos para mantener concentraciones normales de eritrocitos, lo que da lugar a la anemia perniciosa, una enfermedad que afecta a 3 de cada 1 000 personas en Estados Unidos.

# 15

# Aparato digestivo: glándulas

## I. PUNTOS CLAVE: GLÁNDULAS EXTRÍNSECAS DEL APARATO DIGESTIVO

Las **glándulas salivales mayores**, el **páncreas** y el **hígado** (con la **vesícula biliar**), glándulas extrínsecas del aparato digestivo, son externas a la pared del tubo digestivo. Estas glándulas no solo producen enzimas, amortiguadores y lubricantes que son liberados al lumen del tubo digestivo a través de un sistema de conductos, sino que también sintetizan hormonas, proteínas sanguíneas y otros productos.

## II. GLÁNDULAS SALIVALES MAYORES

### A. Generalidades

1. Las glándulas salivales mayores constan de tres, posiblemente cuatro, **pares de glándulas exocrinas**: las **parótidas**, las **submandibulares**, las **sublinguales** y las **glándulas salivales tubáricas**, recientemente descubiertas (pero aún no confirmadas). Estas glándulas sintetizan y secretan diferentes sustancias, como el componente secretor, proteínas, lisozima, lactoferrina, tiocianato y amilasa salival.
   a. El **componente secretor** es una *porción* de la **molécula receptora de inmunoglobulina A (IgA) dimérica** localizada en la membrana plasmática de la célula secretora y que facilita la transferencia del dímero de IgA, unido al receptor, al endosoma temprano de la célula secretora. Esta parte de la molécula receptora permanece unida al dímero de IgA, las Ig que son producidas por las células plasmáticas en el tejido conjuntivo, formando un complejo que resiste la digestión enzimática en la saliva, lo que facilita el desempeño de su función inmunitaria.
   b. Las células secretoras serosas de las glándulas salivales mayores también secretan **proteínas** ricas en histidina, prolina y cisteína. Las células de los **conductos estriados** de estas glándulas también liberan la enzima **calicreína** tanto en el lumen como en el tejido conjuntivo. En el lumen, la calicreína comienza la digestión de las proteínas ricas en prolina y cisteína, mientras que en el tejido conjuntivo entra en la circulación sanguínea, donde convierte los **cininógenos** en **bradicinina**, un vasodilatador que además contrae el músculo liso bronquial.
   c. La **lisozima**, el **tiocianato** y la **lactoferrina** son sustancias antimicrobianas que regulan la microbiota de la cavidad bucal.
   d. La **amilasa salival** comienza la digestión de los carbohidratos en la cavidad bucal.

**B. Glándulas salivales mayores**. Son **glándulas tubuloacinares compuestas**. Se clasifican en **serosas**, **musculares** y **mixtas** (tanto serosas como mucosas), según el tipo de sus ácinos secretores. Estas glándulas poseen una cápsula de tejido conjuntivo colagenoso denso irregular que envía tabiques a las glándulas, subdividiéndolas en lóbulos y lobulillos. Los elementos neuromusculares de estas glándulas llegan a las células acinares por los tabiques del tejido conjuntivo. La inervación autónoma transportada a los ácinos y conductos es la responsable del control de la liberación de saliva. De manera general, las fibras colinérgicas parasimpáticas (liberadoras de acetilcolina [ACh]) inducen a las células acinares a liberar su saliva primaria. Algunas fibras parasimpáticas liberan el polipéptido activador de la adenilato-ciclasa de la hipófisis (PACAP, *pituitary adenylate cyclase-activating polypeptide*), una neurohormona que induce la liberación de la saliva de las tres glándulas salivales mayores. En presencia del PACAP, la concentración del factor de crecimiento epidérmico en la saliva aumenta. La inervación simpática, que libera noradrenalina, causa la exocitosis de los componentes proteicos de la saliva por las células acinares, así como por las de los conductos.

1. **Ácinos de las glándulas salivales**
   a. Los ácinos de las glándulas salivales están constituidos por células piramidales mucosas o secretoras dispuestas alrededor del lumen central que conecta con un **conducto intercalar**. Los ácinos mucosos están cubiertos por un conjunto de células serosas en forma de luna creciente (**semilunas serosas**). Las semilunas serosas pueden ser artefactos de los métodos de fijación en los que un acino mixto tiene células serosas y mucosas alrededor de un lumen central. En la preparación para microscopía, las células mucosas se hinchan y comprimen el grueso de las células serosas hacia la periferia del acino, lo cual pareciera formar un casquete seroso que cubre las células serosas. Si el tejido se somete a congelación instantánea, a modo de evitar la expansión de las células mucosas, no se forman las semilunas serosas. A pesar de este descubrimiento, y debido a que en los preparados sin congelación las semilunas serosas son evidentes y a que en la histología clásica se usan estas estructuras artificiales como rasgos de clasificación, en este libro se tratarán como si fueran estructuras reales.
   b. Los ácinos de las glándulas salivales tiene **células mioepiteliales** que comparten la lámina basal de las células acinares. El acino y sus conductos intercalares y estriados asociados constituyen el **salivón**, la unidad funcional de la glándula salival.
   c. Las células de los ácinos liberan una **secreción primaria** parecida al líquido extracelular (LEC). Esta secreción es modificada en los conductos para producir la **secreción final**.
   d. Las glándulas salivales se clasifican de acuerdo con su tipo de acino (**tabla 15-1**):
      (1) Las **glándulas parótidas** están formadas por ácinos **serosos** y se clasifican como serosas.
      (2) Las **glándulas sublinguales** están compuestas principalmente por **túbulos mucosos** cubiertos por **semilunas serosas**. Se clasifican como mixtas (**fig. 15-1**).
      (3) Las **glándulas submandibulares** están conformadas por ácinos **serosos** y **mucosos** (algunas tienen además semilunas serosas). Se clasifican como mixtas.
      (4) Las **glándulas salivales tubariales** son similares a las sublinguales en el sentido de que también están formadas principalmente por **túbulos mucosos** cubiertos por **semilunas serosas**, por lo que se clasifican como glándulas salivales mixtas. *Todavía no se ha confirmado la presencia constante de estas glándulas.*
2. Los **conductos glandulares salivales** se clasifican de acuerdo con su tamaño, localización y función como intercalados, estriados (intralobulillares) e interlobulillares.
   a. Los **conductos intercalares** se originan en los ácinos y se unen a otros conductos intercalares para formar conductos estriados. Por lo general, liberan **iones de bicarbonato** en el líquido producido por las células acinares, conocido como **saliva primaria**.
   b. Los **conductos estriados** (**intralobulillares**) están revestidos por **células transportadoras de iones** que eliminan los iones $Na^+$ y $Cl^-$ del líquido luminal (mediante la bomba de sodio) y bombean activamente iones $K^-$ y $HCO_3^-$ hacia él; de este modo, transforman la **saliva primaria** en **saliva secundaria**, la cual abandona el conducto estriado y finalmente pasa a la cavidad bucal.
   c. Los **conductos interlobulillares** (**excretores**), formados por la convergencia de conductos estriados, recorren el tejido conjuntivo de los tabiques. Estos conductos drenan en el **conducto principal** de cada glándula, que desemboca en la cavidad bucal.

**C. Saliva**. Es una solución **hipotónica** que se produce a un ritmo de aproximadamente 1 L diario. La saliva **lubrica** y **limpia** la cavidad bucal debido a su contenido de agua y glucoproteínas; **regula la microbiota** mediante la acción del tiocianato, la lisozima, la lactoferrina y la IgA, así como mediante su acción limpiadora; inicia la **digestión de los carbohidratos** por acción de la amilasa salival; actúa como solvente de sustancias que estimulan los corpúsculos gustativos; y ayuda al proceso de la deglución (tragar).

**Tabla 15-1 Características de las glándulas salivales mayores**[a]

| Glándula salival | Peso (g) | Secreción salival (mL/día) | Tipo de secreción | Conducto terminal |
|---|---|---|---|---|
| Parótidas | 20-30 | ~ 300 | Serosa | Carrillo en el vestíbulo |
| Submandibulares | 10-12 | ~ 600 | Mixta (en su mayoría serosa) | Papilas sublinguales |
| Sublinguales | 2-3 | ~ 50 | Mixta (en su mayoría mucosa) | Piso de la boca |

[a] Se desconoce la producción salival de las glándulas salivales tubariales.

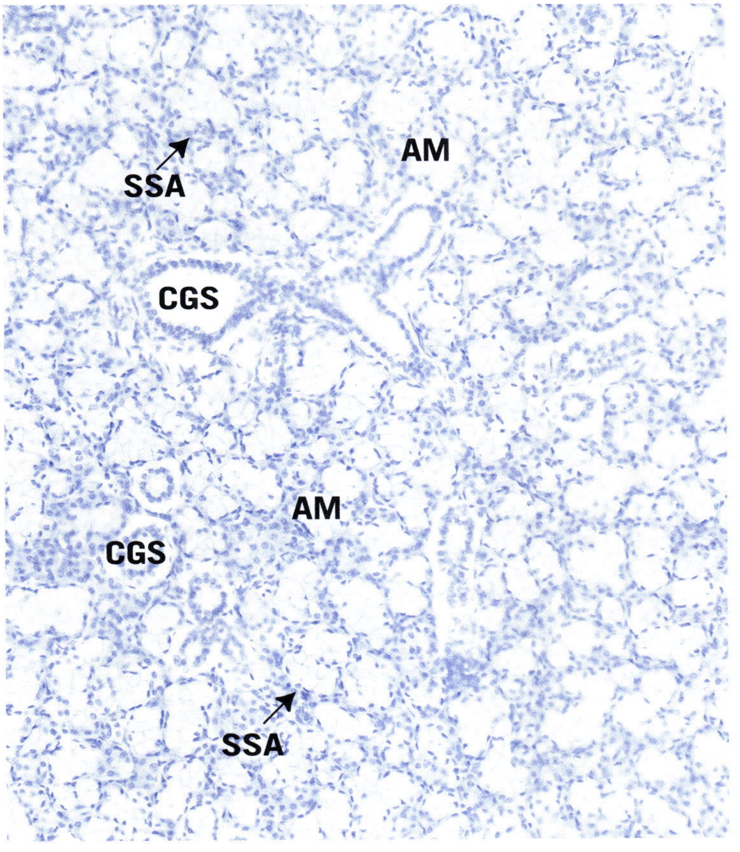


**FIGURA 15-1.** Micrografía de baja resolución de una glándula sublingual donde se observa su acino mucoso (AM) y las semilunas serosas asociadas (SSA). Los conductos de la glándula submandibular (CGS) también son prominentes (132×).

## PERLAS CLÍNICAS

El flujo de saliva es importante para facilitar la deglución de los alimentos masticado, además de participar en el sentido del gusto y el inicio de la digestión, así como en el mantenimiento de una salud bucal adecuada. Los pacientes que reciben radioterapia para el cáncer de cabeza o cuello, y aquellos que son tratados con quimioterapia, frecuentemente presentan xerostomía (sequedad bucal) debido a una disminución funcional de las glándulas salivales. Con frecuencia, estos pacientes requieren utilizar saliva artificial para mantener un ambiente bucal húmedo. Por lo general, una vez finalizada la radioterapia o la quimioterapia, la función de las glándulas salivales se restaura.

La **enfermedad de Sjögren** es una enfermedad autoinmunitaria cuyos síntomas incluyen xerostomía, sequedad ocular y, generalmente, mucosas secas. Afecta hasta al 5% de la población de los Estados Unidos y tiene una marcada distribución por sexo, afectando a individuos XX nueve veces más que a individuos XY. Las biopsias de las glándulas salivales de los pacientes con esta enfermedad muestran centros de infiltrados linfocitarios, incremento en la población celular de los conductos y disminución de la población celular acinar. Incluso, estas personas presentan anticuerpos en suero contra la enfermedad de Sjögren. Debido a que aproximadamente el 60% de los pacientes también tienen una enfermedad autoinmunitaria adicional, como el lupus eritematoso sistémico, la enfermedad de Sjögren se ha clasificado en dos tipos: **primaria** y **secundaria**; los casos que no presentan una enfermedad autoinmunitaria adicional se clasifican como primarios. Aunque no hay una cura para esta dolorosa y potencialmente debilitante alteración, las gotas oftálmicas, la ingesta frecuente de líquidos o el uso de saliva artificial alivian algunos síntomas.

Los **cálculos salivales** son calcificaciones que suelen formarse en la glándula parótida. Estos cálculos pueden bloquear el flujo de saliva a través del conducto parotídeo. Este bloqueo a veces puede provocar el flujo retrógrado de la saliva, acompañado de una tumefacción dolorosa de la parótida. Con frecuencia, un simple masaje del conducto de la glándula puede disolver el cálculo; de otro modo, se requerirá cirugía.

El cistoadenoma papilar linfomatoso (CPL; tumor de Warthin) es una neoplasia indolora de evolución lenta, principalmente de la glándula parótida. Por lo general, se trata de una masa alargada encapsulada situada normalmente en la cola de la parótida, aunque puede residir en la cara profunda de la glándula. Se cree que el tumor se origina en el sistema de conductos y es más frecuente en individuos de edad avanzada que fuman. El CPL es casi siempre benigno y tiene una incidencia muy baja de convertirse en maligno. Los principales componentes del tumor son las configuraciones papilar y quística, compuestas por dos capas de células epiteliales oncocíticas (células cúbicas externas y cilíndricas internas) incrustadas en acumulaciones de tejido linfático que ocasionalmente presenta centros germinales. Las luces de las configuraciones papilar y quística suelen albergar un líquido claro y mucoide. El CPL no interfiere con la función normal de la glándula parótida. El tratamiento preferido es la extirpación quirúrgica del tumor sin alterar la glándula. Si el CPL se localiza en la cara profunda de la parótida, puede ser preferible la escisión parcial o total de la glándula.

La **parotiditis**, una enfermedad contagiosa causada por el **paramixovirus**, suele afectar a niños de entre 5 y 15 años de edad, pero también puede afectar a adultos. Suele ser relativamente benigna en los niños, aunque puede generar un dolor considerable debido a la tumefacción de las glándulas salivales (especialmente las parótidas). En hombres biológicos adultos, el virus puede ocasionar inflamación en los testículos y, además de dolor considerable, provocar esterilidad si ambos testículos resultan afectados. En otros pacientes, el páncreas también puede ser afectado; se produce pancreatitis con los síntomas acompañantes de dolor abdominal y náuseas de leves a graves, e incluso vómitos. Por suerte, los síntomas remiten en menos de una semana, sin complicaciones subsecuentes. En algunos adultos, menos del 10 % de los casos, el paramixovirus puede provocar también meningoencefalitis que se resuelve más o menos en una semana, pero un pequeño número de personas puede presentar complicaciones graves de por vida, como sordera y parálisis facial.

## III. PÁNCREAS

El páncreas, la segunda glándula extrínseca más grande, tiene una delgada capa de tejido conjuntivo. Esta glándula produce **enzimas digestivas** en su **porción exocrina** y diversas **hormonas** en su **porción endocrina** (**islotes pancreáticos** [**de Langerhans**]). El flujo sanguíneo hacia el páncreas ocurre de tal modo que los ácinos y los islotes pancreáticos reciben sangre arterial de vasos exclusivos para estas estructuras. La sangre venosa drenada de los islotes pancreáticos es llevada a los ácinos, de modo que hormonas como la somatostatina, la cual es liberada por las células de los islotes, llegan a las células acinares inmediatamente después de su liberación.

### A. Páncreas exocrino. Es una glándula tubuloalveolar de componente seroso (**fig. 15-2**).

1. Las **células acinares pancreáticas**, de forma piramidal y serosas, están dispuestas alrededor de un lumen central. Estas células tienen un núcleo esférico situado en posición basal, abundante retículo endoplasmático rugoso (RER), un extenso aparato de Golgi, numerosas mitocondrias y muchos ribosomas libres. Su plasmalema basal tiene receptores para **colecistocinina** (**CCK**) y **ACh**.
   a. Los **gránulos de cimógeno** (**secretores**) están rodeados por membrana y están densamente empacados en la región apical de las células acinares pancreáticas. Contienen enzimas y proenzimas que fueron almacenadas en el aparato de Golgi.
2. **Conductos pancreáticos**
   a. La porción inicial de los **conductos intercalares** está localizada en el centro del acino y está formada por **células centroacinares**.
   b. Los conductos intercalares convergen en un pequeño número de **conductos intralobulillares** los cuales, a su vez, desembocan en grandes **conductos intralobulillares**, los cuales desembocan en el **conducto pancreático principal** (o **accesorio**).
   c. El **conducto pancreático principal** se une al conducto colédoco y forma la **ampolla hepatopancreática** (**de Vater**), que recoge las secreciones del páncreas exocrino y el contenido de la vesícula biliar y las vierte en el duodeno a nivel de la **papila duodenal mayor**.
3. **Secreciones pancreáticas exocrinas**
   a. El **líquido alcalino pobre en enzimas** es liberado en grandes cantidades por las **células de los conductos intercalares**, que son estimuladas por las **secretinas** y la **ACh**. Probablemente **neutraliza** la acidez del quimo cuando entra en el duodeno.
   b. Las **enzimas digestivas** son sintetizadas y almacenadas en las **células acinares** pancreáticas (**tabla 15-2**). Su liberación es estimulada por la **CCK** (antes llamada **pancreozimina**) y coestimulada por la **ACh** liberada por fibras parasimpáticas posganglionares. Estas enzimas digestivas pueden ser secretadas como **enzimas** completamente funcionales o como **proenzimas** no funcionales, las cuales deben ser activadas dentro del lumen intestinal.

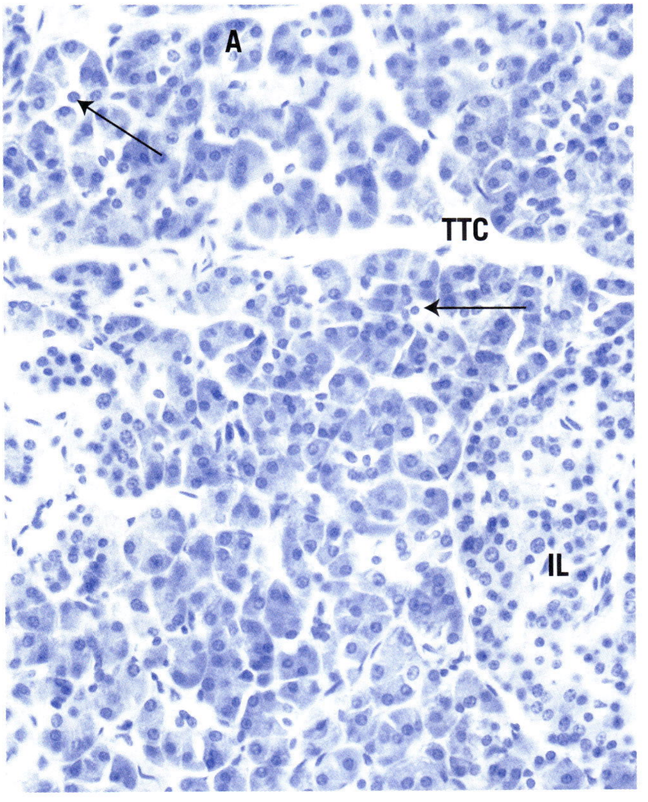


**FIGURA 15-2.** Los islotes pancreáticos de Langerhans (IL) representan la porción endocrina del páncreas, mientras que los ácinos (A), con sus células centroacinares (*flechas*), representan su porción exocrina. Se observan los tabiques del tejido conjuntivo (TTC) que subdividen el páncreas en lóbulos y lobulillos (270×).

**Tabla 15-2 Secreciones enzimáticas del páncreas**

| Secreción | Tipo | Funcionamiento |
|---|---|---|
| Amilasa pancreática | Enzima | Actúa en los enlaces glucosídicos $\alpha$1-4 para catalizar la digestión de los carbohidratos complejos en azúcares simples |
| Lipasa pancreática | Enzima | Hidroliza los triglicéridos en ácidos grasos libres y monoglicéridos |
| Ribonucleasa | Enzima | Es una endonucleasa que rompe los enlaces fosfodiéster, tanto en cadenas simples como en cadenas dobles de ARN, para formar segmentos de ARN más pequeños |
| Desoxirribonucleasa | Enzima | Es una endonucleasa que rompe las cadenas dobles de ADN en fragmentos más pequeños |
| Tripsinógeno | Proenzima | Su forma activa es la endopeptidasa pancreática tripsina, que es una serina-proteinasa que hidroliza proteínas a péptidos más pequeños |
| Quimotripsinógeno | Proenzima | Su forma activa es una serina-proteinasa conocida como *quimotripsina pancreática*, que es una enzima proteolítica que se adhiere a los péptidos para hidrolizar las proteínas a péptidos más pequeños |
| Procarboxipeptidasa | Proenzima | Su forma activa es una proteasa-carboxipeptidasa pancreática que se une a los péptidos en los enlaces carbono terminales |
| Proelastasa | Proenzima | Su forma activa, la elastasa pancreática, es una serina-proteasa que fragmenta la elastina en péptidos más pequeños |

**(1)** Las enzimas incluyen amilasa pancreática, lipasas pancreáticas, ribonucleasa y desoxirribonucleasa; las **proenzimas** incluyen tripsinógeno, quimotripsinógeno, procarboxipeptidasa y proelastasa.

**(2)** Para protegerse de la enzima digestiva tripsina, las células acinares sintetizan **inhibidores de la tripsina**, de modo que el tripsinógeno no pueda convertirse en tripsina dentro del citosol.

**B.** Los **islotes pancreáticos (de Langerhans)** constituyen el páncreas endocrino (*véase* fig. 15-2). Los islotes son grupos esféricos de células endocrinas muy vascularizadas (~ 100-200 μm de diámetro) rodeados por una fina red de **fibras reticulares**. Están dispersos, al parecer de manera aleatoria, entre los ácinos del páncreas exocrino. Hay diversos tipos de células de los islotes que solo pueden diferenciarse entre sí con técnicas inmunohistoquímicas o utilizando colorantes especiales. Estas células sintetizan distintas hormonas polipeptídicas, pero **cada tipo de célula produce solo una hormona**.

**1.** Hormonas de los **islotes pancreáticos** (**tabla 15-3**)

**a.** El **glucagón** es sintetizado por **células α** y su acción **incrementa** la glucemia.

**b.** La **insulina** es sintetizada por **células β** y su acción **disminuye** la glucemia.

**(1) Mecanismo de liberación de la insulina**. El aumento de la glucemia ocasiona la unión de la glucosa a proteínas transmembrana (**proteína transportadora de glucosa 2** [**GLUT-2**]) de las células β, lo que induce a estas células a liberar su insulina almacenada y, de ser necesario, sintetizar más insulina. Esta captación de la glucosa ocurre de una manera que no requiere la presencia de insulina.

**(2) Mecanismo de acción de la insulina**. La insulina induce el transporte de la glucosa y aminoácidos a hepatocitos, adipocitos, células del miocardio y células del músculo esquelético.

**Tabla 15-3 Comparación de las células secretoras de los islotes de Langerhans**

| Tipo de célula | Características de los gránulos | Número relativo (%) | Localización en los islotes | Hormona | Funcionamiento |
|---|---|---|---|---|---|
| α | Redondos; pequeña aureola bien visible entre la membrana y la parte central densa | ~ 20 | Principalmente en la periferia | Glucagón | Elevan la glucemia |
| β | Pequeños; halo evidente entre la membrana y la parte central densa | ~ 70 | Principalmente centrales, aunque presentes por todas partes | Insulina | Reducen la glucemia |
| δ<br>Células D (células δ) | Tanto las células D como las $D_1$ son grandes y electrolúcidas | < 5 | Dispersas por todas partes | Somatostatina | Inhiben la liberación de hormona por las células cercanas; también inhiben la liberación de enzimas pancreáticas y la producción de HCl por las células parietales del estómago |
| Células $D_1$ (células $\delta_1$) | | | | Péptido intestinal vasoactivo | Inducen la glucogenólisis; ajustan la motilidad intestinal y la secreción de iones y agua |
| Productoras de gastrina | Pequeños | Raros | Dispersas por todas partes | Gastrina | Estimulan la secreción de HCl |
| PP (antes conocidas como células F) | Pequeños | Raros | Dispersas por todas partes | Polipéptido pancreático | Inhiben la liberación de secreciones pancreáticas exocrinas y de bilis por la vesícula biliar |
| Épsilon | Pequeños | Raros | Dispersas por todas partes | Grelina | Inducen la sensación de hambre |

HCl, ácido clorhídrico.

Lo hace al unirse al componente extracelular de los receptores de insulina transmembrana de esas células, lo cual induce una respuesta intracelular que incluye la colocación de **proteína transportadora de glucosa 4** (**GLUT-4**) en las membranas celulares de adipocitos, células del músculo esquelético y células del miocardio; de esta manera, la glucosa entra en estas células mediante la GLUT-4. A diferencia de lo que ocurre en el caso de la GLUT-2, esta captación de glucosa ocurre de modo que requiere la presencia de insulina.

**c.** La **somatostatina** y el **péptido intestinal vasoactivo** (**VIP**, *vasoactive intestinal peptide*) son sintetizados en las **células** $\delta$ y $\delta_1$ (**células D** y $D_1$), respectivamente.

**(1)** La somatostatina **inhibe** la liberación de hormonas por las células secretoras cercanas y de enzimas pancreáticas por las células acinares, así como la producción de ácido clorhídrico (HCl) por las células parietales del estómago. Además, la somatostatina **reduce** la motilidad del tubo digestivo y de la vesícula biliar al disminuir la concentración de su musculatura lisa.

**(2)** El VIP induce la glucogenólisis en el hígado y regula la motilidad intestinal y la secreción de iones y agua.

**d.** La **gastrina**, sintetizada por las **células G**, estimula (junto con la histamina y la acetilcolina) la secreción de HCl.

**e.** El **polipéptido pancreático**, sintetizado por las **células PP**, inhibe la liberación de las secreciones pancreáticas exocrinas y de la bilis por la vesícula biliar.

**f.** La **grelina**, sintetizada por las **células épsilon** ($\varepsilon$), provoca la sensación de hambre.

## PERLAS CLÍNICAS

Los individuos con hipoglucemia e hiperglucemia pueden tener un **insulinoma**, un tumor de las células $\beta$ de los islotes pancreáticos. Los insulinomas son benignos en el 90 % de los casos y la alteración suele resolverse por extirpación quirúrgica del tumor.

La **diabetes *mellitus* de tipo I** (**insulinodependiente**; **DMT1**) es consecuencia de la **baja concentración plasmática de insulina** por una destrucción autoinmunitaria de más del 80 % de las células $\beta$ productoras de insulina. Se caracteriza por **polifagia** (hambre excesiva), **polidipsia** (sed excesiva) y **poliuria** (micción excesiva). Suele tener una **presentación repentina** antes de los 20 años de edad y se distingue por daño y destrucción de las células $\beta$ de los islotes de Langerhans. Debido a su presentación temprana, la DMT1 se conocía como **diabetes *mellitus* juvenil**; sin embargo, la **diabetes *mellitus* de tipo I** tardía puede presentarse en adultos. El tratamiento consiste en una combinación de insulinas y cambios en la dieta.

La **diabetes *mellitus* de tipo II** (**no insulinodependiente**; **DMT2**) no es causada por concentraciones bajas de insulina en el plasma y es resistente a los efectos de la insulina, lo que constituye un factor determinante en su patogenia. La resistencia a los efectos de la insulina se debe a la disminución en la capacidad de esta hormona para unirse a sus receptores del plasma, así como a alteraciones en su acción una vez que se une a sus receptores. Suele manifestarse en individuos con obesidad de más de 40 años y controlarse con la dieta, aunque recientemente se ha presentado con mayor frecuencia en niños pequeños. Por lo general, se prescribe metformina a los pacientes, la cual, además de facilitar la respuesta normal a la insulina por las células, limita la absorción de azúcar por el tubo digestivo y disminuye la gluconeogénesis en el hígado.

Los adultos mayores con DMT2 a menudo presentan problemas de memoria, debido quizá a que los ligandos difusibles derivados del amiloide $\beta$ se unen a las membranas presinápticas de los axones de determinadas neuronas que son responsables del almacenamiento de la memoria. Esto impide la reposición de los receptores de insulina de estos axones, a pesar de que los receptores, sintetizados en el soma, estén disponibles en el citoplasma. Al parecer, se impide que los receptores se transfieran desde el citosol del soma hacia el axoplasma del axón. Esto vuelve a estas neuronas resistentes a la insulina e incapaces de regular su metabolismo de la glucosa y, a su vez, incapaces de funcionar normalmente, por lo que el paciente tiene pérdida de memoria y demencia asociada con la enfermedad de Alzheimer. Algunos investigadores sugieren que esta última se trata de una **diabetes de tipo III**.

La **diabetes monogénica** es una enfermedad muy poco frecuente que afecta a menos del 2 % de los pacientes diagnosticados con diabetes. Esta alteración muchas veces es mal diagnosticada como DMT1 o DMT2, pero no se debe ni a la destrucción de las células $\beta$ ni a la falta de respuesta de las células somáticas a la insulina; se trata de una enfermedad hereditaria causada por una mutación en 1 de 20 o más genes, y el tratamiento se basa en la mutación genética particular. El diagnóstico adecuado se consigue mediante una cuidadosa exploración de los pacientes con glucemias altas que no presentan la sintomatología típica de la diabetes, particularmente glucemias fluctuantes.

El **cáncer de páncreas** es una neoplasia maligna que suele causar la muerte de los pacientes entre 6 meses y 1 año después del diagnóstico; no obstante, si se detecta precozmente, en los estadios I o II, se puede esperar una curación completa. La mayoría de los casos son **adenocarcinomas** en la cabeza del páncreas. Su incidencia es 3-4 veces mayor en hombres biológicos. Aunque entre sus síntomas se incluyen anorexia, flatulencias, heces gaseosas en caso de obstrucción del conducto biliar, pérdida rápida de peso, debilidad, lumbalgia e ictericia, para el diagnóstico definitivo suele requerirse una biopsia exploratoria.

La **glucemia en ayuno** en un individuo no diabético debe estar entre 80 y 110 mg/dL (4.4-6.1 mmol/L) de sangre. Si la glucemia es mayor que este intervalo, las células β del páncreas liberan insulina. Si es menor, las células α liberan glucagón. Otros mecanismos de control son los neurotransmisores liberados por las células del sistema nervioso autónomo. Las fibras simpáticas incrementan la secreción de glucagón e inhiben la de insulina, mientras que las fibras parasimpáticas elevan tanto la secreción de insulina como la de glucagón a fin de mantener la homeostasis.

# IV. HÍGADO

## A. Generalidades

1. El **hígado**, la glándula más grande del cuerpo y con un peso de hasta 1.5 kg, está constituido por un único tipo de células parenquimatosas, los **hepatocitos**. Se encuentra rodeado por la **cápsula hepática** (**de Glisson**), un tejido conjuntivo colagenoso irregular denso que forma tabiques que subdividen al hígado en sus cuatro lóbulos (derecho, izquierdo, caudado y cuadrado) y su enorme número de lobulillos.
2. El hígado sintetiza **bilis** y **proteínas plasmáticas**, entre sus aproximadamente 500 funciones.

## B. Observación del hígado mediante microscopio óptico. 

Puede interpretarse de tres diferentes maneras, dando lugar a tres conceptos coexistentes de los **lobulillos hepáticos**: lobulillo hepático clásico, lobulillo portal y el acino hepático (de Rappaport; **fig. 15-3**).

1. El **lobulillo hepático clásico** es una masa de tejido hexagonal de forma sólida compuesta principalmente por **placas de hepatocitos**, que irradian desde la región de la **vena central** hacia la periferia (**fig. 15-4**). Cada lobulillo clásico está rodeado de delgados elementos de tejido conjuntivo que separan los lobulillos entre sí.
   a. Las **áreas portales** (**conductos**, **tríadas portales** o **tractos portales**), que son regiones engrosadas de tejido conjuntivo que separan los lobulillos entre sí y que contienen ramificaciones de la vena porta, la arteria hepática, vasos linfáticos y el conducto biliar, están presentes en bordes alternados (esquinas en dos dimensiones) de los lobulillos hepáticos clásicos. Cada arteria portal está rodeada por la **placa limitante**, una placa cilíndrica de hepatocitos modificados. Un espacio estrecho conocido como **espacio periportal** (**de Moll**) separa la placa limitante de los elementos del tejido conjuntivo del área portal.
   b. Los **sinusoides hepáticos** son capilares sinusoidales que se originan en la periferia de un lobulillo y circulan entre las placas de los hepatocitos adyacentes; reciben sangre de los vasos de las áreas portales y drenan en la vena central. Están cubiertos por **células de revestimiento sinusoidal** (células endoteliales) que no solo tienen grandes discontinuidades entre sí, sino que también presentan **fenestraciones** y carecen de **lámina basal**; por tanto, los hepatocitos no entran en contacto directo con el torrente sanguíneo. El revestimiento sinusoidal también alberga **células fagocíticas** (**células de Kupffer**) derivadas de monocitos; estas células están dispersas entre las del revestimiento sinusoidal, pero no forman uniones con ellas, y frecuentemente están libres dentro del sinusoide. Las células de Kupffer eliminan desechos, eritrocitos viejos y restos celulares de la circulación sanguínea.
   c. El **espacio perisinusoidal** (**de Disse**), el **espacio subendotelial** entre los hepatocitos y las células endoteliales del revestimiento sinusoidal, alberga microvellosidades cortas de los hepatocitos, fibras reticulares (que mantienen la arquitectura de los sinusoides) y algunas fibras nerviosas amielínicas. **Células de depósito de grasa** en forma de estrella (**células estrelladas perisinusoidales** o **células de Ito**), que almacenan preferentemente vitamina A, también residen en el espacio perisinusoidal. Sin embargo, cuando el hígado se ve afectado, los hepatocitos liberan **factor de crecimiento tumoral β**; en respuesta, estas células almacenadoras de grasa pueden dividirse, cambiar de fenotipo y empezar a sintetizar colágeno (lo que ocasiona fibrosis). Si es necesario, las células que almacenan grasa pueden diferenciarse en **miofibroblastos** para controlar el flujo de sangre en los sinusoides. En el espacio perisinusoidal tiene lugar principalmente el intercambio de sustancias entre la sangre circulante y los hepatocitos.
2. El **lobulillo portal**, visto en dos dimensiones, es una **región triangular** con tres ápices adyacentes a las venas centrales y cuyo centro es un área portal (*véase* fig. 15-3). Incluye porciones de tres lobulillos hepáticos clásicos adyacentes y se define en términos de **flujo biliar**. En este modelo de lobulación del hígado, el conducto biliar ubicado en el área portal se encuentra en el centro del lobulillo.

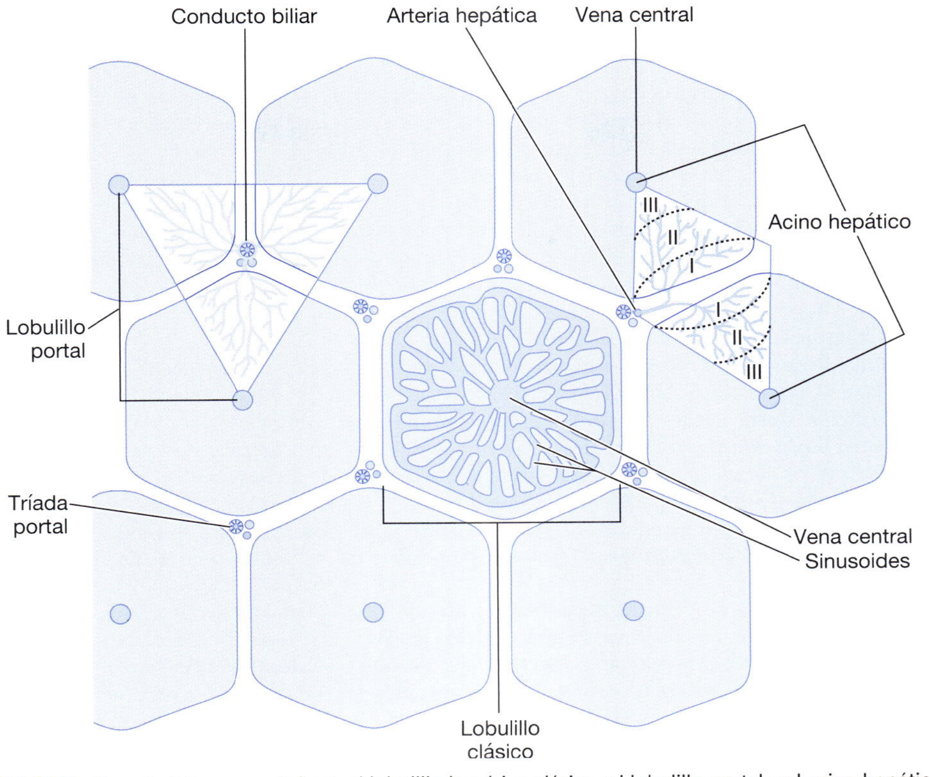


**FIGURA 15-3.** Características que definen el lobulillo hepático clásico, el lobulillo portal y el acino hepático de Rappaport. Obsérvese la zonulación del acino hepático. (Adaptada con autorización de Krause WJ, Cutts JH. *Concise Textbook of Histology*. 2nd ed. Williams & Wilkins; 1986:331).

3. El **acino hepático** (**de Rappaport**), visto en dos dimensiones, es una **región romboide** que engloba porciones triangulares de **dos** lobulillos hepáticos clásicos adyacentes (con ápices en las venas centrales) y es dividida por los vasos de distribución comunes en el área portal (*véase* fig. 15-3). Este modelo de lobulación del hígado se define en términos del **flujo sanguíneo** que va desde los vasos de distribución hasta una única área portal. El modelo se estableció para explicar el aspecto histológico

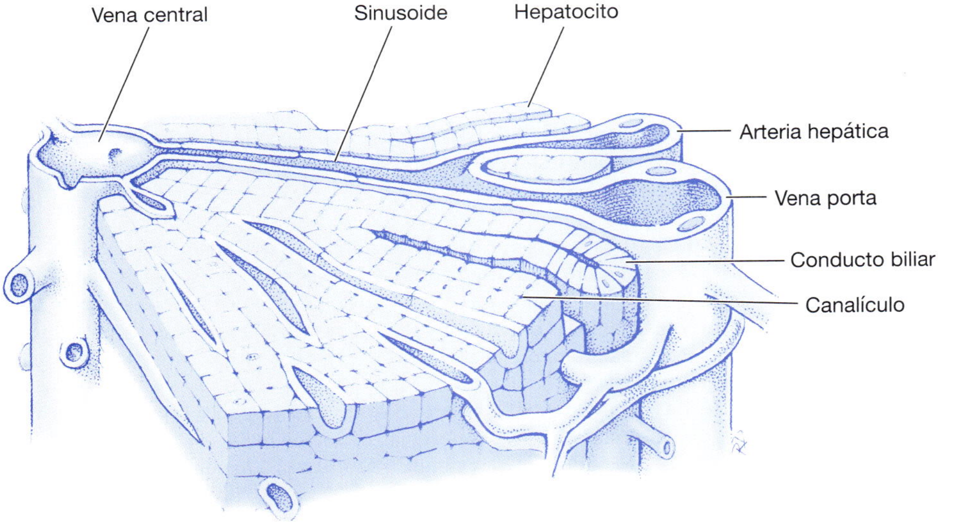


**FIGURA 15-4.** Porción de un lobulillo hepático clásico donde se muestra el área abastecida por una tríada portal.

de los cambios patológicos asociados con las enfermedades del hígado. El acino hepático puede dividirse en **tres zonas** según la proximidad de los hepatocitos a la sangre entrante.

a. La **zona I** es la más cercana a la vena y la arteria hepáticas en el área portal; por tanto, los hepatocitos de esta zona encuentran la sangre más rica en oxígeno y, por ende, están especializados para funcionar mejor en tales condiciones y absorber o liberar rápidamente glucosa y otros nutrientes, dependiendo del contenido sanguíneo de la vena hepática.
b. La **zona II** se encuentra entre las zonas I y III.
c. La **zona III** es la más alejada del área portal y la más cercana a la vena central. En esta los hepatocitos se encuentran con la sangre más pobre en oxígeno, pero probablemente más equilibrada en nutrientes. Los hepatocitos de esta zona expresan la mayor cantidad de enzimas del citocromo P450 implicadas en la desintoxicación de la sangre.

### C. Flujos sanguíneo, biliar y linfático (*véase* fig. 15-4)

1. El **flujo de sangre** que ingresa en el hígado deriva de dos fuentes y se dirige desde las tríadas portales de la periferia de cada lobulillo hepático clásico hacia la vena central. La **arteria hepática** lleva sangre rica en oxígeno desde la aorta abdominal y suministra entre el 20 % y 30 % de la sangre del hígado. La **vena porta** transporta sangre rica en nutrientes desde el tubo digestivo y el bazo, y aporta entre el 70 % y el 80 % del suministro sanguíneo al hígado. Cada una de las dos fuentes de sangre contribuye aproximadamente con la mitad de la cantidad de oxígeno que necesita el hígado.
2. El **flujo de sangre** que abandona el hígado sale a través de la **vena hepática**, formada por la fusión de numerosas **venas sublobulillares**, las cuales se encargan de recoger la sangre de las **venas centrales** (**fig. 15-5**).
3. El **flujo de bilis** se dirige hacia la periferia de los lobulillos hepáticos clásicos (**en sentido opuesto** al flujo sanguíneo). La bilis circula por un sistema de conductos que desembocan en los **conductos hepáticos**, los cuales abandonan el hígado y llevan la bilis hacia la vesícula biliar.
   a. Los **canalículos biliares** son espacios intercelulares expandidos entre los hepatocitos adyacentes que forman minúsculos canales por donde empieza a fluir la bilis. Reciben la **secreción exocrina** de los hepatocitos (bilis) y la transportan a los **conductillos biliares** (**conductos de Hering**) en la periferia de los lobulillos hepáticos clásicos. Los conductillos biliares están formados por **hepatocitos modificados** y células ductales cúbicas bajas, conocidas como **colangiocitos**. Las células de los conductillos biliares (o células similares a colangiocitos que residen en dichos conductos) pueden actuar como células regenerativas tanto del hígado como de conductillos y conductos biliares. De hecho, incluso si se extirpa hasta el 50 % del hígado, este último puede regenerarse hasta su tamaño previo de 1.5 kg.
   b. La bilis de los conductillos biliares drena en conductos conocidos como **vías biliares**, conformadas por una sola capa de colangiocitos cúbicos que se localizan en las áreas portales. La superficie apical de cada colangiocito está orientada hacia el lumen del conducto biliar y exhibe numerosas microvellosidades cortas, así como un solo **cilio primario** largo que controla el flujo y la composición de la bilis dentro del conducto biliar. Estos conductos se agrandan y se fusionan entre sí para formar finalmente los grandes **conductos hepáticos**, compuestos por un epitelio estratificado de colangiocitos, que abandonan el hígado por el hilio hepático.
4. La **linfa** se acumula en el espacio periportal y es drenada por ramificaciones de los vasos linfáticos situados en las áreas portales. A medida que se fusionan estos vasos linfáticos, aumentan de tamaño hasta formar uno o dos que se unen al **conducto torácico**, un vaso grande en forma de vena que vacía la **linfa** a la circulación vascular sistémica en la unión de las venas subclavia izquierda y yugular interna izquierda (ángulo venoso izquierdo).

### D. Hepatocitos. 

Son células poliédricas grandes (20-30 µm de diámetro) que tienen retículo endoplasmático liso (REL) y RER abundantes; numerosas mitocondrias, lisosomas y peroxisomas; varios aparatos de Golgi; y muchas gotitas lipídicas y depósitos de glucógeno. Por lo general, tienen un núcleo redondo central; sin embargo, cerca del 25 % de las células son binucleadas y, en ocasiones, son poliploides. Los hepatocitos tienen un lapso de vida promedio de alrededor de 5 meses.

1. **Superficies de los hepatocitos**
   a. Las **superficies de los hepatocitos en contacto con el espacio perisinusoidal** tienen microvellosidades que, al incrementar el área superficial, ayudan a facilitar la transferencia de sustancias (p. ej., secreciones endocrinas a la sangre y nutrientes a los hepatocitos) entre los hepatocitos y la sangre.
   b. Las **superficies colindantes entre hepatocitos adyacentes** frecuentemente delimitan canalículos biliares, pequeñas expansiones del espacio intercelular en forma de túnel. Los **canalículos**

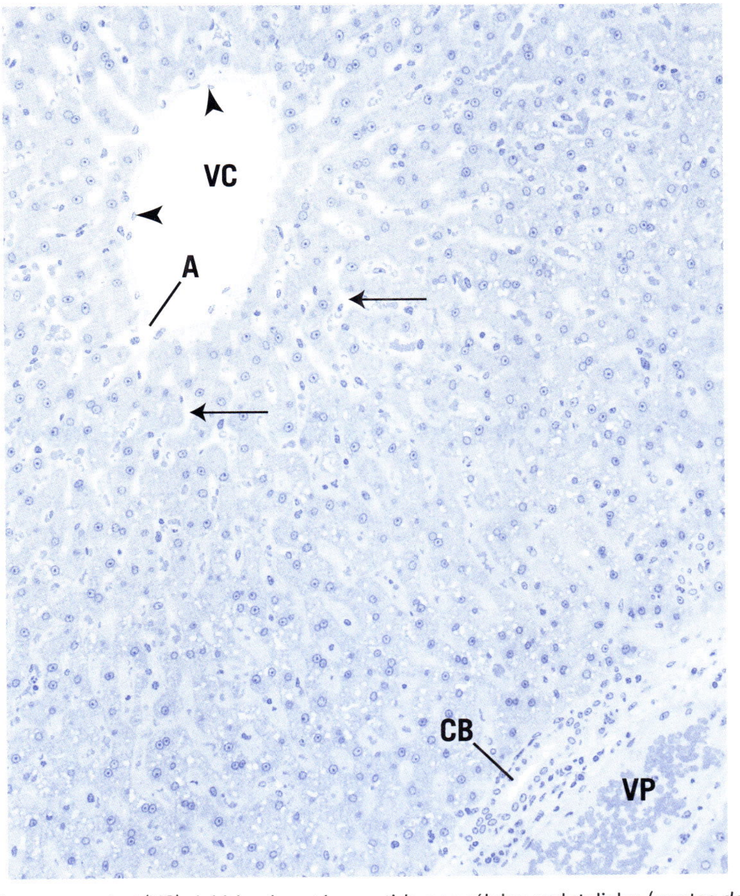


**FIGURA 15-5.** La vena central (VC) del hígado está revestida por células endoteliales (*puntas de flecha*) que se continúan con las que recubren los sinusoides hepáticos (*flechas*) donde estos sinusoides se abren (A) hacia la vena central. Obsérvese el conducto biliar (CB) y una rama de la vena porta (VP) en un área portal relativamente grande (132×).

**biliares** están separados del resto del espacio intercelular por **uniones ocluyentes** localizadas en cada cara del canalículo. Las membranas plasmáticas de los hepatocitos que están en contacto en el canalículo biliar tienen uniones comunicantes y microvellosidades que se extienden por el canalículo biliar.

## E. Funciones hepáticas realizadas por los hepatocitos

1. La **secreción exocrina** consiste en la producción y liberación de 600-1 200 mL de **bilis** diarios. La bilis es un líquido compuesto por glucurónido de bilirrubina (pigmento biliar), ácidos biliares (sales biliares), colesterol, lecitina, fosfolípidos, iones, IgA y agua. La bilirrubina hidrófoba, un producto de la degradación de la hemoglobina, es convertida en glucurónido de bilirrubina hidrosoluble (un componente no tóxico) en el REL de los hepatocitos.
2. La **secreción endocrina** implica la producción y liberación de urea y de todas las **proteínas plasmáticas** (p. ej., protrombina, fibrinógeno, albúmina, factor III, glucoproteínas y lipoproteínas), con excepción de las inmunoglobulinas. Los hepatocitos también pueden sintetizar y liberar aminoácidos no esenciales.
3. Los **metabolitos** son **almacenados** en forma de **glucógeno** (glucosa almacenada) y **triglicéridos** (lípidos almacenados).
4. La **gluconeogénesis** es la conversión de aminoácidos y lípidos en glucosa, un proceso complejo catalizado por una serie de enzimas.
5. La **destoxificación** implica la desactivación de varias sustancias, como fármacos, químicos nocivos y toxinas. Suele ser una reacción de dos fases:

   a. La **fase I** involucra el sistema de citocromo P450 dependiente de **oxidasas microsómicas de función mixta** que catalizan la oxidación y metilación de tales sustancias. Estas reacciones suelen ocurrir en el REL (o en peroxisomas, como sucede con el alcohol).
   b. La **fase II** conlleva la conjugación de las sustancias resultantes en cofactores endógenos como la acetil-coenzima A, el glutatión, los sulfatos y el ácido glucurónico para que se vuelvan hidrosolubles y se puedan eliminar del cuerpo.
6. La **transferencia de IgA** consiste en la captación de IgA a través del espacio perisinusoidal y su liberación en los canalículos biliares. La IgA es transportada a través del sistema de conductos hepáticos hacia el intestino, donde tiene una función inmunitaria protectora. Este proceso se apoya de la **circulación enterohepática**.

## F. Funciones hepáticas realizadas por células distintas a los hepatocitos

1. Las **células estrelladas hepáticas** almacenan vitamina A.
2. Las **células de Kupffer** fagocitan materiales no deseados.

### PERLAS CLÍNICAS

La **hepatitis** es una inflamación del hígado, generalmente debida a una infección viral, pero ocasionalmente provocada por sustancias tóxicas. Diversos virus, incluyendo el citomegalovirus y el virus de Epstein-Barr, pueden ocasionar hepatitis viral; sin embargo, los agentes virales que causan hepatitis con mayor frecuencia son los virus de la hepatitis A (VHA), B (VHB), C (VHC), D (VHD) y E (VHE). El virus de la hepatitis B es un virus de ácido desoxirribonucleico (ADN); todos los demás son virus de ARN. Los síntomas más habituales de la hepatitis viral son la presencia evidente de ictericia y las concentraciones séricas elevadas de alanina-aminotransferasa y aspartato-aminotransferasa.

La **hepatitis A** (**hepatitis infecciosa**) es causada por el VHA, que frecuentemente es transmitido **vía fecal-oral**. Tiene un período de incubación corto (2-6 semanas) y no suele ser mortal, pero puede provocar ictericia. No se transmite por la sangre, no tiene estado de portador y no tiene como secuela hepatopatía crónica. Se calcula que en 2020 se produjeron 20 000 infecciones en Estados Unidos.

La **hepatitis B** (**hepatitis sérica**) es causada por el VHB (un virus ADN). Tiene un **período de incubación largo** (6 semanas a 5 meses). **Se transmite por la sangre** y por la actividad sexual sin protección, así como de la madre al recién nacido. Los síntomas iniciales son similares a los asociados con el VHA, aunque las consecuencias son más graves, llevando a un estado de portador, hepatopatía crónica, cirrosis, ictericia e inclusive la muerte. El VHB cubre su ADN y puede ser detectado en la sangre de los pacientes. Se calcula que en 2020 se produjeron 14 000 infecciones en Estados Unidos.

La **hepatitis C viral** es causada por el VHC y es responsable de la mayoría de los casos de hepatitis relacionados con transfusiones sanguíneas. Provoca enfermedad hepática crónica y cirrosis; además, se asocia con el **carcinoma hepatocelular**. Suele transmitirse al compartir agujas contaminadas para la inyección intravenosa de medicamentos y, ocasionalmente, por actividad sexual sin protección. En 2019, se notificaron 57 500 casos nuevos de hepatitis C en Estados Unidos, con un total de más de 2.4 millones de individuos infectados por VHC.

El **VHD** (también conocido como **agente delta**) solo se puede replicar en presencia del VHB. Se transmite por compartir agujas, por la sangre y por actividad sexual sin protección. Sus síntomas son similares a los de la hepatitis B, pero con una presentación más rápida. Dado que la infección por el VHD es relativamente infrecuente en Estados Unidos, se desconoce el número de personas con la infección.

La **hepatitis E** es causada por el VHE, que es transmitido por vía oral-fecal e incluso por comer carne mal cocida de animales infectados. Los síntomas incluyen ictericia, letargia, pérdida de peso, fiebre, dolor muscular, náuseas, orina oscura, acolia y dolor en la región abdominal del hígado. La enfermedad suele autolimitarse, resolviéndose cerca de 2 meses tras la aparición de los síntomas. Dado que la infección por el VHE es relativamente infrecuente en Estados Unidos, se desconoce el número de personas con la infección.

La **ictericia** se caracteriza por el **exceso de bilirrubina** en la sangre y depósitos del **pigmento biliar** en la piel y esclera de los ojos, ocasionando una coloración amarilla. La orina presenta un color oscuro. Las concentraciones sanguíneas normales de bilirrubina son menores de 1.0 mg/dL y los individuos con cifras mayores de 2.5 mg/dL se consideran ictéricos. La ictericia puede ser hereditaria o causada por estados patológicos, como destrucción excesiva de eritrocitos (**ictericia hemolítica**), disfunción hepática y obstrucción de las vías biliares (**ictericia obstructiva**).

El **síndrome de Reye** es una encefalopatía aguda no inflamatoria y una insuficiencia hepática degenerativa grasa que se produce en niños cuando se les administra ácido acetilsalicílico durante una infección viral. Los niños menores de 2 años desarrollan diarrea y respiración acelerada y, posteriormente, convulsiones y pérdida de conocimiento. Los niños mayores desarrollan vómito constante y un comportamiento perezoso; pueden entrar en coma, y desarrollar alteraciones cerebrales y esteatosis microvesicular, en la que los hepatocitos acumulan pequeñas gotitas lipídicas (de aproximadamente 1 μm de diámetro) que provocan pérdida de la función temporal o permanente de esos hepatocitos. Se trata de un trastorno potencialmente mortal, por lo que el niño debe ser atendido por un médico lo antes posible.

La **hepatitis alcohólica** es la inflamación del hígado debida al consumo excesivo de alcohol durante un período prolongado. Hasta cierto punto, el hígado sufre esteatosis, una afección reversible caracterizada por acumulaciones grasas en los hepatocitos; sin embargo, si la enfermedad alcanza cierta magnitud, los hepatocitos sufren necrosis, lo que provoca inflamación, y se producen cambios fibróticos irreversibles (cirrosis) que pueden ser mortales. Si la alteración es media, la persona tendrá solo concentraciones elevadas de las enzimas hepáticas, pero si la alteración es grave, el paciente presentará ictericia, tiempos prolongados de protrombina, disminución en el estado de alerta y consciencia, enzimas hepáticas extremadamente elevadas y, posiblemente, la muerte.

La **cirrosis** es el reemplazo del tejido hepático sano, generalmente durante un lapso de años, por tejido cicatricial. En la medida que persistan las condiciones que ocasionan la muerte de los hepatocitos, aumentará la formación de tejido cicatricial y el hígado se volverá cada vez menos capaz de realizar las múltiples funciones que le permiten vivir al paciente. La cirrosis no se puede curar, pero su grado de progresión puede ralentizarse si se mitigan los factores causantes. Sin embargo, eventualmente el hígado falla y, sin un trasplante, el paciente muere ante la enfermedad. Las causas más frecuentes de cirrosis son el consumo excesivo y crónico de alcohol (25%), la hepatitis B (25%) y la hepatitis C (25%). El 25% restante, aproximadamente, se debe a la hepatopatía no alcohólica (consecuencia de la obesidad, diabetes e hipertensión descontroladas, y la hipercolesterolemia).

La **hipertensión portal**, una de las alteraciones vasculares hepáticas, se refiere al incremento en la presión sanguínea en la vena porta y sus ramas como resultado de una afección en el flujo sanguíneo normal del hígado. Esta afección puede ocurrir antes de que la sangre ingrese al hígado (prehepática), cuando la sangre está en el hígado (intrahepática) o después de que sale del hígado (poshepática). Las causas prehepáticas suelen ser malformaciones congénitas de la vena porta o la obstrucción de la vena porta o sus ramas (especialmente la vena esplénica) debido a un coágulo (trombosis). La causa intrahepática más frecuente es la obstrucción vascular causada por cirrosis o tumores; una causa menos frecuente son los parásitos vasculares, como algunas especies de *Schistosoma*. Las causas poshepáticas incluyen la hipertensión en las venas hepáticas debido a insuficiencia cardíaca congestiva, insuficiencia de la válvula tricuspídea, trombosis de la vena hepática o neoplasias que afecten el sistema venoso hepático. Las complicaciones de la hipertensión portal incluyen el agrandamiento de las venas colaterales (formación de **várices**) en varias regiones cuya sangre llega a la vena portal. Esto incluye al esófago, el estómago, los intestinos e inclusive el ano y el recto, donde las várices en las venas anales ocasionan hemorroides. Si estas várices se rompen, la sangre puede entrar al lumen del tubo digestivo, provocando sangre en heces (provenientes del intestino grueso) o en el vómito (del esófago o el estómago). Otras complicaciones pueden incluir distensión abdominal debido a la ascitis, que es una acumulación de hasta 20-30 L de LEC dentro de la cavidad peritoneal. Una vez que la función hepática está suficientemente comprometida, surgen otros síntomas, como encefalopatía, trombocitopenia y leucopenia.

## V. VESÍCULA BILIAR

**A. Vesícula biliar**. Es una bolsa alargada pequeña localizada en la superficie inferior del hígado que puede almacenar hasta 70 mL de bilis. Presenta una sola abertura que se comunica con el conducto hepático común a través del **conducto cístico**, que se origina en el cuello de la vesícula biliar. Tiene una pared muscular cuya contracción, estimulada por la CCK (proveniente de las células del sistema neuroendocrino difuso del duodeno) junto con la ACh (del nervio vago), impulsa la bilis hacia el duodeno, en la papila duodenal. La pared de la vesícula biliar tiene cuatro capas:

1. La **mucosa** está formada por **epitelio cilíndrico simple** y una capa interna de tejido conjuntivo muy vascularizada, la **lámina propia**. Cuando la vesícula biliar se vacía, la mucosa muestra pliegues profundos (**fig. 15-6**).
2. La **capa muscular** está compuesta por una capa delgada de **células musculares lisas** con orientación oblicua.
3. La **capa externa de tejido conjuntivo** está compuesta por tejido conjuntivo denso irregular colagenoso que alberga vasos sanguíneos y nervios.
4. La **serosa** cubre la mayor parte de la vesícula biliar, pero en el punto en el que se une a la **cápsula hepática** hay una adventicia.

**B. Función**. La vesícula biliar concentra, almacena y libera bilis. Elimina aproximadamente el 90% del contenido de agua de la bilis por manipulación de las concentraciones de electrólitos en el tejido conjuntivo subendotelial. Para ello, elimina activamente de las células epiteliales los iones de sodio, cloruro y bicarbonato absorbidos mediante bombas que requieren energía en el plasmalema basal de las células epiteliales, lo que, a su vez, hace que el agua absorbida salga de la célula, de forma pasiva, a través de los canales de acuaporina 1 y 8.

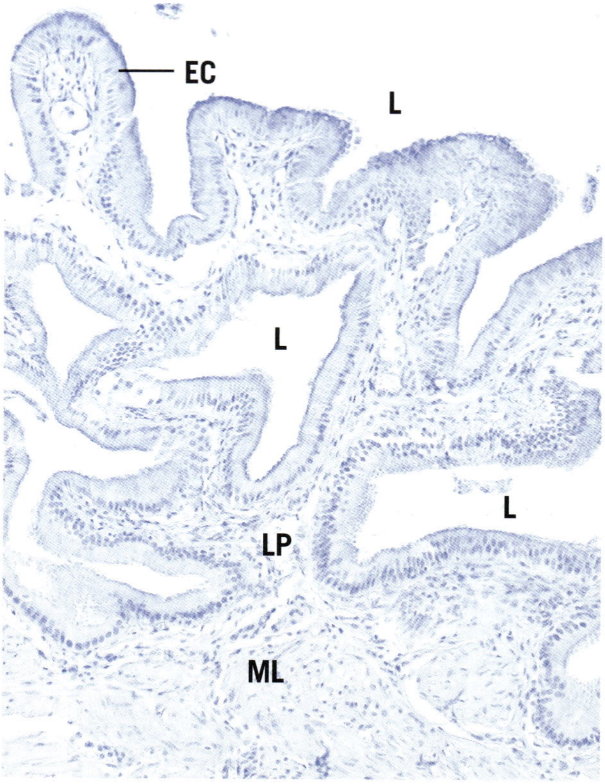


**FIGURA 15-6.** La mucosa de la vesícula biliar vacía está muy plegada, por lo que el lumen (L) parece estar encerrado por los pliegues. El epitelio cilíndrico (EC) que recubre el lumen yace sobre una lámina propia (LP) muy vascularizada que está rodeada por la capa de músculo liso (ML) (132×).

## PERLAS CLÍNICAS

La **colelitiasis** (**cálculos biliares**) son cúmulos, generalmente de cristales de **colesterol**, que se forman en la vesícula biliar o en el conducto biliar. Los cálculos biliares pueden bloquear el conducto cístico, lo que impide que se vacíe la vesícula biliar; por ello, deben ser extirpados quirúrgicamente si cualquier otro método menos invasivo no consigue disolverlos o pulverizarlos.

La inflamación de la vesícula biliar, sea **crónica** o **aguda**, suele deberse a la presencia de cálculos biliares que obstruyen el conducto cístico, lo que se conoce como **colecistitis**. La colecistitis crónica suele deberse a múltiples brotes de colecistitis aguda. La colecistitis aguda se asocia con dolor intenso en el cuadrante superior derecho del abdomen y puede ser tan intenso que cause náusea y vómito. Este padecimiento se trata pulverizando los cálculos o extirpándolos quirúrgicamente.

# Autoevaluación

***Instrucciones***: cada reactivo en esta sección va seguido de opciones posibles. Seleccione la *mejor* opción (**A**, **B**, **C**, **D** o **E**) para cada caso.

**1.** Un hombre de 18 años de edad presenta astenia, polifagia, polidipsia y poliuria. ¿Cuál es el posible diagnóstico?

**(A)** Hepatitis A
**(B)** Diabetes *mellitus* de tipo I
**(C)** Diabetes *mellitus* de tipo II
**(D)** Cirrosis
**(E)** Parotiditis

**2.** Una paciente tiene escleras y palidez amarillas. El resultado del hemograma indica disminución en el número de eritrocitos. ¿Cuál es el posible diagnóstico?

**(A)** Hepatitis A
**(B)** Hepatitis B
**(C)** Cirrosis
**(D)** Ictericia hemolítica
**(E)** Diabetes *mellitus* de tipo II

**3.** Una paciente acude con su médico por pérdida de peso repentina, anorexia, astenia y dolor de espalda, así como escleras y piel amarillas. ¿Cuál es el posible diagnóstico?

**(A)** Diabetes *mellitus* de tipo II
**(B)** Colelitiasis
**(C)** Cáncer de páncreas
**(D)** Hepatitis A
**(E)** Hepatitis B

**4.** Un hombre de 21 años es encontrado muerto en su dormitorio con una botella vacía y abierta de paracetamol (Tylenol®) junto a su cama. Se realizó la autopsia forense y se determinó que la causa de la muerte fue un daño hepático agudo por sobredosis de paracetamol. ¿En qué zona acinar hepática habría observado el anatomopatólogo forense un daño agudo?

**(A)** I
**(B)** II
**(C)** III

**5.** ¿Cuál virus de la hepatitis debe estar presente para permitir que otros virus se repliquen?

**(A)** VHA
**(B)** VHB
**(C)** VHC
**(D)** VHD
**(E)** VHE

**6.** Un paciente de 45 años llega al servicio de urgencias presentando vómito y dolor en el abdomen, los testículos, la región del páncreas y las regiones frontales de sus orejas. ¿Cuál es el posible diagnóstico?

**(A)** Hepatitis A
**(B)** Hepatitis B
**(C)** Diabetes *mellitus* de tipo II
**(D)** Cirrosis
**(E)** Parotiditis

**7.** Una mujer de 28 años acude al oftalmólogo con el síntoma principal de sequedad ocular grave. Los antecedentes médicos de la paciente incluyen lupus eritematoso sistémico, sequedad de boca y sequedad vaginal. ¿Qué debe sospechar el médico?

**(A)** Enfermedad de Sjögren
**(B)** Cáncer de páncreas
**(C)** Diabetes *mellitus* de tipo I
**(D)** Cirrosis
**(E)** Parotiditis

**8.** Un paciente que acaba de mudarse de Colorado a la Costa Este de Estados Unidos acude a consulta con su nuevo médico por primera vez. A la cita lleva un hemograma que se tomó hace 2 semanas. Todos los parámetros se encontraban dentro de rangos normales, excepto por la glucosa, que estaba muy elevada. Los antecedentes médicos del paciente son significativos por concentraciones constantemente elevadas de glucosa detectadas en chequeos anuales, sin otros síntomas. ¿Cuál debería ser la principal hipótesis en el diagnóstico diferencial?

**(A)** Diabetes *mellitus* de tipo I
**(B)** Diabetes *mellitus* de tipo II
**(C)** Diabetes *mellitus* de tipo III
**(D)** Diabetes monogénica
**(E)** Insulinoma

**9.** ¿Cuál de las siguientes sustancias sintetizan los hepatocitos?

**(A)** Glucagón
**(B)** Lisozima
**(C)** Insulina
**(D)** Proteínas plasmáticas
**(E)** Proteasas

**La pregunta 10 se basa en la micrografía que se muestra a continuación:**

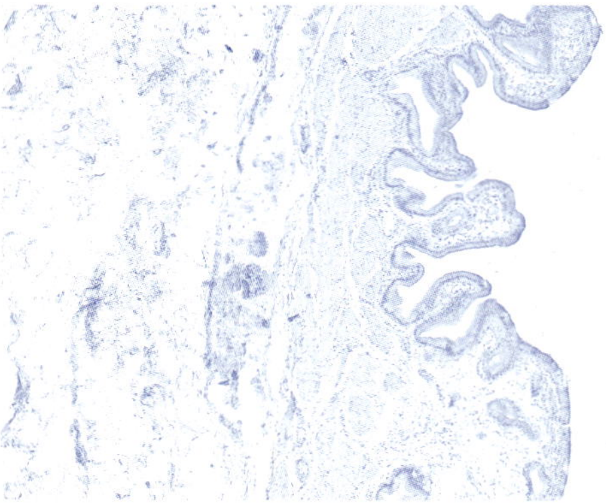

**10.** ¿Cuál enfermedad presentaba el paciente que se sometió a cirugía para eliminar esta estructura?

**(A)** Cálculos salivales
**(B)** Colecistitis
**(C)** Parotiditis
**(D)** Pancreatitis
**(E)** Hipertensión portal

**11.** Un niño de 5 años es trasladado al servicio de urgencias porque tiene constantes episodios de vómito, está confuso y ha perdido el conocimiento después de tomar una dosis de ácido acetilsalicílico para bajar la fiebre y aliviar los síntomas de la gripe. ¿Cuál de las siguientes afecciones debería sospechar el médico?

**(A)** Hepatitis A
**(B)** Hepatitis D
**(C)** Hipertensión portal
**(D)** Síndrome de Reye
**(E)** Cálculos biliares

**Las preguntas 12 a 14 se basan en el caso descrito a continuación:**

Un paciente de unos 60 años, fumador empedernido, presenta una tumefacción en la parte anterior de la oreja desde hace varios años. La lesión parece firme y no dolorosa a la palpación, y no está adherida a la piel. La exploración intrabucal revela que la tumefacción se extiende 2 cm por debajo del borde inferior de la mandíbula. El flujo salival de la glándula parótida era normal.

**12.** ¿Cuál de los siguientes es el diagnóstico más probable para este paciente?

**(A)** Xerostomía
**(B)** Enfermedad de Sjögren
**(C)** Cálculo salival
**(D)** Tumor de Warthin
**(E)** Parotiditis

**13.** ¿Cuál de las siguientes es una característica identificativa de esta enfermedad?

**(A)** Células epiteliales oncocíticas
**(B)** Ácinos mucosos
**(C)** Cálculo salival
**(D)** Semilunas serosas

**14.** ¿Cuál de las siguientes es una modalidad de tratamiento recomendada para esta afección?

**(A)** Radioterapia
**(B)** Quimioterapia
**(C)** Escisión quirúrgica
**(D)** Terapia con linfocitos T receptores de antígenos quiméricos (linfocitos T-CAR)

**La pregunta 15 se basa en la micrografía que se muestra a continuación:**

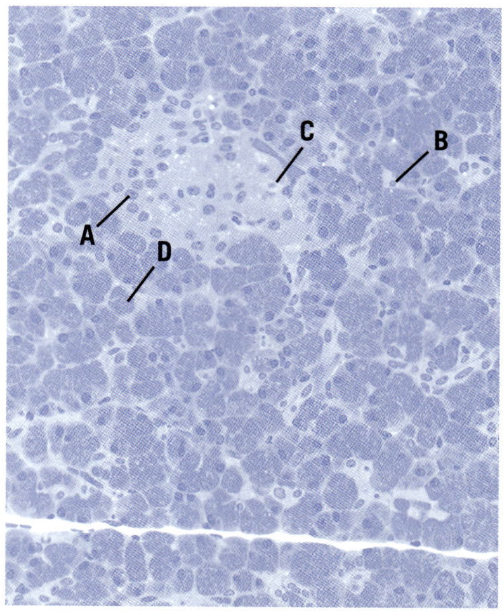


**15.** ¿Cuál de las siguientes células marcadas libera un líquido alcalino pobre en enzimas?

**(A)** A
**(B)** B
**(C)** C
**(D)** D

# Respuestas y explicaciones

1. **B.** Los tres signos clásicos de diabetes de tipo I (juvenil) son polifagia (hambre excesiva), poliuria (micción excesiva) y polidipsia (sed excesiva). Esta alteración ocurre en individuos jóvenes, por lo general antes de los 20 años.
2. **D.** La piel y las escleras amarillas son signos de ictericia. Debido a que la paciente tiene un recuento de eritrocitos bajo, el diagnóstico más probable es ictericia hemolítica.
3. **C.** El cáncer de páncreas tiene todos los síntomas mencionados: pérdida de peso repentina, anorexia, astenia, dolor de espalda e ictericia. Aunque la ictericia puede presentarse en la hepatitis A y B, así como en la ictericia ocasionada por colelitiasis, la pérdida de peso, la anorexia y la astenia no son síntomas de estas enfermedades. La diabetes *mellitus* no provoca ictericia, anorexia ni pérdida de peso.
4. **C.** En el acino hepático, zona III, más cercana al conducto central y más alejada del tracto portal se encuentran los hepatocitos especializados en la destoxificación. En caso de sobredosis, la elevada concentración de la toxina y los metabolitos de la destoxificación son citotóxicos y provocan la necrosis de los hepatocitos de esta zona.
5. **B.** El VHB debe estar presente para que el VHD pueda replicarse.
6. **E.** En los hombres adultos, el virus causante de la parotiditis puede ocasionar inflamación en los testículos y, además del dolor considerable, provocar esterilidad si ambos testículos resultan afectados. En otros pacientes, el páncreas también puede verse afectado; se produce pancreatitis con los síntomas acompañantes de dolor abdominal y náuseas de leves a graves, e incluso vómito.
7. **A.** La enfermedad de Sjögren es una enfermedad autoinmunitaria con síntomas que incluyen xerostomía (sequedad de boca) y, generalmente, también sequedad de mucosas. Afecta hasta al 5 % de la población estadounidense y tiene una marcada distribución por sexo, afectando a las mujeres nueve veces más que a los hombres.
8. **D.** La diabetes monogénica es una enfermedad muy poco frecuente que afecta a menos del 2 % de los pacientes diagnosticados con diabetes. Esta alteración muchas veces es mal diagnosticada como diabetes de tipo I o II, pero no se debe ni a la destrucción de las células β ni a la falta de respuesta de las células somáticas a la insulina. Se trata de una enfermedad hereditaria causada por una mutación en 1 de 20 o más genes, y el tratamiento se basa en el gen particular que ha mutado. El diagnóstico adecuado se consigue mediante una cuidadosa exploración de pacientes con glucemias altas que no presentan la sintomatología típica de la diabetes, particularmente glucemias fluctuantes.
9. **D.** Los hepatocitos sintetizan diversas proteínas plasmáticas, incluyendo fibrinógeno, protrombina y albúmina.
10. **B.** La micrografía proviene de la vesícula biliar de un paciente que tenía colelitiasis, la cual le ocasionó colecistitis (inflamación de la vesícula biliar).
11. **D.** Los síntomas de vómito constantes y comportamiento perezoso, para luego entrar en coma, concuerdan con el síndrome de Reye.
12. **D.** Debido a la edad del paciente, la condición de fumador, la falta de dolor, la localización de la inflamación y el flujo normal de saliva de la glándula parótida, el diagnóstico más probable para este paciente es tumor de Warthin.
13. **A.** La presencia de células epiteliales oncocíticas es indicativa de tumor de Warthin. Ninguna de las otras características está presente en esta afección en particular.
14. **C.** La extirpación quirúrgica es una de las modalidades de tratamiento recomendadas para este paciente. Dado que el tumor de Warthin es casi exclusivamente benigno, los otros métodos de tratamiento no serían recomendables.
15. **B.** La célula marcada con B es una célula centroacinar que produce grandes cantidades de un líquido alcalino pobre en enzimas. Las células marcadas con A y C pertenecen al islote de Langerhans y producen una secreción endocrina. La célula marcada con D es una célula acinar pancreática que produce enzimas digestivas y proenzimas.

16

# Aparato urinario

## I. PUNTOS CLAVE: APARATO URINARIO

El **aparato urinario** está formado por **dos riñones**, **dos uréteres**, la vejiga **urinaria** y la **uretra**. Los riñones producen y excretan orina; de esta manera, limpian la sangre de productos de desecho. Los riñones también regulan la concentración de electrólitos en el líquido extracelular (LEC), sintetizan renina y eritropoyetina, y convierten la forma menos reactiva de la vitamina $D_3$, el calcifediol (25-hidroxicolecalciferol) en su forma más activa, **calcitriol** (**1,25-dihidroxicolecalciferol**).

## II. RIÑONES

**A.** Cada **riñón**, un órgano en forma de haba envuelto por una **cápsula** delgada de tejido conjuntivo, contiene cerca de 1.3 millones de nefronas y se divide en una **corteza** en la región exterior y una **médula** en la porción interna. La unión de una **nefrona** y un **túbulo colector** al cual drena, forma en conjunto un **túbulo urinífero**. Cada túbulo colector drena varias nefronas.

**B.** Una cavidad de la parte media del riñón, **el hilio renal**, alberga arterias, venas, vasos linfáticos, nervios y la pelvis renal. Los vasos y nervios entran y salen del riñón por el hilio.

**C.** **Pelvis renal** (**fig. 16-1**). Es la expansión en forma de embudo del extremo superior del **uréter.** Recibe orina de los **cálices mayores**, que a su vez tienen pequeñas ramificaciones llamadas **cálices menores**.

1. La mayor parte de la médula renal está compuesta de 12 o más **pirámides renales** (**medulares**) que son estructuras cónicas o piramidales. Las bases de las pirámides establecen la unión corticomedular,

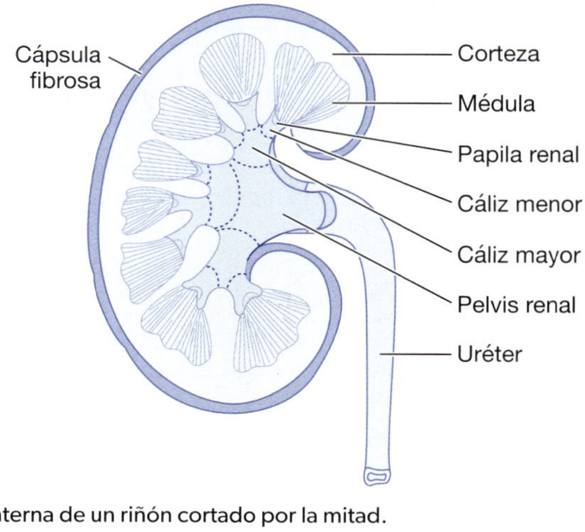


**FIGURA 16-1.** Estructura interna de un riñón cortado por la mitad.

y el ápice de cada pirámide forma la porción más profunda de cada médula. Cada pirámide está compuesta, principalmente, por las porciones delgadas de las **asas de Henle**, vasos sanguíneos y **túbulos colectores**.

2. La **papila renal** se localiza en el **ápice** de cada pirámide renal y tiene una punta perforada (**área cribosa**) que se proyecta hacia el lumen de un cáliz menor.

**D. Corteza renal**. Es la capa superficial del riñón, se encuentra cubierta por la cápsula renal y está formada principalmente por **corpúsculos renales** y **túbulos contorneados**. Las **columnas renales** (**de Bertin**) son prolongaciones del tejido cortical entre pirámides renales adyacentes, mientras que los **rayos medulares** son grupos de túbulos que se extienden desde la base de cada pirámide renal (medular) hasta la **corteza**. Estos túbulos son las **porciones rectas** de los túbulos proximal y distal, así como de los **conductos colectores** que drenan las nefronas.

**E. Lóbulo renal**. Consiste en una pirámide renal y el tejido cortical vecino estrechamente asociado con ella; se subdivide en lobulillos renales. Visto en dos dimensiones, cada lóbulo renal consiste en un rayo medular central y el tejido cortical asociado cercano a cada lado de este, limitados en los extremos por una **arteria lobulillar**. Sus numerosas **nefronas** drenan hacia los túbulos colectores del rayo medular.

**F. Intersticio renal**. Es un compartimento de tejido conjuntivo del riñón. Es escaso en la corteza, dado que ocupa menos del 10 % del volumen cortical, y un poco más grande en la médula, donde ocupa en promedio alrededor del 20 % del volumen medular. El intersticio renal consiste principalmente en **fibroblastos** y fagocitos mononucleares (**células dendríticas** y **macrófagos**, aunque estas células tienen muchas funciones que se solapan). En la médula hay dos tipos adicionales de células: **pericitos**, los cuales se localizan a lo largo de los vasos sanguíneos que abastecen el asa de Henle, y **células intersticiales**, que tienen largas **prolongaciones** que se extienden hacia los capilares y los túbulos de la médula (y quizá los rodean). Estas células sintetizan la hormona **medulipina I**, que se convierte en **medulipina II** en el hígado. La medulipina II es un vasodilatador que reduce la presión arterial.

## III. TÚBULOS URINÍFEROS (tabla 16-1)

**A. Nefronas**. Están formadas por una cápsula de Bowman, un **túbulo proximal** (comprende el **túbulo contorneado proximal** y la **parte recta del túbulo proximal**), la **porción delgada de la rama descendente del asa de Henle**, un **asa de Henle**, la **porción delgada de la rama ascendente del asa de Henle** y un **túbulo distal** (comprende la **parte recta del túbulo distal**, la muy corta **mácula densa** y el **túbulo contorneado distal**). La parte recta del túbulo proximal también se conoce como **porción gruesa de la rama descendente del asa de Henle**, mientras que la parte recta del túbulo distal también recibe el nombre de **porción gruesa de la rama ascendente del asa de Henle**.

1. Las nefronas pueden clasificarse como **corticales**, **mesocorticales** y **yuxtamedulares**, dependiendo de la localización del corpúsculo renal. Los corpúsculos renales de las nefronas corticales están cerca de la cápsula, los de las nefronas yuxtamedulares están cerca de la unión corticomedular y los de las nefronas mesocorticales están entre las otras dos. Las asas de Henle de las nefronas yuxtamedulares viajan mucho más profundamente en la médula que las de las nefronas mesocorticales y son responsables de mantener el gradiente de concentración intersticial en la médula. Aunque solo aproximadamente el 15 % de las nefronas en los seres humanos son yuxtamedulares, la descripción siguiente corresponde a una de estas porque, una vez que se comprenden su estructura y su función, son evidentes las propias de los otros tipos de nefronas.
2. Un **corpúsculo renal** (**fig. 16-2**) consiste en una agrupación de ovillos capilares, conocidos como el **glomérulo**, incrustados en el **mesangio intraglomerular**; ambos están alojados en la porción cerrada e invaginada de la nefrona, llamada la **cápsula de Bowman**. Aquí es donde ocurre la **filtración de la sangre**.
   a. La **cápsula de Bowman**, la porción proximal invaginada de la nefrona, tiene dos capas y un espacio intermedio.
      (1) La **capa parietal** es el epitelio plano (escamoso) simple que forma la pared externa de la cápsula de Bowman.
      (2) La **capa visceral** (**epitelio glomerular**) es el epitelio plano simple formado por **podocitos** que componen la pared interna de la cápsula de Bowman y envuelve los capilares glomerulares.

**Tabla 16-1 Características estructurales y funcionales importantes del túbulo urinífero**

| Región | Epitelio | Función principal | Resumen |
|---|---|---|---|
| Cápsula de Bowman | Epitelio plano simple que reviste la cápsula de Bowman; podocitos (capa visceral), exterior (capa parietal) | Rodea el glomérulo<br>Filtra la sangre | Barrera de filtración de células endoteliales fenestradas, láminas basales fusionadas, hendidura de filtración entre las prolongaciones secundarias (pedicelos) de los podocitos |
| Túbulo contorneado proximal | Epitelio cúbico simple con borde en cepillo; muchas mitocondrias en compartimentos del plasmalema basal | Reabsorbe toda la glucosa, los aminoácidos y las proteínas filtradas, y como mínimo 80 % de $Na^+$, $Cl^-$ y $H_2O$ | La actividad de las bombas de $Na^+$ de las membranas basolaterales, que transportan $Na^+$ fuera del túbulo, reduce el volumen del ultrafiltrado y lo mantiene isotónico con la sangre |
| Asa de Henle, porción gruesa de la rama descendente | Revestida por un epitelio cúbico simple con borde en cepillo | Las mismas que las del túbulo contorneado proximal | Las mismas que las del túbulo contorneado proximal |
| Asa de Henle, porción delgada de la rama descendente | Epitelio plano simple | Permeable al $H_2O$ que abandona el ultrafiltrado e ingresa en el intersticio; el $Na^+$ y el $Cl^-$ se incorporan al ultrafiltrado | El ultrafiltrado se vuelve hipertónico respecto a la sangre; la urea del intersticio también ingresa en el lumen del tubo |
| Asa de Henle, porción delgada de la rama ascendente | Epitelio plano simple | Un tanto permeable al $H_2O$ que se incorpora al ultrafiltrado desde el intersticio; el $Na^+$ y el $Cl^-$ salen del ultrafiltrado | El ultrafiltrado se mantiene hipertónico respecto a la sangre; la urea, procedente del intersticio, también ingresa en el lumen del tubo |
| Asa de Henle, porción gruesa de la rama ascendente | Epitelio cúbico simple; mitocondrias en compartimentos | Impermeable al $H_2O$; el $Cl^-$ es transportado activamente fuera del túbulo hacia el intersticio; el $Na^+$ lo sigue | El ultrafiltrado se hace hipotónico respecto a la sangre; la bomba de $Cl^-$ de las membranas basolaterales es la principal responsable del gradiente osmótico que se establece en el intersticio de la médula exterior |
| Aparato yuxtaglomerular Mácula densa | Epitelio cúbico simple | Vigila el nivel de $Na^+$ (o reduce el volumen de líquido) en el ultrafiltrado del túbulo distal | Las células de la mácula densa se comunican con las células yuxtaglomerulares de la arteriola aferente mediante uniones comunicantes |
| Células yuxtaglomerulares de la arteriola aferente | Células musculares lisas modificadas que contienen gránulos de renina | Sintetizan renina y la liberan a la circulación sanguínea | La renina actúa sobre las proteínas plasmáticas e induce los procesos que llevan a la formación de angiotensina II y la liberación de aldosterona de la glándula suprarrenal |
| Túbulo contorneado distal | Epitelio cúbico simple; mitocondrias en compartimentos | Las células reaccionan a la aldosterona eliminando el $Na^+$ del ultrafiltrado | Ultrafiltrado más hipotónico en presencia de aldosterona; se incorporan al ultrafiltrado $K^+$, $NH_4^+$ y $H^+$ |
| Túbulos colectores | Epitelio cúbico simle; epitelio cilíndrico simple | En ausencia de ADH, el túbulo es impermeable al $H_2O$; excreción de orina hipotónica | En presencia de ADH, el túbulo es permeable al $H_2O$, que se elimina del filtrado, lo que produce orina hipertónica |

ADH, hormona antidiurética.

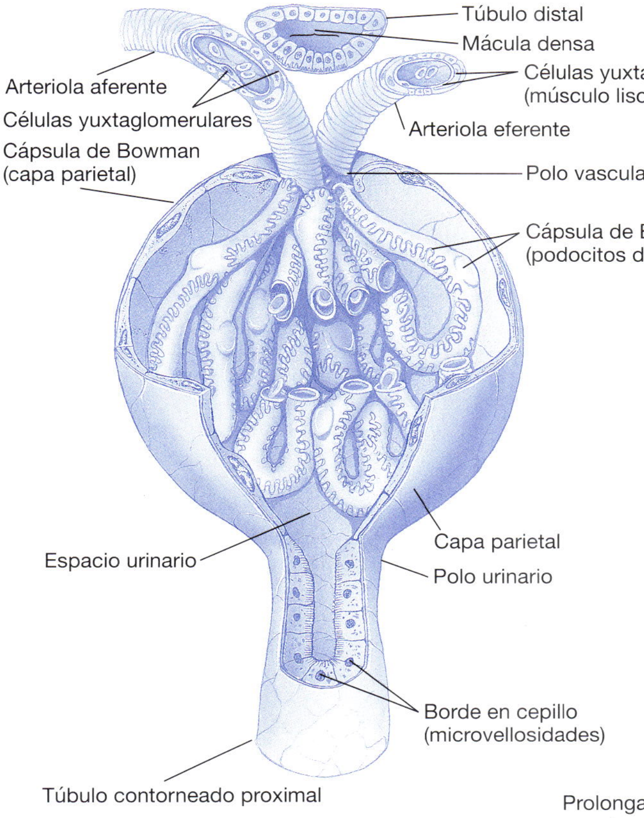


La capa parietal de la **cápsula de Bowman** está formada por epitelio plano simple, mientras que su capa visceral está modificada para formar podocitos. El ultrafiltrado entra en el **espacio de Bowman** (**urinario**) y sale del corpúsculo renal en el polo urinario a través del túbulo contorneado proximal. La **arteriola glomerular aferente** entra y la **arteriola glomerular eferente** sale del corpúsculo renal en su **polo vascular**, la primera para irrigar y la segunda para drenar el glomérulo. El componente de la **mácula densa** del túbulo distal se coloca en estrecha proximidad con las células yuxtaglomerulares de las arteriolas glomerulares aferente y eferente.

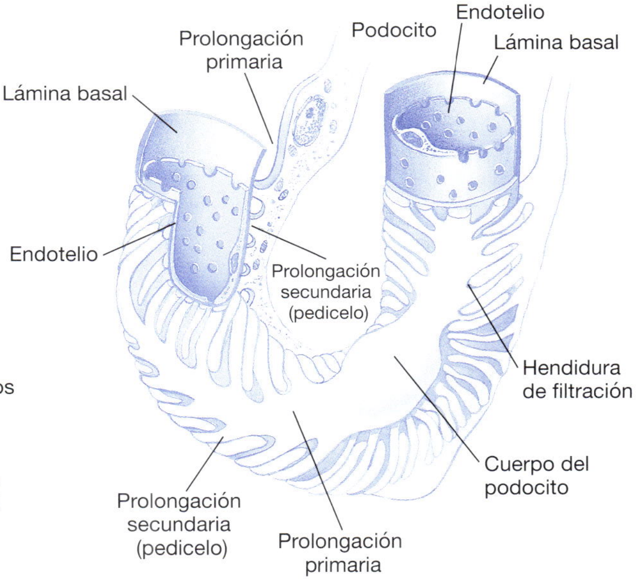


El glomérulo esta formado por capilares fenestrados revestidos por **pedicelos** que surgen de las **prolongaciones primarias** de los podocitos. Los sitios de filtración entre pedículos adyacentes están cubiertos por diafragmas delgados que, junto con las **láminas basales** fusionadas del endotelio capilar y el podocito, contribuyen a formar la **barrera de filtración**.

**FIGURA 16-2.** Diagrama donde se ilustran los componentes del corpúsculo renal. (Reimpresa con permiso de Gartner LP, Lee LMJ. *Gartner and Hiatt's Atlas and Text of Histology*. 8th ed. Wolters Kluwer; 2023).

**(3)** El **espacio urinario** (**espacio de Bowman** o **capsular**) es la cavidad estrecha en forma de cáliz que hay entre las capas visceral y parietal, y en la cual ingresa el ultrafiltrado.

**(4)** El **polo vascular** es el sitio de la cápsula de Bowman donde la arteriola glomerular aferente entra y la arteriola glomerular eferente sale del glomérulo.

**(5)** El **polo urinario** es el sitio de la cápsula de Bowman donde el espacio capsular se continúa con el lumen del túbulo contorneado proximal y el epitelio cambia de plano simple a cúbico simple.

**b.** Los **podocitos** son células epiteliales modificadas que forman la **capa visceral** de la cápsula de Bowman y sintetizan el **factor de crecimiento endotelial glomerular**, una molécula de señalización que facilita la formación y el mantenimiento de las células del endotelio glomerular. Los podocitos tienen formas complejas y poseen varias **prolongaciones primarias** que originan múltiples prolongaciones secundarias (llamadas pedicelos).

**(1)** Los **pedicelos** envuelven los capilares glomerulares y se interdigitan con los pedicelos que parten de otras prolongaciones primarias. Sus superficies que dan al espacio de Bowman están recubiertas con **podocalisina**, una proteína que probablemente ayuda al mantenimiento de su forma y organización. Los pedicelos tienen moléculas de **integrina** $\alpha_3\beta_1$, las cuales les permiten adherirse a la membrana basal.

**(2)** Las **hendiduras de filtración** son espacios alargados de aproximadamente 40 nm de ancho entre pedicelos adyacentes. Un **diafragma de la hendidura de filtración** cubre cada hendidura y es la principal estructura de la barrera responsable de la filtración de proteínas.

**(a)** Cada diafragma está formado por la porción extracelular de la proteína transmembrana **nefrina** de un pedicelo, el componente intracelular de la nefrina del pedicelo adyacente. Situadas en la base de las moléculas de nefrina (es decir, más cerca de la lámina basal glomerular), existen varias capas de moléculas Neph1 más cortas que también se extienden entre los pedicelos adyacentes. Dentro del citoplasma del pedicelo, el componente intracelular de la nefrina, así como Neph1, se une a la **podocina** y a **proteínas asociadas con CD2** que, a su vez, se unen a **filamentos de actina** y de este modo estabilizan la nefrina y las moléculas Neph1.

**c.** El **glomérulo renal** es el **ovillo de capilares** que se extiende hasta el interior de la cápsula de Bowman. Las células endoteliales glomerulares constituyen la capa interna de las paredes capilares. Tienen un citoplasma que es más grueso alrededor del núcleo, donde se localizan la mayoría de los orgánulos. Estas células endoteliales tienen grandes **fenestraciones** (60-90 nm de diámetro), pero **carecen de los diafragmas** que con frecuencia cubren las aberturas de otros capilares fenestrados.

**(1)** La **lámina basal**, la cual se localiza **entre** los podocitos y las células endoteliales glomerulares, es sintetizada *tanto* por podocitos *como* por células endoteliales glomerulares. Es inusualmente **gruesa** (0.15-0.5 µm) y, observada con un microscopio electrónico de transmisión (MET), se divide en tres distintas **zonas**: la **lámina rara externa**, que es la zona electrolúcida adyacente al epitelio del podocito; la **lámina densa**, que es la zona intermedia electrodensa gruesa de sustancia amorfa; y la **lámina rara interna**, que es la zona electrolúcida adyacente al endotelio capilar. Sin embargo, en las preparaciones de criofracturas, las dos láminas raras están ausentes y solo se observa la lámina densa.

**(2)** El **mesangio intraglomerular** es el tejido intersticial que sostiene los ovillos de los capilares glomerulares. Está compuesto por células mesangiales intraglomerulares y una matriz extracelular amorfa sintetizada por estas células.

**(a)** Las **células mesangiales intraglomerulares** fagocitan grandes moléculas proteínicas y detritos, los cuales pueden acumularse durante la filtración o en determinadas enfermedades. También pueden **contraerse**, y de esta manera reducir el área superficial disponible para la filtración. Estas células **sintetizan** varias citocinas y tienen **receptores para angiotensina II**, **péptido natriurético auricular** y **péptido natriurético de tipo B**.

**(b)** La **matriz mesangial**, sintetizada por las células mesangiales intraglomerulares, está compuesta por colágeno de tipo IV (y una pequeña cantidad de colágenos de tipos V y VI), fibrilina, fibronectina, laminina y proteoglucanos; ayuda a sostener los capilares glomerulares.

**d.** La **barrera de filtración renal** (**fig. 16-3**) está conformada por el **endotelio fenestrado** de los capilares glomerulares, la **lámina basal** (láminas raras y densa) y el **diafragma de la hendidura de filtración**, que cubre las hendiduras de filtración entre los pedicelos adyacentes. La barrera de filtración *permite* el paso de agua, iones y pequeñas moléculas desde la circulación sanguínea hacia el espacio de Bowman, pero *impide* el paso de proteínas grandes o con mayor carga negativa (o ambas cosas), de modo que se forma un **ultrafiltrado** del plasma que entra en el espacio capsular.

**(1)** Las **láminas raras** contienen **heparán-sulfato**, un glucosaminoglucano polianiónico que ayuda a *restringir* el paso de las proteínas con carga negativa al espacio de Bowman.

**(2)** La **lámina densa** contiene **colágeno de tipo IV** (formado por cadenas $\alpha_3$, $\alpha_4$ y $\alpha_5$, en vez de las cadenas $\alpha_1$ y $\alpha_2$ presentes en la mayoría de las otras láminas densas), **perlecano**, **laminina**,

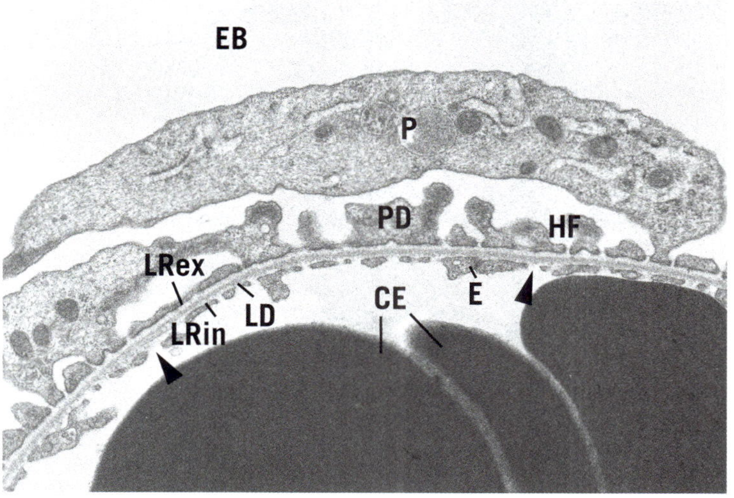


FIGURA 16-3. Micrografía electrónica de la barrera de filtración renal. La prolongación primaria de un podocito (P) en el espacio urinario (de Bowman; EB) emite prolongaciones secundarias, llamadas *pedicelos* (PD), que forman una capa a lo largo de la lámina basal que envuelve los capilares glomerulares. Entre pedicelos adyacentes se encuentran las hendiduras de filtración (HF) cubiertas por líneas delgadas densas apenas visibles que representan membranas de la hendidura de filtración. Las láminas basales consisten en la lámina densa (LD), que es la principal barrera de filtración, y las láminas raras interna (LRin) y externa (LRex). Obsérvense las fenestraciones (*puntas de flecha*) dentro de las células endoteliales (CE) que revisten el capilar, donde se encuentran eritrocitos (E) (14 000×).

**entactina** y **agrina**. Las cargas negativas de algunas de estas macromoléculas y el diafragma de la hendidura de filtración actúan como **filtro macromolecular selectivo** y evitan el paso de grandes moléculas proteínicas (de peso molecular superior a 69 000 Da) al interior del espacio urinario.

**e.** La **filtración glomerular** es el proceso donde el líquido de la sangre sale del lecho capilar glomerular y, a medida que pasa a través de la barrera de filtración, se convierte en ultrafiltrado. En un individuo sano, aproximadamente 1 250 mL de sangre pasan a través de los capilares glomerulares hacia los riñones cada minuto. De este volumen sanguíneo, 125 mL de plasma, conocido como *ultrafiltrado*, entran en el espacio urinarios (de Bowman) de todos los glomérulos de ambos riñones cada minuto. Este proceso se conoce como **tasa de filtración glomerular** (**TFG**) y es utilizado para determinar la salud funcional de los riñones. La TFG se corrige de acuerdo con el área superficial del cuerpo; de este modo, un hombre biológico adulto sano y joven tendrá una TFG de 100-130 mL/min/1.73 $m^2$, mientras que una mujer biológica adulta sana y joven tendrá una TFG de 90-110 mL/min/1.73 $m^2$. La TFG disminuye en función de 6-8 mL/min/década; no obstante, mientras se mantenga mayor de 60 mL/min/1.73 $m^2$, se considera que los riñones están sanos.

## PERLAS CLÍNICAS

La **glomerulonefritis**, un tipo de nefritis caracterizada por la **inflamación del glomérulo**, a veces se caracteriza por una proliferación considerable de podocitos, células endoteliales y células mesangiales en el ovillo glomerular; la infiltración de leucocitos también es frecuente. Entre otras muchas causas, esta enfermedad es **secundaria a la infección estreptocócica** en otra parte del cuerpo, que se piensa es resultado del depósito de complejos inmunitarios en la lámina basal glomerular. La acumulación de complejos inmunitarios en la lámina basal glomerular reduce de manera importante la capacidad de filtración. Esta afección se asocia con la presencia de sangre (**hematuria**) o proteínas (**proteinuria**) en la orina; en casos graves, es habitual la disminución de excreción de orina (**oliguria**). Puede ocurrir en formas aguda, subaguda y crónica. La forma crónica, en donde la destrucción del glomérulo es continua, provocará eventualmente insuficiencia renal y la muerte.

La **insuficiencia renal crónica** puede ser resultado de diversas enfermedades (p. ej., diabetes *mellitus*, hipertensión, ateroesclerosis) en donde el flujo sanguíneo de los riñones se reduce, ocasionando disminución en el filtrado glomerular e isquemia tubular. Se asocia con cambios patológicos (hialinización) de los glomérulos y atrofia de los túbulos, lo que perjudica prácticamente todos los aspectos del funcionamiento renal. Se identifica por **acidosis** e **hipercalemia**, ya que no puede mantenerse el equilibrio acidobásico, y por **uremia**, debida a la incapacidad para eliminar los desechos. Si no se trata, la insuficiencia renal crónica causa problemas neurológicos, coma y la muerte.

El **síndrome de Alport** se debe a una mutación en el gen que codifica para la cadena α5 del colágeno tipo IV, ocasionando la formación defectuosa de la lámina basal en el glomérulo renal (así como en otras regiones del cuerpo, como los ojos y los oídos internos). Debido a que esta mutación está ligada al cromosoma X, los individuos con cromosomas sexuales XY resultan más gravemente afectados que aquellos con cromosomas sexuales XX, porque su segundo cromosoma X puede no llevar la misma mutación. Los efectos en el riñón incluyen engrosamiento de la lámina basal e filtración glomerular ineficaz, lo que conduce a proteinuria y hematuria. Con el tiempo, muchos pacientes presentan insuficiencia renal y requieren diálisis para mantenerse con vida. En algunos pacientes, el trasplante renal no es viable debido a que el colágeno tipo IV normal del riñón trasplantado es percibido como antígeno por el hospedero y el nuevo riñón es rechazado por el sistema inmunitario.

La **rabdomiólisis** es una afección grave de necrosis muscular esquelética debida a una lesión traumática de los músculos esqueléticos, como la provocada por una caída de gran altura, ejercicio extenuante en clima cálido o correr una gran distancia. Sin embargo, otras afecciones como la anemia falciforme, infecciones virales, quemaduras de tercer grado, veneno de insectos o víboras, choques eléctricos y algunos medicamentos (como altas dosis de estatinas) pueden dañar lo suficiente el músculo esquelético y ocasionar rabdomiólisis. Los síntomas de esta alteración son dolor y debilidad musculares intensos, dificultad para correr e incluso caminar, orina color roja o café, taquicardia o arritmia, fiebre, vómitos, deshidratación, dolor abdominal e inclusive estado de confusión. Muchos pacientes, aunque no todos, presentan concentraciones altas de mioglobina, liberada por los músculos dañados, en el hemograma y el examen general de orina, así como cifras altas de creatina-cinasa. La mioglobina se concentra en las nefronas y las puede ocluir, restringiendo con ello el flujo urinario y dañando los riñones. Por fortuna, la rabdomiólisis es reversible si el tratamiento se inicia oportunamente después de la lesión muscular, pero puede ser mortal en caso contrario.

3. **Túbulo contorneado proximal** (figs. 16-4 a 16-6)
   a. **Estructura**. El túbulo contorneado proximal está compuesto por una única capa de células epiteliales **con forma irregular** (de cúbicas a cilíndricas) que tienen microvellosidades que originan un **borde en cepillo** prominente que se extiende hacia el lumen. Estas células presentan las siguientes estructuras:
      (1) La membrana celular apical tiene **transportadores de glucosa**, **bomba $Na^+/K^+$ adenosinatrifosfatasa (ATPasa)** y un sistema tubulovesicular situado apicalmente cuya finalidad es endocitar proteínas pequeñas y péptidos que escapan al ultrafiltrado.

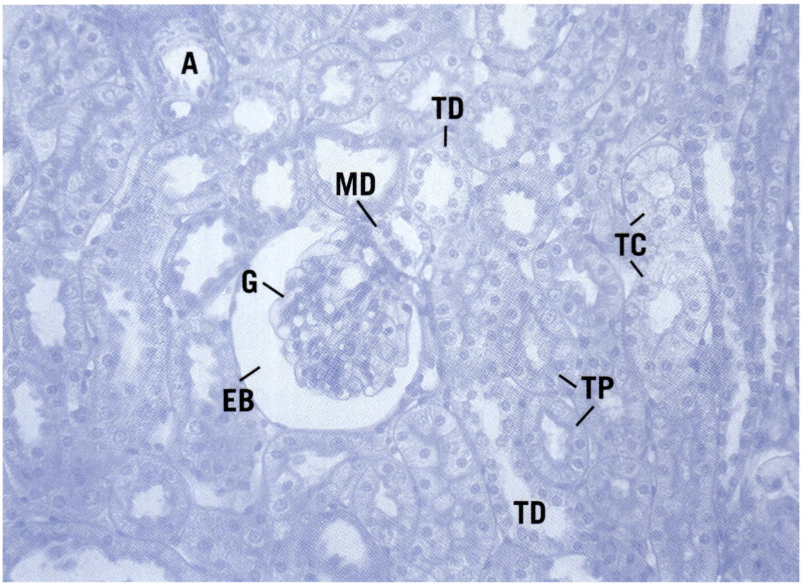


FIGURA 16-4. Micrografía óptica de los componentes de la corteza renal. Se ilustra un corpúsculo renal con espacio urinario (de Bowman; EB), un glomérulo (G), la mácula densa (MD) de un aparato yuxtaglomerular, numerosos túbulos proximales (TP) con bordes en cepillo prominentes, pocos túbulos distales (TD) y túbulos colectores (TC), así como una arteria (A) (150×).

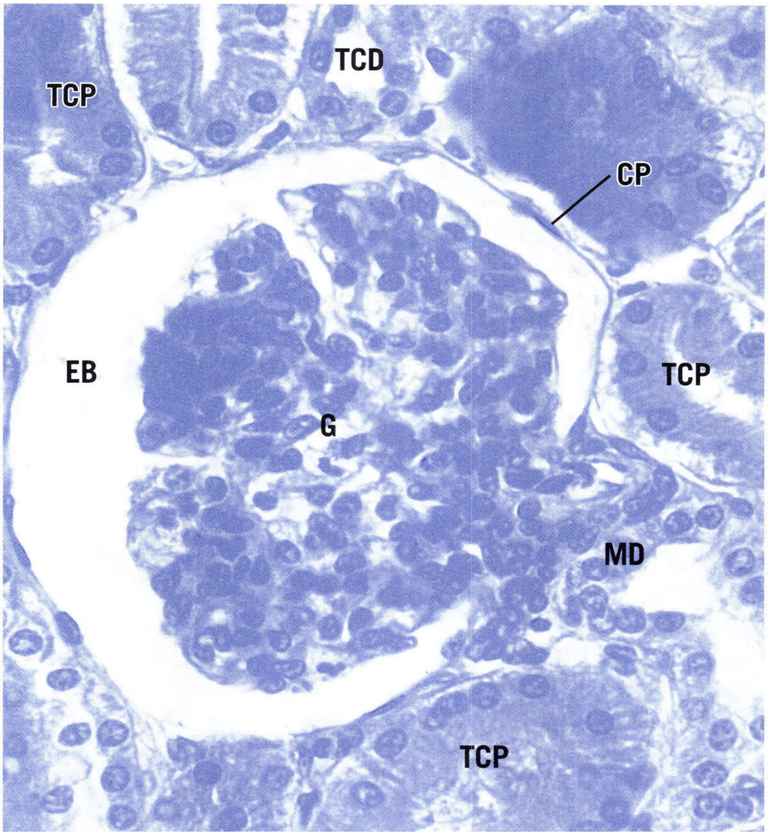


**FIGURA 16-5.** Amplificación de un corpúsculo renal similar al que se muestra en la figura 16-4. Obsérvese que la capa parietal (CP) del corpúsculo es muy visible, revistiendo externamente el espacio urinario (de Bowman; EB). El glomérulo (G), un lecho capilar, se proyecta hacia el espacio urinario y está rodeado por podocitos. Se han marcado varias siluetas de túbulos contorneados proximales (TCP) y túbulos contorneados distales (TCD). En uno de los túbulos distales se muestra su mácula densa (MD) mientras está en contacto con la arteriola glomerular aferente (o eferente) (540×).

**(2)** Numerosas **mitocondrias** distribuidas en compartimentos de la región basal formados por pliegues profundos de la membrana plasmática basal que suministran energía para el **transporte activo** de iones de $Na^+$ fuera del túbulo.

**(3)** **Interdigitaciones** prominentes situadas apicalmente a lo largo de sus bordes laterales que entrelazan las células adyacentes, formando uniones ocluyentes que bloquean la vía paracelular.

**(4)** La membrana celular basolateral también tiene **bomba $Na^+/K^+$-ATPasa**, y la membrana celular basal tiene transportadores de glucosa y aminoácidos.

**(5)** Cada célula también tiene un **cilio primario** que interviene en el control del gasto y la composición del ultrafiltrado.

**b. Función**

**(1)** El túbulo contorneado proximal drena el ultrafiltrado desde el espacio urinario a nivel del polo urinario del corpúsculo renal.

**(2)** **Reabsorbe** toda la glucosa, los aminoácidos y las proteínas pequeñas y entre el 60 % y el 80 % del cloruro de sodio y el agua del ultrafiltrado glomerular, y los devuelve al sistema de capilares peritubulares para su distribución, a través del sistema circulatorio, al resto del cuerpo.

**(3)** Permite el **intercambio** de $H^+$ del intersticio por $HCO_3^-$ del filtrado.

**(4)** Además, **secreta** ácidos orgánicos (p. ej., creatinina), bases y determinadas sustancias extrañas al ultrafiltrado.

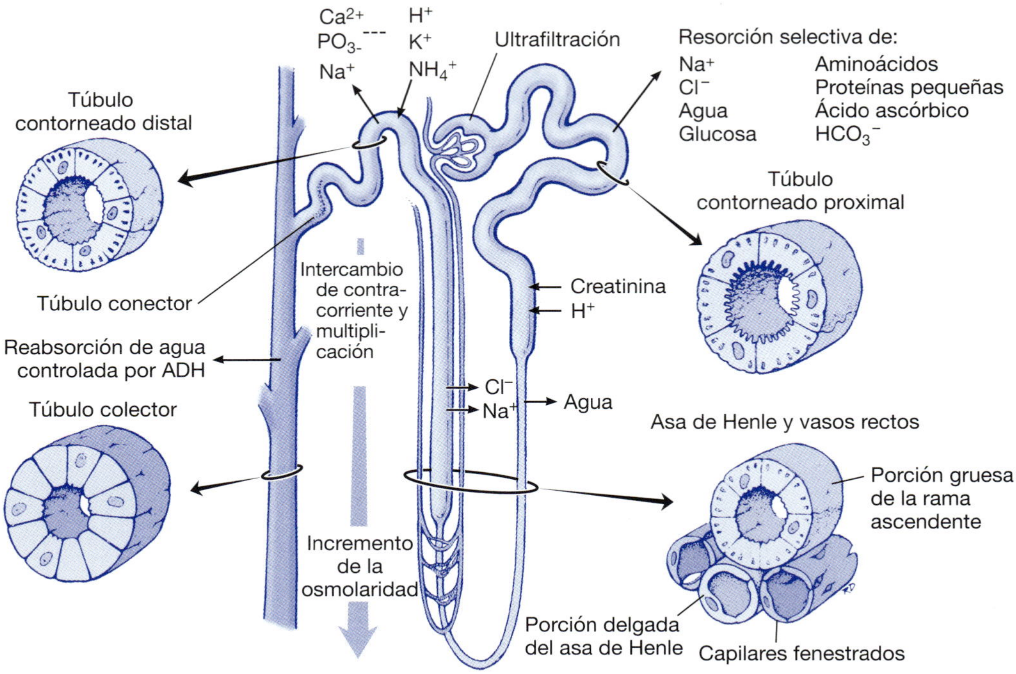


**FIGURA 16-6.** Túbulo urinífero con sus principales características estructurales y funcionales y su sistema vascular asociado. ADH, hormona antidiurética. (Adaptada con autorización de Elsevier Science & Technology Journals de Williams PL, Warwick R, eds. *Gray's Anatomy*. 36th British ed. Churchill Livingstone; 1980:1393; permiso solicitado a través de Copyright Clearance Center, Inc.).

**4. Asa de Henle** (*véase* fig. 16-6)

**a.** La **porción gruesa de la rama descendente del asa de Henle**, también conocida como **parte recta** del túbulo proximal, está compuesto de epitelio **cúbico** simple que tiene una estructura (incluido un prominente borde en cepillo) y una función similares a las del túbulo contorneado proximal.

**b.** La **porción delgada del asa de Henle** (*véase* fig. 16-6) está formada por un segmento descendente, un asa y un segmento ascendente, todos ellos compuestos de células epiteliales **planas** simples que tienen unas pocas microvellosidades cortas. Los núcleos de estas células crean protuberancias en el lumen. En las **nefronas corticales**, la porción delgada es corta y está compuesta por células epiteliales planas que carecen de interdigitaciones o procesos en sus membranas laterales. En las **nefronas yuxtamedulares**, parece que la porción delgada se divide en **tres** partes distintas con base en los cuatro tipos de células epiteliales planas simples que la forman, su contenido de orgánulos, la profundidad de sus uniones ocluyentes y su permeabilidad al agua.

**(1)** Las células de la **porción delgada de la rama descendente** tienen canales de acuaporina-1 (AQP-1); por tanto, este segmento es altamente permeable al agua, así como un tanto permeable a iones como sodio y cloruro.

**(2)** El **asa de Henle** en sí es similar a la porción delgada de la rama ascendente y es en mayor medida impermeable al agua.

**(3)** La **porción delgada de la rama ascendente** es casi completamente impermeable al agua, pero tiene muchos canales de sodio y de cloruro que permiten a estos iones entrar en la célula desde el lumen del túbulo y salir de la célula hacia el intersticio renal. Además, la **urea** entra en el lumen de la porción delgada de la rama ascendente.

**c.** La **porción gruesa de la rama ascendente del asa de Henle**, también conocida como **porción recta** del túbulo distal, está compuesta por células epiteliales **cúbicas** que solo tienen unas pocas microvellosidades, un núcleo ubicado apicalmente y mitocondrias distribuidas dentro de los pliegues de la membrana plasmática basal. Estas células sintetizan y liberan una glucoproteína llamada **uromodulina** (**glucoproteína de Tamm-Horsfall**), que disminuye la capacidad del riñón para formar cálculos renales y de algún modo disminuye la incidencia de infecciones en las vías urinarias. Además, la uromodulina también regula el mecanismo de concentración urinaria.

**(1)** La porción gruesa de la rama ascendente establece un gradiente de osmolaridad en la médula (*véase* sección V.B.2.a).

**(2)** La porción gruesa de la rama ascendente aproxima el corpúsculo renal de origen. En esta región, las células del túbulo que son próximas a las arteriolas glomerulares aferente y eferente se modifican y forman la **mácula densa**, que es parte del **aparato yuxtaglomerular** (**YG**).

**5.** El **aparato YG** se localiza en el **polo vascular** del corpúsculo renal. Está constituido por las siguientes estructuras:

**a.** Las **células yuxtaglomerulares** (**células YG**) son células musculares lisas modificadas que presentan algunas características propias de las células secretoras de proteínas; se localizan principalmente en la pared de la **arteriola aferente**, pero también hay algunas en la pared de la arteriola eferente. Sintetizan **renina** (una enzima proteolítica) y la almacenan en gránulos de secreción.

**b.** Las **células de la mácula densa** (*véanse* figs. 16-4 y 16-5) son células epiteliales cilíndricas y densamente empaquetadas del **túbulo distal**. Tienen núcleos alargados densamente empaquetados que se ven como puntos densos (mácula) al microscopio óptico. Estas células pueden **regular la osmolaridad y el volumen** del líquido del túbulo distal y transmitir esa información a las células YG a través de las uniones comunicantes entre estos dos tipos de células. Cuando la concentración de sodio o el volumen del ultrafiltrado se reducen, las células de la mácula densa indican a las células YG que liberen su renina.

**c.** Las **células marginales extraglomerulares**, también conocidas como **células de Polkissen** («cojín polar») y **células de Lacis**, se ubican entre las arteriolas glomerulares eferentes y aferentes, y son responsables de la producción de eritropoyetina, una hormona importantísima que estimula la producción de eritrocitos en la médula ósea.

**d.** El aparato YG **mantiene la presión arterial** mediante el siguiente mecanismo:

**(1)** Un **decremento del volumen del LEC** (quizá detectado por la mácula densa como descenso del volumen del ultrafiltrado), una **disminución de la presión arterial** en la arteriola glomerular aferente o una **reducción de la concentración de sodio** del ultrafiltrado que estimula a las células YG a liberar **renina** en la circulación sanguínea.

**(2)** La renina actúa sobre el angiotensinógeno (una proteína grande sintetizada por los hepatocitos) en el plasma. La renina escinde los 10 primeros aminoácidos del angiotensinógeno y lo convierte en **angiotensina I**. En los capilares del pulmón y en otras partes, la enzima convertidora de angiotensina corta dos aminoácidos de la angiotensina I y la convierte en **angiotensina II**, un potente vasoconstrictor que estimula la liberación de **aldosterona** de la corteza suprarrenal y la **liberación de vasopresina** (**ADH**, *antidiuretic hormone*) por la neurohipófisis.

**(3)** La aldosterona estimula a las células epiteliales del túbulo contorneado distal para reabsorber $Na^+$ y $Cl^-$ desde el ultrafiltrado. El agua se elimina junto con los iones y, de esta manera, **se incrementa el volumen** que regresa al compartimento extracelular y a la sangre, lo que provoca un aumento de la presión arterial.

**(4)** La ADH hace que las células epiteliales (en mayor medida las **células principales** [*véase* sección III. A.7.a. Células principales]) del túbulo colector añadan **canales de acuaporina 2** (AQP-2), así como canales de AQP-3 y AQP-4, a su **membrana** celular y, de este modo, se hagan permeables al agua, atrayendo osmóticamente $H_2O$ al intersticio renal. Al igual que en el mecanismo de la aldosterona, el aumento del volumen del LEC y su retorno a la sangre conducen a un aumento de la presión arterial.

**6.** El **túbulo contorneado distal** (fig. 16-7) histológicamente se parece a la porción gruesa de la rama ascendente del asa de Henle. Es mucho más corto y tiene un lumen más amplio que el túbulo contorneado proximal; además, **carece de borde en cepillo**. El túbulo contorneado distal **reabsorbe** $Na^+$ del ultrafiltrado y lo transporta activamente al intersticio renal; este proceso es estimulado por la **aldosterona**. También transfiere $K^+$, $NH_4^+$ y $H^+$ provenientes del intersticio hacia el ultrafiltrado.

**7.** El **túbulo conector** es un segmento corto situado entre el túbulo contorneado distal y el túbulo colector en el cual drena. Está compuesto por dos tipos de células epiteliales: células principales y células intercalares.

**a.** Las **células principales** tienen numerosos pliegues en la membrana plasmática basal. Estas células **eliminan** $Na^+$ del ultrafiltrado y **secretan** $K^+$ en el mismo.

**b.** Las **células intercalares** tienen muchas mitocondrias y vesículas apicales. Estas células **eliminan** $K^+$ del ultrafiltrado y **secretan** $H^+$ en el mismo.

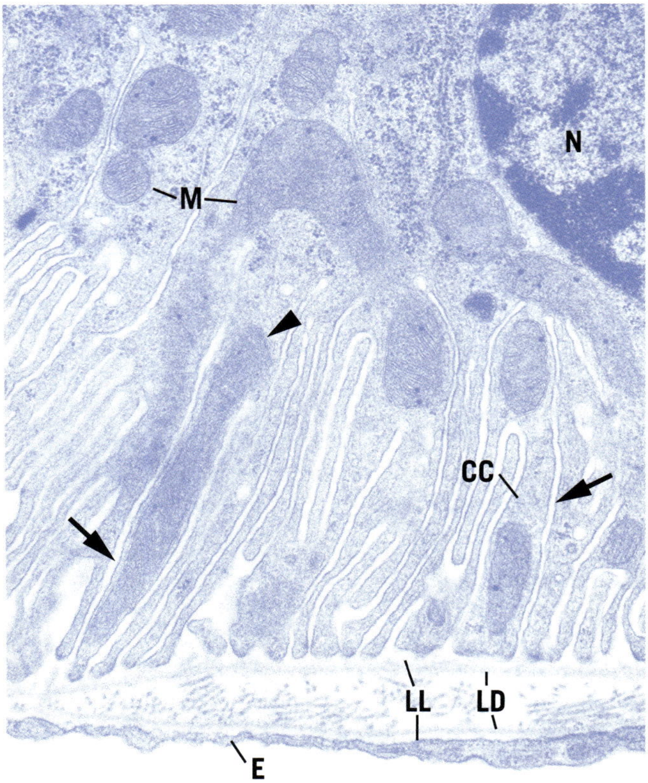


**FIGURA 16-7.** Micrografía electrónica de una célula del túbulo contorneado distal del riñón. Se observan mitocondrias (M) alargadas (*punta de flecha*) dentro de los compartimentos citoplasmáticos (CC) formados por pliegues profundos de la membrana plasmática basal, donde se encuentran enzimas relacionadas con el transporte de iones. Entre estos extensos plegamientos hay espacio extracelular (*flechas*). Estos reabsorben $Na^+$ del filtrado y lo transportan activamente hacia el intersticio renal (un proceso estimulado por la aldosterona) y también transfieren $K^+$, $NH4^+$ y $H^+$ hacia el filtrado desde el intersticio. Obsérvese la lámina densa (LD) y la lámina lúcida (LL), las cuales forman la lámina basal, la célula endotelial (E) que recubre el capilar fenestrado y el núcleo apical (N) (6 000×).

### PERLAS CLÍNICAS

La **necrosis tubular aguda nefrotóxica** es la muerte de las células de los túbulos renales causada por su exposición a una sustancia tóxica, y no por la falta de oxígeno (necrosis tubular aguda **isquémica**). Cuando una persona presenta una lesión por aplastamiento que causa traumatismo muscular significativo, se libera mioglobina del músculo y pasa a la circulación sanguínea. La mioglobina se filtra a través de los glomérulos, pero es tóxica para las células de los túbulos renales, lo que provoca necrosis tubular aguda nefrotóxica. Si el daño no es demasiado grave, las células de los túbulos renales pueden regenerarse. Sin embargo, si el daño es severo, la regeneración no tiene lugar y es posible que el riñón no se recupere por completo.

**B. Túbulos colectores** (*véase* fig. 16-6). Tienen un origen embrionario diferente (yemas ureterales) al de las nefronas (blastema metanéfrico). Poseen segmentos tanto en la corteza como en la médula y convergen para formar túbulos cada vez mayores.

1. **Túbulos colectores corticales**. Se localizan principalmente dentro de los rayos medulares, aunque también hay algunos dispersos entre los túbulos contorneados de la corteza (**laberinto cortical**). Están compuestos por un epitelio simple que consta de dos tipos de células **cúbicas** epiteliales, células principales y células intercaladas.
   a. Las **células principales** (**claras**) tienen un núcleo redondo central y un único **cilio primario**. Estas células son responsables de la capacidad de los túbulos colectores para concentrar la orina porque tienen canales AQP-2 (el principal canal AQP regulado por ADH) almacenados en sus citoplasmas.
   b. Las **células intercalares** (**oscuras**) son menos numerosas que las células principales y tienen micropliegues (repliegues) en la superficie apical, así como numerosas vesículas citoplasmáticas

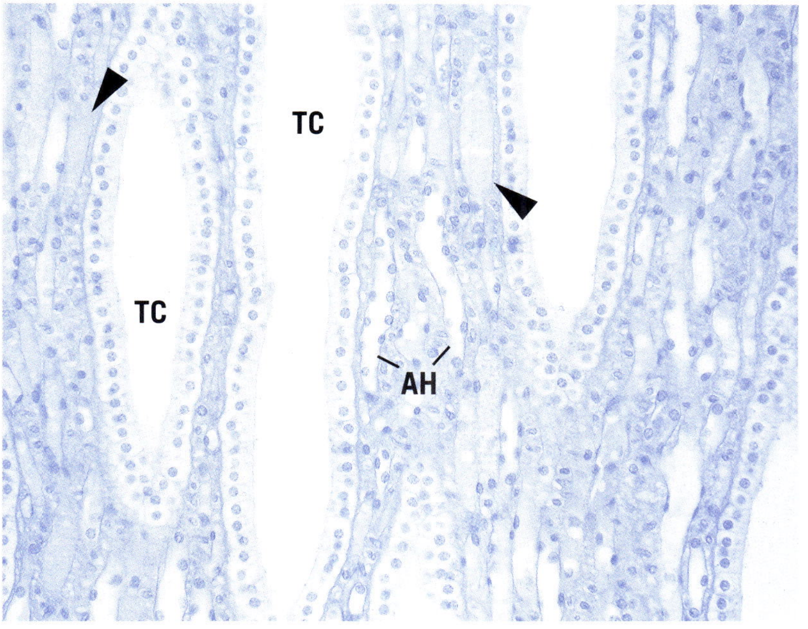


FIGURA 16-8. Micrografía óptica de los componentes de la médula renal. Los túbulos colectores (TC) están revestidos por un epitelio cilíndrico simple formado por células que exhiben superficies laterales bien definidas. Las porciones delgadas de las asas de Henle (AH) están revestidas por un epitelio plano simple cuyos núcleos protruyen hacia el lumen; los capilares (*puntas de flecha*) pueden identificarse por los numerosos eritrocitos que llenan su lumen (150×).

apicales. Existen varios tipos de células intercalares, de las cuales las más conocidas son las **células intercalares de tipo A**, que tienen la capacidad de liberar **iones $H^+$** en el lumen tubular, con lo que acidifican la orina; las **células intercalares de tipo B**; y las **células intercalares no-A, no-B**, que tienen la capacidad de liberar **iones $HCO_3^-$** en el lumen tubular, con lo cual alcalinizan la orina para que sea menos ácida. Además, algunas células intercalares son capaces de fagocitar y eliminar bacterias mediante su atrapamiento en sus fagolisosomas, altamente ácidos, durante la pielonefritis inducida por infección del aparato urinario.

2. **Túbulos colectores medulares**. En la **parte externa de la médula,** los túbulos colectores medulares tienen una estructura parecida a la de los túbulos colectores corticales y su epitelio de revestimiento tiene tanto **células principales** como **células intercalares**. En la parte interna de la médula, los túbulos colectores están compuestos solamente por **células principales** (**fig. 16-8**).
3. Los **túbulos colectores papilares** (**conductos de Bellini**), grandes túbulos colectores (200-300 μm de diámetro) formados a partir de la convergencia de túbulos colectores medulares más pequeños, se componen de un epitelio simple formado por células epiteliales **cilíndricas** con un único **cilio primario**. Estos túbulos colectores papilares desembocan en el **área cribosa**, una región en el ápice de cada pirámide renal que tiene entre 10 y 25 aberturas a través de las cuales la orina sale hacia el cáliz menor.

## IV. CIRCULACIÓN RENAL

La circulación sanguínea renal es extensa, con un flujo total de sangre en ambos riñones de aproximadamente 1 200 mL/min. A este gasto, toda la sangre que circula por el cuerpo pasa a través de los dos riñones cada 4-5 min.

### A. Irrigación arterial del riñón (fig. 16-9)

1. Las **ramas de la arteria renal** ingresan a cada riñón por el hilio y originan las **arterias interlobulares**, que pasan entre las pirámides renales y se dividen en varias **arterias arqueadas**, las cuales viajan a lo largo de la unión corticomedular, paralelas a la superficie del riñón.

2. Las **arterias interlobulillares**, vasos más pequeños que se originan a partir de las arterias arqueadas, entran en el tejido cortical y se dirigen hacia el exterior **entre** rayos medulares adyacentes. Emiten ramas hacia el intersticio apenas por debajo de la cápsula renal. Las arteriolas interlobulillares adyacentes delimitan un lobulillo renal, donde el centro de cada lobulillo es un rayo medular.
3. Las **arteriolas aferentes** (**glomerulares**) son ramas de las arterias interlobulillares que irrigan los **ovillos capilares glomerulares**.
4. Las **arteriolas eferentes** (**glomerulares**) se originan de los ovillos capilares glomerulares y se asocian con nefronas corticales y mesocorticales, así como con nefronas yuxtaglomerulares. Las arteriolas eferentes que abandonan los glomérulos de las nefronas corticales y mesocorticales originan una extensa **red capilar peritubular** que abastece el laberinto cortical, mientras que las arteriolas glomerulares eferentes que salen de las nefronas yuxtaglomerulares dan origen a los **vasos rectos**.
5. Los **vasos rectos** se originan en las arteriolas eferentes que irrigan las **nefronas yuxtamedulares**.
   a. Estos vasos largos y delgados (**arteriolas rectas**) cruzan la médula en línea recta hasta la papila renal, donde forman capilares, dan media vuelta y aumentan su diámetro mientras se dirigen hacia el límite corticomedular (**vénulas rectas**).
   b. Están estrechamente asociados con las **ramas descendente** y **ascendente de las asas de Henle** y los **túbulos colectores**, a las cuales suministran nutrientes y oxígeno.
   c. Estos vasos tienen una función crítica en los intercambios de contracorriente con el intersticio.

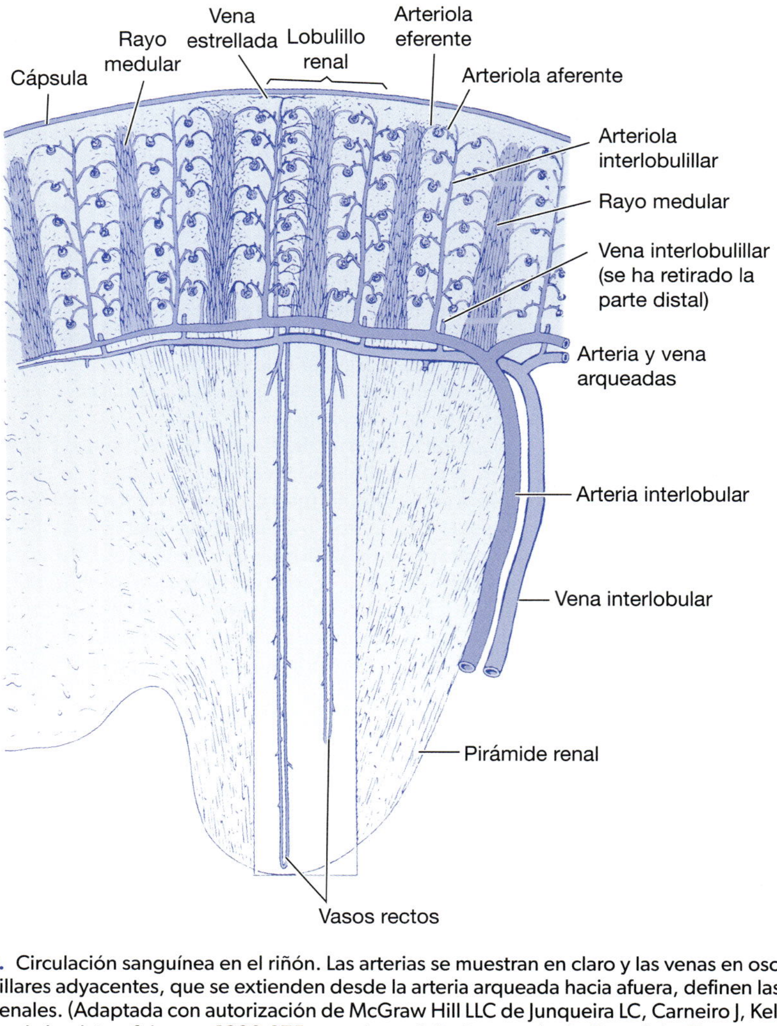


**FIGURA 16-9.** Circulación sanguínea en el riñón. Las arterias se muestran en claro y las venas en oscuro. Las arterias interlobulillares adyacentes, que se extienden desde la arteria arqueada hacia afuera, definen las fronteras de los lobulillos renales. (Adaptada con autorización de McGraw Hill LLC de Junqueira LC, Carneiro J, Kelley RO. *Basic Histology*. 9th ed. Appleton & Lange; 1998:375; permiso solicitado a través de Copyright Clearance Center, Inc.).

**B. Drenaje venoso del riñón** (*véase* fig. 16-9)

1. Las **venas estrelladas** se forman por convergencia de las **venas corticales superficiales**, las cuales drenan las capas más externas de la corteza.
2. Las **venas corticales profundas** drenan las regiones más internas de la corteza.
3. Las **venas interlobulillares** reciben tanto venas estrelladas como venas corticales profundas y se unen a las **venas arqueadas**, que desembocan en las **venas interlobulares**. Estas, a su vez, convergen para dar origen a una rama de la vena renal, la cual abandona el riñón por el hilio.

# V. REGULACIÓN DE LA CONCENTRACIÓN DE LA ORINA

**A. Generalidades**. La regulación de la concentración de la orina da lugar a la excreción de grandes cantidades de orina diluida (**hipotónica**) cuando la ingesta de agua es alta (**diuresis**), o concentrada (**hipertónica**) cuando es necesario conservar el agua corporal (**antidiuresis**). Esta regulación depende de los acontecimientos que se producen en las asas largas de Henle de las nefronas yuxtamedulares, los vasos rectos y los túbulos colectores. Resulta afectada por la presencia o ausencia de **vasopresina**, una hormona almacenada en la neurohipófisis y que se libera cuando hay necesidad de conservar agua.

**B. Sistema multiplicador de contracorriente** (**fig. 16-10**). Consiste en el abastecimiento de un **gradiente de concentración osmótica creciente** en el intersticio renal que se extiende desde la periferia de la médula hasta las papilas renales. El gradiente de concentración se establece gracias a los **intercambios de iones y agua** entre el LEC en el **intersticio renal** y el **ultrafiltrado** en las distintas partes del asa de Henle de las nefronas yuxtamedulares.

1. En la **rama descendente del asa de Henle**, el ultrafiltrado **isotónico** procedente de los túbulos contorneados proximales pierde agua, que va hacia el intersticio, y gana $Na^+$ y $Cl^-$, volviéndose entonces **hipertónico**.
2. En las **porciones delgada** y **gruesa de la rama ascendente del asa de Henle** no se pierde agua del ultrafiltrado, ya que esta parte de la nefrona es **impermeable al agua** haya o no ADH.
   a. El $Cl^-$ es **transportado activamente** (en la porción gruesa de la rama ascendente, pero de **manera pasiva** en la porción delgada de esa rama) del ultrafiltrado al intersticio, y el $Na^+$ lo sigue. De esta manera, se establece un **gradiente osmótico** en el **intersticio** de la parte periférica de la médula y el ultrafiltrado se vuelve **hipotónico**.

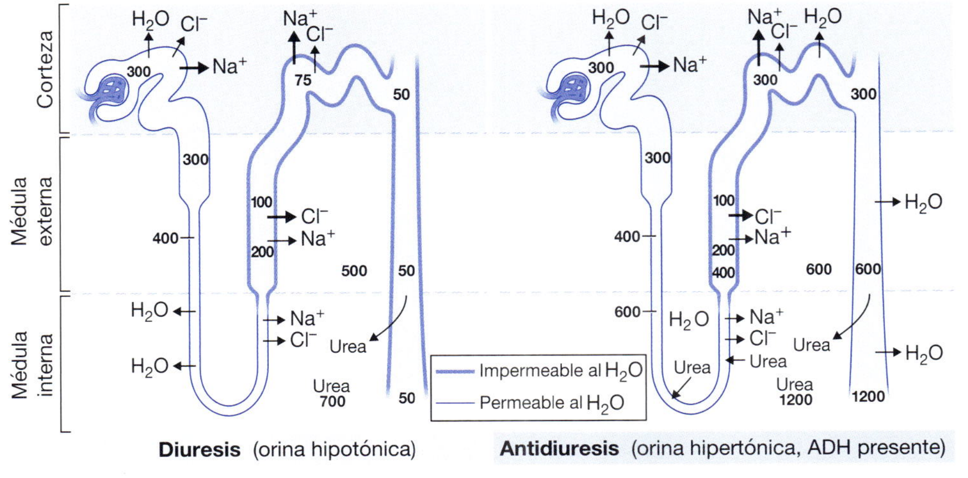


**FIGURA 16-10.** Resumen de los intercambios de iones y agua que ocurren en el túbulo urinífero en ausencia (*izquierda*) y presencia (*derecha*) de ADH. El sistema multiplicador de contracorriente en el que está implicado el asa de Henle establece un gradiente osmótico en el intersticio medular. Los números indican las concentraciones locales en miliosmoles por litro. Los segmentos del túbulo libremente permeables al agua están trazados con una *línea fina* y los segmentos impermeables con una *línea gruesa*. En el túbulo contorneado distal, parte del agua sigue al sodio hacia el intersticio; aquí, el transportador de sodio es regulado por la aldosterona. Obsérvese que las partes rectas de los túbulos distales en realidad hacen contacto con sus propios corpúsculos renales, pero en este diagrama se han rotado para facilitar la identificación. ADH, vasopresina.

3. En el **túbulo contorneado distal**, la reabsorción de $Na^+$ presente en el ultrafiltrado se debe a la **aldosterona** y provoca también alguna pérdida de agua concurrente.

## C. Función de los túbulos colectores

1. En **ausencia de ADH**, los túbulos colectores son **impermeables al agua**. Por ello, el filtrado hipotónico que proviene de la rama ascendente del asa de Henle no cambia, y se excreta **orina hipotónica**.
2. En **presencia de ADH**, los túbulos colectores añaden canales de AQP-2 (así como canales de AQP-3 y AQP-4) a las membranas plasmáticas de sus células principales, por lo que se vuelven **permeables al agua**. Así, el filtrado isotónico que penetra en ellos procedente de los túbulos contorneados distales pierde agua y se produce **orina hipertónica** (concentrada).

### PERLAS CLÍNICAS

La **diabetes insípida** se debe a la destrucción de los núcleos supraóptico y paraventricular del hipotálamo, los cuales sintetizan vasopresina (ADH; *véase* fig. 11-1). Se asocia con una **disminución** en la capacidad de los riñones para concentrar la orina en los túbulos colectores a causa de la reducción de la ADH. Los signos y síntomas son deshidratación, sed excesiva (**polidipsia**) y excreción de **elevados volúmenes de orina diluida**.

(Para la revisión de la diabetes **tipo I**, **II**, **III** y **monogénica**, *véase* el cap. 15).

**D. Sistema de intercambio a contracorriente** (**fig. 16-11**). Implica intercambios pasivos de iones y agua entre el intersticio renal y la sangre en los vasos rectos, los pequeños vasos rectilíneos asociados con el asa de Henle de las nefronas yuxtamedulares. Este intercambio mantiene el gradiente osmótico intersticial creado por los cambios que ocurren en el asa de Henle.

**E.** La **urea** (*véase* fig. 16-10) ayuda a producir y mantener el gradiente osmótico intersticial, principalmente en la parte interna de la médula.

1. La **urea** del intersticio renal entra en la nefrona en el asa de Henle, las porciones delgada y gruesa de las ramas ascendentes y los túbulos colectores de la periferia medular.

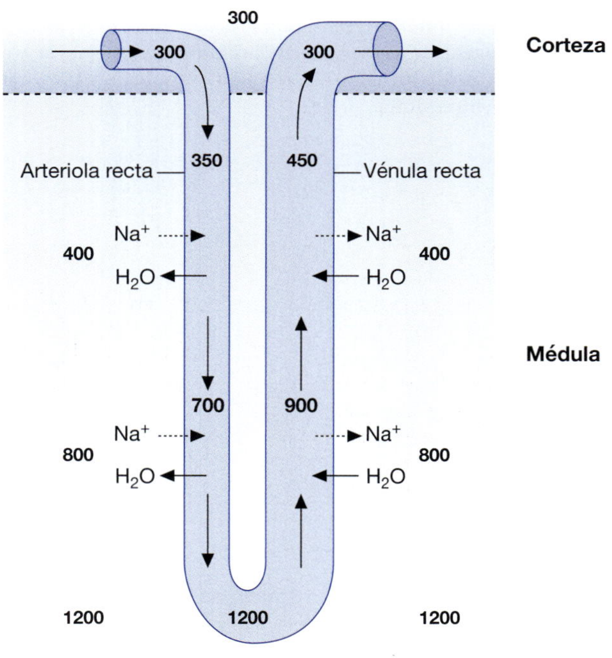


**FIGURA 16-11.** Sistema de intercambio de contracorriente. Resumen de los intercambios de iones y agua entre el intersticio medular y la sangre en los vasos rectos. Estos intercambios de contracorrientes son pasivos y no alteran el gradiente osmótico del tejido intersticial. Los números representan la osmolaridad local por litro. (Adaptada con autorización de McGraw Hill LLC de Junqueira LC, Carneiro J, Kelley RO. *Basic Histology*. 7th ed. Appleton & Lange; 1992:390. Copyright © 1992, Appleton & Lange).

2. La **concentración de urea** en el ultrafiltrado se incrementa progresivamente a medida que se pierde agua de los túbulos colectores medulares, lo que hace que la urea se difunda (de manera pasiva) hacia el intersticio y contribuya a la osmolaridad intersticial.
3. Una dieta alta en proteínas incrementa las concentraciones de urea en el ultrafiltrado y su atrapamiento en el intersticio, aumentando la capacidad de los riñones para concentrar la orina.
4. Esto último depende en gran media de las concentraciones de **sodio** y **cloruro** en el intersticio renal de la **médula externa**; no obstante, en la **médula interna**, se basa sobre todo en la concentración de **urea** en el intersticio renal.

## VI. VÍAS EXCRETORAS

### A. Generalidades (tabla 16-2)

1. Las vías excretoras incluyen los **cálices** mayores y menores y la **pelvis renal**, localizados dentro de cada riñón, así como los **uréteres**, la **vejiga urinaria** y la **uretra**, localizados fuera de los riñones.
2. Estas estructuras generalmente tienen tres capas: una **mucosa revestida por epitelio de transición** (excepto en la uretra), una **muscular** (**músculo liso**) y una **adventicia**.

**B. Uréter**. Es un tubo que conduce la orina desde la pelvis renal de cada riñón hacia la vejiga urinaria. Tiene un **epitelio de transición** que es más grueso que el de los cálices renales y contiene más capas celulares. Cuenta con una **muscular de dos capas** (una longitudinal interna y una circular externa, ambas de músculo liso) en sus dos tercios superiores. El tercio inferior tiene una capa adicional, externa y longitudinal, de músculo liso. Las capas del uréter se contraen para producir **ondas peristálticas** que impulsan la orina de manera que pueda ingresar a la vejiga urinaria a impulsos.

**C. Vejiga urinaria (fig. 16-12)**. Posee un **epitelio de transición**, cuya morfología difiere en los estados relajado (vacía) y dilatado (llena), una lámina propia delgada de tejido conjuntivo **fibroelástico** y una muscular de tres capas.

1. El **epitelio** de la vejiga **relajada** tiene un grosor de 5-6 capas celulares y en su superficie tiene **células en forma de cúpula** redondeadas (denominadas células en cúpula o células paraguas) que protruyen en el lumen. Estas células contienen **placas** (con estructura altamente ordenada) en la membrana plasmática luminal y **vesículas elípticas** en su citoplasma.
2. El **epitelio** de la vejiga **dilatada** solo tiene 3-4 capas de grosor. Por ello, el epitelio es más delgado y tiene mayor superficie luminal que la vejiga relajada. Esto se debe a la inserción de las vesículas elípticas en la membrana plasmática luminal de las células superficiales. Su capa superficial está formada por **células planas**.

#### PERLAS CLÍNICAS

El **cáncer de vejiga** es de dos a tres veces más frecuente en individuos con cromosomas sexuales XY que en aquellos con cromosomas sexuales XX. Más del 90 % de los casos se originan en el epitelio de transición que recubre el órgano. El síntoma más habitual es sangre en la orina (hematuria), que puede pasar inadvertida a simple vista. A veces hay micción frecuente, dolorosa o ambas cosas, pero a menudo el padecimiento es asintomático. Se usa una **cistoscopia** para examinar el recubrimiento vesical, para tomar muestras de tejido a fin de caracterizar el tumor y para determinar el grado de penetración de células malignas en la pared vesical. Las personas con cáncer de vejiga superficial (limitado a la capa epitelial) tienen una tasa de supervivencia a 5 años de alrededor del 85 %, pero el cáncer vesical invasor tiene un pronóstico menos favorable.

### D. Uretra

1. La uretra conduce la orina desde la vejiga hacia el exterior del cuerpo. En el hombre biológico, la uretra también transporta el semen durante la eyaculación. Tiene una **muscular de dos capas** formada por músculo liso: la longitudinal interna y la circular externa. A medida que la uretra perfora el suelo de la pelvis, esta es rodeada por un **esfínter externo de músculo esquelético**, que permite cerrarla a voluntad.
2. La **uretra** en hombres biológicos mide aproximadamente 20 cm de longitud y se divide en tres porciones: **prostática**, **membranosa** y **esponjosa**. Está revestida por un **epitelio de transición** en el

**Tabla 16-2 Características de las vías excretoras**

| Región | Epitelio | Lámina propia | Muscular | Comentarios |
|---|---|---|---|---|
| Cálices mayor y menor | Epitelio de transición | Fibras reticulares elásticas | Unas pocas fibras musculares lisas longitudinales y circulares externas | La orina de los túbulos colectores (conductos de Bellini) desemboca en los cálices menores |
| Pelvis renal | Epitelio de transición | Fibras reticulares elásticas | Capas longitudinal interna y circular externa de músculo liso | La parte superior expandida del uréter recibe la orina de los cálices mayores |
| Uréteres | Epitelio de transición con células estrelladas en la cara luminal | Colágeno, fibras elásticas | Capas longitudinal interna y circular externa de músculo liso; el tercio inferior tiene otra capa longitudinal más exterior | Las ondas peristálticas provocan que la orina ingrese a la vejiga a impulsos |
| Vejiga | Epitelio de transición: 5-6 capas de células en vejiga vacía; 3-4, en vejiga dilatada. Trígono: región triangular; ápices: aperturas de uréteres y uretra | Tejido conjuntivo fibroelástico muy vascularizado | Tres capas mal definidas de músculo liso: longitudinal interna, circular media y longitudinal externa | El plasmalema de las células en forma de cúpula del epitelio tiene placas únicas, vesículas elípticas que delimitan claramente la transición (vacía y llena). El trígono, a diferencia del resto de la mucosa de la vejiga, siempre tiene una superficie lisa |
| Uretra femenina | Epitelio de transición cerca de la vejiga; plano estratificado en el resto | Tejido conjuntivo vascular fibroelástico; glándulas parauretrales (glándulas de Skene) | Capas longitudinal interna y circular externa de músculo liso; un esfínter de músculo esquelético rodea la uretra a nivel del diafragma urogenital | La uretra femenina es un conducto para la orina. El esfínter externo de músculo esquelético permite el control de la micción |
| Uretra masculina prostática | Epitelio de transición cerca de la vejiga; cilíndrico estratificado o seudoestratificado | Estroma fibromuscular de próstata; algunas glándulas de Littré | Capas longitudinal interna y circular externa de músculo liso | La uretra prostática es un conducto para la orina y el semen. Recibe las secreciones de las glándulas prostáticas y los conductos eyaculadores pares |
| Uretra masculina membranosa | Cilíndrico estratificado o seudoestratificado | Estroma fibroelástico; algunas glándulas de Littré | Las fibras musculares estriadas del diafragma urogenital forman un esfínter externo | La uretra membranosa es un conducto para la orina y el semen. El esfínter externo del músculo esquelético permite el control de la micción |
| Uretra masculina esponjosa | Cilíndrico estratificado o seudoestratificado; en la fosa navicular, plano estratificado | Reemplazado por el tejido eréctil del cuerpo esponjoso; muchas glándulas de Littré | Reemplazada por músculo liso disperso, muchas fibras elásticas en tabiques que revisten los espacios vasculares del tejido eréctil | La uretra esponjosa es un conducto para la orina y el semen. Recibe las secreciones de las glándulas bulbouretrales presentes en el diafragma urogenital |

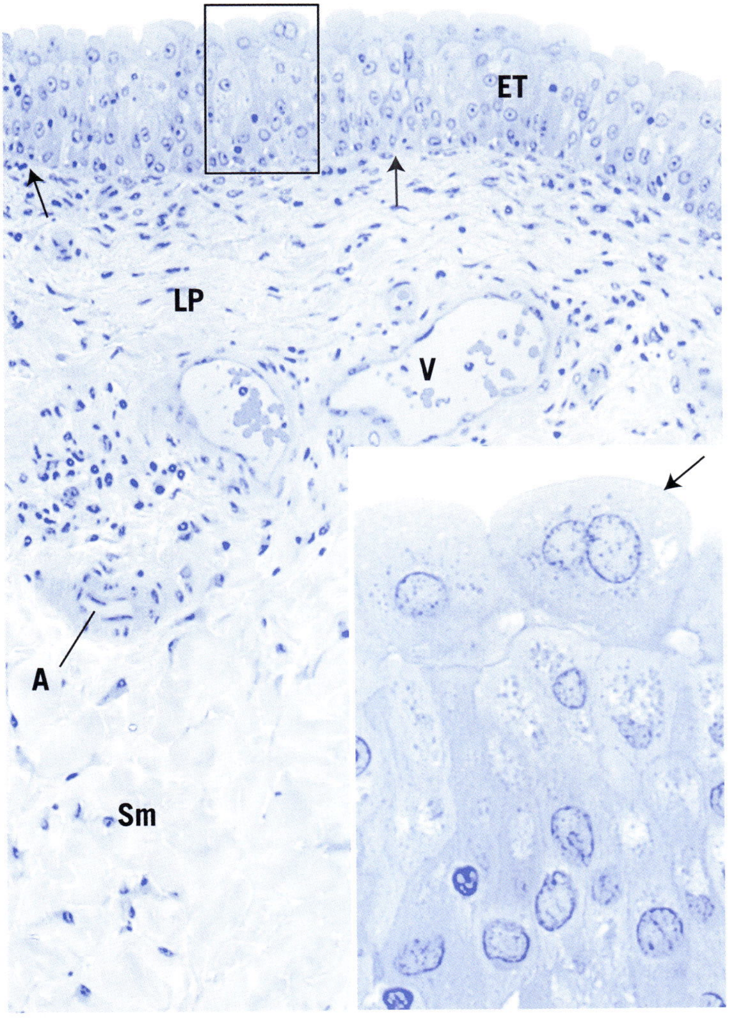


FIGURA 16-12. Micrografía óptica de la vejiga urinaria en estado relajado (vacía). Está revestida por epitelio de transición (ET) con células superficiales en forma de cúpula y separada del tejido conjuntivo subyacente por una lámina basal (*flechas*). Una lámina propia (LP) de tejido conjuntivo laxo celular puede distinguirse de la submucosa (Sm) de tejido conjuntivo denso, que tiene muchas fibras de colágeno grandes. Nótense las vénulas (V) y una arteriola (A) presentes en la lámina propia (132×). *Recuadro*. La región del epitelio de transición indicada con el rectángulo se presenta aquí a mayor aumento para mostrar las células superficiales en forma de cúpula (*flecha*), una de las cuales es binucleada (540×). El epitelio de transición muestra cambios notables. En contraste con lo que ocurre en la vejiga en estado relajado, como se muestra aquí, cuando la vejiga está dilatada (llena), las células superficiales en forma de cúpula se tornan planas debido a la inserción de «vesículas elípticas» inusuales en su membrana plasmática, y a menudo el epitelio completo se reduce a solo tres capas celulares de espesor.

principio de la porción prostática y por un **epitelio cilíndrico estratificado** o **seudoestratificado** en el resto de las otras dos porciones. La **fosa navicular**, localizada en el extremo distal de la uretra esponjosa, está revestida por **epitelio plano estratificado**. Contiene **glándulas uretrales (de Littré)** secretoras de moco en la lámina propia.

3. La **uretra** en mujeres biológicas mide aproximadamente 4-5 cm de longitud y está revestida principalmente por **epitelio plano estratificado**, con parches de epitelio cilíndrico seudoestratificado. Puede contener glándulas parauretrales (también conocidas como glándulas de Skene), que tienen una función similar a la de las glándulas uretrales, en su lámina propia.

# Autoevaluación

***Instrucciones***: cada reactivo en esta sección va seguido de posibles opciones. Seleccione la *mejor* opción (**A**, **B**, **C**, **D** o **E**) para cada caso.

**Las preguntas 1 a 3 se basan en el caso descrito a continuación:**

Una mujer de 35 años fue operada para extirparle un tumor cerebral. Un mes después de la intervención, dice tener mucha sed y beber varios litros de agua al día. También orina con tanta frecuencia que evita salir de casa. Las pruebas de laboratorio indican que su orina tiene una gravedad específica muy baja.

**1.** ¿Qué sustancia está por debajo del intervalo de referencia en la muestra de sangre de la paciente?

**(A)** ADH
**(B)** Aldosterona
**(C)** Angiotensina II

**2.** ¿Qué proteína está sobreexpresada en la paciente para causar directamente los síntomas?

**(A)** AQP
**(B)** Adrenalina
**(C)** Cortisol
**(D)** Renina

**3.** ¿Cuál es el diagnóstico más probable del estado de esta paciente?

**(A)** Insuficiencia renal aguda
**(B)** Glomerulonefritis
**(C)** Insuficiencia renal crónica
**(D)** Diabetes insípida
**(E)** Incontinencia urinaria

**4.** En el estado de antidiuresis, ¿qué parte del túbulo urinífero contendría filtrado hipertónico?

**(A)** Porción gruesa de la rama ascendente del asa de Henle
**(B)** Espacio urinario (de Bowman)
**(C)** Túbulo colector cortical
**(D)** Túbulo colector medular
**(E)** Túbulo contorneado proximal

**5.** En el estado de antidiuresis, ¿qué parte del túbulo urinífero contendría filtrado hipotónico?

**(A)** Espacio capsular (de Bowman)
**(B)** Túbulo colector cortical
**(C)** Porción distal de la rama gruesa del asa de Henle
**(D)** Túbulo colector medular
**(E)** Túbulo contorneado proximal

**La pregunta 6 se basa en la micrografía que se muestra a continuación:**

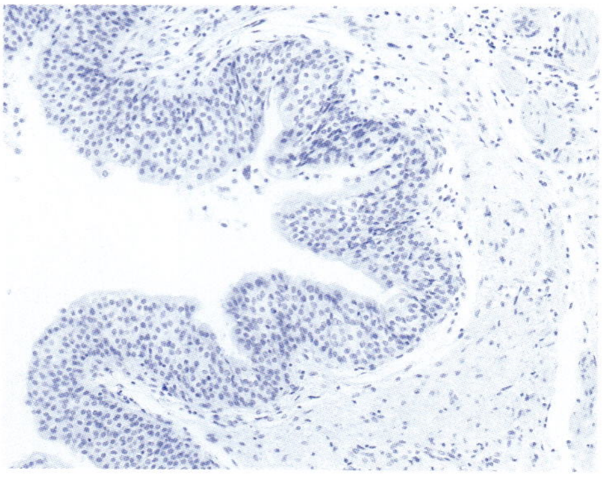

**6.** ¿Qué afección presentaba el paciente que recibió una cirugía para extirpar esta estructura?

**(A)** Glomerulonefritis
**(B)** Cáncer
**(C)** Estenosis aórtica
**(D)** Estenosis de la arteria renal
**(E)** Hipertensión portal

**7.** ¿Cuál es la causa subyacente del síndrome de Alport?

**(A)** Glomerulonefritis
**(B)** Infección estreptocócica
**(C)** Defecto en el colágeno de tipo IV
**(D)** Hipertensión
**(E)** Incremento en las concentraciones sanguíneas de lipoproteína de baja densidad

**8.** ¿Cuál de las siguientes estructuras está presente en la uretra masculina y no en la femenina?

**(A)** Epitelio plano estratificado
**(B)** Epitelio cilíndrico seudoestratificado
**(C)** Glándulas de Littré
**(D)** Esfínter externo de músculo esquelético
**(E)** Capa de tejido conjuntivo debajo del epitelio

**9.** ¿Entre cuál de las siguientes sustancias y el intersticio renal el sistema multiplicador de contracorriente del riñón implica el intercambio de iones y agua?

**(A)** Sangre de los vasos rectos
**(B)** Sangre de la red capilar peritubular
**(C)** Filtrado del túbulo contorneado proximal
**(D)** Filtrado del asa de Henle
**(E)** Filtrado del túbulo colector medular

**10.** ¿Cuál es el patógeno causal más frecuente de glomerulonefritis?

**(A)** Virus del herpes
**(B)** Estreptococos
**(C)** *Neisseria*
**(D)** *Clostridioides*
**(E)** Virus de inmunodeficiencia humana

**11.** ¿Las células de cuál de las siguientes estructuras participan en la eliminación de bacterias durante la pielonefritis?

**(A)** Túbulo contorneado proximal
**(B)** Porción recta del túbulo proximal
**(C)** Túbulo contorneado distal
**(D)** Mácula densa
**(E)** Túbulo colector

**12.** ¿Cuál de las siguientes afecciones puede provocar una necrosis tubular aguda nefrotóxica?

**(A)** Isquemia
**(B)** Pielonefritis
**(C)** Lesión por aplastamiento muscular grave
**(D)** Diabetes insípida

**Las preguntas 13 y 14 se basan en la micrografía que se muestra a continuación:**

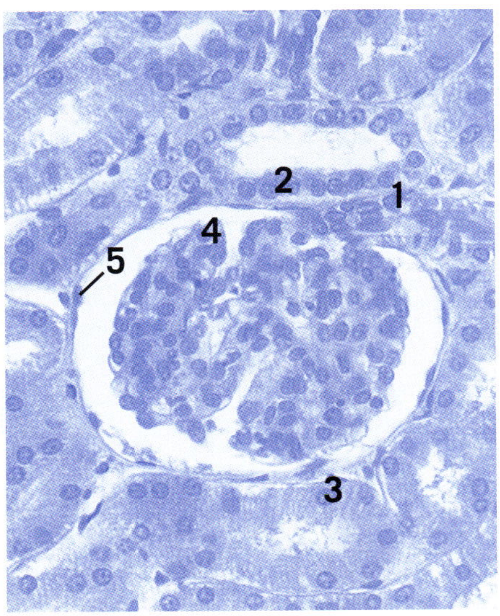


**13.** ¿Cuál de los siguientes números indica la localización de las células responsables de la señal de liberación de renina?

**(A)** 1
**(B)** 2
**(C)** 3
**(D)** 4
**(E)** 5

**14.** ¿Cuál de los siguientes números indica la localización de las células encargadas de reabsorber las proteínas del ultrafiltrado?

**(A)** 1
**(B)** 2
**(C)** 3
**(D)** 4
**(E)** 5

**La pregunta 15 se basa en la micrografía que se muestra a continuación:**

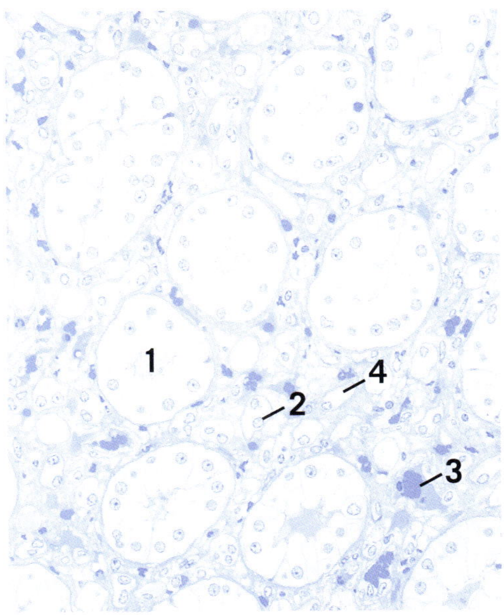


**15.** ¿Cuál de los siguientes números indica la región donde se encuentran las células intercalares?

**(A)** 1
**(B)** 2
**(C)** 3
**(D)** 4

# Respuestas y explicaciones

1. **A.** Los síntomas y la baja gravedad específica de la orina sugieren una incapacidad para concentrar la orina. La extirpación quirúrgica del tumor cerebral probablemente dañó su hipotálamo, lo que, a su vez, redujo o eliminó en gran medida la producción de ADH.
2. **A.** La ADH actúa sobre las células de los conductos colectores para introducir AQP en su plasmalema que funcionan como canales a través de los cuales el agua se reabsorbe en el intersticio medular renal, concentrando así la orina. La falta de ADH y la consiguiente falta de AQP en los túbulos colectores conducen a la incapacidad de reabsorber agua, lo que da lugar a la producción de grandes cantidades de orina diluida y provoca un exceso de sed.
3. **D.** Los síntomas y el bajo peso específico sugieren que la paciente padece diabetes insípida por la lesión quirúrgica del hipotálamo y la consiguiente disminución de ADH.
4. **D.** El filtrado que ingresa en los túbulos colectores corticales es casi isotónico. En presencia de ADH (antidiuresis), el agua es eliminada del filtrado en los túbulos colectores, haciéndolo hipertónico cuando alcanza los túbulos colectores medulares.
5. **C.** La porción gruesa de la rama ascendente del asa de Henle es impermeable al agua incluso en presencia de ADH, pero transporta activamente $Cl^-$ desde el filtrado del intersticio (el $Na^+$ lo sigue pasivamente). Como resultado, el filtrado se vuelve hipotónico a medida que se aproxima al túbulo contorneado distal.
6. **B.** La micrografía es de una vejiga urinaria; el paciente tenía cáncer de vejiga.
7. **C.** El síndrome de Alport se debe a una mutación en el gen que codifica para la cadena $\alpha5$ del colágeno de tipo IV, ocasionando la formación de una lámina basal deficiente en el glomérulo renal. Debido a que esta mutación está ligada al cromosoma X, los hombres resultan más gravemente afectados que las mujeres, cuyo segundo cromosoma X puede no llevar la misma mutación.
8. **B.** Solo la uretra masculina contiene epitelio cilíndrico seudoestratificado. El epitelio plano estratificado recubre la mayor parte de la uretra femenina y la porción distal de la uretra esponjosa masculina. Las glándulas de Littré secretoras de moco siempre están presentes en la uretra masculina y pueden estarlo en la femenina, aunque su presencia es poco descrita.
9. **D.** El sistema multiplicador contracorriente en el asa de Henle implica el intercambio de iones y agua entre el filtrado y el intersticio. Establece un gradiente osmótico en el intersticio de la médula, que es mayor en la papila.
10. **B.** La glomerulonefritis, un tipo de nefritis caracterizada por la inflamación del glomérulo, a veces tiene una importante proliferación de podocitos, células endoteliales y células mesangiales en el ovillo glomerular; la infiltración de leucocitos también es habitual. Esta enfermedad es secundaria a la infección estreptocócica en otras regiones del cuerpo, lo cual se piensa es resultado del depósito de complejos inmunitarios en la lámina basal glomerular. Estos complejos inmunitarios dañan la lámina basal glomerular y reducen de manera importante la capacidad de filtración.
11. **E.** Un segmento específico de las células intercalares del túbulo colector tiene la capacidad de fagocitar bacterias invasoras. Los fagolisosomas de estas células poseen bombas de protones que acumulan $H^+$ en sus lúmenes y, al disminuir su pH, destruyen los microorganismos atacantes.
12. **C.** Una lesión muscular importante, como una lesión por aplastamiento significativa, libera grandes cantidades de mioglobina, una macromolécula responsable de la necrosis tubular aguda nefrotóxica.
13. **B.** Las células de la mácula densa vigilan el ultrafiltrado; si detectan una disminución de la concentración de sodio o una disminución del volumen del ultrafiltrado, ordenan a las células yuxtaglomerulares que liberen la enzima renina.
14. **C.** En esta micrografía, son las células del túbulo contorneado proximal las que reabsorben proteínas del ultrafiltrado.
15. **A.** El conducto colector está compuesto por dos tipos celulares, las células principales y las células intercalares.

# 17

# Aparato reproductor femenino

## I. PUNTOS CLAVE: APARATO REPRODUCTOR FEMENINO

**A. Aparato reproductor femenino.** Está formado por dos **ovarios**, dos **tubas uterinas** (**trompas de Falopio**), el **útero**, la **vagina** y los **genitales externos** y un par de **glándulas mamarias**, aunque técnicamente estas últimas forman parte del tegumento, dado que son glándulas sudoríparas muy modificadas. Estos órganos experimentan cambios considerables al llegar a la pubertad, así como ciclos menstruales mensuales y menstruación desde la menarquia hasta la menopausia.

## II. OVARIOS (figs. 17-1 y 17-2)

**A. Generalidades y desarrollo embrionario.** Los ovarios están recubiertos por un epitelio cúbico simple, conocido como **epitelio germinal**. Debajo de este, se encuentra una cápsula llamada **túnica albugínea**, formada por tejido conjuntivo colagenoso denso e irregular. Cada ovario se subdivide de manera laxa en una **corteza** y una **médula**.

1. **Desarrollo**
   - **a.** Durante la gastrulación, en la tercera semana de gestación, se forman pares de mesodermo intermedio a ambos lados del tubo neural en desarrollo y del mesodermo paraxial. En la semana 4, el mesodermo intermedio forma crestas elevadas denominadas **crestas urogenitales** a ambos lados de la columna vertebral en desarrollo. Una parte de la cresta urogenital se diferencia en la cresta nefrógena que da origen al aparato urinario. En la semana 5 de gestación, el área medial de la cresta urogenital se diferencia en la **cresta gonadal**. En la sexta semana, las **células germinales primitivas** (**PGC**, *primitive germ cells*) del **endodermo del saco vitelino** migran y entran en las crestas gonadales. Las PGC son envueltas y sostenidas por las células de las crestas gonadales y se dividen e incrementan en número. Las crestas gonadales en desarrollo hasta este punto son indistinguibles, independientemente de los cromosomas sexuales del embrión en desarrollo, y se denominan **gónadas indiferenciadas**.
   - **b.** En embriones con cromosomas sexuales XX, las PGC se diferencian en ovogonias y experimentan mitosis para generar hasta 7 millones de ovogonias para la semana 20; algunas ovogonias se rodean por una sola capa de células foliculares planas, derivadas del epitelio germinal de la cresta gonadal. Las demás rápidamente experimentan apoptosis, lo que reduce el número de células germinales a aproximadamente 1 millón al nacer.
   - **c.** Las ovogonias y sus células foliculares circundantes se conocen como **folículos primordiales**. Las ovogonias dentro de los mismos se diferencian terminalmente, entran en la meiosis I y se convierten en **ovocitos primarios**. Las células foliculares sintetizan y liberan un *factor de prevención de la meiosis* llamado **inhibidor de la maduración de los ovocitos** (**IMO**), que mantiene los ovocitos primarios en la etapa diploteno de la meiosis I. Dichas células permanecen interrumpidas hasta que se ovulan, en algún momento entre la menarquia y la menopausia.
   - **d.** Entre el nacimiento y la menarquia, se estima que el 60 % o más de los folículos primordiales degenerarán, reduciendo su número a aproximadamente 200 000 en cada ovario. A medida que miles de ellos van degenerando cada mes, la menopausia marca el agotamiento de todos los folículos primordiales y el cese de la capacidad reproductiva natural.

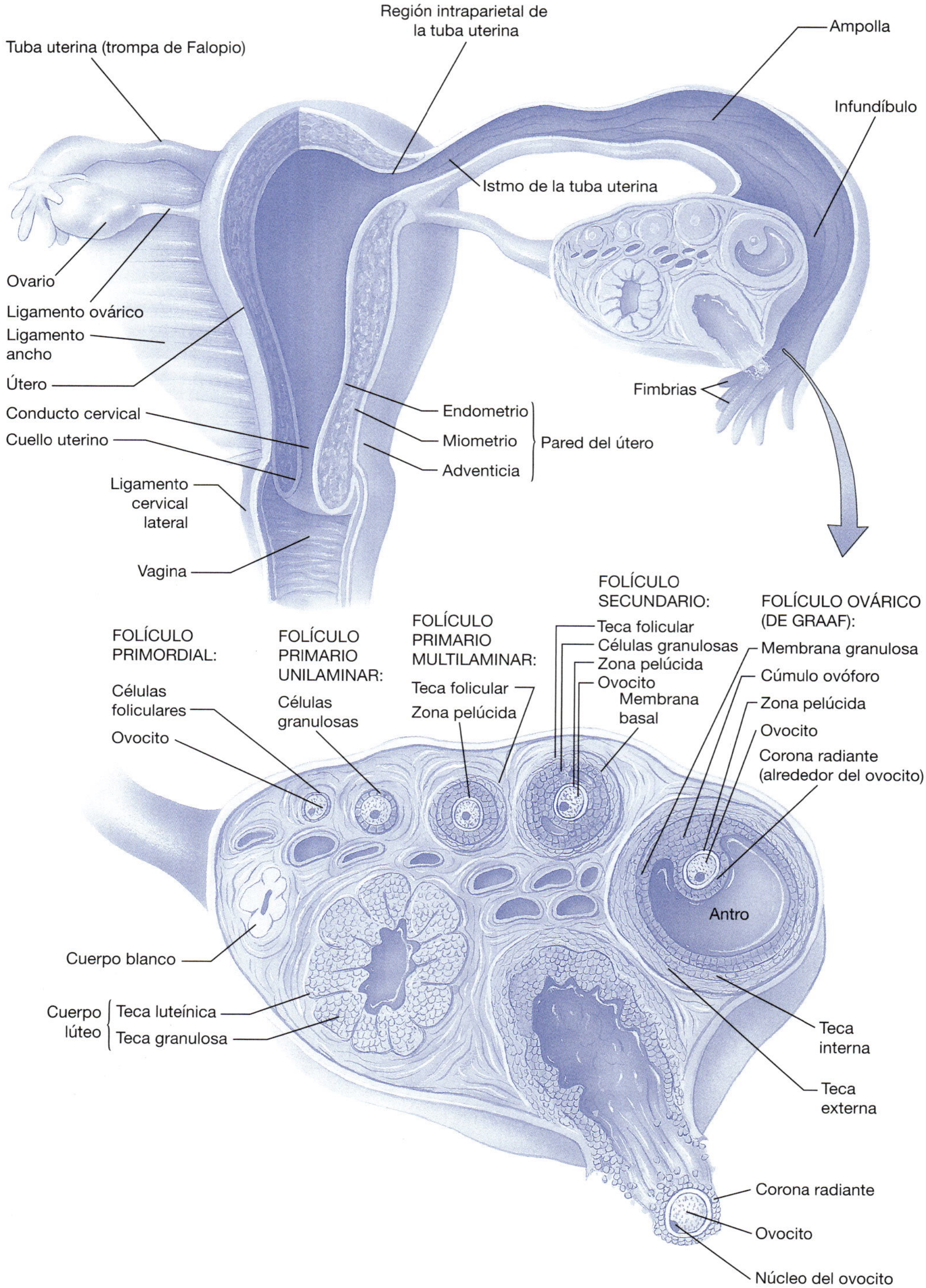


**FIGURA 17-1.** Características estructurales del ovario. Los folículos y el cuerpo lúteo se encuentran en distintos estadios del desarrollo. Cada folículo alberga un ovocito primario detenido en la profase de la primera división meiótica. El folículo maduro, más desarrollado, libera su ovocito durante la ovulación. Inmediatamente antes de la ovulación, el ovocito primario completa meiosis I, se transforma en un *ovocito secundario* y se detiene en el estadio de *metafase* de la segunda división meiótica. Después de la ovulación, el remanente del folículo maduro en el ovario se diferencia en el *cuerpo lúteo*, que acabará degenerando en un cuerpo blanco. (Reproducida con autorización de Gartner LP, Lee LMJ. *Gartner and Hiatt's Atlas and Text of Histology*. 8th ed. Wolters Kluwer; 2023).

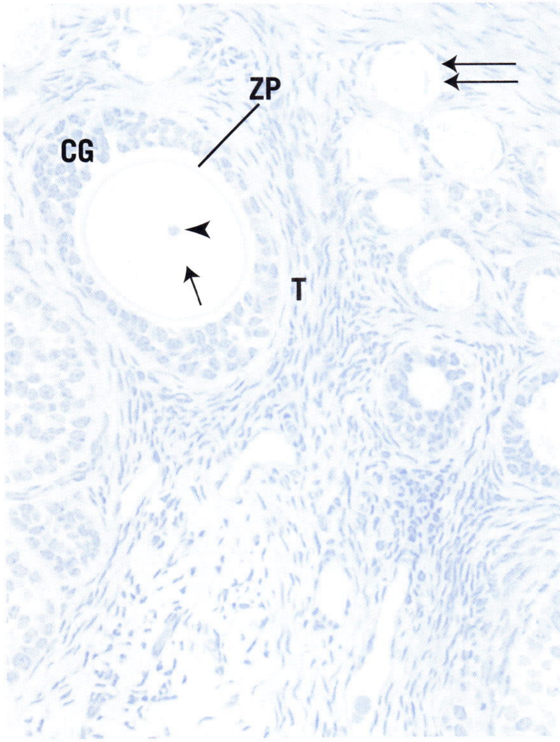


FIGURA 17-2. Corteza de ovario de mona que exhibe folículos primordiales (*flechas dobles*), así como varios folículos multilaminares, una de cuyas estructuras constituyentes se etiqueta. Núcleo (*flecha*), nucléolo (*punta de flecha*), zona pelúcida (ZP), células granulosas (CG) y teca (T) (270×).

B. Corteza ovárica. **Está constituida por folículos ováricos** en distintos estadios de desarrollo y por un **estroma** de tejido conjuntivo, el cual contiene células que reaccionan a estímulos hormonales.

1. **Folículos ováricos** (tabla 17-1; *véanse también* figs. 17-1 y 17-2).

   a. Los **folículos primordiales** son las **unidades productivas básicas** del ovario y están formadas por un **ovocito primario** envuelto por una única capa de **células foliculares** (*véase* fig. 17-2). Todos los folículos primordiales están en estado de **suspensión de desarrollo** hasta que algunos **se activan** para crecer.

   b. El mecanismo exacto de la activación folicular no está claro, pero varias hormonas, entre las cuales la **hormona foliculoestimulante** (**folitropina** o **FSH**, *follicle-stimulating hormone*), la **insulina**, la **superfamilia del factor β de crecimiento transformante** e interacciones en la que participan células foliculares, desempeñan aparentemente un papel en dicho mecanismo.

      (1) Los **ovocitos primarios** tienen un núcleo acéntrico y prominente, de aspecto vesicular y un solo nucléolo. Contienen numerosos aparatos de Golgi, mitocondrias, retículo endoplasmático rugoso (RER) y **gránulos corticales** situados por debajo del plasmalema de los ovocitos, que contiene enzimas proteolíticas.

      (2) Las **células foliculares** alrededor de un ovocito primario están unidas entre sí por **desmosomas** y separadas del estroma circundante por una lámina basal.

   c. En los **folículos de crecimiento**, las células foliculares adquieren una forma cúbica y se conocen como **células de la granulosa**; secretan **hormona antimülleriana** (**sustancia inhibitoria antimülleriana**), que inhibe la activación de los folículos primordiales. Esto limita el número de folículos de crecimiento y mantiene un conjunto de folículos primordiales que pueden ser convocados a lo largo del período reproductivo de la mujer.

      (1) Los **folículos primordiales y primarios no dependen de las gonadotropinas** para su activación inicial; más bien, la interacción de diversas moléculas y vías de señalización entre los ovocitos y las células de la granulosa son responsables de estimular la activación y el crecimiento de los folículos primordiales y primarios.

      (2) Los **folículos primarios unilaminares** se desarrollan a partir de folículos primordiales y se distinguen por su única capa de células foliculares **cúbicas** (actualmente denominadas **células**

**Tabla 17-1 Estadios del desarrollo de los folículos ováricos**

| Fase | Zona pelúcida | Capa celular folicular (granulosa) | Líquido folicular | Teca | Dependencia hormonal |
|---|---|---|---|---|---|
| Folículo primordial | Ausente | Una sola capa de células planas | Ausente | Ausente | Dependiente de factores locales |
| Folículo primario unilaminar | Presente | Una sola capa de células cúbicas | Ausente | Ausente | Dependiente de factores locales |
| Folículo primario multilaminar | Presente | Múltiples capas de células | Ausente | Interna y externa | Dependiente de factores locales |
| Folículo secundario | Presente | Espacios entre las células granulosas | Se acumula en los espacios entre las células granulosas | Interna y externa | Dependiente de FSH |
| Folículo ovárico vesicular (folículo de De Graaf) | Presente | Forma la membrana granulosa y el cúmulo ovóforo | Llena el antro | Interna y externa | Dependiente de FSH hasta que se transforma en un folículo dominante |

FSH, hormona foliculoestimulante.

**de la granulosa**) que rodean el ovocito primario. Una capa amorfa, la **zona pelúcida** (**ZP**), es sintetizada por el ovocito y lo separa de las células de la granulosa. Las células foliculares comienzan a expresar **receptores de FSH** en sus membranas y forman uniones comunicantes entre sí y con las microvellosidades del ovocito primario. En la interfase, entre las células foliculares y el estroma hay una lámina basal.

**(3)** Los **folículos primarios multilaminares** (*véase* fig. 17-2) se desarrollan a partir de los folículos unilaminares por la proliferación de las células de la granulosa estimulada por la **activina**, la **proteína morfogénica ósea 15** (BMP-15, *bone morphogenetic protein 15*) y el **factor de diferenciación del crecimiento 9** (**GDF-9**, *growth differentiation factor 9*), los productos del ovocito primario. Varias capas de células de la granulosa que rodean un ovocito y su ZP engrosada son las características distintivas del folículo primario multilaminar.

**(a)** Dos capas estromales se hacen evidentes fuera de las células de la granulosa y de la lámina basal: una capa celular interna (conocida como **teca interna**) y una capa externa, de estroma fibromuscular similar a una cápsula (conocida como **teca externa**). Las células de la teca interna, que tienen un tamaño ligeramente mayor, expresan **receptores de hormona luteinizante** (**lutropina** o **LH**, *luteinizing hormone*) en sus membranas celulares y fabrican **androstenediona**. Esta última entra en la lámina basal y entra en las células de la granulosa, donde la enzima **aromatasa** la convierte en **estrógeno**.

**(b)** Las **células de la granulosa** secretan el **factor de células madre** (**ligando kit**), que se une a **receptores de ligando kit tirosina cinasa** en los **ovocitos primarios** y en las **membranas celulares de la teca interna**. La activación de las vías de señalización de kit es responsable del crecimiento del ovocito primario y de facilitar la organización de la teca interna durante el crecimiento folicular.

## PERLAS CLÍNICAS

Las **mutaciones que afectan la síntesis normal de conexina** dan como resultado la incapacidad de formación de los folículos ováricos vesiculares (folículos de De Graaf) y del ovocito para experimentar división meiótica, con la consecuente esterilidad. La causa más probable de los defectos es la incapacidad para intercambiar diversos factores necesarios entre células foliculares y el ovocito primario a través de las uniones comunicantes defectuosas.

Una **mutación de pérdida de función del gen *AR*** (el gen de los cromosomas X que codifica para los receptores de andrógenos) conduce a una alteración recesiva ligada al cromosoma X. Los individuos que tienen esta rara condición presentan el **síndrome de insensibilidad completa a andrógenos** si no expresan receptores de andrógenos funcionales. Los pacientes con esta mutación y un cariotipo 46,XY presentan un fenotipo consistente con las mujeres biológicas, incluidos los genitales externos característicos y el desarrollo de las mamas en la pubertad. Sin embargo, estos pacientes carecen tanto de vello púbico como axilar y no tienen útero, y son estériles. Las gónadas tienden a convertirse en testículos; sin embargo, estos no descienden y requieren extirpación quirúrgica para prevenir el desarrollo de cáncer testicular más adelante en la vida.

(4) Los **folículos secundarios** (**antrales**) se forman en respuesta a la **FSH**, además de la presencia continua de **BMP-15** y **GDF-9**. Estos folículos crecen y comienzan a acumular espacios llenos de líquido entre las células de la granulosa. El líquido, denominado **líquido folicular**, es un exudado de plasma que contiene diversas hormonas, como activina, estradiol, foliculostatina, inhibina, progesterona e IMO. El IMO, sintetizado por las células de la granulosa, impide que el ovocito crezca más de 125 μm de diámetro y que complete su primera división meiótica. A medida que el folículo continúa creciendo, los espacios llenos de líquido confluyen y forman una gran cavidad única llamada **antro**.

(a) Las células de la granulosa forman uniones enlazadas entre sí y con el ovocito primario.

(b) Tanto las células de la granulosa como las células de la teca interna expresan receptores de LH en su membrana plasmática; además, las células de la granulosa también expresan receptores de FSH en su membrana celular.

**d. Folículo maduro** (**folículo ovárico vesicular o de De Graaf**)

(1) El folículo maduro dominante, que puede medir hasta 2.5 cm de diámetro, es visible a simple vista como una protuberancia grande en la superficie del ovario. Es el folículo dominante que, de entre los folículos secundarios, **ovulará**. Se ha vuelto **independiente de FSH** y secreta la hormona **inhibina**, que inhibe la liberación de FSH de las células basales de la adenohipófisis. La posterior ausencia de FSH ocasiona atresia de los otros folículos en desarrollo (folículos maduros secundarios y no dominantes).

(2) El ovocito primario, rodeado de células de la granulosa (**corona radiante**), se localiza en un pequeño montículo de células granulosas (**cúmulo ovóforo**), que se proyecta hacia el antro. El resto de las células de la granulosa revisten el antro y se conocen como **membrana de la granulosa**.

(3) En respuesta a la LH, las células de la teca interna secretan **androstenodiona** (**andrógeno**), que es transferida a las células de la granulosa. Las células de la granulosa, bajo la influencia de la FSH, transforman la androstenodiona en testosterona, que la **aromatasa** convierte en **estrógeno**.

(4) La **teca externa** está formada por tejido conjuntivo colagenoso entremezclado con células musculares lisas; posee un rico suministro vascular que provee de nutrientes a la teca interna.

(5) **Ovulación**

(a) Una oleada de LH procedente de la hipófisis, junto con el **factor promotor de la maduración** (un complejo de **cinasa dependiente de ciclina** y **ciclina B**) producido por el **ovocito primario**, desencadena la finalización de la meiosis I justo antes de la ovulación, formando un **ovocito secundario** y el **primer cuerpo polar**. El ovocito secundario entra inmediatamente en meiosis II debido a la presencia de factores locales inductores de la meiosis, pero el proceso se detiene en la metafase.

(b) La oleada de LH también desencadena la **ovulación**. El folículo maduro dominante se rompe y expulsa el ovocito secundario y su **corona radiante** hacia el peritoneo. En la mayoría de los casos, entra en el extremo fimbriado de la tuba uterina cercana.

(c) El remanente del folículo maduro en el ovario se convierte inicialmente en el **cuerpo hemorrágico**, después en el **cuerpo lúteo** (**amarillo**) **de la menstruación**, que secreta hormonas durante dos semanas y luego degenera en el **cuerpo blanco** (**albicans**). Si se produce la fecundación y el producto de la concepción comienza a implantarse en la pared uterina, el cuerpo hemorrágico se transforma en el **cuerpo lúteo del embarazo**, que permanece funcional durante varios meses y antes de degenerar en el **cuerpo blanco**.

(6) **Período de foliculogénesis**. Aunque a partir de la descripción de la foliculogénesis parece que todo el proceso ocurre durante un mismo período menstrual, no es así. El proceso de reclutamiento de un folículo primordial y su crecimiento hasta convertirse en un folículo secundario completamente desarrollado requiere aproximadamente 290 días, y luego otros 60 días para que uno de ellos ovule.

## PERLAS CLÍNICAS

Algunas personas experimentan un dolor abdominal (o pélvico) repentino a la mitad de su ciclo menstrual (**mittelschmerz**) que dura 2 h o 3 h (aunque puede durar hasta 48-72 h) en el momento de la ovulación. La **oleada de LH** se correlaciona con una oleada similar de **prostaglandina** $\mathbf{F_{2\alpha}}$ que ocasiona contracciones repentinas similares a calambres en los músculos lisos en los ovarios, tubas uterinas o el útero, que se cree que son responsables del dolor. Otras causas, como la distensión de los folículos ováricos y la rotura de la túnica albugínea del ovario, también pueden contribuir al dolor.

2. El **cuerpo hemorrágico** se forma con los restos del folículo maduro dominante tras la ovulación, ya que entra un poco de sangre y forma un coágulo en el antro anterior. Tras un breve lapso, los macrófagos entran en la región y eliminan el coágulo sanguíneo y otros desechos celulares, convirtiendo la estructura en cuerpo lúteo.
3. El **cuerpo lúteo** (**amarillo**) está formado por las células de la membrana granulosa y las células de la teca interna, que se transforman en células endocrinas más robustas, en este punto denominadas **células luteínicas granulosas** y **células luteínicas de la teca**, respectivamente. La membrana basal entre la teca interna y lo que era la membrana granulosa se desintegra, y vasos sanguíneos y linfáticos procedentes de la teca interna invaden la estructura.
    a. Las **células luteínicas granulosas** son grandes (30 μm de diámetro) y pálidas, y poseen abundante retículo endoplasmático liso (REL), RER, mitocondrias, gotitas lipídicas y un aparato de Golgi bien desarrollado. Sintetizan la **progesterona** y convierten los andrógenos formados por las células luteínicas de la teca en **estrógenos**.
    b. Las **células luteínicas de la teca** son pequeñas (15 μm de diámetro) y se concentran principalmente en la periferia del cuerpo lúteo. Secretan **progesterona**, **andrógenos** y una pequeña cantidad de estrógenos.
4. El **cuerpo blanco** es el resto del cuerpo lúteo degenerado. El aumento de la cantidad de colágeno depositado por los fibroblastos del cuerpo lúteo crea condiciones hipóxicas para atraer **linfocitos T** que liberan **interferón γ**, una citocina que atrae macrófagos, los cuales liberan **factor de necrosis tumoral α (TNF-α)**, una citocina que induce a las células luteínicas de la granulosa y de la teca hacia la apoptosis. A medida que avanzan la muerte celular y la fibrosis, el cuerpo blanco se contrae y se convierte en una pequeña cicatriz en la corteza del ovario.
5. Los **folículos atrésicos** sufren degeneración en cualquier fase de crecimiento y maduración una vez que el **folículo dominante** experimenta la ovulación y su ovocito secundario libera **inhibina**, que interrumpe la producción de FSH por las células basófilas de la adenohipófisis. Los folículos atrésicos presentan cambios degenerativos, como la pérdida del ovocito primario, cambios **picnóticos** y pérdida de las uniones intercelulares en las células de la granulosa y la acumulación de restos celulares en el antro.

**C. Médula ovárica**. Contiene grandes vasos sanguíneos y fibras nerviosas en un estroma de tejido conjuntivo laxo. También tiene un pequeño número de **células intersticiales secretoras de estrógenos** y algunas **células hiliares** secretoras de **andrógenos**.

**D. Regulación hormonal (figs. 17-3 y 17-4)**

1. **Regulación de la maduración del folículo y la ovulación**
    a. El ovocito primario de los folículos primarios unilaminares secreta **activina**, que facilita la proliferación de las células de la granulosa. Las células de la granulosa secretan **factor de células madre** (**ligando kit**), que se une a receptores kit en los **ovocitos primarios** y en las **membranas celulares de la teca interna**. Esta señalización promueve el crecimiento del **ovocito primario**, así como la formación y organización de las **células de la teca interna** alrededor de los folículos en desarrollo.
    b. Tanto el desarrollo normal del folículo primario como su conversión a folículos secundarios dependen de **BMP-15** y **GDF-9**, factores críticos secretados por el ovocito primario.
    c. La **hormona liberadora de gonadotropina** (**GnRH**, *gonadotropin-releasing hormone*) del hipotálamo induce a los basófilos de la adenohipófisis a liberar FSH y LH.
    d. La **FSH** estimula el crecimiento y el desarrollo de los folículos ováricos secundarios, así como la expresión de receptores de LH en el plasmalema de las células de la granulosa. La regulación de FSH y LH está bajo la influencia de:
        (1) Las células de la teca interna, que elaboran andrógenos, los cuales son convertidos en estrógenos por las células de la granulosa. Las células granulosas, que también secretan inhibina, foliculostatina y activina, todas las cuales (además de los estrógenos) regulan la secreción de FSH.
        (2) Aproximadamente al día 14 del ciclo menstrual, las concentraciones de los estrógenos en sangre son suficientemente elevadas para facilitar una breve y repentina oleada de LH.
    e. **Oleada de LH**
        (1) Una oleada de LH induce al ovocito primario del **folículo dominante** maduro para que complete la meiosis I e inicie la meiosis II, la cual se detiene en la metafase; inicia la ovulación del ovocito secundario y la formación del cuerpo lúteo.

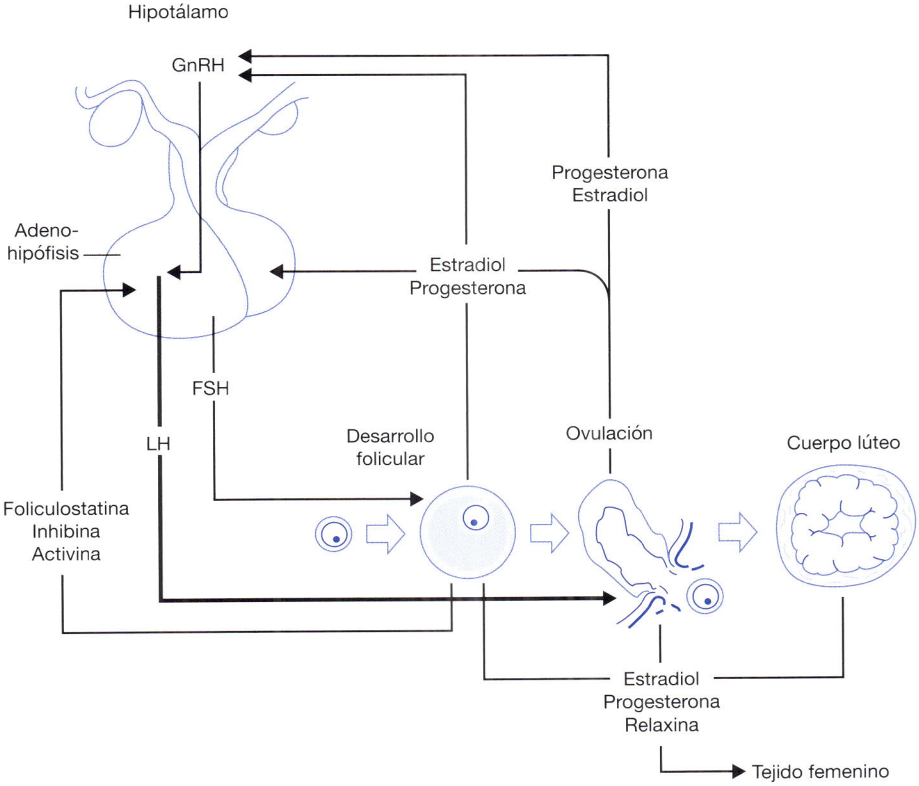


**FIGURA 17-3.** Relación hormonal entre la hipófisis y el aparato reproductor. FSH, hormona foliculoestimulante; GnRH, hormona liberadora de gonadotropina; LH, hormona luteinizante. (Adaptada con autorización de Elsevier Science & Technology Journals de Gartner LP. *Textbook of Histology*. 4th ed. Elsevier; 2017:537; permiso solicitado a través de Copyright Clearance Center, Inc.).

(2) El folículo dominante maduro deja de depender de FSH y libera la hormona **inhibina**, la cual suprime la liberación de FSH por la adenohipófisis, ocasionando **atresia** de los folículos dependientes de FSH en desarrollo.

2. **Destino del cuerpo lúteo**
   a. La **progesterona**, la principal hormona secretada por el cuerpo lúteo, inhibe la liberación de GnRH, que, a su vez, inhibe la liberación de LH por la hipófisis. En el útero, la progesterona favorece el crecimiento y la secreción de las glándulas endometriales. Se siguen liberando **estrógenos**, que continúa inhibiendo la liberación de FSH al inhibir la de GnRH. El cuerpo lúteo del embarazo libera **relaxina**, que facilita el parto.
   b. **En caso de fecundación**, a medida que el producto de la concepción se implanta en el endometrio uterino, los sincitiotrofoblastos de la placenta en desarrollo secretan gonadotropina coriónica humana (hCG, *human chorionic gonadotropin*) y coriomamotropina humana (hCS, *human chorionic somatomammotropin*).
      (1) La **hCG** mantiene el cuerpo lúteo del embarazo aproximadamente durante 3 meses, tiempo en el que la placenta reemplaza la producción de progesterona, estrógenos y relaxina.
      (2) La **hCS** regula el metabolismo de la glucosa y estimula la proliferación de los conductos de las glándulas mamarias.
   c. En **ausencia de fecundación**, ni la LH o la hCG están presentes, y el **cuerpo lúteo** comienza a degenerar; en el día 14 después de la ovulación, ya no secreta estrógenos y progesterona, lo cual estimula la liberación de FSH por la hipófisis, de modo que se reinicia el ciclo menstrual.
3. En cada ciclo menstrual, solo aproximadamente cinco folículos en maduración llegan a la **madurez**, y por lo general solo el **folículo dominante** es ovulado. Como ya se dijo, el folículo dominante no depende de FSH, produce una oleada de inhibina que suprime la producción de FSH y causa la atrofia del resto de los folículos en maduración.

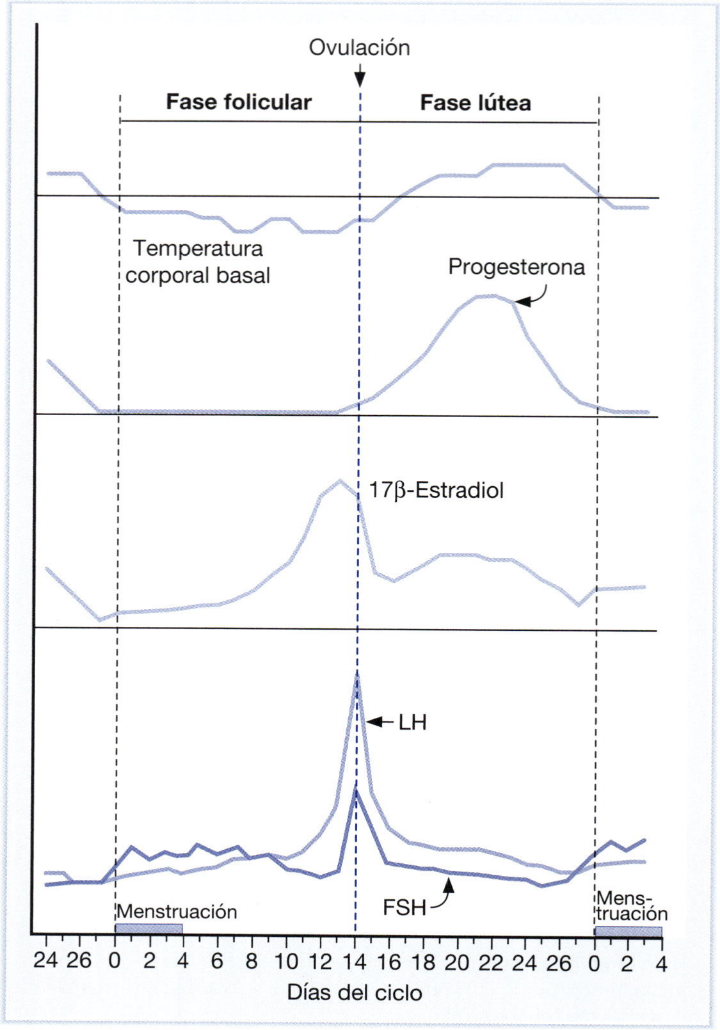


**FIGURA 17-4.** Respuesta hormonal y temperatura basal corporal en diferentes estadios del ciclo menstrual. Antes y después de la ovulación, la temperatura corporal basal y las concentraciones de progesterona son elevadas; las cifras de estradiol alcanzan su punto más alto justo antes y luego decrecen. Los valores de LH y FSH alcanzan su mayor nivel en la ovulación. FSH, hormona foliculoestimulante; LH, hormona luteinizante. (Reimpresa con autorización de Costanzo LS. *BRS Physiology*. 6th ed. Wolters Kluwer; 2015.).

## PERLAS CLÍNICAS

El **síndrome de poliquistosis ovárica** (**SPO**) es una enfermedad bastante frecuente que afecta a mujeres biológicas en edad reproductiva y que presenta dos de los tres síntomas siguientes: niveles de hiperandrogenismo, poliquistosis ovárica y disfunción menstrual (ciclo irregular o anovulación). El SPO se asocia a obesidad, hiperinsulinemia y resistencia a la insulina. La etiología del SPO no se conoce bien, pero hay evidencia que sugiere una asociación de la aparición del síndrome con una mutación de pérdida de función de genes que codifican enzimas críticas en la biosíntesis de andrógenos y otras alteraciones genéticas asociadas con la sensibilidad a la insulina, la obesidad y la diabetes de tipo 2. Las secuelas del SPO incluyen diversas complicaciones, como aborto espontáneo, esterilidad, diabetes de tipo 2 e incluso cáncer de endometrio. El tratamiento de primera línea para las pacientes adolescentes con SPO son los cambios en el estilo de vida, como el ejercicio y la dieta; pueden utilizarse píldoras anticonceptivas para disminuir la producción ovárica de andrógenos.

## III. TUBAS UTERINAS (TROMPAS DE FALOPIO)

Cada **tuba uterina** mide aproximadamente 12 cm de longitud y se subdivide en cuatro regiones: el **infundíbulo**, que tiene **fimbrias en el extremo**; la **ampolla**, que es la región larga (~ 7 cm), en forma de embudo, donde suele tener lugar la fecundación; el **istmo**, la región estrecha que se aproxima al útero; y la **región intraparietal**, que atraviesa la pared del útero. Desde el punto de vista histológico, la pared de cada tuba uterina está formada por **mucosa**, **capa muscular** y **serosa**.

**A. Mucosa**. Tiene **pliegues longitudinales** en el infundíbulo, el cual decrece progresivamente a medida que la tuba uterina se aproxima al útero (**fig. 17-5**).

1. La mucosa está revestida por un **epitelio cilíndrico simple ciliado** compuesto principalmente por dos tipos de células.
   a. Las **células intercalares** (*véase* fig. 17-5) son células secretoras altas con RER en gran cantidad, un aparato de Golgi bien desarrollado y muchos gránulos de secreción apicales que contienen un **medio rico en nutrientes** que nutre a los espermatozoides (y el embrión antes de implantarse), así como citocinas que ayudan a la **capacitación** de los espermatozoides. Estas células aumentan en número en respuesta a la progesterona.
   b. Las **células ciliadas** (*véase* fig. 17-5) son células cilíndricas con cilios en su superficie apical, cuyo número e intensidad de movimiento aumentan en respuesta a los estrógenos. Los cilios se mueven principalmente hacia el útero y facilitan el transporte del ovocito o, en caso de fecundación, del producto de la concepción hasta el útero.
2. La **lámina propia** (*véase* fig. 17-5) está formada por un tejido conjuntivo laxo que contiene fibras reticulares, fibroblastos, mastocitos y células linfáticas.

**B. Muscular** (*véase* fig. 17-5). Está formada por una capa interna mal definida de músculo liso circular y otra longitudinal externa; se contrae de manera rítmica para ayudar al transporte del ovocito o del producto de la concepción hacia el útero.

**C. Serosa**. Está compuesta por un **epitelio plano simple** (mesotelio peritoneal) que recubre una delgada capa de tejido conjuntivo; cubre la superficie externa de la tuba uterina.

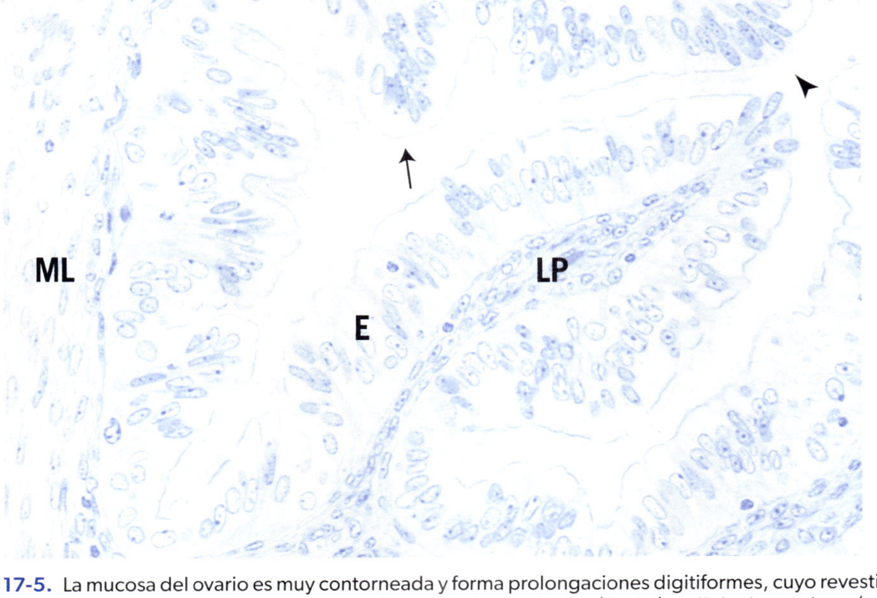


**FIGURA 17-5.** La mucosa del ovario es muy contorneada y forma prolongaciones digitiformes, cuyo revestimiento epitelial (E) está formado por dos tipos celulares: células cilíndricas ciliadas (*flecha*) y células intercalares (*punta de flecha*). Son visibles la lámina propia (LP), muy vascularizada, y el músculo liso (ML) circundante (270×).

**PERLAS CLÍNICAS**

El **embarazo tubárico** constituye casi el 90% de todos los **embarazos ectópicos** y es el resultado de la implantación del producto de la concepción en el oviducto. El oviducto, delgado y estrecho, no puede alojar el producto de la concepción en crecimiento y acaba rompiéndose cuando el tamaño creciente de este ejerce presión sobre la pared o cuando la placenta invade la pared. La rotura provoca una hemorragia masiva que puede conducir a un choque hipovolémico y la muerte. Alrededor del 50% de las pacientes presentan tres síntomas clínicos asociados al embarazo ectópico: dolor abdominal, amenorrea y sangrado vaginal. Aunque se desconocen las causas las causas del embarazo tubárico, se ha demostrado que las personas que fuman han tenido una enfermedad inflamatoria pélvica, se les ha realizado una cirugía en las tubas uterinas o tienen antecedentes de incidencia previa, y aquellas en las que se ha realizado inseminación artificial o utilizan medicamentos para la fecundidad, tienen una mayor probabilidad de sufrir embarazos tubáricos.

# IV. ÚTERO

El útero tiene tres regiones: **fondo**, **cuerpo** y **cuello**.

**A. Pared uterina**. Está formada por **endometrio**, **miometrio** y **perimetrio** (serosa o adventicia).

1. El **endometrio** (fig. 17-6) está constituido por un revestimiento epitelial **cilíndrico** simple que contiene **células secretoras**, **células ciliadas** y una **lámina propia** por un estroma de tejido conjuntivo con abundantes glándulas. Durante el ciclo menstrual, el endometrio experimenta cambios cíclicos modulados por hormonas y puede variar en espesor desde menos de 1 mm hasta 7 mm. Su estroma parece tejido conjuntivo mesenquimatoso, rico en **fibras reticulares**, **células estrelladas** macrófagos y leucocitos, y alberga las **glándulas del endometrio**, que varían de glándulas tubulares simples

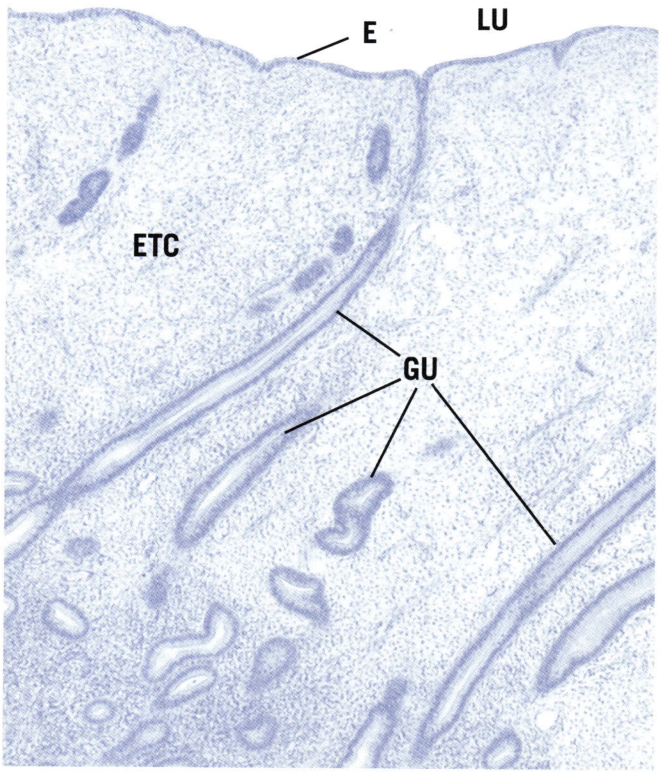


**FIGURA 17-6.** La mucosa uterina está en proceso de reconstrucción durante la fase folicular. El estroma del tejido conjuntivo (ETC) está bien desarrollado; las glándulas uterinas (GU) se alargan y comienzan a hincharse. Un epitelio cilíndrico simple (E) reviste el lumen (LU) y las glándulas del útero (53×).

a glándulas tubulares simples ramificadas en espiral, que dependen de las hormonas durante el ciclo menstrual.

a. El **endometrio** tiene dos capas: funcional y basal.
   (1) La **capa funcional** es la capa gruesa superficial del endometrio que más responde a los cambios hormonales mensuales engrosándose, desprendiéndose y restableciéndose durante el ciclo menstrual.
   (2) La **capa basal** es la capa más profunda del endometrio, mide 1 mm o menos de espesor y se conserva durante la menstruación. Posee la base de las **glándulas endometriales** con células madre que contribuyen a la **reepitelización** del endometrio tras el desprendimiento de la capa funcional.

b. De las arterias que atraviesan el miometrio se derivan dos tipos de **aporte vascular del endometrio**: las **arterias helicoidales**, que se extienden por la capa funcional, responden a los cambios hormonales cíclicos y experimentan cambios pronunciados durante el ciclo menstrual; y las **arterias rectas**, que irrigan la capa basal, no responden a los cambios hormonales y no experimentan cambios cíclicos.

## PERLAS CLÍNICAS

La **endometriosis** es una enfermedad en la que el tejido endometrial normal está presente en localizaciones anómalas fuera del útero, normalmente en la cavidad peritoneal pélvica. Dado que el tejido endometrial ectópico responde a los cambios hormonales durante el ciclo menstrual, puede provocar hemorragias y la consiguiente respuesta inflamatoria, lo que da lugar a dolor y a la formación de quistes, fibrosis y adherencias. Aunque la patogenia exacta de esta afección aún no está clara, se han identificado factores correlacionados, como antecedentes familiares de endometriosis, ciclos menstruales cortos, menstruaciones prolongadas y abundantes, menarquia precoz y ausencia o retraso del número de partos. La endometriosis grave puede provocar **esterilidad** cuando afecta los ovarios y las tubas uterinas, ya que estos órganos se deforman y quedan incluidos dentro de tejido cicatricial.

El **cáncer de endometrio** (**adenocarcinoma endometrial**), el cáncer más frecuente del aparato genital femenino, ocurre con mucho mayor frecuencia en las mujeres posmenopáusicas que en aquellas que se encuentran entre la cuarta y quinta décadas de vida, y es excepcionalmente infrecuente en las mujeres menores de 30 años. Los síntomas más comunes son sangrado vaginal en pacientes posmenopáusicas (y metrorragia en las mujeres más jóvenes), dolor en la región pélvica, agrandamiento del útero y secreción vaginal acuosa o sanguinolenta. Aunque se desconocen las causas del cáncer de endometrio, se han identificado algunos factores de riesgo asociados, como nuligestación, obesidad, menopausia tardía (edad >52 años), antecedentes familiares, SPO y diabetes.

El diagnóstico requiere exploración pélvica, ultrasonido y muestreo endometrial. La estadificación del cáncer de endometrio depende de la extensión de la lesión. El estadio I está confinado al útero; el estadio II afecta el útero y el cuello uterino; el estadio III implica a los ganglios linfáticos de la región pélvica, pero no a la vejiga ni al recto; y el estadio IV involucra al recto y la vejiga fuera de los límites de la pelvis. El tratamiento estándar del cáncer de endometrio es la cirugía, seguida de quimioterapia y radioterapia. El alcance de la cirugía depende del estadio del cáncer.

2. El **miometrio** es la capa más gruesa del útero; está formado por capas longitudinales internas y externas y por una gruesa capa circular. Esta capa circular está muy **vascularizada** y recibe el nombre de **estrato vascular**.
   a. Durante el embarazo, las células musculares lisas del miometrio experimentan **hipertrofia** e **hiperplasia** para acomodar el producto de la concepción en crecimiento. Hacia el final del embarazo, las células musculares lisas desarrollan muchas uniones comunicantes entre sí, lo que facilita la contracción coordinada del miometrio durante el parto.
   b. En el momento del parto, la hormona **oxitocina** y **prostaglandinas** provocan fuertes contracciones del miometrio. Después del parto, muchas de las células musculares lisas del miometrio sufren **apoptosis**, lo que permite que el útero disminuya de tamaño.
3. **Perimetrio**
   a. La **serosa** es el mesotelio peritoneal que recubre las superficies del útero que sobresalen en la cavidad peritoneal
   b. La **adventicia** es tejido conjuntivo fuera del miometrio; se encuentra a lo largo de las superficies retroperitoneales del útero.

**B. Ciclo menstrual**. Empieza en el **día 1** de la menstruación. En este momento, las concentraciones sanguíneas de **estrógenos**, **progesterona**, **FSH** y **LH** son muy bajas (*véase* fig. 17-4).

1. La **fase menstrual** (**días 1-4**) se caracteriza por la **secreción hemorrágica** (**menstruación**) de la capa funcional del endometrio. A medida que el cuerpo lúteo degenera, las concentraciones decrecientes de progesterona y estrógeno inducen **espasmos de contracción** y **relajación** de las arterias helicoidales.
   a. La vasoconstricción prolongada es seguida por una **vasodilatación** repentina e intermitente de las arterias helicoidales, que rompen sus paredes e inundan de sangre el estroma, despegan la capa funcional y hacen caer el tejido necrótico. Durante esta fase del ciclo menstrual, se inhibe la coagulación de la sangre.
   b. La capa basal es abastecida por arterias rectas cortas que no experimentan vasoconstricción prolongada, y esta capa se conserva.
2. La **fase proliferativa** (**folicular**; *véase* fig. 17-6), que tiene lugar en los **días 4-14** del ciclo menstrual, consiste en la **renovación de la capa funcional entera**, incluida la reparación de las glándulas, el tejido conjuntivo y los elementos vasculares (especialmente las arterias helicoidales), todo bajo la influencia de concentraciones crecientes de **estrógenos** en la sangre.
   a. El epitelio de revestimiento uterino se renueva gracias a la actividad mitótica de las células madre que permanecen en las glándulas uterinas de la capa basal del endometrio. Las glándulas endometriales, también renovadas por las células madre, son rectas y están revestidas por epitelio cilíndrico simple. Las células del estroma también se dividen y agrandan a medida que acumulan glucógeno.
   b. Las arterias helicoidales se extienden aproximadamente dos tercios de su recorrido por el endometrio, el cual, al final de la fase proliferativa, mide 3 mm de grosor.
3. La **fase secretora** (**de cuerpo lúteo**; **días 15-28**) empieza poco después de la ovulación, cuando el cuerpo lúteo secreta **progesterona** y **estrógenos** que continúan **engrosando el endometrio**. A medida que los estrógenos siguen promoviendo el crecimiento de las glándulas endometriales, la progesterona estimula la secreción glandular endometrial y el edema estromal.
   a. Las glándulas **se espiralizan** cada vez más y las células glandulares acumulan grandes cantidades de **glucógeno** en su citoplasma, y secretan **glucoproteína** y **glucógeno** en la luz glandular.
   b. Las arterias helicoidales continúan espiralizándose y alargándose, y se extienden por las caras superficiales de la capa funcional.
   c. Al final de la fase secretora, el endometrio es edematoso y tiene un grosor de aproximadamente 6-7 mm.

**PERLAS CLÍNICAS**

El **prolapso uterino** es el descenso o herniación del útero hacia la vagina debido a que los ligamentos uterinos, es decir, el ligamento redondo, el ligamento ancho, los ligamentos uterosacros y los músculos elevadores, ya no son capaces de mantener la posición anatómica normal del útero dentro de la pelvis. El prolapso uterino generalizado puede cursar con molestias abdominales, sensación de plenitud o presión vaginal, ulceración de las regiones que sobresalen y dificultad para orinar y defecar. El prolapso uterino suele producirse en personas mayores, pero también puede presentarse en personas más jóvenes que dieron a luz a niños de gran tamaño y tuvieron un parto prolongado y difícil. El tratamiento estándar del prolapso uterino es la intervención quirúrgica.

El **leiomioma uterino** (**fibroma**) es el tumor benigno más frecuente del músculo liso del útero y afecta al 50-60% de las personas en edad reproductiva. Estos tumores suelen ser pequeños, bien circunscritos y asintomáticos, y a menudo se resuelven tras la menopausia en la mayoría de las pacientes. Las pacientes sintomáticas presentan presión o dolor pélvico, sangrado uterino anómalo y, en ocasiones infrecuentes, agrandamiento abdominal, esterilidad y obstrucción intestinal. El tratamiento varía en función de los síntomas, la edad, los riesgos y otros factores, pero la embolización de los miomas uterinos ha demostrado su eficacia en los últimos años.

# V. CUELLO UTERINO

**A. Cuello uterino. El cuello uterino es el extremo caudal y estrecho del útero, sin glándulas endometriales**, por lo que no participa en la menstruación; sin embargo, las secreciones de sus **glándulas cervicales** ramificadas cambian durante los distintos estadios del ciclo menstrual. Cerca del momento de la ovulación, las glándulas cervicales producen un líquido seroso que facilita la entrada de los espermatozoides en el lumen del útero; sin embargo, durante el embarazo, producen una secreción densa viscosa que impide la entrada de espermatozoides (y de microorganismos) en el útero.

**B. Pared cervical**. Está formada principalmente por un **tejido conjuntivo colagenoso denso** intercalado entre numerosas fibras elásticas y algunas células musculares lisas.

**C.** El **cuello uterino tiene un canal cervical estrecho revestido por un epitelio cilíndrico simple** (secretor de moco). El extremo inferior del cuello uterino, denominado **ectocérvix**, protruye en la vagina y está recubierto por un **epitelio plano estratificado no queratinizado**. El área del cambio epitelial abrupto donde el canal cervical hace la transición a ectocérvix se denomina **zona de transformación**.

**D. Período preparto**. Antes del parto, el cuello uterino se dilata y ablanda a medida que los haces de fibras de colágeno experimentan lisis en respuesta a la hormona *relaxina*.

**PERLAS CLÍNICAS**

En el cribado del cuello uterino, la **citología de Papanicolaou** (**Pap**) o **citología cervicovaginal**, se raspan células epiteliales de la **zona de transformación** del cuello uterino, que es un lugar habitual de displasia, y un citopatólogo las colocan en un portaobjetos, las fija, las tiñe y las analiza al microscopio. Además de las células displásicas, la citología vaginal muestra **variaciones en las poblaciones de células normales** según las fases del ciclo menstrual. Al uso generalizado del cribado cervical se le atribuye una mejor detección precoz de la displasia, así como ha ayudado a reducir de manera significativa la incidencia del cáncer de cuello uterino en Estados Unidos desde la década de 1950.

El **carcinoma del cuello uterino**, la tercera neoplasia maligna más frecuente en mujeres biológicas en todo el mundo, se origina a partir de las células del epitelio plano estratificado no queratinizado. Puede estar contenido completamente dentro del epitelio y no invadir el estroma subyacente (**carcinoma *in situ***) o penetrar la lámina basal y hacer metástasis en otras partes del cuerpo (**carcinoma invasivo**). Tiene una incidencia relativamente elevada, pero puede ser tratado con cirugía si se detecta a tiempo (normalmente, mediante Pap) antes de volverse invasivo. La mayoría de los carcinomas del cuello uterino son consecuencia de la infección por el virus del papiloma humano (VPH), adquirida principalmente por contacto sexual. La inmunización contra las cepas carcinógenas del VPH es un importante método de prevención para reducir el riesgo.

## VI. FECUNDACIÓN E IMPLANTACIÓN

**A. Fecundación**. Suele ocurrir en la **ampolla de la tuba uterina**. Es un proceso complejo de **fusión entre un espermatozoide y un ovocito secundario** para formar un **cigoto**, que es el **producto de la concepción** unicelular.

1. Antes de que un espermatozoide sea capaz de fecundar, debe someterse a una **capacitación** que es facilitada por el microambiente del aparato reproductor femenino; implica tres pasos:
   a. Se eliminan las **moléculas de colesterol** de la membrana del acrosoma, una gran vesícula situada en la punta de la cabeza del espermatozoide que almacena enzimas hidrolíticas capaces de degradar la ZP.
   b. Los **canales iónicos $Ca^{2+}$** en la membrana del flagelo espermático se abren, permitiendo la entrada de iones de calcio.
   c. El aumento de iones de calcio en los flagelos induce la formación de **monofosfato de adenosina cíclico** (**cAMP**, *cyclic adenosine monophosphate*), que hace que el espermatozoide se vuelva hiperactivo, lo que le permite nadar más rápido y con más fuerza para alcanzar el ovocito y penetrar en la ZP.
2. Una vez que el espermatozoide «capacitado» entra en contacto con la ZP del ovocito, la **reacción acrosómica**, se produce el siguiente paso crítico en la fecundación, durante el cual se liberan enzimas hidrolíticas del acrosoma, especialmente **acrosina**, que reducen la viscosidad de la ZP, lo que permite que el espermatozoide alcance el ovocito secundario. Es muy importante señalar que el primer espermatozoide que llega a la ZP no es el que alcanza el ovocito secundario. En su lugar, cientos de espermatozoides deben liberar su acrosina antes de que se establezca un camino definido hacia la membrana del ovocito. Finalmente, uno de los espermatozoides de los alrededores puede seguir el camino a través de la ZP y entrar en contacto con la membrana del ovocito.
3. Cuando un espermatozoide entra en contacto con el ovocito secundario **izumo1** (proteína 1 de fusión espermatozoide-óvulo Izumo), una membrana integral del plasmalema del espermatozoide se une a su receptor, **Juno**, en la membrana del ovocito secundario. Este contacto entre Izumo1 y Juno desencadena la **fusión** de las membranas de las dos células y la entrada de los materiales del

espermatozoide en el citoplasma del ovocito secundario. Además, las moléculas CD9 de la membrana del ovocito secundario provocan la formación de **largas microvellosidades** en la superficie del ovocito, así como la reorganización de las proteínas transmembrana en esa región de la membrana del ovocito implicada en la fusión con la membrana del espermatozoide. En respuesta a esta fusión, el **ovocito secundario libera su $Ca^{2+}$ almacenado**, experimenta una **reacción cortical, reanuda y completa la segunda división meiótica** y forma el **pronúcleo del ovocito**.

a. En la reacción cortical, los **gránulos corticales** que contienen enzimas se fusionan con la membrana celular del ovocito secundario, y liberan enzimas que facilitan la transformación de la ZP de una sustancia gelatinosa a un material altamente viscoso que impide que más espermatozoides lleguen al ovocito, con lo que se evita de manera efectiva la **poliespermia**.
b. La fusión del espermatozoide con el ovocito secundario permite la entrada del **núcleo espermático** (**pronúcleo espermático**) y el **centrosoma** en el citoplasma del ovocito, lo cual induce al ovocito a **completar su segunda división meiótica**, con la que forma el **segundo cuerpo polar** y el **óvulo** que contiene su núcleo haploide (**pronúcleo del óvulo**).
c. El espermatozoide y los pronúcleos haploides del óvulo se aproximan entre sí, se liberan de sus envolturas nucleares; a medida que sus cromosomas se mezclan, forman una **célula diploide**, conocida como **cigoto**. Inmediatamente después de la formación del cigoto, el centrosoma, aportado por el espermatozoide, forma un aparato del huso mitótico y el cigoto presenta su primera división mitótica. Las dos nuevas células hijas recién formadas son las dos primeras células del producto de la concepción. *Debe hacerse notar que todos los centrosomas del embrión provienen del espermatozoide y todas las mitocondrias provienen del óvulo.*

### PERLAS CLÍNICAS

Existen numerosos **métodos anticonceptivos**, incluyendo las píldoras anticonceptivas; sustancias subdérmicas o intramusculares; barreras, como los preservativos, los diafragmas y las esponjas anticonceptivas; los implantes anticonceptivos; la anticoncepción de urgencia; dispositivos intrauterinos (DIU); y procedimientos quirúrgicos que ligan el aparato reproductor: la vasectomía y la ligadura de tubas.

Las **píldoras anticonceptivas** para **mujeres biológicas** suelen ser compuestos que contienen estrógenos y progesterona que previenen la ovulación. Estas píldoras requieren una dosis diaria durante 21 días y después tomar píldoras inertes durante los 7 días siguientes para que se produzca la menstruación. Las píldoras anticonceptivas para **hombres biológicos** contienen andrógenos que inhiben la producción de LH y FSH; además, previenen y reducen en gran medida la formación de espermatozoides.

Las **sustancias subdérmicas o intramusculares** están compuestas por progesterona que interfiere activamente con la ovulación hasta durante 3 meses.

Los **preservativos** están compuestos por sustancias de poliuretano que recubren la vagina o una vaina que se coloca sobre el pene. A menudo, se complementan con un agente espermicida.

El **diafragma** es un dispositivo que se coloca en la vagina y cubre la apertura del cuello uterino. Debe ser cubierto por un espermicida y colocarse en su lugar al menos 6 h antes de la actividad sexual, y luego retirarse y limpiarse antes de que pasen 24 h desde que se colocó.

Las **esponjas anticonceptivas** son esponjas de poliuretano redondas y tratadas con agentes espermicidas. Son colocadas a través de la vagina cerca del cuello uterino para prevenir que los espermatozoides puedan acceder al útero. Las esponjas deben permanecer en la vagina durante al menos 6 h después de la actividad sexual, pero no más de 24 h después de haberse colocado.

Los **implantes** anticonceptivos, normalmente se colocan en el brazo y liberan progesterona durante un período de 3 años, después de los cuales deben retirarse.

La **anticoncepción de emergencia**, conocida como la «píldora del día siguiente», contiene progesterona sintética que inhibe o ralentiza la ovulación y espesa el moco cervical para impedir la fecundación si es tomada dentro de las 24 h posteriores a la actividad sexual.

Los **DIU** son objetos pequeños en forma de «T» que son colocadas dentro del útero, con la barra de la «T» cerca de las aberturas de las tubas uterinas y con el vástago de la misma letra cerca del cuello uterino. Algunos tipos de DIU están impregnados con progesterona, que es liberada lentamente durante varios años. Son bastante seguros, pero no deben usarse en mujeres que padezcan o tengan alto riesgo de desarrollar cáncer de mama ni en mujeres con hepatopatías.

Un segundo tipo de DIU está compuesto por cobre y no cuenta con progesterona. Los DIU de cobre no son seguros para las mujeres con alergia al cobre o con propensión a acumular cobre en el cuerpo (enfermedad de Wilson).

### B. Implantación

1. El **cigoto** formado en la ampolla del oviducto es transportado hacia el útero por los movimientos ciliares, así como por las contracciones de los músculos lisos de la tuba uterina. Durante este tiempo,

el cigoto experimenta una división celular mitótica (conocida como **segmentación**) y, hacia el tercer día tras la fecundación, se transforma en una estructura multicelular llamada **mórula**. Las células situadas en la cara externa de la mórula se conocen como **masa celular externa**; aquellas atrapadas en el interior de la mórula son la **masa celular interna**.

2. A medida que el producto de la concepción entra en el útero, aproximadamente el quinto día después de la fecundación, comienza a acumular gotas de líquido que acaban por unirse en un único «lago», empujando las células hacia la periferia, de modo que la mórula se asemeja ahora a una bola de células llena de líquido. La estructura pasa a denominarse **blastocisto**, compuesto por una única capa de células externas, denominadas **trofoblastos**, y un grupo de células internas, denominadas **embrioblastos**.
3. A medida que el blastocisto se desprende de su ZP y comienza a implantarse en el endometrio uterino, los trofoblastos dan lugar a dos tipos de células, los **sincitiotrofoblastos** multinucleados del exterior y los **citotrofoblastos** uninucleados del interior. Los citotrofoblastos sufren mitosis, lo que proporciona células adicionales que se diferencian y fusionan con los sincitiotrofoblastos. Ello amplía esta capa, y el blastocisto se implanta cada vez más profundamente en el endometrio uterino.
4. Los sincitiotrofoblastos y los citotrofoblastos, junto con las células endometriales uterinas, comienzan a formar la placenta. Los **sincitiotrofoblastos** también empiezan a secretar **hCG**, que indica al cuerpo lúteo que persista y siga secretando progesterona, lo que impide la menstruación. La actividad mitótica de los **embrioblastos** proporcionará células para la formación del embrión, inicialmente mediante la formación de un **disco germinal bilaminar** de dos capas y, tras el proceso de gastrulación durante la semana 3, formará un **disco germinal trilaminar** de tres capas, compuesto por ectodermo, mesodermo y endodermo. Una vez establecidas las tres capas germinales, sobreviene el período embrionario (semanas 3-8 del desarrollo embrionario), seguido del período fetal, que comienza en la semana 9 hasta el nacimiento.

**PERLAS CLÍNICAS**

Los **teratomas** son tumores de células germinales que surgen de células madre embrionarias. Los teratomas ováricos son el tipo más común; pueden clasificarse en tres grupos: maduros, monodérmicos e inmaduros.

Los **teratomas maduros** (quistes dermoides) son tumores típicamente benignos de los ovarios y suelen presentarse en pacientes jóvenes. Son quistes con paredes bien definidas que frecuentemente contienen pelo y otras estructuras epidérmicas, como glándulas sebáceas, así como hueso, dientes y fragmentos de cartílago.

Los **teratomas monodérmicos** son tumores poco frecuentes también conocidos como teratomas especializados. Los dos tipos más frecuentes de estos tumores son el bocio de ovario y el carcinoide ovárico.

El **bocio de ovario** es un tumor ovárico formado por folículos tiroideos bien desarrollados que producen hormona tiroidea y pueden ocasionar hipertiroidismo. El **carcinoide ovárico** es un tumor que suele producir serotonina (5-hidroxitriptamina).

Los **teratomas inmaduros** son tumores malignos de rápido crecimiento y cuya histología asemeja a la fetal en lugar de la de tejidos maduros. Suelen presentarse en pacientes adolescentes jóvenes.

## VII. PLACENTA

La placenta es un órgano transitorio formado por una **porción materna** y una **porción fetal**. Al momento del nacimiento mide alrededor de 18 cm de diámetro y 2.5 cm de espesor y pesa aproximadamente 600 g.

### A. Estructura

1. A medida que el producto de la concepción se implanta en el endometrio uterino, los **citotrofoblastos** y **sincitiotrofoblastos** forman el **corion** y la porción fetal de la placenta en desarrollo. En respuesta, el endometrio del útero forma la **decidua**, la porción materna de la placenta.
2. Durante la semana 2 de desarrollo, los sincitiotrofoblastos forman espacios entre ellos denominados **lagunas**; a medida que erosionan los vasos sanguíneos endometriales de la decidua, la sangre parental llena las lagunas.
3. A partir de la tercera semana, los **citotrofoblastos** y los **sincitiotrofoblastos** forman proyecciones denominadas **vellosidades coriónicas** en las lagunas, lo que incrementa la superficie de intercambio de gases y nutrientes entre los tejidos uterino y placentario. Los vasos sanguíneos embrionarios crecen en las vellosidades coriónicas y transportan nutrientes, desechos y $CO_2$ y $O_2$ hacia y desde la placenta. A medida que el producto de la concepción crece, el corion se convierte en la **placa**

**coriónica**, la porción fetal de la placenta, y la decidua opuesta a la placa coriónica se convierte en la **decidua basal**, la porción materna de la placenta.

4. La **barrera placentaria** entre la sangre parental y la fetal permite la transferencia selectiva de nutrientes y productos de desecho, y al mismo tiempo evita que estas se mezclen. La barrera placentaria está formada por lo siguiente:
   a. Células endoteliales de los capilares fetales.
   b. Láminas basales del endotelio capilar fetal.
   c. Láminas basales de los citotrofoblastos.
   d. Citotrofoblastos.
   e. Sincitiotrofoblastos.

## B. Función (tabla 17-2)

1. La placenta permite el intercambio de diversas sustancias entre los sistemas circulatorios materno y fetal. Este intercambio se realiza *sin* que se mezclen los dos sistemas sanguíneos.
2. La placenta secreta **progesterona**, **hCG**, **tirotropina coriónica** y **hCS** (una hormona lactógena promotora del crecimiento), así como factor de crecimiento endotelial, factores de crecimiento insulínico (IGF, *insulin-like growth factor*) I y II, factor de crecimiento de fibroblastos, factor estimulante de colonias, factor de crecimiento derivado de plaquetas, factor de necrosis tumoral, relaxina, leptina e interleucinas 1 y 3.
3. También produce **estrógenos** con ayuda del hígado y la corteza suprarrenal del feto.
4. Las células deciduales del estroma producen **prostaglandinas** y **prolactina**.

**Tabla 17-2 Hormonas producidas por la placenta**

| Hormona | Células productoras de la hormona | Función de la hormona |
|---|---|---|
| hCG | Sincitiotrofoblastos y también citotrofoblastos | Mantiene el cuerpo lúteo |
| hCS (también conocida como *lactógeno placentario humano*) | Sincitiotrofoblastos | Regula el metabolismo de la glucosa; estimula la proliferación del conducto de la glándula mamaria |
| IGF-I e IGF-II | Citotrofoblastos | Estimulan el crecimiento y la proliferación de los citotrofoblastos |
| EGF | Fase temprana (4-5 sem): citotrofoblastos<br>Fase tardía (6-12 sem): sincitiotrofoblastos | Estimula el desarrollo y mantiene el funcionamiento de los trofoblastos |
| Relaxina | Células deciduales | Hace más distensible el cuello uterino y el fibrocolágeno de la sínfisis del pubis en previsión del parto |
| Leptina | Sincitiotrofoblastos | Controla el estatus de los nutrientes en la madre y facilita su transporte a través de la barrera placentaria |
| Factor de crecimiento de fibroblastos | Sincitiotrofoblastos | Facilita la proliferación de los citotrofoblastos |
| Factor estimulante de colonias | Sincitiotrofoblastos | Facilita la proliferación de los citotrofoblastos |
| Factor de crecimiento derivado de plaquetas | Sincitiotrofoblastos | Facilita la proliferación de los citotrofoblastos |
| Interleucina 1 | Sincitiotrofoblastos | Facilita la proliferación de los citotrofoblastos |
| Interleucina 3 | Sincitiotrofoblastos | Facilita la proliferación de los citotrofoblastos |
| Factor de necrosis tumoral $\alpha$ | Sincitiotrofoblastos | Inhibe la proliferación de los citotrofoblastos |

EGF, factor de crecimiento endotelial; hCG, gonadotropina coriónica humana; hCS, somatomamotropina coriónica humana; IGF-I, factor de crecimiento insulínico I; IGF-II, factor de crecimiento insulínico II.

**PERLAS CLÍNICAS**

La **preeclampsia** (antes denominada **toxemia**) es una disfunción endotelial generalizada y vasoespasmo, que provoca hipertensión de nueva aparición y proteinuria en personas embarazadas (después de 20 semanas de gestación) sin antecedentes de hipertensión. Estas personas presentan hipertensión arterial repentina (>140/90) y proteinuria relativamente tarde en el embarazo. Otros síntomas asociados a la preeclampsia son edema de miembros, aumento de peso repentino e involuntario, náusea, vómito, dolor abdominal, cefalea persistente y problemas para orinar.

Si la preeclampsia no se trata, la enfermedad puede evolucionar a **eclampsia**, que se acompaña de convulsiones tonicoclónicas generalizadas de nueva aparición y coma, en la mayoría de los casos durante el embarazo o 48 h después del parto. Sin embargo, no todas las personas con eclampsia tienen preeclampsia preexistente y sus síntomas asociados. La patogenia de la preeclampsia sigue sin estar clara, pero entre los factores contribuyentes más importantes se encuentran intolerancia inmunitaria, placentación anómala, factores genéticos y ambientales, y cambios cardiovasculares e inflamatorios.

Los factores de riesgo de la preeclampsia incluyen nuliparidad, antecedentes previos de preeclampsia, obesidad, gestaciones multifetales, hipertensión crónica, gestación geriátrica y diabetes pregestacional o gestacional. En los casos graves, la persona embarazada requiere una estrecha observación y puede ser necesario el parto prematuro del feto.

## VIII. VAGINA

**A. Vagina**. Es un conducto fibromuscular cuya pared está formada por una mucosa, una capa muscular de músculos lisos y una adventicia externa. Su orificio externo está rodeado por un esfínter de músculo esquelético. La vagina carece de glándulas en toda su longitud y es lubricada por secreciones del cuello uterino y por filtraciones de líquido extracelular procedente de la vasculatura de la lámina propia.

1. La **mucosa** está constituida por un grueso **epitelio plano estratificado no queratinizado** y por un tejido conjuntivo fibroelástico, la **lámina propia**.
   a. El **epitelio** contiene y secreta **glucógeno**, que la microbiota utiliza para producir **ácido láctico**, el cual reduce el pH durante la fase folicular del ciclo menstrual e inhibe la invasión por patógenos.
   b. La **lámina propia** es un tejido conjuntivo fibroelástico que tiene su parte más profunda **altamente vascularizada** (quizá análoga a una mucosa).
2. La **muscular** está formada por capas de **músculo liso** dispuestas irregularmente (una capa circular interna delgada y otra longitudinal externa más gruesa) e intercaladas con **fibras elásticas**.
3. La **adventicia** está compuesta por tejido conjuntivo **fibroelástico**. Su función consiste en fijar la vagina a las estructuras adyacentes.

## IX. GENITALES EXTERNOS (VULVA)

**A. Labios mayores**. Son pliegues de la piel cargados de grasa que contienen folículos pilosos, glándulas sebáceas y glándulas sudoríparas.

**B. Labios menores**. Son pliegues de piel con un núcleo de tejido conjuntivo elástico muy vascularizado, situados a ambos lados del vestíbulo. Estos pliegues carecen de folículos pilosos, pero contienen numerosas **glándulas sebáceas** que se abren directamente en la superficie epitelial.

**C. Vestíbulo**. Es el espacio revestido de epitelio plano estratificado no queratinizado entre los dos labios menores, donde se encuentran los orificios uretral y vaginal. Las **glándulas vestibulares mayores** (**glándulas de Bartolino**) y numerosas glándulas más pequeñas alrededor de la **uretra** y el **clítoris** (glándulas vestibulares menores) se abren a este espacio y secretan mucosidad.

**D. Clítoris**. Está formado por dos pequeños cuerpos eréctiles cilíndricos denominados **cuerpos cavernosos**, que terminan en el **glande del clítoris**, el cual está cubierto por un prepucio. Contiene numerosas fibras nerviosas sensitivas y terminaciones nerviosas especializadas (p. ej., corpúsculos de Meissner y de Pacini).

# X. GLÁNDULAS MAMARIAS

Las **glándulas mamarias** de ambos sexos son idénticas durante aproximadamente la primera década de la vida, pero cuando los estrógenos, la progesterona y las hormonas lactógenas están presentes en la pubertad, inducen a las glándulas mamarias a crecer y desarrollar un sistema de lobulillos y conductillos terminales, así como a incrementar su masa de tejido conjuntivo y formar un depósito de tejido adiposo. Cada glándula mamaria de la mujer biológica adulta está compuesta por numerosas **glándulas tubuloalveolares compuestas**, cada una con su propio seno lactífero y un conducto que se abre en el ápice del pezón.

**A. Glándulas mamarias no lactantes (en reposo, inactivas).** En la mujer adulta no embarazada, están formadas por senos y conductos lactíferos revestidos en la mayoría de las áreas por un epitelio cúbico estratificado, con una capa basal constituida por células mioepiteliales dispersas. Una lámina basal separa los componentes epiteliales del estroma subyacente.

**B. Glándulas mamarias lactantes (activas).** Crecen durante el embarazo gracias al desarrollo de ácinos (*alvéolos*; **fig. 17-7**).

1. Las **células alveolares** (**células secretoras**; **fig. 17-8**) revisten los alvéolos de las glándulas mamarias activas y están rodeadas por una capa incompleta de **células mioepiteliales**. Están bien dotadas de RER y contienen varios aparatos de Golgi, numerosas mitocondrias, gotitas lipídicas y vesículas con proteína láctica (caseínas) y lactosa.

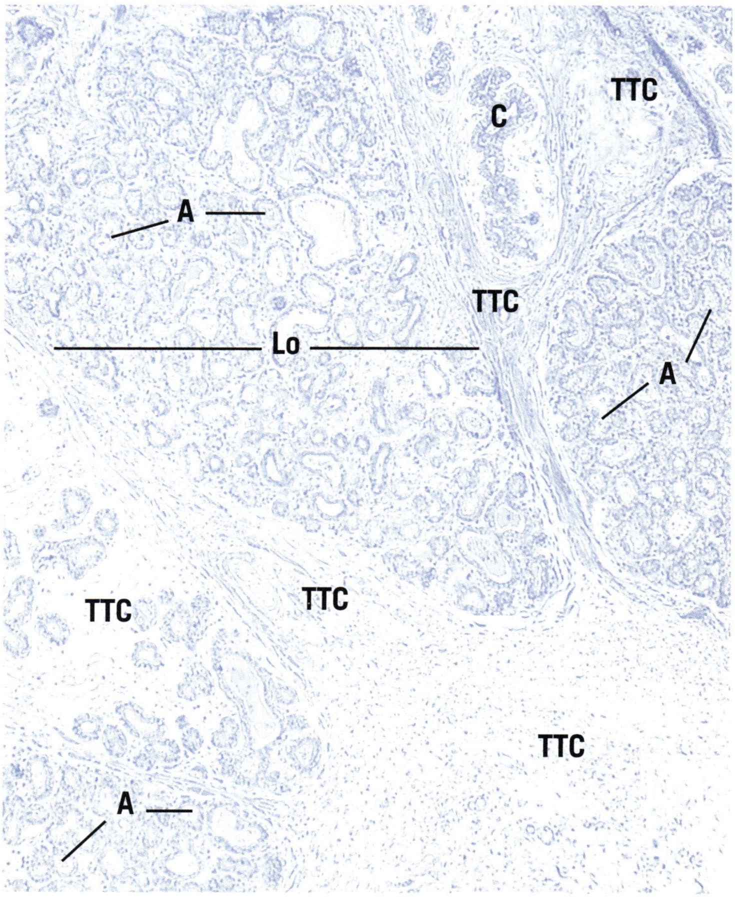


**FIGURA 17-7.** En esta micrografía de baja resolución de una glándula mamaria lactante se observa el tabique de tejido conjuntivo (TTC) que envuelve los lóbulos (Lo) de la glándula mamaria. Nótese que los alvéolos (A) están llenos de leche, el producto de secreción de la glándula mamaria lactante. Los conductos (C) llevan la leche a los senos lactíferos y luego a los conductos lactíferos del pezón (132×).

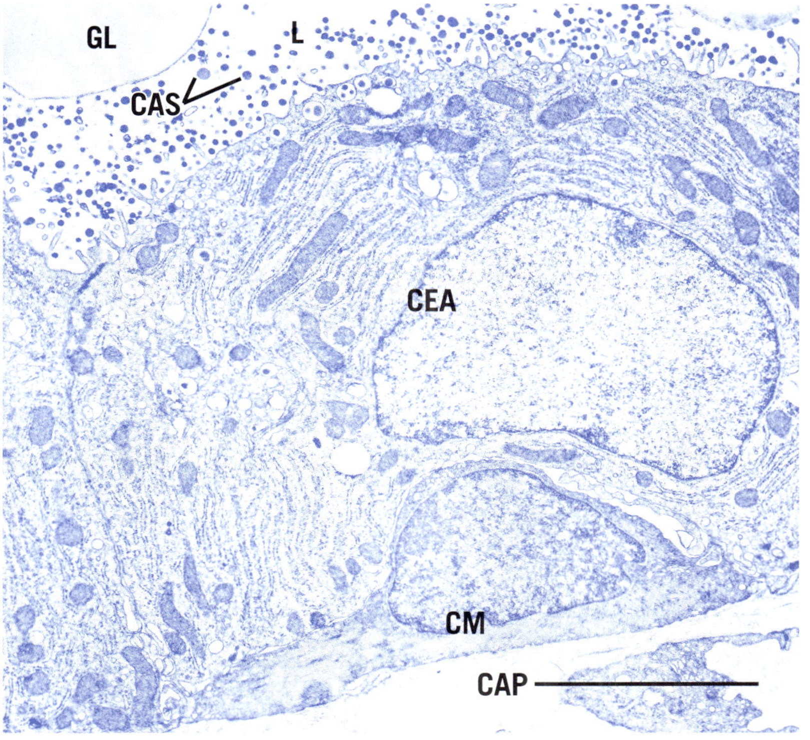


**FIGURA 17-8.** Micrografía electrónica de transmisión que muestra una célula epitelial alveolar (CEA) de una glándula mamaria lactante y una célula mioepitelial (CM) subyacente. CAP, capilar; CAS, caseína; L, lumen de los alvéolos con leche; GL, gotita lipídica. (Reimpresa con autorización de Strum JM. *A Study of Electron Micrographs*. 3rd ed. University of Maryland School of Medicine; 1992:105).

2. **Secreción** de las glándulas alveolares
   a. Los **lípidos** se liberan al lumen alveolar por un mecanismo de secreción **apocrino**.
   b. Las **proteínas** y los azúcares se liberan al lumen alveolar mediante un mecanismo de secreción **merocrino** (exocitosis).

C. **Pezón**. Está conformado por un tejido conjuntivo denso irregular colagenoso, intercalado con fibras musculares lisas que actúan como un esfínter; contiene los orificios de los conductos lactíferos. Está rodeado por piel pigmentada (**aréola**) la cual contiene **glándulas areolares** (**de Montgomery**).

## PERLAS CLÍNICAS

El **cáncer de mama** puede originarse en el epitelio ductal (**carcinoma ductal**) o los conductillos terminales (**carcinoma lobulillar**). En Estados Unidos, se calcula que en 2023 se diagnosticarán 297 790 nuevos casos de cáncer de mama, y que aproximadamente 43 000 pacientes mueren anualmente por esta enfermedad. La **detección temprana** por autoexploración, mamografía y ecografía ha permitido reducir la mortalidad asociada con este cáncer. Sin una detección y un tratamiento precoces, el cáncer de mama puede **hacer metástasis** a través de los vasos linfáticos hasta los ganglios axilares y, posteriormente, a través del torrente sanguíneo hasta los pulmones, los huesos y el cerebro.

Los signos y síntomas del cáncer de mama incluyen abultamientos en el tejido mamario, cambio en el tamaño o la forma de las mamas, depresiones en la piel que cubre la mama y cambios en la apariencia de pezones y aréolas, secreción del pezón y bulto axilar. A continuación, se mencionan los tipos de cáncer de mama más frecuentes:

El **carcinoma ductal invasivo** es el tipo de cáncer de mama más habitual, con cerca del 80 % de todos los casos; se origina del epitelio ductal de las glándulas mamarias. Las células cancerosas han atravesado la lámina basal e invadido los tejidos cercanos (este tipo también se observa en hombres biológicos).

El **carcinoma ductal *in situ*** (**CDIS**) es un tumor no invasivo que también se considera una displasia ductal de alto grado porque las células displásicas están contenidas dentro del lumen ductal sin atravesar la lámina basal ni invadir los tejidos cercanos.

El **carcinoma lobulillar *in situ*** (**CLIS**) es una forma precancerosa de tumor de glándula mamaria y está compuesto por células separadas y pequeñas que son halladas en grupos en lobulillos mamarios sin signos de invasión. El CLIS no suele tratarse, pero se mantiene bajo estrecha vigilancia porque se asocia a un mayor riesgo de desarrollar cáncer de mama invasivo.

En el **cáncer de mama metastásico**, las células malignas han hecho metástasis en sitios distantes tales como hueso, cerebro, pulmones o hígado a través de la circulación linfática o sanguínea. Una vez diseminados, los tumores metastásicos son difíciles de tratar y a menudo son mortales.

El **cáncer de mama inflamatorio**, a pesar de que es muy infrecuente, es una forma de cáncer de mama agresivo que no presenta tumoraciones reconocibles. Las células malignas bloquean los vasos linfáticos, las mamas se inflaman y se vuelven hipertérmicas respecto a otras partes del cuerpo. La piel puede presentar aspecto de cáscara de naranja y el pezón puede invertirse súbitamente.

Los cánceres de mama, como muchos otros, surgen de la acumulación de mutaciones a lo largo del tiempo, y el perfil histopatológico y molecular de las células cancerosas permite la creación de tratamientos más específicos. Por ejemplo, los receptores de estrógenos y los receptores *HER2/neu* (familia del factor de crecimiento epidérmico) expresados en las células del cáncer de mama son dianas excelentes para los fármacos tamoxifeno y trastuzumab, respectivamente. Los **cánceres de mama triple negativos** tienden a ser más agresivos y no expresan ninguno de los marcadores mamarios ni los receptores de estrógeno, progesterona o **HER2/neu**, lo que elimina la posibilidad de una terapia dirigida y hace necesario el uso de quimioterapia. Las pacientes con cáncer de mama triple negativo presentan mutaciones en el gen *BRCA1*.

*BRCA1* y *BRCA2* son **genes supresores de tumores** que codifican proteínas importantes (**proteína de susceptibilidad al cáncer de mama de tipo 1** y **proteína de susceptibilidad al cáncer de mama de tipo 2**) que desempeñan un papel crítico en la reparación del ADN, la regulación del ciclo celular y la apoptosis. Las mutaciones de pérdida de función en estos genes predisponen a las mujeres biológicas a una alta probabilidad de desarrollar cáncer de mama, ovario y útero, y a los hombres biológicos a cáncer de próstata, mama y colon. A las personas con antecedentes familiares de cáncer de mama y/o de ovario se les deben realizar pruebas de detección de mutaciones en la línea germinal de los genes *BRCA1* y *BRCA2*, especialmente si se ha demostrado que un miembro de la familia cercano con cáncer de mama/ovario presenta mutaciones en estos genes. Una persona con una mutación de línea germinal en todas las células del cuerpo solo necesita un acierto más o una mutación en el otro alelo para que se produzca una desregulación del ciclo y la reparación celular y la consiguiente tumorigénesis. Por tanto, las mutaciones de los genes *BRCA1* y *BRCA2* presentan un patrón de herencia autosómico dominante.

### D. Secreciones de las glándulas mamarias

1. El **calostro** (**líquido amarillento rico en proteínas y lípidos**) se produce en los primeros días después del nacimiento; es rico en células (linfocitos y monocitos), lactoalbúmina, vitaminas liposolubles y minerales y contiene **inmunoglobulina A** (**IgA**).
2. La **leche** empieza a secretarse hacia el tercer o cuarto día después del alumbramiento.
   - a. Contiene proteínas (caseínas, IgA, lactoalbúmina), múltiples gotitas lipídicas y lactosa.
   - b. La leche se libera de las glándulas mamarias mediante el **reflejo de expulsión de leche** en respuesta a diversos estímulos externos relacionados con la succión. El reflejo implica la liberación de **oxitocina** (en las terminaciones axónicas de la neurohipófisis), que induce la contracción de las **células mioepiteliales** e impulsa con ello la leche hacia el interior de conductos más largos y fuera de la mama.

# Autoevaluación

***Instrucciones***: cada reactivo en esta sección va seguido de posibles opciones. Seleccione la *mejor* opción (**A**, **B**, **C**, **D** o **E**) para cada caso.

**Las preguntas 1 a 5 se basan en el caso descrito a continuación:**

Se realiza una cesárea a un feto en la semana 37 de gestación debido a la aparición repentina y el empeoramiento progresivo de hipertensión y proteinuria en la persona gestante. Tanto la hipertensión como la proteinuria se resuelven rápidamente tras la intervención, y el recién nacido está sano. La persona gestante tiene dificultades para amamantar, y el recién nacido es alimentado con leche artificial durante la primera semana hasta que se secreta una cantidad suficiente de leche materna para reemplazarla.

**1.** ¿Cuál es la afección más probable que hizo necesario el parto por cesárea prematura?

**(A)** Carcinoma de cuello uterino
**(B)** Endometriosis
**(C)** Preeclampsia
**(D)** Poliquistosis ovárica
**(E)** Embarazo tubárico

**2.** ¿Cuál es la etiología de los síntomas que presenta la persona gestante?

**(A)** Implantación ectópica del producto de la concepción
**(B)** Disfunción endotelial
**(C)** Desequilibrio hormonal ovárico
**(D)** Nidos de tejido endometrial en el peritoneo
**(E)** División celular no regulada

**3.** Durante la primera semana de vida del recién nacido, ¿que Ig se encuentra en el calostro?

**(A)** IgA
**(B)** IgD
**(C)** IgE
**(D)** IgG
**(E)** IgM

**4.** ¿Qué hormonas pueden haber sido insuficientes en la persona gestante durante la primera semana después del parto?

**(A)** Gonadotropina
**(B)** hCG
**(C)** LH
**(D)** Prolactina
**(E)** Tiroxina

**5.** Durante los meses siguientes, ¿qué proceso celular se produciría en el miometrio de la persona gestante?

**(A)** Atrofia
**(B)** Hiperplasia
**(C)** Hipertrofia
**(D)** Metaplasia
**(E)** Necrosis

**Las preguntas 6 a 8 se basan en la figura que se muestra a continuación:**

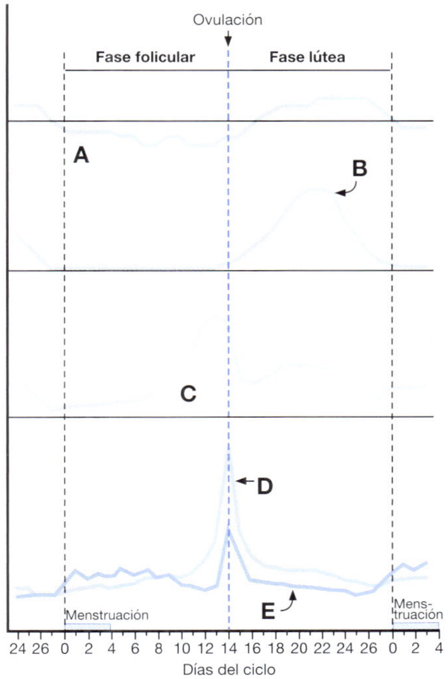


**6.** ¿Qué gráfica representa el agente causal que provoca que el ovocito primario complete la meiosis I?

**(A)** A
**(B)** B
**(C)** C
**(D)** D
**(E)** E

**7.** ¿Qué gráfico representa la concentración de la hormona que desencadena la secreción de la glándula endometrial?

**(A)** A
**(B)** B
**(C)** C
**(D)** D
**(E)** E

**8.** ¿Qué gráfico representa la concentración de hormonas que inducen el crecimiento folicular secundario?

**(A)** A
**(B)** B
**(C)** C
**(D)** D
**(E)** E

**Las preguntas 9 y 10 se basan en el caso descrito a continuación:**

A una mujer de 32 años se le diagnostica un carcinoma ductal de mama. Sus antecedentes familiares son significativos: su madre murió a los 40 años de cáncer de mama metastásico y su abuela materna murió a los 50 años de cáncer de ovario metastásico. La inmunohistoquímica de la biopsia de cáncer de mama de la paciente indica que el cáncer de la paciente es triple negativo.

**9.** ¿Cuál de las siguientes alteraciones es probable que sean detectadas por las pruebas genéticas?

**(A)** Mutación de ganancia de función de *BRCA2*
**(B)** Mutación de ganancia de función de *p53*
**(C)** Mutación de pérdida de función de *BRCA1*
**(D)** Mutación de pérdida de función de *HER2/neu*

**10.** Según el resultado de la inmunohistoquímica, ¿qué tratamiento se recomienda?

**(A)** Tamoxifeno
**(B)** Trastuzumab
**(C)** Quimioterapia
**(D)** Tratamiento con interleucina

**11.** ¿Cuál de las siguientes es la población celular predominante en el cuerpo lúteo?

**(A)** Células de la granulosa
**(B)** Células de la teca externa
**(C)** Células de la teca interna
**(D)** Ovocito primario
**(E)** Ovocito secundario

**12.** ¿Cuál de las siguientes estructuras es más numerosa en los ovarios de una persona menopáusica?

**(A)** Cuerpo blanco (albicans)
**(B)** Cuerpo lúteo
**(C)** Folículos primarios multilaminares
**(D)** Folículos primordiales
**(E)** Folículos primarios unilaminares

**13.** ¿Cuál de las siguientes enfermedades de la mama requiere observación periódica de la paciente y no tratamiento inmediato?

**(A)** Carcinoma ductal *in situ*
**(B)** Cáncer de mama inflamatorio
**(C)** Carcinoma ductal invasivo
**(D)** Carcinoma lobulillar *in situ*
**(E)** Cáncer de mama metastásico

**14.** ¿Cuál de las siguientes estructuras se muestrea durante una citología cervicovaginal?

**(A)** Zona de transformación del cuello uterino
**(B)** Capa funcional del endometrio
**(C)** Miometrio uterino
**(D)** Infundíbulo del oviducto

**15.** ¿Qué población celular secreta la hormona que induce la formación del cuerpo lúteo del embarazo?

**(A)** Células deciduales endometriales
**(B)** Células luteínicas granulosas
**(C)** Sincitiotrofoblastos
**(D)** Células luteínicas de la teca
**(E)** Cigoto

# Respuestas y explicaciones

1. **C.** La hipertensión repentina de nueva aparición y la proteinuria en una persona gestante después de las 20 semanas de gestación y la resolución de estos síntomas tras la extracción del feto son indicativos de preeclampsia.
2. **B.** Los síntomas de la preeclampsia surgen de una disfunción endotelial, especialmente de la placenta.
3. **A.** Los anticuerpos IgA están presentes en el calostro. Los anticuerpos IgG son adquiridos por el feto a través de la transferencia placentaria desde la madre.
4. **D.** La prolactina y la oxitocina favorecen la producción de leche y la lactancia. La secreción del calostro, en particular, depende en mayor medida de una cantidad suficiente de prolactina.
5. **A.** Tras el parto, las células del músculo liso del miometrio uterino sufren atrofia y apoptosis, y el útero recupera un tamaño similar al que tenía antes de la gestación.
6. **D.** Las concentraciones de LH durante el ciclo menstrual se representan en la gráfica D.
7. **B.** La progesterona secretada por el cuerpo lúteo tras la ovulación induce la secreción de glándulas endometriales.
8. **E.** El crecimiento del folículo secundario depende de la FSH, y el gráfico E muestra la concentración de FSH durante el ciclo menstrual.
9. **C.** *BRCA1* y *BRCA2* son genes supresores de tumores, cuyas proteínas funcionales regulan el ciclo celular, reparan los daños en el ADN y promueven la apoptosis cuando es necesario. Una mutación de pérdida de función de estos genes suele causar tumorigénesis. Una mutación de ganancia de función mejoraría la función normal de *BRCA2* y *p53*, ambos genes supresores de tumores, lo que reduce el riesgo de tumorigénesis. *HER2/neu* es una familia de receptores del factor de crecimiento epidérmico y los productos de oncogenes; una mutación de pérdida de función reduciría la tasa de crecimiento y división celular.
10. **C.** Los cánceres de mama triple negativos carecen de receptores para terapias dirigidas; por tanto, la quimioterapia es el tratamiento estándar actual.
11. **A.** Tras la ovulación, las células de la granulosa del folículo maduro se convierten en las células secretoras más numerosas y grandes, conocidas como células de la granulosa del cuerpo lúteo.
12. **A.** Al llegar la menopausia, quedan pocos folículos en los ovarios, si es que queda alguno; en su lugar, permanecen los cuerpos blancos que se han acumulado desde la menarquia y se convierten en las estructuras más numerosas.
13. **D.** El carcinoma lobulillar *in situ* es una forma precancerosa de tumor de la glándula mamaria compuesto por células pequeñas e individuales que se encuentran en grupos en el tejido mamario. La mayoría de los casos no se tratan, sino que se mantienen en estrecha observación debido a la posibilidad de que la afección se convierta en maligna (esta posibilidad la coloca en una categoría de mayor riesgo).
14. **A.** Las células de la zona de transformación del cuello uterino se raspan para el cribado citológico del cuello uterino en una citología cervicovaginal.
15. **C.** Los sincitiotrofoblastos de la placenta en desarrollo secretan hCG, que asegura que el cuerpo lúteo no solo se mantenga, sino que se transforme en el cuerpo lúteo del embarazo.

# 18

# Aparato reproductor masculino

## I. PUNTOS CLAVE: APARATO REPRODUCTOR MASCULINO

**A. Aparato reproductor** del **hombre biológico**. Está constituido por los **testículos**, los **conductos genitales**, las glándulas accesorias genitales (**vesículas seminales**, **próstata** y **glándulas bulbouretrales**) y el **pene**.

**B. Función**. El aparato reproductor masculino produce **espermatozoides**, la hormona **testosterona** y **líquido seminal**. El líquido seminal transporta y nutre los espermatozoides en su paso por los conductos excretores. El pene libera los espermatozoides al exterior y también conduce la orina para que sea excretada fuera del cuerpo.

**C. El desarrollo embrionario de las gónadas indiferenciadas** hacia testículos depende del **gen *SRY*** (región del cromosoma Y determinante del sexo). Si el gen *SRY* está presente en el cromosoma Y, se expresa la **proteína SRY**, el **factor determinante para testículos** (**TDF**, *testis-determining factor*), lo que conduce a la formación de las gónadas masculinas. En caso de ausencia del gen *SRY*, las gónadas se diferenciarán en ovarios.

## II. TESTÍCULOS

Los dos testículos se desarrollan en la cavidad abdominal y posteriormente descienden al escroto, donde cada uno es suspendido en los extremos de su **cordón espermático**. En ellos ocurren la **espermatogénesis** y la producción de **hormonas sexuales** masculinas, principalmente **testosterona** (fig. 18-1).

### PERLAS CLÍNICAS

La **criptorquidia** es una anomalía del desarrollo caracterizada por la falta de descenso de los testículos. La probabilidad de que esto ocurra en lactantes de término es del 1 %, pero aumenta al 30 % en los prematuros. Esta alteración provoca esterilidad, ya que la temperatura de los testículos que no han descendido (la temperatura corporal normal) inhibe la espermatogénesis; sin embargo, no afecta la producción de testosterona. Se asocia con una incidencia mucho mayor de malignidad testicular que en los testículos que han descendido. La criptorquidia puede corregirse con cirugía y, para evitar complicaciones en etapas posteriores de la vida, la cirugía debe realizarse normalmente antes del año de edad, si el niño es lo suficientemente saludable para soportar la intervención. El origen causal principal se desconoce (a excepción de los pocos casos con predisposición por antecedentes familiares); no obstante, se han sugerido diversas posibilidades, incluyendo deficiencia de testosterona durante el desarrollo testicular, defectos en la longitud del cordón espermático que evitan el descenso y la falta de formación del gubernáculo, una cinta fibromuscular que se extiende desde los testículos hasta el piso del escroto que probablemente participe en el arrastre de los testículos hacia el escroto durante el séptimo mes del desarrollo fetal.

**A. La túnica vaginal** es un **saco seroso** derivado del peritoneo que se aplica al exterior de la túnica albugínea a medida que los testículos descienden a través de la pared abdominal para entrar en el escroto; cubre parcialmente las superficies anterior y lateral de cada testículo. La **túnica albugínea** es la gruesa capa de tejido conjuntivo fibroso revestida por una capa de tejido conjuntivo laxo muy vascularizado, la

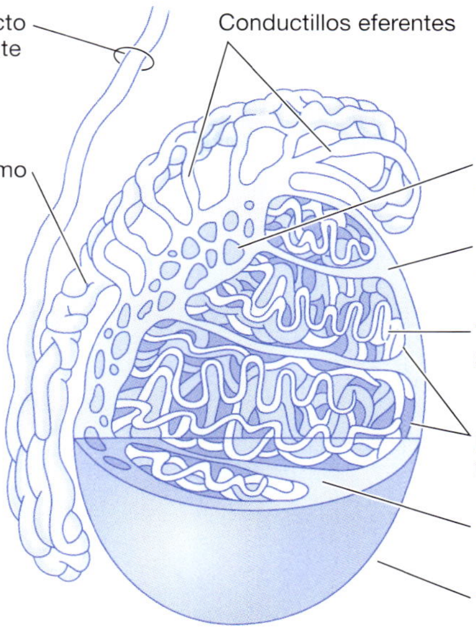


**FIGURA 18-1.** Testículos y epidídimo. (Reimpresa con autorización de Elsevier Science & Technology Journals de G Gartner LP. *Textbook of Histology*. 4th ed. Elsevier; 2017: 560; permiso solicitado a través de Copyright Clearance Center, Inc.).

**túnica vascular**. En la parte posterior se engruesa para formar el **mediastino testicular**, del que parten tabiques incompletos de tejido conjuntivo que dividen el órgano en alrededor de 250 compartimentos (**lobulillos testiculares**). Además, los vasos sanguíneos y linfáticos entran y salen de los testículos a través del mediastino testicular.

**B. Lobulillos testiculares** (*véase* fig. 18-1). Son compartimentos piramidales intercomunicados separados unos de otros por tabiques incompletos. Cada lobulillo contiene de uno a cuatro **túbulos seminíferos**, estructuras tubulares largas y muy enrolladas donde se producen los espermatozoides. Estos túbulos están inmersos en una malla de tejido conjuntivo laxo que contiene vasos sanguíneos y linfáticos, nervios y células intersticiales de los testículos.

**C. Células intersticiales de los testículos** (**de Leydig**). Son células en forma entre redondeada y poligonal que se encuentran en las regiones intersticiales entre los túbulos seminíferos; tienen un núcleo central grande, numerosas mitocondrias, un aparato de Golgi bien desarrollado y gotitas de lípidos. Las gotitas lipídicas contienen ésteres de colesterol, que son precursores de la **testosterona**.

1. Las células intersticiales de los testículos, ricamente abastecidas por capilares y vasos linfáticos, son **células endocrinas** que producen y secretan testosterona cuando son estimuladas por la **hormona luteinizante** (**lutropina**, **LH**; *luteinizing hormone;* y **hormona estimulante de células intersticiales**) producida en la hipófisis. Estas células maduran y empiezan a secretar testosterona durante la pubertad.

**D. Túbulos seminíferos** (**fig. 18-2**). Miden de 30 a 70 cm de longitud y tienen un diámetro de 150 a 250 µm. Están envueltos en una túnica de tejido conjuntivo fibroso formada por varias capas de fibroblastos y lechos capilares extensos. Constituyen vías tortuosas que atraviesan los lobulillos testiculares y posteriormente se estrechan para formar segmentos rectos y cortos llamados **túbulos rectos**, que conectan con la **red testicular**. El lumen de los túbulos seminíferos está revestido por un epitelio complejo grueso (**epitelio seminífero** o **epitelio germinal**). Este epitelio consta de 4-8 capas celulares y contiene **células de Sertoli**, cuyas funciones se detallan a continuación, y **espermatogonias**, a partir de las cuales acaban desarrollándose los espermatozoides (proceso conocido como **espermatogénesis**).

1. Las **células sustentaculares** (**de Sertoli**) (**fig. 18-3**; *véase* fig. 18-2) son células cilíndricas que se extienden desde la lámina basal hasta el lumen del túbulo seminífero. Tienen un gran núcleo ovalado pálido que presenta invaginaciones abundantes; están muy replegadas y tienen un único núcleo grande. Las células **sustentaculares** de Sertoli dejan de dividirse por mitosis después de la pubertad.
   a. Sus membranas plasmáticas laterales tienen largas prolongaciones que se interdigitan con las células de Sertoli vecinas, envolviendo pequeños grupos de células espermatógenas en desarrollo. Sus membranas celulares apicales están muy replegadas y forman prolongaciones digitiformes donde los intersticios entre ellas son ocupados por espermatozoides en desarrollo.

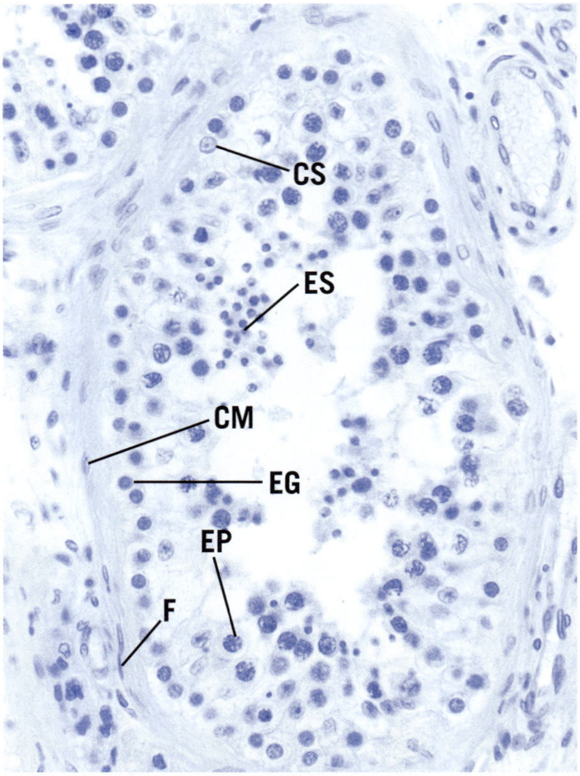


**FIGURA 18-2.** Micrografía óptica de túbulos seminíferos en un testículo (132×). Obsérvense las células mioides (CM) y los fibroblastos (F) que forman la pared de los túbulos seminíferos. Las espermatogonias (EG) y células sustentaculares (CS) yacen en el compartimento basal. Apenas arriba de esto se observan espermatocitos primarios (EP). Nótese que las espermátides (ES) están cerca del lumen.

**b.** Las células **sustentaculares** presentan un retículo endoplasmático liso (REL) bien desarrollado, un poco de retículo endoplasmático rugoso (RER) y abundantes mitocondrias y lisosomas, así como un aparato de Golgi de tamaño considerable.

**c.** Sus plasmalemas basales presentan receptores de hormona foliculoestimulante (folitropina o FSH, *follicle-stimulating hormone*).

**d.** Establecen **zónulas de oclusión** (**uniones ocluyentes**) con células de Sertoli adyacentes cerca de sus partes basales, y de esta manera dividen el lumen del túbulo seminífero en un **compartimento basal** y otro **adluminal**. Estas uniones ocluyentes son responsables de la **barrera hematotesticular**, que protege las células espermáticas en desarrollo frente a las reacciones inmunitarias.

**e. Función de las células sustentaculares**

**(1)** Sostienen, protegen y nutren las células espermatógenas y establecen la **barrera hematotesticular**. Fagocitan el exceso de desechos citoplasmáticos de las espermátides en maduración y secretan al lumen un líquido rico en fructosa que nutre los espermatozoides y facilita su transporte a través de los túbulos seminíferos hasta los conductos genitales.

**(2)** Bajo la influencia de la FSH, las células sustentaculares sintetizan **proteína fijadora de andrógenos** (**ABP**, *androgen-binding protein*) por la influencia de la FSH. La ABP ayuda a mantener la concentración necesaria de testosterona en el túbulo seminífero para que pueda progresar la espermatogénesis.

**(3)** Secretan **inhibina**, una hormona que inhibe la síntesis y liberación de FSH por la adenohipófisis, así como la hormona **activina**, que fomenta la liberación de FSH.

**(4)** Durante el desarrollo fetal sintetizan y liberan **hormona antimülleriana** (**sustancia inhibidora mülleriana**), que induce la apoptosis de los conductos paramesonéfricos (müllerianos) que, de lo contrario, se desarrollarán a útero, tubas uterinas y parte de la vagina.

**(5)** Sintetizan y liberan **transferrina testicular**, una proteína que facilita la transferencia de hierro desde la **transferrina sérica** hacia las células espermatógenas diferenciadas.

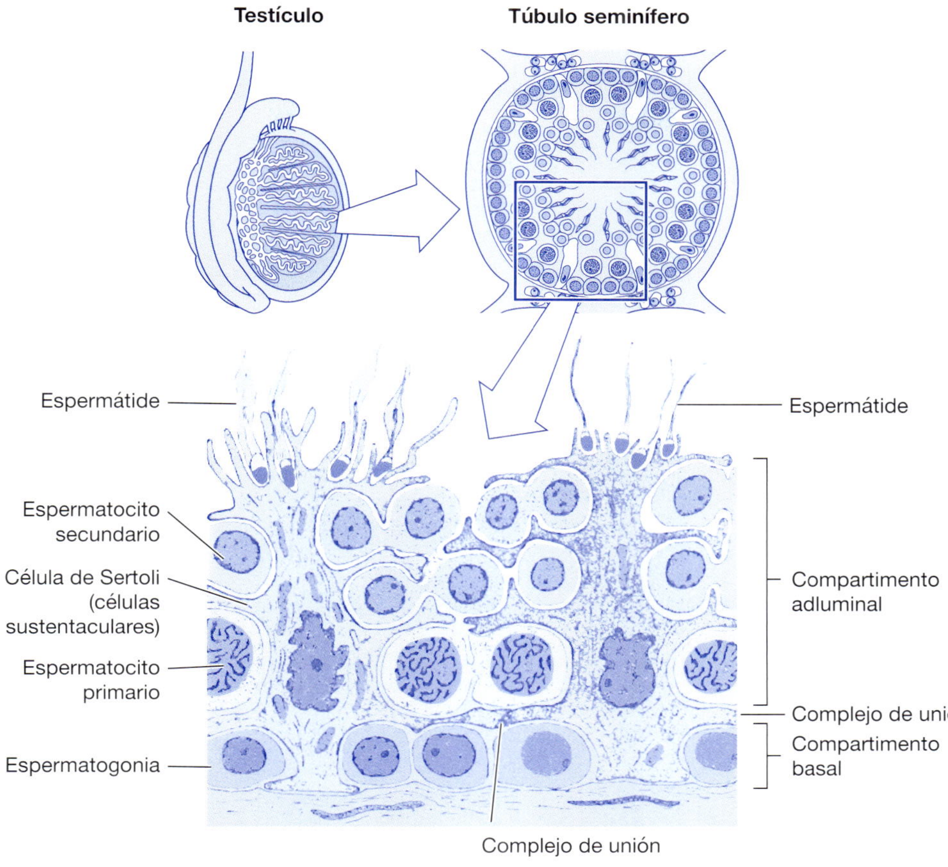


**FIGURA 18-3.** Epitelio seminífero (germinal). Nótense los puentes intercelulares entre espermatocitos y los complejos de unión cerca de las bases de las células sustentaculares adyacentes. Estos complejos de unión de las células sustentaculares dividen el epitelio en un compartimento adluminal y otro basal. (Reimpresa con autorización de Krause WJ, Cutts JH. *Concise Text of Histology*. 2nd ed. Williams & Wilkins; 1986:414).

2. Las **células espermatógenas** (*véanse* **tabla 18-1** y fig. 18-3) son de tres tipos: **espermatogonias**, células germinales *diploides* adyacentes a la lámina basal del epitelio seminífero, ocupando así el compartimento basal. En la pubertad, los **espermatocitos primarios** se diferencian de las células hijas mitóticas de la espermatogonia, pasan al compartimento adluminal y, bajo la influencia de la testosterona, sufren la primera división meiótica para formar **espermatocitos secundarios** *haploides* que entran en la segunda división meiótica para formar las **espermátidas**. Estas células haploides pierden gran parte de su citoplasma y transforman su morfología para convertirse en **espermatozoides**.
3. La transformación de las espermatogonias en espermátidas (espermatogénesis) consta de tres etapas: la **espermatocitogénesis**, transformación de las espermatogonias en espermatocitos primarios; la **meiosis**, división reductora que transforma el espermatocito primario diploide en espermátida haploide; y la **espermiogénesis**, proceso por el cual la espermátida pierde gran parte de su citoplasma para convertirse en **espermatozoide**.
   a. La espermatogénesis no ocurre de manera simultánea o sincrónica en todos los túbulos seminíferos, sino en forma de oleadas de secuencias de maduración, denominadas **ciclos de epitelio seminífero**.
   b. Durante la espermatogénesis, las células hijas permanecen conectadas unas a otras por medio de **puentes intracelulares**. El **sincitio** resultante puede ser el responsable del **desarrollo sincrónico** de las células germinales junto con **cualquier** túbulo seminífero (**fig. 18-3**).
4. La **espermiogénesis** es un proceso único de **citodiferenciación** en el que las **espermátides** se desprenden de gran parte de su citoplasma para **transformarse en espermatozoides**, los cuales son liberados en el lumen del túbulo seminífero. Se divide en cuatro fases: la fase de Golgi, la de cubierta, la acrosómica y la de maduración.

**Tabla 18-1 Tipos de células espermatógenas y sus características**

| | |
|---|---|
| **Espermatogonia** | |
| Espermatogonias claras tipo A | Tienen un núcleo que se tiñe pálido, mitocondrias esféricas, un aparato de Golgi pequeño y abundantes ribosomas libres<br>Son **mitóticamente activas** (a partir de la pubertad) y originan nuevas células del mismo tipo (para mantener el suministro) o espermatogonias tipo B |
| Espermatogonias oscuras tipo A | Son células **mitóticamente inactivas** (de reserva, en la fase $G_0$ del ciclo celular) con núcleos oscuros<br>Tienen el potencial de reanudar la mitosis y producir células claras tipo A |
| Espermatogonias tipo B | Se dividen por mitosis y originan espermatocitos primarios |
| **Espermatocitos** | |
| Espermatocitos primarios | Son células grandes **diploides** con ADN (4c)<br>Experimentan la **primera división meiótica** (división reduccional) para convertirse en espermatocitos secundarios |
| Espermatocitos secundarios | Son células **haploides** con ADN (2c) que experimentan rápidamente la **segunda división meiótica** (división ecuatorial), sin una fase S intermedia, y se convierten en espermátides |
| **Espermátides** | |
| Espermátides | Son células **haploides** (solo contienen ADN [4c]) que se encuentran cerca del lumen de los túbulos seminíferos; tienen un par de centriolos, mitocondrias, ribosomas libres, REL y un aparato de Golgi bien desarrollado<br>Su núcleo a menudo muestra regiones de cromatina condensada |

REL, retículo endoplasmático liso.

a. La **fase de Golgi** se caracteriza por la formación de un **gránulo acrosómico**, incluido dentro de una **vesícula acrosómica**, que queda sujeto al extremo anterior de la membrana nuclear de la espermátide; los centriolos migran lejos del núcleo para formar **axonema flagelar**. Después, vuelven a su posición original cercana al núcleo y ayudan a formar la **pieza conectora** asociada con la cola.

b. La **fase de cubierta** se caracteriza por la expansión de la vesícula acrosómica por la mayor parte del núcleo para formar la cubierta acrosómica.

c. La **fase acrosómica** se caracteriza por lo siguiente:

(1) El **núcleo** se condensa, se aplana y se sitúa en la región de la cabeza, y las mitocondrias se concentran alrededor de la porción proximal del flagelo, que se desarrolla en la pieza intermedia de la cola.

(2) La **espermátide** se alarga, proceso en el cual contribuye un cilindro temporal de microtúbulos llamado **manguito**.

(3) Hacia el final de la fase acrosómica, la espermátide se orienta con el acrosoma apuntando hacia la base del túbulo seminífero.

d. La **fase de maduración** se caracteriza por la pérdida del exceso de citoplasma y de los puentes intercelulares que conectaban las espermátides en su sincitio. El citoplasma descartado es fagocitado por las células sustentaculares. La fase de maduración se completa cuando los espermatozoides **inmóviles** son liberados (primero por la cola) en el lumen del túbulo seminífero. Los espermatozoides no adquieren la capacidad de movimiento sino hasta que abandonan el epidídimo. Se vuelven **capacitados** (capaces de fecundar un óvulo) en el aparato reproductor femenino.

5. **Espermatozoide**

a. La **cabeza del espermatozoide** (**fig. 18-4**) es aplanada y contiene un núcleo denso y homogéneo con 23 cromosomas (22 autosomas más el cromosoma Y o X).

(1) El acrosoma, en la cabeza del espermatozoide, contiene **enzimas hidrolíticas** (p. ej., fosfatasa ácida, neuraminidasa, hialuronidasa y proteasas). A medida que el espermatozoide penetra en la corona radiante que rodea al ovocito ovulado, la membrana acrosómica se fusiona con la membrana de la cabeza del espermatozoide, formando pequeñas aberturas por donde algunas de las enzimas son liberadas hacia el acrosoma, con lo que ayudan a alcanzar la zona

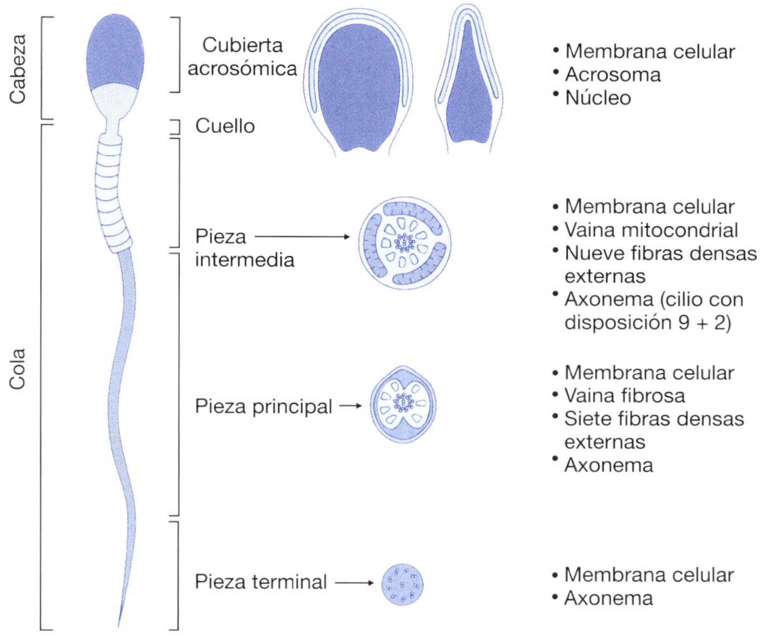


**FIGURA 18-4.** Espermatozoide humano. A la izquierda se muestran las regiones de los espermatozoides maduros. A la derecha se presenta un diagrama de las secciones de la cabeza y de los principales segmentos de la cola. (Reimpresa con autorización de Henrikson RC, Kaye GI, Mazurkiewicz JE. *NMS Histology*. Williams & Wilkins; 1997:399).

pelúcida (ZP) del ovocito (*véase* cap. 17). Cuando la cabeza del espermatozoide alcanza la ZP, la glucoproteína ZP3 hace contacto con la cabeza del espermatozoide, lo que ocasiona que el acrosoma libere todas sus enzimas, un proceso conocido como **reacción acrosómica**.

**b.** La **cola del espermatozoide** incluye el cuello, la pieza intermedia, la pieza principal y la pieza terminal.

**(1)** El **cuello** contiene los centriolos y la **pieza conectora**, que está unida a las nueve **fibras densas externas** del resto de la cola.

**(2)** La **pieza intermedia** se extiende desde el cuello al **anillo** y contiene el axonema, nueve fibras densas externas y una **vaina de mitocondrias** dispuestas en espiral.

**(3)** La **pieza principal** se extiende desde el anillo hasta la pieza terminal y contiene el axonema, con las fibras densas que lo rodean, todas las cuales están rodeadas por una **vaina fibrosa** de costillas circulares.

**(4)** La **pieza terminal** está formada por el axonema y la membrana plasmática que lo rodea. Algunos estudios de tomografía crioelectrónica han demostrado la presencia de nanoestructuras helicoidales espirales orientadas a la izquierda, llamadas **espirales intraluminales del axonema de la cola** (**TAILS**, *tail axoneme intra-lumenal spiral*), dentro del lumen de los microtúbulos. La función de estas TAILS aún se desconoce, pero hay quien ha sugerido que las anomalías en estas estructuras pueden ser uno de los factores que contribuyen a la esterilidad masculina.

## PERLAS CLÍNICAS

El **hidrocele** es la acumulación de líquido entre las capas parietal y visceral de la túnica vaginal que ocasiona una hinchazón dolorosa en el escroto, aunque suele ser frecuente que, en lugar de dolor real, haya dolorimiento del escroto o del testículo del lado afectado. Si el hidrocele se desarrolla durante la infancia, suele tratarse de una alteración transitoria que no requiere tratamiento y el líquido se reabsorberá para el final del primer año. En este caso, la causa es una malformación congénita. En individuos mayores, una causa habitual son los traumatismos, infecciones de los testículos, obstrucción linfática o presencia de un tumor testicular. El tratamiento depende de los factores causales e incluye la aspiración del líquido y la resección quirúrgica de la túnica vaginal o del tumor.

El **cáncer de testículo** suele afectar a caucásicos menores de 40 años de edad; es el cáncer más frecuente en hombres biológicos entre los 20 y 34 años. Sorprendentemente, la incidencia de su malignidad se ha incrementado en los últimos 40 años. Los dos tipos principales de cáncer testicular son el **seminoma** y el **no seminoma**. El primero está compuesto por células malignas que son similares entre sí y asemejan espermatogonias, mientras que el no seminoma está compuesto por células malignas en distintos grados de diferenciación. La causa del cáncer de testículo se desconoce, aunque se ha asociado con la criptorquidia. Los síntomas en los estadios tempranos incluyen agrandamiento frecuentemente indoloro de los testículos con o sin la presencia del tumor palpable, así como dolor en la espalda y dolor sordo en la región inferior del abdomen. En estadios tardíos, los síntomas incluyen obstrucción del flujo de la orina, fatiga, letargia, tumores en el abdomen, disnea y tos. Todos ellos indican malignidad y un tumor que no está solo restringido a los testículos, sino que ha hecho metástasis, vía el sistema linfático, en pulmones, huesos, hígado y abdomen. Los pacientes con *no seminomas* suelen presentar altas concentraciones en sangre de **corticotropina humana**, **alfafetoproteína** y **gonadotropina coriónica humana** (**hCG**, *human chorionic gonadotropin*), mientras que los pacientes con *seminomas* tienen cifras normales de **alfafetoproteína** y altas de **hCG**. El tratamiento a menudo es la resección quirúrgica de los testículos afectados junto con los ganglios linfáticos retroperitoneales, seguida de radiación o quimioterapia.

## E. Regulación de la espermatogénesis

1. La **temperatura testicular crítica** para la espermatogénesis es de 34.6 °C, 2 °C por debajo de la temperatura corporal media. Las arterias testiculares que surgen de la aorta acompañan los testículos hacia el escroto, y dan a cada testículo su aporte vascular. Cuando estas arterias contorneadas se aproximan a los testículos, son rodeadas por el **plexo venoso pampiniforme** que disipa el calor de la sangre arterial, lo que resulta en la reducción de la temperatura a 35.33 °C. Nótese que las temperaturas aquí indicadas son temperaturas medias de la población de Estados Unidos. Las diferencias individuales pueden variar hasta en 2 °C.
2. **Interacciones hormonales** (**fig. 18-5**)
   a. Determinadas neuronas del hipotálamo sintetizan **hormona liberadora de la hormona luteinizante** (**LHRH**, *luteinizing hormone-releasing hormone*), también llamada **hormona liberadora de gonadotropina** (**GnRH**, *gonadotropin-releasing hormone*). La GnRH estimula la liberación de LH y FSH por la adenohipófisis.
   b. La LH estimula la secreción de **testosterona** por las células intersticiales de los testículos; la FSH induce la síntesis de **ABP** por las células sustentaculares.
   c. La **testosterona** facilita el desarrollo normal de las espermatogonias y también de los caracteres sexuales secundarios consistentes con un fenotipo biológico masculino.
   d. La **ABP** se une a la testosterona y la mantiene con concentraciones lo suficientemente elevadas en el túbulo seminífero para facilitar la transformación de las espermatogonias en espermatozoides; también puede unirse a estrógenos y, de esta manera, inhibir la espermatogénesis.
   e. **Control de la liberación de FSH y LH**
      (1) Las altas concentraciones de **testosterona** inhiben la liberación de LH.
      (2) La **inhibina**, una hormona secretada por las células sustentaculares, inhibe la liberación de GnRH, lo cual, a su vez, inhibe la secreción de FSH por la adenohipófisis.
      (3) La **activina**, también secretada por las células sustentaculares, estimula la liberación de GnRH y, en consecuencia, facilita la de FSH.

### PERLAS CLÍNICAS

Un recuento de espermatozoides de referencia para una única eyaculación es de aproximadamente 50 a 100 millones de espermatozoides por mL. Un individuo con un recuento de espermatozoides menor de 20 millones por mililitro es considerado **estéril**. Según la OMS, no obstante, menor de 15 millones es considerado **problemático para la fertilidad**, pero no estéril. Entre 1973 y 2011, los recuentos espermáticos de hombres europeos, australianos, norteamericanos y neozelandeses mostraron una disminución mayor del 50%, mientras que este decremento no se observó en hombres africanos, sudamericanos y asiáticos. Aunque no se han esclarecido las causas de esta disminución, se ha sugerido que la causa puede deberse a contaminantes ambientales que han afectado más a los fetos con cariotipo 46,XY. Además, los estilos de vida de los adultos, como el hábito tabáquico, la exposición al bisfenol A y la obesidad, han sido implicados en la disminución del recuento espermático. Dado que la producción de espermatozoides es sensible al calor, la **hipertermia** es considerada como uno de los principales factores de esterilidad en los hombres. Se ha informado que las personas con testículos que operan equipos computacionales portátiles en sus rodillas durante una hora presentan un aumento de su temperatura intraescrotal de hasta 2.8 °C, lo que puede afectar su fecundidad.

Uno de los efectos adversos de la **insuficiencia de vitamina A** es la esterilidad en hombres biológicos. Los testículos toman preferentemente la **vitamina A** de la sangre y la convierten en ácido retinoico, el cual se une a los **receptores α de ácido retinoico** (**RARα**) de las células sustentaculares de Sertoli, un receptor nuclear que regula la transcripción durante la espermatogénesis y otros procesos del desarrollo. La alteración del gen que codifica para los RARα interrumpe la espermiogénesis porque modifica la correcta alineación de los espermatozoides, inhibiendo su liberación hacia los túbulos seminíferos, lo que produce la esterilidad. Un fármaco no esteroideo experimental, BMS-189453, el cual es un antagonista de los RARα, administrado a ratones por vía oral fue capaz de bloquear los RARα y ocasionar el mismo tipo de infertilidad que el provocado por la interferencia en el gen que codifica para los RARα; sin embargo, poco después de que se suspendió el fármaco, los ratones recobraron su fertilidad y fueron capaces de tener descendencia normal. Aún continúan las investigaciones para el desarrollo de este fármaco con el fin de determinar si puede ser utilizado como un método anticonceptivo.

La **vasectomía** es el método de anticoncepción permanente elegido por más de 600 000 hombres en los Estados Unidos cada año. El médico puede realizar este procedimiento en el consultorio, en el que se realiza una incisión en el escroto para después desplazar, seccionar, cauterizar y regresar una porción del cordón espermático al escroto. Aproximadamente 6 semanas después del procedimiento, el semen es recolectado y examinado para asegurar que no se haya eyaculado ningún espermatozoide. Este procedimiento tiene una eficacia de casi el 100%; puede producir algunas molestias, pero suelen resolverse en poco tiempo. Es posible revertir una vasectomía, pero la posibilidad de poder concebir oscila entre el 30% y el 80%, debido a muchos factores, especialmente el tiempo transcurrido entre la vasectomía y la cirugía de reversión. Cuanto más tiempo pase, menos posibilidades habrá de que la reversión tenga éxito.

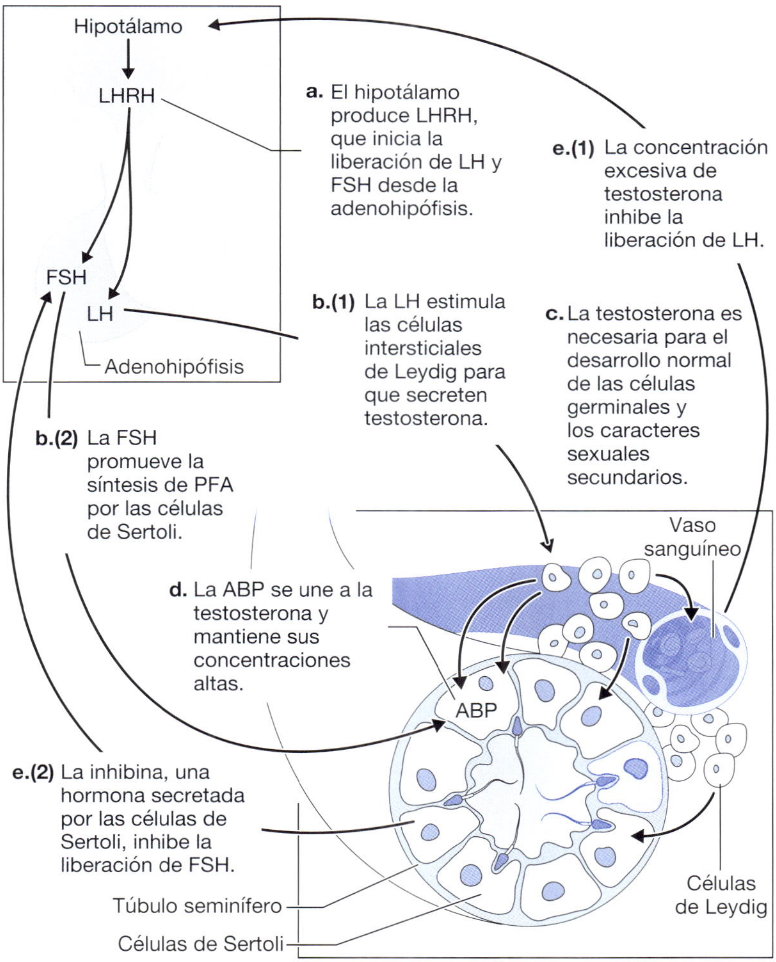


**FIGURA 18-5.** Control hormonal del funcionamiento testicular. Obsérvese la retroinhibición de la hipófisis por las hormonas testiculares. ABP, proteína fijadora de andrógeno; FSH, hormona foliculoestimulante; LH, hormona luteinizante; LHRH, hormona liberadora de hormona luteinizante.

# III. CONDUCTOS GENITALES (tabla 18-2)

## A. Conductos intratesticulares

1. La continuación de los túbulos seminíferos son los **túbulos rectos**, conductos cortos y rectos revestidos por células sustentaculares en la mitad proximal y recubiertos por un **epitelio cúbico simple** en la mitad distal. Estas células cúbicas tienen **microvellosidades** y algunas exhiben un único **flagelo**.
2. La **red testicular** es un plexo laberíntico de conductos anastomosados dentro del mediastino testicular, revestidos por un **epitelio cúbico simple**; muchas de sus células tienen microvellosidades, así como un único **flagelo** luminal en algunos casos.

## B. Conductos extratesticulares

1. **Conductillos eferentes**
   a. Los conductillos eferentes son una colección de entre 10 y 20 túbulos que van desde la red testicular hasta el conducto del epidídimo; reabsorben líquido del semen y forman la **cabeza del epidídimo**. Los conductillos eferentes comienzan como conductos intratesticulares, salen de los testículos y sus porciones distales pueden considerarse conductos extratesticulares. Están revestidos por un **epitelio simple** formado por **grupos alternados** de **células cúbicas no ciliadas** y **células cilíndricas ciliadas**. La configuración de las células epiteliales con dos diferentes alturas confiere un aspecto **festoneado** típico al diseño luminal de los conductillos eferentes.
   b. Una capa delgada circular de **músculo liso**, responsable de los movimientos peristálticos, se ubica bajo la lámina basal del epitelio.

**Tabla 18-2 Histología y funciones de los conductos genitales masculinos**

| Conducto | Epitelio | Tejido conjuntivo | Capas musculares | Función |
|---|---|---|---|---|
| Túbulos rectos | Células sustentaculares en la mitad proximal; epitelio cúbico simple en la mitad distal | Laxo | Sin músculo liso | Conduce los espermatozoides desde los túbulos seminíferos hasta la red testicular |
| Red testicular | Epitelio cúbico simple | Vascular | Sin músculo liso | Conduce los espermatozoides desde los túbulos rectos hasta los conductillos eferentes |
| Conductillos eferentes | Regiones de células cilíndricas ciliadas alternadas con células cúbicas no ciliadas | Delgado, laxo | Capa delgada de células musculares lisas en círculos | Conduce los espermatozoides de la red testicular al epidídimo |
| Conducto del epidídimo | Epitelio seudoestratificado formado por células principales altas con estereocilios y células basales bajas | Delgado, laxo | Capa de células musculares lisas en círculos | Conduce los espermatozoides desde los conductillos eferentes hasta el conducto deferente |
| Conducto deferente | Epitelio cilíndrico seudoestratificado con estereocilios | Laxo, fibroelástico | Tres cubiertas gruesas de músculo liso: la interna y la externa longitudinales y la circular intermedia | Vierte espermatozoides de la cola al epidídimo hacia el conducto eyaculador |
| Conducto eyaculador | Epitelio cilíndrico simple | Subepitelial; proyectado en pliegues, dando al lumen un aspecto irregular | Sin músculo liso | Lleva a los espermatozoides y al líquido seminal de la uretra prostática a la cresta uretral |

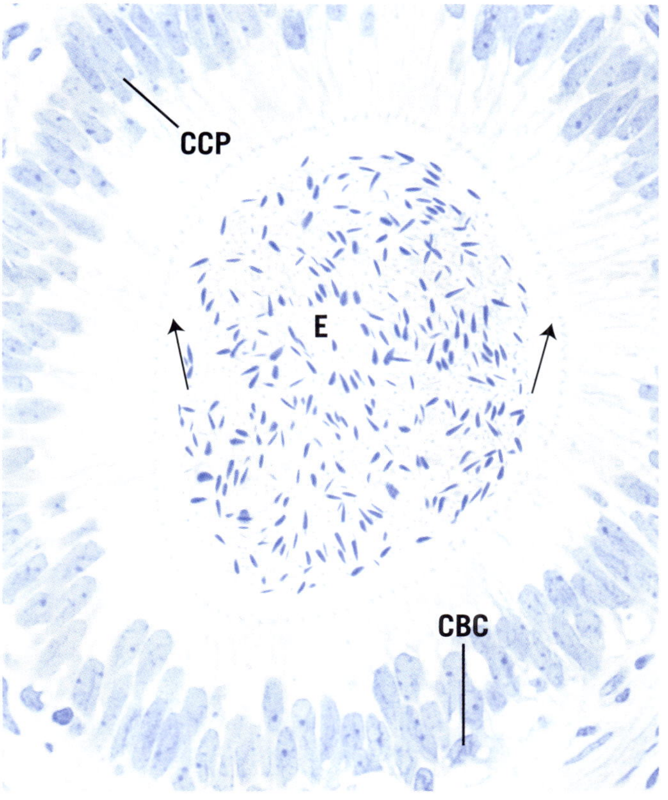


**FIGURA 18-6.** Micrografía óptica del epidídimo (270×). Obsérvense las células basales cortas (CBC) y las células cilíndricas principales (CCP) que recubren el lumen del epidídimo. Los estereocilios (*flechas*) se proyectan en el lumen empacados junto con espermatozoides (E).

**2. Conducto del epidídimo** (**fig. 18-6**)

**a.** El conducto del epidídimo, junto con los conductillos, constituye el **epidídimo**. Está rodeado por **capas circulares de músculo liso** que experimentan **contracciones peristálticas**, las cuales ayudan a empujar los espermatozoides hacia los conductillos eferentes.

**b.** Está revestido por **epitelio cilíndrico seudoestratificado** que descansa sobre una lámina basal y contiene dos tipos de células epiteliales

**(1)** Las **células basales** son redondas y al parecer indiferenciadas; son precursoras de las células principales.

**(2)** Las **células principales** cilíndricas, que presentan estereocilios inmóviles (microvellosidades irregulares largas) en sus superficies luminales, tienen un gran aparato de Golgi, RER, lisosomas y numerosas vesículas pinocíticas apicales y vesículas cubiertas.

**(a)** Las células principales, junto con los conductillos eferentes, absorben alrededor del 90 % del líquido testicular.

**(b)** Secretan diversos factores que facilitan la maduración de los espermatozoides; sin embargo, también producen **glicerofosfocolina**, que inhibe la **capacitación**, el proceso por el cual los espermatozoides adquieren la capacidad de fecundar un ovocito. Así pues, la capacitación solo tiene lugar después de que el espermatozoide entre en el aparato genital femenino o se exponga a un microambiente que lo simule.

**3. Conducto deferente**

**a.** El **conducto deferente**, que comienza en la cola del epidídimo, tiene una **pared muscular gruesa** con capas interna y externa de músculo liso longitudinal separadas entre sí por una capa circular intermedia.

**b.** Tiene un lumen estrecho e irregular revestido por un **epitelio cilíndrico seudoestratificado** parecido al del conducto del epidídimo.

4. El **conducto eyaculador** es la continuación recta del conducto deferente después de que este ha recibido el conducto de la vesícula seminal; carece de pared muscular. Penetra en la glándula prostática y termina en una hendidura de la **cresta uretral** de la uretra prostática.

# IV. GLÁNDULAS GENITALES ACCESORIAS

Las glándulas genitales accesorias son las dos vesículas seminales, la próstata y dos glándulas bulbouretrales.

## A. Vesículas seminales

1. El epitelio de las vesículas seminales es **cilíndrico seudoestratificado**, y su altura varía con la concentración de testosterona; reviste la **mucosa altamente replegada**. Las células epiteliales alojan numerosos **gránulos de pigmento lipocromático amarillo**, gránulos secretores, un aparato de Golgi grande, múltiples mitocondrias y abundante RER. Las vesículas seminales **secretan** un líquido amarillo viscoso que contiene sustancias que **activan a los espermatozoides** (p. ej., fructosa, una fuente de energía para dichas células); este líquido constituye alrededor del 70 % del eyaculado humano.
2. La **lámina propia** está formada por un tejido conjuntivo **fibroelástico** rodeado por una capa interna circular y otra externa longitudinal de músculo liso, que, a su vez, está rodeada por **adventicia** que está constituida por tejido conjuntivo **fibroelástico**.
3. El conducto de la vesícula seminal se une al conducto deferente en su ampolla (el extremo terminal crecido) y forma los conductos eyaculatorios derecho e izquierdo, que entran en la próstata y continúan hasta la uretra.

## B. Próstata (figs. 18-7 y 18-8)

1. **Generalidades**. La próstata, que rodea la uretra en el punto en el que esta abandona la vejiga urinaria. Está formada por 30-50 **glándulas tubuloalveolares ramificadas** discretas que se disponen

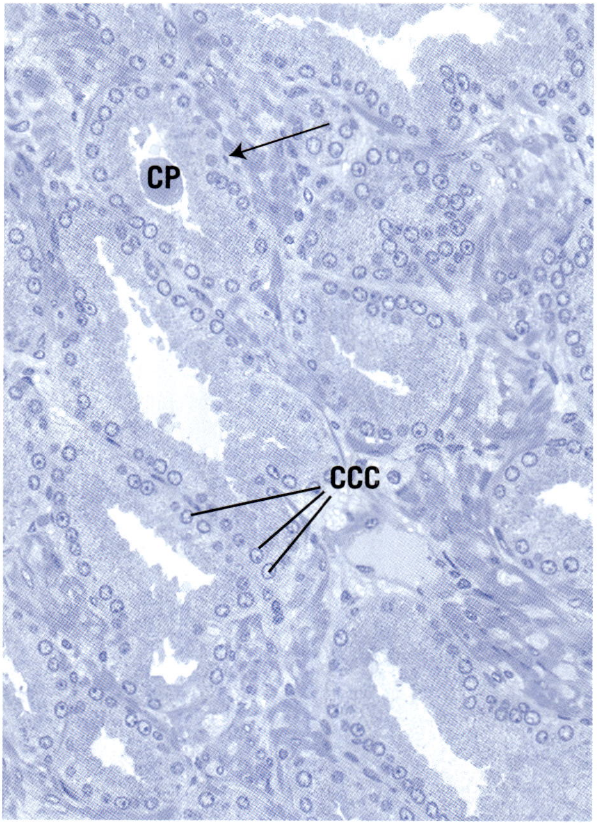


**FIGURA 18-7.** Micrografía óptica de la próstata (132×). Nótense la concreción prostática (CP), el músculo liso (*flecha*) y las células cilíndricas comprimidas (CCC) que forman el parénquima glandular.

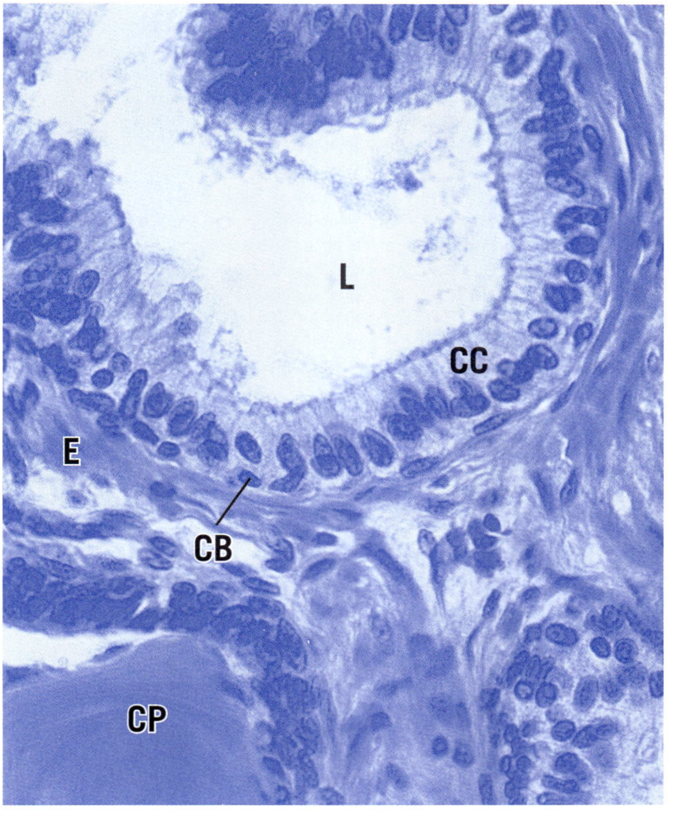


**FIGURA 18-8.** Micrografía óptica de alta resolución de la próstata. Obsérvense las células ciliadas (CC) y las células basales (CB) del parénquima de la glándula, cuyo lumen (L) contiene productos secretados. El estroma (E) rodea individualmente a las glándulas y forma la estructura de tejido conjuntivo de la próstata. Nótese la concreción prostática (CP) en la esquina inferior izquierda (450×).

en tres capas (**mucosa**, **submucosa** y **principal**) alrededor de la uretra, dentro de la cual vierten su contenido a través de conductos excretores. La glándula prostática está cubierta por una **cápsula fibroelástica** que contiene músculo liso. Algunos tabiques de la cápsula penetran en la glándula y la dividen en lóbulos.

2. El **epitelio** de la glándula prostática es **cilíndrico simple** o **seudoestratificado** y reviste las glándulas individuales que constituyen la próstata. Está formado por células que contienen RER en abundancia, un aparato de Golgi bien desarrollado, numerosos lisosomas y muchos gránulos secretores.
3. Los **cuerpos amiláceos** (*véanse* figs. 18-7 y 18-8), cuyo número crece con la edad, son **concreciones** prostáticas, compuestas por glucoproteínas.
4. La **próstata secreta** un líquido blanquecino poco denso, una parte del semen que contiene enzimas proteolíticas, ácido cítrico, fibrinolisina, fosfatasa ácida y lípidos. La secreción prostática sirve para licuar el semen coagulado una vez que se deposita en el conducto genital femenino. Su síntesis y liberación son reguladas por la dihidrotestosterona.

## PERLAS CLÍNICAS

La **hipertrofia prostática benigna** (**HPB**) afecta a cerca del 50 % de personas con próstata que mayores de 50 años de edad y hasta el 95 % de aquellos mayores de 80 años. La HPB puede confirmarse mediante exploración rectal digital; sin embargo, se requiere una biopsia para descartar cáncer de próstata. Lo más habitual es que solo implique un agrandamiento de las **glándulas mucosas**. Con frecuencia, se asocia con dificultad para iniciar y detener la micción, debido a que la uretra queda parcialmente estrangulada por la próstata hipertrófica. La HPB provoca **nicturia** (micción nocturna) y urgencia sensitiva (deseo de orinar sin necesidad de evacuar). Las causas primarias de HPB incluyen arterioesclerosis, alteraciones hormonales relacionadas con la edad, inflamación de la próstata y anomalías en el metabolismo del individuo. La exploración digital de la próstata y el estudio en sangre del antígeno prostático específico (PSA, *prostate-specific antigen*) deben ser parte de la valoración anual para los hombres biológicos mayores de 40 años. Las complicaciones de la HPB incluyen infecciones urinarias recurrentes, formación de divertículos en la vejiga y presión en la porción prostática de la uretra que lleva a la disminución en el flujo de orina; en el peor de los casos, puede ocasionar insuficiencia renal aguda. Los síntomas tempranos de HPB son la disminución en el flujo de orina e incapacidad para vaciar la vejiga; los síntomas tardíos incluyen poliuria durante el día y la noche (nicturia), incontinencia incompleta o completa y, eventualmente, hematuria (sangre en la orina).

¡El tratamiento para la HPB incluye ejercicio físico para fortalecer los músculos del piso pélvico y disminución del consumo de café y alcohol, así como la ingesta de líquidos en general. El uso de ciertos medicamentos que reducen el tamaño de la próstata, como los inhibidores de la 5$\alpha$-reductasa (5-ARI), tiene una desafortunada asociación con el cáncer de próstata agresivo, mientras que los bloqueadores $\alpha$-1, que relajan los músculos de la glándula prostática, lo que facilita el flujo de orina a través de la uretra, pueden ser considerados como opciones terapéuticas. Los procedimientos quirúrgicos también pueden ser útiles si no funcionan los tratamientos no invasivos. Estos incluyen termoterapia, terapia láser y resección prostática para extirpar parte de la próstata, así como otros procedimientos quirúrgicos más agresivos para extraerla completamente.

El **adenocarcinoma prostático** (**cáncer de próstata**) ocurre en cerca de una tercera parte de personas con próstata mayores de 75 años de edad y es el segundo cáncer más frecuente en personas de este sexo. En 2020, más de 375 000 hombres murieron y casi 1.5 millones fueron diagnosticados de adenocarcinoma de próstata. Tanto la incidencia como el grado de malignidad son más altos en afroamericanos que en caucásicos. Se observa una predisposición genética, ya que los antecedentes familiares de cáncer de próstata o de mama se asocian a un mayor riesgo de cáncer de próstata. Aunque los estilos de vida considerados factores de riesgo, como el alto consumo de carnes rojas y productos lácteos y la mínima ingesta de frutas y vegetales, han mostrado tener una asociación con el cáncer de próstata, estas relaciones no se han comprobado. Muchas formas de cáncer de próstata son de crecimiento lento y se limitan al interior de la próstata, pero otras son más agresivas, de rápido crecimiento y hacen metástasis en otras partes del cuerpo, a veces cerca de la próstata, como la vejiga urinaria, y otras a mayor distancia, como en los huesos o los ganglios linfáticos. Los síntomas del cáncer de próstata son más evidentes en los estadios tardíos que en los tempranos, e incluyen alteraciones urinarias, como dificultad para iniciar la micción, flujo débil de orina, goteo previo o posterior a la micción, hematuria, edema escrotal y dolor en la región pélvica o los huesos. El cáncer de próstata puede ser detectado por palpación a través del recto, donde, en lugar de una superficie lisa, se palpan masas densas. Sin embargo, se requiere de una biopsia positiva para establecer el diagnóstico. Aunque el crecimiento del cáncer es lento, a menudo **hace metástasis en huesos** vía la circulación sanguínea. El cáncer de próstata se asocia con concentraciones altas en sangre de **PSA**, pero no es una prueba definitiva y algunos grupos de trabajo en los Estados Unidos han concluido estar en contra del uso del PSA debido a la posibilidad de falsos positivos, provocando serias consecuencias para los pacientes. No obstante, teniendo en cuenta lo anterior, aquellos hombres con cifras elevadas de PSA deberán considerarse candidatos para pruebas diagnósticas más invasivas. La resección quirúrgica, radiación, quimioterapia y terapia hormonal son las opciones terapéuticas más empleadas, aunque puede haber complicaciones como impotencia o incontinencia. Cabe señalar que los hombres mayores de 65 años de edad en quienes el cáncer de próstata no es agresivo (puntuación en escala de Gleason menor de 5) y que no han recibido tratamiento, pero están bajo estrecha vigilancia de su oncólogo, suelen morir por otras causas.

La **escala de Gleason**, con rango de 2 a 10, es un medio para determinar la agresividad del cáncer de próstata (con base en la biopsia); además, sugiere las opciones terapéuticas. Los dos componentes que incluyen la escala de Gleason son la **configuración** de la arquitectura de diferenciación de la biopsia del tumor, donde a la alta desdiferenciación se le asigna un puntaje mayor (1 a 5), y el **número de patrones glandulares** evidentes, con los dos patrones más altos sumados juntos. Por tanto, si la configuración de una biopsia es 2 y los patrones son 4 y 2, la escala de Gleason es $4 + 2 = 6$. Una puntuación de 2-4 se considera poco probable de hacer metástasis; un resultado de 5-7 suele ser tratable y con un buen pronóstico; y una puntuación de Gleason superior a 7 es muy probablemente incurable porque el tumor es muy agresivo. Dado que la asignación de puntuaciones de Gleason tiene un cierto grado de subjetividad por parte de quien lo revisa, estudios recientes han intentado objetivar la gradación mediante el uso de paneles de biomarcadores para predecir la agresividad de la enfermedad. En el estudio se utilizaron tinciones inmunohistoquímicas específicas para cada una de las tres proteínas del sistema endosoma-lisosoma (Appl1, Sortilina y Sindecano-1), que permitieron una evaluación precisa del estadio, independientemente de la subjetividad del revisor, y de la agresividad del cáncer, y ayudaron a determinar meticulosamente la modalidad de tratamiento oncológico necesaria. En el momento de escribir estas líneas, se están llevando a cabo ensayos clínicos en Estados Unidos para determinar la eficacia de la metodología propuesta.

**C. Glándulas bulbouretrales (de Cowper)**. Son glándulas adyacentes a la uretra membranosa que están revestidas por un **epitelio cilíndrico** o **cúbico simple** y rodeado por una **cápsula de tejido conjuntivo fibroelástico** que contiene fibras musculares lisas y esqueléticas. Vierten sus secreciones viscosas en el lumen de la uretra membranosa para lubricarla inmediatamente antes de la eyaculación.

## V. URETRA

La **uretra** conduce la orina desde la vejiga hacia el exterior del cuerpo. En el hombre biológico, también transporta el semen durante la eyaculación. La uretra tiene una **muscular de dos capas** formada por una capa longitudinal interna y una circular externa, ambas de músculo liso. Está rodeada en algún punto por un **esfínter externo de músculo esquelético** que permite su cierre voluntario.

**A. Uretra masculina**. Mide aproximadamente 20 cm de longitud y se divide en tres porciones: **prostática**, **membranosa** y **esponjosa**.

**B. Está recubierta por epitelio de transición** en la porción prostática y por **epitelio cilíndrico seudoestratificado** o **estratificado** en las otras dos porciones. La **fosa navicular**, localizada en el extremo distal de la uretra esponjosa, está revestida por **epitelio plano estratificado no queratinizado**.

**C. Alberga las glándulas secretoras de moco** en la lámina propia, las **glándulas de Littré**.

## VI. PENE

El pene está compuesto por tres tejidos eréctiles cilíndricos envueltos en gruesas vainas de tejido conjuntivo, las **túnicas albugíneas**. Se trata de los dos **cuerpos cavernosos**, situados dorsalmente, y un solo **cuerpo esponjoso**, localizado ventralmente, cuya porción distal terminal constituye el glande del pene. El pene está cubierto por piel, la cual forma en la parte distal al final del órgano un doblez de doble capa, conocido como **prepucio**, que protege el glande del pene.

Los tres cuerpos se componen de tejido eréctil, que posee espacios vasculares que a menudo están vacíos, lo que ocasiona que el pene sea **flácido** hasta que una estimulación provoque un cambio en el flujo de sangre hacia los espacios vasculares, lo que agranda y endurece el pene, condición que se conoce como **erección**. En esta condición, el pene es capaz de liberar **semen**, a través de la uretra, hacia el exterior del cuerpo del hombre, proceso llamado **eyaculación**.

Después de la eyaculación, el flujo sanguíneo sale de los espacios de tejido vascular eréctil y el pene regresa a su estado flácido. La uretra no solo envía semen hacia el exterior del cuerpo, sino también la orina producida por los riñones y almacenada en la vejiga urinaria.

**A. Cuerpos cavernosos**. Son un par de masas de **tejido eréctil** que contienen **espacios vasculares irregulares** revestidos por una capa continua de células endoteliales. Estos espacios, que se hacen más pequeños en la periferia del cuerpo cavernoso, están separados entre sí por trabéculas de tejido conjuntivo y músculo liso derivada de la **túnica albugínea**. Durante la erección, los espacios vasculares se llenan de sangre como resultado de **impulsos parasimpáticos** que constriñen las anastomosis arteriovenosas y dilatan las arterias helicoidales, lo que incrementa el flujo hacia los espacios vasculares de ambos cuerpos cavernosos y del cuerpo esponjoso.

**B. Cuerpo esponjoso**. Es una masa única de tejido eréctil que contiene espacios vasculares de tamaño uniforme. Tiene **trabéculas** que contienen más fibras elásticas y menos músculo liso que las de los cuerpos cavernosos. La porción peneana de la uretra recorre la longitud del cuerpo esponjoso y se abre al exterior en la punta del glande del pene.

**C. Tejido conjuntivo y piel**

1. La **túnica albugínea** es una gruesa vaina de tejido conjuntivo fibroso que rodea los dos cuerpos cavernosos y el cuerpo esponjoso. La disposición de los densos haces de colágeno permite la dilatación del pene durante la erección.
2. El **glande del pene**, el extremo distal dilatado del cuerpo esponjoso, contiene tejido conjuntivo denso y fibras musculares longitudinales. Está recubierto por piel retráctil, el **prepucio** (cuyo homólogo es la capucha que recubre el clítoris, conocida ahora por el término colectivo **prepucio**), la cual está revestida por un epitelio **plano estratificado** ligeramente queratinizado.
3. Las **glándulas de Littré** son glándulas secretoras de moco ubicadas a lo largo de la uretra peneana.

## PERLAS CLÍNICAS

Algunos estudios han mostrado que los hombres **no circuncidados** albergan bacterias anaerobias en lo profundo de los pliegues del prepucio, las cuales aumentan la susceptibilidad para infectarse por el virus de la inmunodeficiencia humana (VIH) cuando tienen actividad sexual sin protección con una pareja que esté infectada. En dichos estudios, los hombres circuncidados tuvieron un menor riesgo de contraer la infección por VIH en condiciones similares al tener actividad sexual sin protección con parejas infectadas por el VIH. La razón para esta diferencia puede deberse a que las bacterias anaerobias inducen una respuesta inflamatoria, la cual puede facilitar el acceso del VIH al sistema circulatorio.

Las **infecciones de vías urinarias** (**IVU**) acompañadas de fiebre son casi 10 veces más frecuentes en lactantes menores de 3 meses no circuncidados (20.1%) que en aquellos que han sido circuncidados (2.4%).

Las posibles **complicaciones de la circuncisión** pueden ocurrir tan pronto acaba el procedimiento, como infección de la herida, sangrado e IVU, mientras que las alteraciones tardías incluyen adhesiones en el sitio quirúrgico y estenosis del meato urinario. También se han informado alteraciones más graves, como amputación del glande.

La **fimosis** es una afección en la que la retracción del prepucio es difícil o imposible. Existen dos tipos de fimosis: fisiológica y patológica. **La fimosis fisiológica** es normal en niños pequeños y es una afección autolimitada que suele resolverse mucho antes de la adolescencia media o tardía, cuando el prepucio se vuelve retráctil. Normalmente, solo el 8% de los niños de 7 años, el 6% de los de 11 años y solo el 1% de los de 17 años siguen presentando fimosis. La **fimosis patológica** es una afección frecuentemente causada por la **balanitis xerótica obliterante** (**BXO**), también conocida como **liquen escleroso del pene**, un trastorno cutáneo cicatricial en el que la presencia de una banda de tejido cicatricial impide que el prepucio se retraiga sobre el glande. Aunque se desconoce su etiología, se han sugerido como factores causales la disposición genética, los traumatismos locales, las infecciones y las enfermedades autoinmunitarias. La fimosis fisiológica no requiere tratamiento; sin embargo, la fimosis patológica inducida por BXO debe tratarse lo antes posible mediante circuncisión.

# Autoevaluación

***Instrucciones***: cada reactivo en esta sección va seguido de opciones posibles. Seleccione la *mejor* opción (**A**, **B**, **C**, **D** o **E**) para cada caso.

**1.** Un hombre de 55 años tiene complicaciones urinarias y ha presentado reducción del flujo de orina. Las pruebas sanguíneas notifican concentraciones elevadas de PSA y nódulos duros palpables en la próstata en el tacto rectal. ¿Cuál es el diagnóstico más probable?

**(A)** Hiperplasia prostática benigna
**(B)** Adenocarcinoma prostático
**(C)** Concreciones prostáticas
**(D)** Inicio de impotencia
**(E)** Incontinencia

**2.** Un hombre de 33 años detecta una masa en su escroto. Una palpación cuidadosa no revela si la masa está asociada con el testículo. Su médico solicita un hemograma y observa concentraciones sanguíneas de hCG elevadas. ¿Cuál es el posible diagnóstico?

**(A)** Fimosis fisiológica
**(B)** Hematocele
**(C)** Criptorquidia
**(D)** Cáncer testicular
**(E)** Hidrocele

**3.** Un lactante de 2 meses de edad es llevado con su pediatra porque sus padres observaron que mostraba dolor a la palpación en el lado izquierdo de su escroto durante el cambio de pañal. Durante la exploración, el pediatra nota una ligera hinchazón en el lado izquierdo del escroto, lo que indica la presencia de hidrocele. ¿Cuál es el tratamiento que debería proponer el pediatra?

**(A)** Observación y espera
**(B)** Aspiración del líquido
**(C)** Tratamiento antibiótico
**(D)** Resección de la túnica vaginal
**(E)** Resección del testículo izquierdo

**4.** Una pareja acude a su médico con la preocupación principal de tener dificultades para quedarse embarazada a pesar de haberlo intentado durante los últimos 3 años. La pareja tiene unos 20 años, no tiene antecedentes médicos ni familiares significativos y parece sana. La paciente es la directora ejecutiva de ventas de su oficina y el paciente es un desarrollador de *software* que trabaja desde casa con su portátil en el regazo. Las pruebas clínicas y físicas de la mujer son normales; sin embargo, el recuento de espermatozoides viables del hombre está por debajo del intervalo de referencia, pero el resto de pruebas son normales. ¿Cuál es la razón más probable de su recuento espermático disminuido?

**(A)** Hipotermia
**(B)** Predisposición genética
**(C)** Criptorquidia
**(D)** Hipertermia
**(E)** BPH

**5.** ¿La insuficiencia de qué vitamina se ha asociado con infertilidad masculina?

**(A)** A
**(B)** $B_1$
**(C)** $B_2$
**(D)** $B_3$
**(E)** $B_9$

**6.** ¿Por abajo de qué valor en el recuento espermático se considera esterilidad, según la OMS?

**(A)** 100 millones de espermatozoides por mL
**(B)** 80 millones de espermatozoides por mL
**(C)** 60 millones de espermatozoides por mL
**(D)** 40 millones de espermatozoides por mL
**(E)** 20 millones de espermatozoides por mL

**7.** ¿La escala de Gleason es utilizada en la evaluación para el tratamiento y pronóstico de qué patologías?

**(A)** BPH
**(B)** Cáncer de testículo
**(C)** Cáncer de próstata
**(D)** Cáncer de vejiga urinaria
**(E)** Hidrocele

**8.** ¿Qué estructura transporta a los espermatozoides de los túbulos seminíferos a la red testicular?

**(A)** Conducto del epidídimo
**(B)** Túbulos rectos
**(C)** Conductillos eferentes
**(D)** Conducto deferente
**(E)** Conducto eyaculador

**9.** ¿Cuál es una de las funciones de las células sustentaculares?

**(A)** Secreción de FSH
**(B)** Secreción de testosterona
**(C)** Secreción de ABP
**(D)** Secreción de LH
**(E)** Secreción de factor 3 similar a la insulina

**La pregunta 10 se basa en la micrografía que se muestra a continuación:**

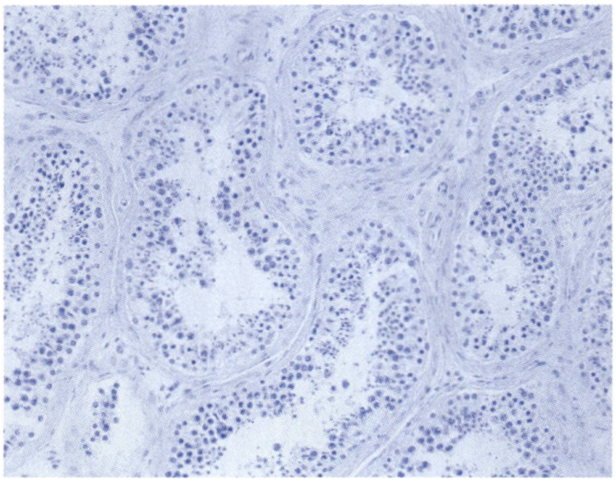

**10.** Esta es la micrografía de una porción sana de la biopsia de una malignidad. ¿Cuál es el diagnóstico?

**(A)** Cáncer de testículo
**(B)** Cáncer de vejiga urinaria
**(C)** Cáncer de próstata
**(D)** Cáncer de pene
**(E)** Cáncer del conducto deferente

**Las preguntas 11 y 12 se basan en el caso descrito a continuación:**

Un pediatra observa que un bebé de 2 meses, por lo demás sano y nacido prematuramente, tiene un solo testículo en el escroto. Ningún miembro de la familia de sus padres había tenido este problema.

**11.** ¿Cuál es la etiología más probable de este problema?

**(A)** Disposición familiar
**(B)** Concentración elevada de testosterona
**(C)** Nacimiento prematuro
**(D)** Presencia de gubernáculo

**12.** El pediatra recomienda una intervención quirúrgica para colocar el testículo no descendido en el escroto. ¿Cuándo debe realizarse la intervención?

**(A)** Antes de 1 año
**(B)** Entre los 2 y 3 años
**(C)** Entre los 3 y 4 años
**(D)** Entre los 4 y 5 años

**Las preguntas 13 a 15 se basan en la micrografía que se muestra a continuación:**

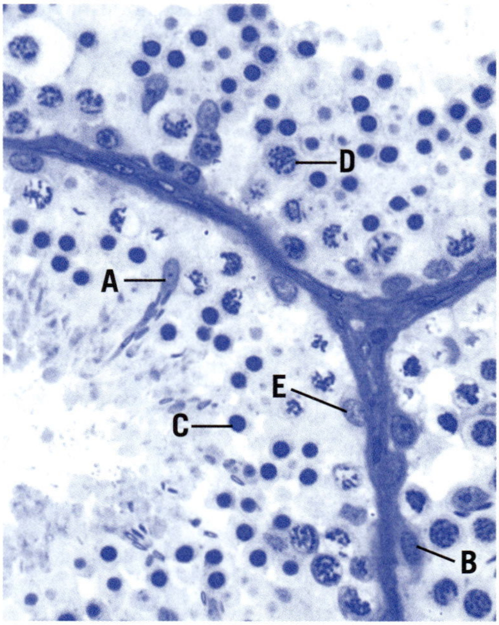


**13.** ¿Cuál de las siguientes células es haploide?

**(A)** A
**(B)** B
**(C)** C
**(D)** D
**(E)** E

**14.** ¿Cuál de las siguientes células forma la barrera hematotesticular?

**(A)** A
**(B)** B
**(C)** C
**(D)** D
**(E)** E

**15.** ¿Cuál de las siguientes células secreta la hormona que estimula la liberación de FSH de la hipófisis?

**(A)** A
**(B)** B
**(C)** C
**(D)** D
**(E)** E

# Respuestas y explicaciones

1. **B.** Aunque algunos de los síntomas son característicos de HPB, la palpación rectal informó nódulos duros, así como concentraciones altas de PSA, lo que sugiere un probable adenocarcinoma prostático.
2. **D.** Las inflamaciones palpables en el escroto deben ser revisadas por un médico, especialmente en los hombres menores de 40 años de edad. Las concentraciones elevadas de hCG y alfafetoproteína suelen asociarse con cáncer de testículo.
3. **A.** Un hidrocele es la acumulación de líquido entre las capas parietal y visceral de la túnica vaginal, lo que ocasiona una hinchazón dolorosa en el escroto. Con frecuencia, en lugar de dolor, hay dolorimiento del escroto o el testículo del lado afectado. Si el hidrocele ocurre durante la infancia, suele tratarse de una alteración transitoria que no requiere tratamiento y el líquido se va a absorber para el final del primer año; por tanto, observar y esperar es la respuesta correcta.
4. **D.** La hipertermia es una causa importante de esterilidad en los hombres. La producción de espermatozoides es sensible a la temperatura. La temperatura óptima para la producción espermática es de 35 °C. Por ello, los testículos están alojados en el escroto y no en el cuerpo, donde la temperatura sería de alrededor de 37 °C. Se ha informado que los hombres que utilizan equipo de cómputo portátil sobre sus piernas durante 1 hora tienen un incremento en la temperatura intraescrotal de hasta 2.8 °C y dificultan la espermatogénesis.
5. **A.** Durante décadas se ha sabido que la insuficiencia de vitamina A ocasiona esterilidad masculina. Los testículos toman preferentemente la **vitamina A** de la sangre para convertirla en ácido retinoico, el cual se une al **RARα** en las células sustentaculares, un receptor nuclear que regula la transcripción durante la espermatogénesis y otros procesos del desarrollo.
6. **E.** Un recuento normal para un eyaculado humano es de aproximadamente 50-100 millones de espermatozoides por mililitro. Un individuo con un recuento de espermatozoides menor de 20 millones por mililitro es considerado estéril.
7. **C.** La escala de Gleason se usa para determinar la agresividad del cáncer de próstata (con base en la biopsia) y para sugerir las opciones terapéuticas. Una puntuación en la escala de Gleason entre 5 y 7 es muy tratable y tiene un buen pronóstico, mientras que una puntuación mayor de 7 indica un cáncer probablemente incurable porque el tumor es muy agresivo.
8. **B.** Los túbulos seminíferos están conectados a la red testicular mediante los túbulos rectos.
9. **C.** Las células sustentaculares tienen muchas funciones, incluyendo la síntesis de ABP. La testosterona es secretada por las células intersticiales de Leydig, mientras que la FSH y la LH (también conocida como *hormona estimuladora de las células intersticiales*) son secretadas por la hipófisis.
10. **A.** La micrografía es de un testículo y el paciente tiene un diagnóstico de cáncer de testículo.
11. **C.** La probabilidad de criptorquidia es mucho mayor en los bebés prematuros (30 %) que en los nacidos a término (1 %). Otras causas posibles son la deficiencia de testosterona durante el desarrollo testicular, defectos en la longitud del cordón espermático que impiden el descenso normal y la falta de formación del gubernáculo, un haz fibromuscular que se extiende desde los testículos hasta el piso del escroto y que probablemente ayuda a arrastrar los testículos hacia el escroto durante el séptimo mes del desarrollo embrionario. Aunque la criptorquidia puede tener un componente genético, no se ha producido ninguna incidencia en la familia de ninguno de los progenitores, por lo que la herencia es muy improbable.
12. **A.** La intervención quirúrgica tiene más éxito si se realiza antes del año de edad.
13. **C.** De todas las células etiquetadas, solo C, la espermátida, es haploide.
14. **A.** La barrera hematotesticular está formada por células sustentaculares, marcadas con A en esta micrografía.
15. **A.** La hormona activina, producida por las células sustentaculares (marcadas con A en esta micrografía), estimula la liberación de GnRH, que, a su vez, facilita la liberación de FSH.

# 19

# Sentidos especiales

## I. PUNTOS CLAVE: RECEPTORES SENSORIALES ESPECIALES

**A. Receptores sensoriales especiales.** Son responsables de la percepción de los cinco sentidos especiales: **gusto**, **olfato**, **vista**, **oído** y **tacto** (que incluye el sentido del tacto propiamente dicho, presión, temperatura, dolor y propiosensibilidad o cinestesia). El sentido del olfato se describe en el capítulo 13 y el del gusto en el capítulo 14. El resto de los sentidos especiales se describen aquí.

**B. Función.** Los estímulos ambientales son transducidos por receptores de los sentidos especiales en señales eléctricas.

## II. RECEPTORES ESPECIALIZADOS DIFUSOS (fig. 19-1)

**A. Hay tres grupos de receptores sensitivos**: **exterorreceptores**, que reciben información del ambiente externo; **propioceptores**, que reciben información de músculos, tendones y estructuras articulares; e **interorreceptores**, los cuales reciben información del ambiente interno. Dentro de estas tres categorías, existen clases de receptores especializados en responder a estímulos específicos: los **mecanorreceptores** se activan cuando el tejido en el que se localiza el receptor se deforma físicamente por alguna causa. Los **termorreceptores** responden a las variaciones de temperatura. Los **nociceptores** (**receptores del dolor**) responden a estímulos que son suficientemente intensos como para causar daño a los tejidos.

1. Los receptores especializados difusos son **terminaciones nerviosas dendríticas** en piel, músculos, fascias, articulaciones y tendones; reaccionan a estímulos relacionados con el **tacto profundo**, la **presión**, la **temperatura**, el **dolor** y la **propiosensibilidad**.
2. Morfológicamente, se clasifican en **terminaciones nerviosas libres** y **terminaciones nerviosas encapsuladas**.
3. Aunque estos receptores están especializados para recibir un **único** tipo de estímulo sensorial, responderán a otros tipos de estímulos si son suficientemente intensos.

**B. Receptores de tacto y presión.** Incluyen los **corpúsculos laminares** (**de Pacini**), los **corpúsculos bulbosos** (**terminaciones de Ruffini**), los **corpúsculos táctiles** (**de Meissner**), las **terminaciones nerviosas libres** y los **corpúsculos bulboides** (**bulbos terminales de Krause**).

1. Los **corpúsculos laminares** (**de Pacini**) son receptores **elipsoidales** encapsulados que se encuentran en la dermis y la hipodermis, así como en el tejido conjuntivo de mesenterios y articulaciones; son particularmente abundantes en los dedos y las mamas.
   a. Están formados por una **cápsula de múltiples capas** constituida por fibroblastos y colágeno, los corpúsculos laminares a menudo tienen aspecto de cebolla rebanada en los cortes histológicos, donde el núcleo interno tiene condroitín-sulfato entre las capas individuales de la cápsula. La cápsula envuelve una **terminación nerviosa amielínica interna** y percibe **presión**, **tacto** y **vibración**. Son los receptores que permiten reconocer distintas texturas, como la diferencia entre el lino liso y la pana rugosa.
2. Los **corpúsculos bulbosos** (**terminaciones de Ruffini**), receptores **encapsulados** en la dermis y las articulaciones, están compuestos por grupos de terminaciones ramificadas de fibras nerviosas

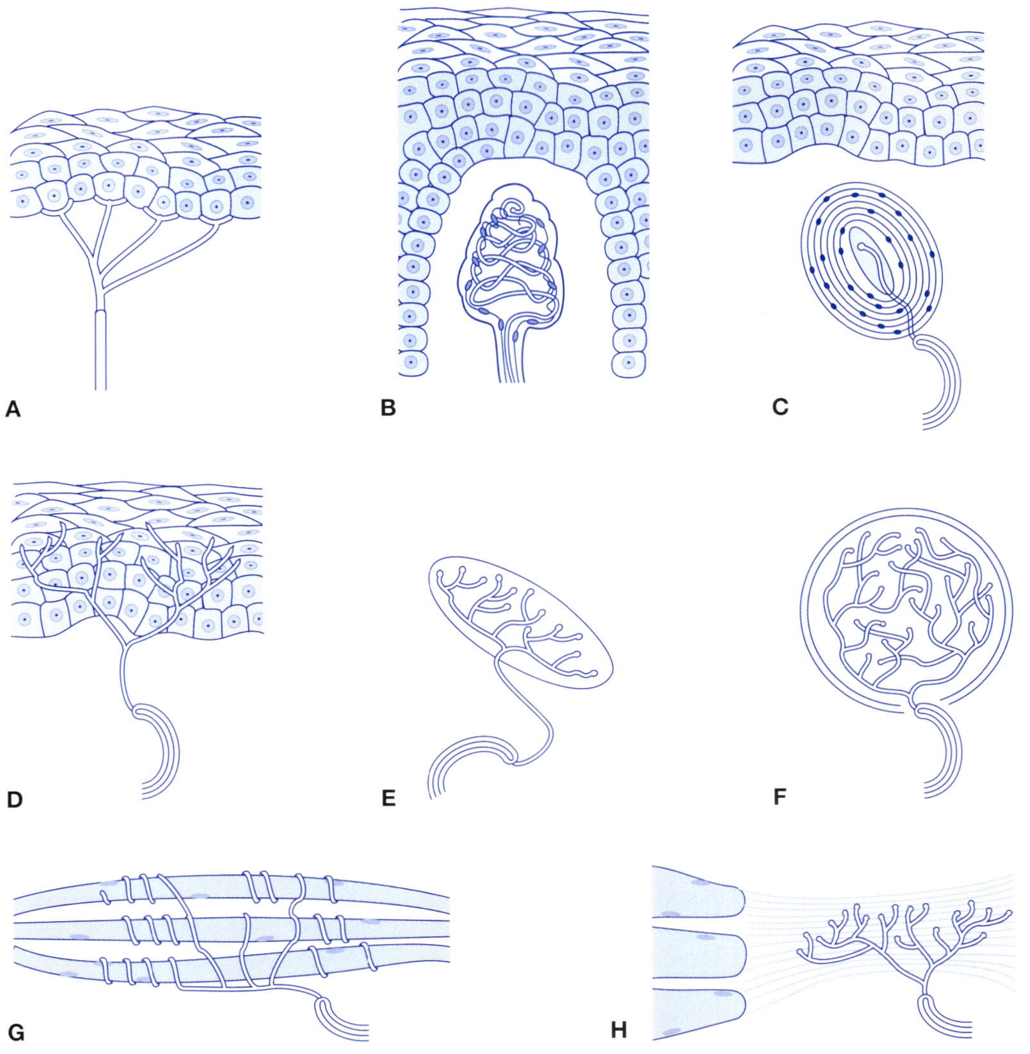


**FIGURA 19-1.** Distintos tipos de receptores especializados. **A**. Célula epitelial táctil (Disco de Merkel). **B**. Corpúsculo táctil (Corpúsculo de Meissner). **C**. Corpúsculo laminar (Corpúsculo de Pacini). **D**. Terminaciones nerviosas libres, nociceptores y termorreceptores. **E**. Corpúsculo bulboso (Corpúsculo de Ruffini). **F**. Corpúsculo bulboide (bulbo terminal de Krause). **G**. Huso neuromuscular. **H**. Órgano tendinoso de Golgi.

mielínicas y rodeados por una delgada cápsula de tejido conjuntivo. Su función es la recepción de **presión**, **estiramiento** y **tacto**.

3. Los **corpúsculos táctiles** (**de Meissner**) son receptores elipsoidales encapsulados de las papilas dérmicas de piel gruesa, párpados, labios y pezones; tienen una cápsula de tejido conjuntivo que envuelve la terminación nerviosa y se relaciona con una célula de Schwann (**fig. 19-2**). Los corpúsculos de Meissner funcionan en la percepción del **tacto fino**.
4. Las **terminaciones nerviosas libres** son **terminaciones amielínicas no encapsuladas** de la piel que se disponen a lo largo de, o rodeando, la mayoría de los folículos pilosos; su función consiste en percibir el tacto.
5. Los **corpúsculos bulboides** (**bulbos terminales de Krause**) son receptores encapsulados situados en la dermis, cavidad bucal, peritoneo, conjuntivas, regiones genitales, tejidos conjuntivos y articulaciones. Se pensaba que eran receptores de frío, pero actualmente se desconoce su función. Sin embargo, recientes investigaciones en ratones sugieren que tanto el pene como el clítoris están abundantemente provistos de estos corpúsculos. Su estimulación en el pene provoca la erección; en el

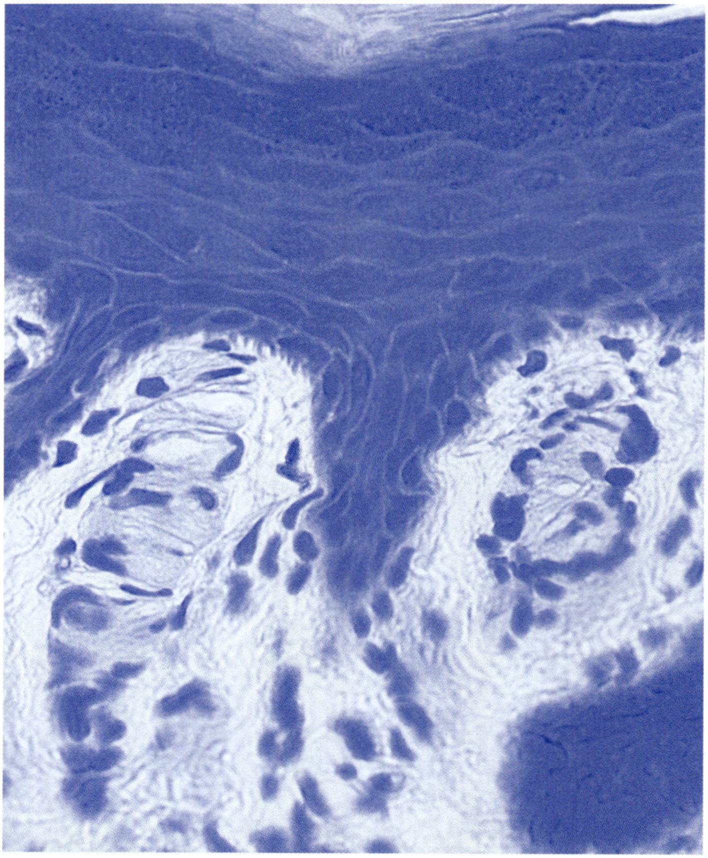

FIGURA 19-2. Micrografía a gran aumento de dos corpúsculos táctiles en papilas dérmicas adyacentes, procedentes de la yema de un dedo humano, mostrando su forma ovalada (540×). Los numerosos núcleos aplanados de los corpúsculos pertenecen a células de Schwann que rodean la fibra nerviosa de cada corpúsculo táctil.

clítoris, aumentan la receptividad sexual. La ablación genética de estos corpúsculos en ambos sexos murinos tiene como resultado la reducción de la receptividad en la hembra y la interferencia con la intromisión del pene y la eyaculación en el macho.

### C. Receptores de temperatura y dolor

1. Los **receptores de frío** reaccionan a temperaturas menores de **25-30 °C**.
2. Los **receptores de calor** reaccionan a temperaturas mayores de **40-42 °C**.
3. Los **nociceptores** son sensibles a **estímulos dolorosos** por esfuerzo mecánico, temperatura extrema o la presencia de determinadas citocinas. Cuando un estímulo es lo suficientemente intenso para sobrecargar el receptor normal, ese estímulo puede disparar sensaciones dolorosas al activar los nociceptores. Son fibras mielínicas delicadas que pierden la mielina antes de penetrar en la dermis.

**D. Propioceptores**. Pueden ser de dos tipos: de **huso muscular** y **órganos tendinosos de Golgi** (ambos se describen en el capítulo 7).

## III. SENTIDO DE LA VISTA: OJO (fig. 19-3)

### A. Generalidades

1. Los ojos, alojados en las órbitas óseas, son los órganos fotosensibles responsables de la visión. Cada ojo está formado por tres capas: la capa más externa, la **túnica fibrosa**; la capa intermedia, la **túnica vascular**; y la capa más interna, la **túnica nerviosa**, que incluye la **retina**. El **cristalino** enfoca el haz

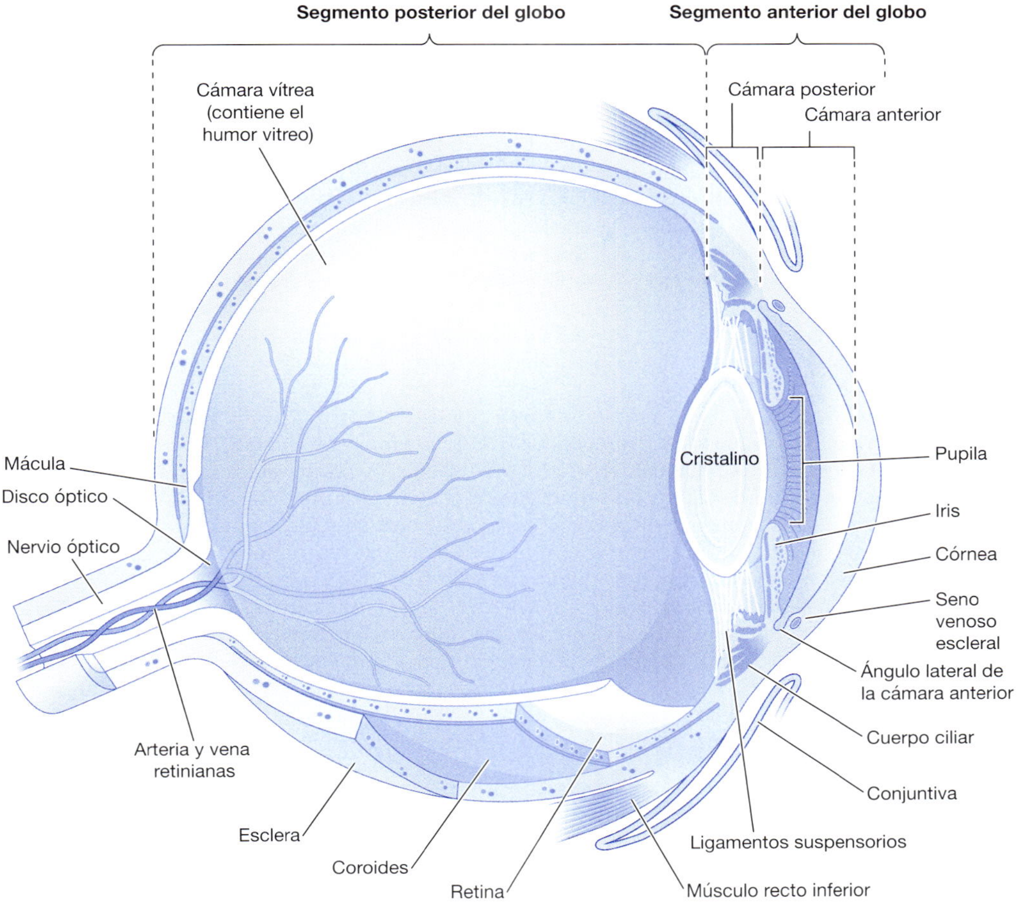


**FIGURA 19-3.** Anatomía del globo ocular. (Adaptada con autorización de McConnell TH. *The Nature of Disease: Pathology for the Health Professions*. Wolters Kluwer Health/Lippincott Williams & Wilkins; 2007:680).

de **luz** que entra a través de la **córnea** y la **pupila** sobre la **retina**, la capa fotosensible que contiene células especializadas que codifican los diversos patrones de la imagen para transmitirlos al cerebro a través del **nervio óptico**.

2. El ojo tiene **músculos internos** que ajustan la pupila, la abertura del iris y modifican el diámetro del cristalino para realizar la **acomodación** y permitir la visión de cerca. El ojo también posee **músculos extrínsecos**, unidos a la cara externa del globo ocular, que mueven ambos ojos de forma coordinada para enfocar los campos visuales deseados.
3. La superficie anterior del **globo ocular** es humedecida de manera continua por un **líquido lagrimal** (**lágrimas**) secretado por la **glándula lagrimal**.

### B. Túnica fibrosa (*véase* fig. 19-3)

1. La túnica fibrosa más externa tiene dos regiones, la **esclerótica**, blanca, y la **córnea**, transparente. La esclerótica es una capa **opaca** relativamente avascular de tejido conjuntivo fibroso que cubre las cinco sextas partes del globo ocular. En la esclerótica se insertan los músculos oculares extrínsecos.
2. La **córnea** transparente es la capa anterior, **no vascularizada** y altamente inervada que recubre la sexta parte anterior del globo ocular, y su límite con la esclerótica se denomina **limbo** (**unión corneoescleral**). Desde el punto de vista histológico, la córnea está compuesta por cinco capas.
   a. El **epitelio de la córnea**, un **epitelio plano estratificado no queratinizado**, recubre la superficie anterior de la córnea y se continúa con la **conjuntiva** (una membrana mucosa que cubre la esclerótica anterior y reviste la superficie interna de los párpados) en el limbo. El epitelio corneal está ricamente inervado con terminaciones nerviosas libres.

(1) Tiene **microvellosidades** en su capa superficial, que atrapan la humedad, protegiendo la córnea de la desecación.

**b.** La **lámina limitante anterior** (membrana de Bowman, **capa de Bowman**) es una capa **acelular** homogénea de 8 μm a 12 μm de grosor compuesta por fibrillas de colágeno de tipo I orientadas al azar (cantidades menores entremezcladas de tipos III, V y XII). Aunque se dice que la lámina limitante anterior proporciona forma, estabilidad y resistencia a la córnea, su ausencia congénita o su eliminación durante la queratectomía fotorrefractiva no parece causar efectos deletéreos. La membrana basal de la capa basal del epitelio corneal se fusiona con la lámina limitante anterior, y la capa basal de la lámina limitante anterior se fusiona con el estroma corneal.

**c.** El **estroma corneal** es la capa más gruesa de la córnea. Está constituido por unas cinco capas de **fibras de colágeno de tipos I** y **V**, paralelas entre sí *en el interior* de cada capa y en ángulo oblicuo en las capas *adyacentes*, de modo que forman una malla. Estas fibras de colágeno están inmersas dentro de una sustancia basal compuesta principalmente por condroitín-sulfato y queratán-sulfato. Fibroblastos ocasionales se localizan *entre* las láminas de fibras de colágeno, pero no *dentro* de ellas.

(1) En la región del limbo el estroma tiene conductos revestidos por un **endotelio** que conforman el **seno venoso escleral** (**conducto de Schlemm**; *véase* fig. 19-3). Este seno drena hacia el sistema venoso el líquido (humor acuoso) de la cámara anterior del ojo.

**d.** La **lámina elástica limitante posterior** (**lamina elástica posterior**, **membrana de Descemet**) es una lámina basal gruesa (5-10 μm) que separa el estroma de tejido conjuntivo y el endotelio que revisten la córnea.

**e.** El **endotelio corneal**, un **epitelio plano simple** cuyas células rara vez sufren mitosis, presenta numerosas **vesículas pinocíticas**, y mitocondrias. El endotelio corneal reviste la **superficie posterior** de la córnea debajo de la lámina elástica limitante posterior, donde separa la córnea del humor acuoso en la cámara anterior del ojo. Las células del endotelio corneal **reabsorben líquido** del estroma y lo liberan en la cámara anterior, y de esta manera contribuyen a la transparencia de la córnea, lo que ayuda a la refracción de la luz. Mediante un proceso que requiere energía, las células endoteliales transfieren glucosa y electrólitos del humor acuoso al estroma.

### PERLAS CLÍNICAS

Debido a que la **córnea** carece de circulación sanguínea y linfática, puede trasplantarse sin inducir una reacción inmunitaria que cause el rechazo al tejido. Por esta razón, es uno de los tejidos que más se trasplanta de cadáveres a individuos con córneas dañadas o enfermas. En personas en las que han fracasado uno o varios trasplantes de córnea con córneas de cadáver, se han utilizado con buenos resultados innovaciones recientes que utilizan córneas artificiales, un procedimiento conocido como queratoprótesis.

En la **prueba del reflejo corneal (de parpadeo)**, se pasa una brizna de algodón para tocar la córnea del paciente, haciendo que este parpadee. El parpadeo es una prueba de la integridad de la división oftálmica del nervio trigémino (par craneal V).

Para la **aplicación de medicamentos oftálmicos** en alteraciones como ojo seco, miopía o glaucoma, se usa un gotero. Sin embargo, diversos problemas, como parpadeo, contaminación y exceso de medicamento, causan la aplicación inconstante de las dosis. De hecho, el gotero está diseñado para aplicar gotas de aproximadamente 40 μL, un exceso de hasta el triple requerido para compensar el método de aplicación. Mediante tecnología de impresión piezoeléctrica se han utilizado modificaciones en un gotero que puede entregar la dosis correcta de 7 μL en 80 ms, de tal forma que el paciente no tenga tiempo de parpadear durante la aplicación. Además, el líquido es distribuido en la córnea, la región del globo ocular que puede absorber casi todo el medicamento, en lugar de la esclera, que es mucho menos capaz de absorberlo.

La casi universal aceptación de los lentes de contacto en los Estados Unidos ha llevado al Centers for Disease Control and Prevention a iniciar estudios sobre conductas de riesgo entre los individuos que los utilizan. Casi 41 millones de estadounidenses usan lentes de contacto, y el 93 % de ellos utilizan lentes suaves; el 99 % de los encuestados han informado haber participado en al menos una conducta de riesgo. Las más frecuentes fueron tomar una siesta mientras usaban los lentes (87 %), ducharse con los lentes puestos, nadar usándolos (61 %), añadir solución limpiadora fresca a la vieja (55 %), no reemplazar los lentes en los intervalos recomendados (50 %), dormir toda la noche con ellos puestos (50 %), usar agua del grifo en lugar de solución limpiadora para enjuagarlos (35 %), seguir usándolos durante una infección ocular (30 %) y almacenar los lentes en agua de grifo en lugar de solución limpiadora (17 %). El uso de agua de grifo es el comportamiento de mayor riesgo, debido a que se transfieren microorganismos del agua a los ojos, ocasionando infecciones oculares.

**C. Túnica vascular** (**úvea, túnica media**). La forman la coroides, el cuerpo ciliar y el iris (*véase* fig. 19-3).

**1.** La **coroides** es la **capa pigmentada** y **altamente vascularizada** de la pared posterior del globo ocular; su tejido conjuntivo laxo es rico en **melanocitos**.

a. La capa más profunda de la coroides, la **lámina vítrea** (**membrana de Bruch**), se extiende desde el borde en zigzag hasta el disco óptico y separa la capa coriocapilar de la coroides del epitelio pigmentado de la retina. Está compuesta por dos capas delgadas de fibras de colágeno con una capa intermedia de fibras elásticas. Ambas capas de colágeno están cubiertas por láminas basales.

b. La **capa coriocapilar** contiene los capilares sanguíneos procedentes del estroma coroideo que brinda irrigación a la retina.

2. El **cuerpo ciliar**, engrosamiento anterior de la coroides, rodea completamente el cristalino y separa la ora serrata del iris. Su superficie interna está revestida por dos capas de células de la túnica nerviosa: un **epitelio cilíndrico externo pigmentado**, rico en melanina, y un epitelio **cilíndrico simple interno no pigmentado**.

a. Los, aproximadamente, 70 **procesos ciliares** son extensiones del cuerpo ciliar dispuestas radialmente (~70). Poseen un núcleo de tejido conjuntivo con numerosos **capilares fenestrados** cubiertos por dos capas epiteliales. La **capa interna no pigmentada** transporta componentes desde el filtrado plasmático hacia la cámara posterior y, de esta manera, forma el **humor acuoso**, que fluye hacia la cámara anterior por la abertura pupilar (*véase* fig. 19-3). Los procesos ciliares tienen **ligamentos suspensorios** (**zónulas**) que se originan en los procesos y se insertan en la cápsula del cristalino, de modo que la mantienen en su lugar.

b. El **músculo ciliar**, inervado por **fibras parasimpáticas** del **nervio oculomotor** (par craneal III), está unido a la esclerótica y al cuerpo ciliar de tal manera que, al contraerse, tensa el cuerpo ciliar, libera tensión de los ligamentos suspensorios, haciendo que el cristalino sea más convexo, lo que permite al ojo enfocar objetos cercanos (**acomodación**). Tras un período prolongado de acomodación, el músculo ciliar se «cansa» y la gente suele mirar a lo lejos, relajando el músculo ciliar, con lo que se aplana el cristalino para enfocar los objetos lejanos. Con la edad, el cristalino pierde elasticidad y, por tanto, capacidad para acomodarse, y aumenta la necesidad de gafas de lectura para el trabajo de cerca.

3. El **iris**, la extensión más anterior de la coroides, separa las cámaras anterior y posterior del globo ocular (*véase* fig. 19-3) y cubre de manera incompleta la superficie anterior del cristalino, formando una abertura llamada **pupila**, que es ajustada continuamente por la musculatura pupilar.

a. La superficie anterior del iris está cubierta por una capa incompleta de células pigmentadas y fibroblastos, y tiene una pared formada por tejido conjuntivo laxo vascular que contiene melanocitos y fibroblastos. Su superficie profunda está cubierta por una extensión de la túnica nerviosa, dos capas de epitelio que **presentan** células pigmentadas que impiden la entrada de luz al interior del ojo, excepto a través de la pupila. El número de melanocitos es constante en la mayoría de las personas; por tanto, el color de los ojos viene determinado por la cantidad de pigmento producido por los melanocitos en el iris, con una pequeña cantidad que resulta en ojos azules y cantidades crecientes que imparten colores más oscuros.

b. El **músculo dilatador de la pupila** es un **músculo liso** con fibras que irradian desde la periferia del iris hacia la pupila; se contrae luego de ser estimulado por fibras nerviosas **simpáticas** y **dilata** la pupila.

c. El **músculo esfínter de la pupila** es un **músculo liso** dispuesto en anillos concéntricos alrededor del orificio pupilar; se contrae tras ser estimulado por fibras nerviosas **parasimpáticas** del nervio oculomotor (par craneal III) y **contrae** la pupila.

## D. Medios de refracción del ojo

1. El **humor acuoso** es un **líquido parecido al plasma** contenido en el compartimento anterior del ojo, que es producido por las células epiteliales que revisten los procesos ciliares. Es secretado de manera constante en la cámara posterior del ojo y fluye hacia la cámara anterior por la abertura pupilar; desde aquí, ingresa al sistema venoso a través del seno venoso escleral (*véase* fig. 19-3).

### PERLAS CLÍNICAS

El **glaucoma** es la causa principal de la ceguera en afroamericanos y la segunda causa, después de las cataratas, a nivel mundial; es una enfermedad caracterizada por una **presión intraocular anormalmente alta**. Es causada por obstrucciones que impiden el drenaje del humor acuoso del ojo por el seno venoso escleral, lo que incrementa la presión. Como alteración relacionada con la edad, afecta aproximadamente a 1 de cada 10 personas de 80 años en adelante.

El **glaucoma crónico** (**glaucoma primario de ángulo abierto**), la forma más frecuente de glaucoma en Estados Unidos (más del 90 % de los pacientes), puede asociarse con pocos síntomas, excepto por la pérdida gradual de la visión periférica. Sin embargo, por lo general puede controlarse con gotas oftálmicas.

El **glaucoma de ángulo cerrado** (menos del 10% de los pacientes con glaucoma en Estados Unidos) se asocia con la aparición repentina de dolor en el ojo afectado, disminución de la visión, inflamación de la esclera, discreta dilatación pupilar que no responde a estímulos luminosos y fotopsias al momento de mirar directamente a la luz, debidos al incremento repentino en la presión intraocular. Esta alteración debe ser tratada tan pronto se presenten los síntomas; de otra forma, puede ocasionar ceguera permanente del ojo afectado.

2. El **cristalino** es una estructura **transparente** biconvexa flexible compuesta por la cápsula, el epitelio subcapsular y las fibras (**fig. 19-4**).
   a. La **cápsula del cristalino** es una lámina basal gruesa que envuelve enteramente el epitelio.
   b. El **epitelio subcapsular** (solo en las superficies anterior y laterales del cristalino) está formado por una única capa de células cúbicas que se comunican entre sí a través de **uniones comunicantes** y se interdigitan con las fibras del cristalino.
   c. Las **fibras del cristalino** son células alargadas muy diferenciadas que, una vez maduras, carecen de núcleo y orgánulos. Las fibras del cristalino están repletas de un grupo de proteínas llamadas **cristalinas**.
   d. El **ligamento suspensorio** se extiende del cristalino al cuerpo ciliar; mantiene la tensión en el cristalino y **le permite enfocar objetivos lejanos**.
3. El **cuerpo vítreo** es un **gel de refracción** formado principalmente por agua, colágeno y ácido hialurónico. Este gel llena la parte del globo ocular que queda por detrás del cristalino (*véase* fig. 19-3).

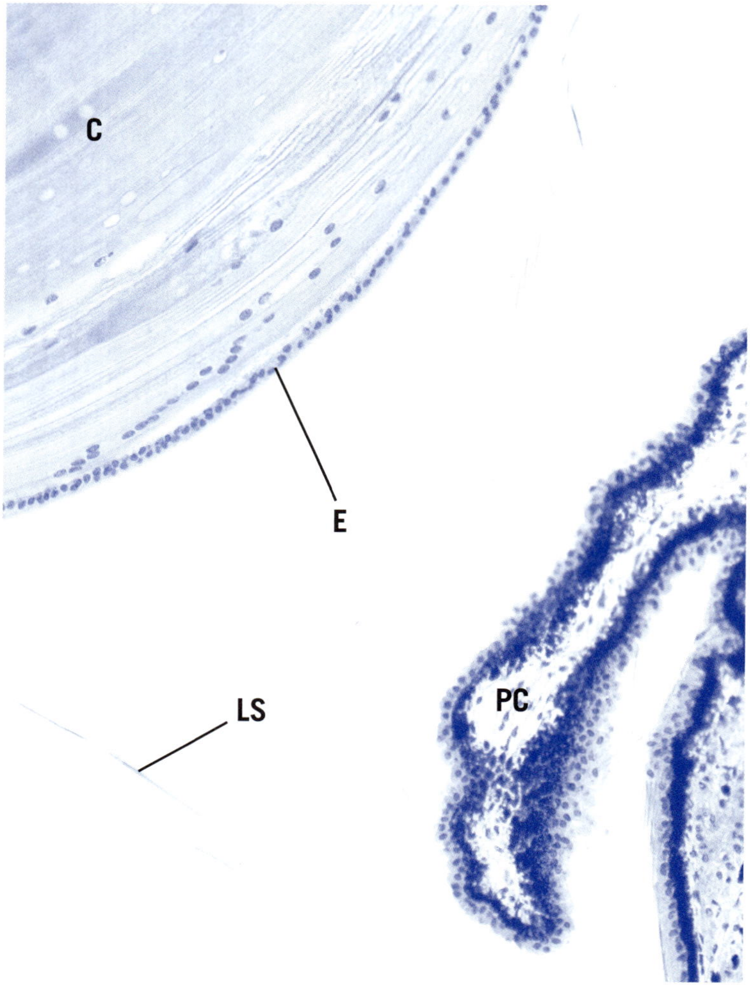


**FIGURA 19-4.** Micrografía óptica de un cristalino (132×). Obsérvense el cristalino (C), el epitelio (E), el ligamento suspensorio (LS) del cristalino y el proceso ciliar (PC).

**PERLAS CLÍNICAS**

Una **catarata** es una **opacidad del cristalino** resultado de una acumulación de pigmento u otras sustancias en sus fibras, que dispersan la luz que ingresa en el cristalino e impiden el enfoque nítido de la luz en la retina. Las cataratas suelen asociarse con la **edad avanzada** y, de no ser tratadas, pueden ocasionar pérdida gradual de la visión. Cuando la opacidad es considerable, un oftalmólogo debe retirar y sustituir el cristalino afectado con una lente artificial para restaurar la visión nítida.

La **presbicia** es la incapacidad del ojo para enfocar objetos cercanos (acomodación). Suele asociarse con la edad, ya que se debe a la pérdida de la elasticidad del cristalino, que no puede adoptar una forma esférica. Esta alteración suele corregirse con anteojos convexos (gafas para leer).

Las **manchas flotantes** (opacidades del humor vítreo) son cambios propios del envejecimiento en los que el humor del cuerpo vítreo se vuelve más líquido y hace que se agrupen los detritos en su interior. A medida que la luz atraviesa el cuerpo vítreo, estas agrupaciones forman sombras en la retina que son interpretadas como manchas, grietas, hilos, telarañas, etcétera, que se mueven dentro de los campos visuales. Estas manchas flotantes pueden resultar muy molestas; sin embargo, la mayoría de las personas aprenden a no tomarlas en cuenta. Suelen resolverse en pocas semanas. Cuando se acompañan de destellos intensos de luz o visión borrosa, se debe consultar a un oftalmólogo, ya que puede haber un desgarro o un desprendimiento parcial o total de la retina.

**E. La túnica nerviosa** (**figs. 19-5** y **19-6**, y **tabla 19-1**), la más interna de las tres túnicas del ojo, deriva de la evaginación directa del cerebro en desarrollo (diencéfalo) y está formada por dos capas: una capa interna, neural, y una capa externa, pigmentada. Desde la **ora serrata** hasta la cara anterior, ambas capas no son fotosensibles, sino que participan en la producción de humor acuoso en el cuerpo ciliar y en la prevención de la dispersión de la luz en el iris. La mayor parte de la túnica nerviosa, posterior a la ora serrata, es la **retina**: la capa interna fotosensible, que contiene bastones, conos y varias interneuronas, y la exterior, no fotosensible pigmentada, que aloja células productoras de melanina. La retina se localiza entre la coroides y el humor vítreo y es responsable de la **fotorrecepción**. La retina tiene una depresión poco profunda en la pared posterior que solo contiene conos; esta región avascular, llamada **mácula**, exhibe la mayor agudeza visual en su región central, la **fóvea central** (*véase* fig. 19-3). Desde el punto de

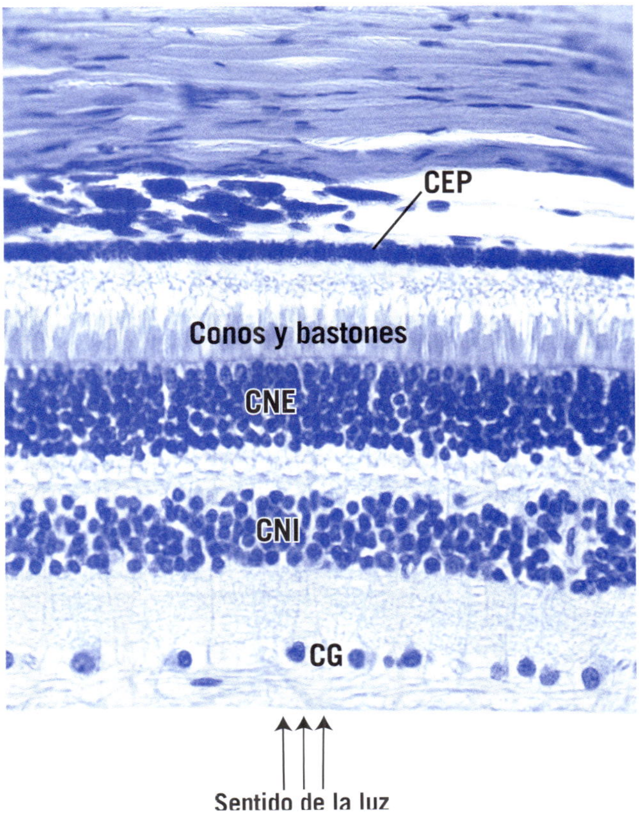


**FIGURA 19-5.** Micrografía óptica de la retina (132×). Nótense la coroides, superior a la capa epitelial pigmentada (CEP), los bastones y conos, la capa nuclear externa (CNE), la capa nuclear interna (CNI) y la capa ganglionar (CG).

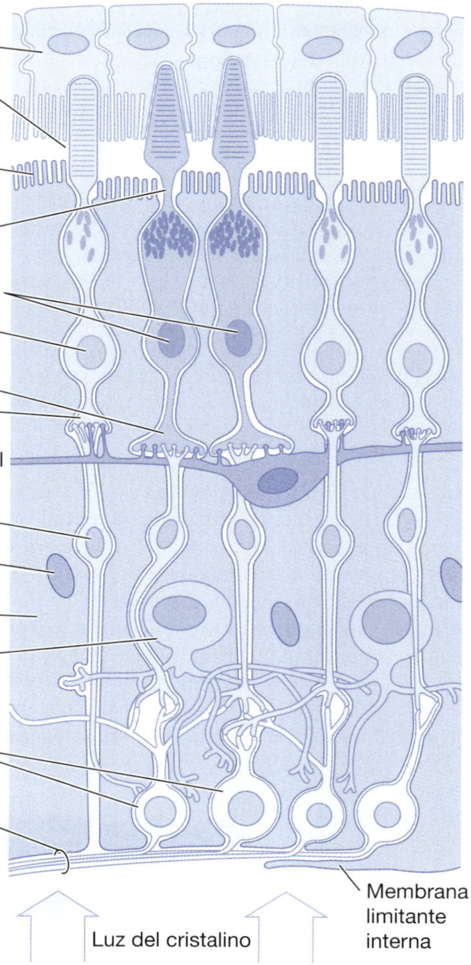


**FIGURA 19-6.** Capas de la retina. (Adaptada con autorización de Elsevier Science & Technology Journals de Gartner LP. *Textbook of Histology*. 4th ed. Elsevier; 2017:593; permiso solicitado a través de Copyright Clearance Center, Inc.).

**Tabla 19-1 Capas de la retina (de externa a interna, adyacentes al humor vítreo)**

| Número de capa | Nombre | Componentes |
|---|---|---|
| 1 | Epitelio pigmentado retiniano | Células pigmentadas |
| 2 | Capa de conos y bastones | Segmentos externos e internos de los conos y bastones |
| 3 | Membrana limitante externa | Zónula adherente de la superficie apical de las células de Müller con conos y bastones |
| 4 | Capa nuclear externa | Regiones nucleares de los conos y bastones |
| 5 | Capa plexiforme externa | Región de las sinapsis de bastones, conos, células horizontales y células bipolares |
| 6 | Capa nuclear interna | Cuerpos de las células horizontales, amacrinas y bipolares |
| 7 | Capa plexiforme interna | Región de las sinapsis de células bipolares, amacrinas y ganglionares |
| 8 | Capa de células ganglionares | Cuerpos de las células ganglionares |
| 9 | Capa de fibras del nervio óptico | Axones amielínicos de las células ganglionares que forman el nervio óptico |
| 10 | Membrana limitante interna | Porción basal de las células de Müller y sus membranas basales |

vista histológico, la retina muestra **10 capas distintas** (*véase* tabla 19-1); en este mismo capítulo se describen de la más externa a la más interna. Solo algunas de estas 10 capas están compuestas por neuronas que reciben, integran y transmiten o retransmiten impulsos al cerebro para su procesamiento. Entre estas neuronas se incluyen conos y bastones fotorreceptores, células bipolares y células ganglionares. Las células de las capas restantes soportan la arquitectura de la retina.

1. El **epitelio pigmentado** retiniano es una capa de **células cilíndricas** que está firmemente unida a la **lámina vítrea** (membrana de Bruch), la capa más profunda de la coroides.
   a. Las células epiteliales pigmentadas de la retina tienen **complejos de unión** e **invaginaciones basales** que contienen mitocondrias, lo que sugiere que están implicadas en el transporte de iones. Contienen un retículo endoplasmático liso (REL) y numerosos **gránulos de melanina** localizadas apicalmente en **procesos microvillares llenos de pigmento** que lucen las puntas de los bastones y los conos.
   b. Las células epiteliales pigmentadas de la retina tienen numerosas funciones; **esterifican vitamina A** (que los conos y bastones utilizan para la formación del pigmento visual); **fagocitan** las puntas desechadas de los segmentos más externos de los bastones; **sintetizan melanina**, que absorbe la luz que ha estimulado los conos y los bastones; y constituyen la **barrera hematorretiniana**.
2. La **capa fotorreceptora** está formada por porciones receptoras de neuronas (células fotorreceptoras) denominadas **conos y bastones** (*véase* fig. 19-6).
   a. Los **bastones** (sensibles a la **luz de baja intensidad**) tienen cuatro regiones: segmentos internos y externos, una región nuclear y una región sináptica. Pueden establecer sinapsis con neuronas bipolares, lo que permite un efecto de **sumatoria**. Contienen un **cilio incompleto** que termina en un cuerpo basal del interior del segmento interno.
      (1) Los **segmentos externos de los bastones** consisten principalmente en centenares de **discos membranosos aplanados** que contienen **rodopsina**, el pigmento visual, en discos de bastones y discos de conos. Con el tiempo se desprenden de sus discos, que son fagocitados por las células epiteliales pigmentadas.
      (2) Los **segmentos internos de los bastones** albergan mitocondrias, glucógeno, polirribosomas y proteínas, que migran hacia los segmentos externos con el objetivo de incorporarse a los discos membranosos.
      (3) La **región nuclear** es la porción media del bastón donde reside el núcleo.
      (4) En la **región sináptica**, los bastones hacen sinapsis con las células bipolares y las células horizontales.
      (5) La **fotorrecepción** de los bastones es iniciada por la interacción de la **luz** con la **rodopsina** (**púrpura visual**), formada por la proteína integral de la membrana **opsina** unida a **retinal**, la forma aldehído de la vitamina A.
         (a) Cuando el componente **retinal** de la **rodopsina** *absorbe la luz* en el intervalo visible del espectro, el retinal se disocia de la opsina. Esta reacción, denominada **blanqueamiento**, eventualmente cierra los **canales de** $Na^+$, lo que permite la difusión de los **iones de** $Ca^{2+}$ al interior del citoplasma del segmento exterior de una célula bastón.
         (b) El exceso de $Ca^{2+}$ **hiperpolariza** la célula debido a que se evita la entrada del $Na^+$.
         (c) Los **cambios iónicos** en el bastón generan actividad eléctrica, que se transmite a otros bastones a través de uniones comunicantes.
         (d) El retinal y la opsina disociados **vuelven a unirse** por un proceso activo en el que participan también las células de Müller y las células epiteliales pigmentadas.
         (e) Los iones de $Ca^{2+}$ son recapturados por los discos membranosos, lo que lleva a la reapertura de los **canales de** $Na^+$ y el **restablecimiento** del potencial de reposo normales de la membrana.
   b. Los **conos** (sensibles a la luz de **alta intensidad**; *véase* fig. 19-6) son menos numerosos que los bastones, pero proporcionan mayor agudeza visual; así, la **mácula** está poblada solo por conos. En general, tienen estructura parecida a la de los bastones y median la fotorrecepción de la misma manera, con las siguientes excepciones:
      (1) Los discos membranosos en los segmentos externos de los conos son **invaginaciones** de la membrana plasmática, mientras que en los bastones no lo son.
      (2) Las proteínas en los segmentos internos de los conos pasan a todo el segmento externo, mientras que en los bastones solo se añaden a los discos recién formados.
      (3) Los conos tienen **yodopsina** en los discos. La cantidad de este fotopigmento varía en los distintos conos, lo cual los hace sensibles a la luz roja, verde o azul.
      (4) Cada cono hace sinapsis con **una sola** neurona bipolar, mientras que cada bastón puede hacerla con varias neuronas bipolares.

**PERLAS CLÍNICAS**

La **degeneración macular relacionada con la edad** (**DMRE**) es una enfermedad de la retina localizada en la mácula; afecta la visión central. Como su nombre lo indica, es una enfermedad asociada con el envejecimiento que ocurre con mayor frecuencia después de los 50 años. Existen dos formas, la más común, la DMRE seca, y la menos común, la DMRE húmeda (DMRE neovascular avanzada).

En la **DMRE seca**, la forma más común, se afecta la visión central, por lo que los objetos se aprecian borrosos. Esto se debe a detritos celulares (**drusas**) que asemejan puntos amarillos localizados entre la coroides y la retina. En investigaciones en las que se inyectaron células madre embrionarias entre la retina y la esclerótica, las cuales fueron inducidas para diferenciarse en células pigmentadas, se demostró que sobreviven y no provocan ningún efecto perjudicial. Por el contrario, estas células diferenciadas fueron capaces de aminorar los problemas de visión en algunos de los pacientes tratados. Actualmente, se realizan estudios clínicos utilizando terapia con células madre embrionarias diferenciadas.

La **DMRE húmeda**, la forma más grave, se produce cuando se forman pequeños vasos sanguíneos entre la coroides y la retina, los cuales se filtran en este espacio causando que la retina muera y, como resultado, se forma un punto ciego en el centro del campo visual. La DMRE húmeda comienza súbitamente con la presencia de un punto ciego que puede progresar y ampliarse. Aunque el padecimiento puede ocasionar imposibilidad para reconocer un rostro en la visión central, resulta interesante que la visión periférica permanece intacta. A pesar de no haberse encontrado una cura, algunas vitaminas y altas dosis de antioxidantes y cinc pueden tener algún efecto beneficioso en la forma seca, mientras que la cirugía láser e inyecciones con antiangiogénicos son útiles para la forma húmeda.

El **desprendimiento de la retina** ocurre cuando las capas neural y pigmentada de la retina se separan, por ejemplo, como resultado de un traumatismo fuerte. Con frecuencia, esta alteración puede tratarse de manera exitosa con cirugía láser. Sin embargo, una separación extensa requiere criocirugía para adherir satisfactoriamente las dos capas. Si no se trata el desprendimiento de retina, puede causar ceguera y, aun con el tratamiento, los conos y bastones mueren, dejando puntos ciegos en el campo visual.

3. La **membrana limitante externa** no es una verdadera membrana, sino un área de **uniones adherentes** (cinturón de desmosomas) entre las células fotorreceptoras y las células gliales de la retina (**células de Müller**). Esta membrana también muestra microvellosidades que se proyectan desde las células de Müller.
4. La **capa nuclear externa** está formada principalmente por los **núcleos** de conos y bastones.
5. La **capa plexiforme externa** contiene **sinapsis axodendríticas** entre los axones de las células fotorreceptoras y las dendritas de las células bipolares y las células horizontales. Presenta **listones sinápticos** dentro de los conos y bastones en los sitios de sinapsis.
6. La **capa nuclear interna** consiste en los cuerpos celulares de las **neuronas bipolares**, las células horizontales, las células amacrinas y los núcleos de las células de Müller.
7. La **capa plexiforme interna** incluye las **sinapsis axodendríticas** entre los axones de las células bipolares y las dendritas de las células ganglionares. En esta capa están las prolongaciones de las células amacrinas.
8. La **capa celular ganglionar** contiene los **somas de las células ganglionares**, los cuales constituyen el último eslabón de la cadena nerviosa de la retina. Hay dos tipos de células ganglionares; la mayoría (alrededor del 97 %) intervienen en la visión. Solo unas pocas (~ 3 % de células ganglionares) funcionan durante el día, las cuales informan indirectamente a la glándula pineal si es de día o de noche. Aquí solo se describen las células ganglionares que participan en la visión.
   a. **Estructura**. Las **células ganglionares** son neuronas típicas que proyectan sus axones hacia una región específica de la retina, llamada **disco óptico**.
   b. **Función**. Las **células ganglionares** se activan con la **hiperpolarización de los conos** y los **bastones**, y generan **potenciales de acción** que se transmiten a las células horizontales y amacrinas; y entonces son transportados al sistema de retransmisión visual del cerebro.
9. La **capa de fibras del nervio óptico** está conformada principalmente por los **axones amielínicos** de las células ganglionares, que forman las fibras del **nervio óptico**. Cuando cada fibra atraviesa la esclerótica, adquiere una vaina de mielina.
10. La **membrana limitante interna** está formada por los extremos de las prolongaciones de las células de Müller y sus membranas basales.

**PERLAS CLÍNICAS**

La **amaurosis congénita de Leber** (**ACL**) es una enfermedad hereditaria poco frecuente que ocasiona ceguera en los recién nacidos. Diversos genes son los responsables de esta alteración caracterizada por una falta de respuesta pupilar, anomalías embrionarias de los conos y bastones, y falta de visión. Hasta hace pocos años no se disponía de ningún tratamiento para esta afección; sin embargo, hoy en día, solo los individuos que presentan la mutación bialélica del gen *RPE65* pueden beneficiarse de la terapia génica. En octubre de 2017, uno de los Advisory Committees de la Food and Drug Administration (FDA) de Estados Unidos recomendó que la FDA aprobara el tratamiento de terapia génica Luxturna para pacientes con mutaciones bialélicas del gen *RPE65*. En 2022, el ensayo de fase III estudió a 20 pacientes mayores de 3 años. Parece haber resultados estadísticamente significativos en comparación con el grupo de control, y las compañías de seguros médicos han iniciado la cobertura de este procedimiento no solo en Estados Unidos, sino también por el Servicio Nacional de Salud de Inglaterra. Esto debería aumentar el tamaño de la muestra de pacientes y mejorar la información estadística sobre la eficacia de la terapia génica para esta afección.

### F. Estructuras accesorias del ojo

1. La **conjuntiva** (membrana mucosa transparente) es un **epitelio cilíndrico estratificado** con múltiples **células caliciformes** que reviste la superficie interior de los párpados y la porción anterior de la esclerótica que se extiende hasta la córnea, donde se continúa con el epitelio corneal. Una lámina basal la separa de la lámina propia subyacente del tejido conjuntivo laxo.

#### PERLAS CLÍNICAS

La **conjuntivitis** es la inflamación de la conjuntiva que enrojece la esclerótica y genera un exudado; puede ser causada por bacterias, virus, parásitos y alérgenos. Algunas formas son contagiosas y pueden provocar ceguera si no se tratan.

2. Los **párpados** están revestidos internamente por la conjuntiva, y externamente por una piel elástica que cubre una estructura de soporte de **placas tarsales**; contienen **glándulas sebáceas** altamente modificadas (glándulas de Meibomio), **glándulas sebáceas modificadas** (de Zeis) y **glándulas sudoríparas** (de Moll).
3. **Aparato lagrimal** (**fig. 19-7**)
   a. La **glándula lagrimal** es una **glándula tubuloalveolar** que consta de unidades secretoras rodeadas por una capa incompleta de **células mioepiteliales**; produce **líquido lagrimal** (**lágrimas**), compuesto principalmente por agua, pero enriquecido con la enzima antibacteriana **lisozima**. Las

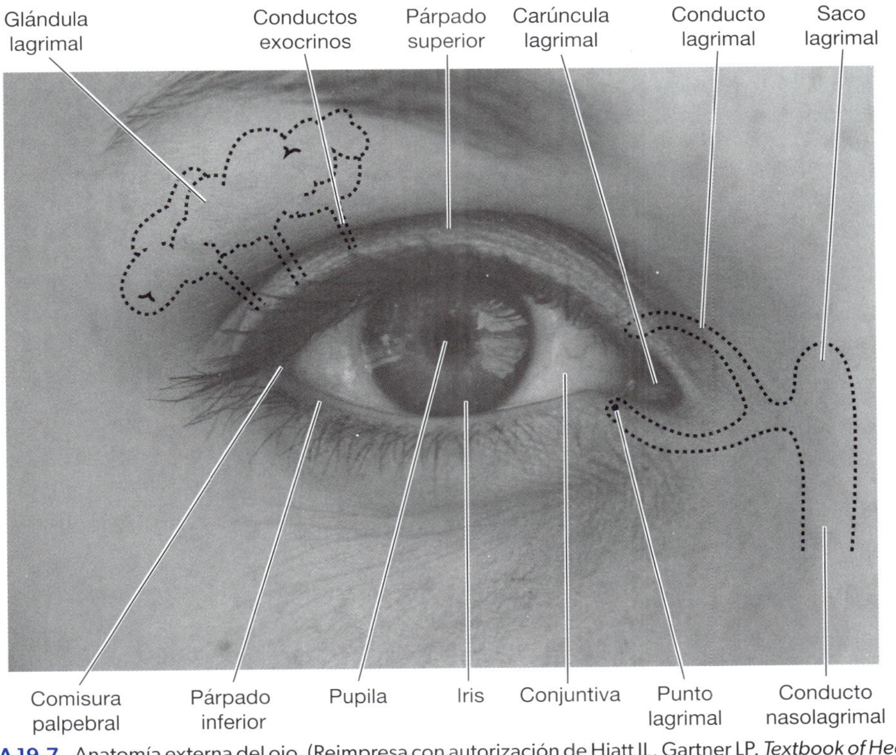


**FIGURA 19-7.** Anatomía externa del ojo. (Reimpresa con autorización de Hiatt JL, Gartner LP. *Textbook of Head and Neck Anatomy*. 4th ed. Wolters Kluwer Health/Lippincott Williams & Wilkins; 2010:164).

lágrimas drenan a través de 6-12 conductos en el **fondo de saco** conjuntival, desde donde fluyen por la córnea y la conjuntiva, manteniéndolas húmedas. A continuación ingresan en los puntos lagrimales, de donde pasan a los conductos lagrimales.

**b.** Los **conductos lagrimales** (**canalículos lagrimales**) están revestidos por un **epitelio plano estratificado** y se unen para formar un canalículo común que desemboca en el saco lagrimal.

**c.** El **saco lagrimal** está revestido por un **epitelio cilíndrico seudoestratificado ciliado**.

**d.** El **conducto nasolagrimal** es la parte inferior del saco lagrimal; también está revestido por un **epitelio cilíndrico seudoestratificado ciliado**. El conducto desemboca en el piso de la cavidad nasal.

# IV. SENTIDO DE LA AUDICIÓN Y DEL EQUILIBRIO: OÍDO (APARATO VESTIBULOCOCLEAR)

El oído consta de tres partes: el **oído externo**, que recibe las ondas sonoras; el **oído medio**, a través del cual las ondas sonoras se transmiten mecánicamente; y el **oído interno**, donde las ondas sonoras se transforman en impulsos nerviosos. El órgano vestibular, responsable del equilibrio, también se encuentra en el oído interno.

**A. Oído externo (fig. 19-8).** Tiene dos regiones: la **oreja** y el **meato auditivo externo**.

1. La **oreja** (**pabellón auricular**) está formada por placas irregulares de **cartílago elástico** cubierto por **piel delgada**.
2. El **meato auditivo externo** (**conducto auditivo**) está revestido por **piel**. En el tercio lateral del meato auditivo externo, la piel presenta folículos pilosos, glándulas sebáceas y **glándulas ceruminosas**, glándulas sudoríparas modificadas que producen la **cera** (**cerumen**), una sustancia cerosa compuesta de ácidos grasos, colesterol y escualeno que hidrata la piel que recubre el meato auditivo externo. La mayor parte del cerumen está formada por queratina derivada de queratinocitos descamados. El cerumen también defiende el oído de las infecciones e impide que el agua, e incluso los insectos, avancen por el meato auditivo externo. El **meato auditivo externo** termina en la membrana

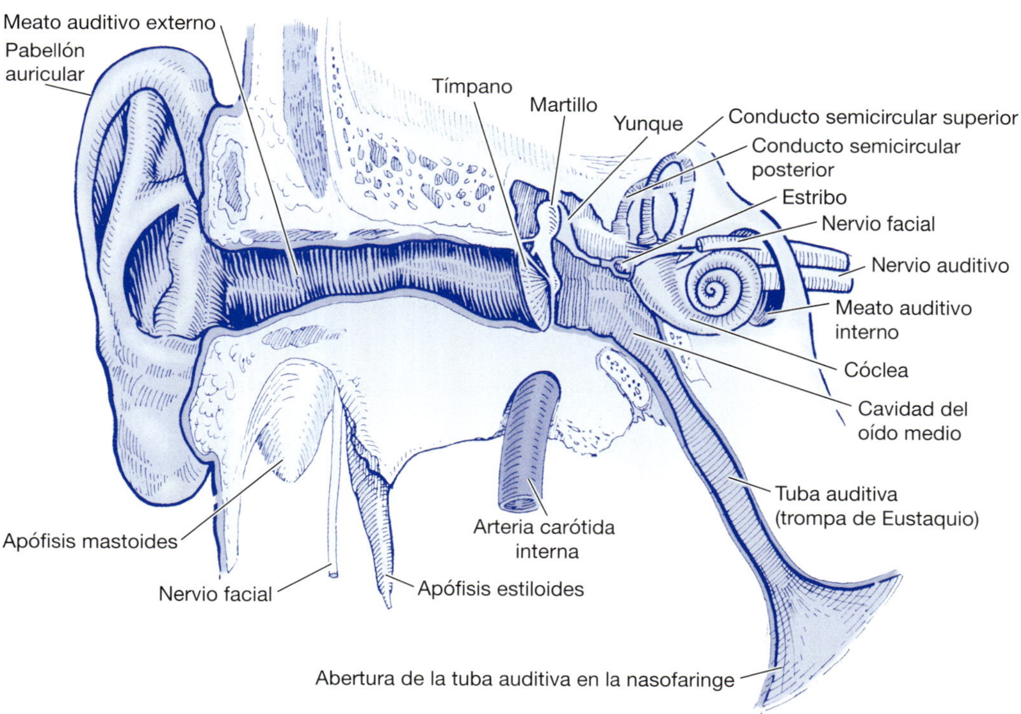


**FIGURA 19-8.** Oídos externo, medio e interno. (Reimpresa con autorización de Hiatt JL, Gartner LP. *Textbook of Head and Neck Anatomy*. 2nd ed. Williams & Wilkins; 1987:309).

timpánica, que está cubierta por un epitelio delgado derivado del ectodermo en su superficie externa y por un **epitelio cúbico simple** derivado del endodermo en su superficie interna. Posee **tejido conjuntivo fibroelástico** interpuesto entre sus dos revestimientos epiteliales. La membrana timpánica **transmite los sonidos** que entran en el oído en forma de **vibraciones** a los huesecillos del oído medio.

### PERLAS CLÍNICAS

Normalmente, el movimiento de la mandíbula inferior actúa para expulsar el cerumen; sin embargo, a menudo queda impactado, una afección que es especialmente frecuente en niños pequeños y en la población de edad avanzada. De hecho, el 10% de los niños y más del 30% de la población estadounidense de mayor edad reciben tratamiento anual por **impactación de cerumen**. El cerumen extirpado puede estar infectado por hongos, especialmente *Aspergillus terreus*, e incluso bacterias, sobre todo *Staphylococcus aureus*. La impactación presenta numerosos síntomas, como dolor, acúfenos, mareos, vértigo, pérdida de audición conductiva y prurito en el oído afectado. En circunstancias normales, la extirpación del cerumen debe realizarla un profesional médico cualificado.

**B. Oído medio (cavidad timpánica**; *véase* fig. 19-8)

1. La cavidad timpánica, llena de aire, contiene los tres **huesecillos** (**martillo**, **yunque** y **estribo**) que **transmiten las vibraciones de la membrana timpánica** (**tímpano**) hacia la **ventana oval** (un orificio en la pared de la cóclea).
   a. Los tres huesecillos (**martillo**, **yunque** y **estribo**) están unidos entre sí en una formación a modo de cadena entre la membrana timpánica y la ventana oval, una abertura cubierta por membrana en el laberinto óseo. El martillo está unido a la membrana timpánica, mientras que el estribo está conectado a la membrana de la ventana oval. El huesecillo medio, el yunque, se encuentra entre el martillo y el estribo. Pequeños ligamentos conectan los huesecillos entre sí.
   b. Dos músculos separados, inervados por dos ramos de pares craneales individuales, controlan el funcionamiento de estos huesecillos. El **músculo tensor del tímpano** mantiene la tensión en la membrana timpánica y es inervado por un ramo del nervio trigémino (par craneal V). El **músculo del estribo** amortigua el movimiento del estribo sobre la membrana que cubre la ventana oval y es inervado por un ramo del nervio facial (par craneal VII).
   c. Los huesecillos, como grupo, modulan los movimientos de la membrana timpánica y amplifican las ondas sonoras al aplicar presión en la membrana que cubre la ventana oval en la cóclea.
2. El oído medio, conectado a las celdillas neumáticas mastoideas en la parte posterior y a la nasofaringe en la parte anterior, está revestido por un **epitelio plano simple**, que es sustituido por un **epitelio cilíndrico seudoestratificado ciliado** cerca de la apertura de la tuba auditiva (trompa de Eustaquio) y a lo largo de la cara externa de la membrana timpánica. El oído medio tiene una **lámina propia** formada por tejido conjuntivo denso firmemente adherido a la pared ósea.

### PERLAS CLÍNICAS

La **hipoacusia conductiva** se debe a una interferencia en la transmisión de las ondas sonoras en el oído externo o medio. Esta enfermedad puede ser causada por **otitis media** (una inflamación habitual del oído medio), **obstrucción** por un cuerpo extraño, **tapón de cerumen**, **perforación** de la membrana timpánica u **otoesclerosis** del oído medio.

**C.** El **laberinto óseo**, un espacio dentro del hueso temporal, alberga el **oído interno**.

1. El **laberinto óseo**, revestido por un periostio, está compuesto por los canales semicirculares, el vestíbulo y la cóclea; está lleno de **perilinfa** y contiene al **laberinto membranoso**, lleno de **endolinfa** (**fig. 19-9**).
   a. Los **canales semicirculares** dan cabida a los **conductos semicirculares** del laberinto membranoso.
   b. El **vestíbulo** alberga dos pequeños sacos, el **sáculo** y el **utrículo**, regiones especializadas del laberinto membranoso.
   c. La **cóclea** describe dos vueltas y media alrededor de un núcleo óseo (el **modiolo**), que contiene vasos sanguíneos y el ganglio espiral. La cóclea se subdivide en tres espacios: la **rampa vestibular** y la **rampa timpánica**, *ambas pertenecientes al laberinto óseo* y llenas de **perilinfa**; y la **rampa media** o **conducto coclear**, *perteneciente al laberinto membranoso* y lleno de **endolinfa**. La **rampa timpánica** tiene una cubierta membranosa que se abre hacia la **ventana oval** en la cavidad del oído medio y, como se mencionó anteriormente, la **rampa vestibular** tiene una cubierta membranosa similar que se abre hacia la **ventana oval** en la cavidad del oído medio.

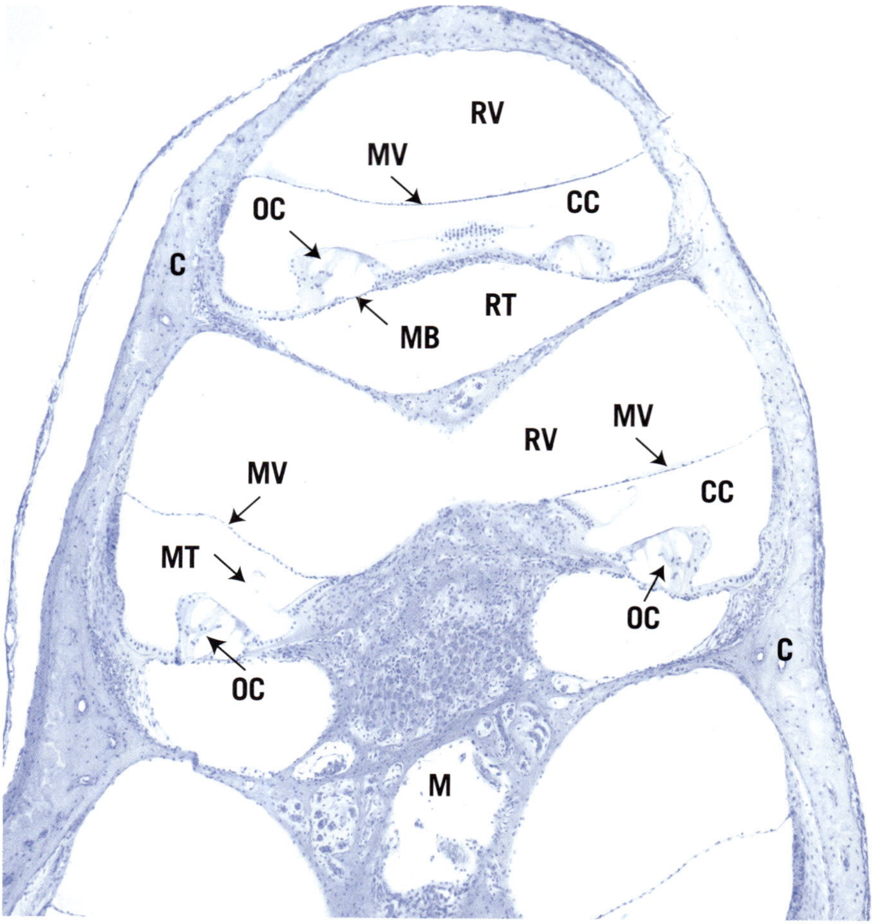


**FIGURA 19-9.** Micrografía óptica de la cóclea (56×). Obsérvense la cóclea (C), el modiolo (M) y la membrana vestibular (MV) separando la rampa vestibular (RV) del conducto coclear (CC). Nótese la membrana basilar (MB) con el órgano espiral (órgano de Corti, OC), la membrana tectoria (MT), así como la rampa timpánica (RT).

2. El **laberinto membranoso** está lleno de **endolinfa** y tiene diversas **estructuras sensitivas** que son **especializaciones del epitelio** que lo recubre (*véase* fig. 19-9).
   a. El **sáculo** y el **utrículo** (en el interior del **vestíbulo**) son estructuras en forma de saco compuestas por una delgada vaina de tejido conjuntivo revestida por un **epitelio plano simple**. Cada uno origina un conducto; ambos conductos se unen y constituyen el **saco endolinfático**. Tienen pequeñas regiones especializadas llamadas **máculas**, que contienen **células ciliadas neuroepiteliales**, células de soporte y una capa gelatinosa (**membrana otolítica**).
      (1) Las **células ciliares vestibulares** son **células neuroepiteliales** que contienen numerosas mitocondrias y un aparato de Golgi bien desarrollado. Tienen entre 50 y 100 **estereocilios rígidos** alargados (microvellosidades sensitivas) dispuestas en filas, así como un cilio único (**cinocilio**). Estos cilios se extienden desde la superficie apical de las células ciliares hasta la membrana otolítica. Su función consiste en **detectar la aceleración lineal**. El **sáculo** es responsable de percibir la aceleración en **dirección vertical**, mientras que el **utrículo** percibe la aceleración en **dirección horizontal**.
         (a) Los **dos tipos** de células ciliares vestibulares son los siguientes: **células ciliares de tipo I** (**bulbares**), que están rodeadas casi completamente por una **terminación nerviosa aferente en forma de copa**; y **células ciliares de tipo II** (cilíndricas), que entran en contacto con **terminaciones aferentes pequeñas** que contienen vesículas sinápticas.
      (2) Las **células de soporte** generalmente tienen forma cilíndrica y presentan un núcleo basal redondeado, numerosos microtúbulos y una extensa red terminal.

**(3)** La **membrana otolítica** es una **capa gelatinosa** de glucoproteína que contiene pequeñas partículas calcificadas llamadas **otolitos** u **otoconios**.

**b.** Los **conductos semicirculares** se originan y continúan a partir del **utrículo**. Los tres conductos semicirculares son perpendiculares entre sí, de tal manera que pueden **detectar aceleración angular** de la cabeza en las tres dimensiones del espacio (*véase* fig. 19-8).

**(1)** Las **ampollas** son regiones dilatadas de los conductos semicirculares, cerca de donde estos se unen al utrículo.

**(2)** Las **crestas ampollares** son **regiones sensitivas** especializadas en el interior de las ampollas de los conductos semicirculares; son similares a las máculas, pero tienen una capa cónica de glucoproteína (**cúpula**) más gruesa que no contiene otolitos. Detectan la **aceleración/desaceleración angular**.

**c.** El **conducto endolinfático** desemboca en el saco endolinfático.

**d.** El **saco endolinfático** tiene un recubrimiento epitelial que contiene células cilíndricas **electrodensas** con un núcleo de forma irregular, así como células cilíndricas **electrolúcidas** que tienen largas microvellosidades, muchas vesículas pinocíticas y vacuolas. Pueden intervenir en la reabsorción de endolinfa y contienen **células fagocíticas** (macrófagos, neutrófilos) en su lumen.

**e.** La **rampa media** (**conducto coclear**) es un divertículo especializado del sáculo que contiene el **órgano espiral** (**órgano de Corti**) (**figs. 19-10** y **19-11**; *véase también* fig. 19-9). Arriba está limitado por la **rampa vestibular**; abajo, por la **rampa timpánica** de la lámina espiral. Estas rampas contienen perilinfa y se comunican entre sí en el **helicotrema**, en el ápice de la cóclea. Los principales componentes de la rampa media son:

**(1)** La **membrana vestibular** está compuesta por dos capas de epitelio plano separadas por una membrana basal intermedia; ayuda a mantener los gradientes iónicos elevados entre la perilinfa de la rampa vestibular y la endolinfa del conducto coclear.

**(2)** La **estría vascular** está formada por células basales, intermedias y marginales; es un epitelio seudoestratificado vascularizado que reviste la superficie lateral del conducto coclear y puede **secretar endolinfa**.

**(3)** La **prominencia espiral** es una protuberancia cubierta de epitelio que se extiende a lo largo del conducto coclear. El epitelio se continúa con el de la estría vascular y por encima de la membrana basilar, donde sigue una invaginación para formar el **surco espiral externo**.

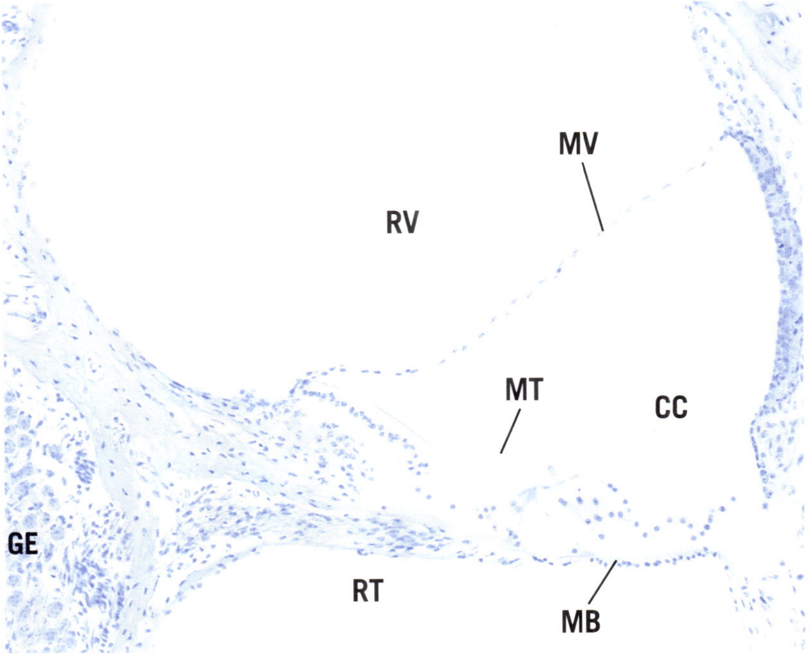


**FIGURA 19-10.** Micrografía óptica de la cóclea (132×). Nótense el ganglio espiral (GE), la rampa timpánica (RT), la membrana basilar (MB), la rampa vestibular (RV), la membrana vestibular (MV), la membrana tectoria (MT) y el conducto coclear (CC).

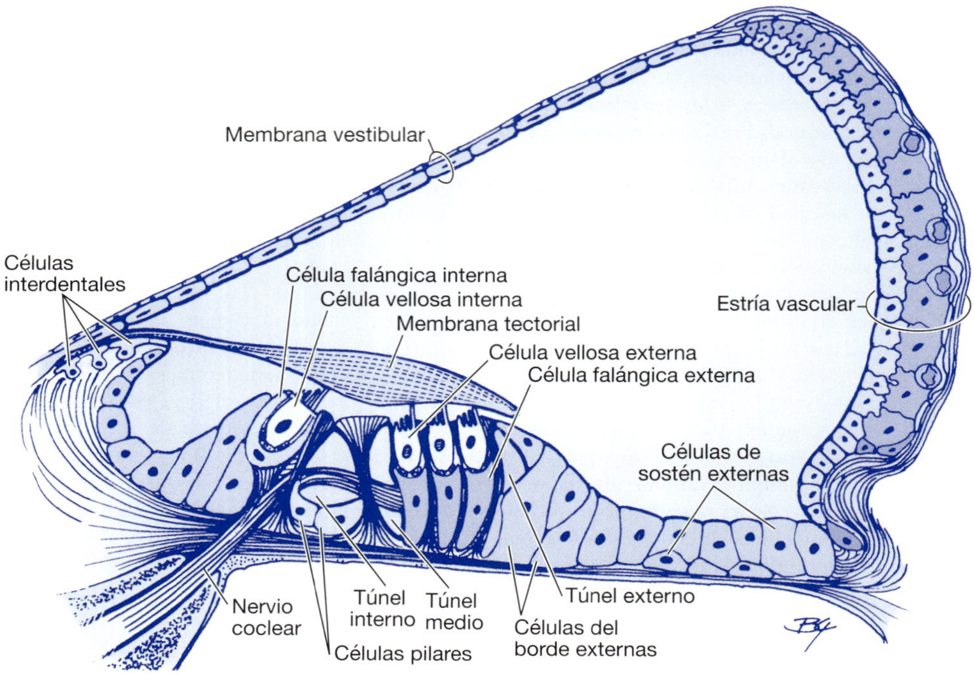


**FIGURA 19-11.** Conducto coclear y órgano espiral (órgano de Corti). (Adaptada con autorización de Dellmann HD. *Textbook of Veterinary Histology*. 4th ed. Lea & Febiger; 1993:332).

**(4)** La **membrana basilar**, una gruesa capa de sustancia amorfa que contiene **fibras parecidas a las de la queratina**, se extiende desde su *base*, en la ventana oval, hasta el *ápice*, cerca del helicotrema. Debido a que la base es rígida y delgada en esta región, reacciona a los **sonidos agudos** (**alta frecuencia**), mientras que el ápice es flexible y grueso, de modo que reacciona más a **sonidos graves** (**baja frecuencia**). El incremento gradual de la rigidez del ápice a la base es responsable de la percepción de distintas frecuencias por el órgano espiral (órgano de Corti).

**(5)** La **membrana tectoria**, secretada por las células interdentales del surco espiral, **establece contacto con las prolongaciones de las células ciliares**.

**(6)** El **órgano espiral** (**órgano de Corti**) está compuesto por **células ciliares** y diversas **células de sostén**; descansa sobre la membrana basilar. En el humano, este órgano mide cerca de 32 mm de longitud.

**(7)** Las **células ciliares** del órgano espiral, cada una de ellas una **célula neuroepitelial**, poseen un núcleo basal circular rodeado por abundantes mitocondrias. En sus superficies libres tienen numerosos estereocilios rígidos y largos (acomodados en forma de «W»), y también un **cuerpo basal** (pero no cinocilio). La **función** de las células ciliares consiste en la **recepción del sonido** y posiblemente del dolor, y pueden responder a diferentes frecuencias. Los dos tipos de células ciliares son las células ciliares internas (CCI) y las células ciliares externas (CCE).

- **(a)** Hay alrededor de 3 500 **CCI** organizadas en **una sola fila** a lo largo de todo el conducto coclear, las cuales reciben numerosas terminaciones sinápticas aferentes en su superficie basal. Al menos un 90 % de las fibras sensoriales del nervio auditivo hacen contacto con las CCI y transmiten la información al núcleo auditivo.
- **(b)** Hay aproximadamente 12 000 **CCE** dispuestas en **tres o más filas**; se encuentran dentro de una terminación nerviosa aferente en forma de copa, donde se establecen los contactos sinápticos. Aparentemente funcionan como **amplificadores cocleares**, los cuales amplifican los sonidos de bajo volumen que entran en la cóclea. Son capaces de ello porque, al despolarizarse la membrana de las CCE, los iones de cloro se desacoplan de la proteína membranaria **prestina**, ocasionando un cambio en la configuración tridimensional de la proteína. El cambio en la forma de la prestina provoca la contracción de las CCE que, a su vez, elevan la membrana basilar y, por tanto, extienden su vibración, lo que

amplifica la señal. Las CCE también funcionan como receptores del dolor, reaccionando a sonidos muy fuertes.

**(8)** Las **células pilosas internas y externas** del órgano espiral están íntimamente asociadas unas con otras; ambos tipos descansan sobre la membrana basilar. Engloban y sostienen el túnel interno de Corti, que descansa entre las células pilosas internas y externas. Estas células tienen una base ancha y extensiones alargadas que contienen microtúbulos, filamentos intermedios y filamentos de actina.

**(9)** Las **células falángicas internas y externas** del órgano espiral están íntimamente asociadas con las CCI y las CCE, respectivamente. También brindan soporte a las delgadas fibras nerviosas que establecen sinapsis con las células ciliares.

**(10)** Las **células de Hensen** y las **células del borde** del órgano espiral delinean los bordes internos y externos de esta estructura.

## PERLAS CLÍNICAS

La **sordera neurosensorial** (**pérdida neurosensorial de la audición**), el tipo más frecuente de anacusia, es consecuencia del daño o pérdida de las células ciliares o de una **lesión** en cualquiera de los nervios que transmiten impulsos del órgano espiral al encéfalo. Puede tener varias causas, como infecciones, disminución en la concentración de oxígeno, exposición a fármacos ototóxicos, lo que incluye medicamentos de uso oncológico, varios antibióticos e inclusive algunos diuréticos; también debe considerarse la exposición repentina a sonidos en extremo fuertes (como una explosión) o la exposición prolongada a sonidos fuertes. Las células ciliadas más sensibles se encuentran en la base de la membrana basilar (cerca de la ventana oval).

La **presbiacusia** (**pérdida auditiva relacionada con la edad**) comienza aproximadamente a los 60 años. Sin embargo, la pérdida de audición comienza a una edad mucho más temprana y progresa lentamente, de forma casi imperceptible. Curiosamente, está más extendida en los hombres biológicos blancos, es algo menos perceptible en las mujeres biológicas blancas, aún menos evidente en los hombres negros y menos frecuente en las mujeres negras.

Se pensaba que la presbiacusia se debía a una disminución en el número de células ciliares en el órgano espiral; sin embargo, actualmente se sabe que el origen es el daño a las terminaciones de las fibras nerviosas auditivas. Por tanto, a pesar de que las células ciliares cumplan con su función liberando sus neurotransmisores, las terminaciones de las fibras nerviosas auditivas están tan dañadas que son incapaces de responder a la señal. A medida que los individuos envejecen, más sinapsis son destruidas, y aunque los pacientes perciben sonidos, no son capaces de reconocer las palabras, especialmente en ambientes ruidosos. Con frecuencia, el uso de audífonos puede mejorar esta situación; sin embargo, no podrán devolver la audición a su estado anterior.

**3. Función auditiva del oído interno**

**a.** El movimiento del estribo en la ventana oval provoca perturbaciones en la perilinfa, lo que desvía la **membrana basilar**. Las oscilaciones iniciadas en la ventana oval se disipan en la membrana timpánica secundaria que recubre la **ventana redonda** de la cóclea (en un concierto muy ruidoso, la cantidad de energía absorbida es bastante alta y pueden requerirse hasta 72 h para disiparse; es posible que se escuche un zumbido residual durante 2 o 3 días).

**b.** Grandes áreas de la membrana basilar vibran a distintas frecuencias. Sin embargo, las vibraciones óptimas se detectan solo en áreas específicas. Las ondas sonoras de baja frecuencia se detectan más lejos de la ventana oval.

**c.** Las **células ciliares** unidas a la membrana basilar se mueven lateralmente en respuesta a esta desviación y, a su vez, provocan la inclinación de los estereocilios de las células ciliares sensoriales del órgano espiral hacia la membrana tectoria.

**d.** El **movimiento de los estereocilios** se transduce en impulsos eléctricos que viajan a través del **nervio coclear** hacia el encéfalo.

**4. Función vestibular del oído interno**

**a.** Un cambio de posición de la cabeza da origen a un flujo de endolinfa en los conductos semicirculares (**movimiento circular**) o en el sáculo y el utrículo (**movimiento linear**).

**b.** El movimiento de la endolinfa dentro de los conductos semicirculares desplaza la cúpula que recubre las **crestas ampollares**, lo que hace que se inclinen los estereocilios de las células ciliares sensitivas.

**c.** El movimiento de la endolinfa en el sáculo y el utrículo desplaza los **otolitos**. Esta deformación se transmite a las **máculas** a través de la capa gelatinosa suprayacente, lo que provoca la inclinación de los estereocilios de las células ciliares sensitivas.

**d.** En ambos casos, el **movimiento de los estereocilios** se transduce en **impulsos eléctricos**, que se transmiten al encéfalo a través de las **fibras nerviosas vestibulares**.

## PERLAS CLÍNICAS

La **hidropesía endolinfática idiopática** (**enfermedad de Ménière**) es una alteración del oído interno que causa pérdida auditiva, vértigo, náuseas, acúfenos y vómitos. Está relacionada con un exceso de líquido en el conducto endolinfático que hace que se incremente la presión de la endolinfa, dilatándola, a su vez, a lo largo del laberinto membranoso. Se desconoce si el exceso de líquido se debe a un aumento en su producción o a alguna interferencia en el drenaje (o posiblemente una combinación de ambas), pero la mayor presión altera tanto al equilibrio como a la audición. Aunque solo tiende a afectar un lado, eventualmente el oído contralateral puede afectarse hasta en el 50% de las personas con esta enfermedad. Esta alteración tiene un componente cíclico, donde aparentemente remite, pero vuelve a manifestarse con mayor intensidad. En algún momento el ciclo se detiene, pero el oído interno se daña a tal grado que el paciente presenta alteraciones del equilibrio y acúfenos persistentes, así como pérdida parcial o completa de la audición. A pesar de no haber cura, se dispone de fármacos para tratar el vértigo y las náuseas. Se recomiendan cambios en el estilo de vida, como disminuir la ingesta de sodio, suprimir la ingesta de alcohol y café, y dejar el hábito de fumar; pero en casos graves, puede recurrirse a la neurectomía vestibular.

# Autoevaluación

***Instrucciones***: cada reactivo en esta sección va seguido de posibles opciones. Seleccione la *mejor* opción (**A**, **B**, **C**, **D** o **E**) para cada caso.

**1.** ¿Qué funcionalidad del par craneal se evalúa mediante la prueba del reflejo corneal?

**(A)** Par craneal I
**(B)** Par craneal II
**(C)** Par craneal III
**(D)** Par craneal IV
**(E)** Par craneal V

**2.** ¿Cuál de los siguientes es el diagnóstico probable para un paciente con hipertensión intraocular en ambos ojos?

**(A)** Cataratas
**(B)** Desprendimiento de retina
**(C)** Glaucoma
**(D)** Conjuntivitis
**(E)** Presbicia

**3.** Un paciente acude al oftalmólogo con dolor e hiperemia de la esclerótica, y visión borrosa en el ojo derecho. Refiere haberse despertado tras una larga siesta debido al dolor y haberse quitado las lentes de contacto, lo que redujo un poco el dolor. ¿Qué estructura del ojo es probable que esté inflamada?

**(A)** Córnea
**(B)** Esclerótica
**(C)** Conjuntiva
**(D)** Humor acuoso
**(E)** Iris

**4.** Un paciente de edad avanzada acude a su oftalmólogo debido a que ha tenido dificultad para reconocer el rostro de las personas, pero no tiene problemas para ver objetos en la periferia. ¿Cuál es el diagnóstico que debería sospechar el oftalmólogo?

**(A)** Degeneración macular
**(B)** Desprendimiento de retina
**(C)** Glaucoma
**(D)** Conjuntivitis
**(E)** Presbicia

**La pregunta 5 se basa en la micrografía que se muestra a continuación:**

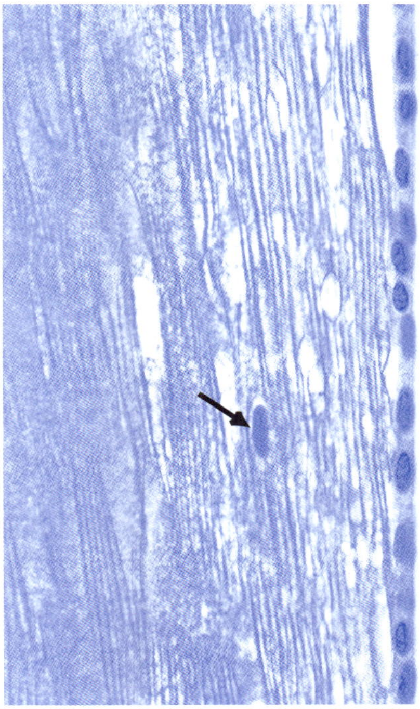

**5.** ¿A qué enfermedad de la vejez se asocian las alteraciones de las células señaladas por la flecha?

**(A)** Cataratas
**(B)** Desprendimiento de retina
**(C)** Glaucoma
**(D)** Conjuntivitis
**(E)** Presbicia

**6.** ¿Cuál de las siguientes afecciones se debe a un exceso de líquido en el conducto endolinfático?

**(A)** Glaucoma
**(B)** Enfermedad de Ménière
**(C)** Otitis media
**(D)** Hipoacusia conductiva
**(E)** Sordera neurosensorial

**7.** ¿Qué receptor especializado presenta una gran cápsula ovoide formada por muchas láminas concéntricas en la que las capas del núcleo central están separadas por un espacio que contiene condroitín-sulfato?

**(A)** Receptores de frío
**(B)** Corpúsculos de Pacini
**(C)** Terminaciones de Ruffini
**(D)** Corpúsculos de Meissner
**(E)** Bulbo terminal de Krause

**8.** ¿Cuál de las siguientes es la causa más probable de hipoacusia conductiva?

**(A)** Producción excesiva de endolinfa
**(B)** Producción excesiva de perilinfa
**(C)** Daño en las células ciliadas internas
**(D)** Tapón de cerumen
**(E)** Falta de cerumen en el conducto auditivo

**9.** ¿Qué célula o estructura está dañada y es la causa principal de la pérdida de audición relacionada con la edad?

**(A)** CCI
**(B)** CCE
**(C)** Membrana tectorial
**(D)** Células pilares internas
**(E)** Terminaciones de fibras nerviosas auditivas

**10.** ¿Cuáles son las células del oído interno que detectan los movimientos de la cabeza?

**(A)** Células ciliares en la mácula
**(B)** Células pilares externas
**(C)** Células pilares internas
**(D)** Células de Hensen
**(E)** Células ciliares del órgano espiral (órgano de Corti)

**Las preguntas 11 y 12 se basan en la micrografía que se muestra a continuación:**

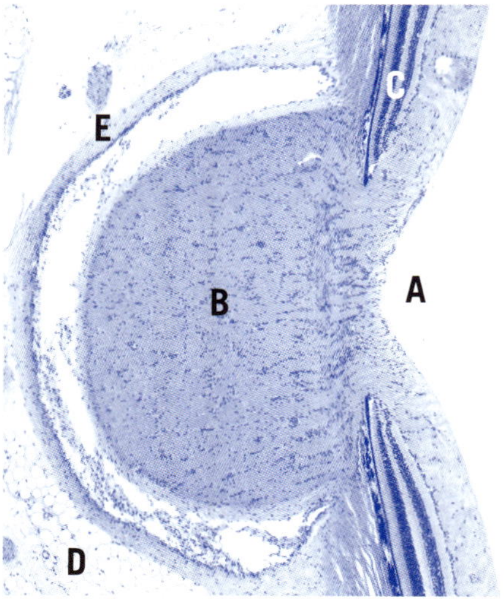


**11.** ¿Cuál de las siguientes estructuras contiene fotorreceptores?

**(A)** A
**(B)** B
**(C)** C
**(D)** D
**(E)** E

**12.** ¿Cuál de las siguientes estructuras es el nervio óptico?

**(A)** A
**(B)** B
**(C)** C
**(D)** D
**(E)** E

**La pregunta 13 se basa en la micrografía que se muestra a continuación:**

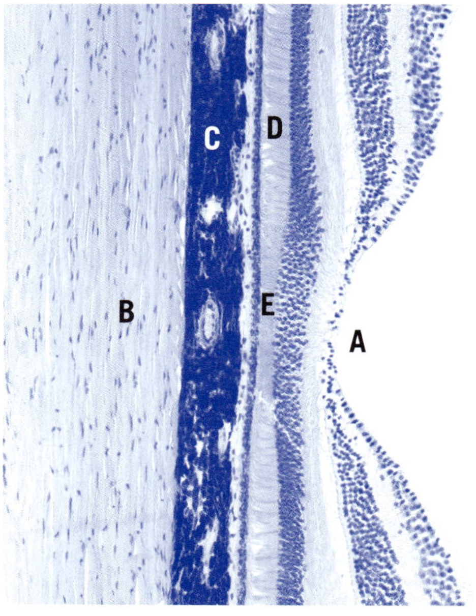


**13.** ¿Cuál de las siguientes regiones está compuesta únicamente por receptores de conos?

**(A)** A
**(B)** B
**(C)** C
**(D)** D
**(E)** E

**La pregunta 14 se basa en la micrografía que se muestra a continuación:**

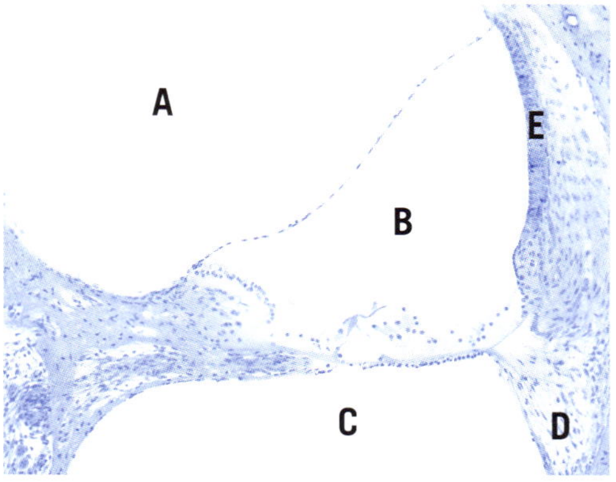


**14.** ¿Cuál de las siguientes contiene endolinfa?

**(A)** A
**(B)** B
**(C)** C
**(D)** D
**(E)** E

**La pregunta 15 se basa en la micrografía que se muestra a continuación:**

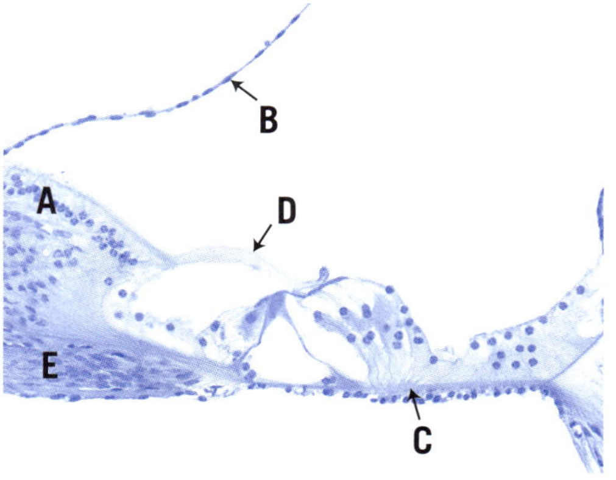


**15.** ¿Cuál de las estructuras etiquetadas es responsable de la gradación del tono recibido por el órgano espiral (órgano de Corti)?

**(A)** A
**(B)** B
**(C)** C
**(D)** D
**(E)** E

# Respuestas y explicaciones

1. **E.** La prueba del reflejo corneal evalúa la función del ramo oftálmico del nervio trigémino (par craneal V).
2. **C.** La hipertensión intraocular es un signo de glaucoma. Esta alteración le impide al humor acuoso drenarse desde la cámara anterior del ojo a través del conducto de Schlemm. Si no recibe tratamiento, ocurre una pérdida gradual de la visión periférica que puede progresar a ceguera.
3. **C.** Los síntomas y los factores de riesgo del paciente (dormir la siesta con las lentillas puestas) son compatibles con una conjuntivitis, es decir, una inflamación de la conjuntiva.
4. **A.** La degeneración macular relacionada con la edad es una enfermedad de la retina localizada en la mácula, afecta la visión central. Como su nombre lo indica, es una enfermedad asociada con el envejecimiento, que ocurre con mayor frecuencia después de los 50 años. Las dos formas de esta enfermedad son la seca y la húmeda.
5. **A.** Una catarata es una opacidad del cristalino producida por la acumulación de pigmento u otras sustancias en las fibras del cristalino, lo que desvía a la luz que entra a esta estructura, impidiendo el enfoque agudo de la luz en la retina. Se asocia frecuentemente con el envejecimiento y, si no se trata, puede provocar pérdida gradual de la visión. Cuando la opacidad es considerable, un oftalmólogo debe retirar y sustituir el cristalino afectado con una lente artificial para restaurar la visión nítida.
6. **B.** Un exceso de endolinfa en el conducto endolinfático ocasiona vértigo, náuseas, pérdida auditiva, acúfenos y vómitos, todos los cuales son síntomas de hidropesía endolinfática idiopática (enfermedad de Ménière).
7. **B.** Los corpúsculos de Pacini suelen ser macroscópicos. Sus cápsulas están compuestas por varias capas que contienen fibroblasto y fibras de colágeno. Las láminas están separadas por pequeñas cantidades de líquido intersticial. Los corpúsculos de Pacini responden a las vibraciones y la presión que deforman las láminas.
8. **D.** La hipoacusia conductiva se debe a un defecto en la transmisión de las ondas sonoras en el oído externo o medio. Esta enfermedad puede ser causada por otitis media, una inflamación frecuente del oído medio; obstrucción por un cuerpo extraño; perforación de la membrana timpánica; otoesclerosis del oído medio; o, como en este caso, un tapón de cerumen.
9. **E.** La pérdida de audición relacionada con la edad se debe a daños en las terminaciones de las fibras nerviosas auditivas.
10. **A.** Las células ciliares neuroepiteliales en la mácula del sáculo y el utrículo detectan el movimiento lineal de la cabeza. Estas células están conectadas a la porción vestibular del nervio acústico.
11. **C.** La retina, que contiene los fotorreceptores. Obsérvese su interrupción en el punto ciego (A) para permitir que el conjunto de axones de las células ganglionares abandone el globo ocular en forma de nervio óptico.
12. **B.** La acumulación de axones de las células ganglionares se acumula en el disco óptico para formar el gran nervio óptico que sale del globo ocular.
13. **E.** La mayor agudeza visual del ojo se encuentra en una depresión de la pared posterior del globo ocular, conocida como fóvea central, en el centro de la mácula. Esta región tiene la mayor agudeza visual porque la capa 2 de la retina está compuesta únicamente por conos, los fotorreceptores sensibles a la luz de alta intensidad, y cada cono hace sinapsis con una sola neurona bipolar.
14. **B.** La escala vestibular y la escala timpánica forman parte del laberinto óseo y están llenas de perilinfa; sin embargo, el conducto coclear forma parte del laberinto membranoso y está lleno de endolinfa.
15. **C.** La capa de material amorfo, conocida como membrana basilar, aumenta gradualmente de grosor desde su inicio en el vértice hasta su base. Esta variación es la responsable de la gradación del tono recibido por el órgano espiral (órgano de Corti).

# Autoevaluación general

***Instrucciones:*** cada reactivo en esta sección va seguido de respuestas o complementos a las afirmaciones. Seleccione la *mejor* opción (**A**, **B**, **C**, **D** o **E**) para cada caso.

**Las preguntas 1 a 3 se basan en el caso descrito a continuación.**

Una mujer de 58 años acude al servicio de urgencias con dolor agudo e hinchazón en la cadera tras una caminata de 8 km. No refiere caídas ni traumatismos en la cadera, pero revela que desde hace un año ha estado experimentando dolores constantes y generalizados en la región lumbar y en ambas caderas. El diagnóstico por imagen revela fracturas delgadas en el cuello del fémur derecho, y su densidad ósea está por debajo del intervalo de referencia en los huesos vertebrales.

**1.** ¿Cuál es el diagnóstico más probable para esta paciente?

**(A)** Osteomalacia
**(B)** Osteomielitis
**(C)** Osteoporosis
**(D)** Osteosarcoma

**2.** ¿Cuál es la etiología más probable de esta afección?

**(A)** Displasia de osteoblastos
**(B)** Reacción inmunitaria a la infección
**(C)** Inhibición de la producción de osteoide
**(D)** Insuficiencia de vitamina C

**3.** ¿Qué hormona se asocia con mayor frecuencia a esta enfermedad?

**(A)** Calcitonina
**(B)** Estrógeno
**(C)** Paratirina (PTH)
**(D)** Vasopresina

**4.** ¿Cuál de las siguientes bases es exclusiva del ARN?

**(A)** Timina
**(B)** Adenina
**(C)** Citosina
**(D)** Guanina
**(E)** Uracilo

**5.** ¿Cuál de las siguientes sustancias secretan las células centroacinares pancreáticas?

**(A)** Colecistoquinina
**(B)** Líquido alcalino pobre en enzimas
**(C)** Glucagón
**(D)** Enzimas digestivas pancreáticas
**(E)** Secretina

**Las preguntas 6 a 8 se basan en el caso descrito a continuación.**

Una mujer de 35 años acude a su médico de atención primaria por aumento de peso, incremento de la distribución de la grasa en la cara y el cuello y fácil aparición de hematomas. Refiere un aumento reciente de la sed y la micción. No tiene antecedentes significativos y no toma medicación. En la exploración física presenta obesidad central con estrías abdominales y múltiples equimosis en los miembros. Se solicita un análisis de sangre.

**6.** ¿Cuál de las siguientes hormonas es más probable que esté elevada en el análisis de sangre de esta paciente?

**(A)** Glucocorticoides
**(B)** Epinefrina
**(C)** Gonadotropina coriónica humana
**(D)** PTH
**(E)** Tirotropina (TSH)

**7.** ¿Cuál de las siguientes regiones del cuerpo secreta la hormona que puede causar estos síntomas?

**(A)** Médula suprarrenal
**(B)** Mácula densa
**(C)** Islotes pancreáticos
**(D)** Neurohipófisis
**(E)** Zona fascicular

**8.** ¿Cuál de las siguientes es la etiología probable de los síntomas que presenta?

**(A)** Destrucción autoinmunitaria de las células pancreáticas
**(B)** Activación constitutiva de la enzima convertidora de angiotensina 1
**(C)** Displasia de las células cromafines
**(D)** Adenoma funcional de basófilos en la adenohipófisis

**Las preguntas 9 a 12 se basan en el caso descrito a continuación.**

Un hombre de 22 años acude a su médico de atención primaria por pérdida de audición en el oído izquierdo. Tiene antecedentes significativos de múltiples fracturas en los últimos años con traumatismos mínimos. Refiere que su audición en ambos oídos ha ido empeorando progresivamente a lo largo de los años. La exploración física revela una disminución de la amplitud de movimiento en múltiples articulaciones, y la audiometría confirma una pérdida auditiva neurosensorial completa en el oído izquierdo y parcial en el derecho. Las radiografías muestran una esclerosis difusa con aspecto de «hueso sobre hueso» en los huesos largos y el cráneo.

**9.** ¿Es probable que el análisis de sangre del paciente revele cuál de las siguientes afecciones?

**(A)** Pancitopenia
**(B)** Septicemia
**(C)** Esferocitosis
**(D)** Trombocitosis

**10.** ¿Cuál de las siguientes hormonas es probable que esté elevada en el análisis de sangre del paciente?

**(A)** PTH
**(B)** Testosterona
**(C)** Hormona antidiurética (ADH)
**(D)** Hormona liberadora de la hormona del crecimiento
**(E)** Calcitonina

**11.** ¿Cuál de las siguientes células es hiperactiva en este paciente?

**(A)** Condrocitos
**(B)** Eritroblastos
**(C)** Fibroblastos
**(D)** Megacariocitos
**(E)** Osteoclastos

**12.** ¿Cuál de los siguientes órganos es la causa más probable de los síntomas?

**(A)** Paratiroides
**(B)** Neurohipófisis
**(C)** Médula ósea roja
**(D)** Testículos
**(E)** Tiroides

**13.** ¿Cuál de las siguientes estructuras de un adulto contiene cartílago hialino?

**(A)** Bronquios
**(B)** Cuerpo esponjoso
**(C)** Diáfisis
**(D)** Epiglotis
**(E)** Disco intervertebral

**14.** Los neutrófilos pueden distinguirse de otros leucocitos por ¿cuál de las siguientes morfologías nítidas?

**(A)** Núcleo bilobulado
**(B)** Núcleo indentado
**(C)** Núcleo esférico
**(D)** Núcleo trilobulado

**Las preguntas 15 y 16 se basan en el caso descrito a continuación.**

Un dentista observa varias manchas blanquecinas y gruesas en la mucosa de la mejilla y el labio interno de un paciente durante una limpieza rutinaria. El paciente niega cualquier dolor originado por las manchas. Entre sus antecedentes destaca el consumo de tabaco de mascar durante más de 8 años. Se realiza una biopsia de la lesión.

**15.** ¿Qué tipo de célula es más probable que componga las lesiones?

**(A)** Células basales
**(B)** Células de Langerhans
**(C)** Melanocitos
**(D)** Células escamosas
**(E)** Células gustativas

**16.** ¿Cuál es el diagnóstico más probable de las lesiones?

**(A)** Adenocarcinoma
**(B)** Úlceras aftosas
**(C)** Queloides
**(D)** Melanoma
**(E)** Leucoplasia bucal

**17.** ¿Qué folículo ovárico posee células foliculares aplanadas?

**(A)** Antral
**(B)** Atrésico
**(C)** Primario
**(D)** Primordial
**(E)** Secundario

**18.** ¿Cuál de las siguientes estructuras puede estar dañada en un paciente con hipoacusia neurosensorial?

**(A)** Crestas ampollares
**(B)** Membrana otolítica
**(C)** Sáculo
**(D)** Membrana basilar
**(E)** Utrículo

**Las preguntas 19 y 20 se basan en el caso descrito a continuación.**

La biopsia de una lesión esofágica revela que la lesión se encuentra en la capa epitelial y está compuesta por células de tamaño y forma muy variados, la mayoría de las cuales posee núcleos eucromáticos grandes, nucléolos puntiformes y citoplasma de tinción generalmente basófila a clara de tamaño variable. La lesión parece mantenerse dentro de la capa epitelial, sin haber atravesado la lámina basal hacia la capa de tejido conjuntivo.

**19.** ¿Cuál es la descripción más precisa de la lesión?

**(A)** Adenocarcinoma
**(B)** Displasia
**(C)** Hiperplasia
**(D)** Metaplasia

**20.** En función de las características nucleares, ¿qué proceso celular está teniendo lugar activamente en las células de la lesión?

**(A)** Apoptosis
**(B)** Meiosis
**(C)** Necrosis
**(D)** Fagocitosis
**(E)** Transcripción

**21.** ¿Cuál de las siguientes es una función de los discos intercalados?

**(A)** Anclaje de extremo a extremo de miocitos lisos
**(B)** Transporte intercelular de grandes proteínas
**(C)** Acoplamiento iónico de las células musculares cardíacas
**(D)** Almacenamiento de $Ca^{2+}$
**(E)** Liberación de neurotransmisores

**Las preguntas 22 y 23 se basan en el caso descrito a continuación.**

Una mujer de 28 años acude a su médico por pérdida de peso no deseada, creciente sensación de agitación y calor constante.

**22.** ¿Cuál de los siguientes órganos debe comprobarse para detectar una sobreestimulación?

**(A)** Apéndice
**(B)** Vesícula biliar
**(C)** Ovario
**(D)** Páncreas
**(E)** Tiroides

**23.** ¿Cuál de los siguientes cambios en la morfología celular del órgano responsable se corresponde con los síntomas del paciente?

**(A)** Reducción del borde en cepillo
**(B)** Aumento de la altura celular
**(C)** Reducción de la lipofuscina perinuclear
**(D)** Almacenamiento supranuclear de glucógeno

**24.** ¿Cuál de las siguientes estructuras dentales deriva de secreciones ectodérmicas?

**(A)** Cemento
**(B)** Dentina
**(C)** Esmalte
**(D)** Pulpa

**25.** ¿En cuál de los siguientes espacios se produce la absorción de glucosa por los hepatocitos?

**(A)** Vena central
**(B)** Canalículos hepáticos
**(C)** Sinusoides hepáticos
**(D)** Espacio perisinusoidal

**Las preguntas 26 y 27 se basan en el caso descrito a continuación.**

Un hombre joven es trasladado al servicio de urgencias por su compañero de apartamento debido a náusea intensa, vómito, visión doble y calambres musculares. En la exploración física se aprecian movimientos corporales descoordinados compatibles con parálisis muscular. El paciente no está tomando ninguna medicación e informa no haber hecho nada fuera de la rutina y no haber consumido nada aparte de una lata de atún hace varias horas.

**26.** ¿Cuál de las siguientes es la causa más probable de los síntomas del paciente?

**(A)** Úlcera gástrica
**(B)** Cirrosis hepática
**(C)** Fascitis necrosante
**(D)** Toxicidad

**27.** ¿Cuál es el mecanismo más probable de los síntomas que presenta?

**(A)** Secreción de colagenasa por los agentes infecciosos
**(B)** Insuficiente secreción mucosa por las glándulas gástricas
**(C)** Inhibición presináptica de la liberación de acetilcolina
**(D)** Fibrosis global de la zona acinar hepática III

**28.** Un paciente adolescente acude al centro de salud de estudiantes con fiebre, fatiga, dolor de garganta e inflamación y sensibilidad de los ganglios linfáticos. Los resultados de los análisis de sangre muestran un aumento del recuento de glóbulos blancos con muchos linfocitos atípicos; el número y el aspecto de los eritrocitos son normales. ¿Cuál es el diagnóstico más probable?

**(A)** Síndrome de inmunodeficiencia adquirida (sida)
**(B)** Deficiencia de factor VIII

**(C)** Enfermedad de Hodgkin
**(D)** Mononucleosis infecciosa
**(E)** Anemia perniciosa

**29.** ¿Cuál de las siguientes características histológicas es exclusiva de la vesícula biliar?

**(A)** Epitelio cilíndrico simple ciliado
**(B)** Doble suministro vascular
**(C)** Ausencia de glándulas en la lámina propia
**(D)** Engrosamiento de la mucosa muscular

**30.** ¿Qué orgánulos de los adipocitos multiloculares funcionan de forma más diferente a los de los adipocitos uniloculares?

**(A)** Aparato de Golgi
**(B)** Mitocondrias
**(C)** Peroxisoma
**(D)** Retículo endoplasmático rugoso
**(E)** Retículo endoplasmático liso

**31.** ¿Cuál de los siguientes componentes está presente en las arterias musculares pero ausente en las arterias elásticas?

**(A)** Lámina elástica interna completa
**(B)** Factor VIII
**(C)** Membranas fenestradas
**(D)** Células musculares lisas
**(E)** Vasos vasculares

**32.** En los pacientes con diabetes de tipo 1, ¿cuál de las siguientes células es destruida por la reacción autoinmunitaria?

**(A)** Células α
**(B)** Células β
**(C)** Células δ
**(D)** Células centroacinares
**(E)** Células intercaladas

**33.** Un paciente con enfermedad por reflujo gastroesofágico puede tener un tumor de células del sistema neuroendocrino difuso (SNED) que producen ¿cuál de las siguientes sustancias?

**(A)** Colecistoquinina
**(B)** Gastrina
**(C)** Secretina
**(D)** Somatostatina
**(E)** Urogastrona

**34.** Un niño con una estatura muy baja acude al pediatra para una visita de control. La baja estatura puede indicar una deficiencia o un exceso de ¿cuál de las siguientes vitaminas?

**(A)** A
**(B)** B
**(C)** C
**(D)** D
**(E)** K

**35.** ¿Qué estructura libera material rico en lípidos en los espacios intercelulares del estrato espinoso de la epidermis?

**(A)** Gránulos de queratohialina
**(B)** Células de Langerhans
**(C)** Melanosomas
**(D)** Gránulos de recubrimiento de membrana
**(E)** Glándulas sebáceas

**36.** ¿Cuál de las siguientes características histológicas es exclusiva de los eritroblastos basófilos?

**(A)** Núcleos bilobulados
**(B)** Red delgada de cromatina
**(C)** Núcleos picnóticos
**(D)** Gránulos específicos en el citoplasma

**37.** ¿Qué estructura histológica es exclusiva del íleon?

**(A)** Glándulas de Brunner
**(B)** Células principales
**(C)** Células parietales
**(D)** Placas de Peyer
**(E)** Rugosidades

**38.** ¿Cuál de los siguientes síntomas es más compatible con una glomerulonefritis?

**(A)** Deshidratación
**(B)** Orina hipotónica
**(C)** Polidipsia
**(D)** Poliuria
**(E)** Proteinuria

**39.** Un tejido sometido a biopsia muestra un epitelio queratinizado plano estratificado. ¿En qué órgano se encuentra este tejido ?

**(A)** Ano
**(B)** Esófago
**(C)** Yeyuno
**(D)** Píloro
**(E)** Recto

**40.** Un lactante prematuro presenta dificultad respiratoria, que se alivia con la administración de glucocorticoides. ¿Cuál es el diagnóstico más probable?

**(A)** Asma
**(B)** Discinesia ciliar
**(C)** Bronquitis crónica
**(D)** Enfisema congénito
**(E)** Síndrome de dificultad respiratoria

**41.** ¿Cuál de las siguientes sustancias se sintetiza en la hipófisis?

**(A)** ADH
**(B)** Oxitocina

**(C)** Neurofisina
**(D)** Somatotropina
**(E)** Vasopresina

**42.** Un paciente de 25 años acude al médico por una lesión dolorosa en el labio superior que reaparece con frecuencia y que exuda un líquido claro. ¿Cuál es el diagnóstico más probable de la lesión?

**(A)** Úlcera aftosa
**(B)** Penfigoide ampolloso
**(C)** Estomatitis herpética
**(D)** Melanoma maligno
**(E)** Leucoplasia bucal

**43.** ¿Cuál de los siguientes procesos celulares se altera como consecuencia de la mutación del gen *BRCA1*?

**(A)** Citocinesis
**(B)** Punto de control $G_1$-S
**(C)** Punto de control $G_2$-M
**(D)** Telofase

**Las preguntas 44 a 46 se basan en el caso descrito a continuación.**

Un hombre de 42 años acude al servicio de urgencias con una erupción en gran parte de la cara, las manos y los brazos. Informa que estaba trabajando en el jardín y arrancó varias malas hierbas; las erupciones se forman donde entró en contacto con ellas. Al preguntarle, el médico se da cuenta de que el paciente ha entrado en contacto con hiedra venenosa sin darse cuenta.

**44.** ¿Cuál de las siguientes células es responsable del desarrollo de estas erupciones?

**(A)** Células SNED
**(B)** Mastocitos
**(C)** Miofibroblastos
**(D)** Pericitos
**(E)** Células plasmáticas

**45.** ¿Cuál de los siguientes es un mediador secundario producido por las células que inducen las erupciones?

**(A)** Aril-sulfatasa
**(B)** Bradicinina
**(C)** Condroitín sulfato
**(D)** Histamina
**(E)** Proteasa neutra

**46.** ¿Cuál de los siguientes leucocitos también puede participar en la reacción de este paciente?

**(A)** Linfocitos B
**(B)** Basófilos
**(C)** Eosinófilos
**(D)** Neutrófilos
**(E)** Linfocitos T

**47.** ¿Qué estructura dental es incapaz de repararse a sí misma?

**(A)** Cemento
**(B)** Dentina
**(C)** Esmalte
**(D)** Ligamento periodontal

**48.** Una mujer de 28 años acude a su fisioterapeuta por un dolor lumbar y en las piernas que empeora progresivamente. Entre sus antecedentes destaca una alergia grave a los productos lácteos. En la exploración física, la paciente refiere dolor a la palpación sobre las regiones óseas de su cuerpo. Las radiografías revelan cantidades excesivas de osteoide poco mineralizado en ambos fémures. ¿Cuál de los siguientes es el diagnóstico más probable?

**(A)** Osteogénesis imperfecta
**(B)** Osteomalacia
**(C)** Osteopenia
**(D)** Osteopetrosis
**(E)** Osteoporosis

**49.** ¿Cuál de las siguientes capas se separa en el desprendimiento de retina?

**(A)** 1, 2
**(B)** 2, 3
**(C)** 3, 4
**(D)** 5, 6
**(E)** 6, 7

**50.** ¿Cuál de las siguientes está asociada a la vía extrínseca de la coagulación?

**(A)** Calcio
**(B)** Conversión del fibrinógeno en fibrina
**(C)** Agregación plaquetaria
**(D)** Liberación de tromboplastina tisular
**(E)** Factor de Von Willebrand

**51.** A un paciente se le diagnostica una infección por ascáride. ¿Cuál de las siguientes células estaría significativamente elevada en un hemograma completo de este paciente?

**(A)** Eosinófilos
**(B)** Eritrocitos
**(C)** Linfocitos
**(D)** Monocitos
**(E)** Neutrófilos

**52.** Un músico de 45 años que tocó la guitarra durante 26 años en un grupo de *rock* acude al otorrinolaringólogo debido a un empeoramiento progresivo de la audición, especialmente de las conversaciones a un volumen normal. Teniendo en cuenta la ocupación del paciente, ¿cuál de las siguientes estructuras puede haber sufrido cambios degenerativos?

**(A)** Pies vasculares (terminales) de las neuronas auditivas
**(B)** Tubas auditivas (trompas de Eustaquio)
**(C)** Ampolla del conducto semicircular
**(D)** Membrana tectoria
**(E)** Membrana timpánica

**53.** ¿Qué proteína circulante en la sangre interviene en la cicatrización de las heridas?

**(A)** Condronectina
**(B)** Laminina
**(C)** Fibronectina matriz
**(D)** Osteonectina
**(E)** Fibronectina plasmática

**54.** ¿Cuál de las siguientes es una glucoproteína adhesiva que forma fibrillas en la matriz extracelular?

**(A)** Condronectina
**(B)** Laminina
**(C)** Fibronectina matriz
**(D)** Osteonectina
**(E)** Fibronectina plasmática

**55.** ¿Cuál de las siguientes es una proteína multifuncional que fija los condrocitos al colágeno de tipo II?

**(A)** Condronectina
**(B)** Laminina
**(C)** Fibronectina de la matriz
**(D)** Osteonectina
**(E)** Fibronectina plasmática

**56.** ¿Qué células son responsables de la fabricación de los anticuerpos?

**(A)** Macrófagos
**(B)** Mastocitos
**(C)** Pericitos
**(D)** Células plasmáticas
**(E)** Linfocitos T

**57.** ¿Cuál de los siguientes es el principal fagocito del tejido conjuntivo?

**(A)** Macrófagos
**(B)** Mastocitos
**(C)** Pericitos
**(D)** Células plasmáticas
**(E)** Linfocitos T

**58.** ¿Qué células son responsables de inducir una reacción de hipersensibilidad inmediata?

**(A)** Macrófagos
**(B)** Mastocitos
**(C)** Pericitos
**(D)** Células plasmáticas
**(E)** Linfocitos T

**59.** ¿Qué células son responsables de la respuesta inmunitaria celular?

**(A)** Macrófagos
**(B)** Mastocitos
**(C)** Pericitos
**(D)** Células plasmáticas
**(E)** Linfocitos T

**60.** Un paciente que acaba de llegar de un país de bajos ingresos y sin salida al mar, conocido por sus cantidades inadecuadas de yodo en la dieta, ¿es propenso a cuál de las siguientes afecciones?

**(A)** Enfermedad de Addison
**(B)** Bocio exoftálmico
**(C)** Enfermedad de Graves
**(D)** Hiperparatiroidismo
**(E)** Bocio simple

**61.** ¿Cuál de las siguientes enfermedades se debe a la destrucción autoinmunitaria de la corteza suprarrenal?

**(A)** Enfermedad de Addison
**(B)** Bocio exoftálmico
**(C)** Enfermedad de Graves
**(D)** Hiperparatiroidismo
**(E)** Bocio simple

**62.** La biopsia de un tumor metastásico del hígado es positiva para tirosinasa en la inmunohistoquímica. ¿Cuál de los siguientes es el tumor primario más probable?

**(A)** Carcinoma basocelular
**(B)** Adenocarcinoma de endometrio
**(C)** Leiomiosarcoma
**(D)** Melanoma
**(E)** Carcinoma de células escamosas

**63.** ¿Cuál de las siguientes es una enfermedad cutánea hereditaria caracterizada por la formación de ampollas en la piel tras un traumatismo menor?

**(A)** Carcinoma basocelular
**(B)** Epidermólisis ampollosa
**(C)** Melanoma maligno
**(D)** Psoriasis
**(E)** Verrugas

**64.** Una biopsia de tejido bajo el nombre de «amígdala» muestra epitelio cilíndrico seudoestratificado ciliado sobre las acumulaciones de folículos linfoides. ¿De qué región procede la biopsia de amígdala?

**(A)** Carina
**(B)** Arco glosofaríngeo
**(C)** Nasofaringe
**(D)** Lengua posterior
**(E)** Cuerdas vocales

**65.** Una mujer de 32 años es trasladada al servicio de urgencias por su pareja por un dolor abdominal repentino e intenso en el cuadrante inferior derecho. La paciente está pálida, taquicárdica y tiene la presión arterial muy baja. La ecografía revela la presencia de líquido masivo en el peritoneo, que parece sangre. ¿Cuál de los siguientes es el diagnóstico más probable?

**(A)** Apendicitis
**(B)** Endometriosis
**(C)** Teratoma
**(D)** Embarazo tubárico

**66.** ¿Cuál de las siguientes afecciones puede clasificarse como carcinoma lobulillar?

**(A)** Cáncer de mama
**(B)** Cáncer de cuello de útero
**(C)** Endometriosis
**(D)** Leiomioma
**(E)** Teratoma

**67.** ¿Cuál de las siguientes enfermedades puede detectarse mediante una citología vaginal?

**(A)** Cáncer de mama
**(B)** Cáncer de cuello de útero
**(C)** Adenocarcinoma de endometrio
**(D)** Leiomiosarcoma
**(E)** Teratoma

**68.** ¿Cuál de las siguientes situaciones suele provocar una hemorragia en la cavidad peritoneal, dependiendo de la fase del ciclo menstrual?

**(A)** Cáncer de mama
**(B)** Cáncer de cuello de útero
**(C)** Endometriosis
**(D)** Leiomioma
**(E)** Teratoma

**69.** ¿Cuál de las siguientes sustancias facilita la absorción de la vitamina $B_{12}$?

**(A)** Quilomicrones
**(B)** Factor intrínseco
**(C)** Lipasa
**(D)** Pepsinógeno

**70.** ¿Cuál de las siguientes afecciones surge de una mutación en el gen que da lugar a la formación de canales de cloruro defectuosos?

**(A)** Fibrosis quística
**(B)** Enfermedad de Hirschsprung
**(C)** Esclerosis múltiple
**(D)** Osteomalacia
**(E)** Diabetes de tipo 1

**71.** ¿La toxina liberada el *Vibrio cholerae* actúa sobre qué proteína G?

**(A)** Proteína G inhibidora ($G_i$)
**(B)** Proteína G específica del olfato ($G_{olf}$)
**(C)** Activador de la fosfolipasa C por receptores acoplados a proteína G ($G_q$)
**(D)** Proteína G estimuladora ($G_s$)
**(E)** Transducina ($G_t$)

**Las preguntas 72 y 73 se basan en el caso descrito a continuación.**

Un paciente de 15 años cuyo sexo asignado al nacer es masculino acude al pediatra por dolor torácico bilateral. Los padres del paciente informan de que ha tenido una depresión grave durante más de 2 años. La exploración física revela ginecomastia bilateral, que causa dolor debido al crecimiento acelerado del tejido. El análisis de sangre del paciente muestra una concentración elevada de estrógenos. El paciente informa de que no toma ningún medicamento ni suplemento. Se solicita una prueba genética.

**72.** ¿Cuál de los siguientes resultados de pruebas genéticas concuerda con los síntomas del paciente?

**(A)** 45,X0
**(B)** 47,XXY
**(C)** Triploidía
**(D)** Trisomía 21

**73.** ¿Qué acontecimientos celulares de la gametogénesis pueden explicar la composición genética del paciente?

**(A)** Supresión
**(B)** No disyunción
**(C)** Mutación puntual
**(D)** Transposición

**74.** Un lactante de 2 meses es trasladado al servicio de urgencias por dificultades para respirar y alimentarse. En la exploración física, el lactante está inconsciente, es significativamente más pequeño que los valores de referencia y los músculos de los miembros presentan atrofia. Los padres informan de que el lactante no ha ganado peso desde su nacimiento y siempre ha estado letárgico. Se sospecha una afección congénita debida a un orgánulo disfuncional. Dados los síntomas, ¿qué orgánulos pueden ser disfuncionales?

**(A)** Endosomas
**(B)** Aparato de Golgi
**(C)** Mitocondrias
**(D)** Complejo de poros nucleares
**(E)** Ribosomas

**75.** Los lactantes que nacen con el síndrome de Zellweger tienen una esperanza de vida muy corta debido a graves disfunciones neurológicas, hepáticas y renales. ¿Qué órganos funcionan mal en estos pacientes?

**(A)** Complejo de Golgi
**(B)** Lisosomas
**(C)** Mitocondrias
**(D)** Peroxisomas
**(E)** Proteasomas

**76.** A un paciente hombre de 42 años que presenta trastornos del estado de ánimo, pérdida de coordinación muscular y movimientos involuntarios y erráticos se le diagnostica la enfermedad de Huntington. ¿Cuál de las siguientes estructuras está afectada en esta enfermedad?

**(A)** Endosomas
**(B)** Aparato de Golgi
**(C)** Mitocondrias
**(D)** Complejo de poros nucleares
**(E)** Ribosomas

**77.** ¿La insuficiencia de qué vitamina provoca anemia perniciosa?

**(A)** $B_2$
**(B)** $B_5$
**(C)** $B_6$
**(D)** $B_9$
**(E)** $B_{12}$

**78.** ¿Qué trastorno de la coagulación es consecuencia de una deficiencia del factor VIII?

**(A)** Síndrome de Bernard-Soulier
**(B)** Trombastenia de Glanzmann
**(C)** Hemofilia A
**(D)** Trombocitopenia
**(E)** Enfermedad de Von Willebrand

**79.** ¿La insuficiencia de qué vitamina se asocia a síntomas como fatiga, irritabilidad, manchas de piel descolorida con cabello quebradizo en forma de sacacorchos, dolor articular, encías hemorrágicas y pérdida de dientes?

**(A)** A
**(B)** $B_2$
**(C)** $B_{12}$
**(D)** C
**(E)** K

**80.** Un paciente presenta trastornos auditivos, lenticono y glomerulonefritis. ¿Qué tipo de fibra de colágeno es anómala en este paciente?

**(A)** Tipo I
**(B)** Tipo II
**(C)** Tipo IV
**(D)** Tipo VII
**(E)** Tipo XII

**81.** La enfermedad de Charcot-Marie-Tooth es una afección hereditaria que afecta las vainas de mielina y provoca degeneración del nervio afectado y atrofia de los músculos a los que inervan esos nervios debido a la mutación de un gen. La mayoría de los músculos afectados inicialmente son los de los miembros inferiores, y el paciente muestra dificultades para caminar, tropiezos y caídas. Muchas personas afectadas muestran una marcha inusual, al levantar los pies más de lo necesario. Los músculos de las piernas muestran signos de atrofia. ¿A cuál de los siguientes afecta la mutación mencionada?

**(A)** Desmosomas
**(B)** Uniones comunicantes
**(C)** Hemidesmosomas
**(D)** Zónula adherente
**(E)** Zónula ocluyente (uniones estrechas)

**82.** Un hombre de 43 años presenta dolor en la espalda y los costados, así como cefaleas, y se le diagnostica el trastorno genético poliquistosis renal (PQR). ¿Qué estructura celular es disfuncional en las células de este paciente?

**(A)** Cilios
**(B)** Flagelos
**(C)** Microvellosidades
**(D)** Centríolos primarios
**(E)** Cilios primarios

**83.** ¿En cuál de los siguientes órganos la mucosa con epitelio cilíndrico simple y glándulas secretoras de moco es metaplásica?

**(A)** Colon
**(B)** Duodeno
**(C)** Esófago
**(D)** Estómago
**(E)** Útero

**84.** ¿Cuál es el diagnóstico para un paciente hombre adulto biológico cuyo hemograma completo tenía el siguiente número de células/mm³: eritrocitos = 5 × 106, linfocitos = 2 000, monocitos = 600, neutrófilos = 5 000, eosinófilos = 950, basófilos = 75 y plaquetas = 350 000?

**(A)** Anemia
**(B)** Leucemia crónica
**(C)** Eosinofilia
**(D)** Linfocitopenia
**(E)** Trombocitopenia

**85.** Un paciente adulto joven acude a urgencias por debilidad, dolores musculares, náusea, vómito y, en ocasiones, confusión. La muestra de orina es de color pardo y los resultados de laboratorio indican mioglobinuria. El paciente no presenta pérdida de audición ni problemas respiratorios y tiene un ritmo cardíaco normal. ¿Cuál es el diagnóstico más probable?

**(A)** Miopatía relacionada con la desmina
**(B)** Miopatía por etanol
**(C)** Distrofia muscular facioescapulohumeral
**(D)** Rabdomiosarcoma

**86.** Un paciente hombre joven con ganglios linfáticos, bazo e hígado aumentados de tamaño refiere pérdida de peso y debilidad y tiene fiebre. La biopsia de sus ganglios linfáticos muestra la presencia de células de Reed-Sternberg. ¿Cuál es el diagnóstico más probable?

**(A)** Síndrome de DiGeorge
**(B)** Enfermedad de Hodgkin
**(C)** Leucemia
**(D)** Inmunodeficiencia variable

**87.** ¿Qué tipo de cáncer de pulmón tiene mejor pronóstico?

**(A)** Adenocarcinoma
**(B)** Carcinoma de células grandes
**(C)** Carcinoma microcítico
**(D)** Carcinoma de células escamosas

**88.** ¿Qué afección respiratoria puede deberse a la inhibición de la $\alpha_1$-antitripsina?

**(A)** Asma
**(B)** Bronquitis
**(C)** Enfisema
**(D)** Enfermedad de la membrana hialina
**(E)** Neumonitis hipersensible

**Las preguntas 89 a 92 se basan en la micrografía que se muestra a continuación:**

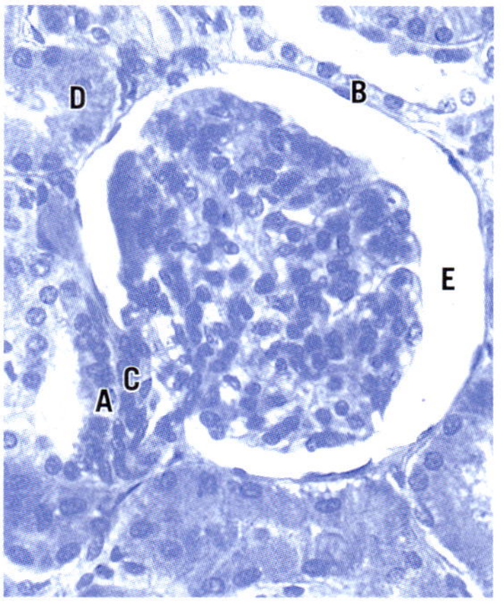


**89.** ¿Qué letra indica la estructura donde se reabsorben las proteínas?

**(A)** A
**(B)** B
**(C)** C
**(D)** D
**(E)** E

**90.** ¿Con qué letra se designa la estructura que sintetiza y libera la enzima que convierte el angiotensinógeno en angiotensina I?

**(A)** A
**(B)** B
**(C)** C
**(D)** D
**(E)** E

**91.** ¿Qué letra indica la estructura en la que se reabsorbe la glucosa?

**(A)** A
**(B)** B
**(C)** C
**(D)** D
**(E)** E

**92.** ¿La hormona aldosterona actúa sobre las células de la estructura indicada con qué letra?

**(A)** A
**(B)** B
**(C)** C
**(D)** D
**(E)** E

# Respuestas y explicaciones

1. **C.** Los síntomas que presenta, junto con la reducción de la densidad ósea, son altamente indicativos de osteoporosis.
2. **C.** La etiología de la osteoporosis es multifactorial, y todos los factores conducen al debilitamiento del hueso. De las opciones, la inhibición de la producción de osteoide conduciría a una reducción de la formación de la matriz ósea y de su resistencia. La insuficiencia de vitamina C también es una causa probable.
3. **B.** La causa más frecuente de osteoporosis en pacientes posmenopáusicas es la disminución de la secreción de estrógenos.
4. **E.** Aunque la adenina, la citosina y la guanina se encuentran tanto en el ADN como en el ARN, el uracilo sólo se encuentra en el ARN. El uracilo sustituye a la base timina en el ADN.
5. **B.** Las células centroacinares pancreáticas forman el segmento inicial del conducto intercalado y forman parte del páncreas exocrino que secreta un líquido alcalino pobre en enzimas cuando es estimulado por la secretina. Las enzimas digestivas pancreáticas son sintetizadas por las células acinares del páncreas exocrino; su liberación es estimulada por la colecistoquinina. El glucagón se produce en el páncreas endocrino (islotes pancreáticos).
6. **A.** Los síntomas de presentación son muy sugestivos de enfermedad de Cushing (obesidad central, distribución de la grasa facial y en el cuello, fácil aparición de hematomas, hipertensión), que resulta de un cortisol elevado (glucocorticoide).
7. **E.** La zona fascicular produce y secreta cortisol (glucocorticoide). La médula suprarrenal segrega adrenalina y noradrenalina; la mácula densa detecta el contenido y el volumen de los túbulos contorneados distales de la nefrona y secreta renina; los islotes pancreáticos segregan insulina, glucagón y somatostatina; y la neurohipófisis libera ADH y oxitocina.
8. **D.** El adenoma funcional de basófilos que secretan la corticotropina (ACTH) estimularía la corteza suprarrenal para secretar cortisol. La destrucción autoinmunitaria de las células β pancreáticas daría lugar a una menor secreción de insulina (como en la diabetes de tipo 1); la activación constitutiva de la enzima convertidora de angiotensina 1 daría lugar a un aumento de la angiotensina II y de la presión arterial, pero no a los síntomas característicos de la enfermedad de Cushing, como la obesidad central y la distribución de la grasa; la displasia de las células cromafines afectaría las concentraciones de adrenalina y noradrenalina.
9. **A.** La esclerosis difusa con aspecto de «hueso sobre hueso» en los huesos largos y el cráneo sugiere una reducción del espacio de la médula ósea para la hemopoyesis y pancitopenia resultante.
10. **A.** La PTH es la hormona que aumenta la concentración de calcio en sangre, y la hipercalcemia crónica provoca una formación ósea desorganizada e inadecuada que puede engrosar los huesos y estrechar los agujeros óseos por donde pasan los nervios craneales.
11. **E.** La PTH elevada inhibe la formación ósea por parte de los osteoblastos y, al mismo tiempo, los estimulan a liberar factores que activan a los osteoclastos. Esto provoca una hiperactividad de los osteoclastos, lo que resulta en la disolución del tejido óseo para liberar calcio al torrente sanguíneo.
12. **A.** Un tumor funcional de la paratiroides provocaría una secreción elevada de PTH.
13. **A.** El cartílago hialino forma las placas rígidas de los bronquios y la tráquea.
14. **D.** Los neutrófilos tienen un núcleo con tres o cuatro lóbulos. Los basófilos y los eosinófilos tienen núcleos bilobulados, los linfocitos tienen núcleos esféricos y los monocitos tienen núcleos indentados.
15. **D.** El aspecto de las lesiones y los antecedentes de consumo de tabaco sugieren que lo más probable es que se trate de hiperqueratosis de las células de revestimiento de la superficie, las células escamosas.
16. **E.** Las lesiones son más compatibles con la leucoplasia bucal. El adenocarcinoma es un tipo de cáncer que aparece en el tejido glandular. Las úlceras aftosas son aftas que se presentan como

depresiones superficiales. Los queloides son hinchazones de la piel producidas por un aumento de la formación de colágeno en el tejido cicatricial hiperplásico. El melanoma es un cáncer que se origina en los melanocitos y se presenta como una lesión pigmentada con un borde irregular.

**17.** **D.** Los folículos primordiales se caracterizan por un ovocito rodeado de células foliculares aplanadas.

**18.** **D.** Una lesión de la membrana basilar provocaría una pérdida de audición neurosensorial debido a la incapacidad de generar potenciales de acción a partir de las ondas sonoras que viajan a través del órgano de Corti. Las demás estructuras pertenecen a la parte del oído interno responsable de la función vestibular.

**19.** **B.** La forma y el tamaño variados de las células que componen la lesión sugieren una displasia. El hecho de que la lesión epitelial no haya traspasado la lámina basal descarta un carcinoma. La hiperplasia sería el resultado de un aumento de la división celular, pero las células hijas tendrían una forma uniforme. La metaplasia es la presencia de un epitelio normal en una localización atípica.

**20.** **E.** Un núcleo eucromático indica una cromatina laxa que permite a los factores de transcripción interactuar con el ADN para la transcripción. La apoptosis se asocia con la observación de núcleos picnóticos, la necrosis se asocia con reacciones inflamatorias, la meiosis revelaría la condensación de cromatinas en cromosomas y la fagocitosis se asocia con la presencia de fagosomas en el citoplasma.

**21.** **C.** Las moléculas proteicas de gran tamaño no pueden moverse a través de los discos intercalados (complejos de unión escalonados presentes en el músculo cardíaco, no en el liso). Estas estructuras de unión poseen tres especializaciones: los desmosomas, que proporcionan la unión de extremo a extremo de las células musculares cardíacas; las fascias adherentes, a las que se unen los miofilamentos delgados; y las uniones comunicantes, que permiten el movimiento intercelular de pequeñas moléculas e iones (acoplamiento iónico).

**22.** **E.** Los síntomas son más consistentes con una tiroides hiperactiva y concentraciones elevadas de hormona tiroidea.

**23.** **B.** Las células cilíndricas más altas que recubren los folículos son características de una glándula tiroides estimulada y activa. La TSH se une a receptores ligados a proteínas G en la superficie basal de las células foliculares. Bajo estimulación de la TSH, las células foliculares tiroideas se vuelven cilíndricas y forman seudópodos, que engullen el coloide. Las enzimas lisosomales separan la tiroxina y la triyodotironina de la tiroglobulina; a continuación, los hormonas se liberan por la parte basal.

**24.** **C.** El órgano del esmalte deriva del epitelio ectodérmico, mientras que la papila dental procede del ectomesénquima. El ectodermo del órgano del esmalte se diferencia en ameloblastos, que forman el esmalte. La dentina, el cemento y la pulpa proceden del ectomesénquima (cresta neural).

**25.** **D.** La glucosa en la sangre entra en el espacio perisinusoidal (de Disse) donde entra en contacto con el plasmalema del hepatocito para su absorción.

**26.** **D.** La naturaleza aguda de los síntomas digestivos y musculares somáticos sugiere la distribución de la toxicidad alimentaria por todo el cuerpo. El diagnóstico probable es botulismo, causado por la ingestión de la toxina *Clostridium botulinum*.

**27.** **C.** La acetilcolina es el neurotransmisor clave en la regulación de la contracción del músculo esquelético; por lo tanto, la inhibición de su liberación del axón presináptico provocará calambres y parálisis.

**28.** **D.** Solo la mononucleosis infecciosa se caracteriza por todos los signos y síntomas indicados. El sida se asocia a una disminución del recuento de linfocitos, en particular de los linfocitos T colaboradores. La anemia perniciosa se asocia a una disminución del recuento de eritrocitos. La enfermedad de Hodgkin se asocia a fatiga y aumento del tamaño de los ganglios linfáticos, pero estos no son dolorosos, y la presencia de células de Reed-Sternberg es diagnóstica de esta enfermedad. El déficit de factor VIII, un trastorno de la coagulación, no se asocia a ninguno de estos signos y síntomas.

**29.** **C.** La vesícula biliar carece de glándulas en la lámina propia y no tiene mucosa muscular. El hígado tiene una doble irrigación sanguínea. Las células epiteliales de revestimiento tienen microvellosidades, no cilios.

**30.** **B.** Las mitocondrias condensadas, presentes en los adipocitos pardos, desacoplan la oxidación de la fosforilación para producir calor en lugar de trifosfato de adenosina.

**31.** **A.** Las arterias musculares (distribuidoras) tienen una lámina elástica interna gruesa y completa en la túnica íntima, mientras que las arterias elásticas (conductoras) tienen una lámina elástica interna incompleta. Ambos tipos de arterias tienen vasos vasculares, factor VIII y células musculares lisas en sus paredes. Las arterias musculares poseen numerosas capas de células musculares en la túnica media, pero las arterias elásticas no. Solo las arterias elásticas poseen membranas fenestradas (elásticas) en la túnica media, en las que se dispersan las células musculares lisas.

**32.** **B.** Las células β que suelen representar aproximadamente el 70 % de las células endocrinas secretan insulina. En la diabetes de tipo 1, estas células son destruidas por la reacción autoinmunitaria, y los pacientes son incapaces de producir esta importante hormona.

**33.** **B.** La somatostatina y la urogastrona inhiben la producción de ácido clorhídrico, mientras que la gastrina la aumenta. La secretina y la colecistoquinina actúan sobre el páncreas para facilitar la secreción de amortiguador y enzimas pancreáticas, respectivamente.

**34.** **A.** La insuficiencia de vitamina A inhibe la formación y el crecimiento óseos, mientras que el exceso estimula la osificación de las placas epifisarias, lo que provoca el cierre prematuro de las placas. Ambas condiciones dan lugar a una estatura baja. La insuficiencia de vitamina D reduce la absorción de calcio del intestino delgado y provoca huesos blandos, mientras que su exceso estimula la resorción ósea. La insuficiencia de vitamina C provoca deficiencias en el crecimiento óseo y la reparación de fracturas. La vitamina K no interviene en la formación ósea.

**35.** **D.** Los gránulos que recubren la membrana están presentes en los queratinocitos del estrato espinoso (y del estrato granuloso). El contenido de estos gránulos se libera en los espacios intercelulares para ayudar a impermeabilizar la piel. Los queratinocitos del estrato granuloso también poseen gránulos de queratohialina, que contienen proteínas que unen los filamentos de queratina.

**36.** **B.** El núcleo del eritroblasto es grande, redondo y presenta una delgada red de cromatina debido a la abundante actividad de traducción. El citoplasma es azul y no posee gránulos.

**37.** **D.** El íleon incluye las placas de Peyer. Las rugosidades, las células parietales y las células principales se encuentran en el estómago. Las glándulas de Brunner están presentes en la submucosa del duodeno.

**38.** **E.** Los pacientes con glomerulonefritis excretan proteínas en la orina. Todos los demás síntomas son característicos de los pacientes con diabetes insípida, que son incapaces de producir cantidades adecuadas de ADH y, por lo tanto, tienen poliuria (gran volumen de producción de orina hipotónica), polidipsia y deshidratación.

**39.** **A.** El ano está revestido por un epitelio queratinizado plano estratificado. El recto, el yeyuno y el píloro están recubiertos por epitelio cilíndrico simple. El esófago está revestido por epitelio plano estratificado (no queratinizado).

**40.** **E.** El síndrome de dificultad respiratoria, que se debe a una cantidad insuficiente de surfactante pulmonar, se caracteriza por una respiración dificultosa y suele observarse en niños prematuros. Los glucocorticoides estimulan la síntesis de surfactante y pueden corregir esta afección.

**41.** **D.** La somatotropina (hormona del crecimiento) es sintetizada por los somatotropos, que son acidófilos situados en la porción distal del lóbulo anterior de la hipófisis. La oxitocina y la ADH (también llamada vasopresina) se producen en el hipotálamo y se transportan a la porción nerviosa de la hipófisis. La neurofisina, una proteína de unión, ayuda en este transporte.

**42.** **C.** La estomatitis herpética se caracteriza por ampollas febriles dolorosas en los labios o cerca de las fosas nasales. Estas ampollas exudan un líquido claro. Las úlceras aftosas no exudan líquido. El penfigoide ampolloso es una enfermedad autoinmunitaria caracterizada por ampollas crónicas generalizadas en la piel.

**43.** **C.** Las mutaciones en *BRCA1*, un gen supresor de tumores de mama, son la principal causa de cáncer de mama. En la mayoría de los cánceres de mama en los que está implicado este gen, la síntesis de ADN prosigue, lo que indica que el punto de control $G_1$-S no está afectado; sin embargo, las células mutadas no pueden controlar la transición entre $G_2$ y M. Además, las células mutadas tienen un número anómalo de centrosomas y su división nuclear no prosigue con normalidad, lo que provoca aneuploidía e inestabilidad genética de las células hijas.

**44.** **B.** El paciente presenta una reacción de hipersensibilidad inmediata (tipo I). Las células responsables de la relectura de los mediadores primarios y secundarios causantes de las erupciones son los mastocitos.

**45.** **B.** Las bradicininas son las únicas sustancias farmacológicas enumeradas que se producen a través de la vía del ácido araquidónico. Los demás son mediadores primarios almacenados en los gránulos de los mastocitos.

**46.** **B.** Los basófilos tienen una función muy similar a la de los mastocitos. También participan en la reacción de hipersensibilidad inmediata (tipo I).

**47.** **C.** El único tejido duro del diente que no puede ser reparado por el organismo es el esmalte porque los ameloblastos, las células que fabrican el esmalte, se eliminan cuando el diente emerge en la cavidad bucal.

**48.** **B.** La osteomalacia, o raquitismo del adulto, se caracteriza por la incapacidad del osteoide recién formado para calificar debido a la falta de calcio, vitamina D y fósforo. Los huesos se reblandecen y se doblan gradualmente, y el dolor acompaña a la enfermedad, que a menudo se agrava durante el embarazo, ya que el feto elimina el calcio del cuerpo de la madre. La osteogénesis imperfecta es una enfermedad genética que afecta la síntesis de colágeno de tipo I en la matriz ósea y provoca una fragilidad y rotura óseas extremas. La osteoporosis es una enfermedad caracterizada por una baja densidad mineral ósea y un deterioro estructural, lo que hace que el hueso sea más susceptible a las fracturas, y la osteopenia es una reducción de la masa ósea causada por una síntesis inadecuada de osteoide. La osteopetrosis es la formación excesiva de hueso, que oblitera las cavidades de la médula y, por tanto, perjudica la formación de células sanguíneas.

**49.** **A.** El epitelio pigmentado (capa 1) se separó de la capa de bastones y conos (capa 2), que constituyen la parte sensible a la luz de la retina neural.

**50.** **D.** La vía extrínseca se inicia por la liberación de tromboplastina tisular tras un traumatismo del tejido extravascular. La agregación plaquetaria es promovida por el factor de Von Willebrand, que se asocia únicamente con la vía intrínseca. En ambas vías se requiere calcio, y la reacción final (la conversión de fibrinógeno en fibrina) es la misma en ambas.

**51.** **A.** Los eosinófilos aumentan en las infecciones parasitarias y las reacciones alérgicas. Tanto los eosinófilos como los basófilos tienen receptores para la inmunoglobulina E, que parece ser importante en la destrucción de parásitos. Tanto los neutrófilos como los monocitos carecen de receptores de inmunoglobulina E.

**52.** **A.** El oído interno es el lugar donde las ondas sonoras se transforman en impulsos nerviosos que transmiten la información auditiva al cerebro, y las terminaciones de las neuronas auditivas que hacen sinapsis con las células ciliadas del órgano de Corti desempeñan un papel fundamental en este proceso. Las células ciliadas son bastante resistentes, mientras que los extremos de las neuronas auditivas unipolares (antes llamadas seudounipolares) se dañan con facilidad.

**53.** **E.** La fibronectina plasmática interviene en la cicatrización de heridas, la coagulación de la sangre y la fagocitosis de material de la sangre.

**54.** **C.** La fibronectina de la matriz media la adhesión celular a la matriz extracelular a través de su unión a los receptores de fibronectina de la membrana plasmática.

**55.** **A.** La condronectina tiene sitios de unión para el colágeno de tipo II, los proteoglucanos y los receptores de la superficie celular de los condrocitos.

**56.** **D.** Las células plasmáticas, que surgen de los linfocitos B activados por antígenos, producen anticuerpos y, por tanto, son directamente responsables de la inmunidad humoral.

**57.** **A.** Los macrófagos, los principales fagocitos del tejido conjuntivo, eliminan grandes partículas y contribuyen a la respuesta inmunitaria al actuar como células presentadoras de antígenos.

**58.** **B.** Los mastocitos (y basófilos) tienen receptores para anticuerpos de inmunoglobulina E en su superficie. Estas células liberan histamina, heparina, leucotrieno C (sustancia de reacción lenta de la anafilaxia) y factor quimiotáctico de los eosinófilos, cuyos efectos constituyen reacciones de hipersensibilidad inmediata.

**59.** **E.** Los linfocitos T inician las respuestas inmunitarias mediadas por células.

**60.** **E.** El bocio simple es un agrandamiento de la glándula tiroides debido a una ingesta inadecuada de yodo (< 10 μg/día). Es frecuente cuando la alimentación es pobre en yodo.

**61.** **A.** La enfermedad de Addison suele estar causada por una autoinmunidad que destruye la corteza suprarrenal. Como resultado, se producen cantidades inadecuadas de glucocorticoides y mineralocorticoides. Si no se reponen mediante un tratamiento con corticoesteroides, la enfermedad es mortal.

**62.** **D.** El melanoma es un cáncer de piel relativamente infrecuente, pero agresivo, que surge de los melanocitos. Los melanocitos expresan tirosinasa, una enzima fundamental para la producción de pigmento; por tanto, la expresión de esta enzima única en la metástasis hepática sugiere que la neoplasia maligna de origen es un melanoma.

**63.** **B.** La epidermólisis ampollosa es un grupo de enfermedades cutáneas hereditarias caracterizadas por la separación de las capas de la piel con la consiguiente formación de ampollas.

**64.** **C.** La presencia de epitelio respiratorio que recubre la mucosa de la amígdala indica que se trata de una amígdala faríngea, situada en la nasofaringe. Las amígdalas palatina y lingual presentan un epitelio plano estratificado no queratinizado.

**65.** **D.** Un embarazo ectópico tubárico se produce cuando un embrión se implanta en la pared del oviducto (en lugar de en el útero). Dado que el oviducto no puede soportar el embrión en desarrollo, el conducto acaba reventando, lo que provoca una hemorragia en la cavidad peritoneal.

**66.** **A.** El cáncer de mama que se origina en el epitelio que recubre los conductos terminales de la glándula mamaria se clasifica como carcinoma lobulillar.

**67.** **B.** Las células anómalas asociadas con el cáncer de cuello uterino se revelan en una citología vaginal, lo que proporciona un método sencillo para la detección precoz de este cáncer.

**68.** **C.** La endometriosis es una enfermedad en la que el tejido endometrial uterino se localiza en la cavidad peritoneal pélvica. El tejido endometrial desplazado experimenta cambios cíclicos inducidos por hormonas.

**69.** **B.** El factor intrínseco gástrico, producido por las células parietales de las glándulas gástricas, es necesario para la absorción de la vitamina $B_{12}$ en el íleon.

**70.** **A.** La fibrosis quística es una enfermedad hereditaria que implica una mutación en el gen regulador de la conductancia transmembrana de la fibrosis quística (*CFTR*) que provoca la fabricación de proteínas de canal de cloruro malformadas que son incapaces de transportar iones de cloruro, lo que provoca un aumento de la entrada de iones $Na^+$ en la célula. La mayor concentración intracelular de NaCl provoca un aumento del flujo de agua en la célula, y la mucina que se libera al medio extracelular no puede hidratarse normalmente, por lo que el moco se vuelve más espeso de lo normal, lo que obstruye los pequeñísimos conductos bronquiolares de los pulmones. A medida que la enfermedad progresa, se producen infecciones, los pulmones se vuelven incapaces de funcionar correctamente y la persona muere.

**71.** **D.** La toxina del cólera, una exotoxina producida por la bacteria *Vibrio cholerae*, altera la proteína Gs, impidiendo que hidrolice su molécula de trifosfato de guanosina (GTP). Como consecuencia, se elevan las concentraciones de monofosfato de adenosina cíclico (AMPc) en las células de absorción superficial del intestino, lo que desencadena una pérdida excesiva de electrólitos y agua, con diarrea grave posterior.

**72.** **B.** El cariotipo 47,XXY, conocido como síndrome de Klinefelter, se asocia con un fenotipo masculino al nacer, pero en la pubertad puede manifestarse con características sexuales secundarias típicamente femeninas, como desarrollo mamario, acumulación de grasa en las caderas y micropene, debido a niveles elevados de estrógenos.

**73.** **B.** La no disyunción de los cromosomas X (durante la meiosis I) o de las cromátidas (durante la meiosis II) da lugar a que uno de los gametos tenga una copia adicional del cromosoma X. Si este gameto participa en la fecundación, el producto de la concepción resultante tendrá un cromosoma X adicional. Si este gameto participa en la fecundación, el embrión resultante tendrá un cromosoma X de más.

**74.** **C.** La enfermedad de Leigh es causada por mutaciones en el ADN mitocondrial o en el ADN nuclear que codifica proteínas mitocondriales. Aunque es una enfermedad poco frecuente, suele ser mortal durante el primer año de vida y rara vez los individuos afectados superan los 10 años. Los tejidos del cuerpo con altos requerimientos energéticos, como los músculos esqueléticos, el corazón y las neuronas, se ven particularmente afectados, ya que las mitocondrias son incapaces de generar suficiente energía para mantenerlos en condiciones saludables. Esto provoca un deterioro progresivo del sistema muscular, el corazón y muchas neuronas. En la mayoría de los casos, las mitocondrias de los afectados presentan defectos en una o más de las enzimas responsables de la fosforilación oxidativa.

**75.** **D.** El síndrome de Zellweger es una enfermedad genética caracterizada por la ausencia de peroxisomas funcionales. Los lactantes con este síndrome presentan graves trastornos neurológicos, junto con problemas hepáticos y renales, y generalmente fallecen en los primeros meses de vida. Las micrografías electrónicas de las biopsias de los pacientes muestran peroxisomas vacíos, desprovistos de enzimas. Aunque las enzimas peroxisomales pueden sintetizarse, estas no se localizan adecuadamente en los peroxisomas y permanecen dislocadas en el citosol.

**76.** **D.** Las mutaciones en el gen *HTT* son responsables de la enfermedad de Huntington, un trastorno hereditario que afecta aproximadamente a 10 de cada 100 000 personas de ascendencia caucásica (por igual a hombres y mujeres). Esta mutación altera las nucleoporinas, lo que ocasiona disfunciones en los complejos de poros nucleares y, con ello, impide el transporte adecuado de proteínas desde el núcleo al citoplasma. Como resultado, las proteínas se acumulan en el núcleo, lo que interfiere con las funciones neuronales y desencadena esta enfermedad progresiva, debilitante y mortal.

**77.** **E.** Una insuficiencia grave de coenzima vitamina $B_{12}$ es responsable de la anemia perniciosa. Normalmente, esta afección se debe a una producción deficiente de factor intrínseco gástrico por parte de las células parietales del estómago. Dicho factor es necesario para la correcta absorción de la vitamina $B_{12}$ en el íleon.

**78.** **C.** Los trastornos de la coagulación suelen originarse por defectos hereditarios o adquiridos en los factores de coagulación. La hemofilia A, causada por la deficiencia del factor VIII, es un trastorno ligado al cromosoma X que afecta principalmente a los hombres. Como los hombres transmiten un cromosoma Y a sus hijos varones, no pueden heredarles la enfermedad. Sin embargo, sí pueden transmitir el cromosoma X defectuoso a sus hijas, quienes se convierten en portadoras del trastorno. Aproximadamente el 65 % de los casos de hemofilia A son hereditarios, mientras que el 35 % restante resulta de mutaciones espontáneas.

**79.** **D.** La insuficiencia de vitamina C, un cofactor esencial junto con el hierro en la hidroxilación de residuos de prolina y lisina, provoca escorbuto. Esta condición se caracteriza por la síntesis de tropocolágeno deficiente en hidroxilación, incapaz de formar una triple hélice estable o fibrillas de colágeno funcionales. Los síntomas del escorbuto incluyen fatiga, irritabilidad, manchas descoloridas en la piel, cabello quebradizo con forma de sacacorchos, dolor articular, encías hemorrágicas y pérdida de dientes.

**80.** **C.** El síndrome de Alport es causado por defectos genéticos en los genes responsables de la formación de los colágenos de tipos III, IV y V, lo que resulta en un ensamblaje anómalo del colágeno de tipo IV. Dado que la lámina densa de la lámina basal está compuesta principalmente por colágeno de tipo IV, las personas afectadas desarrollan glomerulonefritis, que frecuentemente progresa a una enfermedad renal terminal. Además, estos individuos suelen presentar trastornos auditivos y una anomalía ocular conocida como lenticono, caracterizada por una protuberancia en el cristalino durante su desarrollo. Esta protuberancia puede dar lugar a una hernia del cristalino, lo que afecta la función visual.

**81.** **B.** La enfermedad de Charcot-Marie-Tooth, una afección hereditaria, se debe a una mutación en el gen que codifica la proteína Cx32 de los hemicanales (conexones) situados en las vainas de mielina. La disminución progresiva del número de canales de unión provoca la degradación de la vaina de mielina, lo que da lugar a la degeneración del nervio afectado y a la atrofia de los músculos a los que dan servicio esos nervios. Afortunadamente, la enfermedad no es mortal y las personas afectadas tienen una esperanza de vida normal.

**82.** **A.** La PQR, un trastorno genético, es una enfermedad autosómica dominante que se presenta en aproximadamente 2 de cada 1 000 nacimientos. Tres mutaciones son responsables de esta anomalía, a saber, *PKD-1*, *PKD-2* y *PKHD-1*, pero la mayoría de los casos se deben a mutaciones en *PKD-1* localizada en el cromosoma 16. Por una razón desconocida, los individuos con estas mutaciones desarrollan cilios primarios anómalos, lo que provoca ciclos celulares anómalos, así como un transporte defectuoso de calcio dentro de la célula. Durante el desarrollo embrionario, comienzan a formarse quistes en los riñones. Estos quistes aumentan progresivamente de tamaño y número. A medida que ganan líquido y aumentan de tamaño, ejercen presión sobre los túbulos urinarios y les impiden realizar su función. En la mayoría de los pacientes, los síntomas, como dolor en la espalda y los costados, así como cefalea, se hacen evidentes a los 40 años e, incluso, la función renal se reduce hasta el punto de necesitar diálisis renal y posible trasplante de riñón.

**83.** **C.** El esófago presenta un epitelio plano estratificado no queratinizado. La presencia de mucosa cilíndrica simple en el esófago es metaplasia (esófago de Barrett).

**84.** **C.** Este es un hemograma completo normal para un hombre adulto, excepto por los eosinófilos, que son mucho más altos de lo normal; por lo tanto, el diagnóstico es eosinofilia.

**85.** **B.** La miopatía por etanol puede producirse como resultado del consumo excesivo de alcohol. Esta afección se caracteriza por la destrucción de fibras musculares esqueléticas (rabdomiólisis) asociada a mioglobinuria (mioglobina en la orina). En los casos más graves, el paciente experimenta debilidad y dolor de los músculos afectados (o a veces de todos los músculos), náusea, vómito y, en ocasiones, confusión e incluso la posibilidad de insuficiencia renal. La orina también puede ser más oscura de lo normal a la mioglobina liberada. Las biopsias musculares presentan células musculares inflamadas y degeneradas y fagocitosis de fibras musculares dañadas. También pueden ser evidentes los intentos de regeneración por parte del músculo. El rabdomiosarcoma se presenta con mayor frecuencia en niños pequeños y forma tumores. La miopatía relacionada con la desmina y la distrofia muscular facioescapulohumeral van acompañadas de problemas respiratorios y un ritmo cardiaco anómalo.

**86.** **B.** La enfermedad de Hodgkin, una transformación neoplásica maligna de los linfocitos, se da sobre todo en varones jóvenes y se caracteriza por la presencia de células de Reed-Sternberg, que son células gigantes con dos grandes núcleos vacuolados, cada uno con un nucleolo denso. Los signos y síntomas incluyen agrandamiento progresivo e indoloro de los ganglios linfáticos, el bazo y el hígado, anemia, fiebre, debilidad, anorexia y pérdida de peso. Ninguna de las otras enfermedades presenta células de Reed-Sternberg.

**87.** **A.** Los adenocarcinomas representan aproximadamente el 40 % de todos los cánceres de pulmón y son más frecuentes en las mujeres. La mayoría de los casos de adenocarcinoma están relacionados con el tabaquismo, pero se da con frecuencia en personas no fumadoras. De todos los cánceres de pulmón, es el que tiene mejor pronóstico.

**88.** **C.** El enfisema es el resultado de la destrucción de las paredes alveolares y la formación de grandes sacos en forma de quiste, lo que reduce la superficie disponible para el intercambio gaseoso. Se caracteriza por una disminución de la elasticidad de los pulmones, que son incapaces de retroceder adecuadamente durante la espiración. Con el tiempo, los pulmones se extienden y agrandan la cavidad torácica (tórax en tonel). El enfisema se asocia a la exposición al humo del tabaco y a otras sustancias que inhiben la $\alpha_1$-antitripsina, una proteína que normalmente protege los pulmones de la acción de la elastasa producida por los macrófagos alveolares. Sin embargo, puede ser una afección hereditaria derivada de una $\alpha_1$-antitripsina defectuosa. En estos casos, se utiliza la terapia génica con $\alpha_1$-antitripsina recombinante para corregir el problema, y recientemente se ha conseguido aumentar la disponibilidad de esta proteína protectora.

**89.** **D.** Las proteínas de esta micrografía son reabsorbidas por las células del túbulo contorneado proximal, indicadas con la letra D.

**90.** **C.** La enzima renina, que transforma el angiotensinógeno en angiotensina I, es sintetizada y secretada por las células yuxtaglomerulares, indicadas con la letra C.

**91.** **D.** En esta micrografía, la glucosa es reabsorbida por las células del túbulo contorneado proximal, indicadas con la letra D.

**92.** **B.** La hormona aldosterona, sintetizada y liberada por las células de la corteza suprarrenal, actúa sobre las células del túbulo contorneado distal, señaladas con la letra B.

# Índice alfabético de materias

**Nota**: los números de página seguidos de *f* indican figuras; los seguidos de *t*, tablas.


**A**

ABP (proteína fijadora de andrógenos), 378, 382
Acetilcolina, 151, 174, 175*t*, 176, 187, 194
Ácido desoxirribonucleico (ADN), 35, 40-41
  doble hélice, 40
  reparación de desajustes, 214
Ácido(s)
  γ-aminobutírico (GABA), 175*t*, 187
  grasos, 311
  hialurónico, 56
  ribonucleico (ARN), 41-44
    ARNip, 43
    ARNnc, 42, 42*f*
    ARNr, 35, 41-42, 43*f*
    ARNt, 41
    miARN, 42
    piARN, 43
    polimerasa II, 41
    ribosómico (ARNr), 35, 41-42, 43*f*
Acidófilos, 235
Ácino hepático (de Rappaport), 323
ACL (amaurosis congénita de Leber), 404-405
Acoplamiento iónico, de los cardiomiocitos, 419, 427
Acromegalia, 138
ACTH (corticotropina), 238, 246
Actina, 10, 145*f*
  F, 18, 58*f*, 74, 148
  filamentos, 25-26, 74, 78, 166
  proteínas de unión, 25, 26*t*
Actinina α, 11, 58*f*
Acuaporinas, 6
ADCC (citotoxicidad celular dependiente de anticuerpos), 216
Adenina, 40
Adenocarcinomas, 84, 281, 321, 425, 432
  de la glándula prostática, 386-388
Adenohipófisis, 233-239, 235*f*
  porción distal, 236*f*, 238-239
  porción tuberal, 238
Adenoides, 276
Adenomas hipofisarios, 238
ADH (hormona antidiurética), 202, 341, 345
Adherencias focales, 76-77
Adipocinas (adipocitocinas), 99, 99*t*
Adipocitos, 91
Adiponectina, 99
ADN (ácido desoxirribonucleico), 35, 40-41
  de enlace, 41
  doble hélice, 41
  reparación de desajustes, 214
Aducanumab, 169
Afadina, 74
Agammaglobulinemia ligada a X, 208
Agente delta, 326
Agranulocitos, 106*t*, 109, 110*t*
Agua y electrólitos, 311
Albúmina, 105
Alcaloides de la vinca, 47
Aldosterona, 425, 432
Aloinjertos, 138
Alopecia androgénica. *Véase* Calvicie masculina típica
Alvéolos, 281-285
Amaurosis congénita de Leber (ACL), 404-405*f*
Amígdalas, 227
  faríngea, 228, 276
  lingual, 228, 297
  palatina, 228
Aminas biogénicas, 174
Aminoácidos, 174
Ampollas, 409
Anafase, de la mitosis, 46*f*, 47, 47*t*
Anastomosis arteriovenosa, 196
Anemia
  falciforme, 108
  perniciosa, 108
Anencefalia, 165
Aneuploidía, 49
Aneurisma, 195
Anexinas, 5
Angiotensina
  I, 201
  II, 202
Anillo
  luminal, del complejo de poros nucleares, 36*f*, 37
  nuclear, de los poros nucleares, 36*f*, 37
Ano, musculatura externa de, 308
ANP (péptido natriurético auricular), 154, 189
Anquirina, 10
Anticodón, 42
Anticoncepción
  de urgencia, 366
  métodos de, 366
Aorta, 192, 193*f*, 194*f*
Aparato de Golgi, 17*f*
  estructura de, 16, 18
  funciones de, 18
  regiones de, 18
Aparato digestivo
  autoevaluación, 312-313
    respuestas y explicaciones, 314
  canal alimentario, 298
    características histológicas de, 299*t*
    esófago, 298
    estómago, 298-301
    hormonas secretadas por células de, 302*t*
    intestino delgado, 301-306
    intestino grueso, 306-308
    sistema inmunitario de, 305
  digestión y absorción
    agua y electrólitos, 311
    carbohidratos, 309-310
    grasas, 310-311
    proteínas, 310
  región bucal
    dientes, 292-293
    estructuras de soporte dental, 293, 294*f*
    labios, 291
    lengua, 295-298
    paladar, 291-292
Aparato lagrimal, 405, 405*f*
Aparato reproductor femenino, 353
  autoevaluación, 373-374
    respuestas y explicaciones, 375
  cuello uterino, 364-365
  fecundación e implantación, 365-367
  glándulas mamarias, 372
    durante la lactancia (activas), 370
    no lactante (en reposo), 370
    pezón, 371
    secreciones de, 372
  placenta, 367-369
  tubas uterinas, 361
    capa muscular, 361, 361*f*
    mucosa, 361, 362*f*
    serosa, 361
  vagina, 369
  vulva, 369

Aparato reproductor masculino
autoevaluación, 391-392
respuestas y explicaciones, 393
conductos genitales
conducto(s)
deferente, 385
eferentes, 384
epidídimo, 385
extratesticulares, 384-386
eyaculador, 386
intratesticulares, 384
histología y funciones de, 384*t*
función de, 376
glándulas genitales accesorias
glándula prostática, 386-387, 387*f*
vesículas seminales, 386
pene
cuerpo
cavernoso, 389
esponjoso, 389
tejido conjuntivo y piel, 389
testículos, 376, 377*f*
células
de Sertoli, 377
espermatógenas, 379, 380*t*
intersticiales de Leydig, 377
epitelio seminífero, 378*f*
espermatogénesis, 379
espermatozoide, 380-381
espermiogénesis, 379
lobulillos testiculares, 377
regulación de la espermatogénesis, 382
túbulos seminíferos, 377
uretra, 389
Aparato respiratorio
arteria(s)
pulmonar, 287
y venas bronquiales, 287
autoevaluación, 288-289
respuestas y explicaciones, 290
componentes de, 273-274*t*
inervación pulmonar, 287
lóbulos pulmonares, 286
porción conductora de, 274, 275*f*
bronquiolos
primarios, 280, 280*f*
terminales, 280
bronquios
extrapulmonares (primarios), 277
intrapulmonares, 279, 279*f*
cavidad nasal, 274-276
laringe, 276-277
nasofaringe, 276
tráquea, 276
porción respiratoria de, 281, 282*f*
alvéolos, 281-285
barrera sangre-aire en pulmón, 286
bronquiolos respiratorios, 281, 283*f*
conductos alveolares, 281, 283*f*
macrófagos alveolares, 285
neumocitos
de tipo I, 281
de tipo II, 284
sacos alveolares, 281, 283*f*
tabique interalveolar, 285-286
venas pulmonares, 287
visión general de, 273
Aparato urinario
autoevaluación, 350-351
respuestas y explicaciones, 352
circulación sanguínea renal, 344*f*
drenaje venoso del riñón, 345
suministro arterial al riñón, 344
concentración de orina, regulación de, efecto de la urea, 347
regulación de,
sistema de intercambio a contracorriente, 346-347, 346*f*
sistema multiplicador de contracorriente, 345-346, 345*f*
túbulos colectores, función de, 346
riñones, 332*f*
corteza renal, 333
hilio renal, 332
intersticio renal, 333
lóbulo y lobulillo renal, 333
médula renal, 332
pelvis renal, 332
túbulos uriníferos, 334*t*
nefronas. *Véase* Nefronas
túbulos colectores, 342-343
vías excretoras, 348*t*
uréter, 347, 349
vejiga urinaria, 347, 349*f*
Aparato vestibulococlear, 406-412
Aparato yuxtaglomerular, 341
Apelina, 100
Apéndice, 308, 309*f*
Apendicitis, 309
Aplasia tímica congénita. *Véase* Síndrome, de DiGeorge
Apoptosis, 50
excesiva, 50
insuficiente, 50
Aracnoides, 183
ARN. *Véase* Ácido, ribonucleico (ARN)
asociado con piwi (piar), 43
de transferencia (ARNt), 35, 41
interferente pequeño (ARNip), 43
mensajero (ARNm), 35, 41, 42*f*
no codificante intergénico grande (ARNnc), 42
reguladores, 35, 42-43
ARNm (ARN mensajero), 35, 41, 42*f*
precursor (pre-ARNm), 38
ARNnc (ARN no codificante intergénico grande), 43
ARNr (ácido ribonucleico ribosómico), 35, 41-42, 43*f*
ARNt (ARN de transferencia), 35, 41
Arteria(s). *Véase* Sistema vascular, sanguíneo, arterias
carótida interna, 406*f*
descendente anterior izquierda, 193
elásticas, 193
interventricular anterior, 193
musculares (distribuidoras), 193
Arterioesclerosis, 193
Arteriolas, 194, 199*f*
aferentes, 341
Articulaciones
diartrosis, 139
sinartrosis, 139
sinoviales. *Véase* Diartrosis
Artritis. *Véanse artritis específicas*
reumatoide, 127
Artrosis, 127
Asa de Henle, 340-341, 340*f*
Asbestosis, 285
Asma, 93, 281
Astrocitos, 169-171
fibrosos, 169, 169*f*, 170*t*
protoplasmáticos, 169*f*, 170, 170*t*
Ateroesclerosis, 28, 193
ATP (trifosfato de adenosina), 15, 149, 175*t*
transportadores dependientes de ATP (ABC), 6-7
Atrio (aurícula), 189
Aurícula (atrio), 189
Aurícula (pabellón auricular), 406, 406*f*
Autofagia, 34
Autoinjertos, 138
Autosomas, 40
Axolema, 168, 177
Axonema, 79, 79*f*
Axones, 166*f*, 167*f*, 168, 176*f*
cono, 167*f*, 168
periféricos, 184
simpáticos preganglionares (colinérgicos), 248
Axoplasma, 168


**B**


Balanitis xerótica obliterante (BXO), 390
Balsas lipídicas, 3
Banda M, 155*f*
Barrera
alveolocapilar, pulmón, 285

hematoencefálica, 183
Basófilos, 106*f*, 106*t*, 109*t*, 119, 238, 421, 429
adenoma funcional de, 417, 426
granulocitos, 95
Bastones y conos, capa fotorreceptora de la retina, 401*f*, 402*t*
Bazo
cápsula lisa del bazo humano, 226*f*
pulpa
blanca de, 227
roja de, 227
vascularización de, 227
zona marginal, 226*f*, 227
Bilis, 322
BMP (proteína morfogénica ósea), 128
BNP (péptido natriurético tipo B), 154, 189
Bocio, 244
de ovario, 367
Botones
de paso, 174
terminales, 174
Botox®, 266
Botulismo, 152
Bradicinina, 421, 429
Brazos de dineína ciliar, 79*f*, 80
Bronquiolos
primarios, 280
respiratorios, 281, 283*f*
terminales, 280
Bronquios, 418, 426
extrapulmonares (primarios), 277
intrapulmonares, 279, 279*f*
Bronquitis crónica, 278
Bulbos terminales de Krause, 394, 395*f*

**C**

Cabeza polar de la membrana celular, 2*f*, 3
Cadherina E, 75
Calcitonina, 138, 244
Cálculo(s), 294
biliares, 328
salival, 317
Callo óseo, formación de, 137
Calostro, 372
Calvicie masculina típica, 269
Cámara anterior, ángulo lateral, 397*f*
Canal(es)
alimentario
características histológicas de, 299*t*
esófago, 298
estómago, 298-301
hormonas secretadas por las células de, 302*t*
intestino
delgado, 301-306
grueso, 306-308
sistema inmunitario de, 305
de Havers, 134
iónicos activados por ligandos, 7
Canalículos lagrimales. *Véase* Conducto(s), lagrimales
Cáncer
de cuello de útero, 365, 423, 430
de endometrio, 363
de mama, 372, 423, 430
de páncreas, 321
de vejiga, 41, 347
región bucal, 292
testicular, 382
Capa
coriocapilar, 399
de células
de Purkinje, 181, 182*f*
ganglionares, 404
de Malpigh, 258
muscular de la mucosa, 305
apéndice, 308
canal alimentario, 298, 300
conducto anal, 308
intestino grueso, 307
papilar superficial, 263
reticular dérmica, 263
Capilares. *Véase también* Sistema vascular, sanguíneo, capilares
continuos (somáticos), 196, 197*f*
fenestrados (viscerales), 196, 197*f*
linfáticos, 202
sinusoidales, 197, 197*f*
Cápsula de Bowman, 333
Carbohidratos, 309-310
Carcinoide ovárico, 367
Carcinoma, 84
colorrectal, 308
de células
escamosas, 280, 292
grandes (macrocítico), 280
de cuello uterino, 365
microcítico, 279
no microcítico, 279
Cardiomiocitos, 153*t*
características de, 148-149
componentes estructurales de, 153-157
regeneración, 156
Cardiomiopatía periparto, 156
Cardiopatía isquémica (coronaria), 193
Cariorrexis, 50
Cariotipo, 39
Cartílago, 124
articular, 103, 104
autoevaluación, 140-141
respuestas y explicaciones, 142
elástico, 124*t*, 127
fibrocartílago, 127
hialino, 124-127, 125*f*, 126*f*
degeneración de, 126
efectos de las hormonas y vitaminas en, 127*t*
estructura de
condroblastos, 126
condrocitos, 126-127
matriz, 124
pericondrio, 124, 126
histogénesis de, 127
crecimiento aposicional, 127
crecimiento intersticial, 127
tipos de, 124, 124*t*, 125*f*
Caspasas, 50
Cataratas, 401
Cavidad
bucal, microbiota de, 315
nasal, 274-276
timpánica, 407
CCL (citocinas quimiotácticas para linfocitos), 227
CDK (cinasas dependientes de ciclina), 45
Célula(s)
acinares pancreáticas, 318
adiposas *beige*, 101
ADN, 40-41
apoptosis y necrosis, 50
ARN, 41-44
autoevaluación, 51-52
respuestas y explicaciones, 53-54
caliciformes, 304
ciclo celular, 44-47
ciliares vestibulares, 408
componentes estructurales citoplasmáticos
citoesqueleto, 24-26
inclusiones, 23-24
orgánulos, 12-23
comunicación intercelular
moléculas de señalización, 8, 10*f*
receptores de membrana, 8-9
condrógenas, 124
contráctiles no musculares, 159
cromafines, 248
cromatina
eucromatina, 35*f*, 39
heterocromatina, 35*f*, 39
cromosomas, 40*f*
cariotipo, 39
cromatina
condensada, 39
extendida, 39
genoma, 43
de absorción de la superficie, 304
de la cresta neural, 164, 164*f*
de la teca, 358
de Langerhans, 262
de Leydig, 377
de Merkel, 262

Célula(s) *(continuación)*
de Paneth, 304
de Schwann, 170*t*, 171, 176, 179*f*
de Sertoli, 377
del sistema neuroendocrino difuso (DNES), 232, 242, 262, 301
DNES (sistema neuroendocrino difuso), 232, 242, 262, 301
en banda neutrófila, 119*t*
envoltura nuclear
cisterna perinuclear, 35
complejo del poro nuclear, 36
membrana nuclear
externa, 35
interna, 35-36
poros nucleares, 36
ependimarias, 170*t*, 171
escamosas, 418, 426
espermatógenas
espermátidas, 379
espermatocitos, 379
espermatogonia, 379
tipos y características, 380*t*
estromales, 114
eucariota, 13*f*
foliculares, 240, 241*f*
foliculoestrelladas, 238
formadoras de colonias de linfocitos (CFU-Ly), 117
gigantes de cuerpo extraño, 95
interacciones entre orgánulos, 27-34
intersticiales de Leydig, 377
linfáticas, 95
linfocitos
B, 95
citolíticos naturales, 95
T, 95
luteínicas
de la teca, 358
granulosas, 358
M (micropliegues), 304
madre, 115
derivadas del tejido adiposo, 99
factor de, 119
hematopoyéticas
multipotenciales, 117
pluripotenciales (CMHP), 117
mesenquimatosas, 124
mieloides, 95
mamótropas, 237
meiosis, 48-49
membrana celular
criofractura, 4*f*
estructura de, 1
función de, 1
modelo de mosaico fluido, 2-5
procesos de transporte, 5-7
mioepiteliales, 159
mucosas del cuello, 301
neurogliales
características generales de, 169
tipos de, 169*f*
astrocitos, 169-171
células
de Schwann, 171
ependimarias, 171
microgliales, 171
oligodendrocitos, 171
NK, 95, 216
no eritroides, 10, 11*f*
núcleo, 35, 35*f*
nucléolo, 37-38
nucleoplasma y partículas nucleares, 38
olfatorias, 276
óseas maduras, 130
osteoprogenitoras, 128
proliferación de, 137
oxífilas, 245
parafoliculares, 242, 244*f*
parietales (oxínticas), 300
plasmalema
células no eritroides, 10, 11*f*
eritrocitos, 10, 11*f*
plasmáticas, 95, 305, 422, 429
precursoras, 118*t*
principales (cimógenas), 301
progenitora(s), 116
de megacariocitos [CPM], 119
eritrocíticas (eritroides), 117
quimiosensoriales solitarias, 297
reticulares adventicias, 114
reticuloepiteliales, 225
T. *Véase* Linfocitos, T
transformadas, 47
transitorias, del tejido conjuntivo, 93-95
Cemento, 292
Centríolos, 24-25
configuración 9 + 0, 80*f*
Centro organizador de microtúbulos (COMT), de la célula, 46
Centrómero, 40
Centrosoma, 24-25, 25*f*
Cera de los oídos (cerumen), 407
Cesta nuclear, 36*f*, 37
CFU-GEMM (células GMP), 117
CFU-Ly (células CPL), 117
CFU-Meg (células CPM), 119
Choque anafiláctico, 93
Cicatrización de heridas, 57
Ciclo
celular, 44*f*
interfase
fase $G_1$, 44-45
fase $G_2$, 45
fase S, 45
mitosis, 46-47, 46*f*
anafase, 47
fases de, 47*t*
metafase, 47
profase, 46
prometafase, 46
telofase, 47
de contracción, 150, 155*f*
de Krebs (ácido tricarboxílico), 15
Ciego y colon, 306-307
Cigoto, 366
diploide, 48
Cilio
inmóvil, 81
móvil, activo, 78-82
Cinasas dependientes de ciclina (CDK), 45
Cintas sinápticas, 251
Cirrosis, 327
Cisterna perinuclear, 36
Cistinuria, 6
Cistoadenoma papilar linfomatoso (CPL), 318
Citocinas
en la respuesta inmunitaria, 212, 214*t*
quimiotácticas para linfocitos (CCL), 227
Citoesqueleto, 24
centrosoma y centríolos, 24-25, 25*f*
filamentos
de actina (microfilamentos), 25-26, 26*t*
intermedios, 26
plectina, 26
Citología de Papanicolaou, 365
Citoplasma, 1, 58*f*
citoesqueleto, 24-26
componentes estructurales, 12-27
inclusiones, 23-24
interacciones entre orgánulos
captación y liberación de material por las células, 27-28
digestión intracelular, 33-34
síntesis de proteínas, 28-33
orgánulos
aparato de Golgi, 16-18, 16*f*
célula eucariota, 13*f*
citoplasmáticos, 157
lisosomas, 21, 23*f*
mitocondrias, 14-15, 15*f*
peroxisomas, 23
proteasomas, 23
retículo endoplasmático
liso, 14
periférico, 14
rugoso, 12, 13*f*
ribosomas, 12, 12*t*
vesículas recubiertas, 18-21, 19*f*, 20*f*
Citosina, 40

Citotoxicidad celular dependiente de anticuerpos (ADCC), 216
Clatrina
  endocitosis mediada, 174
  vesículas recubiertas, 18, 19*f*, 20*f*
Claudinas, 72
CMH (complejo mayor de histocompatibilidad), 210, 218
CMHP (células madre hematopoyéticas pluripotenciales), 117
CO (monóxido de carbono), 108
  intoxicación, 286
Coagulación sanguínea, 113
Cóclea, 406*f*, 407, 409*f*
Codón, 12, 41
Colágeno(s), 58
  asociados a fibrillas, 63
  de tipo II, 104
  de tipo III, 97
  fibras, 125*f*, 398
  formadores de fibrillas, 63
    procesos
      extracelulares en la síntesis, 60-63, 60*f*, 61-62*f*
      intracelulares en la síntesis, 59
  formadores de redes, 63
  síntesis, 60*f*
  tipos de, 59*t*, 63
  transmembrana, 63
Colecistitis, 328
Colesterol, 3
Complejo
  de Golgi, 166, 167*f*
  de unión, epitelios, 72-75, 73*f*
    componentes de, 74*t*
    uniones
      de anclaje, 74-75
        adhesiones focales, 76
        hemidesmosomas, 76-77
      estrechas, 72-74
      ocluyentes, 72-74
Complejo mayor de histocompatibilidad (CMH), 210, 217
COMT (centro organizador de microtúbulos), de la célula, 46
Concentración de glucosa en sangre, 322
Condroblastos, 126
Condrocitos, 125*f*, 127
Condroitín-sulfato, 56
Condronectina, 57, 422, 429
Conducto(s)
  alveolares, 281, 283*f*
  anal, 308
  auditivo
    externo, 406, 406*f*
    interno, 406*f*
  biliares, 324
  coclear, 409
    y órgano espiral de Corti, 409*f*
  de Schlemm, 397*f*, 398
    humor acuoso y, 413, 416
  de Volkmann, 134
  eferentes, 384
  endolinfático, 409
  epidídimo, 385
  lagrimales, 405*f*, 406
  nasolagrimal, 405*f*, 406
  semicirculares, 406*f*, 407, 409
    posterior, 406*f*
    superior, 406*f*
Conexina, 75, 356
Conexones, 75
Conjuntiva, 397*f*, 405
Conjuntivitis, 405
Conos y bastones, capa fotorreceptora de la retina, 402*f*, 403
Contracción
  concéntrica, 151
  isométrica, 151
Corazón, capas, 190
Corea de Huntington. *Véase* Enfermedad, de Huntington
Coriomamotropina (hCS), 359
Córnea, 397, 397*f*
  endotelio corneal, 398
  epitelio corneal, 397
  estroma corneal, 398
  membrana
    Bowman, 398
    de Descemet, 398
Coroides, 397*f*, 399
Corpúsculos
  bulboides, 395
  de Hassall, 213-214
  de Meissner, 263, 394, 395*f*
  de Ruffini, 394, 395*f*
  laminares (de Pacini), 394, 395*f*
  táctiles (Meissner), 395
Corteza
  renal, 333
  suprarrenal, 246-247
  tímica, 211
Corticotropina (ACTH), 238, 247
Corticotropos, 238
Cortisona, 127*t*
Costámeros, 147
Creatina cinasa, 149
Crestas ampollares, 409
Crinofagia, 34
Criptas de Lieberkühn, 304
Criptorquidia, 376
Cristales
  de ácido úrico, 139
  de Charcot-Böttcher, 24
Cristalino, 400
  ojo, 397, 401, 402*f*
Cromatina. *Véase también* Núcleo, cromatina
  condensada, 39
  eucromatina, 39
  extendida, 39
  heterocromatina, 39
  sexual, 39, 167*f*
Cromófilas, 235
Cromófobas, 238
Cromosomas, 40*f*. *Véase también* Núcleo, cromosomas
  cariotipo, 39
  eucromatina, 39
  genoma, 43
  heterocromatina, 39
  no disyunción de, 49
  punto de control de segregación, 45
  sexuales, 40
Cuerdas vocales, 277
Cuerpo(s)
  aórticos, 201, 201*t*
  basal, en la base de los cilios, 80, 80*f*
  blanco, 358
  carotídeo, 200, 201*t*
  cavernosos, 389
  celular (soma), 165
  ciliar, 397*f*, 399
  de Barr, 39
  de Cajal (cuerpos en espiral), 38
  de Lewy, 173
  de Nissl, 166, 167*f*
  esponjoso, 389
  hemorrágico, 357
  lúteo (amarillo), 357


## D


Dedos, tronarse los, 139
Deficiencia
  de factor VIII, 113
  de plasmalógeno, 23
Degeneración macular relacionada con la edad (DMRE), 404
  húmeda, 404
  seca, 404
Dendritas, 165-166, 166*f*, 261
Dentina, 292-293
Dermis, 263-264
Desintoxicación, 324
Desmielinización, 178
Desmina, 147
Desmoplaquina, tráfico intracelular de, 75
Desmosoma, 74-75, 154, 155*f*
Desprendimiento de retina, 404
Diabetes
  insípida, 239, 346
  *mellitus*
    de tipo 1 (insulino-dependiente), 321

Diabetes *(continuación)*
de tipo 2 (no insulinodependiente), 321
juvenil, 321
monogénica, 321
Diafragma, 366
Diagnóstico tumoral, 26
Diarrea inducida por cólera, 307
Diartrosis, 139
Dientes, 292-293
cemento, 292-293
dentina, 292, 293
esmalte, 292, 293
estructuras dentales de soporte, 293, 294*f*
formación de la corona, 293
formación de la raíz, 293
germinales, 293
pulpa dental, 293
Difusión facilitada, de iones, 5
en transporte pasivo, 6
Digestión intracelular
lisosómica
autofagia, 34
crinofagia, 34
heterofagia, 34
no lisosómica, 33-34
Dinorfina, 175*t*
Dipéptidos, 310
Disacaridasas, 309
Disco(s)
de Merkel, 395*f*
intercalares, 154, 155-156*f*
Disección de aneurismas, 195
Displasia, 419, 427
oculodentodigital (DODD), 76
Disse, espacio de, 322
Distrofia muscular
de Duchenne (DMD), 148
fascioescapulohumeral (DMFEH), 148
Distrofias musculares, 148
Distrofina, 148
Diverticulitis, 307
DMD (distrofia muscular de Duchenne), 148
DMFEH (distrofia muscular fascioescapulohumeral), 148
DMRE (degeneración macular relacionada con la edad), 404
DODD (displasia oculodentodigital), 76
Dolor abdominal, síntomas de, 312, 314
Dominio(s)
apical, 69
basales, 69
basolaterales, 69
laterales, 69
Dopamina, 175*t*, 187, 188
Duramadre, 183

**E**

EA (epidermólisis ampollosa), 262
EAJ (epidermólisis ampollosa juntural), 78
Ectodermo, 164*f*
superficial, 164*f*
Edema, 96, 202
con fóvea, 96, 202
ELA (esclerosis lateral amiotrófica), 152
Elastina, 64
EM (esclerosis múltiple), 178
Embarazo
ectópico, 362
tubárico ectópico, 423, 430
Encefalina, 175*t*
Endocardio, 190
Endocitosis, 27
endocitosis mediada por receptor, 27
fagocitosis, 28
mediada por receptor, de ligando, 27
pinocitosis, 27
Endometriosis, 363, 423, 430
Endomisio, 143
Endoneuro, 176*f*, 178
Endorfina, 175*t*
Endostio, 128
Endotelio corneal, 398
Enfermedad
de Addison, 247, 422, 430
de Alzheimer, 168-169
de Charcot-Marie-Tooth, 76, 424, 431
de Cushing, 238-239
de Graves, 8, 243
de Hirschsprung, 165
de Hodgkin, 216, 425, 432
de Huntington, 37, 176
de Leigh, 16, 424, 430-431
de Lou Gehrig. *Véase* Esclerosis, lateral amiotrófica (ELA)
de membranas hialinas, 285
de Ménière, 412
de Parkinson, 173
de Tay-Sachs, 34
de Von Willebrand, 113
pulmonar obstructiva crónica (EPOC), 278
renal poliquística, 86, 424, 431
Enfermedades
autoinmunitarias, 8
peroxisómicas, 23
por almacenamiento lisosómico, 34
Enfisema, 285, 425, 432
Entactina, 57*t*, 57
Enteropatía por gluten, 307
Envoltura nuclear. *Véase* Núcleo, envoltura nuclear
Eosinofilia, 425, 432
Eosinófilos, 95, 106*t*, 109, 109*t*, 110*f*, 421, 429
Epicardio, 190
Epidermis
células
de Langerhans, 262
de Merkel, 262
estrato
basal, 260
córneo, 259-262, 260*f*
espinoso, 258-259
granuloso, 259
lúcido, 259
melanocitos, 260-261
no queratinocitos en, 260-262, 260*t*
Epidermólisis ampollosa (EA), 262, 423, 430
juntural (EAJ), 78
Epigenética, 40
Epimisio, 143
Epineuro, 176*f*, 178
Epitelio(s), 57, 69-70
autoevaluación, 85-87
respuestas y explicaciones, 88
cilíndrico
seudoestratificado ciliado con células caliciformes, 70*f*
simple, 70*f*
clasificación de, 69-71, 70*f*, 70*t*
complejo de unión, uniones de anclaje, 74
cúbico simple, 70*f*
de transición, 70*f*
epitelios seudoestratificados, 70*f*, 71
estructura de, 69
función de, 72
glándulas
clasificación de, 82-83
estructura de, 82
olfatorio, 276
plano
estratificado, 83, 291, 406
no queratinizado, 70*f*, 70*t*, 83*f*, 276, 292, 308, 365, 369, 397
queratinizado, 70*f*, 70*t*, 256, 293, 308
simple, 70*f*
subcapsular, 400
superficies epiteliales
apicales
cilios, 78-82, 80*f*
estereocilios, 79
microvellosidades, 78-79
basales
adhesiones focales, 74, 76
hemidesmosomas, 76-77, 77*f*
membrana basal, 76-78
plegamientos de la membrana plasmática basal, 77-78
laterales, 72-76

complejo de unión, 72-75, 73*f*, 74*t*
pliegues laterales, 76
unión comunicante, 75-76
Epítopos, 208, 217
Eritroblasto
basófilo, 118*t*
ortocromatófilo, 118*t*
policromatófilo, 118*t*
Eritroblastosis fetal, 107
Eritrocitos, 11, 11*f*
características generales de, 105-107, 106*t*
células precursoras, 119, 119*t*
formación, 117
hematocrito, 107
hemoglobina, 108
transporte de $CO_2$ y $O_2$ por, 107-108
Eritropoyesis, 117
*Escherichia coli*, 305
Esclerosis
lateral amiotrófica (ELA), 152
múltiple (EM), 178
Esclerótica, 397*f*, 397
Escorbuto, 60
Esferocitosis hereditaria, 11
Esfínter(es)
externo del ano, 308
precapilares, 196, 199*f*
Esmalte, 292-293, 419, 421, 427, 429
Esófago, 424, 432
Espacio
capsular. *Véase* Nefronas, corpúsculo renal, espacio de Bowman
de Bowman, 335-336
perisinusoidal, 419, 427
urinario. *Véase* Nefronas, corpúsculo renal, espacio de Bowman
Espectrina, 10, 105
Espermatogénesis
espermatocitogénesis, 379
espermiogénesis, 379
fases de, 380*t*
meiosis, 379
regulación de, 382, 383*f*
Espermatozoide, 381*f*
cabeza, 380-381
cola, 381
Espermiogénesis, 379
Espina bífida, 164-165
Esponjas anticonceptivas, 366
Estereocilios, 79
Esteroides anabolizantes, uso de, 147
Estimulación encefálica profunda, 173
Estómago
cripta gástrica, 298, 300, 300*f*, 301
fosas gástricas, 298
capa muscular externa gástrica, 300
mucosa gástrica, 298
serosa, 300
submucosa gástrica, 300
glándulas gástricas, 299*f*, 300
cardíacas y pilóricas, 301
fúndicas, células de, 300-301
jugo gástrico, 301
secreción gástrica, regulación de, 301
Estomatitis herpética, 292, 421, 428
Estradiol, 127*t*
Estrato
basal, 257*f*, 257*t*, 258
córneo, 259-260, 262
espinoso, 258
granuloso, 257*f*, 257*t*, 259
lúcido, 257*f*, 257*t*, 259
Estría vascular, 409, 410*f*
Estribo, 406*f*, 407
Estrógenos, 358-359, 417, 426
Eucromatina, 35*f*, 39
Eumelanina, 261
Exocitosis, 28
Exones, 41
Exportinas, 37
Exterorreceptores, 394

**F**

Factor(es)
de crecimiento
epidérmico humano. *Véase* Urogastrona
hematopoyético, 115-116, 116*t*
transformante (TGF)-β, 128
de necrosis tumoral, 50
α (TNF-α), 99, 206, 304, 358
de transcripción relacionado con microftalmia, 261
determinante para testículos (TDF), 376
estimulante
de colonias de macrófagos (M-CSF), 128, 131
de los osteoclastos (OSF), 128, 130
intrínseco gástrico, 423, 430
Fagocitosis, 28
Fascias
de adhesión, 75
de unión, 155*f*
Fase
anágena, 268
catágena, 268
telógena, 268
Fecundación, 365-367
Feocromocitoma, 248-249
Feomelanina, 261-262, 268
Fibras, 58-65
de Purkinje, 154, 190-191, 191*f*
elásticas, 125*f*
componentes de
colágeno de tipo VIII, 65
elastina, 64
fibrilina 1, 64
fibulina 5, 65
síntesis de, 65
nerviosas, 176
periféricas no mielinizadas, 171
posganglionares, 181
radiales, 80, 80*f*
Fibrilarina, 37
Fibrilina 1, 64
Fibrillas, 58-59
Fibrinógeno, 105
Fibroblastos, 89
Fibrocartílago, 124, 124*t*, 125*f*, 127
Fibronectina, 57, 58, 58*f*
plasmática, 57, 422, 429
receptores, 58, 58*f*
Fibrosis
pulmonar intersticial, 285
quística, 6, 423, 430
Fibulina 5, 65
Fiebre
del heno, 93
reumática, 203, 205
Filamentos intermedios, 26, 26*t*
Filtración glomerular, 337
Fimosis, 390
Fístula traqueoesofágica congénita, 277
Folículo(s)
atrésicos, 358
de Graaf, 356-357
ováricos vesiculares (de Graaf), 356-357
secundarios, 357
Foliculogénesis, período de, 357
Formación ósea intramembranosa, 135, 136*f*
Fosa hipofisaria, 233
Fosfoinosítido (PIP), 21
Fosfolambano, 154
Fosfolípidos, 3
bicapa, 2-3, 3*f*
Fotoenvejecimiento, 259
Fotorrecepción, 401
Fóvea central, 401
Frialdad cadavérica, 151
FSH (hormona foliculoestimulante), 355

**G**

GABA (ácido γ-aminobutírico), 175*t*, 187
GAG (glucosaminoglucanos), 56, 56*t*
Ganglio(s), 164*f*, 180
autónomos, 180
craneoespinales, 180
linfáticos, 221, 221*f*

Ganglio(s) *(continuación)*
estructura de, 221-223
función de, 221
raíz dorsal, 180*f*, 181, 182*f*
Gasto de energía, 151
Gastrina, 301, 321, 420, 428
Gelatina de Wharton, 96
Gen(es), 40
*BRCA*1, mutaciones en, 372
de la huntingtina (HTT), 37
*TSHR*, 233
Genoma, 41
Gingivitis, 294
Glande del pene, 389
Glándula(s), 82-83
bulbouretrales, 386
de Brunner, 305
de Cowper, 388
de Littre, 389
del aparato digestivo, 315
autoevaluación, 329-330
respuestas y explicaciones, 331
glándulas salivales, 315-318
hígado, 322-327, 325*f*
páncreas, 318-322, 319*f*, 319*t*
vesícula biliar, 327-328
endocrinas, 83
estructura, 82
exocrinas, 82
holocrinas, 83
lagrimal, 405, 405*f*
mamarias durante la lactancia, 371*f*
merocrinas, 82
paracrinas, 82
paratiroides, 244-246, 245*f*
pineal, 250, 250*f*
prostática, 386-388, 387*f*
adenocarcinoma de, 388
salivales, 315
ácinos, 316, 317*f*
conductos, 316
saliva, 315-316, 316*t*
sebáceas, 266
sudoríparas
apocrinas, 82, 266
ecrinas, 264-265, 265*f*
suprarrenales
células y hormonas, 246*t*
corteza suprarrenal, 249*f*
zona fascicular, 246, 246*t*, 247*f*, 248*f*
zona glomerular, 246, 246*t*, 247*f*
zona reticular, 246, 246*t*, 247*f*, 248*f*
médula suprarrenal, 246*t*
axones simpáticos preganglionares (colinérgicos), 248
células cromafines, 248
liberación de adrenalina y noradrenalina, 248
suministro de sangre a
irrigación cortical, 249
irrigación medular, 250
tiroides
células
foliculares, 240, 241*f*
parafoliculares, 242, 244*f*
folículos tiroideos, 240, 242*f*
hormonas, efectos fisiológicos de, 243
Glaucoma, 399-400
crónico, 399
de ángulo cerrado, 400
Glicina, 63, 175*t*
Globulinas
α, 105
β, 105
γ, 105
Glóbulos
blancos. *Véase* Leucocitos
rojos. *Véase* Eritrocitos
Glomérulo renal, 336
Glomerulonefritis, 337
Glucagón, 320
Glucocáliz (recubrimiento celular), 5
Glucocorticoides, 285, 289, 290, 417, 426
Glucógeno, 23
enfermedades de almacenamiento, 34
Glucolípidos, 3
Gluconeogénesis, 325
Glucoproteínas, 56-57, 57*t*
condronectina, 57
entactina, 57
fibronectina, 57
laminina, 57
osteonectina, 58
tenascina, 57
Glucosa, 425, 432
Glucosamina, 56
Glucosaminoglucanos (GAG), 56, 56*t*
Glutamato, 175*t*, 187
Gonadotropina coriónica humana (hCG), 359
Gonadotropos, 238
Gota(s), 139
lipídicas, 24
primaria, 139
secundaria, 139
Granulocitos, 95, 106*t*, 109, 109*t*
basófilos, 95
células precursoras, 116
eosinófilos, 95
formación, 117-119
neutrófilos, 95
progenitoras, 116
Granulómero, 112
Gránulos
auriculares, 154
de Fordyce, 291
de pericromatina, 38
de revestimiento de membrana, 420, 427
intercromatínicos, 38
Grasas, 310-311
Grelina, 321
Grupo vesiculotubular (VTC), 18, 31
Guanina, 40

**H**

Haz atrioventricular de His, 191
Hb (hemoglobina), 105
hCG (gonadotropina coriónica humana), 359
hCS (somatotropina coriónica humana), 359
Hematocrito, 107
Hematopoyesis. *Véase* Sangre y hematopoyesis
prenatal, 116
Hemocromatosis, 240
Hemofilia A, 424, 431. *Véase también* Deficiencia, de factor VIII
Hemoglobina (Hb), 105
Hemorroides, 201, 308
Hemosiderosis, 240
Hendidura sináptica, 174
Henle, asa de, 340-341, 340*f*
Heparina, 64
Hepatitis, 326
alcohólica, 327
E, 326
infecciosa, 326
sérica, 326
viral
A, 326
B, 326
C, 326
Hepatocitos, 322
funciones hepáticas por, 326
Heterocromatina, 35*f*, 39
Heterofagia, 34
Hialómero, 112, 112*t*
Hialuronano. *Véase* Ácido(s), hialurónico
Hidrocele, 381
Hidrocortisona, 127*t*
Hidropesía endolinfática idiopática, 412
Hidroxilisina, 63
Hidroxiprolina, 63
Hígado
flujo sanguíneo, biliar y linfático, 324, 325*f*
funciones hepáticas, 326
hepatocitos, 325-326
lobulillos hepáticos, 322, 323*f*

observación al microscopio óptico de, 322-324
Hipercolesterolemia familiar, 28
Hiperhidrosis, 265-266
Hiperparatiroidismo, 245-246
  primario y secundario, 246
Hipertensión portal, 327
Hipertermia, 382
Hipertrofia prostática benigna (HPB), 387-388
Hipervitaminosis A, 127*t*
Hipoacusia conductiva, 407
Hipófisis, 232, 235*f*
  adenohipófisis, 235*f*
    porción
      distal, 236*f*, 238
      intermedia, 238
      tuberal, 238
  hormonas, efectos fisiológicos de, 236*t*
  neurohipófisis, 239
    pituicitos, 239
    porción
      distal, regulación de, 240
      neural, 239
    tracto hipotálamo-hipofisario, 239
  vascularización de, 239
Hipoparatiroidismo, 254
Hipotálamo, 233
  hormonas de, 237*t*
Hipótesis de la señal, 30, 31*f*
Hipovitaminosis A, C, D, 127*t*
Histamina, 301
HMBPP [pirofosfato de (E) 4-hidroxi-3-metil-but-2 enilo], 108
Hormona(s)
  antidiurética (ADH), 202, 341, 345
  células de la glándula suprarrenal y, 246*t*
  control de la secreción, 233
  de crecimiento hipofisaria, 138
    en la formación de hueso, 138
  del hipotálamo, 237*t*
  en la formación de hueso, 138
  foliculoestimulante (FSH), 355
  hidrosolubles, 232
  hipofisarias, efectos fisiológicos de, 236*t*
  hipotalámicas liberadoras, 174
  liberadora de lutropina (LHRH), 382
  liposolubles, 232
  luteinizante (LH), 356, 377
  neurohipofisarias, 174
  paratiroidea (PTH), 138
HPB (hipertrofia prostática benigna), 387-388
Hueso, 128
  autoevaluación, 140-141
  respuestas y explicaciones, 142
  células
    osteoblastos, 128-129, 130*f*
    osteocitos, 130
    osteoclastos, 130-133, 133*f*
    osteoprogenitoras, 128
  clasificación de
    hueso compacto (denso), 133
    hueso esponjoso, 133
    hueso primario, 133
    hueso secundario, 134
  compacto, 129*f*, 133, 135
  esponjoso, 129*f*, 133
  estructura, matriz ósea, 128
    endostio, 128
    periostio, 128
  formación
    papel de las hormonas en, 138
    papel de las vitaminas en, 138
  fractura, reparación de, 137
  histogénesis de
    calcificación de los huesos, 137
    formación ósea
      endocondral, 135-137, 136*f*
      intramembranosa, 135
    zonas de las placas epifisarias, 137
  organización de las láminas en láminas
      cilíndricas externas e internas, 134
      intersticiales, 134
    sistemas de Havers, 134
  primario, 133
  remodelado, 137
  reparación, 137
  secundario, 134
  sialoproteína, 128
  temporal. *Véase también* Oído, interno
    laberinto
      membranoso, 408
      óseo, 407
Humor acuoso, 399, 413, 416
Huso neuromuscular, 395*f*

**I**

Ictericia, 326
IgA (inmunoglobulina A), 218, 219*t*
IgD (inmunoglobulina D), 219, 219*t*
IgE (inmunoglobulina E), 219, 219*t*
IgG (inmunoglobulina G), 219, 219*t*
IgM (inmunoglobulina M), 219, 219*t*
IL-1 (interleucina 1), 206
IL-6 (interleucina 6), 99, 131
IL-12 (interleucina 12), 206
Importinas, 37
Infarto de miocardio, 156
Infecciones
  de las vías respiratorias inferiores (IVRI), 278
  de las vías respiratorias superiores (IVRS), 278
Inflamación de las glándulas suprarrenales hemorrágica. *Véase* Síndrome, de Waterhouse-Friderichsen
Inhibición de la producción de osteoide, 417, 426
Inhibina, 378
Inmunodeficiencia variable común, 216
Inmunógenos
  endógenos, 218
  exógenos, 217
Inmunoglobulina(s)
  A (IgA), 218, 219*t*
  clases de, 219*t*
    IgA, 218
    IgD e IgE, 219
    IgG, 219
    IgM, 219
  D (IgD), 219, 219*t*
  de superficie, 215
  E (IgE), 219, 219*t*
  estructura de, 221
  G (IgG), 219, 219*t*
  M (IgM), 219, 219*t*
Insuficiencia
  corticosuprarrenal, 247
  renal crónica, 337
  suprarrenal, 247
    primaria, 247
    secundaria, 247
    terciaria, 247
Insulina, 98, 320
  receptor, 8-9
Insulinomas, 321
Interacción epitelio-mesenquimatosa, 293
Interleucina
  1 (IL-1), 206
  6 (IL-6), 99, 131
  12 (IL-12), 206
Interneuronas, 165
Interorreceptores, 394
Intestino
  delgado
    capa externa del, 306
    función de, 306
    mucosa de
      criptas de Lieberkühn, 304
      epitelio de, 304
      folículos linfáticos, 308
      lámina propia, 304
      muscular de la mucosa, 305
    muscular externa de, 306
    regiones de, 304
    submucosa de, 306
    superficie luminal de, 301

Intestino *(continuación)*
microvellosidades, 304
pliegues circulares, 301
vellosidades intestinales, 301, 303*f*
grueso
apéndice, 308, 309*f*
ciego y colon, 306-307
conducto anal, 308
función de, 306
lumen de, 307
mucosa de la lámina propia, 308
recto, 307
Intrones, 41
Iones de calcio, 154
Ionóforos, 7
Iris, 397*f*, 399
Islotes de Langerhans, 320

**L**

Laberinto
membranoso, 407
óseo, 407
Laguna(s), 125*f*, 127
de Howship, 130
de resorción, 130
Lámina(s)
basal, 77, 77*f*, 155*f*, 176*f*
circunferenciales
externas, 129*f*, 134
internas, 131*f*, 134
concéntricas, 129*f*
densa, 62, 77*f*, 78, 336
elástica
externa, 194
interna, 194
completa, 420, 428
externa, 155*f*
intersticiales, 134
limitante anterior, 398
lúcida, 77*f*, 78
propia, 298, 300, 304
apéndice, 308
conducto anal, 308
falta de glándulas en, 419, 427
reticular, 78
Laminina, 57, 58*f*
Lanugo, 266-267
Laringe, 276-277
LCR (líquido cefalorraquídeo), 183
Leche, glándulas mamarias, 372
Leiomioma, 159
Leiomiosarcomas, 159
Lengua, 295-298
amígdala lingual, 297
núcleo muscular de, 297
papilas
gustativas, 295-297
linguales, 295
Lentes de contacto, 398
Leptina, 99, 100
Leucemia, 112
aguda, 112, 121, 123
crónica, 112
mieloide, 45
Leucocitos, 106*t*,109
agranulocitos, 109, 110*t*
granulocitos, 109, 109*t*
Leucoplasia bucal, 418, 426
Leydig, células intersticiales de, 377
LH (hormona luteinizante; lutropina), 356, 377
LHRH (hormona liberadora de lutropina), 382
Liberación de noradrenalina, 248
Ligamentos suspensorio, 397*f*, 399
Ligandos difusibles derivados del amiloide β, 321
Linfocitos, 109, 110*t*
B (células B), 95, 111, 120, 215-216
activados, 305
citolíticos naturales (células NK), 95, 216
formación, 120
T, 95, 422, 429
citotóxicos, 231
cooperadores, 212-213, 213*t*
de memoria, 212
central (TCM), 212
doblemente
negativos, 210
positivos, 211
efectores, 212
indiferenciados, 212
inmaduros, 224
maduración de, 210-211
reguladores inducibles, 214, 229
tipos y subtipos de, 212
Linfoma
de Burkitt, 111
no hodgkiniano, 213
Linfopoyesis, 120
Lípidos, absorción de, 310*f*
Lipofuscina, 24
Lipomas, 101
Lipoproteína-lipasa, 98
Lipoproteínas de muy baja densidad (VLDL), 98
Liposarcomas, 101
Liquen escleroso del pene, 390
Líquido
cefalorraquídeo (LCR), 183
sinovial, 103, 104
Lisencefalia, 24
Lisosomas
estructura de, 21
formación de, endosomas
tardíos, 21
tempranos, 21
tipos de, 22*f*
autofagolisosomas, 22
cuerpos
multivesiculares, 21
residuales, 22
fagolisosomas, 22
Lisozima, 405
Lutropina, 356, 377

**M**

M-CSF (factor estimulante de colonias de macrófagos), 128
MAC (moléculas de adhesión celular), 57
Macrófagos, 28, 93, 95, 114, 422, 429
alveolares, 285
Mácula, 397*f*, 401
células ciliares neuroepiteliales en, 408, 416
de adhesión, 155*f*
Malaria, 108
Manchas flotantes, 401
Manitol, 184
Marcadores epigenéticos, 40
Martillo, 406*f*, 407
Mastocitos, 91-92, 421, 422, 429
activación y desgranulación de, 94*f*
mediadores liberados por, 91*t*
Matriz
cartílago hialino, 124
extracelular (MEC)
autoevaluación, 66-67
respuestas y explicaciones, 68
estructura de, 55, 55*f*
fibras
colágeno, 58-63
fibras elásticas, 64-65
firme, 124
funciones de, 55
glucoproteínas de, 57*t*
sustancia fundamental
glucoproteínas, 56-57
glucosaminoglucanos (GAG), 56, 56*t*
proteoglucanos, 56
receptores de fibronectina, 58, 58*f*
fibronectina, 422, 429
interterritorial, cartílago hialino, 125*f*, 126
nuclear, 38
territorial, cartílago hialino, 124, 125*f*
MAU (moléculas adhesivas de unión), 74*t*
MEC. *Véase* Matriz, extracelular (MEC)
Mecanorreceptores, 394

Medicamentos oftálmicos, administración de, 398
Medios de refracción del ojo, 399-400
Médula
  amarilla, 114
  espinal, 164*f*
    micrografía óptica de, 167*f*
    sustancia gris, 181, 182*f*
  roja, 114
Megacarioblastos, 119
Megacariocitos, 120
Megacolon aganglionar congénito. *Véase* Enfermedad, de Hirschsprung
Meiosis, 48*f*
  división
    ecuatorial (meiosis II), 49
    reduccional (meiosis I), 48-49
      anafase I, 49
      metafase I, 49
      profase I, 49
      telofase I, 49
Melanoma, 262, 422, 430
Melatonina, 251
Membrana
  basal, 69, 77-78
  basilar, 410, 411, 418, 427
  Bowman, 398
  celular
    criofracturas, 4*f*
    estructura de, 1
    función de, 1
    modelo de mosaico fluido de
      bicapa fosfolipídica, 2-3, 2-3*f*
      glucocáliz (recubrimiento celular), 5
      proteínas de membrana, 3-5
    procesos de transporte
      difusión facilitada de iones, 5-6
      transporte
        activo, 6
        pasivo, 5-6, 6*f*
  de Bruch, 399, 403
  de Descemet, 398
  nuclear
    externa, 35
    interna, 35-36
  otolítica, 409
  plasmática, 10-11
    células no eritroides, 10, 11*f*
    eritrocitos, 10, 11*f*
  postsináptica, 174
  presináptica, 152, 174
  sinovial, 139
  tectoria, 410
  timpánica, 406*f*
Meninges, 183
Meningitis, 183
  bacteriana, 250
Menisco, 139
Menopausia, 353
Metaarteriolas, 194, 199*f*
Metafase, de la mitosis, 46*f*, 46-47, 47*t*
Metamielocito neutrófilo, 119*t*
Metaplasia, 83
miARN (microARN), 42-43
Miastenia grave, 152
Micro-ARN (miARN), 42-43
Microbios intestinales, 307
Microbiota bacteriana de la cavidad bucal, acción de, 292
Microcefalia, 41
Microcuerpos. *Véase* Peroxisomas
Microfilamentos, 25-26, 166
Microglía, 169*f*, 170*t*, 171
Microtúbulos, 24, 166
Microvellosidades, 78-79
Mieloblastos, 119, 119*t*
Mielocito neutrófilo, 119*t*
Mimetismo de los ligandos, 8
Miocardio, 190
Miocardiopatías, 156
Miofibrillas, 143, 145*f*
Miofibroblastos, 159
Miofilamentos, organización molecular de, 148-149
Miomesina, 149
Miopatía(s), 148
  inducidas por fármacos, 147
  por etanol, 147, 425, 432
  relacionada con desmina (MRD), 147
Miosina, 145*f*
  II, 148-149
Miostatina, 144
Mitocondria(s),
  condensadas, 15
  enzimas y aparato genético, 14
  estructura de, 14
  hinchada, 15
  origen y proliferación, 14-15
  síntesis, ATP, 15, 15*f*
Mitosis. *Véase* Ciclo, celular, mitosis
Moco, 82
  visible, 298
Modelo de filamento deslizante, 149, 150*t*
Moléculas
  adhesivas de unión (MAU), 74*t*
  de adhesión celular (MAC), 57
  de señalización
    hidrófilas, 8
    liposolubles, 8
Monocitos, 93
  formación, 117, 119
Mononucleosis infecciosa, 111, 420, 427
Monosacáridos, 310
Monóxido de carbono (CO), 108
  intoxicación, 286
Motoneuronas, 145*f*, 165
MRD (miopatía relacionada con desmina), 147
Mucoperiostio, 291
Mucosa, 361, 362*f*
  anal, 308
  aparato respiratorio, 278
  apéndice, 308
  bucal, características histológicas de, 296*t*
  canal alimentario, 298, 300
  de revestimiento, 291
  especializada, 291
  gástrica, 298
  intestino delgado, 301
  masticatoria, 291
  región bucal, 291
  vesícula biliar, 327, 328*f*
Muerte celular programada. *Véase* Apoptosis
Muscular gástrica externa, 300
Músculo
  autoevaluación, 160-161
    respuestas y explicaciones, 162
  cardíaco, 153-157
  células contráctiles no musculares, 159
  dilatador de las pupilas, 399
  erector del pelo, 268, 268*f*
  esfínter de la pupila, 399
  esquelético, 145*t*
    contracción de, 149-151, 155*f*
      células musculares, 143
      iniciación y regulación de, 149-150
      modelo de filamentos deslizantes, 149, 150*t*
      y relajación, 151
    estructura de, 143
      células
        musculares esqueléticas, 143-147, 145*f*
        satélite, 144
      estrías cruzadas, 147-148
      fibras musculares rojas y blancas, características de, 143, 144*t*
      miofilamentos, 144, 145*f*, 148
      revestimientos de tejido conjuntivo, 143
    inervación de, 151-153
      husos musculares, 152-153
      órgano tendinoso de Golgi, 153
      uniones mioneurales, 151-152
  estribo, 407
  fibras, 153*t*
  liso, 153*t*, 157-159
    células, estructura de
      cuerpos densos citoplasmáticos, 158

Músculo *(continuación)*
filamentos, 157-158, 158*f*
núcleo, 157
orgánulos citoplasmáticos, 157
uniones comunicantes, 155*f*, 158
contracción de, 158-159
inervación de, 159
vascular, 159
visceral, 159
recto inferior, 397*f*
tensor del tímpano, 407
Mutación, 356

**N**

*N*-óxido de trimetilamina (TMAO), 307
Nasofaringe, 276, 423, 430
Nebulina, 145*f*, 148
Necrosis, 50
tubular aguda nefrotóxica, 342
Nectinas, 74
Nefronas
aparato yuxtaglomerular, 341
asa de Henle, 340-341, 340*f*
corpúsculo renal, 335*f*
barrera de filtración renal, 336-337, 337*f*
cápsula de Bowman, 333
espacio de Bowman, 335
glomérulo renal, 336
podocitos, 333
nefronas
corticales, 333
mediocorticales, 333
yuxtamedulares, 333
túbulo
conector, 341
contorneado
distal, 341
proximal, 338-339
Nervio(s), 178-179
auditivo, 406*f*
facial, 406*f*
motores, 178
óptico, 397, 397*f*
sensitivos, 178
Neumotórax espontáneo, 285
Neuroepitelio, 163-164
Neurofibrillas, 167*f*
Neurofilamentos, 166, 173
Neurohipófisis, 239
Neurohormonas, 173
Neuromodulador, 173
Neuronas
bipolares, 165, 166*f*
clasificación
funcional de
interneuronas, 165
motoneuronas, 165
neuronas sensitivas, 165
morfológica de, 166*f*
bipolares, 165
multipolares, 165
seudounipolares, 165
unipolares, 165
estructura de, 167*f*
axón, 165
cuerpo celular, 165
dendritas, 165
intercaladas. *Véase* Interneuronas
muerte de, 184
multipolares, 165, 167*f*
sensitivas, 165
seudounipolares, 165, 166*f*
unipolares, 165, 166*f*
Neuropéptidos, 174
Neurotransmisores, 7, 173, 174, 175*t*
Neutrófilos, 28, 95, 106*f*, 106*t*, 109*t*
células precursoras, 119*t*
Nexina, 79*f*, 80
Nidos de cristalización, 137
No disyunción de cromosomas, 49
X, 423, 430
Nociceptores, 394, 395*f*, 396
Nódulo(s)
atrioventricular, 191
linfáticos, 221
primarios, 220
secundarios, 220
sinoatrial (SA), 191
NOR (regiones organizadoras nucleolares), 37
Noradrenalina, 174, 175*t*
liberación, 248
Núcleo, 35, 35*f*
ADN, 40-41
cromatina
eucromatina, 35*f*, 39
heterocromatina, 35*f*, 39
cromosomas, 40*f*
cariotipo, 39
cromatina
condensada, 39
extendida, 39
genoma, 40
de células musculares lisas, 157
envoltura nuclear
cisterna perinuclear, 36, 36*f*
membrana nuclear
externa, 35
interna, 35-36
poros nucleares, 35, 36-37, 36*f*
estructura de, 35, 35*f*
función de, 35
nucléolo, 37
nucleoplasma y partículas nucleares, 38
trilobulado, 418
Nucleolina, 37
Nucléolo, 35*f*, 37
Nucleoplasma, 1, 38
Nucleoporinas, 36
Nucleostemina, 38
Nucleótidos, 40
Número
de haploides, 39
diploide, 39

**O**

Obesidad, 101
hipercelular (hiperplásica), 101
hipertrófica, 101
Ocludinas, 72
Oído
externo, 406-407
interno, 406*f*, 407
función
auditiva de, 411
vestibular, 411
medio, 406*f*, 407
sentido de la audición, 406-412
Ojos, sentido de la vista
estructuras accesorias de, 405-406
medios de refracción de, 399-400
retina, 397, 401
túnica
fibrosa, 396, 397-398
vascular, 398-399
Oligodendrocitos, 169*f*, 170*t*, 171
Oncogenes, 45
Opacidades del humor vítreo, 401
OPG (osteoprotegerina), 131
Órgano(s)
de Corti, 410
células
ciliares, 410
de Hensen y células del borde de, 411
falángicas internas y externas de, 411
pilosas internas y externas de, 411
espiral, 410, 410*f*
linfáticos
amígdalas, 227-228
bazo, 226-227
ganglio linfático, 221-223
primarios, 206
secundarios, 206
timo, 223-226
tendinosos de Golgi, 151, 395*f*, 396
Orgánulos. *Véase* Citoplasma, orgánulos
OSF (factor estimulante de los osteoclastos), 128
Osificación, 135, 137
Osmidrosis axilar, 266
Osteoblastos, 128-129, 130*f*
citocinas derivadas de los osteoblastos, 131
Osteocalcina, 128
Osteocitos, 130

Osteoclastos, 133*f*, 418, 426
 estimulante, formación, osteoclastos, 130-131
 citocinas para, 131
 macrófagos y, 130
 reabsorción ósea, 133
Osteólisis, 130
Osteomalacia, 138, 421, 429
Osteonas (sistemas de Havers), 134
Osteonectina, 58, 128, 137
Osteopetrosis, 138
Osteopontina, 128
Osteoporosis, 132, 417, 426
Osteoprotegerina (OPG), 131
Otitis media, 407
Otoconios, 409
Otolitos, 409
Ovarios, 354*f*
 corteza ovárica
  cuerpo
   blanco, 358
   hemorrágico, 358
   lúteo, 358
  folículo(s)
   atrésicos, 358
   de De Graaf, 357
   de crecimiento, 355
   ováricos, 355, 356*t*
   primordiales, 353, 355*f*
   secundarios, 357
 epitelio germinal, 353
 médula ovárica, 358
 regulación hormonal, 359*f*
  destino del cuerpo lúteo, 359
  folículo dominante, ovulación de, 359
  maduración del foliculo y la ovulación, control de, 358-359
Óxido nítrico, 108, 175*t*, 194

**P**

Paladar
 blando, 291
 duro, 291
PAMP (patrones moleculares asociados a patógenos), 206
Pancitopenia, 418, 426
Páncreas, 318
 células
  acinares pancreáticas, 318
  de los islotes, 320
 conductos pancreáticos, 318
 enzimas digestivas, 318, 319*t*
 exocrino, 318-320
 hormonas de los islotes, 320
 islotes de Langerhans, 319*f*, 320-321, 320*t*
 páncreas exocrino, 318-320
 secreciones pancreáticas exocrinas, 318
Papaína, 149
Papila(s)
 circunvaladas, 295-298
 corpúsculos gustativos, 295-297
 filiformes, 295
 foliadas, 295
 fungiformes, 295
Paramixovirus, 318
Paraplejía espástica hereditaria, 14
Paratirina (PTH), 138
Paratiroides, 418, 426
Paro cardíaco súbito, 192
Parotiditis, 318
Párpados, 405
Partícula(s)
 de reconocimiento de señal (PRS), 30
 de ribonucleoproteínas (RNP), 38
  nucleares heterogéneas (hnRNP), 38
Patrón(es)
 de alopecia, 269
 moleculares asociados con patógenos (PAMP), 206
Paxilina, 58*f*
Pelos
 del vello, 266
 terminales, 267
Penfigoide ampolloso, 77
Pepsina, 310
Péptido(s)
 gastrointestinales, 174
 intestinal vasoactivo, 176*t*, 321
 natriurético
  auricular (ANP), 154, 189
  tipo B (BNP), 154, 189
 opioides, 174
Pérdida de audición
 conductiva, 407
 relacionada con la edad, 411
Pericardio visceral. *Véase* Epicardio
Pericitos, 90
Pericondrio, 124, 125*f*, 126
Perimisio, 143
Perineuro, 176*f*, 178
Periodontitis, 294
Periostio, 128, 129*f*
Permeabilidad, de los capilares, 196
Peroxinas, 23
Peroxisomas, 23, 424, 431
Piamadre, 183
piARN (ARN asociado con piwi), 43
Picnosis, 265
Piel, 265*f*
 anexos de, 263
 autoevaluación, 270-271
  respuestas y explicaciones, 272
 cánceres, 258
 características histológicas de, 257*t*
 dermis
  capa
   dérmica reticular, 263
   papilar superficial, 263
 epidermis
  capas de, 256-262, 257*f*, 257-258*t*
  células
   de Langerhans, 262
   de Merkel, 262
  estrato
   basal, 260-261
   córneo, 259-260, 260*f*
   espinoso, 258
   granuloso, 257*f*, 259
   lúcido, 259
  melanocitos, 260-261
  no queratinocitos en, 260-261
 folículo piloso, 265*f*, 266-268,
 glándulas en
  sebáceas, 266
  sudoríparas
   apocrinas, 266
   ecrinas, 264-266, 265*f*
 músculo erector del pelo, 267*f*, 268, 268*f*
 pelos, 266-267
 piel gruesa y piel delgada, distinción entre, 262
 radiación UV y, 258-259
Pies vasculares de las neuronas auditivas, 421
Píldoras anticonceptivas
 hombres, 366
 mujeres, 366
Pinealocitos, 251
Pinocitosis, 27
PIP (fosfoinosítido), 20-21
Pirimidinas, 40
Pirofosfato de (*E*) 4-hidroxi-3-metil-but-2 enilo (HMBPP), 108
Pituicitos, 239
Placa, 294
 neural, 163-164, 164*f*
Placas de Peyer, 304, 420, 428
Placenta, 367-369, 368*t*
Planticuerpos, 220
Plaquetas, 106*f*, 106*t*, 112-113, 112*t*, 120
Plasmalema. *Véase* Membrana, plasmática
Pliegues de la membrana plasmática basal, 77
Polipéptido pancreático, 321
Poliquistosis
 ovárica (SPO), 360
 renal autosómica dominante, 81
Polirribosoma, 12
Polisoma. *Véase* Polirribosoma
Porción neural, 239

Poros nucleares, 35, 424, 431
  estructura de, anillo
    citoplasmático, 36*f*, 37
    nuclear, 36
    radial luminal, 37
  función de, 37
  mecanismos de transporte, 37
Potencial
  de acción, 168
  de membrana en reposo, 177
Pre-ARNm (ARNm precursor), 38
Preeclampsia, 369
Presbiacusia (pérdida de audición relacionada con la edad), 411
Presbicia, 401
Preservativos, 366
Primordial, 418, 427
Procolágeno
  peptidasas, 60, 60*f*
  segmentación de, 60*f*
Proeritroblasto, 117, 118*t*
Profase, 46, 46*f*, 47*t*
Progesterona, 359
Prolactina, 238, 368
Prolapso uterino, 364
Prometafase, de la mitosis, 46, 46*f*, 47*t*
Promielocitos, 117, 119*t*
Propioceptores, 394
Prostaglandina $F_2\alpha$, 357
Proteasas, 329
  pancreáticas, 310
Proteasoma, 23, 33, 34*f*
Proteína(s), 310
  banda 4.1, 10
  C, 149
  de canales iónicos, 7
  de unión
    a ácidos grasos de los adipocitos, 99
    al retinol 4, 99
  del complemento, 105
  fijadora de andrógenos (ABP), 378, 382
  formadoras del retículo endoplasmático, 14
  G
    heterotriméricas, 9, 9*t*
    monoméricas, 9
  $G_s$ defectuosas, 10
  integrales, membrana celular, 3
  MDR (proteínas multirresistentes), 7
  membrana celular, 3-5, 4*t*
  morfogénica ósea (BMP), 128
  multipaso, 4
  multirresistentes (proteínas MDR), 7
  periféricas, 5
  Rab, 21
  reguladora aguda esteroidógena, 246
  Tau, 173
  transmembrana, 4
  transportadoras, 6
  ZO-1, ZO-2 y ZO-3, 74
Proteinuria, 420
Proteoglucanos, 56, 137
Protooncogenes, 45
Protoplasma, 1
PRS (partícula de reconocimiento de señal), 30
Prueba del reflejo corneal (respuesta al parpadeo), 398
Psoriasis
  en placas, 259
  vulgar, 260
PTH (hormona paratiroidea; paratirina), 138, 418, 426
Pulmón
  cáncer, 279
  lóbulos, 286
Pulpa dental, 293
Punción lumbar, 183
Punto de control
  de daños del ADN
    $G_1$, 45
    $G_2$, 45
    S, 45
  del ADN no replicado, 45
  $G_2$-M, 421, 428
Puntuación de Gleason, 388
Pupila, 397*f*, 399
Purinas, 40
Pus, 95

**Q**

Queilitis angular (boqueras), 292
Queloides, 264
Quilo, 311
Quilomicrones, 98, 311
Quimo, 298

**R**

Rabdomiólisis, 338
Rabdomiosarcoma, 144
  alveolar, 144
Rampa
  media, 409
  timpánica, 407, 408*f*
  vestibular, 408*f*, 409, 409*f*
RANKL (receptor para la activación del ligando del factor nuclear κB), 128, 131
Ranvier, nódulos de, 177
Raquitismo, 138
Reacción acrosómica, 381
Receptor(es)
  acoplados
    a canal, 8
    a proteínas G (GPCR), 9
  catalíticos, 8
  de calor, 396
  de frío, 396
  de integrina, 58, 58*f*
  de linfocitos T (TCR), 209-210
  de membrana, 8-9
    función de, 8
    tipos de
      acoplados a proteínas G, 9, 9*t*, 10*f*
      catalíticos, 8
      ligados a canales, 8
  del dolor. *Véase* Nociceptores
  para la activación del ligando del factor nuclear κB (RANKL), 128
  propioceptores, 396
  sensitivos
    autoevaluación, 413-415
      respuestas y explicaciones, 416
    difusos especializados, 395*f*
      de temperatura y del dolor, 396
      propioceptores, 396
      táctiles y de presión, 394-396
    función de, 394
    oído, 406*f*
      exterior (externo), 406-407
      medio, 407
    ojo
      anatomía
        del globo ocular, 397*f*
        externa de, 405*f*
      estructuras accesorias de, 405-406
      iris, 399
      medios de refracción de, 399-401
      retina, 397
      túnica
        fibrosa, 396, 397-398
        vascular, 399
  táctiles y de presión, 394-396
  tipo *Toll* (TLR), 206, 207*t*
Reciclaje de membranas, 28
Recto, 307
Recuento de espermatozoides, normal, 382
Red
  testicular, 384
  *trans*-Golgi (RTG), 18
  vascular pulmonar, 287
Regiones organizadoras nucleolares (NOR), 37
Reinke, cristales de, 24
REL (retículo endoplasmático liso), 14
Relaxina, 359
Renina, 201
RER (retículo endoplasmático rugoso), 12, 13*f*

Resistina, 99
Retículo
endoplasmático
liso (REL), 14
periférico, 14
rugoso (RER), 12, 13*f*
sarcoplasmático (RS), 144, 145*f*, 155*f*, 154
Reticulocito, 118*t*
Retina, 397, 397*f*, 401*f*
capa
de células ganglionares, 404
de fibras del nervio óptico, 404
fotorreceptora, 403
bastones, 401*f*, 402*t*, 403
conos, 402*f*, 402*t*, 403
nuclear
externa, 404
interna, 404
plexiforme
externa, 404
interna, 404
desprendimiento de, 404
epitelio pigmentado retiniano, 403
membrana limitante
externa, 404
interna, 404
RhoGAM, 107
Ribosa, 41
Ribosomas, 35
composición de, 12*t*
estructura de, 12
función de, 12
Rigidez cadavérica, 151
Riñones, 332-333, 332*f*
drenaje venoso de, 344*f*, 345
suministro arterial a, 343-344
RNP nucleares pequeñas, 38
Rodopsina, 403
RS (retículo sarcoplasmático), 144, 145*f*, 154, 155*f*
RTG (red *trans*-Golgi), 18

**S**

Saco(s)
alveolares, 281, 283*f*
endolinfático, 409
lagrimal, 405*f*, 406
Sáculo, 409
y utrículo, 408
Saliva, 315
Sangrado uterino anómalo, 364
Sangre y hematopoyesis
autoevaluación, 121-122
respuestas y explicaciones, 123
coagulación sanguínea, 113
eritrocitos
características generales de, 105-107, 106*t*
hematocrito, 107
hemoglobina, 107
transporte de $CO_2$ y $O_2$ por, 107-108
factores de crecimiento hematopoyético, 114, 115-116*t*
hematopoyesis
posnatal
células
madre, 117
precursoras, 119
progenitoras, 119
formación
de eritrocitos, 117
de granulocitos, 119
de linfocitos, 120
de monocitos, 119
de plaquetas, 119
de sangre, pasos iniciales en, 117
prenatal, 116
leucocitos, 106*t*, 109-111
agranulocitos, 109, 110*t*
granulocitos, 109, 109*t*
médula ósea, 114, 114*f*
plaquetas, 106*f*, 106*t*, 112-113, 112*t*
plasma, 105
Sarcolema, 143, 145*f*, 149
de Kaposi, 213
Sarcómero, 144, 145*f*
SBA (síndrome de la boca ardiente), 292
SDRN (síndrome de dificultad respiratoria neonatal), 285
Seca (síndrome de Sjögren), 317
Secreción
endocrina, 325
exocrina, 325
mineralocorticoide, 247
Secuencias
de exportación nuclear, 37
de localización nuclear, 37
Segmentación, 367
Segmentos
de localización nuclear, 37
internodales de la fibra nerviosa, 177
Semilunas serosas, 316
Seno(s)
carotídeo, 201, 201*t*
paranasales, 276
venoso escleral, 398
Sensación gustativa, 297
Señales de transporte nucleocitoplasmático, 37
Serotonina, 175*t*
Sialoproteína ósea, 128, 137
Sida (síndrome de inmunodeficiencia adquirida), 171, 213
Siglecs, 5, 216
Sinapsis, 173
axoaxónicas, 167*f*, 172
axodendríticas, 167*f*, 172
axosomáticas, 167*f*, 172
clasificación en función de
método de transmisión de señales, 172-174
sitio de contacto sináptico, 172
dendrodendríticas, 172
eléctricas, 174
morfología sináptica, 174
neurotransmisores, 174, 175*t*
químicas, 173
Síndrome
de Alport, 63, 338
de Bardet-Biedl, 81-82
de Bernard-Soulier, 113
de dificultad respiratoria, 421, 428
neonatal (SDRN), 285
de DiGeorge, 226
de Down, 49
de Ehlers-Danlos de tipo IV, 62
de Hurler, 34
de inmovilidad ciliar, 81
de inmunodeficiencia adquirida (sida), 171, 213
de Klinefelter, 49
de Knobloch (tipo I), 63
de la boca ardiente (SBA), 292
de Landouzy-Dejerine. *Véase* Distrofia muscular, fascioescapulohumeral (DMFEH)
de Marfan, 65
de Mounier-Kuhn, 277
de Prader-Willi, 101
de Reye, 326
de Sheehan, 239
de Sjögren, 317
de Turner, 49
de Waterhouse-Friderichsen, 249-250
de Zellweger, 23
metabólico, 100
miofascial del músculo elevador del ano, 308
Síntesis de proteínas, 28-33, 30*f*
clasificación final de las proteínas en el RTG, 32*f*, 33
modificación postraduccional en el RER, 31
movimiento de material anterógrado, 31
procesamiento de proteínas en el aparato de Golgi, 32*f*, 33
proteínas
citosólicas, síntesis de, 33
transmembrana, síntesis de, 33
transporte de proteínas del RER hacia la parte *cis*-Golgi, 31
traducción del ARNm, 28

Síntesis de proteínas *(continuación)*
transporte
anterógrado desde el VTC hacia la parte *cis*-Golgi, 31
de la cadena polipeptídica en crecimiento a través de la membrana del RER, 28, 30*f*
del péptido recién formado al interior de la cisterna del RER, 30
Sinucleína α, 173
Sinusoides, 114
Sistema circulatorio. *Véase* Sistema vascular, sanguíneo; Sistema vascular, linfático
Sistema de intercambio a contracorriente, 346
Sistema endocrino
autoevaluación, 252-254
respuestas y explicaciones, 255
glándulas de, 232
paratiroides, 245*f*
células
oxífilas, 245
principales, 245
hormona paratiroidea (PTH), 245
pineal, 250*f*
células neurogliales (intersticiales), 251
pinealocitos, 251
tiroides, 241*f*
células
foliculares, 240, 242*f*
parafoliculares, 242, 242*f*
folículos tiroideos, 240, 242*f*
hormonas tiroideas, efectos fisiológicos de, 243
hormonas
hidrosolubles, 232
liposolubles, 232
Sistema fagocítico mononuclear, 130
Sistema inmunitario
adaptativo, 208
innato, 206
Sistema linfático (inmunitario)
anticuerpos naturales (polirreactivos), 207-208
autoevaluación, 229-230
respuestas y explicaciones, 231
células de, 206, 209*f*, 210*f*
NK, 216
inmunoglobulinas, 218-220
linfocitos
B, 215-216
T, 208
maduración de, 210-211
tipos y subtipos de, 212
macrófagos, 216-217
órganos linfáticos
amígdalas, 206
bazo, 226-227
ganglio linfático, 221-222
timo, 223-226
presentación de antígenos y papel de las moléculas del MHC
inmunógenos, 217-218
MHC, 218
restricción HLA, 218
sistema inmunitario
adaptativo, 208
innato, 206
tejido linfático difuso, 220
Sistema nervioso
autoevaluación, 186-187
respuestas y explicaciones, 188
autónomo (SNA), 163, 180-181
células del
neurogliales, 169-171
neuronas, 165-169
central (SNC), 163, 181-183
líquido cefalorraquídeo, 183
meninges, 183
sustancia blanca y sustancia gris, 169, 181
degeneración y regeneración del tejido nervioso
muerte de neuronas, 184
regeneración de nervios periféricos, 185*f*
transversal de los axones periféricos, 184
entérico, 181, 298
fibras nerviosas
ganglios de Ranvier, 176
internódulos, 177
vaina de mielina, 172*f*, 176-177, 176*f*
ganglios, 180
autónomos, 180
craneoespinales, 180
histofisiología de
función trófica del tejido nervioso, 179
potencial
de acción, 177-178
de membrana en reposo, 177
nervios, 178-179, 179*f*
clasificación funcional de, 178
inversiones en tejido conjuntivo, 178
velocidad de conducción de, 179, 179*t*
periférico (SNP), 163
sinapsis, 172-176
somático (SNS), 163, 180
Sistema parasimpático, del nervio, 181
Sistema porta hipofisario, 239-240
Sistema simpático, del nervio, 181
Sistema vascular
linfático
capilares linfáticos, 202
grandes vasos linfáticos, 202
sanguíneo
arterias, 195*f*
arteriolas, 194
elásticas, 193
mecanismos sensoriales en, 201-202
metarteriolas, 194
musculares, 194
vasoconstricción, 194
vasodilatación, 194
y venas, comparación de, 199-200, 200*f*
autoevaluación, 203-204
respuestas y explicaciones, 205
capilares
anastomosis
arteriovenosa, 196
células endoteliales capilares, 196, 198-199*t*
continuos (somáticos), 196, 197*f*
fenestrados (viscerales), 196, 197*f*
flujo sanguíneo a los lechos capilares, 196, 199*f*
funciones metabólicas de, 196
permeabilidad de, 195, 196
sinusoidales, 196, 197*f*
corazón
capas cardíacas, 189-191
esqueleto fibroso de, 190
pericardio, 190
sistema generador y conductor de impulsos, 191
válvulas
atrioventriculares, 190
semilunares, 190
grandes venas, 199
paredes, capas de, 192, 200*t*
respuesta hormonal a la presión arterial baja, 201
tipos de, 199, 200*t*
venas
pequeñas y medianas, 201
vénulas, 201
Sistemas de Havers (Osteomas), 134
SNA (sistema nervioso autónomo), 163, 180-181
SNARE, 18
interacción de v-SNARE con t-SNARE, 18
SNC. *Véase* Sistema nervioso, central (SNC)
SNP (sistema nervioso periférico), 163
SNS (sistema nervioso somático), 163, 181
Soma (cuerpo celular), 165
Somatostatina, 175*t*, 301

péptido intestinal, 321
Somatotropina, 127*t*, 138, 421, 428. *Véase también* Hormona(s), de crecimiento hipofisaria
Somatotropos, 237-238
Sordera, 76
nerviosa, 411
Submucosa gástrica, 300
Suero, 105
Suprarrenoleucodistrofia, 23
Surco neural, 164, 164*f*
Sustancia(s)
blanca, en el SNC, 171, 181
gliotransmisoras, 169
gris
del encéfalo, 181
en el SNC, 169, 181
P, 174, 175*t*
subdérmicas o intramusculares, 366

**T**

Tabaquismo y cáncer de pulmón, 279-280
Tabique interalveolar, 285-286
Talina, 58*f*
Tasa de filtración glomerular (TFG), 337
TCM (linfocitos T de memoria central), 212
TCR (receptores de linfocitos T), 209, 209*f*
Tectina, 80
Tejido
adiposo, 98, 98*f*
blanco, 98-99
pardo, 101
areolar, 96
conjuntivo, 57, 89
autoevaluación, 102-103
respuestas y explicaciones, 104
células
fijas de
adipocitos, 91
fibroblastos, 89
mastocitos, 91-92
pericitos, 90
transitorias de
granulocitos, 95
linfáticas, 95
macrófagos, 93, 95
plasmáticas, 95
clasificación de, tejido conjuntivo
embrionario, 96
especializado, 101
propiamente dicho, 96-101
denso, regular e irregular, 97
elementos, 154
embrionario, 96
laxo, 96-97
origen de las células tisulares, 90*f*
elástico, 97
linfático
asociado a mucosas (MALT), 220
difuso, 220
mesenquimatoso, 96
mucoso, 96
reticular, 97, 97*f*
Telofase, 44*f*, 46, 47*t*
Temperatura y dolor, receptores de, 396
Tenascina, 57
Teratomas, 367
inmaduros, 367
maduros, 367
monodérmicos, 367
Terminaciones
axónicas, 151, 174
nerviosas libres, 394, 395*f*
Termorreceptores, 394, 395*f*
Testosterona, 127*t*, 376-377, 382
Tetania, 245
Tetralogía de Fallot, 189
TFG (tasa de filtración glomerular), 337
Tiempo de tromboplastina parcial (TTP), 113
Timina, 40, 41
Timo, 223-226
barrera sangre-timo, 225
células reticuloepiteliales, 219*t*, 224, 224*f*, 225, 225*t*, 226
corteza tímica, 223
médula del, 225-226
timocitos, 224-225
Tiroides, 419, 427
Tirotropinas, 238
Tiroxina ($T_4$), 127*t*, 240, 243*f*
Titina, 145*f*, 149
TLR (receptores tipo *Toll*), 206, 207*t*
TMAO (*N*-óxido de trimetilamina), 307
Tonofilamentos, 258
Toxina
del cólera, 10, 423, 430
*pertussis*, 10
Tracto hipotálamo-hipofisario, 239
Transcripción, 419, 427
Transferencia de IgA, 326
Translocación, de proteínas, 33
Transportadores ABC, 7
Transporte
activo, 6
de $CO_2$ por los eritrocitos, 107-108
de glucosa, 6, 8
de $O_2$ por los eritrocitos, 107-108
pasivo, 5-6, 6*f*
Tráquea, 276
Traqueobroncomegalia, 277
Trasplante fecal, 307
Trastornos
de inmunodeficiencia congénita, 208
de la coagulación, 113
de malabsorción, 307
Tríadas, 144, 144*f*
Trifosfato de adenosina (ATP), 10*f*, 15, 15*f*, 144*t*, 149, 175*t*
transportadores dependientes de ATP (ABC), 6-7
Triglicéridos, 311
Tripsina, 149
Trisomía 21. *Véase* Síndrome, de Down
Triyodotironina ($T_3$), 240, 243, 243*f*
Trombastenia de Glanzmann, 113
Trombocitos. *Véase* Plaquetas
Trombocitosis, 113
Tromboplastina, liberación de tejido, 421, 429
Trompa(s)
auditiva (trompa de Eustaquio), 406*f*
de Eustaquio (trompa auditiva), 406*f*
de Falopio
capa muscular, 361, 361*f*
mucosa, 361, 362*f*
serosa, 361
Tropoelastina, 65
Tropomiosina, 145*f*, 148
Tropomodulina, 145*f*, 148
Troponina, 145*f*, 148
TTP (tiempo de tromboplastina parcial), 113
Tubas uterinas
capa muscular, 361, 361*f*
mucosa, 361, 362*f*
ovarios. *Véase* Ovarios
serosa, 361
útero. *Véase* Útero
Tuberculosis, 285
Tubo neural, 163-164, 164*f*
Tubulina, 24, 25*f*
Túbulos
seminíferos, 377-378, 377*f*, 378*f*
T (transversales), 143, 145*f*, 153*t*, 154, 155*f*
Tumores
adiposos, 101
de células epiteliales, 84
neurogliales, 171
Túnica
adventicia, 196, 200*t*, 200*f*, 205
albugínea, 376, 389
fibrosa, 396, 397-398

Túnica *(continuación)*
  íntima, 192, 196, 200*t*
  media, 192, 200*t*, 200*f*
  vascular, 398

**U**

Ubicuitina, 173
Unidad(es)
  formadoras de colonias de granulocitos, eritrocitos, monocitos y megacariocitos (CFU-GEMM; células CPM), 117
  motora, células musculares de, 144, 147
Unión(es)
  comunicantes, 75-76
  de anclaje, de las células epiteliales, 74-75
  diádica, 155*f*
  mioneural, 149
Uñas, 269, 269*f*
Uracilo, 41, 417, 426
Uréter, 347
Uretra
  hombre, 347-349
  mujer, 347-349
Urogastrona, 301
Útero
  ciclo menstrual
    fase menstrual, 363-364
    fase proliferativa (folicular), 364
    fase secretora (lútea), 364
  endometrio, 362*f*
    capas de, 363
    suministro vascular de, 363
  miometrio, 363
  pared uterina, 362-363
Utrículo, 407, 408

**V**

Vacuola autofágica, 22, 23*f*, 34
Vagina, 369
Vaina de mielina, 172*f*, 176-177, 176*f*
Válvulas
  atrioventriculares, 190
  semilunares, 190
Valvulopatía reumática, 191
Várices, 201
Vasectomía, 383
Vasoconstricción, 194
Vasodilatación, 194
Vasopresina. *Véase* Hormona(s), antidiurética (ADH)
Vasos
  linfáticos, grandes, 202
  vasculares, 193
Vaspina, 100
VEB (virus de Epstein-Barr), 111
Venas. *Véase* Sistema vascular, sanguíneo, venas
Venenos, 8
Vénulas, 199*f*, 200*t*, 201
Verrugas, 269
Vesícula(s)
  biliar, 327-328, 328*f*
  pinocíticas, 196
  recubiertas
    caveolina, 20
    clatrina, 18-20, 19*f*
    coatómero, 18-21, 20*f*
      estructura de, 18
      función de, 18-21
    proteínas Rab, 21
    retrómero, 20-21
  seminales, 386
  sinápticas, 174, 174*t*
Vestíbulo, 408
Vías endocíticas, utilizadas por las células, 28, 29*f*
VIH (virus de la inmunodeficiencia humana), 213
Vinculina, 11, 58*f*
Virus
  de Epstein-Barr (VEB), 111
  de inmunodeficiencia humana (VIH), 213
  Zika, 41
Vitamina(s)
  A, 138
  $B_{12}$, malabsorción, 307
  C, 138
  D, 138
  efectos de las hormonas y las vitaminas, 127*t*
  efectos sobre el cartílago hialino, 127*t*
  en la formación ósea, 138
  K, papel en el proceso de coagulación, 108
VLDL (lipoproteínas de muy baja densidad), 98
VTC (grupo vesiculotubular), 18, 31

**X**

Xenoinjertos, 138

**Y**

Yodopsina, 403
Yunque, 406*f*

**Z**

Zona
  de adhesión, 155*f*
  fascicular, 247, 247*f*, 417, 426
  glomerular, 246, 246*t*, 247*f*
  pelúcida (ZP), 356
  reticular, 246, 246*t*, 247*f*
Zónula adherente, unión de anclaje, 74